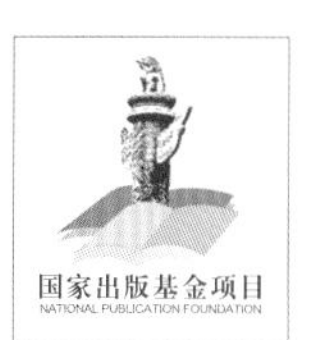

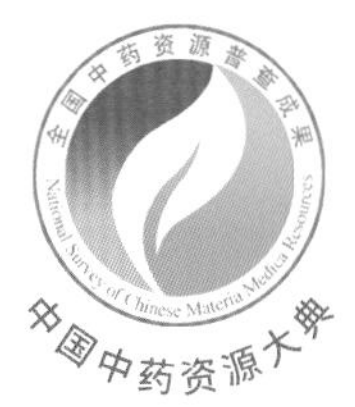

"十三五"国家重点图书出版规划项目
国家新闻出版改革发展项目
国家出版基金项目
中央本级重大增减支项目
科技基础性工作专项
全国中药资源普查项目

祁连山
中药资源图志

第一卷

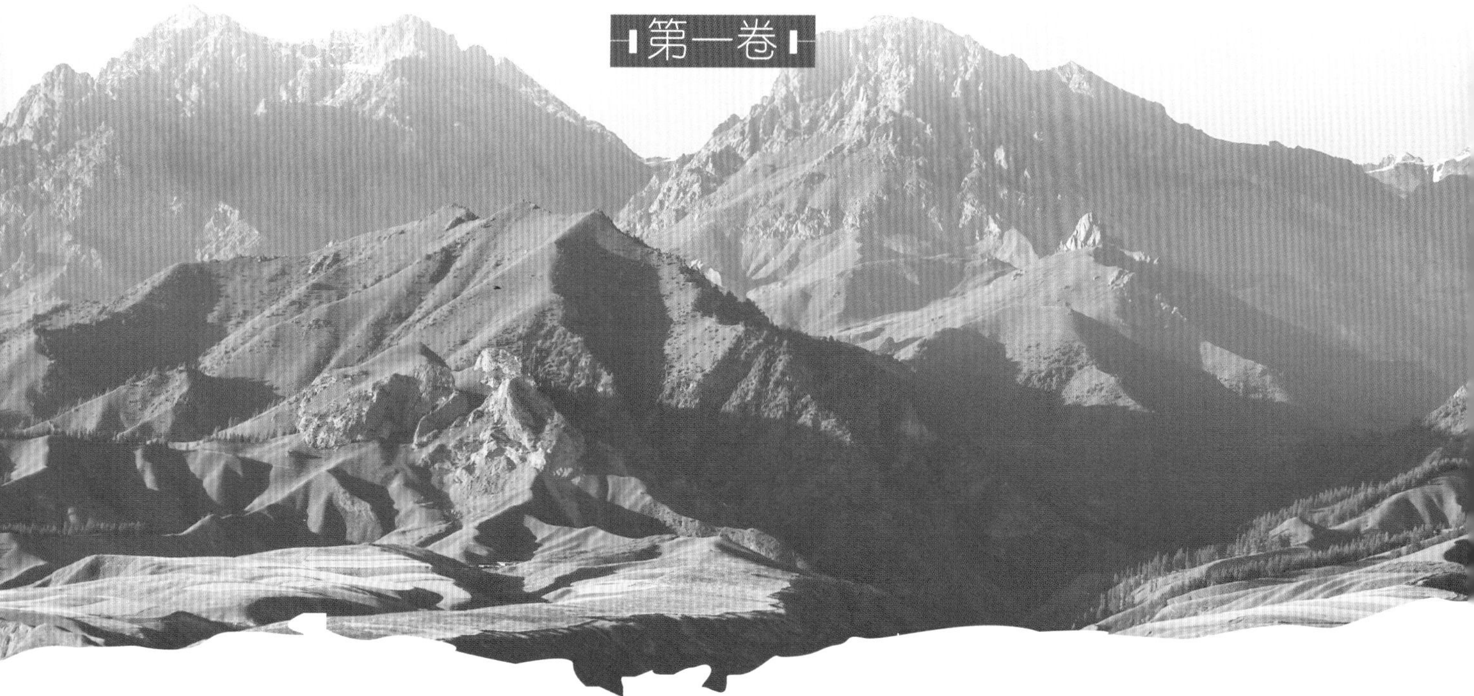

主　编
张　勇　晋　玲
李　鹏　黄璐琦

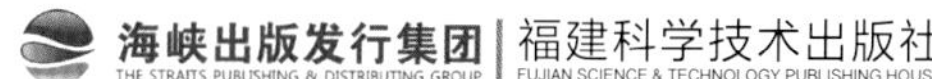

福建科学技术出版社
FUJIAN SCIENCE & TECHNOLOGY PUBLISHING HOUSE

图书在版编目（CIP）数据

祁连山中药资源图志 / 张勇等主编 .—福州：福建科学技术出版社，2022.5

（中国中药资源大典）

ISBN 978-7-5335-6759-0

Ⅰ .①祁… Ⅱ .①张… Ⅲ .①祁连山 - 中药资源 - 中药志 Ⅳ .① R281.4

中国版本图书馆 CIP 数据核字（2022）第 099900 号

书　　名　祁连山中药资源图志

　　　　　中国中药资源大典

主　　编　张勇　晋玲　李鹏　黄璐琦

出版发行　福建科学技术出版社

社　　址　福州市东水路 76 号（邮编 350001）

网　　址　www.fjstp.com

经　　销　福建新华发行（集团）有限责任公司

印　　刷　福州德安彩色印刷有限公司

开　　本　889 毫米 ×1194 毫米　1 / 16

印　　张　65

字　　数　1300 千字

插　　页　8

版　　次　2022 年 5 月第 1 版

印　　次　2022 年 5 月第 1 次印刷

书　　号　ISBN　978-7-5335-6759-0

定　　价　520.00 元（全二卷）

编委会

主　编

张　勇　晋　玲　李　鹏　黄璐琦

编　委（按姓氏笔画排序）

马　毅　马晓辉　王恩军　王圆圆

李　鹏　李彩霞　何微微　张　勇

胡慧芳　晋　玲　高海宁　郭延秀

姬　捷　黄得栋　黄璐琦

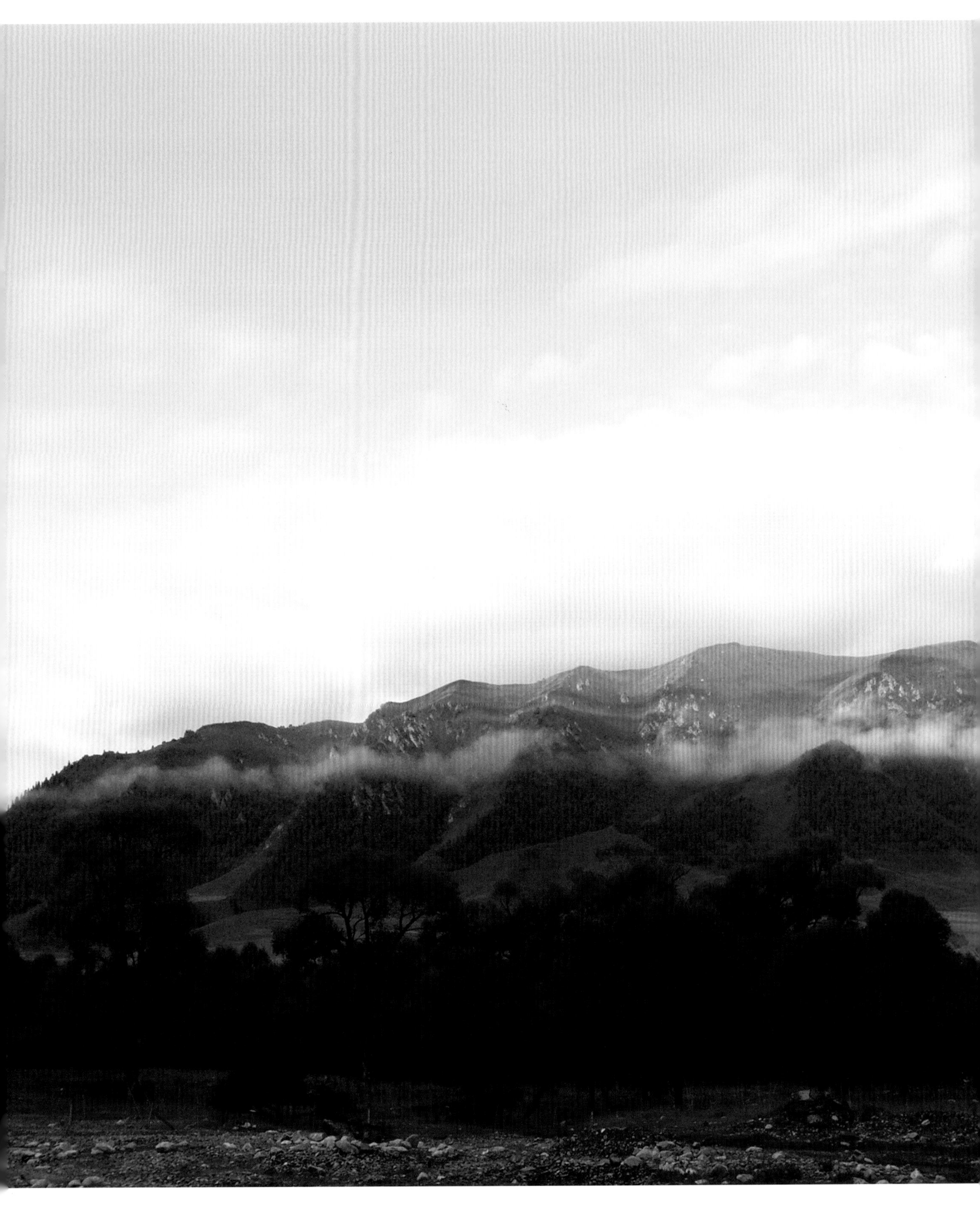

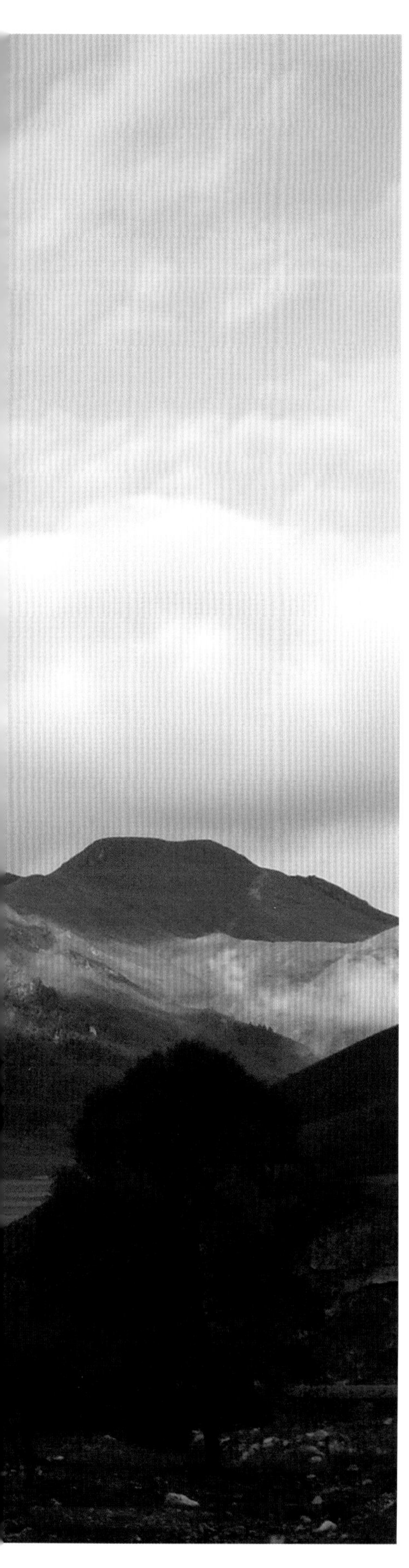

前言

祁连山地处青藏高原东北部，位于青藏、蒙新、黄土三大高原的交汇地带，横跨甘肃、青海两省，东西长约1000km，南北宽200~300km。祁连山自然环境独特，山巅冰川遍布、积雪皑皑，中部万木相映、层峦叠翠，二者构成了巨大的复合“天然水库”，孕育了黑河、石羊河、疏勒河等众多河流，养育着河西地区500万各族人民。祁连山是我国重要的生态安全屏障，对防止西部地区的荒漠化、减少沙尘暴有着重要的意义。

祁连山独特的自然环境、奇特的地形地貌，孕育了复杂的生态系统和丰富的生物资源，造就了祁连山丰富多样的中药资源。据不完全统计，祁连山有维管植物1300余种，其中药用植物有500余种，是我国西北植物多样性最丰富的地区之一。同时，祁连山还是一个多民族聚居的地区，各族人民在长期的生存、繁衍，以及文化、生活、习俗相互融合的过程中，积累并形成了丰富而独特的民族用药经验。

2011年我国开展了第四次全国中药资源普查试点工作，2017年正式开始第四次全国中药资源普查工作。至今河西5市所辖的县（市、区）普查工作已全部结束。普查工作已到了全面总结凝练普查成果的阶段。课题组从2012年开始参加此项工作，承担了河西5市10个县（市、区）的普查任务，先后有200余名师生参加了艰苦的普查工作。通过本次普查，课题组掌握了河西地区涉及祁连山（主要为北坡）的中药、藏药、蒙药资源的种类、分布，重要种类的蕴藏量。本书是对祁连山（主要为北坡）药用植物资源普查的阶段性总结。

《祁连山中药资源图志》是在长期野外调查的基础上，结合查阅大量文献资料编写而成。书中全面介绍了祁连山的生物多样性，并首次系统梳理了祁连山中药、藏药、蒙药资源概况及用药经验等；重点收载了祁连山有药用价值的菌类植物、地衣植物、蕨类植物、裸子植物、被子植物共计88科548种，对每一种药用资源的介绍均包括药用资源情况、中药和民族药应用两部分。药用资源情况包括药用资源的中文名、拉丁学名、别名、形态特征、生境分布等，并配有2000余幅基原植物高清彩色照片；中药和民族药应用主要包括药名、别名、入药部位、采收加工、性味归经（药性）、功能主治、用法用量、各家论述等。本书在编写上突出资源特点与民族用药特色，力求为正确认识祁连山主要药用资源及其分布情况、开展科学保护与合理开发等提供第一手基础资料和依据。这对祁连山建立濒危药用资源及常用中药、蒙药、藏药信息数据库和种质资源库，建立药用植物规范化生产基地，开发利用藏药、蒙药资源具有重要指导意义。

本书是在第四次全国中药资源普查的基础上完成的，所以在此首先要感谢国家中医药管理局、甘肃省中医药管理局、甘肃省中药资源普查办公室、甘肃中医药大学，他们卓有成效地领导、组织、指导了本次普查工作。感谢所有参加本次资源普查，特别是完成沿祁连山各县（市、区）普查任务的同仁，没有他们的辛勤工作，本书就不可能完成。还要感谢为本书提供图片的部分同仁：安国庆（尼泊尔老鹳草、野胡麻）、刘建泉（多枝柽柳、硬质早熟禾）、李德禄（胀果甘草、二色补血草、甘蒙柽柳、狭叶米口袋）、孙学刚（狭叶红景天、大苞黄精、二叶舌唇兰）、黄兆辉（款冬、蕨）、马世荣（远志、冬葵）、何微微（乌苏里瓦韦、乌苏里风毛菊）。

本书的编纂得到国家中医药管理局中医药部门公共卫生专项子课题“甘肃省祁连山中药资源调查及数据整理”（GSZYPC2018Z29）、国家中医药管理局中医药部门公共卫生专项子课题“甘州区中药资源普查”（GSZYPC201815）、甘肃省高等学校产业支撑引导项目“河西药用植物种质园建设及三种中药材规范化种植集成技术研究与示范推广”（2019C-01）、甘肃省高校河西走廊特色资源利用省级重点实验室和河西学院农业资源与环境省级重点学科的支持，在此表示衷心感谢。

由于编者水平有限，书中难免有不妥之处，恳请读者批评指正。

张　勇

2022 年 1 月

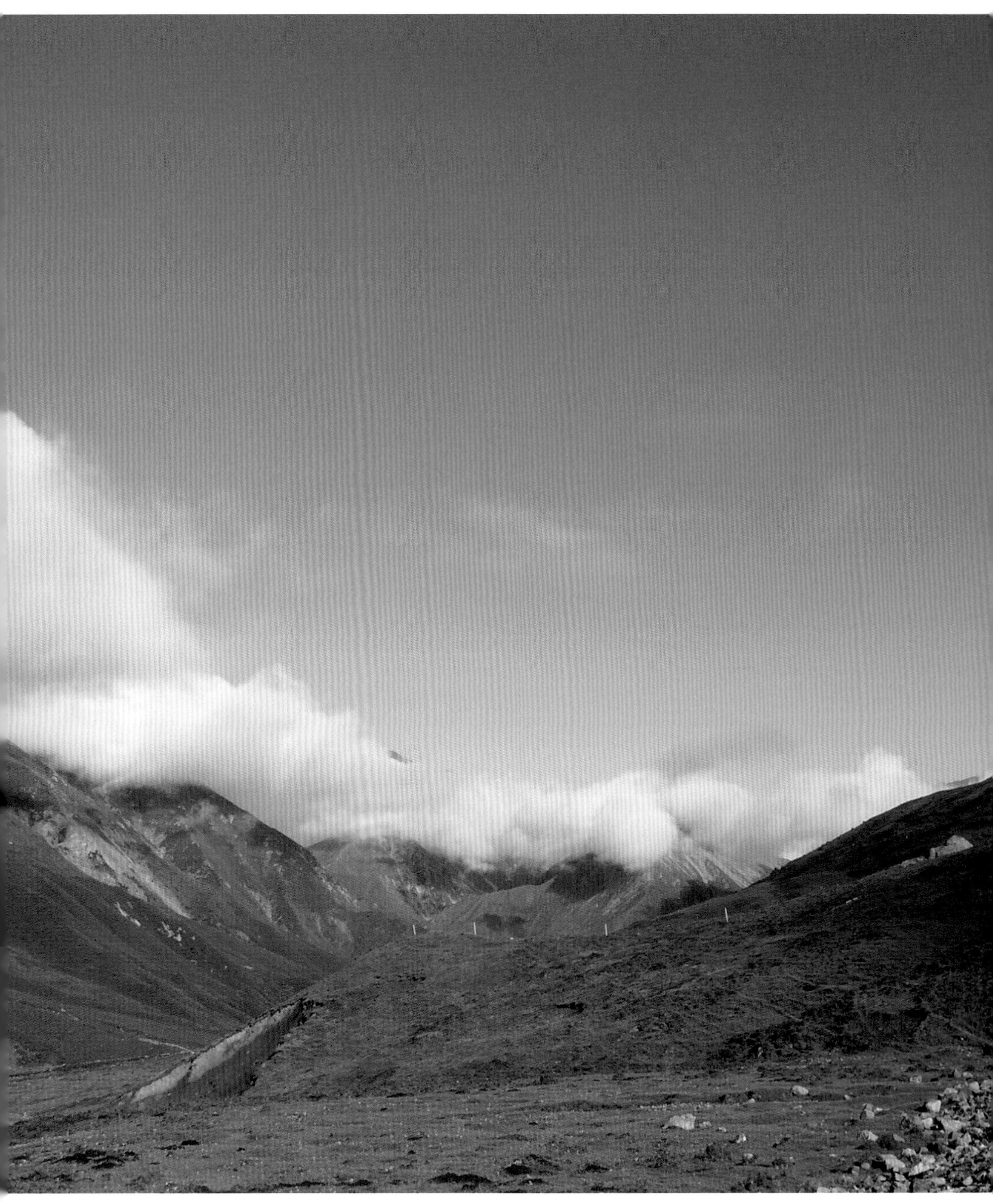

编写说明

1. 本书以第四次全国中药资源普查成果为基础，结合文献调查结果，选择祁连山有分布、功效确切且图像资料齐全的中药、藏药、蒙药资源进行系统整理。本书仅涉及祁连山药用植物资源，不涉及药用动物及矿物资源。

2. 全书分总论与各论两个部分。

3. 总论部分简要介绍祁连山自然地理、植物区系概况，以及中药资源普查概况、中药资源概况等。

3. 各论部分根据普查成果，从低等到高等，分菌类植物、地衣植物、蕨类植物、裸子植物、被子植物介绍祁连山药用植物资源，共计 88 科 548 种。其中，菌类植物 3 科 3 种，地衣植物 1 科 1 种，蕨类植物 8 科 11 种（科按 1978 年发表的秦仁昌系统排列），裸子植物 3 科 12 种（科按《中国植物志》第七卷中郑万钧裸子植物分类系统排列），被子植物 73 科 521 种（科按 1936 年恩格勒分类系统排列）。

（1）物种名：采用《中国植物志》记载的中文名、拉丁学名，同时兼顾《甘肃中草药资源志》等地方典籍记载的信息。编写过程中遇到学名不一致时，一般采用新近版、权威书的学名。别名一般收录 1~3 个，为常用的俗名、地方名。

（2）形态特征：记述植物的形态特征，以及花期、果期等。主要参考《中国植物志》《甘肃中草药资源志》等。

（3）生境分布：根据第四次全国中药资源普查成果，记载祁连山区药用植物资源的实际采集情况及在祁连山的分布状况，并综合文献资料，记载该物种的生境与分布。

（4）图片：每种药用植物均配有多张高清彩色照片，主要包括生境、整体植株（近景），以及根、花、果实、枝、叶、种子等，尽可能全面反映该物种的生境及形态特征。

（5）中药、藏药、蒙药基本信息：祁连山是我国藏族、蒙古族重要的聚集区，藏药、蒙药是中华民族传统医药学的重要组成部分。祁连山的很多药用植物既为中药，又为藏药、蒙药。本书对各物种对应的药材情况进行梳理，收录中药、藏药、蒙药的基本情况，包括药名、别名、入药部位、采收加工、性味归经（药性）、功能主治、用法用量、各家论述等。

1）药名、别名：中药名主要参考2020年版《中华人民共和国药典》（以下简称《中国药典》）、《中药大辞典》（上海科学技术出版社，1986）；藏药、蒙药名主要参考《中华本草（藏药卷）》、《中华本草（蒙药卷）》。别名一般收录1~3个，为常用的俗名、地方名。

2）入药部位：介绍相应药材的入药部位。

3）采收加工：介绍相应药材的采收时间、产地初加工方法等。

4）性味归经（药性）：介绍该植物作为中药的性味归经，该植物作为藏药、蒙药的药性。一些有毒植物，则注明有毒、有小毒或有大毒。部分药的性味归经（药性）未查到相应记述，则以缺项处理。

5）功能主治：介绍相应药材的功能与主治，突出民族、民间用药经验的梳理与总结，以促进中药、藏药、蒙药的交流及融合发展。

6）用法用量：除另有规定外，内服用法系指水煎内服；用量系指成人一日常用剂量，必要时可酌情增减。书内的药物剂量，均采用法定计量单位，即千克、克等。未注明鲜品者均为干品。

7）各家论述：介绍相应药材在历代本草中的评论记述。部分品种未查到相应评论记述，则以缺项处理。

上述入药部位、采收加工、性味归经（药性）、功能主治、用法用量在结合地方特色的基础上，主要参考2020年版《中国药典》、《中华本草》、《中药大辞典》（上海科学技术出版社，1986）、《全国中草药汇编》（人民卫生出版社，1978）、《甘肃中草药资源志》等。

5. 本书的中文名、拉丁学名、形态特征、生境分布、中药名、入药部位、采收加工等为必备项，别名、性味归经（药性）、功能主治、用法用量、各家论述等视具体资料情况酌情收录。

6. 为方便读者查阅，书末附有药用植物中文名笔画索引和拉丁学名索引。

总目录

总论 1

各 论 29

目录

第一卷

总论 1

各论 29

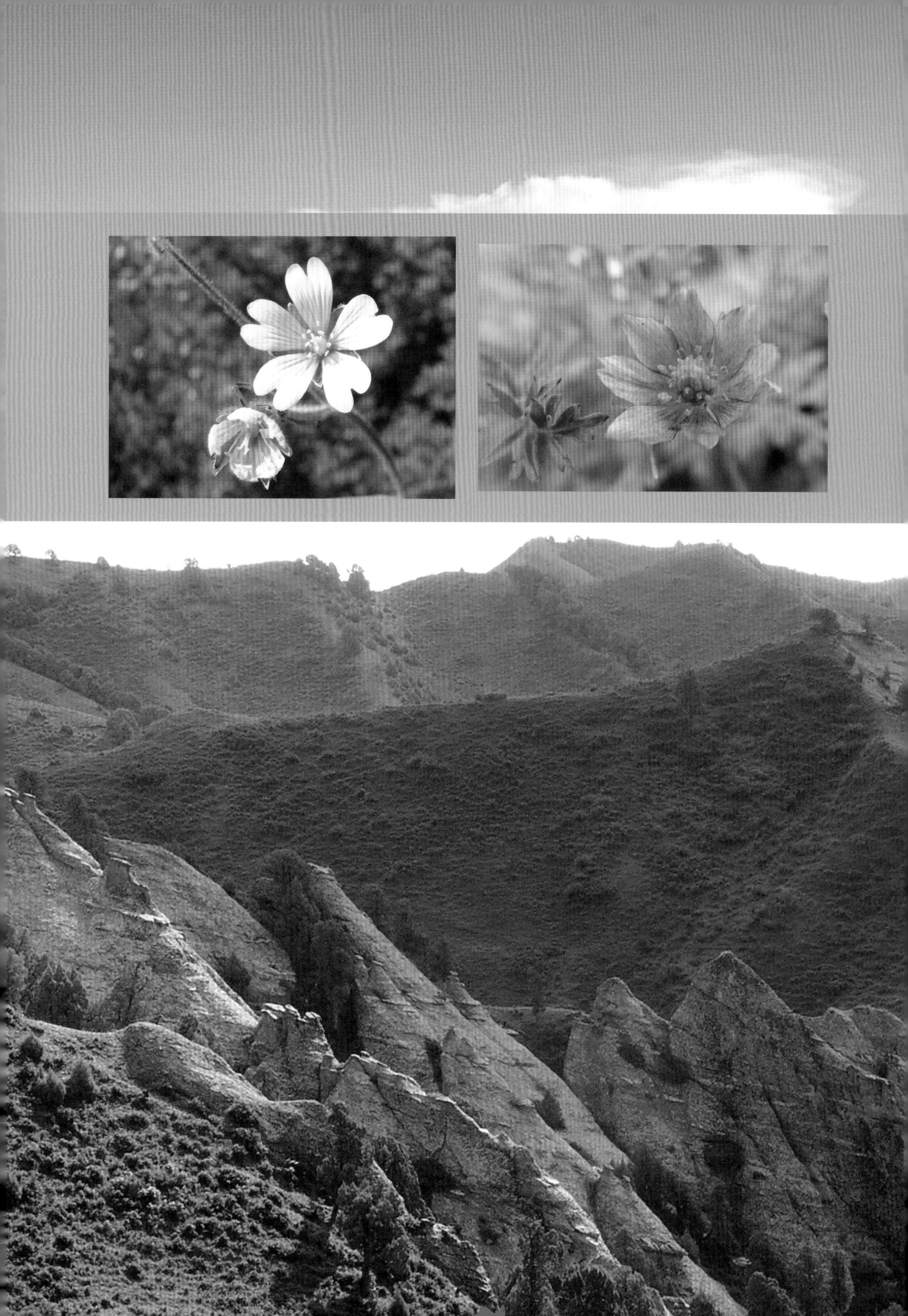

总 论
General Introduction

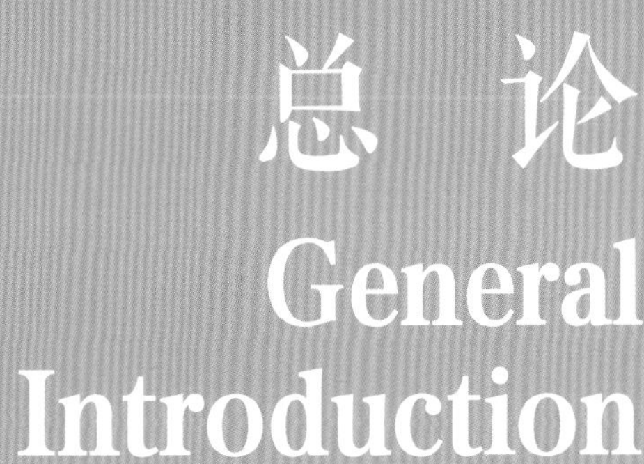

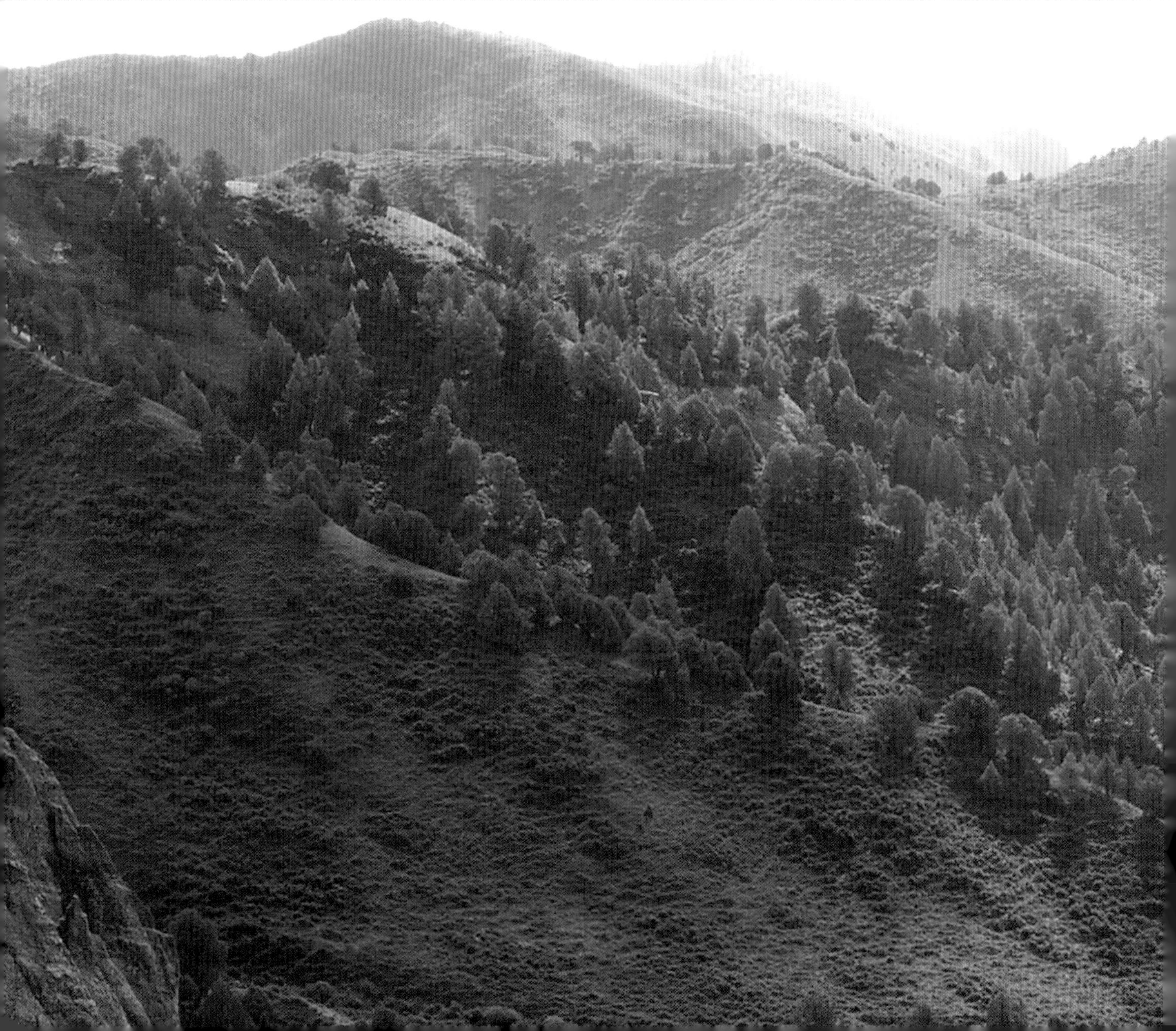

第一章　祁连山自然地理及植物区系概况

第一节　祁连山自然地理概况

一、祁连山地理位置与地形地貌概况

祁连山位于中国青海省东北部与甘肃省西部，由多条西北—东南走向的平行山脉和宽谷组成，属褶皱－断块山。其因位于河西走廊南侧，又名走廊南山，是青藏高原东北部最大的边缘山系，也是我国著名的高大山系之一。

祁连山脉西起阿尔金山脉的当金山口，东至黄河谷地，北临河西走廊，南濒柴达木盆地，东西长约 1000km，南北宽 200~300km，面积约 20 万 km^2，海拔多在 3000~5000m，最高峰疏勒南山团结峰海拔 5808m。其地理位置特殊，是中国第一阶梯与第二阶梯、内蒙古高原与青藏高原、草原景观与荒漠景观、青藏高原气候区与西北干旱半干旱区的分界线。

广义的祁连山由一系列北西西—南东东的平行山脉和山间谷地组成，主要包括走廊南山、冷龙岭、托来山、大阪山、疏勒南山、大通山、党河南山等。在酒泉与柴达木盆地间有 7 条平行排列的山岭，其间为宽广谷地，南北宽达 250km。往东山地渐趋低矮与狭窄，武威以南宽约 150km，有走廊南山—冷龙岭—乌鞘岭、大通山—大阪山、青海南山—拉脊山 3 条平行山系，其间夹有大通河、湟水谷地和青海湖盆地。

狭义的祁连山仅指最北一列，即祁连山系北部诸山脉。北祁连山自东向西可分东、中、西 3 段。武威以南为东段，主要有冷龙岭—毛毛山、大通山—大阪山、青海南山—拉脊山等。祁连山东段延伸余脉形成马衔山、兴隆山脉，最后没入黄土高原。张掖以南为中段，主要有走廊南山、托来山、托来南山、疏勒南山等。酒泉以南为西段，主要有野马山、鹰嘴山、野马南山、党河南山等。本书所收录的祁连山药用植物资源主要分布在北坡，即为狭义祁连山范围内的药用植物资源情况。

祁连山属高山深谷地貌，其形态受地质构造控制。山系的主要构造线是北西西，大的山脉、河

谷主要走向也是北西西。北东方向的构造也常有出现，因此也形成北东方向的河谷。由于两种不同方向构造线的存在，许多山间盆地和谷地形成两端封闭或半封闭的菱形盆地。以大面积隆起和强烈切割为主的新构造运动的强烈活动，使祁连山呈准平原化的古剥蚀、丘陵、阶地、冲击锥等地貌。

二、祁连山气候特征

祁连山气候为大陆性气候。祁连山地处欧亚大陆中心区域，受大陆性荒漠气候及高山地貌的强烈影响，各地气候差异较大。一是祁连山气候东西变化显著。东段受东南季风的影响较大，气候比较湿润；西部远离海洋，干旱少雨。如祁连山东南段的连城林区年平均气温为 4.2℃，年平均相对湿度为 56.4%，年降雨量为 354.3mm，年蒸发量为 1206.9mm；中部的山丹年平均气温为 5.8℃，年平均相对湿度为 49%，年降雨量为 192.3mm，年蒸发量为 2240.1mm；西部的酒泉年平均气温为 7.1℃，年平均相对湿度为 39%，年降雨量为 72.7mm，年蒸发量为 2600mm 以上。二是山地气候垂直变化显著。在祁连山东段一般为山前、低山，属荒漠气候，年降雨量约为 150mm；中山下部属半干旱草原气候，年降雨量为 250~300mm；中山上部为半湿润森林草原气候，年降雨量为 400~500mm；亚高山和高山属寒冷湿润气候，年降雨量约为 800mm。

三、祁连山土壤类型与分布概况

祁连山由于地域辽阔、地形复杂、气候多样，形成和发育着多种性质的土壤。祁连山土壤的分布随海拔高度的变化、水温的变化、坡向的阴阳等具有明显的垂直地带性变化，同时随纬度和坡向的变化而有所差异。

祁连山走廊南山阳坡土壤分布垂直带谱：灰棕色荒漠土—山地棕钙土—山地栗钙土—山地灌丛草原土—山地森林灌丛草原土—高山淋溶草原土—高山荒漠石质土—冰川积雪。走廊南山阴坡土壤分布垂直带谱：山地棕钙土—山地栗钙土—山地灰褐色森林土—山地草甸草原土—亚高山灌丛草甸土—高山草原土—高山草甸土—高山荒漠石质土—冰川积雪。

祁连山山地棕钙土主要分布于走廊南山海拔 2000~2350m 阴坡、海拔 2300~2600m 阳坡的山麓丘陵和低山丘陵。山地淡栗钙土主要分布于连城山海拔 2000~2500m 阳坡、半阳坡，冷龙岭海拔 2200~2500m 阳坡及海拔 2200~2350m 阴坡，走廊南山海拔 2350~2700m 阴坡及海拔 2600~3000m 阳坡的低山丘陵坡地或漫岗。山地栗钙土主要分布于连城山海拔 2500~2800m 阳坡、半阳坡的陡坡中、下部，冷龙岭海拔 2500~2800m 阳坡及海拔 2350~2800m 阴坡的低山丘陵谷地，走廊南山海拔 3000~3400m 阳坡的山地陡坡中、上部。山地暗栗钙土主要分布于冷龙岭海拔 2800~3200m 的低山丘陵坡地和高山山麓盆地，走廊南山海拔 2700~3000m 的低山丘陵顶部或漫岗。山地草甸草原土主要分布于走廊南山海拔 3000~3300m 和冷龙岭海拔 2800~3100m 山麓丘陵的顶部或平缓的阴坡上。山地碳酸盐褐色土是祁连山林区的主要森林土壤类型，分布于走廊南山海拔 2350~3000m 阴坡及半阴坡，冷龙岭北坡可高至海拔 3100m。山地典型褐色土主要分布于冷龙岭海拔 2800~3100m 阴坡及半阴坡，走廊南山海拔 3000~3300m 阴坡。山地淋溶褐色土主要分布于连城山海拔 2600~3000m 阴坡。高山草甸草原土在连城山和冷龙岭分布于海拔 3500~3800m 阴坡及海拔 3700~4000m 阳坡，在走廊南山分布于海拔 3400~4200m，阴坡稍有分布。高山流石坡草原土分布于冷龙岭海拔 3100~3500m 阴坡及海拔 3000~3500m 阳坡，走廊南山海拔 3300~4000m 阴坡。高山荒漠石质土主要分布于海拔 4000m 以上峰峦地带，除未风化的坚固岩石外，还有崩解下塌的流石坡，在石块表面生长有苔藓、地衣和藻类等低等附生植物，亦有一些莎草科、菊科、景天科抗寒耐旱植物生长在石隙中。祁连山东段 4500m 以上、西段 4300m 以上终年有积雪。

祁连山还有山地森林草原土，主要分布于走廊南山海拔 2600~3000m 阳坡和冷龙岭海拔 2500~2800m 阳坡。山地森林草甸草原土主要分布于祁连山西段海拔 3000~3400m 陡坡和东段海拔 2800~3200m 陡坡。

除上述土壤类型外，祁连山尚有一些零星分布的冲积土、盐渍土、沼泽土等类型。

四、祁连山植被分布概况

祁连山植被的水平分布范围大致为东经 97° 25′~103° 00′，北纬 36° 50′~39° 30′。东部分布种类多，西部分布种类少。按优势树种来说，青海云杉和祁连圆柏分布最广，东起连城，西至石油河都有分布。青杆、油松分布范围最小，仅在连城、古城、昌岭山一带有分布。山杨主要分布于黑河以东的低山丘陵地带。桦树主要分布于连城、古城一带。从坡向上看，祁连圆柏、油松、山杨多分布于阳坡、半阳坡；青海云杉、桦树多分布于阴坡、半阴坡，零星分布于阳坡。

祁连山植被的垂直分布非常明显，但随地域不同有较大差异。植被在走廊南山阳坡和阴坡垂直分布概况见图 1 和图 2。

根据不同海拔高度和气候、地貌、植被景观，祁连山自下而上可以分为以下垂直植被带谱。

山地荒漠带：分布于海拔 1400~1800m 山麓及走廊地带，土壤为棕钙土。东部以荒漠草原为基带，建群种主要有珍珠猪毛菜、细枝盐爪爪；西部比较干旱，以海拔 1500~1800m 较为典型。

山地荒漠草原带：分布于海拔 1800~2000m，自东向西，山地草原特征更加明显。此带可以划分为两个亚带。一是山地荒漠草原亚带，分布于东部海拔 1800~2000m，西部海拔 2000~2200m，土壤为山地棕钙土。常见植被类型有灌木亚菊荒漠草原，由灌木亚菊、驼绒藜等组成；枸杞霸王荒漠草原，分布于平缓的低丘、坡地，建群种有枸杞、霸王、芨芨草、骆驼蓬等；合头草荒漠草原，多出现于西部洪积扇地带，由合头草、膜果麻黄组成。二是山地典型草原亚带，海拔上线东部为

	土壤	植被	区	气候带
	永久积雪		永久积雪区	大陆性高山气候带
	4500m 高山荒漠石质土	莎草科、菊科、景天科、地衣植物	干寒高山	
	4000m 高山淋溶草甸草原土	金露梅、鲜卑木、高山绣线菊、薹草、蓼、龙胆、风毛菊、高山唐松草、乌头、紫堇、嵩草、还阳参	半湿润高寒草甸草原区	大陆性寒温半湿润气候带
	3500m 高山碳酸盐草甸草原土	禾本科、冰草、蓼、委陵菜、苦苣、棘豆、金露梅、忍冬、香青、薹草		
	3000m 山地森林草甸草原土、山地栗钙土	紫堇、嵩草、还阳参、火绒草、角蒿、苦苣、蒲公英、野决明、羽茅	半干旱山地森林草原区	大陆性草原气候带
祁连圆柏、香青、苔草、金露梅、车前、蒿、高山唐松草、禾本科	山地森林草原土、山地淡栗钙土	羽茅、芨芨草、醉马草、蛔果芥蒿、青兰、马兰、野葱、紫堇		
金露梅、茶藨子、忍冬、冰草、蒿、醉马草、苔草、嵩草、点地梅、祁连圆柏、黄花、棘豆等	山地棕钙土	驼绒藜、合头草、霸王、枸杞、锦鸡儿、蒿、芨芨草、羽茅、骆驼蓬	干旱山麓丘陵荒漠草原区	大陆性荒漠气候带
	灰棕色荒漠土	珍珠猪毛菜、滨藜、灰滨藜、藜、盐爪爪、枸杞、骆驼蓬、霸王、麻黄、蓖齿蒿	极干旱山麓丘陵荒漠区	

图1 祁连山走廊南山阳坡气候、土壤、植被垂直带谱

气候带	区	植物	海拔及土壤	植物
大陆性高山气候带	永久积雪区		永久积雪区	
	4500m			
	干寒高山	莎草科、菊科、景天科、地衣植物	4000m 高山荒漠石质土	
大陆性寒温半湿润气候带	高寒湿润高山灌木	金露梅、杯腺柳、高山绣线菊、薹草、蓼、绿绒蒿、风毛菊、高山龙胆、藓类等	3500m 暗高山草原土	
	寒温半湿润山地森林草甸草原区	金露梅、薹草、蓼、高山唐松草、香青、火绒草、风毛菊、委陵菜、银莲花、马先蒿、苦苣、龙胆	草甸草原土；3000m 山地典型褐色土	青海云杉、金露梅、鬼箭锦鸡儿、紫花碎米荠、山羽藓、羽藓、欧灰藓
大陆性草原气候带	半干旱低山丘陵森林草原区	扁穗冰草、狼毒、点地梅、棘豆、火绒草、蒲公英、黄花	山地暗栗钙土；山地碳酸盐褐色土	青海云杉、狭叶锦鸡儿、金露梅、苔草、棘豆、马先蒿、山羽藓、羽藓、欧灰藓
		芨芨草、醉马草、紫堇、蚓果芥、青兰、蒿、野葱、马兰	2500m 山地淡栗钙土	
大陆性荒漠草原气候带	干旱山麓丘陵荒漠草原区	驼绒藜、合头草、霸王、枸杞、白皮锦鸡儿、蒿、芨芨草、羽茅、冰草，骆驼蓬	2000m 山地棕钙土	

图 2　祁连山走廊南山阴坡气候、土壤、植被垂直带谱

2500m，西部为 2700m，土壤类型为山地栗钙土或暗栗钙土。常见植被类型有禾本科杂草草原，分布于平缓坡地，建群种有冰草、针茅、马蔺、醉马草、异叶青兰等；火绒草草原，分布于此亚带中上部，建群种有火绒草、狼毒、披针叶野决明等。

山地森林草原带：分布于海拔 2350~3200m，本带是祁连山植被分布的主体。阴坡、半阴坡、半阳坡比较湿润，分布着森林；阳坡较为干燥，发育着草原。在自然情况下，有良好的森林和草原分布，两者组合成森林草原复合景观。此带可以划分为两个植被亚带。一是山地森林亚带，分布于该带阴坡、半阴坡和半阳坡，建群种主要有青海云杉、青杆、祁连圆柏、油松、红桦、白桦、糙皮桦、山杨等。青海云杉林广泛分布于祁连山各地，它的垂直分布愈西愈高，但带宽缩小，东部海拔 2500~3200m，西部海拔 2700~3300m。土壤为山地典型灰褐土和山地碳酸盐灰褐土。根据水平和垂直分布，青海云杉林还可以划分为灌木青海云杉林、藓类云杉林、苔草青海云杉林、灌木藓类云杉林、马先蒿藓类青海云杉林、青杆林、油松林、山杨林、桦木林。二是阳坡草原带，主要分布于海拔 2500~2800m 阳坡、半阳坡。此带可以分为三个植被亚带。甘青针茅草原，海拔 2200~2500m，土壤为淡栗钙土，建群种主要为甘青针茅、芨芨草、醉马草、异叶青兰等。紫花针茅草原，海拔 2500~2800m，土壤为栗钙土，建群种主要为紫花针茅、冰草、火绒草、高山黄华、蒲公英等。克氏针茅草原，分布于海拔 2800m 的坡麓，气候较湿润，类似草甸草原，建群种主要为克氏针茅、野葱、乳白香青、阿拉善马先蒿等。

高山灌丛草甸带：下接森林草原带，东部上界海拔约 3800m，西部上界海拔约 3900m，土壤为高山草甸草原土。阴坡和半阴坡分布有高寒常绿革质灌丛和高寒落叶阔叶灌丛，阳坡分布有高寒草甸。此带可以分为三个植被亚带。一是高山灌丛，分布于海拔 3000~3900m 阴坡、半阴坡，土壤为暗色高山草甸草原土，建群种主要为山生柳、高山柳、百里香杜鹃、烈香杜鹃、头花杜鹃、鬼箭锦鸡儿、金露梅、高山绣线菊等，草本植物有薹草属、风毛菊、乳白香青等。二是亚高山草甸，主要分布于海拔 3200~3400m 阴坡，位于高寒草甸下线，建群种主要为薹草属。三是高山草甸，分布于海拔 3300~3900m 阳坡，可以分为两个植被亚带。嵩草草甸，建群种为矮生嵩草，混生有薹草、香青、禾草。百花草甸，分布于降水较多的山峰周围，建群种为虎耳草、珠芽蓼、圆穗蓼、龙胆等。

高山寒漠带：介于高山草甸与冰川之间，海拔 3900~4200m，气候严寒，地表有冰渍物和风化岩屑物形成的高山寒漠土。该带典型植被为垫状植物，建群种为甘肃蚤缀、垫状点地梅，在石隙处分布有水母雪莲、红景天等植物。

现代冰川：在阴坡分布于海拔 4300m 以上，在阳坡分布于海拔 4500m 以上。

第二节　祁连山植物区系及多样性概况

一、祁连山维管植物区系概况

祁连山地处青藏高原北缘，东临黄土高原，北接蒙新高原，受高原气候、温带大陆性气候和东南季风气候的综合影响，祁连山植物区系具有复杂多样的特点。

祁连山有维管植物 92 科 445 属 1305 种。其中，蕨类植物 8 科 14 属 19 种，裸子植物 3 科 6 属 12 种，被子植物 81 科 425 属 1274 种。世界广布 38 科 51 属 254 种，热带广布 15 科 27 属 44 种，温带分布 344 属 978 种。祁连山植物区系有以下基本特征。

1. 以北温带科属种为主

祁连山种子植物中，有世界广布的科 38 个（榆科、桑科、蓼科、藜科、石竹科、毛茛科、鼠李科、十字花科、景天科、虎耳草科、蔷薇科、蝶形花科、堇菜科、柳叶菜科、远志科、瑞香科、伞形科、报春花科、蓝雪科、木犀科、龙胆科、旋花科、紫草科、唇形科、茄科、玄参科、车前科、茜草科、败酱科、桔梗科、菊科、香蒲科、水麦冬科、眼子菜科、泽泻科、禾本科、莎草科、兰科）；有北温带分布的科 20 个（松科、柏科、麻黄科、杨柳科、胡桃科、桦木科、小檗科、罂粟科、牻牛儿苗科、亚麻科、槭树科、胡颓子科、杉叶藻科、鹿蹄草科、杜鹃花科、花荵科、列当科、忍冬科、灯心草科、百合科）；有热带广布的科 15 个（檀香科、大戟科、卫矛科、荨麻科、桑寄生科、蒺藜科、芸香科、锦葵科、藤黄科、夹竹桃科、萝藦科、紫葳科、薯蓣科、鸢尾科、风仙花科）；有东亚及热带间断分布的科 2 个（五加科、马鞭草科）；有旧世界温带分布的科 2 个（柽柳科、川续断科）；有热带亚洲至热带大洋洲分布的科 1 个（马钱科）。从科的比例上看，世界广布的科最多，分析这些科在祁连山分布的属可以看出，有很多种类多的大属是北温带分布的属，如蔷薇科的委陵菜属，石竹科的蝇子草属，毛茛科的乌头属、翠雀属，十字花科的葶苈属，虎耳草科的茶藨子属、虎耳草属，玄参科的马先蒿属，菊科的蒿属。这些科从全科来看，具有世界分布性质，但在祁连山主要分布的是温带性质的属。热带分布的科在祁连山有 15 个，这些科也存在和世界广布科同样的情况，如锦葵科的锦葵属，鸢尾科的鸢尾属等。因此，祁连山种子植物北温带分布或北温带成分占主要地位。

热带广布属不但属数少，而且种类少，种群数量也少。这说明热带成分在祁连山植物区系中居于从属地位。温带分布属在祁连山区系中占主导地位，属数多，而且种类多，种群数量也大，包含了本区域各主要植被类型的建群种与优势种。北温带分布属是祁连山植物区系的核心，在区系中占有重要地位。在温带分布属中，北温带分布属有 119 属，占温带分布属的 34.6%。

祁连山有温带分布种 978 种，占总种数的 74.94%；世界分布种 254 种，占总种数的 19.46%；热带分布种 44 种，占总种数的 3.37%；中国特有分布种 10 种，占总种数的 0.77%。这说明在种的水平上，祁连山植物区系也具有显著的温带性质。

2. 新老地理成分并存，以年轻成分为主

祁连山植物区系是随着祁连山隆起而从周围地区迁移而来的，并在特殊的气候条件下特化、演化而成，具有一定的年轻性。

祁连山受大地构造运动的影响，气候、土壤等条件的垂直变化明显。在温带大陆性气候和青藏高原高寒气候的双重影响下，古老的地理成分难以保存和继续发展，仅在局部区域得以残存。起源于白垩纪的木本植物如松属、云杉属、桦木属、杨属、柳属和草本植物如藜属、獐牙菜属、橐吾属等，在祁连山自然保护区仅占很小的比例，而一些年轻的成分，如锦鸡儿属、亚菊属以及许多草本植物占据了主导地位。本区中中国特有成分较少，缺乏真正意义上的本区特有属，也说明了本区种子植物区系比较年轻。

3. 植被垂直地带性显著

祁连山高程差近 4000m，植被的垂直地带性明显，植物区系沿海拔高度变化显著。海拔 3900~4500m 为流石滩植被，主要种类为风毛菊属、垂头菊属、红景天属、蚤缀属等高寒种类。海拔 3600~3900m 为高寒草甸植被，主要种类为嵩草属、薹草属植物。海拔 3200~3600m 为以温带成分为主构成的高山灌丛、灌丛草甸植被，主要种类为鲜卑花属、虎耳草属、杜鹃花属、柳属、嵩草属植物。海拔 2600~3200m 为以温带成分为主的典型草原植被，主要种类为针茅属植物。海拔 2600~3400m 阴坡为以云杉属等寒温性成分为主的青海云杉森林植被，阳坡为以圆柏属等寒温性成分为主的祁连圆柏森林植被。海拔 2400~2900m 为以松属、杨属等温带成分为主的油松、山杨森林植被。海拔 2800~3700m 的阴坡、阳坡为以温带成分为主构成的金露梅灌丛。海拔 1800~2400m 为以温带耐旱成分为主构成的温带荒漠草原和温带荒漠植被，主要种类为红砂属、合头草属、猪毛菜属等。

二、祁连山维管植物多样性

祁连山独特的地理位置与区系成分孕育了物种丰富的生态系统。研究表明，祁连山是西北地区物种多样性最为丰富的地区之一。

1. 植物类型齐全

祁连山有维管植物 92 科 445 属 1305 种。其中，蕨类植物 8 科 14 属 19 种，裸子植物 3 科 6 属 12 种，被子植物 81 科 425 属 1274 种。

2. 生活型多样

祁连山维管植物的生活型有乔木、灌木、草本（一年生、多年生）、藤本。乔木、灌木多为落叶木本，仅少数裸子植物柏科、松科品种，以及被子植物瑞香科的唐古特瑞香，杜鹃花科的青海杜鹃、头花杜鹃、百里香杜鹃、烈香杜鹃为常绿种类。根据 Raunkiaer（1934）植物生活型分类系统，祁连山维管植物有 5 个生活型，即高位芽植物（phaenerophyte），包括乔木和灌木，所占比例为 17.6%（乔木、灌木分别为 5.6%、12%）；地上芽植物（chamaephytes），所占比例为 4.9%；地面芽植物（hemicryptophytes），所占比例为 60%；隐芽植物（geophytes），所占比例为 6.5%；一年生植物（therophyte），所占比例为 11%。由此可见，祁连山植物的生活型以地面芽植物最多，其次为高位芽植物、一年生植物、隐芽植物和地上芽植物。高位芽植物和地上芽植物都为木本植物，占总种数的 22.5%；其他均为草本植物，占总种数的近 80%。由此可知，祁连山植物以草本植物为主，木本植物较少。在木本植物中，灌木较多，约占 2/3；乔木较少，约占 1/3。

3. 从东向西，种类渐少

祁连山植物区系在中国植物区系分区中属泛北极植物区、青藏高原植物亚区唐古特区。祁连山自东南向西北跨越 6 个纬度，东南部临近黄土高原，受东南季风影响较大，气候温暖湿润；西北部深入亚洲干旱腹地，夏季干旱少雨，蒸发量大，冬季阴湿寒冷。在植物区系上，东南部分布有较多的东亚成分，西北部有较多的地中海、西亚及中亚种类。由此也形成从种类上说东南部种类较多、西北部种类较少的物种多样性分布格局。祁连山的维管植物，东南部分布约有 950 种，其中约 350 种只分布于黑河流域以东；西北部分布约 760 种，其中约 160 种向东分布不过黑河。从种的区系成分看，祁连山以青藏高原成分为主，但东南部东亚成分比例较高，西北部亚洲荒漠成分及地中海成分较丰富。东南部属的区系构成复杂，有东亚分布、东亚和北美间断分布、泛热带分布、旧世界分布的成分，这些属有 50% 以上在西北部不分布，如鬼臼属、星叶草属、油松属、五加属、槲寄生属、金丝桃属、八仙花属、梾木属、虎榛子属等。在祁连山，物种多样性较多的区域以榆中县兴隆山林区、永登县吐鲁沟连城林区、天祝县大通河流域、甘青交界区冷龙岭、山丹县大黄山林区为主。

4. 资源众多，经济价值大

祁连山植物很多是资源植物，有较高的经济价值，大致可以分为观赏植物、药用植物、芳香植物、纤维植物、饲用植物、油料植物等。

（1）观赏植物：祁连山观赏植物种类繁多，可以分为常绿植物、观叶植物、观花植物、观果植物。祁连山常绿植物有青海云杉、祁连圆柏、爬地柏、刺柏、青杆、槲寄生、甘肃瑞香、头花杜鹃、青海杜鹃、百里香杜鹃、烈香杜鹃等。这些植物中，青海云杉、祁连圆柏、爬地柏、刺柏、青杆得到驯化，是河西地区城乡重要的绿化树种。甘肃瑞香常绿，而且花紫色、果红色，也是很好的观花、观果植物，还是传统中药祖师麻的原料植物，有重要的开发价值。河西学院近年来对甘肃瑞香、黄瑞香从种子萌发到栽培模式进行了大量研究，并取得了成功，为物种的保护与开发奠定了良好的学科基础。青海杜鹃、烈香杜鹃、头花杜鹃、百里香杜鹃是祁连山分布较广的常绿植物。青海杜鹃叶革质，花大，伞房花序多花；头花杜鹃花紫色，颜色鲜艳，二者具有很高的观赏价值。烈香杜鹃、百里香杜鹃不但具有观赏价值，还是香料植物。祁连山常见的观叶植物有蕨类植物，如掌叶铁线蕨、银粉背蕨、石韦、中华槲蕨。此外，被子植物中的各种桦树、山杨，十月以后叶转金黄；各种小檗、茶藨子，落霜后叶变红色，使祁连山层林尽染，景色宜人。祁连山观花植物众多，主要有罂粟科的绿绒蒿属、紫堇属，毛茛科的翠雀属、乌头属、铁线莲属、耧斗菜属、芍药属、毛茛属，小檗科的小檗属，蔷薇科的蔷薇属、委陵菜属、栒子属、鲜卑木属、花楸属、绣线菊属等，虎耳草科的绣球属，豆科的锦鸡儿属，卫矛科的卫矛属，槭树科的槭树属，杜鹃花科的杜鹃花属，报春花科的报春花属，玄参科的马先蒿属，忍冬科的忍冬属、荚蒾属、接骨木属，菊科的香青属、紫菀属、垂头菊属、橐吾属、风毛菊属、千里光属、旋覆花属，以及兰科的各种植物。观果植物主要集中于松科的云杉属、松属，麻黄科的麻黄属，小檗科的小檗属，虎耳草科的茶藨子属，蔷薇科的栒子属、花楸属、蔷薇属，卫矛科的卫矛属，胡颓子科的沙棘属，五加科的五加属，忍冬科的忍冬属、接骨木属、莛子藨属、荚蒾属。

（2）芳香植物：祁连山具有较多的芳香植物，主要有油松，祁连圆柏，爬地柏，百里香杜鹃，头花杜鹃，西北缬草，菊科蒿属的部分种、铃铃香青，伞形科的多种植物，蔷薇科蔷薇属的部分种，唇形科的部分种，马鞭草科的蒙古莸、唐古特莸，豆科的黄香草木樨等。

（3）纤维植物：主要有荨麻属、柳属、榆属、小檗属、鸢尾属、锦鸡儿属、忍冬属、狼毒、瑞香、芨芨草、醉马草、芦苇等。

（4）饲用植物：祁连山饲用植物主要有禾本科的针茅属、冰草属、燕麦属、披碱草属、早熟禾属、芨芨草属，豆科的苜蓿属、锦鸡儿属、野豌豆属，蔷薇科的委陵菜属，莎草科的薹草属、嵩草属，蓼科的蓼属，藜科的藜属、驼绒藜属。

（5）油料植物：祁连山油料植物主要有十字花科的播娘蒿、葶苈、独行菜、芝麻菜，藜科的珍珠猪毛菜、藜、灰绿藜、碱蓬，蔷薇科的蒙古扁桃、毛樱桃、水杨梅、山杏及蔷薇属植物、鲜卑木属植物，胡颓子科的沙棘等。

第二章　祁连山中药资源普查概况

祁连山是西北干旱半干旱地区生物多样性研究的典型区域之一，受到国内外学者的普遍关注。祁连山受人类活动影响相对较小，是一些珍稀物种的避难所，也是我国生物多样性保护的重要基地之一。1988 年，国务院批准建立了祁连山国家级自然保护区。1995 年，祁连山国家级自然保护区加入中国"人与生物圈"保护计划。祁连山植物和昆虫的单种科和少种科较多，这说明祁连山的物种分化时间较短。祁连山是现代物种分化中心之一，也是研究现代物种进化的热点地区。

祁连山是中国植物区系的模板区域。在植物区系地理成分上，我国 15 个种子植物属的分布区类型，在祁连山有不同程度体现的有 13 个类型。其中，中亚分布、地中海分布、西亚至中亚分布等是祁连山最具特色的地理成分，不可取代。祁连山森林经过若干代的演替变化，形成适宜祁连山地理气候条件的森林类型，是多顶极群落的组合体，多种演替阶段的森林类型共同存在。其森林群落、演替阶段、森林类型等都是生态学研究的热点。

第一节　祁连山中药资源普查历史

祁连山药用动、植物种类多，名贵中药材雪莲、肉苁蓉、冬虫夏草、鹿茸、麝香、血雉等所占比例较高，该区中药资源具有较高的经济价值。在行政区划上，祁连山分属我国甘肃、青海两省，山区内聚居着汉族、裕固族、蒙古族、哈萨克族、回族等多个民族，形成了多样的民族文化，也形成了中药、蒙药、回药、藏药等多元医药体系。

虽然独特的自然地理条件孕育了祁连山丰富多样的动、植物资源和药用资源，多民族融合的文化背景又催生了祁连山地区中、藏、蒙、回等多元的医药文化，但在第四次全国中药资源普查之前，关于祁连山医药文化和中药资源的专项调查几乎没有，成果资料也集中于 2000 年之后。1850~1950 年的 100 年间，德、俄、美、英等国的博物学家和旅行家络绎不绝地奔赴祁连山进行自然地理考察和植物、动物、矿物等标本采集，但没有资料显示有对当地医药资源进行调查。中华人民共和国成立后在“支援大西北”和“西部大开发”的号召下，大批国内学者也先后赴祁连山进行资源调查和科学研究，但这一时期的研究以经济开发为主，鲜有医药资源调查。1957~1987 年的 30 年间，在前三次全国中药资源普查的契机下，甘肃省内几所大专院校的专家、教师深入全省各地进行调查，其间对地处祁连山的县（市、区）也进行了中药资源调查，初步摸清了祁连山部分地区的中药资源概况。但是前三次资源普查面向的是全省，并没有针对祁连山的专项调查，所以关于祁连山的中药资源调查并不深入细致，也没有单独的调查成果或专著，其成果多整合在甘肃省的调查成果里。这在《甘肃中草药手册》（1~4 册）、《甘肃省中药资源普查资料汇编》、《甘肃省中药资源普查名录》（内部资料）和《甘肃省中药资源普查民间单验方》等资料中可见一斑。1988 年以来，随着祁连山国家级自然保护区的建立，关于区内生物多样性和保护区经济物种的研究逐渐增多。1990 年起，张勇、冯起、高海宁等专家学者先后在甘肃、青海的祁连山地区展开调查、拍摄照片，并编著成《祁连山维管植物彩色图谱》一书，成为祁连山区第一本较为系统的维管植物彩色图谱，为研究祁连山维管植物提供了第一手图像资料。2001 年，兰州大学刘贤德等人编著出版了《祁连山药用植物志》一书，第一次以祁连山为界进行了该区药用植物资源的整理，为祁连山药用植物的研究提供了基本名录。随后《青海祁连山自然保护区科学考察集》《甘肃祁连山国家级自然保护区志》《甘肃祁连山国家级自然保护区综合科学考察报告》等祁连山自然资源考察成果相继出版，为《祁连山中药资源图志》的编撰提供了丰富的参考资料。

总体来看，关于祁连山药用资源的调查始于 1957 年第一次全国中药资源普查，随后逐渐深入，但多年来并未对祁连山地区进行过全面的药用资源调查。直到 1988 年祁连山国家级自然保护区建成，关于区内自然资源和药用资源的研究开始兴起。甘肃省内几所大专院校的专家、教师先后多次奔赴祁连山进行资源考察并编写相关著作，其中最具代表性的属河西学院张勇等人编著的《祁连山维管植物彩色图谱》和兰州大学刘贤德等人编著的《祁连山药用植物志》，两书互为补充，是研究祁连山地区植物资源、药用植物资源的第一手参考资料。

一、第一次全国中药资源普查

1960~1962 年，结合第一次全国中药资源普查，肖庆笃、赵汝能、曲曰谦、高岭等 10 余人先后在甘肃省各地（包括甘肃祁连山）进行中药资源调查，采集植物标本 3 万余份，经初步鉴定，甘肃省药用植物有 1100 多种。

二、第二次全国中药资源普查

1969~1973 年，第二次全国中药资源普查在全国陆续展开，甘肃省积极参与，对全省各地（包括甘肃祁连山）的中药资源进行了深入调查。1970~1971年，甘肃省卫生局组织甘肃中草药调查组，由赵汝能、张国梁、曹宗钧等10余人分别在全省各地县进行中草药资源采集调查，广泛搜集民间单方、验方，同时对调查所得的标本和资料进行了研究和整理，编写出版了《甘肃中草药手册》（1~4册）。该书共收载甘肃省产中草药936味，涉及药用植物951种、药用动物87种、药用矿物34种、加工类药8种，共计1080种，附图975幅。

三、第三次全国中药资源普查

1983~1987年，结合第三次全国中药资源普查，甘肃省医药集团总公司组织全省各地医药部门专业人员，并聘请有关专家13人，对全省各地（包括甘肃祁连山）进行了规模较大的中药资源采集调查，共采制标本5万余份，鉴定了中药1527种（含植物药1270种、动物药214种、矿物药43种），共计中草药1601味，搜集单方、验方519条。专家组根据普查成果编写了《甘肃省中药资源普查资料汇编》、《甘肃省中药资源普查名录》（内部资料）和《甘肃省中药资源普查民间单验方》。

第二节　祁连山第四次全国中药资源普查

第四次全国中药资源普查自2011年开始在全国10个省市开始试点，甘肃省是国家列入的首批试点省份之一。甘肃省的普查试点工作自2012年正式开始，经过2012年18个县区、2013年的20个县区、2015年的12个县区、2017年的12个县区和2018年的25个县区共5批次的普查工作后，全部完成了甘肃省的中药资源本地调查。广义的祁连山还包括甘肃省永登县、榆中县、肃北蒙古族自治县、阿克赛哈萨克族自治县，青海省海东市、西宁市、海北州等地区。本书主要涉及狭义祁连山中甘肃省段的中药资源。

2012~2016年，甘肃省遵照《国务院关于扶持和促进中医药事业发展的若干意见》提出的“开展全国中药资源普查，加强中药资源监测和信息网络建设”，履行“组织开展中药资源普查，促进中药资源的保护、开发和合理利用”的职责，根据中央财政安排的专项资金，先后启动了87个县（市、区）中药材资源试点调查，其中包含地处祁连山的民乐县、天祝县、肃南县、古浪县、山丹县、永昌县、甘州区、凉州区。

2012年，按照国家中医药管理局要求，甘肃省遴选了9个市（州）的18个县区开展中药资源普查试点工作，地处祁连山的民乐县列入其中，成为第四次全国中药资源普查第一批试点县区之一。

河西学院张勇担任民乐县技术负责人，带领普查队深入民乐县进行中药资源普查和标本采集。其成果整合于甘肃省第一批普查试点成果中，具体专著有《甘肃道地药材志》《甘肃道地中药材实用栽培技术》《常用中药材应用与栽培》《甘肃药用植物栽培》。

2013 年，在第一批普查试点工作的基础上，甘肃省再次确定 11 个市（州）的 20 个县（市、区）继续开展中药资源普查试点工作，地处祁连山区的天祝县、肃北县、肃南县包含其中。兰州大学李建银、河西学院张勇分别担任天祝县、肃北县、肃南县的普查技术负责人，于 2013~2014 年带领普查队深入祁连山地区的天祝县、肃北县、肃南县进行野外踏查、标本采集，对当地的人文地理环境，植被类型，中药资源采挖、栽培和收购情况进行了详细考察。

2015 年，甘肃省全国中药资源普查领导小组决定对甘肃省的 12 个县（市、区）继续开展第三批试点普查，地属祁连山的古浪县、山丹县被列入其中。甘肃中医药大学王振恒任古浪县技术负责人，河西学院张勇为山丹县技术负责人，普查队对所负责的县（市、区）进行了野外踏查和标本采集。

2017 年，永昌县被列入试点普查范畴，由兰州大学李建银担任技术负责人。普查队经过两年的野外和内业工作，完成永昌县普查工作。

2018 年，甘州区、凉州区分别由河西学院的张勇、高海宁担任技术负责人开展普查，2020 年全部完成普查任务，并通过省级验收。

国家普查办于 2014 年设立山脉卷中药资源专项，祁连山成为立项山脉之一，由甘肃中医药大学晋玲和河西学院张勇担任祁连山中药资源整理项目负责人。专家组经过近 7 年的普查数据整理和野外补充调查，共整理祁连山药用植物资源 88 科 295 属 548 种。

第三章　祁连山中药资源概况

第一节　祁连山药用植物资源概况

一、祁连山药用植物种类与组成

1. 野生植物资源概况

祁连山受特殊的地理位置、复杂的气候环境和独特的地质变化等自然环境因素的综合影响，形成了本区复杂的生物地理环境，孕育了丰富的动、植物物种。

按照郑万钧的裸子植物分类系统和恩格勒被子植物分类系统统计，祁连山国家级自然保护区共有高等植物 95 科 451 属 1311 种。其中，苔藓植物 3 科 6 属 6 种，蕨类植物 8 科 14 属 19 种，种子植物 84 科 431 属 1286 种（含变种和露天栽培的乔木、灌木）。种子植物中裸子植物 3 科 6 属 12 种，被子植物 81 科 425 属 1274 种。

2. 药用植物资源概况

祁连山植物类群繁多，菌类植物、地衣植物、蕨类植物、裸子植物、被子植物中都有药用物种。根据第四次全国中药资源普查成果及相关资料，本书记载了祁连山药用植物 88 科 295 属 548 种。其中，菌类植物 3 科 3 属 3 种，地衣植物 1 科 1 属 1 种，蕨类植物 8 科 9 属 11 种（秦仁昌 1978 年分类系统），裸子植物 3 科 5 属 12 种（郑万钧《中国植物志》第七卷分类系统），被子植物 73 科 277 属 521 种（恩格勒 1936 年分类系统）。由于祁连山特殊的自然地理位置的特点，其菌类植物、地衣植物、蕨类植物、裸子植物种类较少，药用种类也较少。本书收载的上述 4 类药用植物共计 27 种，仅占祁连山药用植物种类的 4.9%；药用植物种类最多的是被子植物，共计 521 种，占祁连山药用植物种类的 95.1%（表 1）。

表 1 祁连山药用植物统计

分类	科数	属数	种数	举例
菌类植物	3	3	3	大马勃 *Calvatia gigantea*、冬虫夏草 *Cordyceps sinensis*
地衣植物	1	1	1	节松萝 *Usnea diffracta*
蕨类植物	8	9	11	问荆 *Equisetum arvense*、秦岭槲蕨 *Drynaria baronii*
裸子植物	3	5	12	祁连圆柏 *Juniperus przewalskii*、中麻黄 *Ephedra intermedia*
被子植物	73	277	521	水母雪兔子 *Saussurea medusa*、镰荚棘豆 *Oxytropis falcata*
合计	88	295	548	—

3. 药用植物种类及科、种构成

根据普查结果（表 2），祁连山药用植物寡种科（含 2~5 种）的科数量和大科（含 20 种以上）的种数量所占比率最高，分别占总科数的 43.18% 和总种数的 33.03%；单种科（1 种）的科数量所占比率位居第二，为 29.55%，但它的种数量仅占总种数的 4.74%；单种科和寡种科的科数量占总科数的比率达到了 72.73%，但种数量仅占总种数的 24.45%；较大科（含 11~20 种）的科数量占总科数的比率较高，为 13.64%，中等科（含 6~10 种）和大科的科数量占总科数的比率均小于 10%，大科仅有 4 科，但种数量占总种数的比率位居第一，达到了 33.03%；中等科、较大科和大科的科数量占总科数的比率为 27.27%，而种数量占总种数的比率却为 75.55%。由此可见，祁连山的药用植物就科而言，寡种科和单种科比例最高，合计达到总科数的 72.73%，但就种而言，大科、较大科种类最多，合计达到总种数的 64.78%。

表 2 祁连山药用植物科、种构成统计

分类	种数	科数量	种数量	举例
单种科	1	26	26	锁阳科 Cynomoriaceae、马齿苋科 Portulacaceae
寡种科	2~5	38	108	旋花科 Convolvulaceae、大戟科 Euphorbiaceae
中等科	6~10	8	59	茄科 Solanaceae、忍冬科 Caprifoliaceae
较大科	11~20	12	174	藜科 Chenopodiaceae、唇形科 Labiatae
大科	＞20	4	181	菊科 Compositae、毛茛科 Ranunculaceae
合计	—	88	548	—

4. 药用植物优势科

本书记载的祁连山药用植物 88 科中，优势科（含 11 种及以上）有 16 科 184 属 355 种，占总种数的 64.78%。其中大科仅有 4 科，种数量最多的是菊科 63 种，其次为毛茛科 47 种，豆科 38 种，蔷薇科 33 种。较大科有 12 科，唇形科、百合科均为 19 种，伞形科、蓼科均为 16 种，藜科、罂粟科、玄参科均为 14 种，龙胆科、虎耳草科均为 13 种，石竹科、禾本科、十字花科均为 12 种。祁连山药用植物 295 属中，优势科共有 184 属，占总属数的 62.37%。其中菊科、毛茛科、豆科、蔷薇科 82 属，占总属的比例为 27.8%，其余 12 科 102 属，占总属的比例为 34.58%。由上可见，祁连山药用植物 64.78% 的物种分布在 16 科优势科中，其余 35.22% 分布在剩余 72 科中。（表 3）

表 3　祁连山药用植物优势科统计

科名	属数量	种数量	举例
菊科	31	63	牛蒡 *Arctium lappa*、狼杷草 *Bidens tripartita*
毛茛科	19	47	升麻 *Cimicifuga foetida*、美丽毛茛 *Ranunculus pulchellus*
豆科	14	38	斜茎黄芪 *Astragalus Laxmannii*、甘草 *Glycyrrhiza uralensis*
蔷薇科	18	33	甘肃山楂 *Crataegus kansuensis*、蒙古扁桃 *Prunus mongolica*
唇形科	15	19	益母草 *Leonurus japonicus*、薄荷 *Mentha haplocalyx*
百合科	7	19	野葱 *Allium chrysanthum*、高山韭 *Allium sikkimense*
伞形科	11	16	当归 *Angelica sinensis*、葛缕子 *Carum carvi*
蓼科	12	16	木藤蓼 *Fallopia aubertii*、萹蓄 *Polygonum aviculare*
藜科	7	14	藜 *Chenopodium album*、猪毛菜 *Salsola collina*
罂粟科	5	14	白屈菜 *Chelidonium majus*、野罂粟 *Papaver nudicaule*
玄参科	7	14	小米草 *Euphrasia pectinata*、甘肃马先蒿 *Pedicularis kansuensis*
龙胆科	6	13	云雾龙胆 *Gentiana nubigena*、鳞叶龙胆 *Gentiana squarrosa*
虎耳草科	4	13	细叉梅花草 *Parnassia oreophila*、三脉梅花草 *Parnassia trinervis*
石竹科	7	12	甘肃雪灵芝 *Arenaria kansuensis*、原野卷耳 *Cerastium arvense*
禾本科	10	12	野燕麦 *Avena fatua*、狗尾草 *Setaria viridis*
十字花科	11	12	葶苈 *Draba nemorosa*、菥蓂 *Thlaspi arvense*
合计	184	355	—

5. 药用植物生活型

祁连山药用植物按生活型可分为6种，分别为乔木（包括乔木、小乔木、中乔木）、灌木（包括灌木、半灌木、亚灌木）、藤本（木质藤本）、草本（包括草本、草质藤本）、菌类、地衣类。祁连山药用植物大多为维管植物，其中草本443种，占药用植物总数的80.84%；灌木73种，占药用植物总数的13.32%；乔木18种，占药用植物总数的3.28%；藤本10种，占药用植物总数的1.83%。菌类3种，占药用植物总数的0.55%；地衣类1种，占药用植物总数的0.18%。这表明祁连山药用植物以草本为主，其次为灌木、乔木、藤本、菌类及地衣类。

表4 祁连山药用植物生活型

植物类型	种数量	举例
草本	443	蒙古白头翁 *Pulsatilla ambigua*、菥蓂 *Thlaspi arvense*
灌木	73	甘草 *Glycyrrhiza uralensis*、鲜黄小檗 *Berberis diaphana*
乔木	18	油松 *Pinus tabuliformis*、山杨 *Populus davidiana*
藤本	10	木藤蓼 *Fallopia aubertii*、甘青铁线莲 *Clematis tangutica*
菌类	3	大马勃 *Calvatia gigantea*、冬虫夏草 *Cordyceps sinensis*
地衣	1	节松萝 *Usnea diffracta*
合计	548	—

二、祁连山药用植物分类情况

1. 按药用部位分类

药用植物的入药部位与药用功效关系十分密切。同种药用植物往往有多个部位入药，其功效、主治可能不尽相同，甚至差别很大。祁连山药用植物按照药用部位可分为9大类（表5），分别为全草、根和根茎、果实和种子、叶、花、茎木、皮、地上部分、其他（地衣体、菌核、子实体、子座等）。据统计，祁连山药用植物使用最多的药用部位为全草，其次为根和根茎、果实和种子、叶，其余部位较少入药。全草、根和根茎、果实和种子、叶这4类药用部位的使用频次占总使用频次的83.98%。花、茎木、皮使用频次占总使用频次的比例分别为5.39%、4.62%和3.85%。其他类有菌类和地衣4种，分别是大马勃的子实体、猪苓的菌核、冬虫夏草的子座、节松萝的地衣体，占0.62%。由此可知，祁连山药用植物的药用部位主要是以全草、根和根茎、果实和种子、叶为主，而花、茎木、皮等这些部位属于不常用的药用部位。

表 5 祁连山药用植物药用部位统计结果

药用部位	使用频次	举例
全草	280	锁阳 *Cynomorium songaricum*、葎草 *Humulus scandens*
根和根茎	145	沙拐枣 *Calligonum mongolicum*、甘草 *Glycyrrhiza uralensis*
果实和种子	63	沙枣 *Elaeagnus angustifolia*、北方枸杞 *Lycium chinense*
叶	57	草木樨 *Melilotus officinalis*、萹蓄 *Polygonum aviculare*
花	35	欧亚旋覆花 *Inula britanica*、款冬 *Tussilago farfara*
茎木	30	木藤蓼 *Fallopia aubertii*、槲寄生 *Viscum coloratum*
皮	25	暴马丁香 *Syringa reticulata*、远志 *Polygala tenuifolia*
地上部分	10	华蟹甲 *Sinacalia tangutica*、栉叶蒿 *Neopallasia pectinata*
其他	4	冬虫夏草 *Cordyceps sinensis*、大马勃 *Calvatia gigantea*
合计	649	—

2. 按中药功效分类

中药的功效可分为 13 大类，分别为清热、止血、解表、祛风湿、泻下、利水渗湿、活血化瘀、补虚、收涩、安神、平肝息风、化痰止咳平喘、其他（化湿、理气、驱虫、消食、杀虫止痒等）。祁连山中药材以功效分类统计见表 6。由表 6 可知，有清热作用的药最多，频次为 247，占总频次的 30.99%；有其他作用的次之，使用频次为 98，占总使用频次的 12.30%；有祛风湿、化痰止咳平喘、利水渗湿、活血化瘀和止血功效的频次均在 60~70，占总频次的 7.53%~8.78%，此 5 种功效的频次共计 333，占总频次的 41.78%。以上 7 种功效的频次占总频次的 85.07%，超总数的 3/4。有补虚功效的频次为 53，占总频次的 6.65%；其余 5 种功效的频次相对较少，均未超过总频次的 5%。另外，全域内 548 种药用植物的不同类别功效累加后有频次 797，可见，祁连山有众多药用植物具有一药多效的特点，如茇茇草有止血、利水渗湿、清热等功效。

表 6 祁连山中药功效统计

功效	频次 / 次	举例
清热	247	珠芽蓼 *Polygonum viviparum*、蛇莓 *Duchesnea indica*
祛风湿	69	蒺藜 *Tribulus terrestris*、尼泊尔老鹳草 *Geranium nepalense*
化痰止咳平喘	68	蒙古扁桃 *Prunus mongolica*、甘草 *Glycyrrhiza uralensis*
利水渗湿	63	萹蓄 *Polygonum aviculare*、苦马豆 *Sphaerophysa salsula*

续表

功效	频次 / 次	举例
活血化瘀	68	益母草 *Leonurus japonicus*、葵花大蓟 *Cirsium souliei*
止血	65	瓦松 *Orostachys fimbriata*、小缬草 *Valeriana tangutica*
补虚	53	黄芪 *Astragalus membranaceus*、菟丝子 *Cuscuta chinensis*
解表	17	中麻黄 *Ephedra intermedia*、苍耳 *Xanthium sibiricum*
平肝息风	15	中亚滨藜 *Atriplex centralasiatica*、野滨藜 *Atriplex fera.*
收涩	12	藜 *Chenopodium album*、草原老鹳草 *Geranium pratense*
泻下	10	鸡爪大黄 *Rheum tanguticum*、射干 *Belamcanda chinensis*
安神	12	猪毛菜 *Salsola collina*、远志 *Polygala tenuifolia*
其他	98	菥蓂 *Thlaspi arvense*、马齿苋 *Portulaca oleracea.*
合计	797	—

三、祁连山药用植物特点

1. 药用植物种类丰富，中药资源丰富度较高

祁连山药用植物种类丰富，本书记载的祁连山（主要分布在北坡）药用植物有 88 科 548 种，隶属于蕨类植物、裸子植物、被子植物、菌类植物、地衣植物等类群，其中被子植物种类最多，达 521 种，占总种数的 95.07%。祁连山药用植物资源中的常见种、广域种比较多，而特有种、狭域种较少。由全国中药资源普查数据得到的中药资源种类空间估计图表明，长江以北、西北和西藏的大部分地区为中药资源种类丰富度较低的地区，本次普查成果进一步印证了这一结论。这和区域气候特征密切相关。祁连山由于受海拔高度、地质地貌及地域性内陆气候影响，区域内广泛分布着草原、森林、灌丛、垫状植被等多种植物类型，植物分布表现为种类丰富、多样，但优势种类不明显的特征。在药用植物多样性方面也就表现为种类丰富，优势科不明显的特征。祁连山药用植物 60% 以上的物种分布在菊科、毛茛科、豆科、蔷薇科、唇形科、百合科、伞形科、蓼科、藜科、罂粟科、玄参科、龙胆科、虎耳草科、石竹科、禾本科、十字花科 16 科。而上述各科植物均为草原、森林、灌丛、垫状植被中的常见科。

2. 药用植物生活型以多年生草本为主

生活型是植物对综合生境条件长期适应在外貌上反映出来的植物类型。植物生活型的组成受区

域生态环境多样性的影响。从调查研究中可知，祁连山药用植物生活型以草本为主，其次为灌木、乔木、藤本。由于趋同适应，亲缘性较远的植物在相似的环境条件下会在外部形态上表现出相似的特征。祁连山药用植物生活型的特征正好验证了这一论断。虽然祁连山物种组成有 88 科 295 属 548 种，但草本、灌木类占到总数的 94.16%，表现为单一性和趋同性。这进一步说明了生活型与生态环境紧密相关，也是植物对环境适应性的集中表现。

3. 具有一药多效的特点

祁连山药用植物的入药部位主要以全草、根和根茎、果实和种子为主，花、茎木、皮入药比较少。祁连山药用植物中清热、祛风湿、化痰止咳平喘、利水渗湿、活血化瘀、止血、补虚和其他为最主要功效类群，以上 8 类功效占到总频次的 91.72%；解表、平肝息风、收涩、泻下和安神所占比例均较小，不到 10%。这说明祁连山药用植物包含的药用功效全面。除其他功效外，占比最大的功效仍然是清热和祛风湿，这和传统中药材中清热药、祛风湿药种类居多的情况是相一致的。一味中药具有多种功效，可治疗多种病症，这是中药的普遍现象和特色。祁连山有众多药用植物具备一药多效的特点。

4. 具有特有、特色药用资源

祁连山具有一些特有的药用品种，如祁连圆柏、祁连山乌头、祁连山龙胆、祁连山垂头菊等。由于祁连山地处青藏高原东北区，药用资源中唐古特区系特色显著，其中较突出的如蒙古白头翁、蒙古扁桃、唐古特报春、唐古特雪莲、甘肃乌头、沙地柏等，是该区域最具有特色的药用植物资源，也是具较好开发前景的种质资源。

第二节　祁连山野生药用植物的保护与开发利用

一、加强珍稀濒危野生药用植物资源的保护性开发

人们对部分野生药用植物的过度采挖，诸如采收处于花期的植物或正在发育过程中的较小植物，导致野生药用植物资源日趋贫乏，生态系统受到一定破坏。祁连山的桃儿七、川芍药、甘肃贝母等野生药用植物数量已经较少，资源蕴藏量十分有限。所以，我们要加强对野生药用植物的保护，保护该地区的生物多样性；要依托有关研究院所、中医药科研单位，建立珍稀濒危野生药用植物培育基地，运用现代生物技术对濒危珍稀道地中药材进行种质资源品种保护、人工栽培驯化研究。

二、发展资源丰富、药效显著的道地药材

我们在调查中发现，麻花艽、柴胡、车前等品种在祁连山分布比较广泛，资源也极其丰富。这些都是民族、民间常用的中草药。这些中草药疗效确切，不良反应小，具有较好的开发利用前景，可根据本地自然条件对其中经济价值高的品种进行半野生栽培和大面积的人工种植。

三、加快专业人才的培养

祁连山在药用植物资源的开发和利用过程中，要加快专业人才的培养，如大力培养专门从事野生植物资源的研究、开发、利用、保护等的专业性人才，这样可以使资源开发更加专业化和产业化。

四、加强生态保护，建立药用植物自然保护区

1. 扩大资源繁殖范围，树立全民保护意识

依托现有的祁连山国家级自然保护区，对重点珍稀濒危植物进行引种、扩繁，在扩大其生境及生长范围、保护珍稀资源的同时，对群众进行科普教育，普及中草药知识，树立全民保护药用资源的意识，为物种的易地保护提供可能。

2. 建立药用植物资源保护区、野生药材种质资源库

国务院办公厅于 2015 年 4 月发布了工业和信息化部等部门的《中药材保护和发展规划（2015—2020 年）》，明确建设濒危野生药用动植物保护区、药用动植物园、药用动植物种质资源库的重要性。建立药用植物园，使之成为野生药用植物种质繁衍基地和药用植物资源基因库。可划定一定的地域建立药用动植物自然保护区，在保护区内就地保存药用动植物种质资源，特别是珍贵、稀有、濒危的药用动植物种类。河西学院在多年研究和调查的基础上，于 2019 年建立了占地 180 亩（1 亩 ≈ 666.67km^2）的河西走廊药用植物种质园，已初步引种河西走廊（包括部分祁连山）药用植物 60 种。这为河西地区、祁连山药用植物的开发利用奠定了较好的基础。

3. 加强监管力度，依法有效对药用植物资源进行保护

要加强对自然保护区的管理和监管，对重点及濒危药用植物分布区进行特定管护，规范中药材市场流通监管。建立野生中药材资源濒危预警系统，保证资源的可持续利用。对甘草、黄芪、锁阳、肉苁蓉等根茎类药材，要挖大留小，挖后回土填平，同时应特别注重对该类药材野生变人工栽培的引种驯化力度；对花、叶、果类药材，严禁连根采集；对未成熟或未成材的药材，禁止采集；对蕴

藏量连续下降的品种，当年安排采集收购量要低于当年资源生产量。禁止使用破坏生态平衡等的采集方法和工具，严禁在野生药材资源保护区内实施清林、开荒等毁药行为；对濒危野生药用植物和国家明令禁止采集的药材，除必要的引种驯化和科研活动外，禁挖、禁采、禁流通，就地或易地保护。

第三节　祁连山道地药材资源概况

道地药材是指来自特定地区、生产历史悠久、栽培加工技术精细、质量优良、疗效显著的药材。其一般指在特定环境和气候等生态条件下，通过独特的栽培和炮制技术等因素的综合作用，形成的产地适宜、品种优良、产量较高、炮制讲究、疗效突出、带有地域性特点的药材。道地药材由于品质优良，在国内外享有很高声誉，在经营中具有很强竞争力，因而形成了较大的商品规模。总之，道地药材就是优质药材的代名词。

祁连山受青藏高原和三大自然环境区气候的综合影响，自然地理环境独特，蕴藏了极为丰富的生物资源，是中国西北地区生物多样性最丰富的生物地区之一。祁连山主要道地药材多为高海拔地区所有，如雪莲、冬虫夏草、羌活、秦艽、大黄等。早在元代，祁连“八宝”就已闻名于世。所谓“八宝”，是指鹿茸、麝香、蘑菇、大黄、金、银、铜、铁这 8 种资源。祁连山所盛产的野生掌叶大黄和鸡爪大黄，就是祁连“八宝”之一。秦艽，亦称大叶龙胆，民间称之为左拧根。祁连山当地所产羌活属“西羌”，《本草崇原》记载：“今以蜀汉、西羌所出者为佳。”雪莲花序在当地用以治疗妇科病，有壮阳调经之效。祁连虫草肥大、粗壮，质优于我国传统上品康定虫草，为祁连山著名特产。板蓝根是近 20 年发展起来的大宗药材。民乐县地处祁连山北麓，独特的地理位置和气候条件使其成为全省乃至全国绝佳的河西走廊温带荒漠干旱产药区和青藏高原东部高寒阴湿藏药区，县境内种植的板蓝根品质优良，得到了市场的肯定，被誉为“中国板蓝根之乡”。

第四节　祁连山珍稀濒危药用资源概况

祁连山森林生态系统蕴藏着丰富的水资源，其北部是典型的大陆性荒漠，中间是盆地，分布有不连续的绿洲。3 个不同的生态系统之间相互制约，相互影响，是一个典型的抗干扰能力弱、改变速率快和恢复原状可能性小的生态脆弱带。祁连山森林地处内陆腹地，远离海洋，镶嵌分布于广大草原荒漠景观中，山地周围被干旱荒漠、半荒漠、草地、沙漠和盐碱荒地所包围，在维护整个生态系统平衡方面起着决定性作用，其中分布有许多珍稀濒危药用植物。

祁连山国家级自然保护区中属国家二级重点保护野生植物的有裸果木、星叶草、冬虫夏草等；属国家三级重点保护野生植物的有蒙古扁桃、桃儿七等；属国家二级珍稀濒危保护植物的有发菜、红花绿绒蒿、唐古特红景天、四裂红景天、二叶舌唇兰、宽叶红门兰、二叶兜被兰、角盘兰、火烧兰、木贼麻黄、中麻黄、山莨菪等。此外，本区建群种青海云杉为我国特有种。

祁连山分布面小或少药用的药用植物有青海云杉、青杨、狭叶荨麻、两栖蓼、棉毛酸模叶蓼、水生酸模、黑蕊无心菜、尖叶石头花、双歧繁缕、叠裂银莲花、疏齿银莲花、条叶银莲花、花葶驴蹄草、长花铁线莲、白蓝翠雀花、密花翠雀花、扁果草、西北草赤芍、绢毛毛茛、美丽毛茛、直梗高山唐松草、短梗箭头唐松草、甘肃小檗、弯花紫堇、叠裂黄堇、红花紫堇、多刺绿绒蒿、总状花绿绒蒿、青藏异蕊芥、光果葶苈、毛萼葶苈、无茎芥、喜冷红景天、长梗金腰、中华金腰、黑蕊虎耳草、山地虎耳草、爪瓣虎耳草、山楂、多茎委陵菜、西北蔷薇、钝叶蔷薇、毛果悬钩子、库叶悬钩子、马衔山黄芪、光叶东俄洛黄芪、川青锦鸡儿、黄花棘豆、花苜蓿、粗根老鹳草、草地老鹳草、卫矛、八宝茶、水柏枝、三春柳、双花堇菜、紫花地丁、羽叶三七、峨参、秦岭柴胡、裂叶独活、西藏棱子芹、迷果芹、葛蓄、北方獐牙菜、四数獐牙菜、华北獐牙菜、鹅绒藤、欧洲菟丝子、糙草、蓝刺鹤虱、微孔草、细穗密花香薷、蓝花荆芥、尖齿糙苏、黄花鼠尾草、青海茄参、短腺小米草、短穗兔耳草、短管兔耳草、大唇马先蒿、光果婆婆纳、蓝靛果、金花忍冬、红花岩生忍冬、陇塞忍冬、柳叶忍冬、白花刺参、皱叶沙参、细裂叶莲蒿、小球花蒿、毛莲蒿、块根紫菀、重冠紫菀、灰木紫菀、祁连山垂头菊、小红菊、旋覆花、蓼子朴、大丁草、戟叶火绒草、箭叶橐吾、黄帚橐吾、毛裂蜂斗菜、草地风毛菊、沙生风毛菊、矮丛风毛菊、披针叶风毛菊、蒙古香蒲、冰草、洼瓣花、大苞黄精、小花火烧兰、宽叶红门兰等。

随着社会经济的快速发展，祁连山的经济活动日趋活跃，进入祁连山开矿、采药、旅游等活动的人数越来越多，这些活动的开展对带动祁连山社会经济的发展起到了一定的作用，但是也造成了生态环境的大面积破坏。目前祁连山生态环境的保护，主要围绕保护好现有生态植被，提高其生产力，并不断扩大植被覆盖面积展开，使其发挥最佳水源涵养效能。

第五节　祁连山民族药与民间药资源概况

一、祁连山民族概况

祁连山国家级自然保护区地跨武威、金昌、张掖 3 市的凉州、天祝藏族自治县、古浪、永昌、甘州、山丹、民乐、肃南裕固族自治县 8 县（区），共计 71 个乡镇组成，生活着藏族、裕固族、汉族、回族、蒙古族、土族、满族、撒拉族、保安族、朝鲜族、东乡族、壮族、天祝族、哈萨克族等 10 多个民族。各民族的文化、习俗相互融合，形成了独特的“祁连山文化圈”，包括宗教信仰、语言文字、民间歌舞、民族服饰、婚丧习俗、酒文化、时令习俗、饮食文化、民族体育活动和民族社交礼仪等，内容丰富多彩。

祁连山是裕固族、藏族等少数民族的聚居地，其中裕固族是仅分布于甘肃省的少数民族。这些少数民族有各自独特的民族文化、习俗和宗教习惯，是中国少数民族文化的重要组成部分。

二、祁连山民族药与民间药资源特点

祁连山少数民族用药以藏药、蒙药为主，尤以藏药居多。

祁连山居住的藏族源于古代游牧族群羌人，是安多藏族的一支。这一支藏族生活在青海湟水以北的乐都、互助、大通、门源和甘肃的肃南、天祝、古浪等地的广大藏区。藏医药学是祖国医药学宝库的组成部分，历史悠久，内容丰富，凝聚了藏族人民长期与疾病斗争的宝贵经验，具有独特的理论体系和浓厚的民族特色。其在形成过程中，也不断吸收了汉族医药学及印度、波斯等外来医药学的有益成分，尤其受汉族医药学影响最大。中华人民共和国成立以后，党和政府非常重视祖国医药学遗产，指出中国医药学是一个伟大的宝库，应当努力发掘，加以提高。多年来，有关部门对藏医药进行了大量的调查、研究和整理工作。1970~1974 年， 中国科学院西北高原生物研究所多次组织考察队，先后在青海、甘肃、西藏、四川等省区，深入访问民间藏医，调查和发掘藏药应用经验，采集藏药实物标本 10000 余号。

蒙古族被称作“马背民族”，是中国北方主要民族之一。1206 年前后，成吉思汗统兵占据了青海湖周围及柴达木东部等广大地区，并在此留兵屯牧，蒙古族由此逐渐进入今祁连山及周边地区。蒙古族在祁连山区主要集聚于甘肃肃北，青海门源的苏吉滩，祁连的默勒、央隆、野牛沟。在长期的生产、生活过程中，蒙古族逐渐形成了自己的民族用药特色。

祁连山各族人民在长期与疾病斗争的实践中，积累了丰富的用药经验，形成了具有特色的民族用药经验，千百年来在祁连山流传使用。一些功效显著、资源独特的药物往往被编成顺口溜、民谣、谚语以及美丽动听的传说，如“打得满地爬，离不开祖师麻”，是指瑞香科黄瑞香，其根皮、茎皮对跌打损伤、风湿等疾病作用显著，为祁连山特产民间药；“家有鸡冠草，不怕血山倒”，是指蔷薇科二裂委陵菜，其变态茎叶呈紫红色，形如鸡冠状，民间称鸡冠草，全草可止血凉血；“家有寄马桩，不怕生毒疮”，是指百合科攀援天门冬，其块根可清热解毒，排脓生肌。这些都是祁连山民族民间用药特色的具体反映。

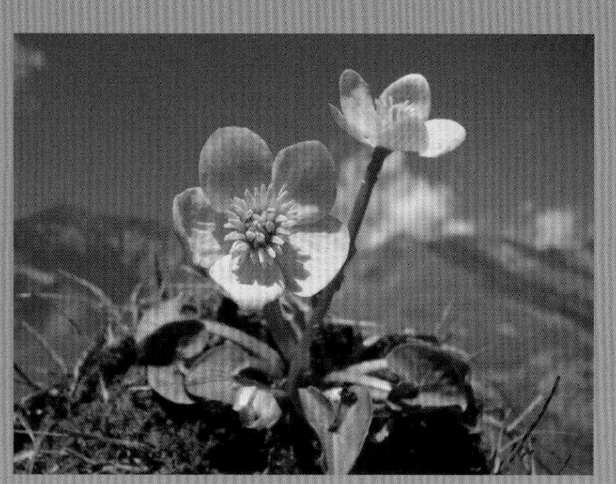
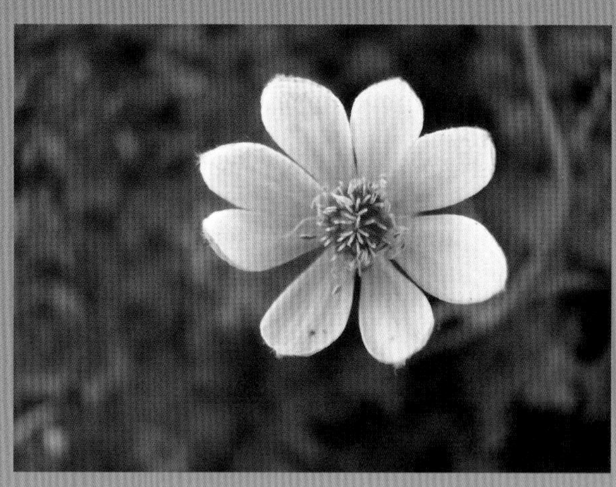

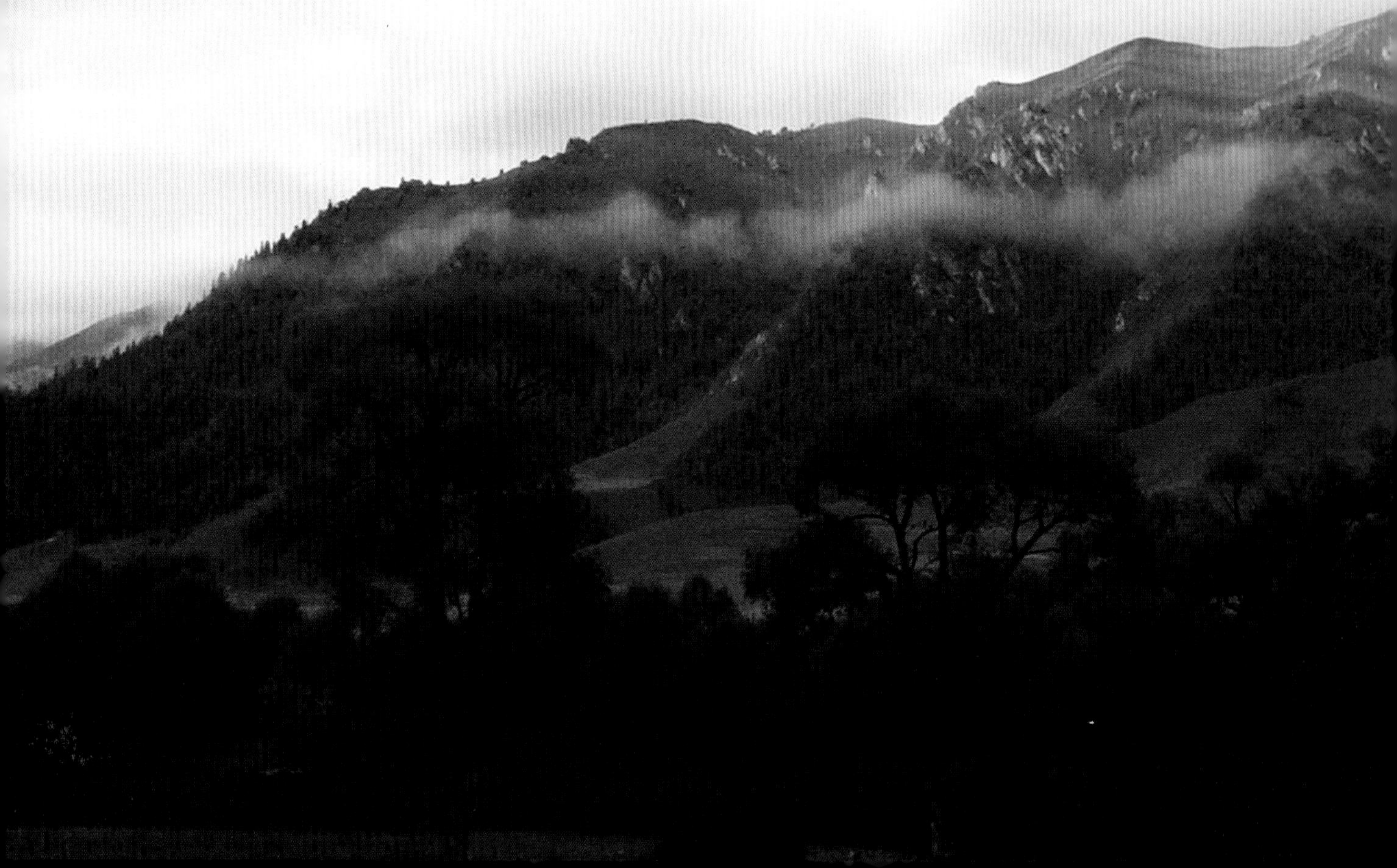

各 论
Monographs

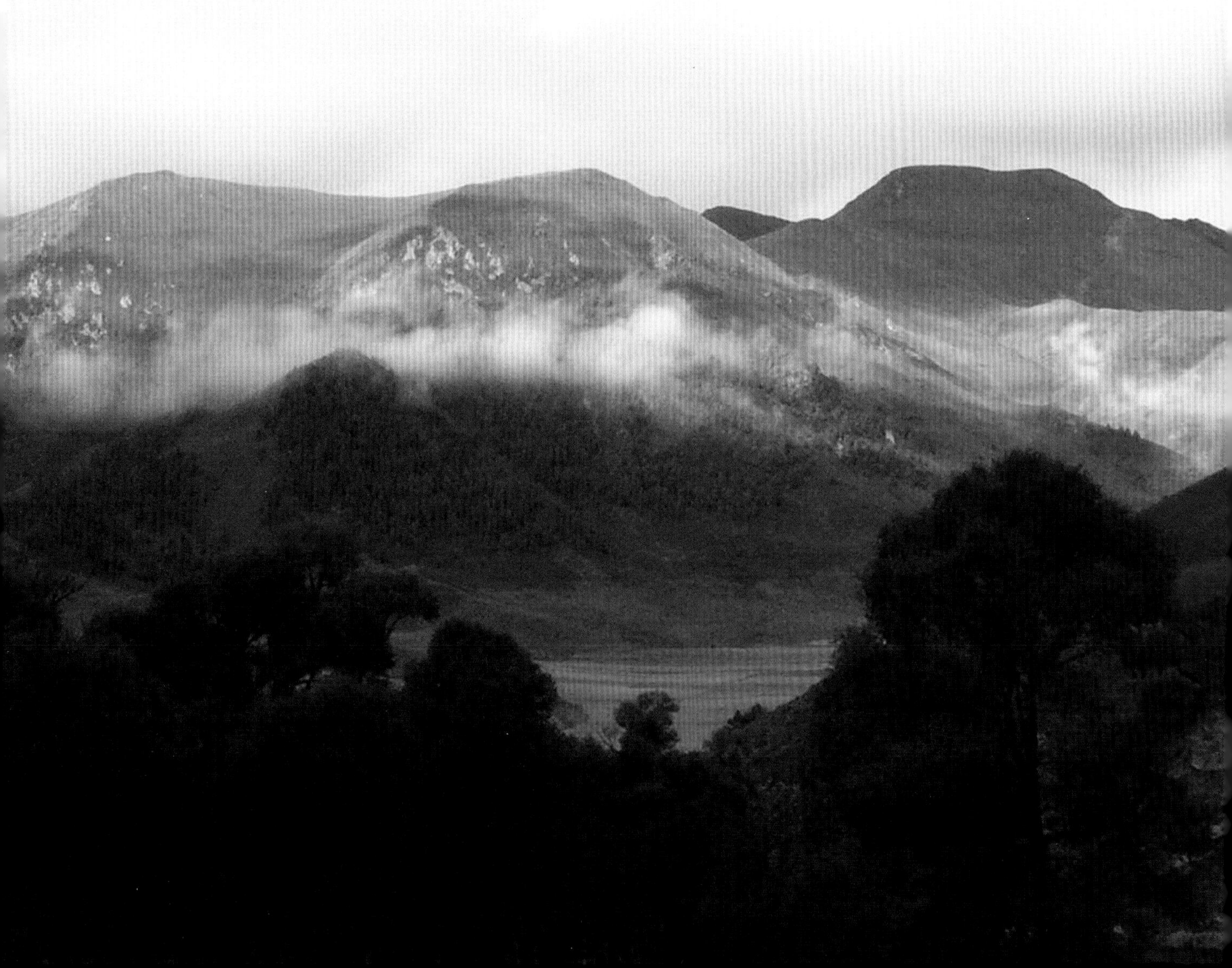

菌类植物

灰包科

大马勃

大秃马勃、巨马勃

Calvatia gigantea (Batsch ex Pers.) Lloyd

资源量：常见

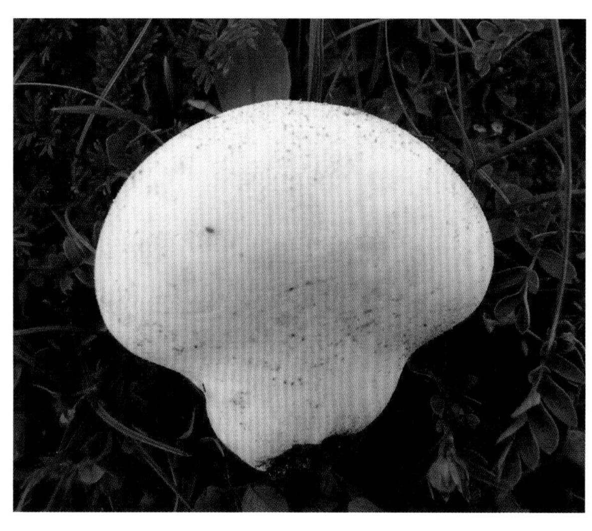

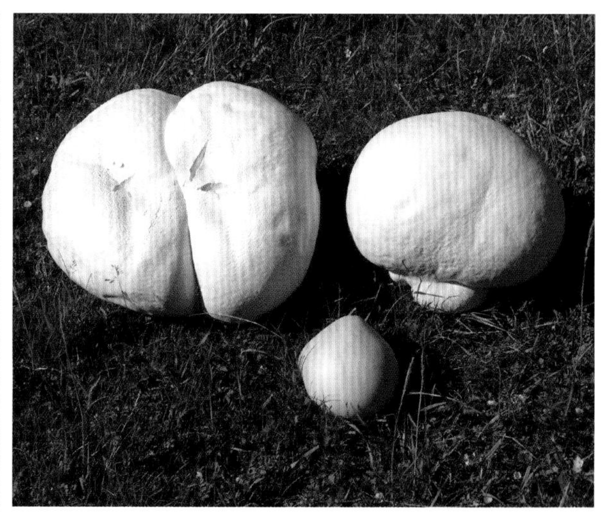

【形态特征】子实体球形或近球形，直径 15~30cm 或更大，不孕基部无或很小；包被白色，后变浅黄或淡青黄色，由膜状外被和较厚的内被所组成，初微具绒毛，渐变光滑，质脆，成熟后开裂成块而脱落，露出浅青褐色的孢体，手捻有润滑感。孢子粉状，球形，光滑或有时具细微小疣，淡青黄色，直径 3.5~5μm；孢丝长，与孢子同色，稍分枝，有稀少横隔，粗 2.5~6μm。

【生境分布】在祁连山广布于海拔 2200~3200m 高山草甸、灌丛草甸，生于林缘或旷野草地。资源量较大，特别是在 7~9 月的雨后常见。辽宁、内蒙古、河北、山西、甘肃、新疆、青海、江苏等地有分布。

中药　马勃

【别　　名】马屁包、马粪勃、马庀。

【入药部位】子实体。

【采收加工】夏、秋季子实体成熟时及时采收，除去泥沙，切片，干燥。

【性味归经】味辛，性平。归肺经。

【功能主治】清肺利咽，止血。主治风热郁肺咽痛，音哑，咳嗽。外用主治鼻衄，创伤出血。

【用法用量】内服：1.5~6g，或入丸、散。外用：研末撒，或调敷，或作吹药。

【各家论述】①主恶疮、马疥。（《名医别录》）②敷诸疮，用之甚良。（陶弘景）③清肺，散血热，解毒。清肺热咳嗽，喉痹，衄血，失音诸病。（《本草纲目》）④治骨鲠吐血。（《玉楸药解》）

藏药　折夏芒

【别　　名】帕瓦郭郭、帕磨跬、玛斯铁满。

【入药部位】子实体。

【采收加工】7~9 月子实体刚成熟时采收，去净泥沙，晒干。

【药　　性】味辛，性平。

【功能主治】清热解毒，利咽，止血，愈疮。主治急性扁桃体炎，咽炎，咳嗽失音，喉痹，内外出血，烫伤，烧伤，蛇咬中毒等。

【用法用量】内服：1~3g。外用：适量。

蒙药　都力—莫古

【别　　名】热沙芒、齐图胡日—莫古、希他森贵—纹素。

【入药部位】子实体。

【采收加工】7~9 月子实体刚成熟时采收，去净泥沙，晒干。

【药　　性】味辛，性平。

【功能主治】止血，解毒，愈伤，燥湿。主治鼻衄，吐血，外伤出血，尿血，便血，月经淋漓，蛇咬伤，烧伤。

【用法用量】内服：煮散剂，3~5g，或入丸、散。外用：适量，研末，干撒于创面。

多孔菌科

猪　苓

野猪粪

Polyporus umbellatus (Pers.) Fries

资源量：偶见

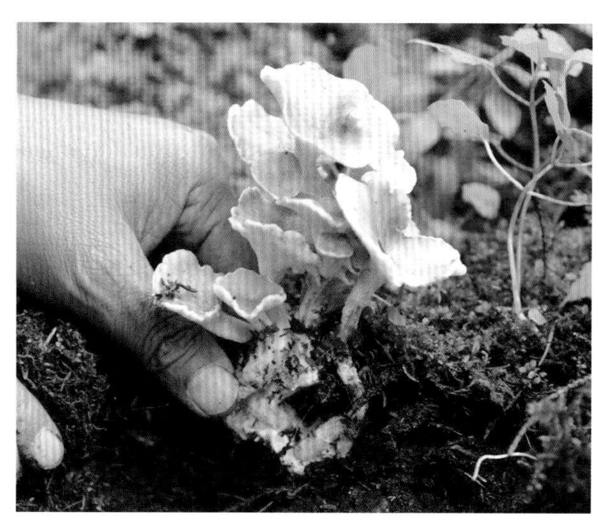
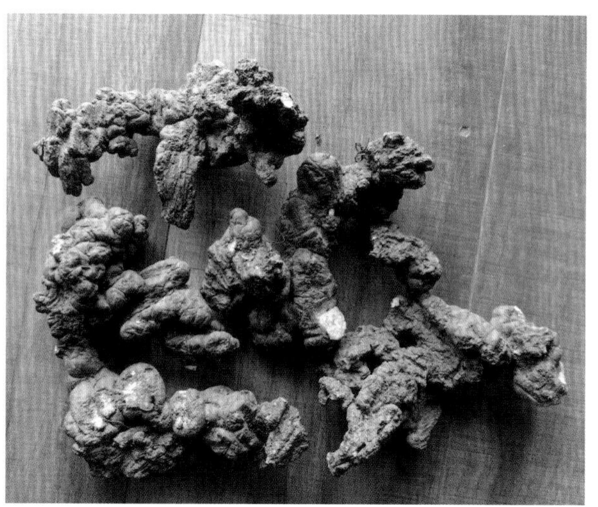

【形态特征】菌核体呈块状或不规则形状，表面为棕黑色或黑褐色，有许多凹凸不平的瘤状突起及皱纹。内面近白色或淡黄色，干燥后变硬，整个菌核体由多数白色菌丝交织而成；菌丝中空，直径约3mm，细而短。子实体生于菌核上，伞形或伞状半圆形，常多数合生，半木质化，直径5~15cm或更大，表面深褐色，有细小鳞片，中部凹陷，有细纹，呈放射状，孔口微细，近圆形；担孢子广卵圆形至卵圆形。

【生境分布】在祁连山偶见于冷龙岭以东海拔2500~3000m林下。在我国分布较广，北京、河北、山西、内蒙古、吉林、黑龙江、湖南、甘肃、四川、贵州、陕西、青海、宁夏有分布。

中药　猪苓

【别　　名】豕零、瑕猪屎、豕橐。

【入药部位】菌核。

【采收加工】春、秋季采挖，晒干或趁鲜切片，晒干。

【性味归经】味甘、淡，性平。归肾、膀胱经。

【功能主治】利水渗湿。主治小便不利，水肿，泄泻，淋浊，带下病。

【用法用量】内服：10~15g，或入丸、散。

【各家论述】①久服必损肾气，昏人目。(《本草衍义》)②开腠理，治淋、肿、脚气，白浊，带下，妊娠子淋，胎肿，小便不利。(《本草纲目》)③治水泻湿泻。疗黄疸。(《药品化义》)

麦角菌科

冬虫夏草

冬虫夏草菌
Cordyceps sinensis (Berk.) Sacc.

资源量：较常见

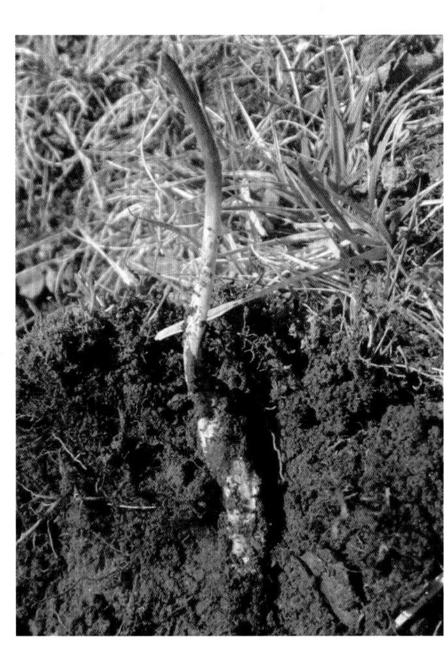

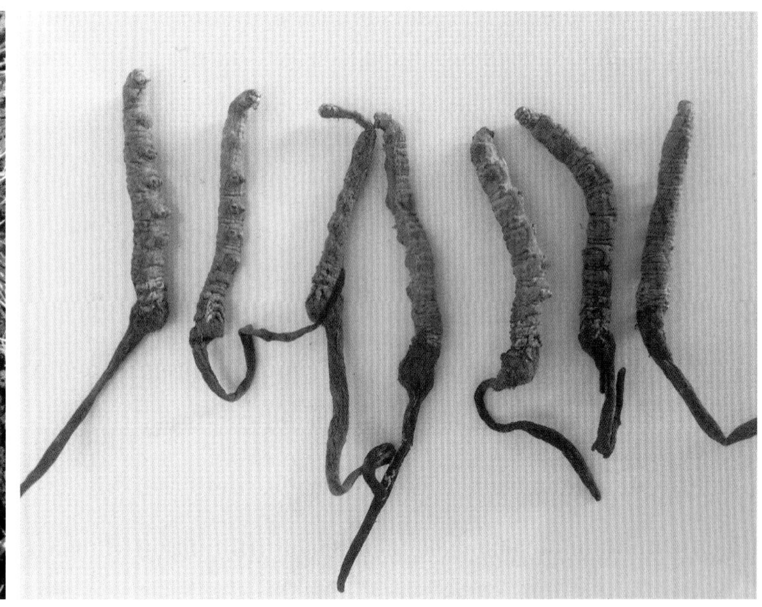

【形态特征】虫体与菌座相连而成，子座棒状，生于鳞翅目幼虫体上，菌座自虫体头部生出，呈棒状，弯曲，上部略膨大。全长5~12cm。虫体如三眠老蚕，长3~6cm，粗0.4~0.7cm。外表呈深黄色，粗糙，背部有多数横皱纹，腹面有足8对，位于虫体中部的4对明显易见。菌座断面内心充实，白色，略发黄，周边深黄色，表面灰褐色或黑褐色，长可达4~8cm，直径约0.3cm。折断时内心空虚，粉白色。臭微，味淡。以虫体色泽黄亮、丰满肥大、断面黄白色、菌座短小者为佳。

【生境分布】在祁连山分布于海拔3500~4000m高山草甸、灌丛草甸，以祁连野牛沟、天祝五台岭、连城吐鲁沟较多。青藏高原有分布。

中药　冬虫夏草

【别　　名】夏草冬虫、虫草、冬虫草。

【入药部位】子座及其寄生的干燥虫体。

【采收加工】夏初子座出土、孢子未散发时采挖，刷去似纤维状的附着物及杂质，低温烘干或晒干。生用。

【性味归经】味甘，性平。归肺、肾经。

【功能主治】补肾益肺，止血化痰。主治肾虚精亏，阳痿遗精，腰膝酸痛，久咳虚喘，劳嗽咯血。

【用法用量】内服：5~10g，或入丸、散，或与鸡、鸭炖服。

【各家论述】①保肺益肾，止血化痰，已劳嗽。（《本草从新》）②秘精益气，专补命门。（《药性考》）③以酒浸数枚啖之，治腰膝间痛楚，有益肾之功。（《柑园小识》）

藏药 牙扎滚补

【别　　名】扎补。

【入药部位】子座及其寄生的干燥虫体。

【采收加工】夏至前后，当积雪尚未融化时采集，此时子座多露于雪面。过迟采集则积雪融化，杂草生长，不易找寻，且土中的虫体枯萎，不合药用。挖起后，在虫体潮湿未干时，除去外层的泥土、似纤维状的附着物及膜皮，晒干；或用黄酒喷之使软，整理平直，每七八条用红线扎成小把，用微火烘干。本品易潮，须贮于干燥通风处，最好冷藏。

【药　　性】味甘、咸，消化后味甘，性温，效润而柔。

【功能主治】滋补强身，壮阳补精，补肺益肾。主治体虚多病，龙及耙病，肺病，支气管炎，肾火亏损，阳痿遗精。

【用法用量】内服：配方或单用，每次6~15g。

【各家论述】①治肺部疾病。（《月王药诊》）②清肺热，治肺病、培根病。（《青藏高原植物图鉴》）③冬虫夏草味甘，性温。滋补肾阴，润肺，治肺病、培根病。（《金汁甘露宝瓶札记》）④冬虫夏草可治胃痛，筋骨疼痛。（《吾三卷香》）

蒙药 浩如海—磨姑

【别　　名】叶日萨贡布。

【入药部位】子座及其寄生的干燥虫体。

【采收加工】夏至前后，挖起后，在虫体潮湿未干时，除去外层的泥土及膜皮，晒干。

【药　　性】味甘，性平。

【功能主治】补肾，益精，添髓，益肺。主治遗精，腰膝疼痛，咯血，月经淋漓，月经不调。

【用法用量】内服：煮散剂，3~5g，或入丸、散。

【各家论述】①治月经淋漓，益精，祛痰，益肺。（《蒙药学》）②益精，止咳血，强身滋补。（《观者之喜》）

地衣植物

环裂萝科

节松萝

破茎松萝

Usnea diffracta Vain.

资源量：偶见

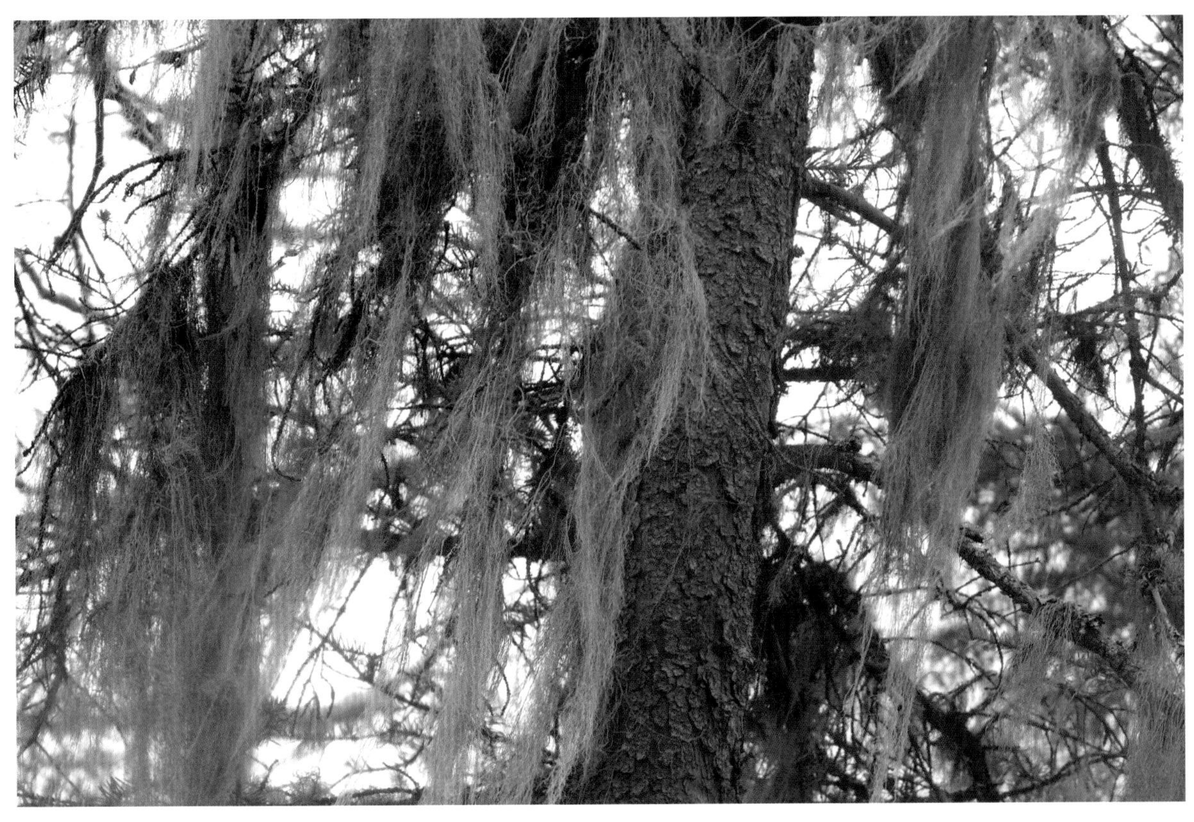

【形态特征】藻和菌共生的地衣体，长丝状，全长10~40cm，呈二叉式分枝，基部较粗，径1~1.5mm，愈近前端分枝愈多、愈细，枝体平滑，无粉芽或针芽，表面有很多白色环状裂沟，横断面可见中央有线状强韧性的中轴，具弹性，可拉长，由菌丝组成，其外为藻环，常由环状沟纹分离成短筒状。菌层产少数子囊果，子囊果盘状，褐色，子囊

棒状，内生 8 个椭圆形子囊孢子，表面淡绿色至淡黄绿色。枝体基部直径约 3mm，主枝粗 3~4mm，次生分枝整齐或不整齐，呈多回二叉分枝，枝圆柱形，少数末端稍扁平或有棱角。枝干具环状裂隙，如脊椎状。

【生境分布】在祁连山主要分布于寺大隆、冷龙岭林区。生于阴湿的青海云杉林中，附生在针叶树上。全国各地均有分布。

中药　松萝

【别　　名】女萝、松上寄生、松落。

【入药部位】全株。

【采收加工】春、秋季采收，洗净，切段，晒干。

【性味归经】味甘、苦，性平。归心、肺、肾经。

【功能主治】祛痰止咳，清热解毒，除湿通络，止血调经，驱虫。主治痰热温疟，咳喘，肺痨，头痛，目赤云翳，痈肿疮毒，瘰疬，乳痈，烫火伤，毒蛇咬伤，风湿痹痛，跌打损伤，骨折，外伤出血，吐血，便血，崩漏，月经不调，白带异常，蛔虫病，血吸虫病。

【用法用量】内服：6~9g。外用：适量，煎汤洗，或研末调敷。

【各家论述】①主瞋怒邪气，止虚汗，头风，女子阴寒肿痛。（《神农本草经》）②疗痰热温疟，可为吐汤，利水道。（《名医别录》）③治寒热，能吐胸中客痰涎，去头疮，主项上瘤瘿。（《药性论》）④令人得眠。（《日华子本草》）⑤治蛇虎伤、汤火烙伤及顽疮等症。（《本草纲目拾遗》）

蒙药　阿拉坦—乌塔斯—乌布斯

【别　　名】斯日古德。

【入药部位】丝状体。

【采收加工】春、秋季采收，晒干。

【药　　性】味苦，性凉。效钝、软、柔。

【功能主治】清热，解毒。主治毒症，脑刺痛，腹鸣，泄泻，肠热，筋腱疼痛，肺脓肿。

【用法用量】内服：煮散剂，3~5g，或入丸、散。

蕨类植物

木贼科

问 荆

节节草、接续草、马草

Equisetum arvense L.

资源量：较常见

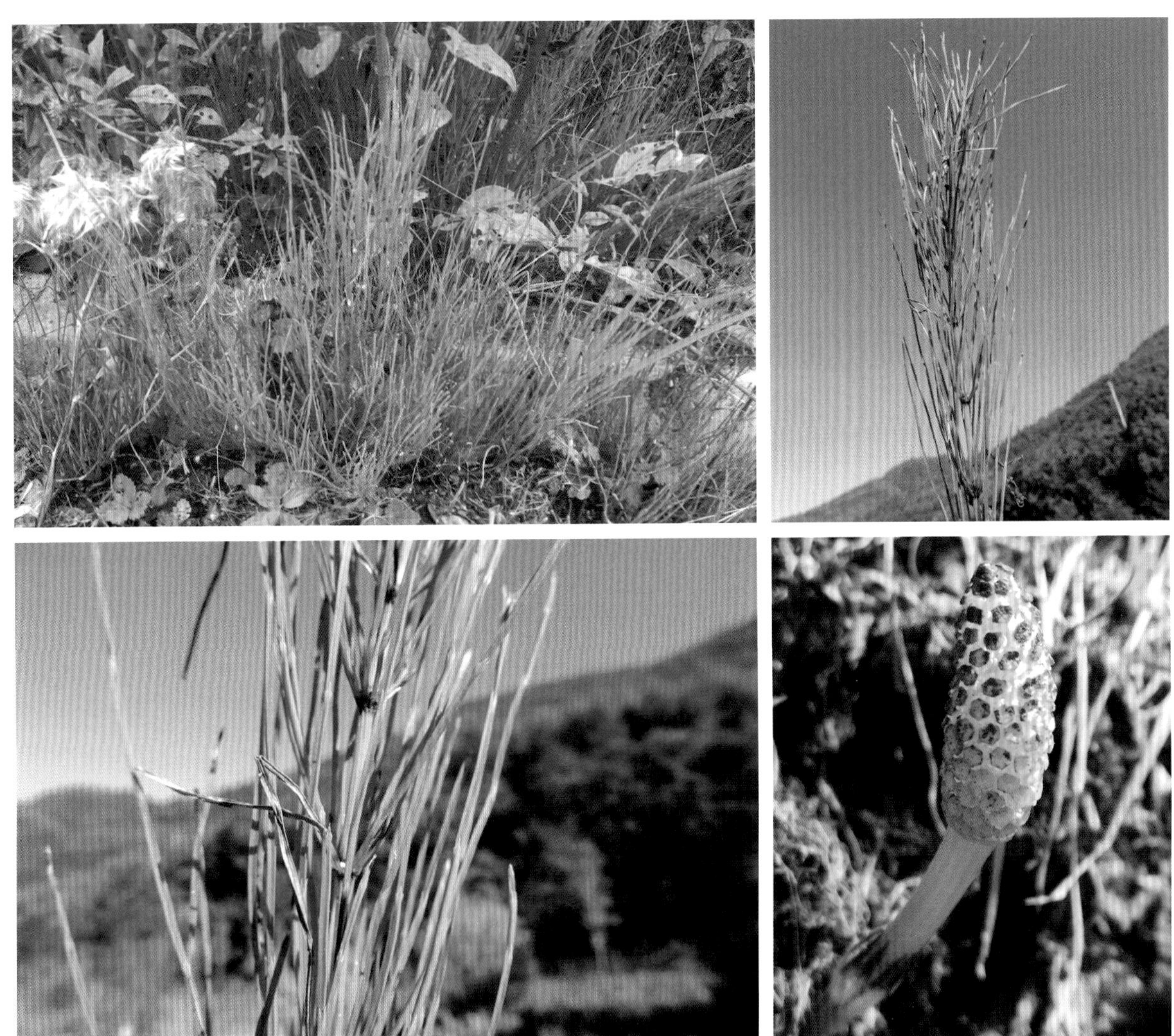

【形态特征】多年生草本。根茎匍匐生根，黑色或暗褐色。地上茎直立，2 型。营养茎在孢子茎枯萎后生出，高 15~60cm，有棱脊 6~15 条。叶退化，下部联合成鞘，鞘齿披针形，黑色，边缘灰白色，膜质；分枝轮生，中实，有棱脊 3~4 条，单一或再分枝。孢子茎早春先发，常为紫褐色，肉质，不分枝，鞘长而大。孢子囊穗 5~6 月抽出，顶生，钝头，长 2~3.5cm；孢子叶六角形，盾状着生，螺旋排列，边缘着生长形孢子囊。孢子 2 型。

【生境分布】在祁连山分布于海拔 2900m 以下，生于河滩草丛、林下、田间。我国多数省区有分布。

中药　问荆

【别　　名】猪鬃草、接骨草。

【入药部位】全草。

【采收加工】夏、秋季采收，割取全草，置通风处阴干，或鲜用。

【性味归经】味甘、苦，性平。归肺、胃、肝经。

【功能主治】止血，利尿，明目。主治吐血，咯血，便血，崩漏，鼻衄，外伤出血，目赤翳膜，淋证。

【用法用量】内服：3~15g。外用：适量，鲜品捣敷，或干品研末调敷。

【各家论述】①主结气瘤痛，上气气急。（《本草拾遗》）②治鼻衄，月经过多，肠出血，咯血，痔出血等。（《中药新编》）③清热止咳。治吐血、衄血及妇女倒经。（《四川中药志》）④清热利尿，止血，消肿。治尿路感染，小便涩痛，骨折，鼻衄，咯血，肠出血，月经过多。（《陕西中草药》）

藏药　邦才

【入药部位】全草。

【采收加工】夏、秋季采挖，晾干备用。

【药　　性】味苦、涩，性平。

【功能主治】主治目赤肿痛，云翳，肠风，崩漏，痔疮出血，月经过多，跌打损伤，尿道炎。

蒙药　呼荷—乌布斯

【别　　名】枯朱格、草枯朱格、敦布丈楚布。

【入药部位】全草。

【采收加工】5~7 月割取营养茎，除去杂质，阴干。

【药　　性】味苦、涩，性平。

【功能主治】开窍，利尿，破石痞，滋补，止血。主治膀胱结石，水肿，外伤，月经淋漓，鼻衄，呕血。

【用法用量】内服：煮散剂，3~5g，或入丸、散。

节节草

土木贼、锉刀草、木贼草

Equisetum ramosissimum Desf.

资源量：常见

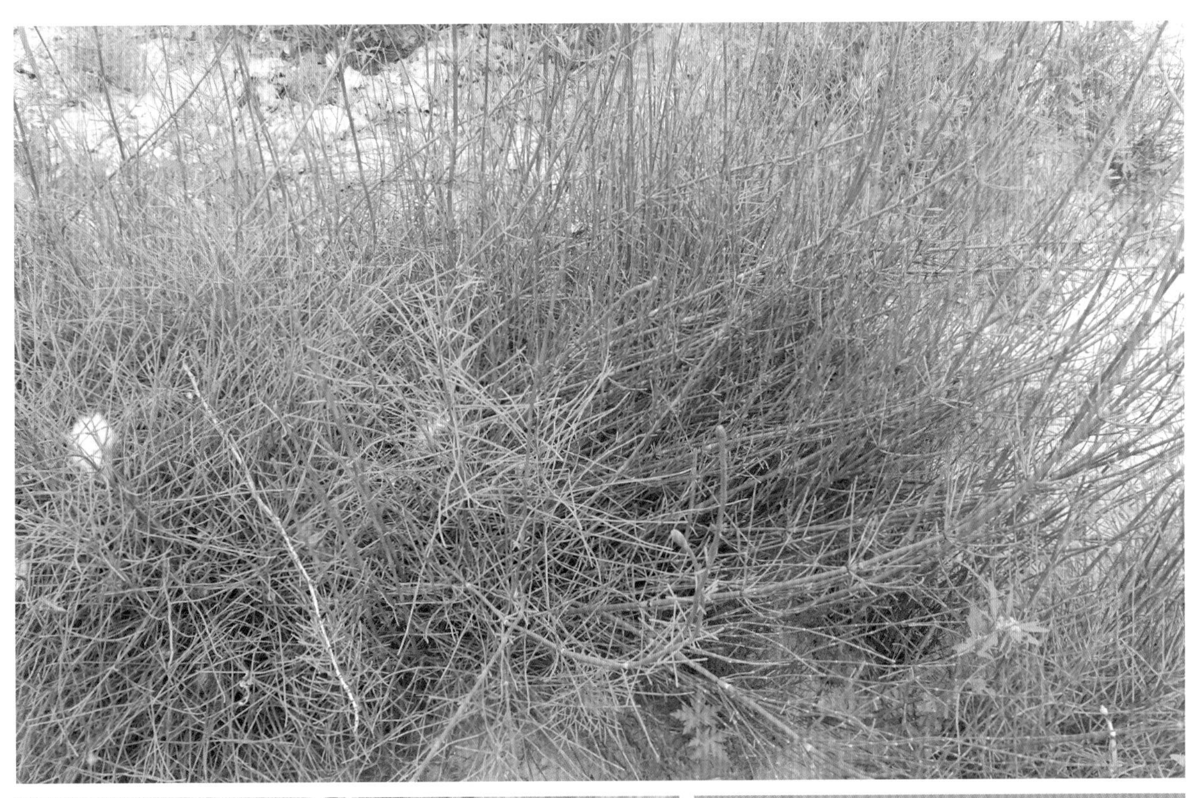

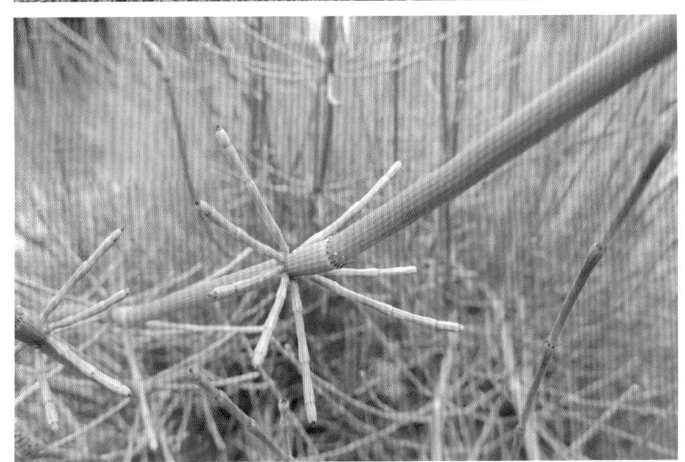

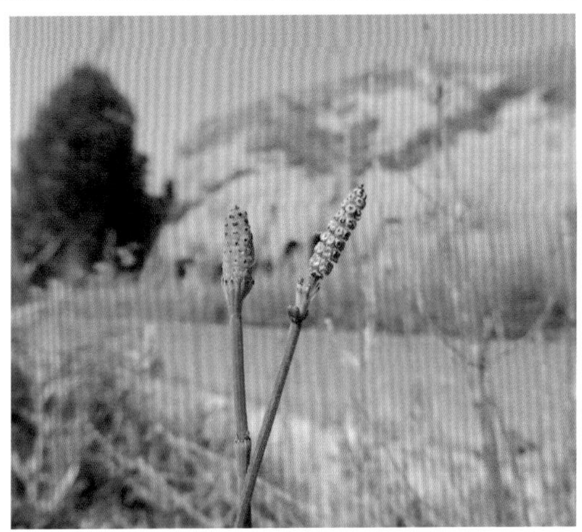

【形态特征】多年生草本。营养茎和孢子囊茎相似，单出或簇生，分枝或不分枝，细长有节，节间多半中空，通常高可达 1m，直径 2~15mm，表面有肋棱 6~30 条，平滑或有 1 列密集的小刺状突起，沟中有 2 列气孔。小枝 1 条或 2~3 条一组，少见 4~5 条，小枝可能再分枝。叶退化，轮生，细小，与叶鞘连接，叶鞘常呈管状或漏斗状，紧贴，短或略伸长，先端呈齿牙状，齿宿存或脱落，而遗留一截头状、浑圆或三角形的基部。孢子囊穗长约 2.5cm，顶端短尖或有小突尖；孢子囊 6~9 个，在孢子叶下面边缘排成 1 列，孢子圆球形，有 2 条丝状弹丝，“十”字形着生，卷绕在孢子上，遇水即弹开，以便繁殖。

【生境分布】在祁连山分布于海拔 2800m 以下河床草丛、田间。全国各地多有分布。

中药　笔筒草

【别　　名】通气草、土木贼、眉毛草。

【入药部位】地上全草。

【采收加工】夏、秋季采挖，洗净，鲜用或置通风处阴干。

【性味归经】味甘、苦，性微寒。归心、肝、胃、膀胱经。

【功能主治】清热明目，止血，利尿通淋。主治风热感冒，咳嗽，目赤肿痛，云翳，鼻衄，尿血，肠风下血，淋证，黄疸，带下病，骨折。

【用法用量】内服：9~30g，鲜品 30~60g。外用：适量，捣敷，或研末敷。

【各家论述】①通气，明目，利九窍，消积滞，止嗽化痰。（《草木便方》）②男子平胃火，补妇人血气。（《分类草药性》）③治赤白云翳，去风，清火，除湿气，通淋证并滞塞。（《天宝本草》）④清心火，去潮热，散云翳。治暴发火眼，涩痛溢泪及目赤红肿痛，并疗鼻血。（《四川中药志》）⑤主治妇女血崩，筋骨痛。（《湖南药物志》）

藏药　齐相嘎毛

【入药部位】全草。

【采收加工】夏、秋季采挖，晾干备用。

【药　　性】味苦、涩，性平。

【功能主治】主治目赤肿痛，云翳眼疾，高血压，痔疮便血。

蒙药　萨格拉嘎日—呼呼格

【入药部位】全草。

【采收加工】夏、秋季采收，洗净泥土，晒干。

【药　　性】味苦、涩，性平。

【功能主治】止血，利尿，破痞，生津。主治水肿，尿闭，石淋，尿道灼热，创伤出血，鼻出血，吐血，月经过多，体虚。

蕨　科

蕨

蕨菜、如意菜、狼萁

Pteridium aquilinum var. *latiusculum* (Desv.) Underw. ex Heller

资源量：偶见

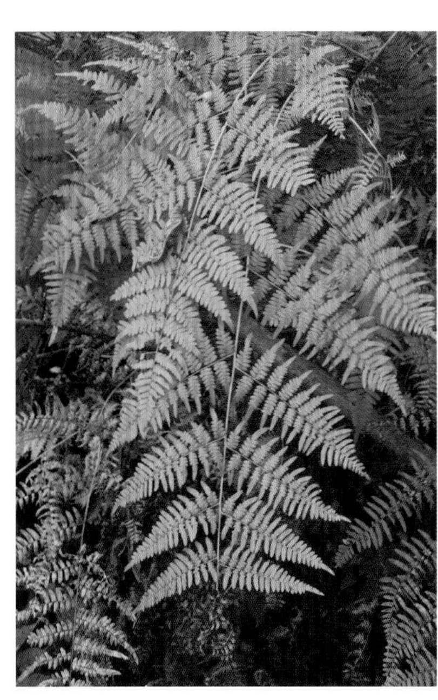

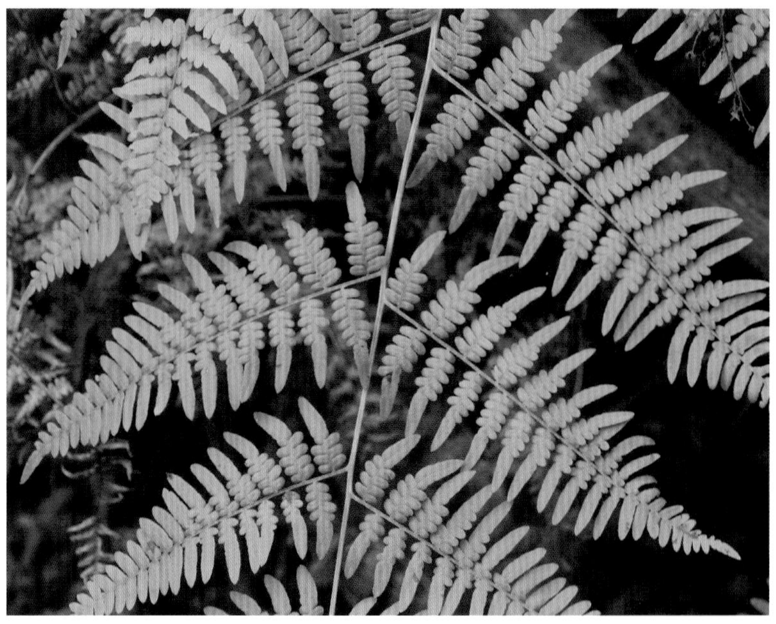

【形态特征】植株高可达 1m。根状茎长而横走，密被锈黄色柔毛，以后逐渐脱落。叶远生；叶片阔三角形或长圆三角形，长 30~60cm，宽 20~45cm，先端渐尖，基部圆楔形，三回羽状；羽片 4~6 对，对生或近对生，斜展，基部一对最大；中部以上的羽片逐渐变为一回羽状，长圆披针形，基部较宽，对称，先端尾状，小羽片与下部羽片的裂片同形；叶脉稠密，仅下面明显；叶轴及羽轴均光滑，小羽轴上面光滑，下面被疏毛，少有密毛，各回羽轴上面均有深纵沟 1 条，沟内无毛。

【生境分布】在祁连山分布于冷龙岭以东海拔 2400m 上下林下。全国各地广布。

中药　蕨根

【别　　名】蕨鸡根、蕨粉、乌角。

【入药部位】根状茎。

【采收加工】秋、冬季挖取，洗净，晒干。

【性味归经】味甘，性寒。有毒。归肺、肝、脾、大肠经。

【功能主治】清热利湿，平肝安神，解毒消肿。主治发热，咽喉肿痛，腹泻，痢疾，黄疸，白带异常，高血压，头昏失眠，风湿痹痛，痔疮，脱肛，湿疹，烫伤，蛇虫咬伤。

【用法用量】内服：9~15g。外用：适量，研粉，或炙灰调敷。

【各家论述】①烧灰油调，敷蛇蝽伤。（《本草纲目》）②治女子红崩白带，男子咳嗽。（《分类草药性》）③健脾胃，除烦躁，安五脏，治白带。（《民间常用草药汇编》）④解热，利尿，益气，养阴。治高热神昏，五脏虚损，气滞经络，筋骨疼痛。（《吉林中草药》）

中国蕨科

银粉背蕨

金丝草、伸筋草、铁丝蕨

Aleuritopteris argentea (Gmel.) Fee

资源量：较常见

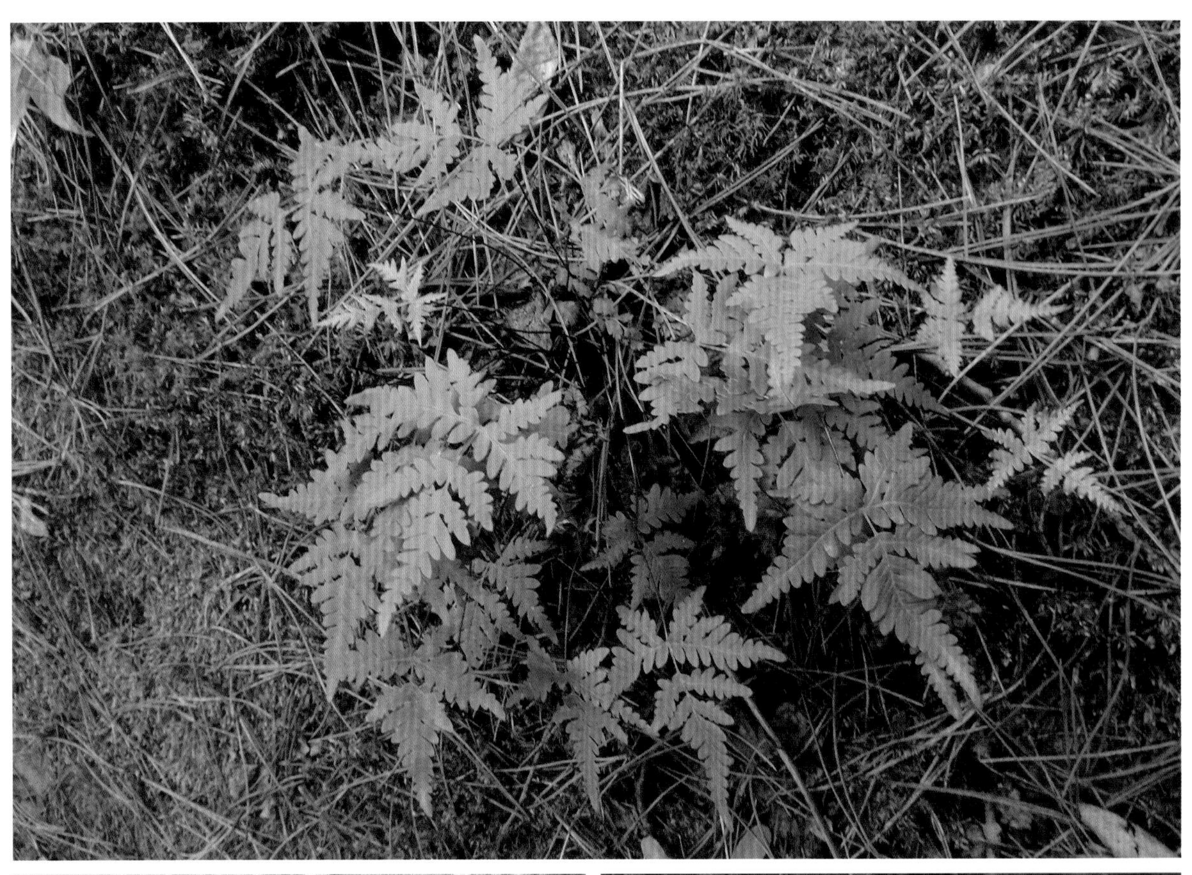

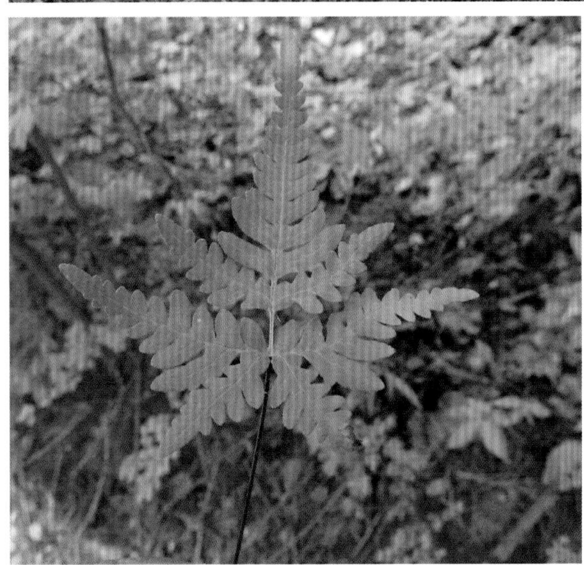

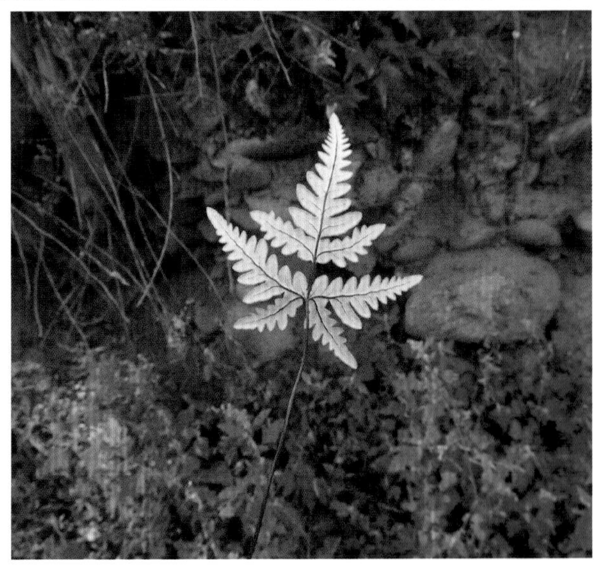

【形态特征】植株高14~30cm。根状茎直立或斜升，生有红棕色边的亮黑色披针形鳞片。叶簇生，厚纸质，上面暗绿色，下面有乳黄色粉粒；叶柄栗棕色，有光泽，基部疏生鳞片；叶片五角形，长宽各5~6cm，基部三回羽裂，中部二回羽裂，上部一回羽裂；顶生羽片近菱形，基部裂片多稍浅裂，侧生羽片三角形，羽轴下侧的裂片较上侧的为长，基部1片最长，浅裂，裂片钝尖头，边缘有小圆齿；叶脉纤细，下面不凸起，羽状分叉。孢子囊群生于小脉顶端，成熟时汇合成条形；囊群盖沿叶边连续着生，厚膜质，全缘。

【生境分布】在祁连山分布于中东段海拔2000~2300m林下岩缝。我国各省区多有分布。

中药　通经草

【别　　名】铁骨草、金钱铜皮、紫背金牛草。

【入药部位】全草。

【采收加工】夏、秋季采收，去净泥土，捆成小把，晒干。

【性味归经】味辛、甘，性平。归肺、肝经。

【功能主治】祛痰止咳，活血通经，利湿，解毒消肿。主治咳嗽，月经不调，经闭腹痛，赤白带下，肺痨咳血，大便泄泻，小便涩痛，肺痈，乳痈，风湿关节痛，跌打损伤，肋间神经痛，暴发火眼，疮肿。

【用法用量】内服：9~15g。外用：适量，水煎熏洗，或捣敷。

【各家论述】①活血通经。(《山西中药志》)②治小儿痉挛抽搐。(《浙江中药资源名录》)③活血调经，祛湿，散寒，止痛。(《河南中草药手册》)

藏药　知合加哈窝

【入药部位】全草。

【采收加工】7~8月采收全草，除去须根残叶，洗净，晒干。

【药　　性】味苦，性凉。

【功能主治】解毒，止泻。主治食物中毒，肾病，热痢，疮疡。

【用法用量】内服：常配方用，每次3~6g。

【各家论述】①味苦而微甘，解毒，愈疮，治肾病。(《青藏高原植物图鉴》)②解食物中毒，止热泻。(《晶珠本草》)

蒙药　吉斯—乌布斯

【别　　名】座瓦—阿瓦、孟根—奥依莫。

【入药部位】全草。

【采收加工】秋季收取，晒干。

【药　　性】味微苦，性平。效稀、钝、柔。

【功能主治】愈伤，明目，解痉。主治创伤，化脓，骨折，眼睑干性糜烂，目赤，视物模糊，昏朦。

【用法用量】内服：煮散剂，3~5g，或入丸、散。

【各家论述】①消化后味苦，效稀、钝、轻、柔。（《金光注释集》）②治胸部创伤，眼疾。（《论说医典》）

铁线蕨科

掌叶铁线蕨 铜丝草、铁丝草、铁扇子

Adiantum pedatum L.

资源量：较常见

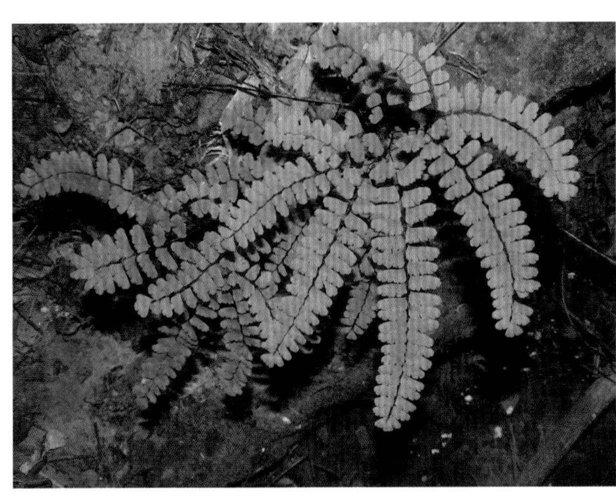

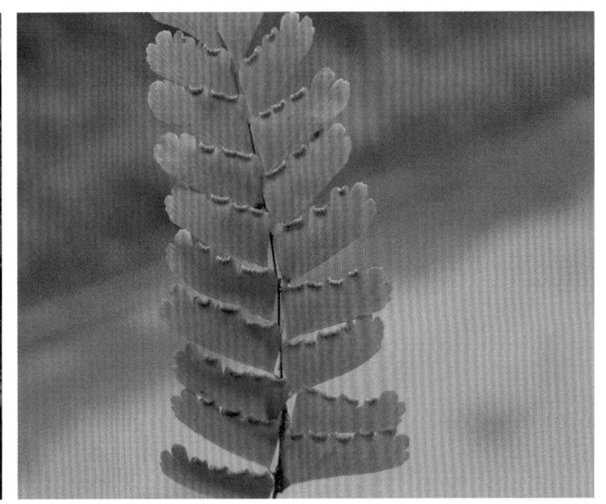

【形态特征】多年生草本，高 30~70cm。根茎短，横卧，被褐色膜质鳞片。叶簇生；叶柄黑紫色，光滑无毛，具光泽，先端分叉；叶片 2 叉分歧，呈掌状；羽片单生于主枝上侧，羽状分裂，中部的最大；小羽片斜长方形，基部楔形，上缘浅圆裂，无主脉。孢子囊群横长圆形，稍曲，着生于由叶缘反曲而成的膜质囊群盖下面；囊群盖肾形或矩圆形。

【生境分布】在祁连山分布于大通河下游及连城地区，生于山地林下沟边。我国东北，以及河南、河北、山西、陕西、甘肃、四川、云南、西藏等地有分布。

中药 铁丝七

【别　　名】铜丝草、钢丝草、铁丝草。

【入药部位】根茎及全草。

【采收加工】全年均可采收，洗净，鲜用或晒干。

【性味归经】味苦，性微寒。归肺、肝、膀胱经。

【功能主治】利水通淋，清热解毒。主治肺热咳嗽，痢疾，黄疸，小便淋涩，痈肿，瘰疬，烫伤。

【用法用量】内服：15~30g，鲜品可用至 60g。外用：适量，研末调敷。

蹄盖蕨科

中华蹄盖蕨

狭叶蹄盖蕨、户县蹄盖蕨、老君山蹄盖蕨

Athyrium sinense Rupr.

资源量：较常见

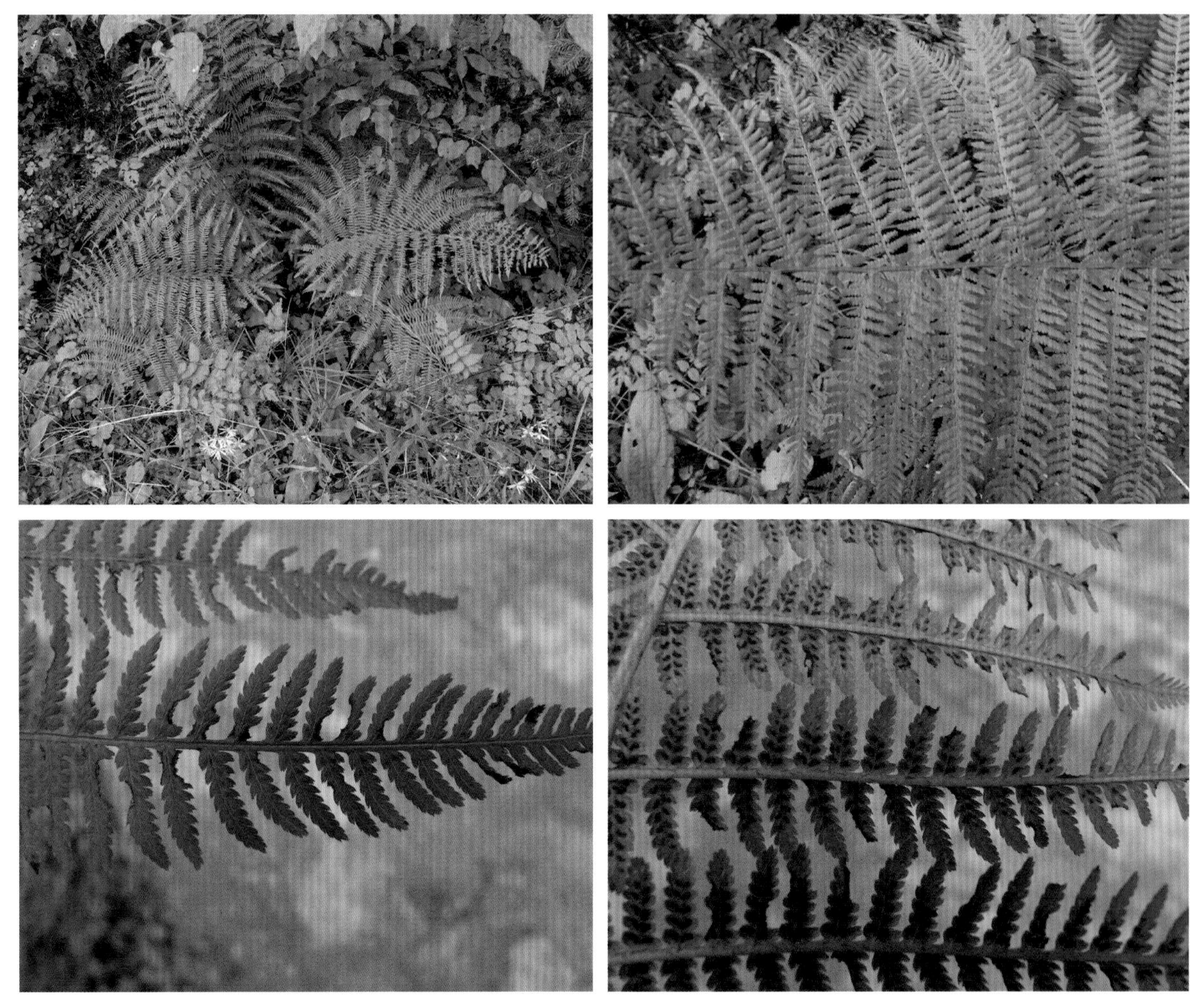

【形态特征】植株高 35~60cm。根茎短而斜升，顶端密被褐棕色、披针形和卵状披针形全缘的大鳞片。叶簇生；叶柄长 20~25cm，深禾秆色，连同叶轴和羽轴被疏小的鳞片，基部膨大，向下尖削；叶片草质，光滑无毛，长圆披针形，长 25~35cm，宽 12~15cm，下部稍狭，沿羽轴下面有少数腺毛，三回羽裂；裂片约 20 对或更多，互生，斜向上，近无柄，狭披针形，基部 2~3 对稍缩短，中部的羽片长 7~10cm，宽约 3mm，钝头，边缘浅裂成锯齿状的裂片，小裂斜上，先端有微齿，基部以狭翅相连；叶脉在裂片上 2~3 叉，伸达齿端。孢子囊群长形或短线形，少为弯钩形，着生于裂片上侧小脉的下部，每裂片有 1 个；囊群盖与囊群同形，棕色，膜质，边缘啮蚀状。

【生境分布】在祁连山分布于天祝小三峡及永登连城林区海拔 2100m 林下。我国东北、华北，以及陕西、甘肃、山东等地有分布。

中药　中华蹄盖蕨

【别　　名】贯众、狭叶蹄盖蕨。

【入药部位】根状茎。

【采收加工】夏、秋季采收，除去须根，洗净，晒干。

【性味归经】味微苦，性凉。归肺、大肠经。

【功能主治】清热解毒，驱虫。主治流行性感冒，麻疹，流行性乙型脑炎，流行性脑脊髓膜炎，钩虫病，蛔虫病。

【用法用量】内服：10~15g。

鳞毛蕨科

华北鳞毛蕨

美丽鳞毛蕨、贯仲

Dryopteris goeringiana (Kunze) Koidz.

资源量：较常见

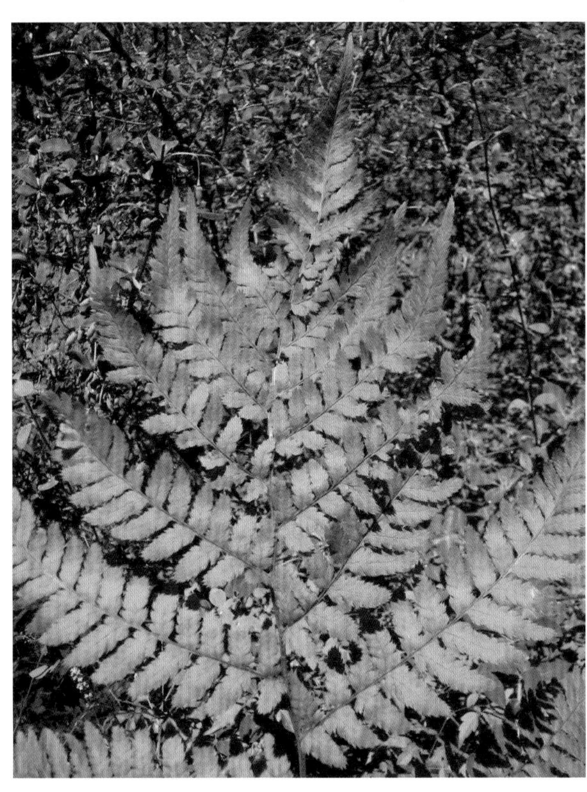
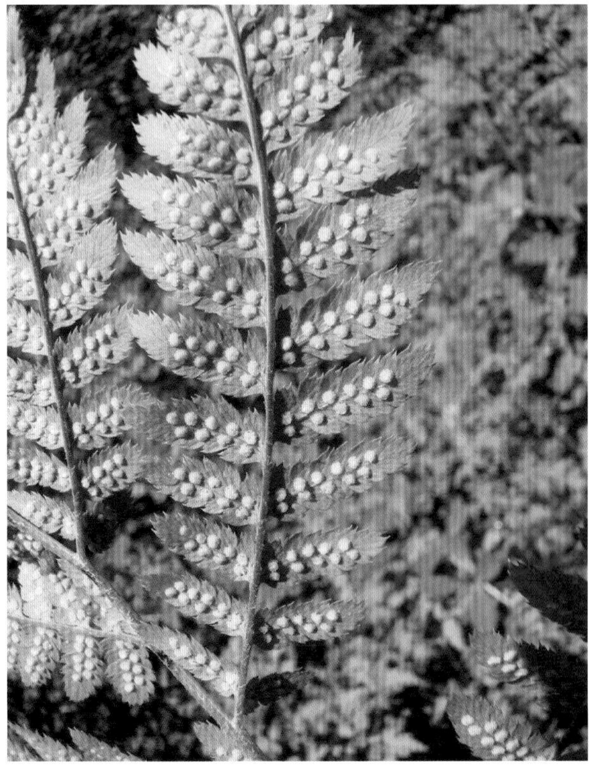

【形态特征】植株高50~90cm。根状茎状粗壮，横卧。叶近生；叶柄长25~50cm，淡褐色，有纵沟，具淡褐色、膜质、边缘微具齿的鳞片，下部的鳞片较大，广披针形至线形，长达1.5cm，上部连同中轴被线形或毛状鳞片，叶片卵状长圆形、长圆状卵形或三角状广卵形，长25~50cm，宽15~40cm，先端渐尖，三回羽状深裂；羽片互生，具短柄，披针形或长圆披针形，长渐尖头，中下部羽片较长，长11~27cm，宽2.5~6cm，向基部稍微变狭，小羽片稍远离，基部下侧几个小羽片缩短，披针形或长圆状披针形，尖头至锐尖头，羽状深裂，裂片长圆形，宽1~3mm，通常顶端有尖锯齿，有时边缘也有；侧脉羽状，分叉；叶片草质至薄纸质，羽轴及小羽轴背面生有毛状鳞片。孢子囊群近圆形，通常沿小羽片中肋排成2行；囊群盖圆肾形，膜质，边缘啮蚀状。

【生境分布】在祁连山分布于大通河下游小三峡、连城林区海拔2800m上下岩石、草坡、灌丛。吉林、辽宁、河北、河南、山西、陕西、甘肃、四川等地有分布。

中药 花叶狗牙七

【别　　名】马牙贯众、金毛狗脊。

【入药部位】根状茎。

【采收加工】全年均可采收，挖出后除去叶及须根，洗净，晒干。

【性味归经】味涩、苦，性平。归肝、肾经。

【功能主治】祛风湿，强腰膝，降血压。主治腰膝酸痛，头晕，高血压。

【用法用量】内服：12~30g。

陕西耳蕨

丽江耳蕨、钝羽耳蕨、贯众

Polystichum shensiense Christ

资源量：较常见

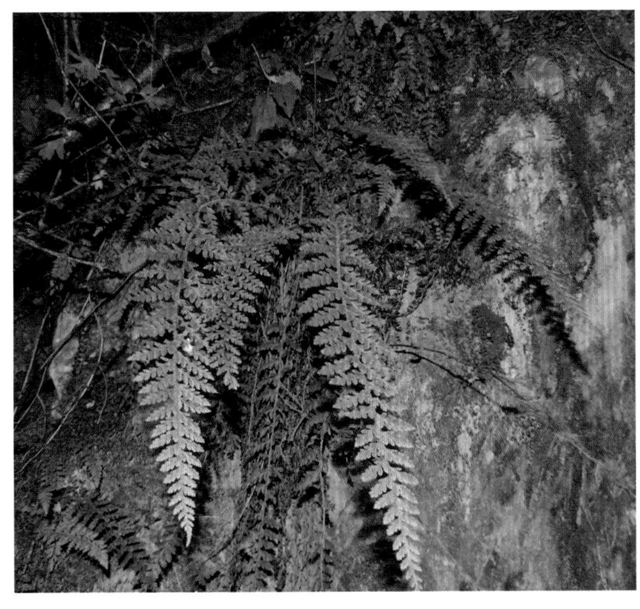

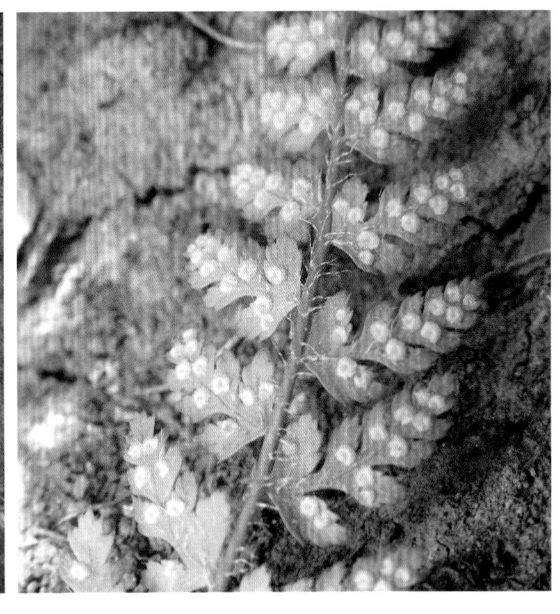

【形态特征】植株高 12~30cm。根茎直立，密生披针形棕色鳞片。叶簇生；叶柄长 3~12cm，禾秆色，腹面有浅纵沟，有披针形及线形棕色鳞片；叶片披针形长 10~27cm，先端长渐尖，向基部略变狭，二回羽状深裂，羽片 12~24 对，互生，平伸或略斜向上，裂片 2~10 对，互生，斜向上，矩圆形或菱状卵形，长 4~6mm，先端急尖或钝形，基部楔形偏斜，并下延于羽轴成狭翅。孢子囊群位于裂片中脉两侧；囊群盖圆形，盾状，边缘有齿缺。

【生境分布】在祁连山分布于冷龙岭、门源、连城林区海拔 2800m 上下林下。陕西、甘肃、河南、四川有分布。

中药 水贯众

【别　　名】贯众、小贯众。

【入药部位】根状茎。

【采收加工】夏、秋季采挖，挖出后除去叶，洗净，鲜用或晒干。

【性味归经】味苦、涩，性凉。有小毒。

【功能主治】清热解毒，凉血止血，驱虫。主治痢疾，吐血，衄血，崩漏，蛲虫病，钩虫病，绦虫病。预防流行性感冒，流行性乙型脑炎，麻疹，腮腺炎。

【用法用量】内服：10~15g。外用：适量，捣敷，或研末调敷。

水龙骨科

高山瓦韦 石豇豆 *Lepisorus eilophyllus* (Diels) Ching

资源量：较常见

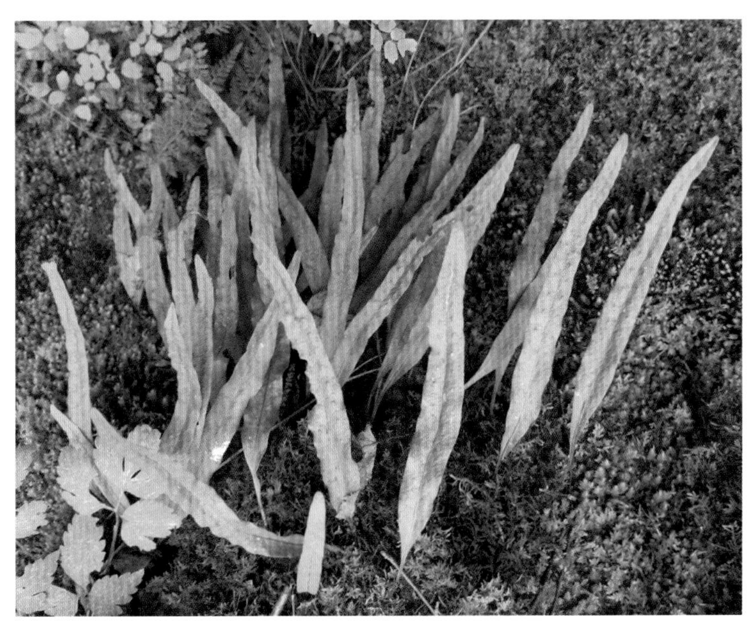

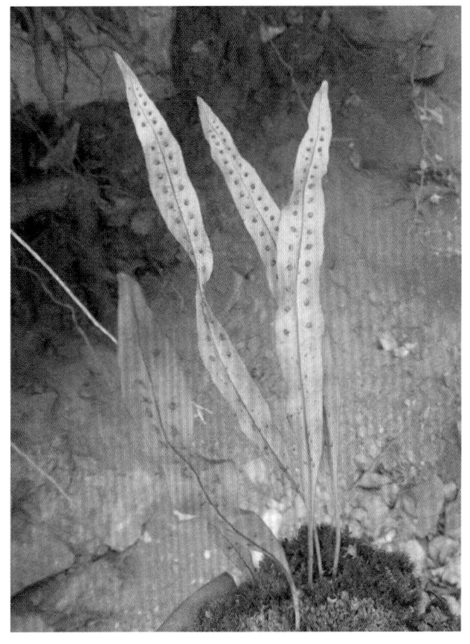

【形态特征】多年生草本。植株高 20~30cm。根茎横生，密被黑色、卵状披针形鳞片。叶近生；叶柄长 1~2cm，或几无柄，近光滑；叶片革质，长线形，长 20~28cm，宽约 3cm，尖头，基部向下延伸几达叶柄底端，边缘强度反卷，几达中脉；中脉两侧细脉网状；叶上面光滑，下面略被鳞片。孢子囊群卵圆形或长圆形，着生于细脉交接处，位于中脉与叶边之间，常被反卷的叶边覆盖一半，两侧常呈连珠状突起。

【生境分布】在祁连山分布于皇城、天祝小三峡、连城林区海拔 2500m 上下林下岩石缝。云南、四川、湖北、陕西、甘肃等地有分布。

中药 石豇豆

【别　　名】石小豆、点子草。

【入药部位】全草。

【采收加工】夏、秋季采收，阴干。

【性味归经】味淡、微涩，性平。归脾、肝经。

【功能主治】祛风利湿，止血。主治风湿疼痛，腰痛，小便不利，白带异常，崩漏，鼻衄。

【用法用量】内服：10~30g，或浸酒。

乌苏里瓦韦

小石韦、大石韦、大金刀

Lepisorus ussuriensis (Regel et Maack) Ching

资源量：偶见

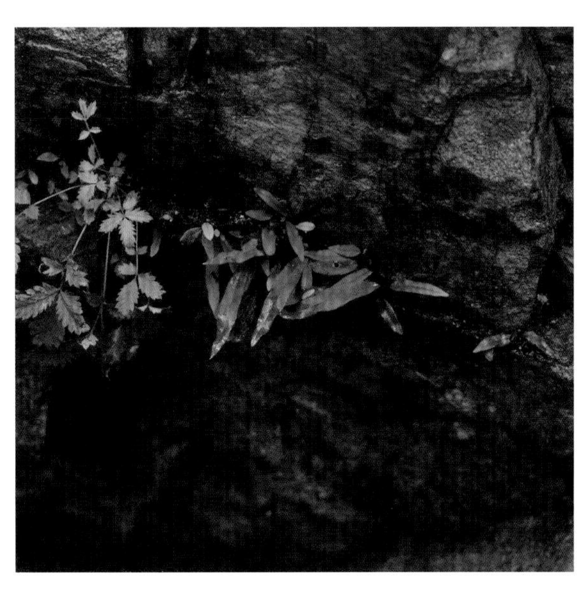

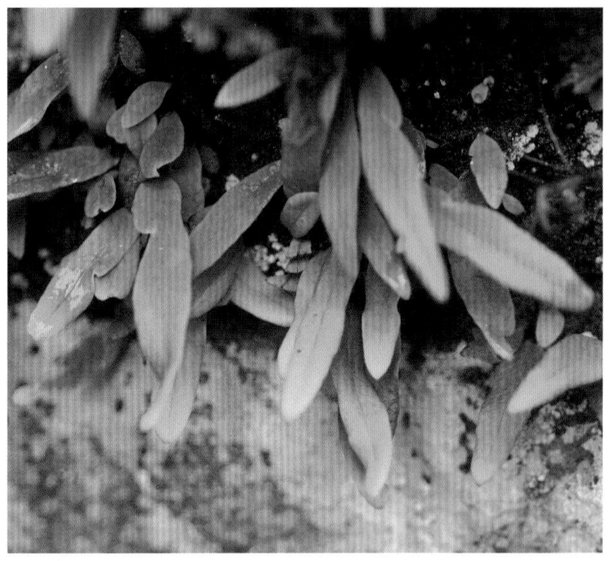

【形态特征】植株高10~20cm。根茎细长，横生，密被黑色或近黑色、披针形不透明的鳞片，边缘有锯齿。叶远生；叶柄长2~4cm，叶片厚纸质，狭披针形或线状披针形，向两端渐变狭，上端长渐尖，基部沿叶柄缓下延，中部宽5~10mm；中脉两面隆起，小脉不明显。孢子囊群小，圆形，背生于中脉与叶边之间各排成1行，彼此分离，幼时有盾状隔丝覆盖。

【生境分布】在祁连山分布于东段海拔2500~3000m灌丛、草地。我国东北，以及河北、山西、山东、四川等地有分布。

中药 乌苏里瓦韦

【别　　名】骟鸡尾、飞惊草、铁包针。

【入药部位】全草。

【采收加工】夏季采收，除去泥沙，洗净，晒干。

【性味归经】 味苦，性平。

【功能主治】 清热解毒，利尿，止咳，止血。主治小便不利，小便淋痛，水肿，尿血，湿热痢疾，肺热咳嗽，哮喘，咽喉肿痛，疮疡肿毒，风湿疼痛，月经不调，跌打损伤，刀伤出血。

【用法用量】 内服：9~15g。外用：适量，捣敷。

槲蕨科

秦岭槲蕨

中华槲蕨、爬岩姜、石岩姜

Drynaria baronii Diels

资源量：常见

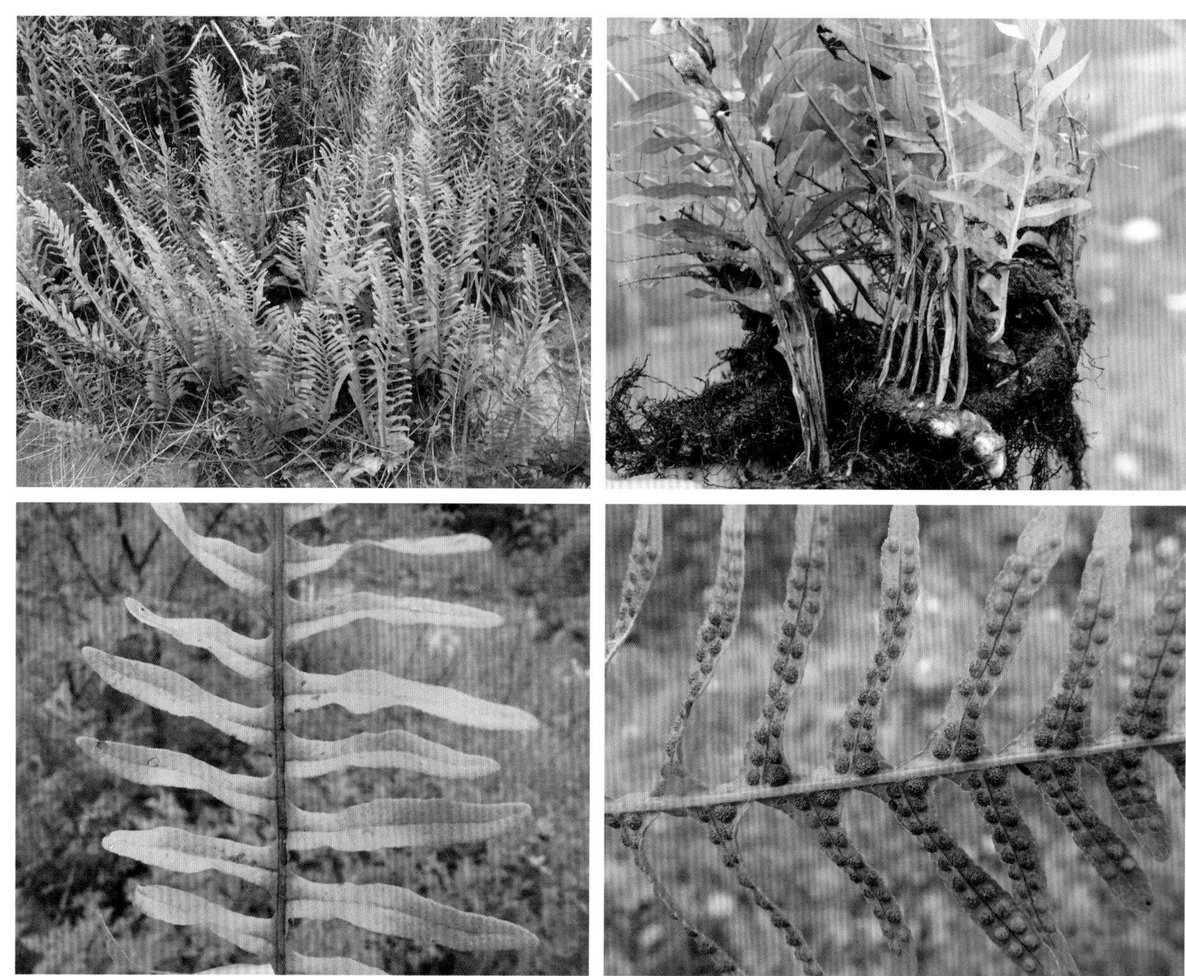

【形态特征】多年生草本。植株高 20~40cm。根状茎密被棕色有亮光的披针状钻形鳞片。叶 2 型，营养叶稀少，红棕色，无柄，矩圆披针形，羽状深裂；裂片长圆形或三角状披针形，先端钝或急尖，下部裂片缩短，上面被毛，下面无毛。孢子叶绿色，具长柄，柄淡棕红色，有狭翅，叶片长圆形或长圆状披针形，羽状深裂几达中轴，羽片 14~25 对，长圆形或广线状披针形。孢子囊群圆形，直径约 2.5mm，黄棕色，在中脉两侧各排列成一行，无囊群盖。

【生境分布】在祁连山分布于天祝小三峡、皇城、连城海拔 2800m 上下岩石山坡、草坡、灌丛。青海、甘肃、陕西、四川、云南等地有分布。

中药 骨碎补

【别　　名】猴姜、猢狲姜、石毛姜。

【入药部位】根茎。

【采收加工】全年均可采挖，除去泥沙，干燥，或再燎去茸毛（鳞片）。

【性味归经】味苦，性温。归肝、肾经。

【功能主治】疗伤止痛，补肾强骨。外用消风祛斑。主治跌扑闪挫，筋骨折伤，肾虚腰痛，筋骨痿软，耳鸣耳聋，牙齿松动。外用主治斑秃，白癜风。

【用法用量】内服：10~20g，或入丸、散。外用：适量，捣烂敷，或晒干研末敷，也可浸酒搽。

【各家论述】①主骨中毒气，风血疼痛，五劳六极，口手不收，上热下冷。（《药性论》）②治恶疮，蚀烂肉，杀虫。（《日华子本草》）③治耳鸣及肾虚久泄，牙疼。（《本草纲目》）

藏药 丹吾莱热

【别　　名】培姜热仁、培吉热仁、培寻尊穷。

【入药部位】根茎。

【采收加工】叶枯黄时采根茎，去净叶和杂质，用火燎去毛茸（鳞片），刮去粗皮，晒干，备用。

【药　　性】味甘而涩，消化后味甘，性凉，效糙。

【功能主治】清热解毒。主治食肉中毒与配制中毒症。

【用法用量】内服：1~3g，或入丸、散。

【各家论述】①丹吾莱热分三种：君莱热、后莱热、臣莱热。由于生境不同，君莱热又分为上中下三品。（《晶珠本草》）②中品生长在阳坡石崖缝隙中，叶状如火之舌苗，根如猴尾，味微甘。上品形同中品，生长在青杠树下，根被须毛，状如睡卧之黄鼠狼。下品生长在阴坡石崖、草甸、林丛之中，叶同中品而光滑柔韧、根青色粗而短，无黄色须毛，似盘卧之苍龙。据考证，上品为髯毛鳞毛蕨，中品为骨碎补，下品为贯众。（《青藏高原植物图鉴》）

蒙药 勃钦—苏勒

【别　　名】勃丈热拉勒、勃哲热拉勒、查日森—奥依莫。

【入药部位】根茎。

【采收加工】冬、春季采挖，除去叶片及泥沙，晒干，用火燎去毛茸。

【药　　性】味苦、微甘，性凉。效钝、重。

【功能主治】清热，解毒，止血，愈伤。主治肉食中毒，配制毒中毒，肾热，创伤。

【用法用量】内服：常配方用，6~9g。

裸子植物

松 科

青海云杉 泡松

Picea crassifolia Kom.

资源量：常见

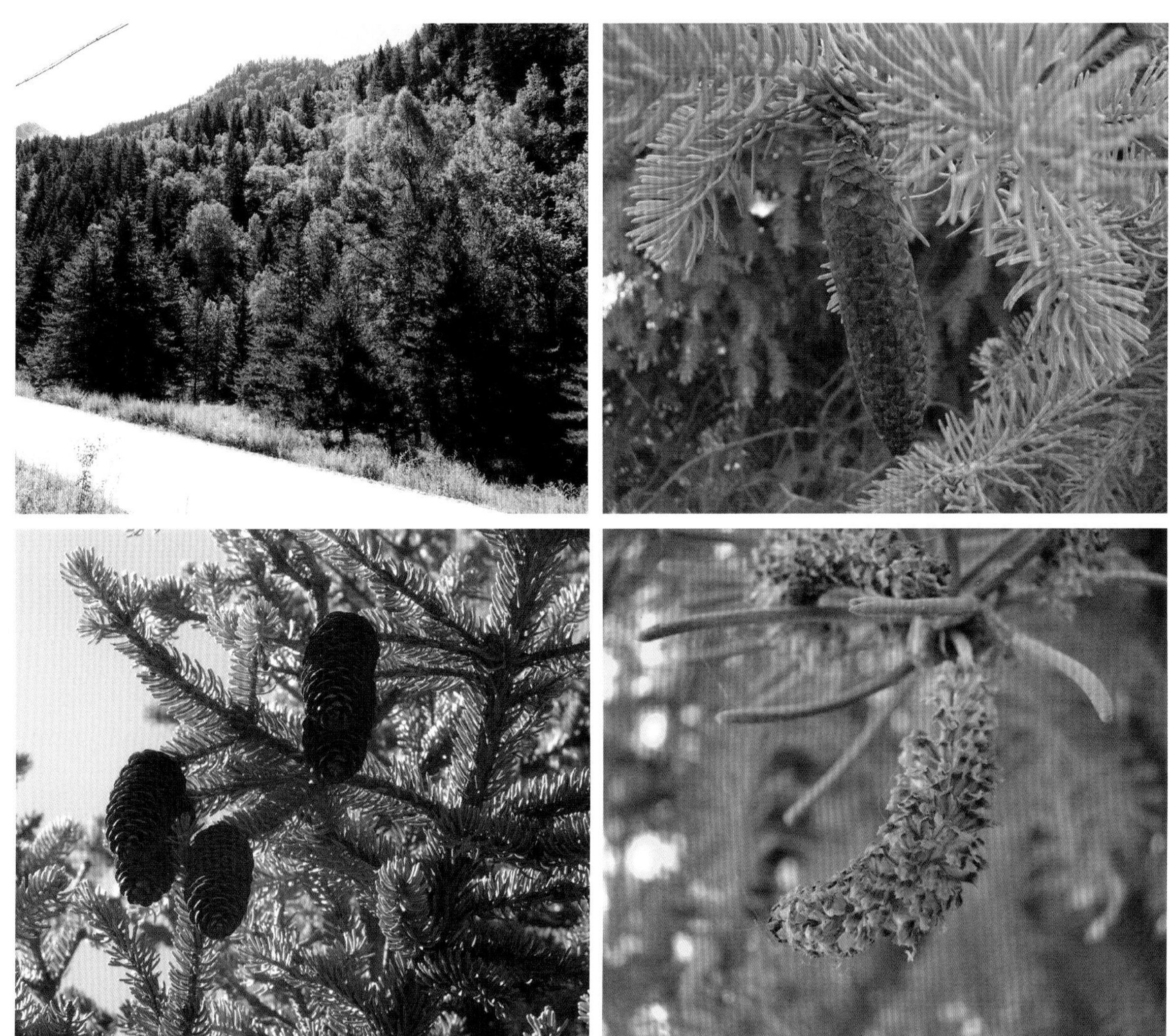

【形态特征】乔木，高可达 23m。一年生嫩枝淡绿黄色，二年生小枝呈粉红色或淡褐黄色。冬芽圆锥形，通常无树脂，基部芽鳞有隆起的纵脊。叶片较粗，四棱状条形，近辐射伸展，下面及两侧之叶向上弯伸，先端钝。球果圆柱形或矩圆状圆柱形，成熟前种鳞背部露出部分绿色，上部边缘紫红色；中部种鳞倒卵形，边缘全缘或微成波状，苞鳞短小，三角状匙形。种子斜倒卵圆形，种翅倒卵状，淡褐色，先端圆。花期 4~5 月，球果 9~10 月成熟。

【生境分布】祁连山广布，生于海拔 1600~3200m 阴坡，常在山谷与阴坡组成纯林。我国特有树种，青海、甘肃、宁夏、内蒙古有分布。

中药　云杉球果

【别　　名】杉塔。

【入药部位】球果。

【采收加工】秋季球果开始成熟时采摘，晒干备用。

【性味归经】味苦，性温。

【功能主治】化痰，止咳。主治久咳，痰喘。

【用法用量】内服：6~15g。

青　杄　麦吊子、方叶杉

Picea wilsonii Mast.

资源量：较常见

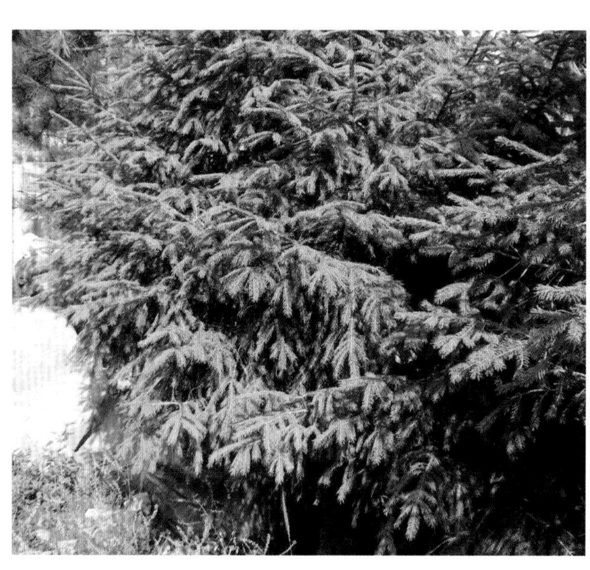

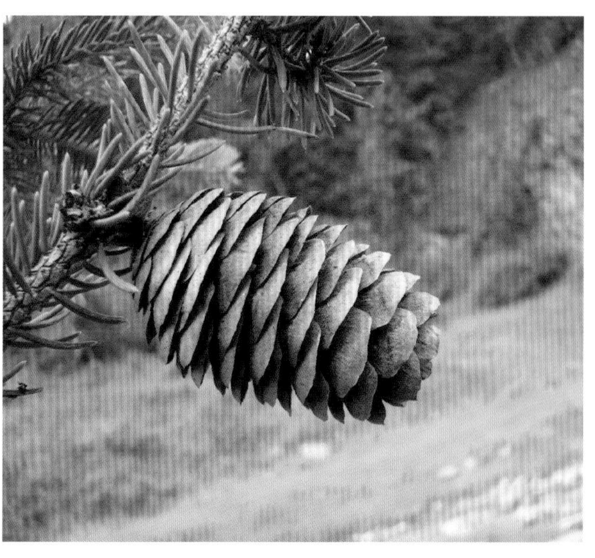

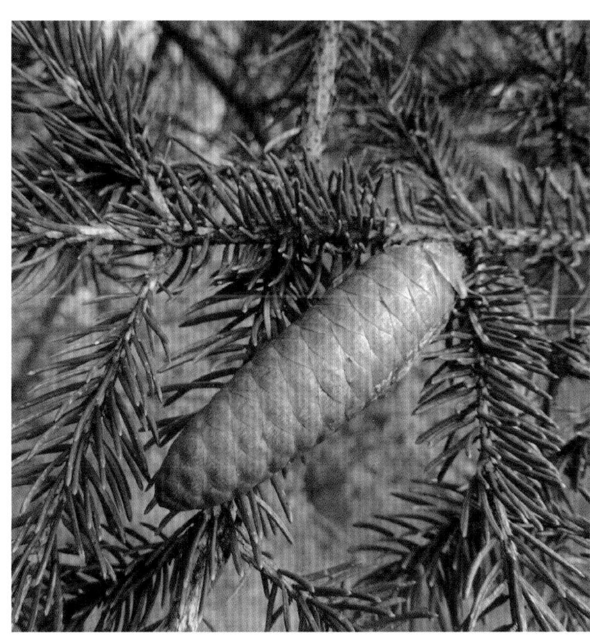
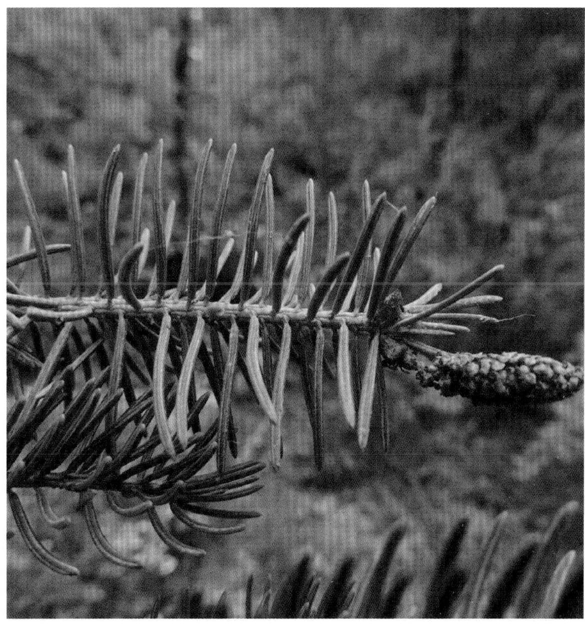

【形态特征】常绿乔木，高达50m，胸径1.3m。树冠圆锥形，一年生枝淡黄绿色或淡黄灰色，无毛，稀有疏生短毛，二年生或三年生枝淡灰色或淡褐灰色；冬芽无树脂。叶长0.8~1.8cm，宽约1mm，横切面四方形或扁菱形。球果长5~6cm，径2.5~4cm；种鳞倒卵形，长1.4~1.7cm，宽1~1.4cm；种翅倒宽披针形，种子连翅长1.2~1.5cm。花期4月，球果10月成熟。

【生境分布】在祁连山分布于连城林区、古城林区海拔2200m上下山坡。中国特有树种，内蒙古、河北、山西、甘肃、山东等地有分布。

中药 云杉球果

同“青海云杉”条。

油 松

短叶松、红皮松

Pinus tabuliformis Carr.

资源量：常见

【形态特征】乔木，高达25m，胸径可达1m以上。树皮灰褐色，裂成较厚的不规则鳞片状，裂缝及上部树皮红褐色。枝平展或向下斜展，老树树冠平顶，小枝较粗，褐黄色，无毛，幼时微被白粉；冬芽矩圆形，顶端尖，微具树脂；芽鳞红褐色。针叶2针一束，深绿色，

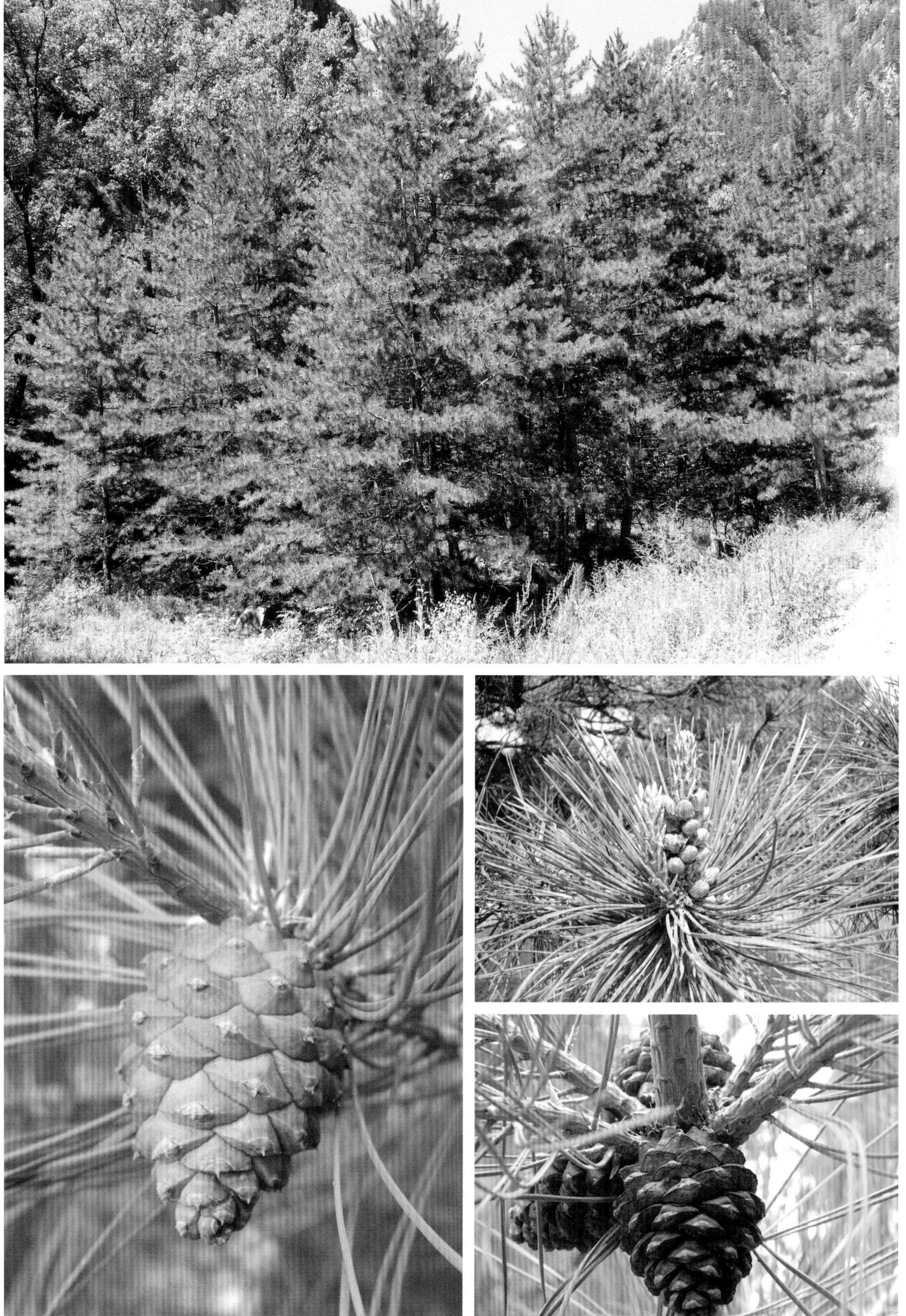

粗硬，长 10~15cm，径约 1.5mm，边缘有细锯齿，两面具气孔线；横切面半圆形，树脂道 5~8 个或更多，边生，多数生于背面，腹面有 1~2 个，稀角部有 1~2 个中生树脂道，叶鞘初呈淡褐色，后呈淡黑褐色。雄球花圆柱形，长 1.2~1.8cm，在新枝下部聚生成穗状。球果卵形或圆卵形，长 4~9cm，有短梗，向下弯垂，成熟前绿色，熟时淡黄色或淡褐黄色，常宿存树上近数年之久；中部种鳞近矩圆状倒卵形，长 1.6~2cm，宽约 1.4cm，鳞盾肥厚、隆起或微隆起，扁菱形或菱状多角形，横脊显著，鳞脐凸起有尖刺。种子卵圆形或长卵圆形，淡褐色有斑纹，长 6~8mm，径 4~5mm，连翅长 1.5~1.8cm；子叶 8~12 枚，长 3.5~5.5cm。花期 4~5 月，球果第二年 10 月成熟。

【生境分布】在祁连山分布于大通河流域林区海拔 2300m 以下半阳坡。吉林、辽宁、河北、河南、山东、山西、内蒙古、陕西、甘肃、宁夏、青海、四川等地有分布。

中药　松节

【别　　名】黄松木节、油松节、松郎头。

【入药部位】瘤状节或分枝节。

【采收加工】全年均可采收，锯取后，劈成薄片或小块，阴干。

【性味归经】味苦，性温。归肝、肾经。

【功能主治】祛风燥湿，舒筋通络，活血止痛。主治风寒湿痹，历节风痛，脚痹痿软，跌打伤痛。

【用法用量】内服：10~15g，或浸酒、醋等。外用：适量，浸酒涂擦，或炒研末调敷。

【各家论述】①主百节久风，风虚，脚痹疼痛。(《名医别录》)②治脚软骨节风。(《日华子本草》)③炒焦治骨间病，能燥血中之湿。(《本草衍义补遗》)④行经络，治痰火，筋骨疼痛，湿痹痿软，强筋舒骨。(《滇南本草》)

中药　松香

【别　　名】松脂、松膏、松胶香。

【入药部位】除去挥发油后所余固体树脂。

【采收加工】采集树脂有上升式（即 V 形法）、下降式（即 Y 形法）采脂法及化学药剂处理法。我国现采用下降式采脂法为主。取直径 20~50cm 的松树，在距地面约 2m 高的树干处开割口。在开割口前先刮去粗皮，但不要损伤木质部，刮面长度 50~60cm，宽 25~40cm；在刮面中央开割长 35~50cm，宽 1~1.3cm，深入木质部 1~1.2cm 的中沟，中沟基部装一受脂器，再自中沟上开割另一对侧沟，可将油树脂不断收集起来。以在30~35℃采收为宜。

【性味归经】味苦、甘，性温。归肝、脾经。

【功能主治】祛风燥湿，排脓拔毒，生肌止痛。主治痈疽恶疮，瘰疬，瘘症，疥癣，白秃，疠风，痹证，金疮，扭伤，白带异常，血栓闭塞性脉管炎。

【用法用量】内服：3~5g，或入丸、散，亦可浸酒服。外用：适量，研末干掺，或调敷。

【各家论述】①松脂，味苦而兼甘，性燥，燥则除湿散风寒；苦而燥，则能杀虫；甘能除热，胃中伏热散，则咽干消渴自止。痹者，风寒湿合而为病也。地之湿气感则害人皮肉筋脉，此死肌之所由来也。湿热之邪散，则血不瘀败，荣气通调而无壅滞，故主疽恶疮；荣和热散，则头疡、白秃、疥瘙、风气俱愈矣。热消则荣血和，风湿去则卫气安，脾胃健五脏无病，可知。（《本草经疏》）②松脂，如入疡科敷贴料中，可去脓拔毒，腐秽初作或初溃者可用，如久溃疡脓血已尽，气虚血寒，肉泛而不敛者，用此不惟不能生新肌，反增溃烂，延流及肉，损人筋脉，不可胜言，用者当细审之。（《本草汇言》）③主痈疽恶疮，头疡白秃，疥瘙风气，安五脏，除热。（《神农本草经》）④主胃中伏热，咽干消渴及风痹死肌，炼之令白；其赤者主恶痹。（《名医别录》）⑤杀虫，用之主耳聋；牙有蛀孔，少许咬之不落；能贴诸疮脓血，煎膏生肌止痛，祛风。（《药性论》）

中药　松油

【别　　名】沥油。

【入药部位】油树脂。

【采收加工】采集树脂有上升式（即V形法）、下降式（即Y形法）采脂法及化学药剂处理法。我国现采用下降式采脂法为主。取直径20~50cm的松树，在距地面约2m高的树干处开割口。在开割口前先刮去粗皮，但不要损伤木质部，刮面长度50~60cm，宽25~40cm；在刮面中央开割长35~50cm，宽1~1.3cm，深入木质部1~1.2cm的中沟，中沟基部装一受脂器，再自中沟上开割另一对侧沟，可将油树脂不断收集起来。以在30~35℃采收为宜。

【性味归经】味苦，性温。

【功能主治】祛风，杀虫。主治疥疮，皮癣。

【用法用量】外用：适量，涂擦。

【各家论述】治疥疮久远不愈，百药不效，以此油新浴后擦之，或加白矾末少许和擦，更妙。（《本草纲目拾遗》）

中药 松花

【别　　名】松黄、松粉、松花粉。

【入药部位】花粉。

【采收加工】春季开花期间采收雄花穗，晾干，搓下花粉，过筛，收取细粉，再晒得之。

【性味归经】味甘，性温。归肝、胃经。

【功能主治】祛风，益气，收湿，止血。主治头痛眩晕，泄泻下痢，湿疹湿疮，创伤出血。

【用法用量】内服：3~9g，或冲服。外用：适量，干撒，或调敷。

【各家论述】①今人收花和白沙糖印为饼膏，充果饼食之，且难久收，恐轻身疗病之功，未必胜脂叶也。（《本草纲目》）②松花，其主润心肺者，饮食入胃，脾气散精，输于心肺。松花味甘益脾，气温能行，脾为胃行其津液，输于心肺，所以能润心肺也。益气者，气温益肝之阳气，味甘益脾气之阴气也。风气通肝，气温散肝，所以除风。脾统血，味甘和脾，所以止血也。可以酿酒者，清香芳烈，宜于酒也。（《本草经解》）

中药 松笔头

【别　　名】松树蕊、松尖、松树梢。

【入药部位】嫩枝尖端。

【采收加工】春季松树嫩梢长出时采，鲜用或晒干。

【性味归经】味苦、涩，性凉。

【功能主治】祛风利湿，活血消肿，清热解毒。主治风湿痹痛，淋证，尿浊，跌打损伤，乳痈，动物咬伤，夜盲症。

【用法用量】内服：10~30g。外用：捣敷。

中药 松球

【别　　名】松实、松元、松果。

【入药部位】球果。

【采收加工】春末夏初采集，鲜用或干燥备用。

【性味归经】味甘、苦，性温。归肺、大肠经。

【功能主治】祛风除痹，化痰止咳平喘，利尿，通便。主治风寒湿痹，白癜风，慢性支气管炎，淋浊，便秘，痔疮。

【用法用量】内服：9~15g，或入丸、散。外用：适量，鲜果捣汁搽，或水煎洗。

【各家论述】①主风痹寒气，虚羸少气，补不足。（《名医别录》）②治白癜风。（《本草纲目拾遗》）③补气，散风寒。（《本草求原》）④润肠，通大便。（《陕西中药志》）

藏药　准兴

【别　　名】高儿赞檀、唐玛准、唐兴。

【入药部位】茎、枝及树脂。

【采收加工】不定时采茎、枝及树脂，晒干。

【药　　性】味甘，性热。效干。

【功能主治】祛风湿，舒筋络，干黄水。主治培龙引起的疾病，筋骨疼痛，肾腰痛，关节积黄水，黄水疮，消化系统疾病。

【用法用量】内服：研粉，2.5g，或入丸、散。

蒙药　那日森—格树

【别　　名】润兴、唐兴、珠拉—毛杜。

【入药部位】含树脂的结节。

【采收加工】多于采伐或木器厂加工时锯取之，经过选择修整，晒干或阴干。

【药　　性】味甘、苦，性温。效燥、糙、腻。

【功能主治】祛巴达干赫依，祛寒性协日乌素，止痛，消肿。主治关节红肿、屈伸受限等寒性协日乌素病，白癜风、瘙痒、疥、疮、疹等皮肤病，赫依性佝偻病，骨关节疼痛，肌肉萎缩，骨关节赫依性浮肿。

【用法用量】内服：煮散剂，3~5g，或入丸、散。

柏　科

刺　柏

刺松、山刺柏、台桧

Juniperus formosana Hayata

资源量：栽培

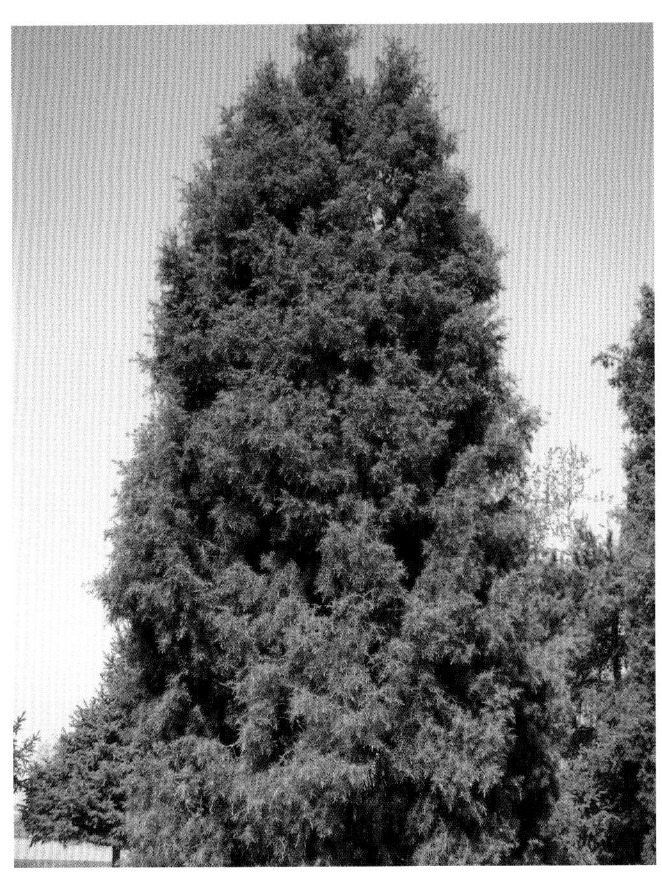

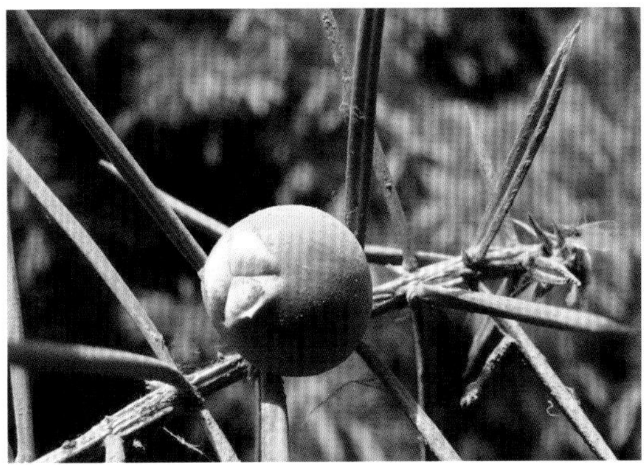

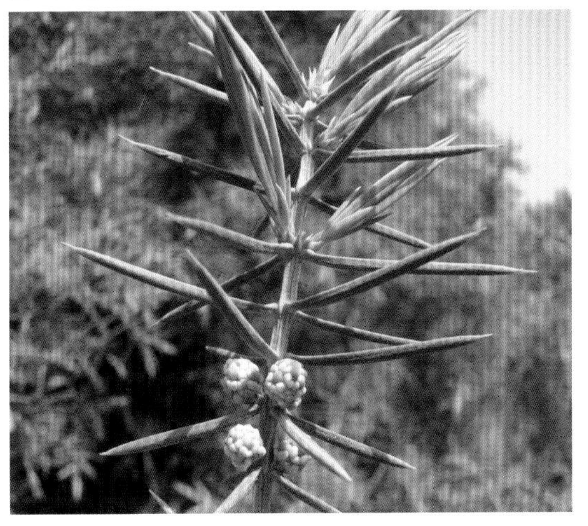

【形态特征】乔木，高达12m。树皮褐色，纵裂成长条薄片脱落。枝条斜展或直展，树冠塔形或圆柱形；小枝下垂，三棱形。叶三枚轮生，条状披针形或条状刺形，长1.2~2cm，宽1.2~2mm，先端渐尖具锐尖头，上面稍凹，中脉微隆起，绿色，两侧各有1条白色气孔带，气孔带较绿色边带稍宽，在叶的先端汇合为1条，下面绿色，有光泽，具纵钝脊，横切面新月形。雄球花圆球形或椭圆形，长4~6mm。球果近球形或宽卵圆形，长6~10mm，径6~9mm，被白粉或白粉脱落，间或顶部微张开。种子半月圆形，具3~4棱脊，顶端尖，近基部有3~4个树脂槽。花期4~5月，果期次年10~11月。

【生境分布】在祁连山山区多有种植。我国特有树种，江苏、安徽、福建、江西、台湾、湖北、陕西、甘肃、四川、贵州、云南、西藏等地有分布。

中药 山刺柏

【别　　名】短柏木、杉柏。

【入药部位】根及根皮或枝叶。

【采收加工】秋、冬季采收，或剥取根皮；枝叶，全年可采，洗净，晒干。

【性味归经】味苦，性寒。

【功能主治】清热解毒，燥湿止痒。主治麻疹高热，湿疹，癣疮。

【用法用量】内服：6~15g。外用：适量，煎水洗。

【各家论述】治皮肤癣症，低热不退。（《常用中草药单方验方选编》）

蒙药 乌日格斯图—阿日查

【别　　名】树格刺儿、哈担—阿日查。

【入药部位】枝叶。

【采收加工】夏、秋季采收枝叶，阴干。

【药　　性】味苦、涩，性凉。效糙、轻、钝。

【功能主治】清肾热，利尿，燥协日乌素，愈伤，止血。主治肾热，尿血，尿道灼热，肾伤，小便脓血不利，炭疽，陶赖，赫如虎，协日乌素病，肾达日干。

【用法用量】内服：煮散剂，3~5g，或入丸、散。

祁连圆柏

柴达木圆柏、陇东圆柏

Juniperus przewalskii Komarov

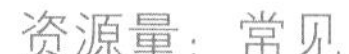
资源量：常见

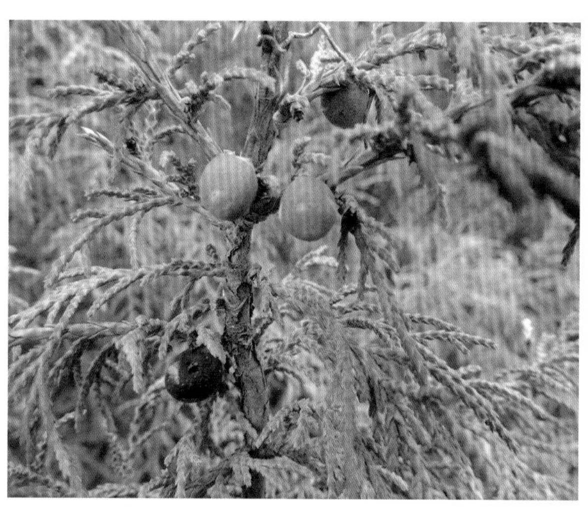

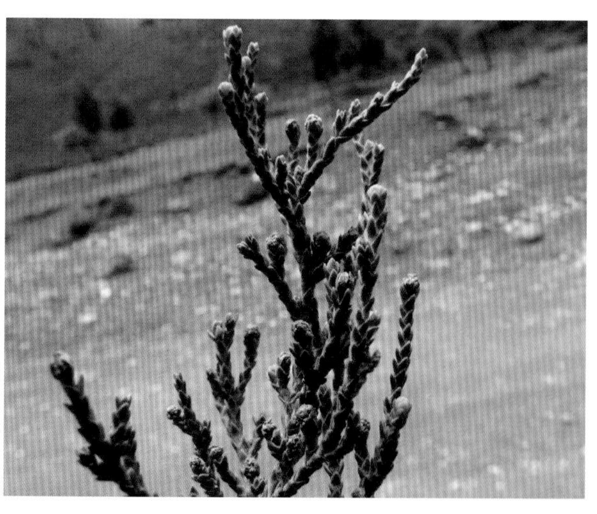

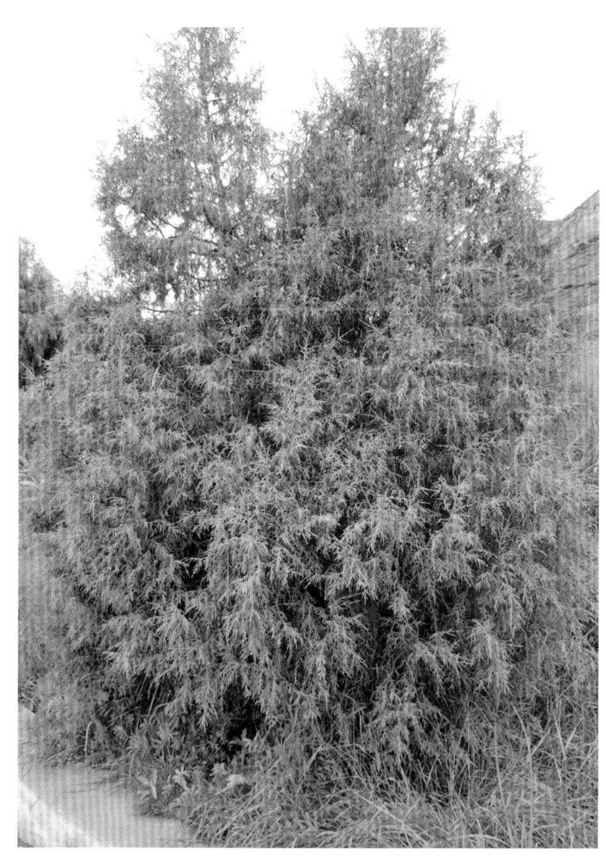

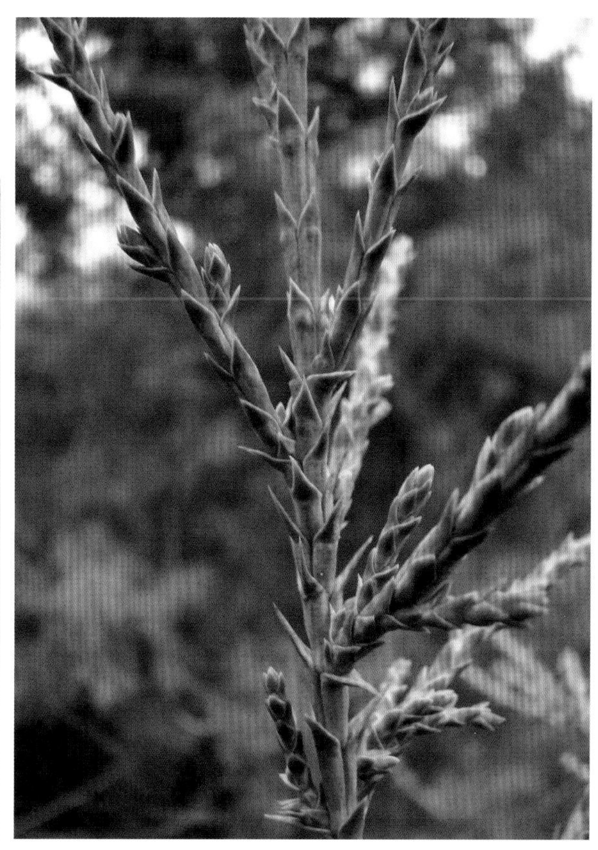

【形态特征】常绿乔木。幼枝平展或向下垂，小枝细弱、密，近方形或圆柱形，直径约1.3mm。叶两型；鳞形叶密贴于枝上，交互对生，长1~2.5mm，先端锐尖或尖，腺体圆形，生叶背基部；刺形叶轮生，斜展，长4~8mm。球果卵圆形或近球形，长9~14mm，熟后蓝黑色或黑色，内有1粒种子。种子扁圆形或宽倒卵圆形，两侧有明显的棱脊，顶端宽圆、平截或微凹，中央常有凸钝尖，表面有浅而不规则的树脂槽。

【生境分布】在祁连山分布于海拔2600~3600m阳坡。青海、甘肃、四川有分布。

中药 圆柏叶

【别　　名】方枝柏。

【入药部位】叶。

【采收加工】全年可采，生用或炒用。

【性味归经】味苦、涩，性寒。

【功能主治】止血，镇咳。主治咯血，吐血，尿血，便血，子宫出血，鼻衄，百日咳。

【用法用量】内服：咯血、吐血、尿血、便血、子宫出血者，干叶炒炭，10~20g，水煎服。鼻衄者，干叶50g炒焦，水煎，每日分2次服。百日咳者，叶25g，水煎，每日2次分服。

叉子圆柏

新疆圆柏、天山圆柏、砂地柏

Juniperus sabina L.

资源量：常见

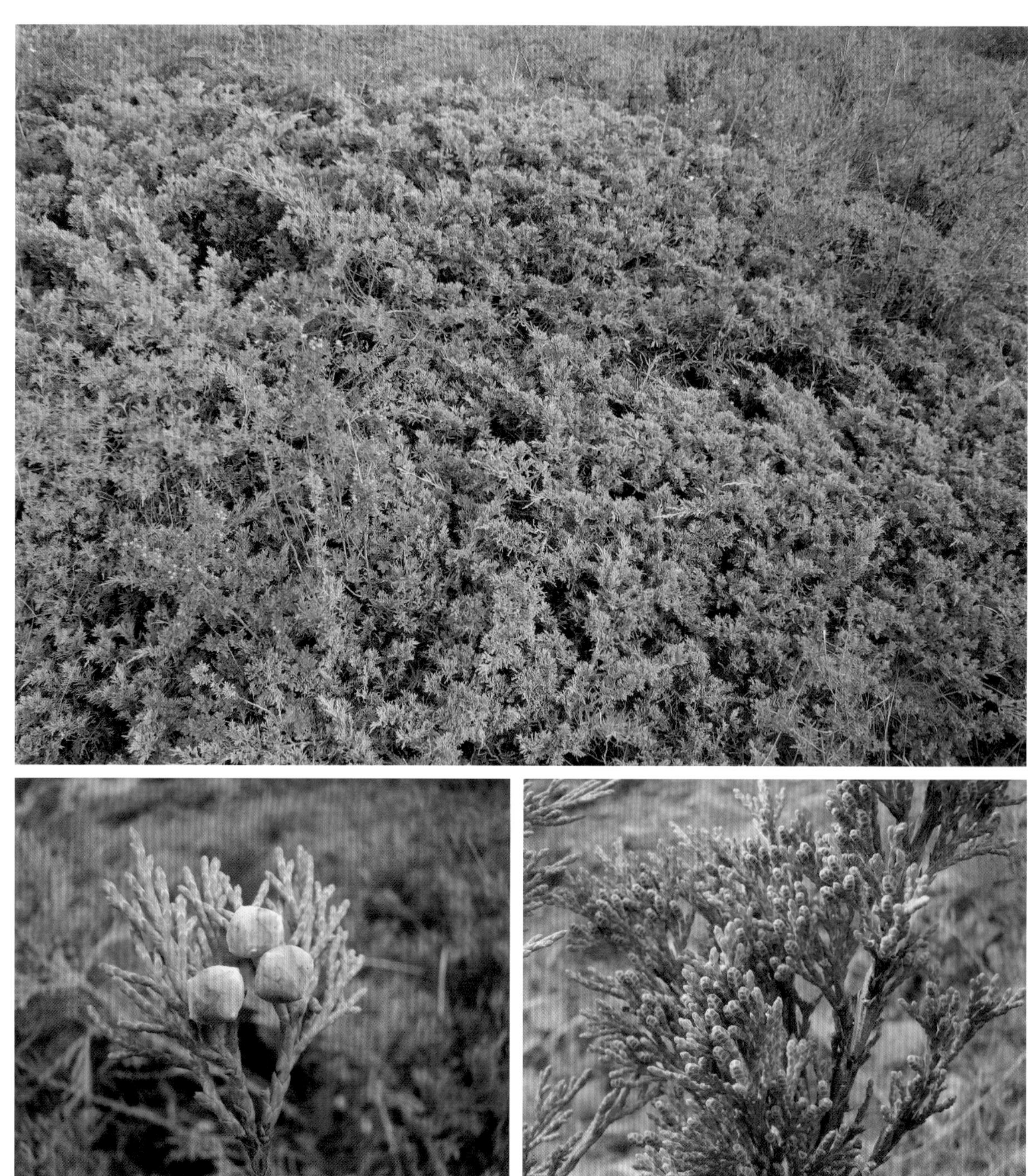

【形态特征】常绿匍匐灌木。分枝细，小枝揉之则发臭味，老枝皮暗褐色，光滑。叶交互对生；鳞形叶相互紧覆，长1~2.5mm，先端钝或微尖，全缘，下面中部生有椭圆形腺体；刺形叶常生于幼龄植株上，有时壮龄植株亦有少量刺形叶，排列紧密，向上斜伸不开展，长3~7mm，上面凹入，中肋明显，被白粉。雌雄异株，雌球花珠鳞2个。球果浆果状，肾形，生于较长而垂曲的小枝顶端，呈不规则倒卵状球形、近圆形或卵圆形，顶端圆、平或呈叉状，长 5~9mm，有白粉，熟时暗褐紫色或紫黑色，内有种子 1~5（多 2~3）粒；种子近卵圆形，稍扁，具棱脊，有少量树脂槽。

【生境分布】在祁连山分布于海拔 2800m 以下低洼山地。新疆、内蒙古、陕西、青海、甘肃等地有分布。

中药　臭柏

【别　　名】爬柏。

【入药部位】枝叶。

【采收加工】春、夏季采枝叶，晒干或鲜用。

【性味归经】味苦、辛，性平。

【功能主治】祛风除湿，活血止痛。主治风湿痹痛，皮肤瘙痒，头痛，咳嗽。

【用法用量】内服：9~15g。外用：适量，煎水洗浴。

【各家论述】①祛风镇静。治风湿性关节炎。（《新疆中草药手册》）②祛风湿，活血止痛。（《中国沙漠地区药用植物》）

蒙药　伊曼阿日查

【入药部位】叶。

【采收加工】夏、秋季采收枝叶，晒干。

【药　　性】味甘，性凉。

【功能主治】清热利尿。主治尿路感染，肾炎，利尿。

麻黄科

木贼麻黄 山麻黄
Ephedra equisetina Bge.

资源量：稀少

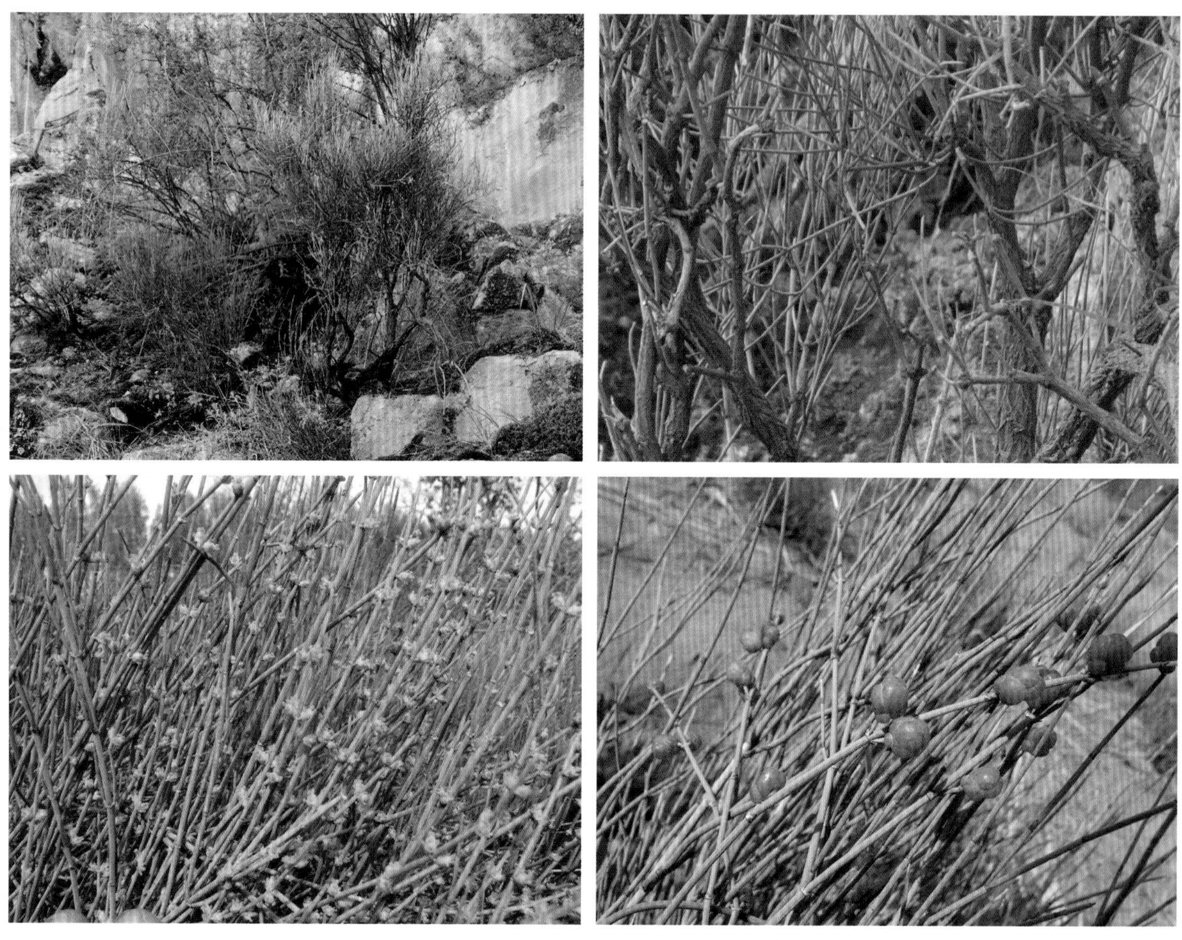

【形态特征】灌木，高达1m。木质茎粗长，稀部分匍匐状；小枝直伸或微曲。叶2裂，鞘占全长1/3~2/3，裂片锐三角形，先端急尖。雄球花多成复穗状，苞片通常4对，雄蕊7~8，花丝合生；雌球花单生，在幼枝上顶生，在老枝上腋生，苞片4对；雌花2，胚珠的珠被管长1mm或稍长，直立或先端微弯，管口隙裂窄长，占全长的1/4~1/2，裂口边缘不整齐，常被少数毛茸；雌球花成熟时肉质红色，矩圆状卵圆形或近于圆球形，长约8mm，径6~7mm。种子通常2粒，包于苞片内，不露出或与苞片等长，黑红色或灰褐色，三角状卵圆形或宽卵圆形，长5~6mm，径2.5~3.5mm，表面具细皱纹，种脐明显，半圆形。花期5~6月，种子8~9月成熟。

【生境分布】在祁连山全山系阳坡、石山多有分布。河北、山西、新疆、内蒙古、山西、河北、甘肃、辽宁等地有分布。

中药 麻黄根

【入药部位】根及根茎。

【采收加工】立秋后采挖，去尽须根及茎苗，晒干。

【性味归经】味甘、微苦，性平。归肺经。

【功能主治】固汗止表。主治自汗，盗汗。

【用法用量】内服：3~9g。外用：适量，研粉撒扑。

【各家论述】①麻黄发汗之气，驶不能御，而根节止汗，效如影响。物理之妙，不可测度如此。自汗有风湿、伤风、风温、气虚、血虚、脾虚、阴虚、胃热、痰饮、中暑、亡阳、柔痓诸症，皆可随证加而用之。当归六黄汤加麻黄根治盗汗尤捷，盖其性能行周身肌表，故能引诸药外至卫分而固腠理也。（《本草纲目》）②麻黄根节，古云止汗，是引止汗之药，以达于表而速效，非麻黄根节自能止汗，旧解多误。（《本草经读》）③麻黄发汗，而其根专于止汗，昔人每谓为物理之奇异。不知麻黄轻扬，故走表而发汗，其根则深入土中，自不能同其升发之性。况苗则轻扬，根则重坠，一升一降，理有固然。然正惟其同是一本，则轻扬走表之性犹存，所以能从表分而收其散越、敛其轻浮，以还归于里。是固根荄收束之本性，则不特不能发汗，而并能使外发之汗敛而不出，此则麻黄根所以有止汗之功力，投之辄效者也。（《本草正义》）④止汗，夏月杂粉用之。（《本草经集注》）⑤止汗，实表气，固虚，消肺气、梅核气。（《滇南本草》）

中药 麻黄

【别　　名】龙沙、狗骨、卑相。

【入药部位】草质茎。

【采收加工】8~10月割取绿色茎枝，或连根拔起，去净泥土及根部，放通风处晾干或晾至六成干时，再晒干。放置干燥通风处，防潮防霉。干后切段供药用。

【性味归经】味辛、微苦，性温。归肺、膀胱经。

【功能主治】发汗解表，宣肺平喘，利水消肿。主治风寒感冒，胸闷喘咳，风水浮肿。蜜麻黄润肺止咳，主治表证已解，气喘咳嗽。

【用法用量】内服：1.5~10g，或入丸、散。外用：适量，研细末扑身。生用发汗力强，发汗，利水用之；炙用发汗力弱，蜜炙兼能润肺，止咳平喘多用。

【各家论述】①主中风、伤寒头痛，温疟。发表出汗，去邪热气，止咳逆上气，除寒热，破癥坚积聚。（《神农本草经》）②主五脏邪气缓急，风胁痛，字乳余疾。止好唾，通腠理，解肌，泄邪恶气，消赤黑斑毒。（《名医别录》）③治身上毒风顽痹，皮肉不仁。（《药性论》）④通九窍，调血脉，御山岚瘴气。（《日华子本草》）⑤泄卫中实，去营中寒，发太阳、少阴之汗。（《珍珠囊》）⑥治鼻窍闭塞不通、香臭不闻，肺寒咳嗽。（《滇南本草》）⑦散赤口肿痛，水肿，风肿，产后血滞。（《本草纲目》）

蒙药　哲日根

【别　　名】策都木。

【入药部位】茎。

【采收加工】8~10 月割取绿色细枝，去净泥土，放通风处晾干或晾至六成干时，再晒干。

【药　　性】味苦、涩，性寒。效钝、燥、轻、糙。

【功能主治】清肝热，止血，破痞，消肿，愈伤，发汗。主治肝损伤，肝血炽盛，身目发黄，鼻衄，咯血，吐血，子宫出血，血痢，外伤出血，讧热，协日热，毒热，查哈亚，苏日亚，肾伤，白脉病后遗症等。

【用法用量】内服：煮散剂，3~5g，或入丸、散。

【各家论述】①止血，清脾热。（《至高要方》）②止血，清肝热。（《论说医典》）③味苦。（《认药白晶鉴》）④味涩、酸。（《金光注释集》）

山岭麻黄

垫状山岭麻黄
Ephedra gerardiana Wall.

资源量：偶见

【形态特征】矮小灌木，高 5~15cm。木质茎常横卧或倾斜形如根状茎，埋于土中，每隔 5~10cm 生一植株。绿色小枝直伸向上或弧曲成团状，通常仅具 1~3 个节间，纵横纹明显，节间长 1~1.5cm，径 1.5~2mm。叶 2 裂，长 2~3mm，2/3 合生，裂片三角形或扁圆形，幼叶中央深绿色，后渐变成膜质，浅褐色，开花时节上之叶常已干落。雄球花单生于小枝中部的节上，苞片 2（~3）对；雌球花单生，无梗或有梗，具 2~3 对苞片，1/4~1/3

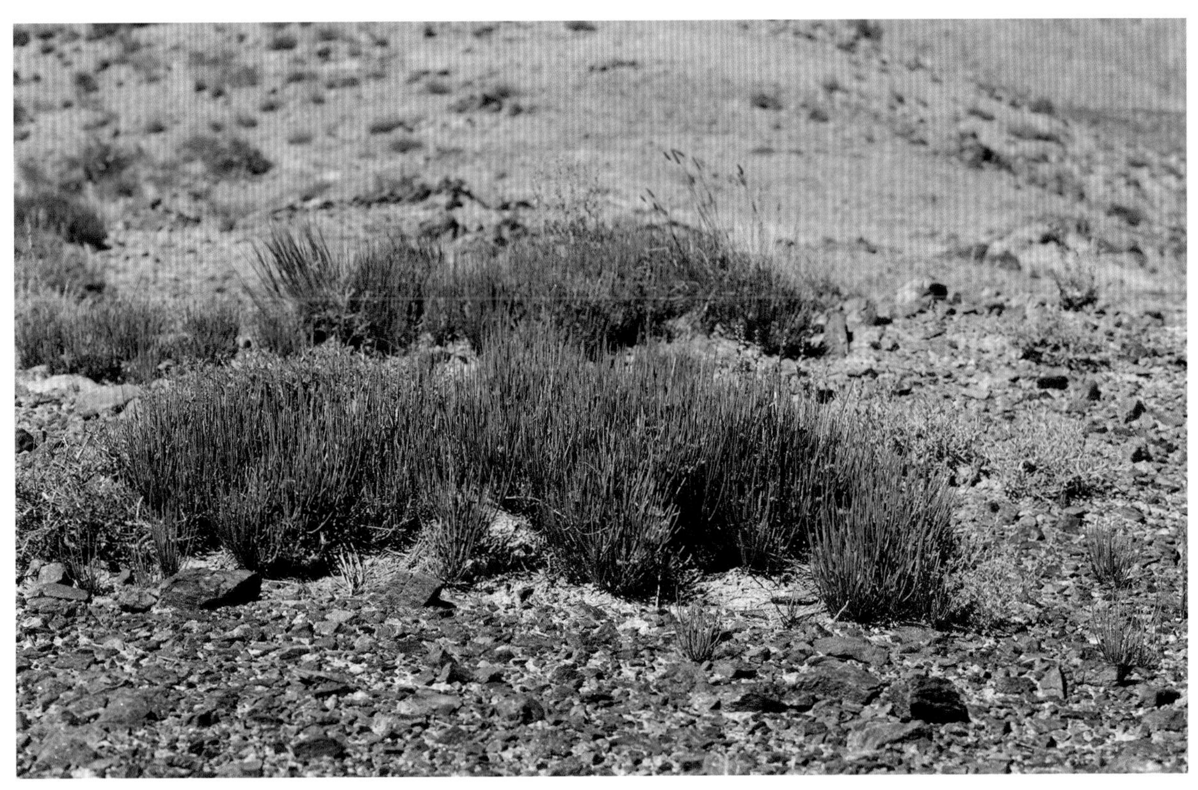

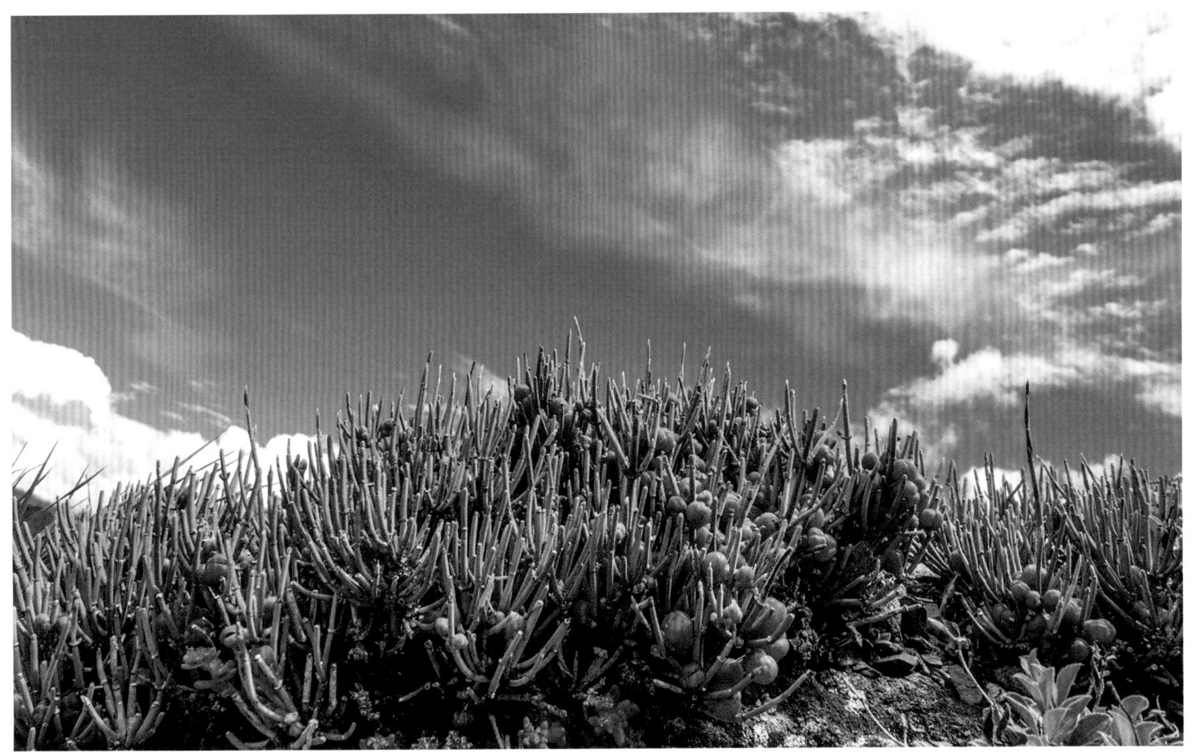

合生，基部 1 对小，上部 1 对大；雌花 1~2，胚珠的珠被管长不及 1mm，熟时雌球花肉质红色，近圆球形。种子 1~2，先端外露，长圆形或倒卵状长圆形，长 4~6mm，径约 3mm。花期 7 月，种子 8~9 月成熟。

【生境分布】在祁连山分布于西段海拔 3500m 以上石砾荒坡。西藏、青海等地有分布。

中药 麻黄

同“木贼麻黄”条。

中麻黄

西藏中麻黄

Ephedra intermedia Schrenk et C. A. Mey.

资源量：常见

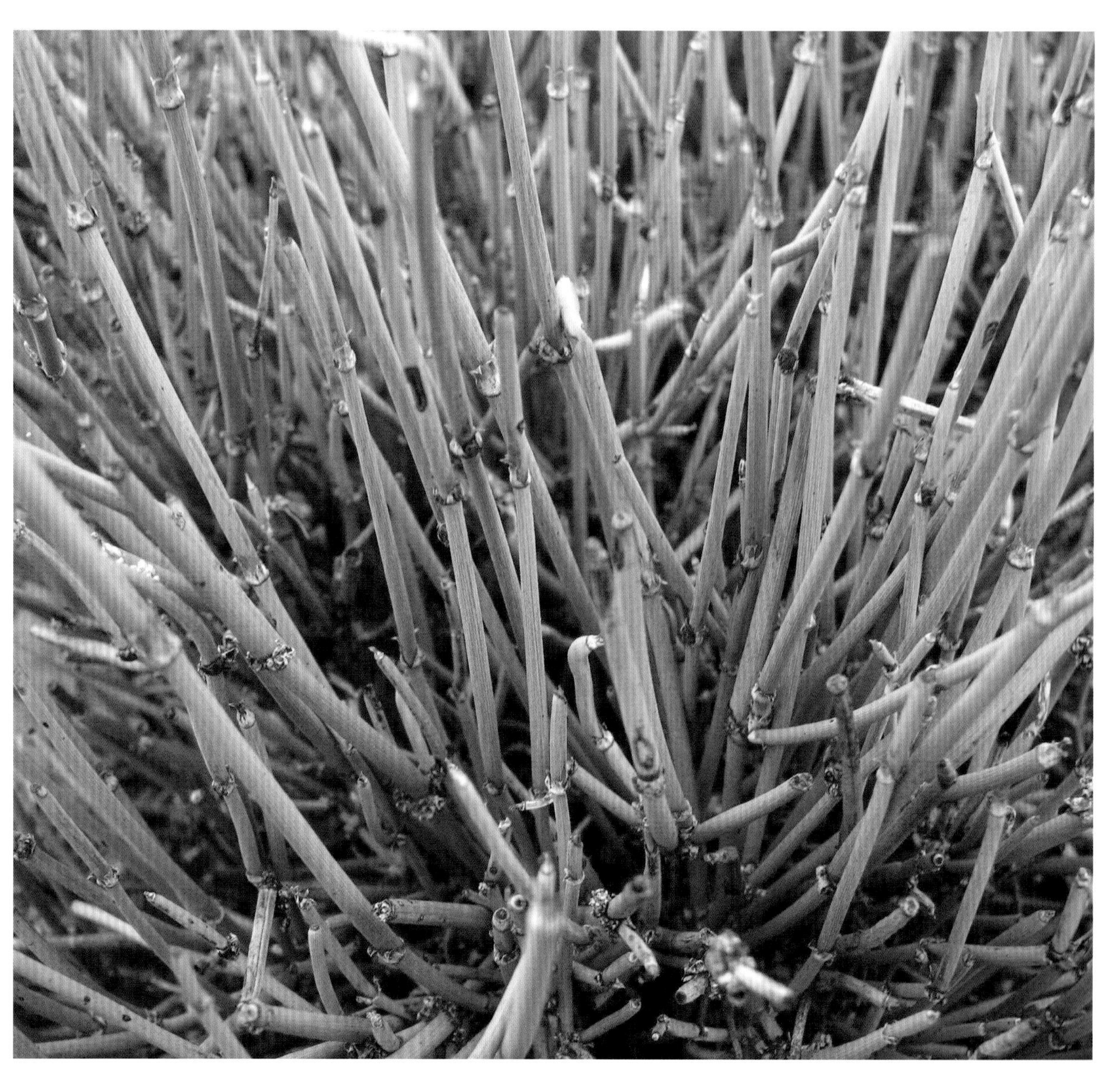

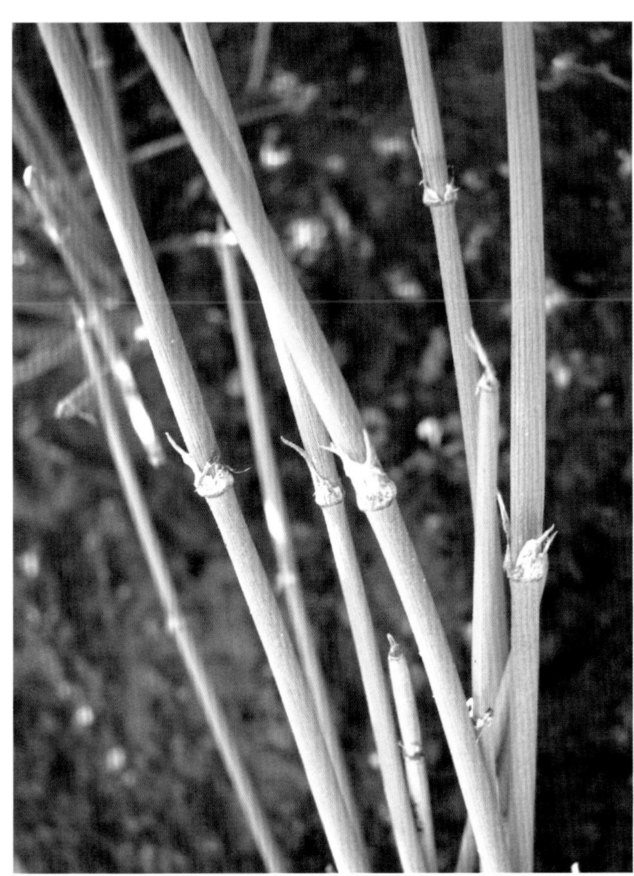
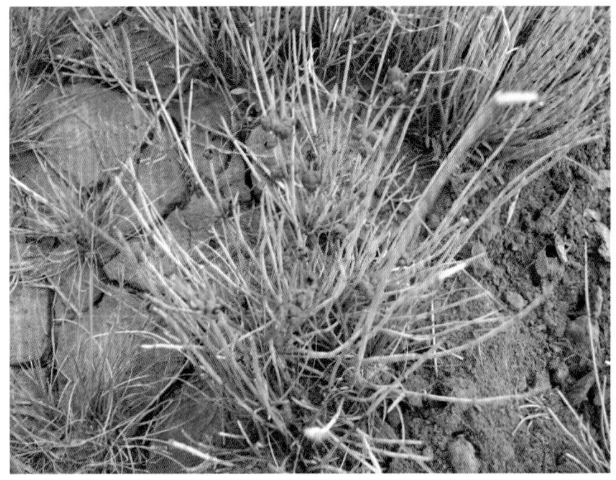
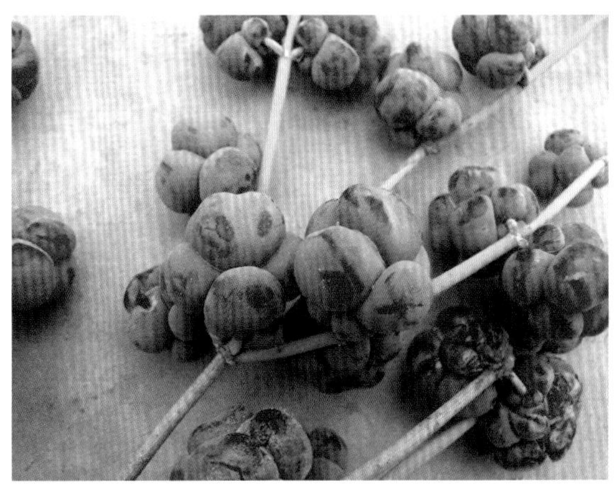

【形态特征】灌木，高 20~100cm。木质茎直立或匍匐斜上，较粗壮，基部多分枝，圆柱形，常被白粉呈灰绿色，有对生或轮生的分枝，节间长 3~6cm，直径 1~3mm，有细浅纵槽纹。鳞叶膜质鞘状，下部约 1/3 合生，裂片通常 3 裂，稀 2 裂，裂片钝，裂片钝三角形或窄三角状披针形。雄球花通常无梗，数个密集于节上呈团状，稀 2~3 个对生或轮生于节上；雌球花 2~3，成簇，对生或轮生于节上，无梗或有短梗；雌球花成熟时苞片肉质，红色，浆果状，长卵形或卵圆形，有长约 1mm 的短柄。种子包于肉质红色苞片内，不外露，种子通常 3 粒，稀 2 粒，卵圆形或长卵圆形，长 5~6mm，直径约 3mm。花期 5~6 月，种子 7~8 月成熟。

【生境分布】在祁连山分布于海拔 2000~3000m 荒山、沟谷。我国华北、西北，以及辽宁、山东等地有分布，以西北地区最为习见。

中药 麻黄

同“木贼麻黄”条。

藏药　策敦木

同“木贼麻黄”条。

蒙药　哲日根

同“木贼麻黄”条。

矮麻黄

川麻黄、异株矮麻黄

Ephedra minuta Florin

资源量：偶见

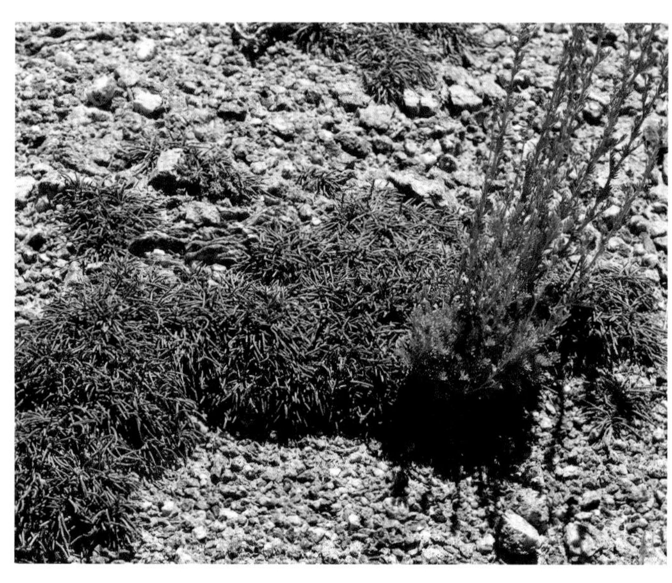

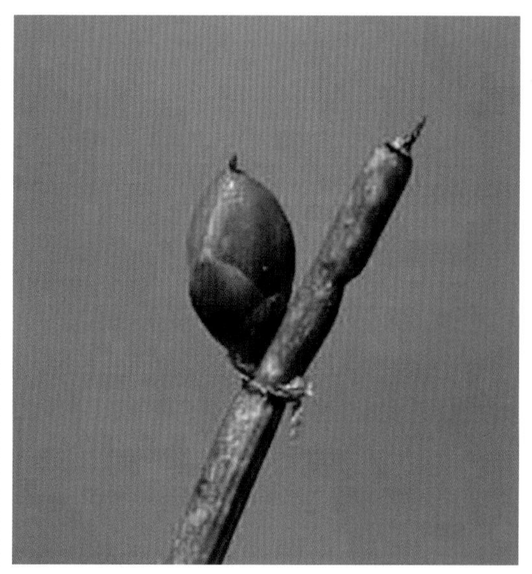

【形态特征】 矮小灌木，高5~22cm。木质茎极短，不明显；小枝直立向上或稍外展，深绿色，节间长1.5~3cm，径1.2~1.5mm。叶2裂，长2~2.5mm，1/2以下合生，裂片三角形。雌雄同株，稀异株；雄球花常生于枝条较上部分，单生或对生于节上，苞片3~4对，约1/4合生，无梗；雌球花多生于枝条下部，单生或对生于节上，苞片通常3对，最下1对细小，中间1对稍大，最上1对较中间1对大1倍以上；雌花2，胚珠的珠被管长0.5~1mm，直立，成熟时苞片肉质红色，有短梗或几无梗。种子1~2，包于苞片内，长圆形，上部微窄，长6~10mm，黑紫色，微被白粉，背面微具细纵纹。

【生境分布】 在祁连山分布于海拔2000~3000m荒山、戈壁。四川、甘肃西部、青海有分布。

中药 麻黄

同“木贼麻黄”条。

单子麻黄

小麻黄

Ephedra monosperma Gmel. ex Mey.

资源量：常见

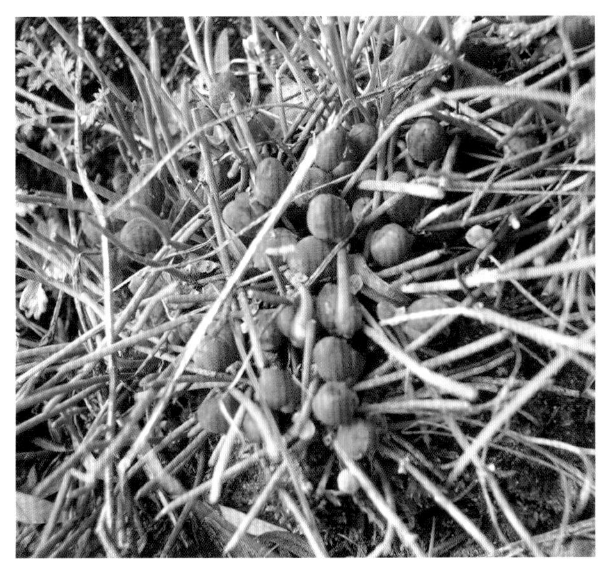

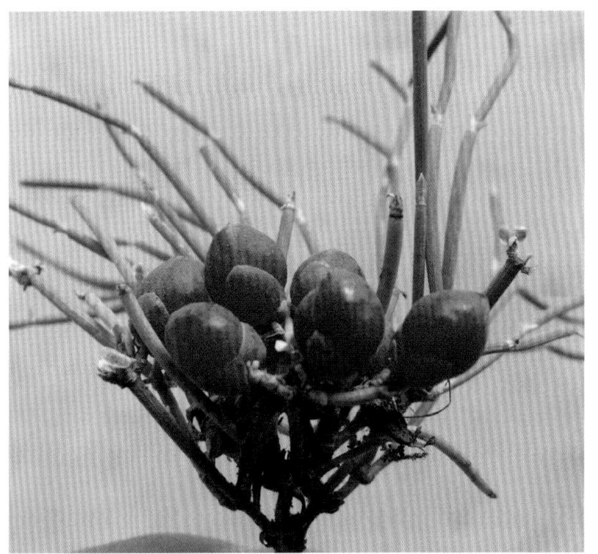

【形态特征】草本状矮小灌木，高 5~15cm。木质茎短小，长 1~5cm，多分枝。绿色小枝常微弯，通常开展，节间细短，长 1~2cm，径约 1mm，纵槽纹不甚明显。叶 2 裂，1/2 以下合生，裂片短三角形，先端钝或尖。雄球花单生枝顶或对生节上，多成复穗状，苞片 3~4 对；雌球花单生或对生节上，无梗，苞片 3 对，基部合生，雌花 1（2），胚珠的珠被管通常较长而弯曲，成熟时苞片肉质红色，被白粉，最上 1 对苞片约 1/2 分裂。种子多为 1，外露，三角状卵圆形或长圆状卵圆形，长约 5mm，无光泽。花期 6 月，种子 8 月成熟。

【生境分布】在祁连山分布于海拔 2500~3800m 山坡石缝或林木稀少的干燥地区。黑龙江、河北、山西、内蒙古、新疆、青海、宁夏、甘肃、四川、西藏等地有分布。

中药 麻黄

同“木贼麻黄”条。

藏药 策敦木

同“木贼麻黄”条。

草麻黄 华麻黄、麻黄

Ephedra sinica Stapf.

资源量：常见

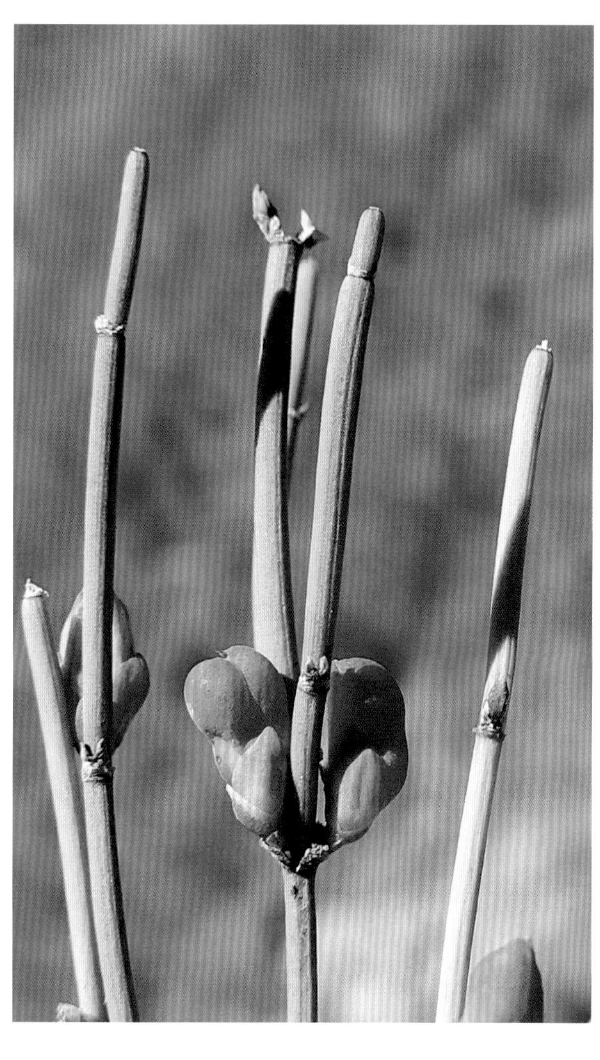

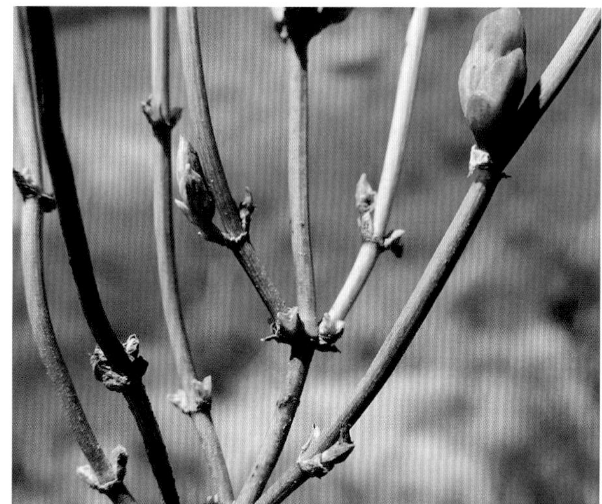

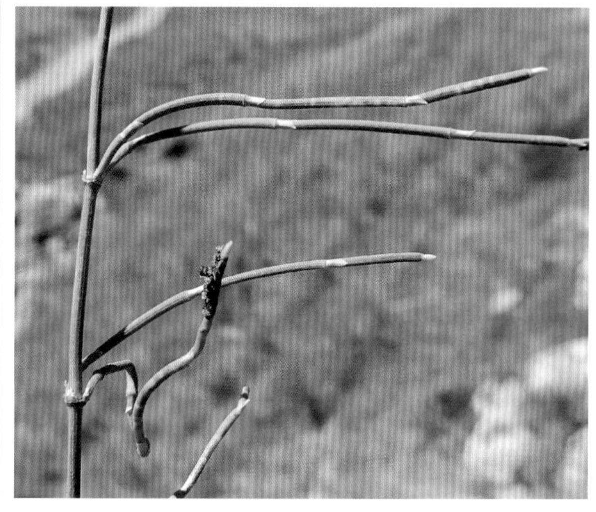

【形态特征】草本状灌木，高 20~40cm。木质茎短或匍匐状，小枝直伸或微曲，表面细纵槽纹常不明显。叶 2 裂，鞘占全长 1/3~2/3，裂片锐三角形。雄球花多成复穗状，苞片通常 4 对，雄蕊 7~8，花丝合生；雌球花单生，苞片 4 对；雌花 2，胚珠的珠被管长 1mm 或稍长，直立或先端微弯，管口隙裂窄长，占全长的 1/4~1/2，裂口边缘不整齐，常被少数茸毛。雌球花成熟时肉质红色，矩圆状卵圆形或近于圆球形，长约 8mm，径 6~7mm。种子通常 2 粒，包于苞片内，不露出或与苞片等长，黑红色或灰褐色，三角状卵圆形或宽卵圆形，长 5~6mm，径 2.5~3.5mm，表面具细皱纹，种脐明显，半圆形。花期 5~6 月，种子 8~9 月成熟。

【生境分布】 在祁连山分布于山前冲积扇。辽宁、吉林、内蒙古、河北、山西、河南、甘肃、青海、陕西等地有分布。

中药 麻黄

同“木贼麻黄”条。

藏药 策敦木

同“木贼麻黄”条。

蒙药 哲日根

同“木贼麻黄”条。

被子植物

杨柳科

山　杨 大叶杨
Populus davidiana Dode

资源量：常见

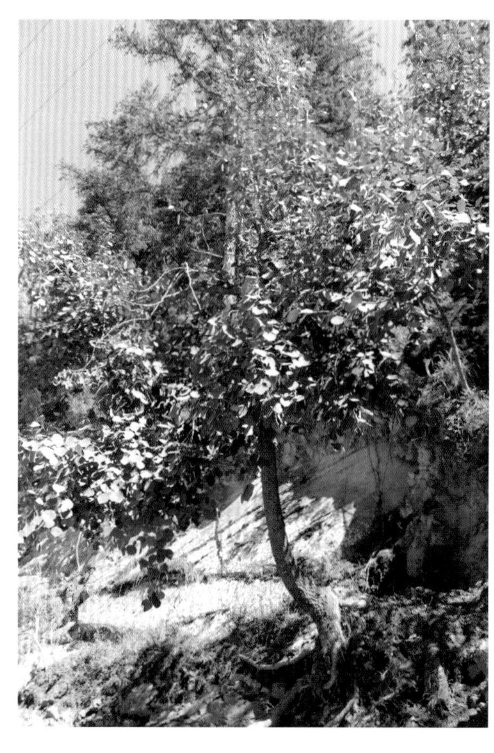

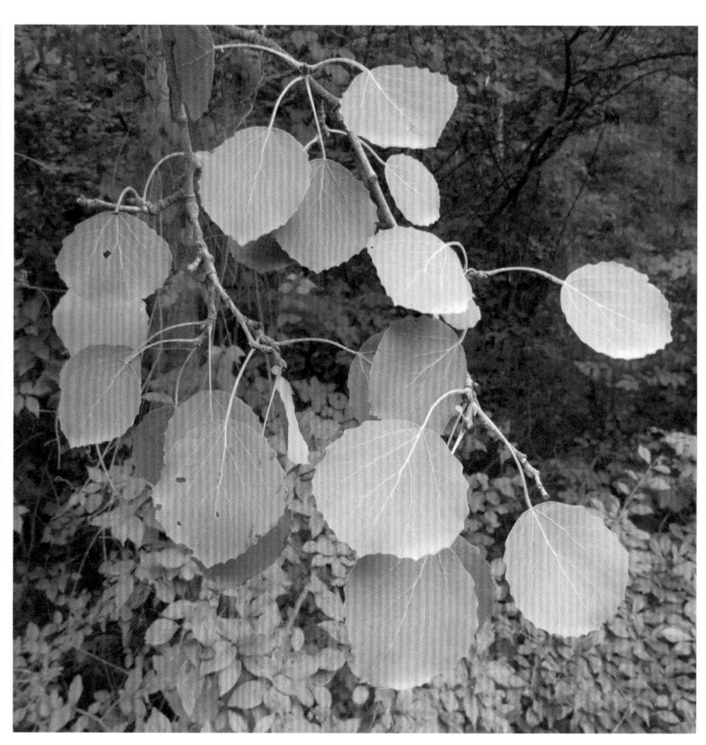

【形态特征】乔木，高达25m。冬芽卵形，无毛，略有黏液。叶三角状圆形或圆形，长宽近相等，2.5~6.5cm，先端圆钝或急尖，基部宽楔形或圆形，边缘有波状钝齿，幼时微有柔毛和睫毛，老时无毛；叶柄长2.5~6cm，无毛。花序轴有疏柔毛；雄花序长5~9cm；苞片深裂，有疏柔毛；雄蕊6~11；雌花序长4~7cm；柱头2，2深裂。蒴果椭圆状纺锤形，2瓣裂开。花期3~4月，果期4~5月。

【生境分布】在祁连山分布于海拔 2500m 上下山坡。我国东北、华北、西北、华中地区有分布。

中药　山杨树皮

【别　　名】山杨皮、白杨皮、白杨树皮。

【入药部位】树皮。

【采收加工】全年均可采收，但多在秋、冬季采收，趁鲜剥皮，晒干。

【性味归经】味苦，性寒。

【功能主治】祛风活血，清热利湿，驱虫。主治风痹，脚气，扑损瘀血，痢疾，肺热咳嗽，口疮，牙痛，小便淋沥，蛔虫病。

【用法用量】内服：2.5~5g。外用：适量，研末，香油调敷患处。

中药　山杨枝

【别　　名】白杨枝。

【入药部位】树枝。

【采收加工】秋、冬季采收枝条，除去粗皮，锯成段，干燥。

【性味归经】味苦，性寒。

【功能主治】行气消积，解毒敛疮。主治腹痛，腹胀，癥瘕，口吻疮。

【用法用量】内服：9~15g，浸汤，或浸酒。外用：适量，捣敷，或烧灰研末调敷。

【各家论述】消腹痛，治吻疮。（《本草纲目》）

中药　山杨叶

【别　　名】白杨叶。

【入药部位】叶。

【采收加工】春季采收嫩叶，鲜用或晒干。

【性味归经】味苦，性寒。

【功能主治】祛风止痛，解毒敛疮。主治龋齿疼痛，骨疽，臁疮。

【用法用量】外用：适量，煎水含漱，或捣敷，或贴敷。

【各家论述】治齲齿，煎水含漱。又治骨疽久发，骨从中出，频捣敷之。（《本草纲目》）

中药　山杨根皮

【别　　名】白杨根皮。

【入药部位】根皮。

【采收加工】冬、春季采挖，除去泥去，趁鲜剥取根皮，晒干。

【性味归经】味苦，性平。

【功能主治】清热，止咳，利湿，驱虫。主治肺热咳喘，淋浊，白带异常，妊娠下痢，蛔虫病。

【用法用量】内服：9~18g。外用：适量，煎水洗。

【各家论述】①化痰止咳，治喘满，祛风散郁，除肺热，清利肠胃。（《草木便方》）②治男子白浊，淋病，虚咳，白带，糟虫。（《分类草药性》）③祛蛔虫，止腹痛；治妊娠下痢。（《四川中药志》）

藏药　玛格

【别　　名】玛卡。

【入药部位】干燥树皮。

【采收加工】春、秋季取其皮，刮去粗皮洗净，晒干备用。

【药　　性】味苦、涩，性平。

【功能主治】清热祛湿。主治肺病，痘疹，荨麻疹。

【用法用量】内服：15~24g，单用，或配方用。

小青杨

杨树、东北杨

Populus pseudosimonii Kitag.

资源量：常见

【形态特征】乔木，高达20m。树冠广卵形。树皮灰白色；老时浅沟裂。幼枝有棱，小枝圆柱形。芽圆锥形，黄红色，有黏性。叶菱状椭圆形、菱状卵圆形或卵状披针形，长4~9cm，宽2~5cm，边缘具细密交错起伏的锯齿，有缘毛；叶柄圆柱形，长1.5~5cm；萌枝叶较大，长椭圆形，边缘呈波状皱曲，叶柄较短。雄花序长5~8cm；雌花序长5.5~11cm，子房

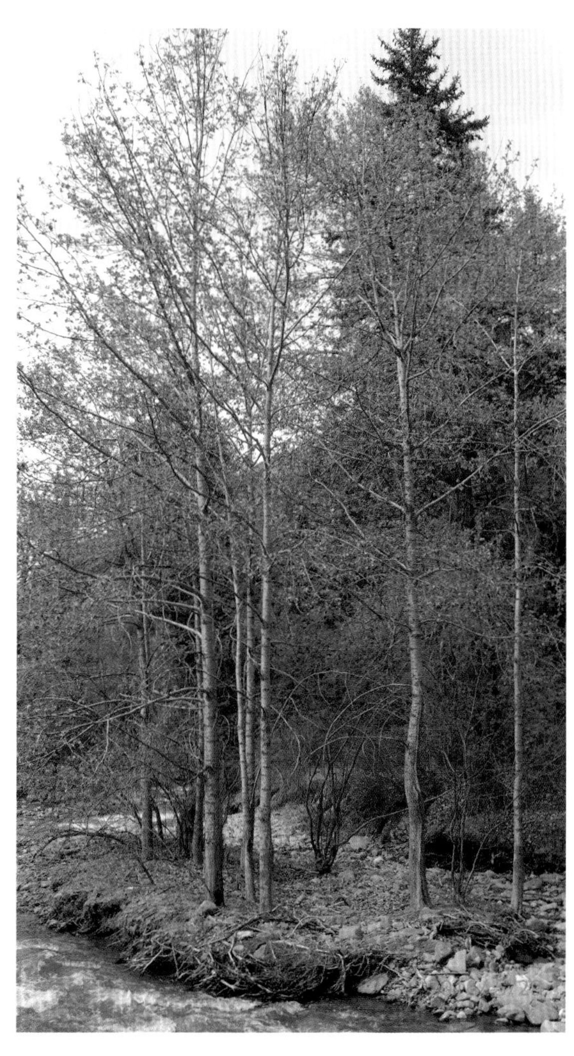
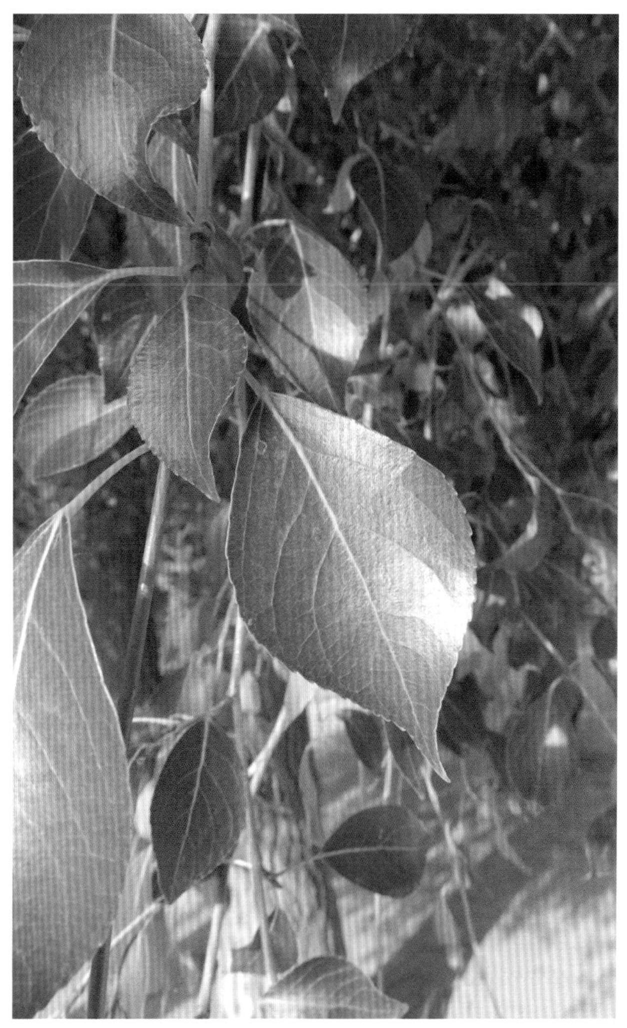

圆形或圆锥形，柱头 2 裂。蒴果近无柄，长圆形，长约 8cm，2~3 瓣裂。花期 3~4 月，果期 4~5（~6）月。

【生境分布】引种于祁连山海拔 2200m 上下河滩。我国东北、华北，以及陕西、甘肃、青海、四川等地有分布。

中药 小青杨

【入药部位】树皮。

【采收加工】春、夏季采收树枝嫩皮，鲜用或晒干。

【性味归经】味苦，性寒。

【功能主治】解毒。主治顽癣疮毒。

【用法用量】外用：适量，研末调敷。

旱 柳 河柳、杨树

Salix matsudana Koidz.

资源量：常见

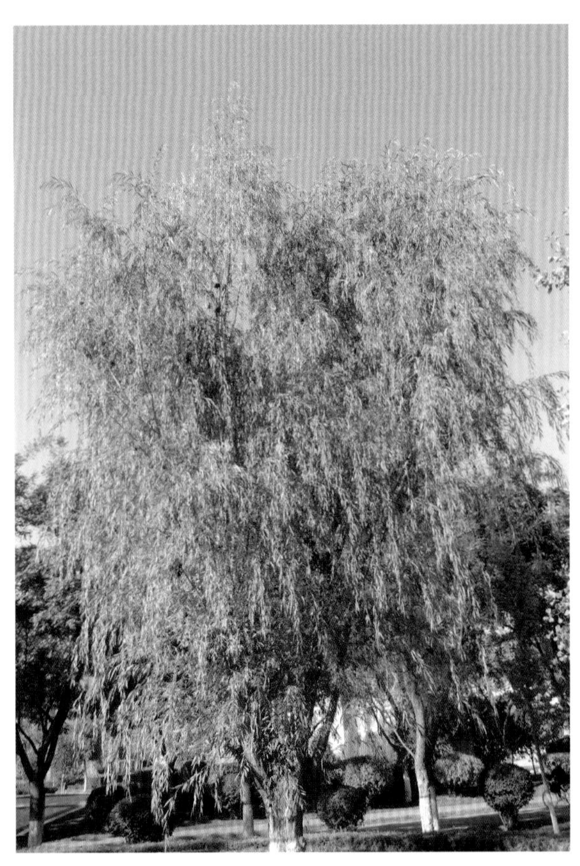

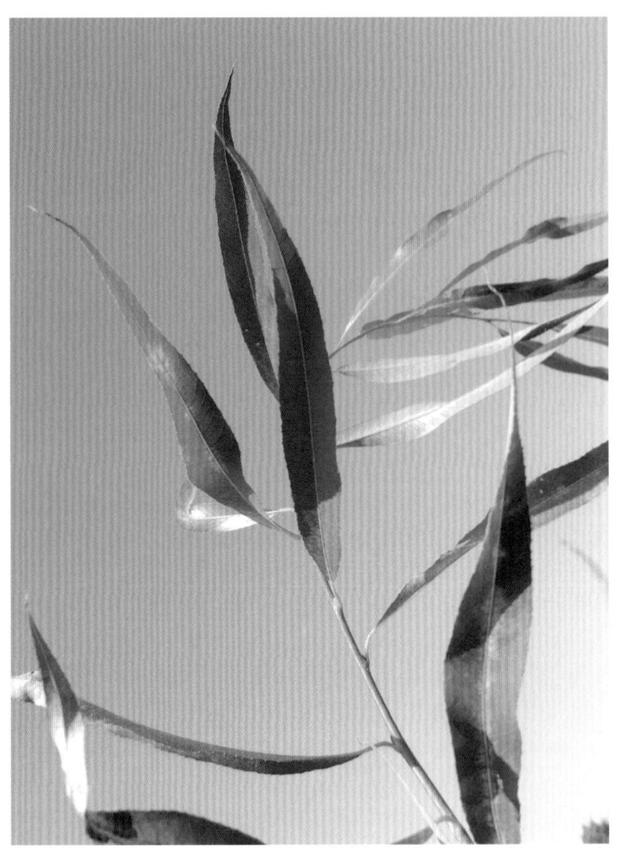

【形态特征】乔木，高达 18m。树冠广圆形。树皮暗灰黑色，有裂沟。枝细长，直立或斜展，浅褐黄色或带绿色，后变褐色。叶披针形，先端长渐尖，基部窄圆形或楔形；叶柄短，在上面有长柔毛；托叶披针形或缺，边缘有细腺锯齿。花序与叶同时开放；雄花序圆柱形，长 1.5~2.5（~3）cm，粗 6~8mm，多少有花序梗，轴有长毛；雄蕊 2，花丝基部有长毛，花药卵形，黄色；苞片卵形，黄绿色，先端钝，基部多少有短柔毛；腺体 2；雌花序较雄花序短，长达 2cm，粗 4mm，有 3~5 小叶生于短花序梗上，轴有长毛；子房长椭圆形，近无柄，无毛，无花柱或很短，柱头卵形，近圆裂；苞片同雄花；腺体 2，背生和腹生。果序长达 2（2.5）cm。花期 4 月，果期 4~5 月。

【生境分布】产于祁连山全山系海拔 2300m 上下河滩、沟谷。我国东北、华北，以及甘肃、青海、山东、安徽等地有分布。

中药　旱柳叶

【别　　名】河柳叶、杨柳叶。

【入药部位】嫩叶或枝叶。

【采收加工】嫩叶（柳芽）春季采，鲜用或晒干。

【性味归经】味微苦，性寒。

【功能主治】散风，祛湿，清湿热。主治黄疸型肝炎，风湿性关节炎，湿疹。

【用法用量】内服：10~15g。外用：适量。

蒙药　噢管

【别　　名】江麻。

【入药部位】树皮。

【采收加工】夏、秋季剥取树皮，晒干，切丝。

【药　　性】味苦，性凉。

【功能主治】止血，消肿，解毒。主治各种出血，痈肿，水肿，毒热。

桦木科

白　桦

桦树、桦木、粉桦

Betula platyphylla Suk.

资源量：常见

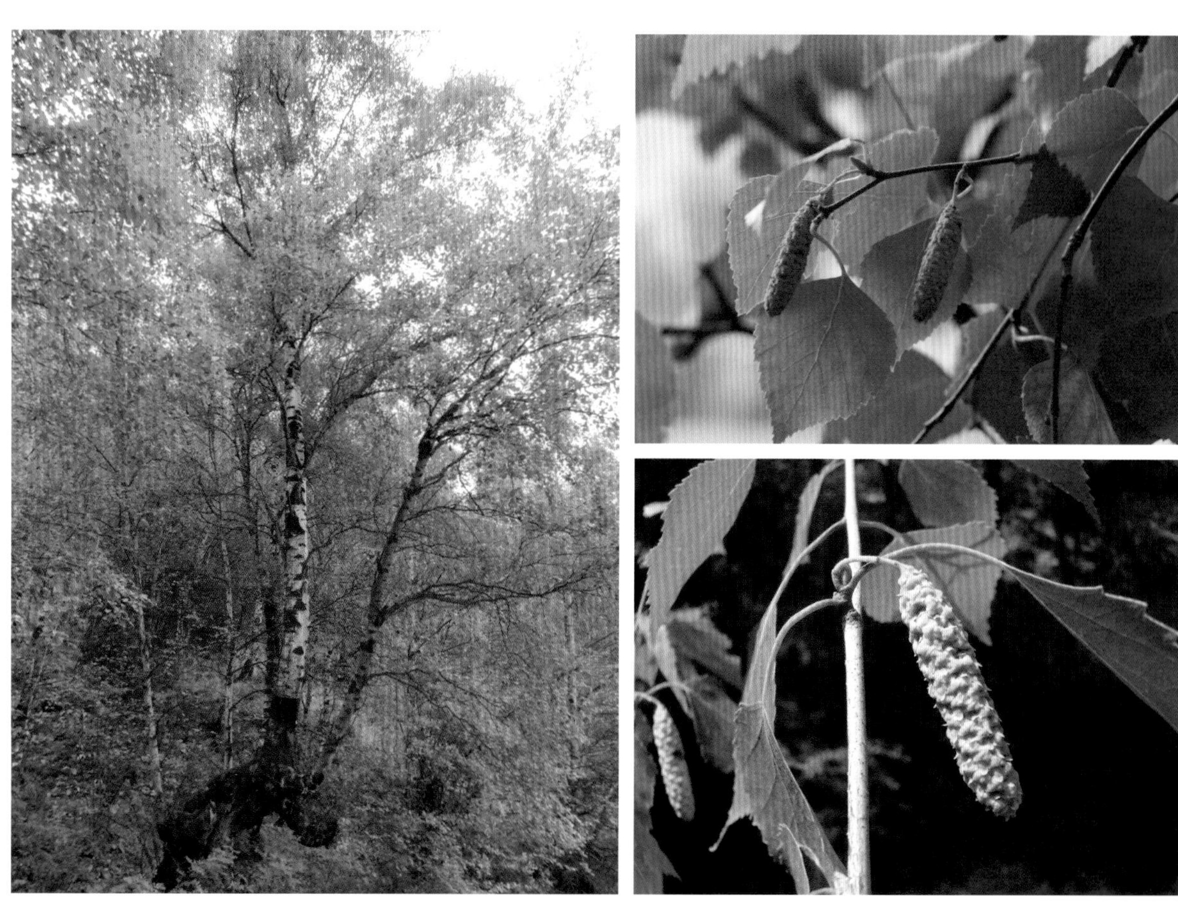

【形态特征】乔木，高可达 27m。树皮灰白色，成层剥裂。枝条暗灰色或暗褐色。叶厚纸质，三角状卵形，三角状菱形，三角形，边缘具重锯齿。果序单生，圆柱形或矩圆状圆柱形，通常下垂；序梗细瘦，长 1~2.5cm，密被短柔毛，成熟后近无毛，无或具或疏或密的树脂腺体；果苞长 5~7mm，背面密被短柔毛至成熟时毛渐脱落，边缘具短纤毛，基部楔形或宽楔形，中裂片三角状卵形，顶端渐尖或钝，侧裂片卵形或近圆形，直立、斜展至向下弯，如为直立或斜展时则较中裂片稍宽且微短，如为横展至下弯时则长及宽均大于中裂片；小坚果狭矩圆形、矩圆形或卵形，长 1.5~3mm，宽 1~1.5mm，背面疏被短柔毛，膜质翅较果长 1/3，较少与之等长，与果等宽或较果稍宽。

【生境分布】在祁连山分布于中、东段海拔 2300m 上下山坡或林中。我国东北、华北，以及河南、陕西、宁夏、甘肃、青海、四川、云南、西藏东南部有分布。

中药　桦树皮

【别　　名】桦木皮、桦皮、白桦皮。

【入药部位】树皮。

【采收加工】春季剥下树皮，或在已采伐的树上剥取，切丝，晒干备用。

【性味归经】味苦，性平。归肺、胃、大肠经。

【功能主治】清热利湿，解毒。主治急性扁桃体炎，支气管炎，肺炎，肠炎，痢疾，肝炎，尿少色黄，急性乳腺炎。外用主治烧烫伤，痈疖肿毒。

【用法用量】内服：10~15g。外用：适量，研末或煅存研末调撒。

【各家论述】①浓煮汁冷饮，主伤寒时行热毒疮（豌豆疮）。（《伤寒身验方》）②浓煮汁饮之，主诸黄疸。（《开宝本草》）③烧为黑灰，合他药，治肺风毒。（《本草衍义》）④解毒。治痈疮肿毒，痢疾。（《吉林中草药》）

中药　桦树液

【别　　名】白桦树液。

【入药部位】树干中流出的液汁。

【采收加工】5 月间将树皮划开，盛取液汁，鲜用。

【性味归经】味苦，性凉。

【功能主治】祛痰止咳，清热解毒。主治咳嗽，气喘，小便赤涩。

【用法用量】内服：鲜汁 20~30ml。

【各家论述】①止咳。治痰喘咳嗽。（《吉林中草药》）②治坏血病，肾脏病，痛风。有清热解毒作用。（《黑龙江常用中草药手册》）

藏药　卓巴

【入药部位】茎内皮、树皮。

【采收加工】夏、秋季剥树皮取内皮晾干备用；剥树皮晾干或温火煅烧成炭。

【药　　性】味苦，性寒。

【功能主治】茎内皮：主治肺炎，黄疸，扁桃体炎，乳痈，尿路感染。树皮煅炭：主治腹泻。树皮泡油：主治中耳炎，耳聋。

蒙药　查干—虎斯

【别　　名】达格玛。

【入药部位】树皮。

【采收加工】春、夏、秋季剥取，晒干，切丝。

【药　　性】味苦，性寒。

【功能主治】主治肺热咳嗽，耳脓，牙痛，疖痈，烫伤。

榆 科

黑弹树 小叶朴、黑弹朴、光皮朴

Celtis bungeana Bl.

资源量：稀少

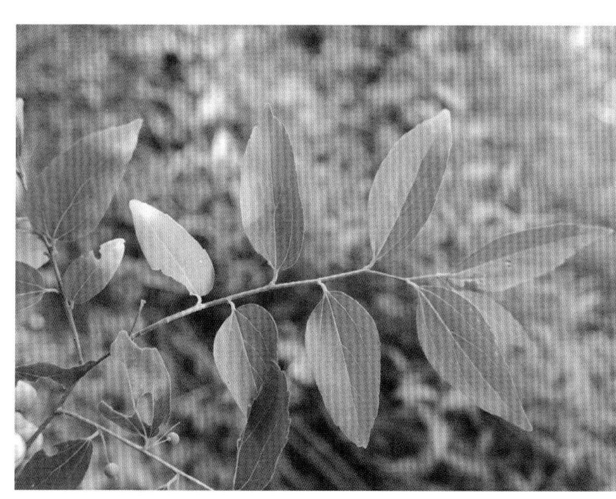

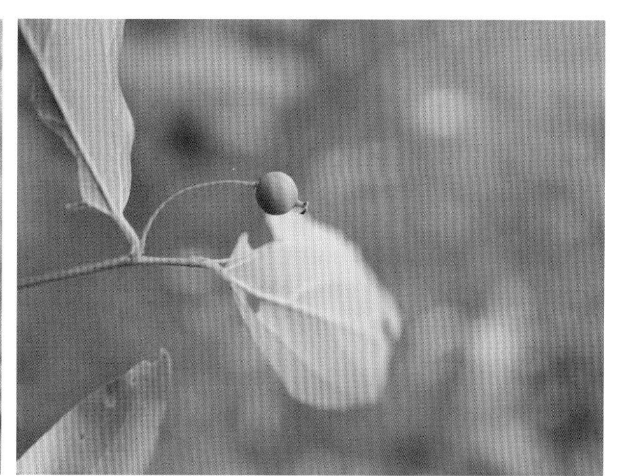

【形态特征】落叶乔木，高达 10m。树皮灰色或暗灰色。当年生小枝淡棕色，老后色较深；冬芽棕色或暗棕色，鳞片无毛。叶厚纸质，狭卵形、长圆形、卵状椭圆形至卵形，基部宽楔形至近圆形，稍偏斜至几乎不偏斜，先端尖至渐尖，中部以上疏具不规则浅齿，有时一侧近全缘，无毛；叶柄淡黄色，长 5~15mm，上面有沟槽，萌发枝上的叶形变异较大，先端可具尾尖且有糙毛。果单生叶腋（在极少情况下，一总梗上可具 2 果），果柄较细软，无毛，长 10~25mm，果成熟时蓝黑色，近球形，直径 6~8mm；核近球形，肋不明显，表面极大部分近平滑或略具网孔状凹陷，直径 4~5mm。花期 5~8 月，果期 7~9 月。

【生境分布】在祁连山分布于大通河流域互助林区海拔 2000m 上下河谷。我国多数省区有分布。

中药 棒棒木

【别　　名】棒棒树、棒子木、棒子树。

【入药部位】树干及枝条。

【采收加工】夏季砍割枝条，切薄片，或取树干刨成薄片，晒干。

【性味归经】味微苦、辛，性凉。

【功能主治】祛痰，止咳，平喘。主治慢性咳嗽，哮喘。

【用法用量】内服：30~60g。

大果榆 黄榆、毛榆、山榆

Ulmus macrocarpa Hance

资源量：较常见

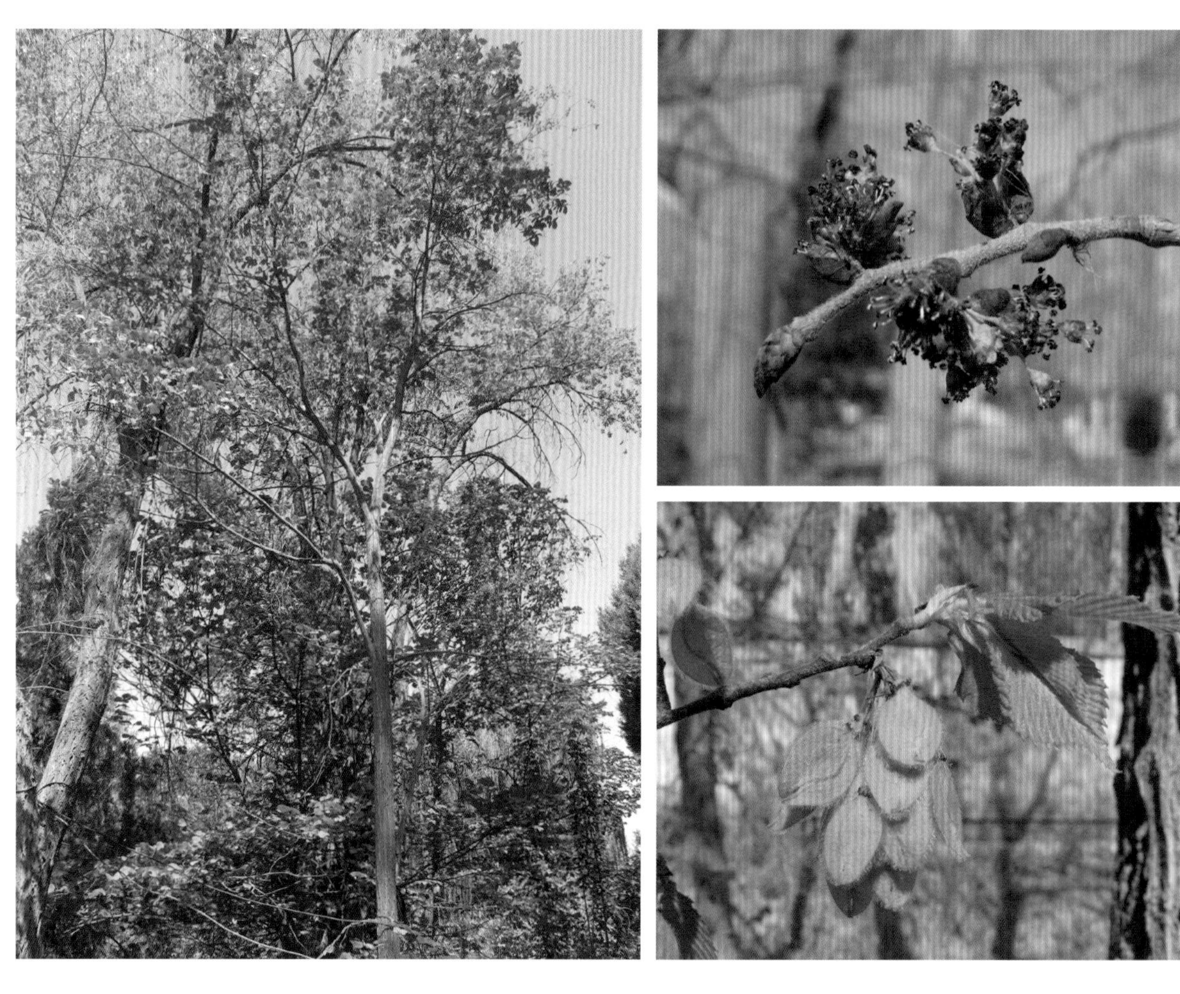

【形态特征】落叶乔木或灌木，高达 20m。树皮暗灰色或灰黑色，纵裂。一年生或二年生枝淡黄褐色，无毛或一年生枝有疏毛；冬芽卵圆形或近球形，芽鳞背面多少被短毛或无毛，边缘有毛。叶宽倒卵形、倒卵状圆形、倒卵状菱形或倒卵形，先端短尾状，基部渐窄至圆，偏斜或近对称。花自花芽或混合芽抽出，在去年生枝上排成簇状聚伞花序或散生于新枝的基部。翅果宽倒卵状圆形、近圆形或宽椭圆形，基部多少偏斜，有时子房柄较明显，顶端凹或圆，果核部分位于翅果中部，宿存花被钟形，外被短毛或几无毛，上部 5 浅裂，裂片边缘有毛，果梗长 2~4mm，被短毛。花期 4~6 月，果期 5~8 月。

【生境分布】在祁连山分布于连城林区。我国东北，以及内蒙古、河北、山东、江苏、安徽、河南、山西、陕西、甘肃、青海有分布。

中药 芜荑

【别　　名】无荑、无姑、芜荑仁。

【入药部位】种子。

【采收加工】夏季当果实成熟时采下，晒干，搓去膜翅，取出种子。将种子55kg浸入水中，待发酵后，加家榆树皮面5kg，红土15kg，菊花末2.5kg，再加适量温开水混搅均匀，如糊状，放板上摊平约1.3cm厚，分割成径6~7cm的方块，晒干，即为成品。

【性味归经】味苦、辛，性温。归脾、胃经。

【功能主治】杀虫消积，除湿止痢。主治虫积腹痛，小儿疳积，久泻久痢，疮疡，疥癣。

【用法用量】内服：3~10g，或入丸、散。外用：适量，研末调敷。

【各家论述】①主五内邪气，散皮肤骨节中淫淫温行毒，去三虫，化食。（《神农本草经》）②逐寸白，散肠中嗢嗢喘息。（《名医别录》）③能主积冷气，心腹症痛，除肌肤节中风淫淫如虫行。（《药性论》）④散腹中气痛。又和马酪可治癣。又杀中恶虫毒。（《食疗本草》）⑤治冷痢心气，杀虫止痛。又治妇人子宫风虚，孩子疳泻。（《海药本草》）

中药 芜荑酱

【别　　名】无荑酱、无姑酱。

【入药部位】果实。

【采收加工】将芜荑仁2kg浸入2.5kg水中，一昼夜后，装入袋中揉洗干净，加蓼汁拌晒，反复7次，与发酵过后的面曲一起，加盐0.5kg，晒制。

【性味归经】味辛，性温。

【功能主治】杀虫。主治虫积腹痛，疮癣。

【用法用量】内服：适量，开水冲服。

【各家论述】①杀虫。（《本草经集注》）②芜荑作酱，功尤胜于榆人。（《食疗本草》）③主五鸡病，除疮癣。（《本草拾遗》）

榆　树　白榆、家榆、琅琊榆

Ulmus pumila L.

资源量：常见

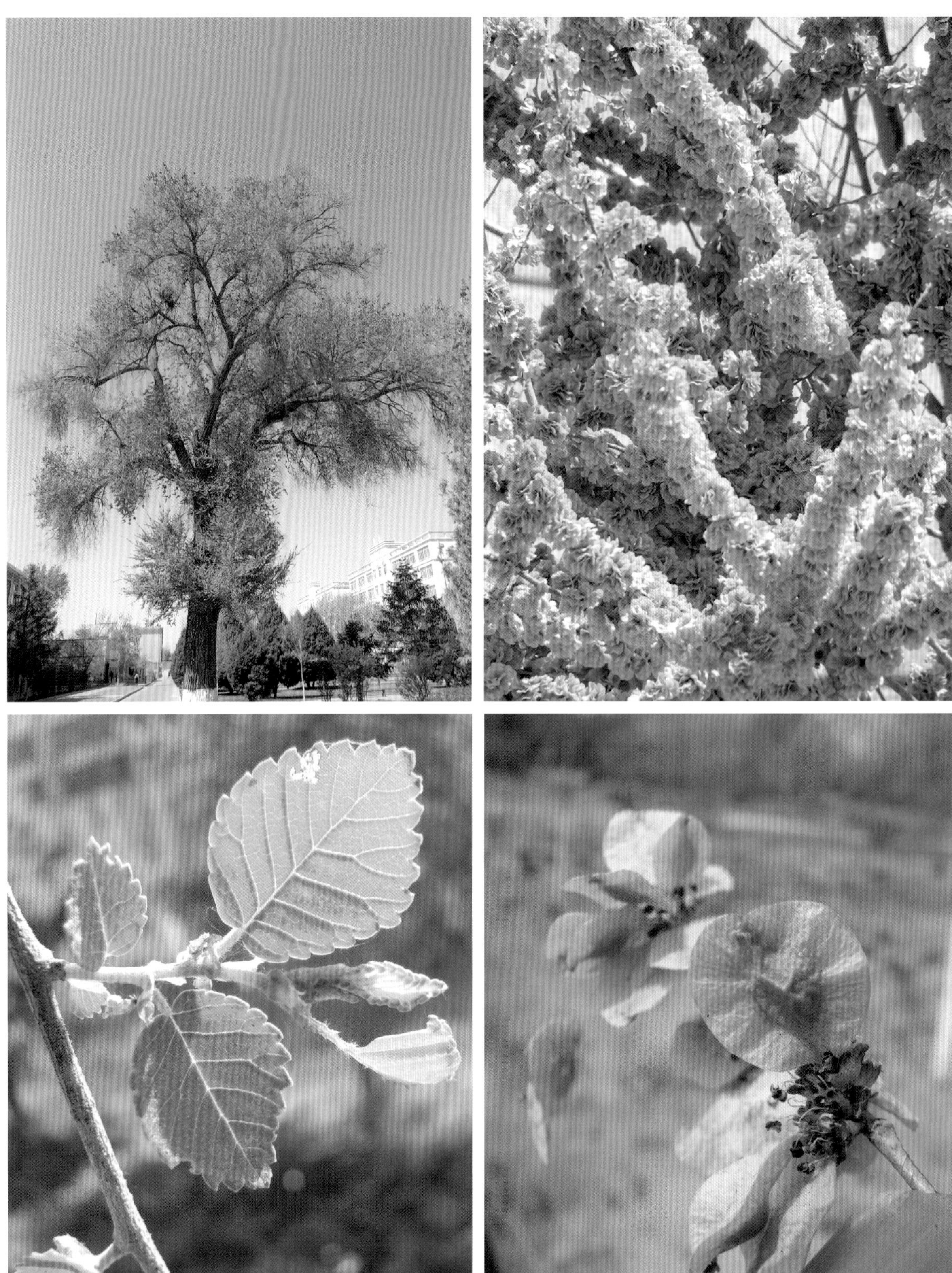

【形态特征】落叶乔木，高达 25m。幼树树皮平滑，灰褐色或浅灰色，大树之皮暗灰色，不规则深纵裂，粗糙。冬芽近球形或卵圆形，内层芽鳞的边缘具白色长柔毛。叶椭圆状卵形、长卵形、椭圆状披针形或卵状披针形。花先叶开放，在去年生枝的叶腋成簇生状。翅果近圆形，稀倒卵状圆形，长 1.2~2cm，除顶端缺口柱头面被毛外，余处无毛，果核部分位于翅果的中部，成熟前后其色与果翅相同，初淡绿色，后白黄色，宿存花被无毛，4 浅裂，裂片边缘有毛，果梗较花被为短，长 1~2mm，被或稀无短柔毛。花期 3~4 月，果期 4~6 月。

【生境分布】在祁连山分布于全山系海拔 2200m 以下河谷、河滩、田埂、路边。我国大部分地区有分布。

中药 榆白皮

【别　　名】榆皮、榆根白皮、榆树皮。

【入药部位】树皮及根皮。

【采收加工】春、秋季采收根皮；春季或 8~9 月割下老枝条，立即剥取内皮晒干。

【性味归经】味甘，性微寒。归肺、脾、膀胱经。

【功能主治】利水通淋，祛痰，消肿解毒。主治小便不利，淋浊，带下病，咳喘痰多，失眠，内外出血，难产胎死不下，痈疬，秃疮，疥癣。

【用法用量】内服：9~15g，或研末。外用：适量，煎水洗，或捣敷，或研末调敷。

【各家论述】①主大小便不通，利水道，除邪气。（《神农本草经》）②主肠胃邪热气，消肿。（《名医别录》）③主利五淋，治不眠。焙杵为末，每日朝夜用水五合，末二钱，煎如胶服。（《药性论》）④通经脉。（《日华子本草》）

中药 榆叶

【别　　名】榆木叶。

【入药部位】叶。

【采收加工】夏、秋季采叶，鲜用或晒干。

【性味归经】味甘，性平。

【功能主治】清热利尿，安神，祛痰止咳。主治水肿，小便不利，石淋，尿浊，失眠，暑热困闷，痰多咳嗽，酒皶鼻。

【用法用量】内服：5~10g，或入丸、散。外用：适量，煎水洗。

【各家论述】①利小便，主石淋。（《食疗本草》）②消水肿。（《本草拾遗》）

中药 榆荚仁

【别　　名】榆实、榆仁。

【入药部位】果实或种子。

【采收加工】4~6 月果实成熟时采收，除去果翅，晒干。

【性味归经】味苦、微辛，性平。

【功能主治】健脾安神，清热利水，消肿杀虫。主治失眠，食欲不振，带下病，小便不利，水肿，小儿疳热羸瘦，烫火伤，疮癣。

【用法用量】内服：10~15g。外用：适量，研末调敷。

【各家论述】①主妇人带下，和牛肉作羹食之。（《本草拾遗》）②补肺，止渴，敛心神。（《医林纂要·药性》）

中药 榆花

【别　　名】白榆花。

【入药部位】花。

【采收加工】3~4 月采花，鲜用或晒干。

【性味归经】味甘，性平。

【功能主治】清热定惊，利尿疗疮。主治小儿惊痫，小便不利，头疮。

【用法用量】内服：5~9g。外用：适量，研末调敷。

【各家论述】主小儿痫，小便不利，伤热。（《名医别录》）

中药 榆枝

【别　　名】白榆枝。

【入药部位】枝。

【采收加工】夏、秋季采收树枝，鲜用或晒干。

【性味归经】味甘，性平。

【功能主治】利尿通淋。主治气淋。

【用法用量】内服：9~15g。

中药　榆皮涎

【入药部位】茎皮部的涎汁。

【采收加工】四季可采，割破茎皮，收集流出的涎汁。

【性味归经】味甘，性平。

【功能主治】杀虫。主治疥癣。

【用法用量】外用：适量，涂敷。

藏药　榆保

【别　　名】要布合、布子、加尔子。

【入药部位】树皮。

【采收加工】春、秋季剥去树皮，刮去外面粗皮，洗净，晒干备用。

【药　　性】味甘、涩，性寒。

【功能主治】清热，消炎。主治关节炎，创伤等。

【用法用量】外用：适量，捣敷。

蒙药　海拉苏

【别　　名】药布嘎。

【入药部位】树皮。

【采收加工】夏、秋季剥取树皮，除去外层粗皮，晒干。

【药　　性】味甘、淡，性平。

【功能主治】清热，治伤。主治金伤，热伤，痈肿。

大麻科

大　麻

火麻、野麻

Cannabis sativa L.

资源量：栽培

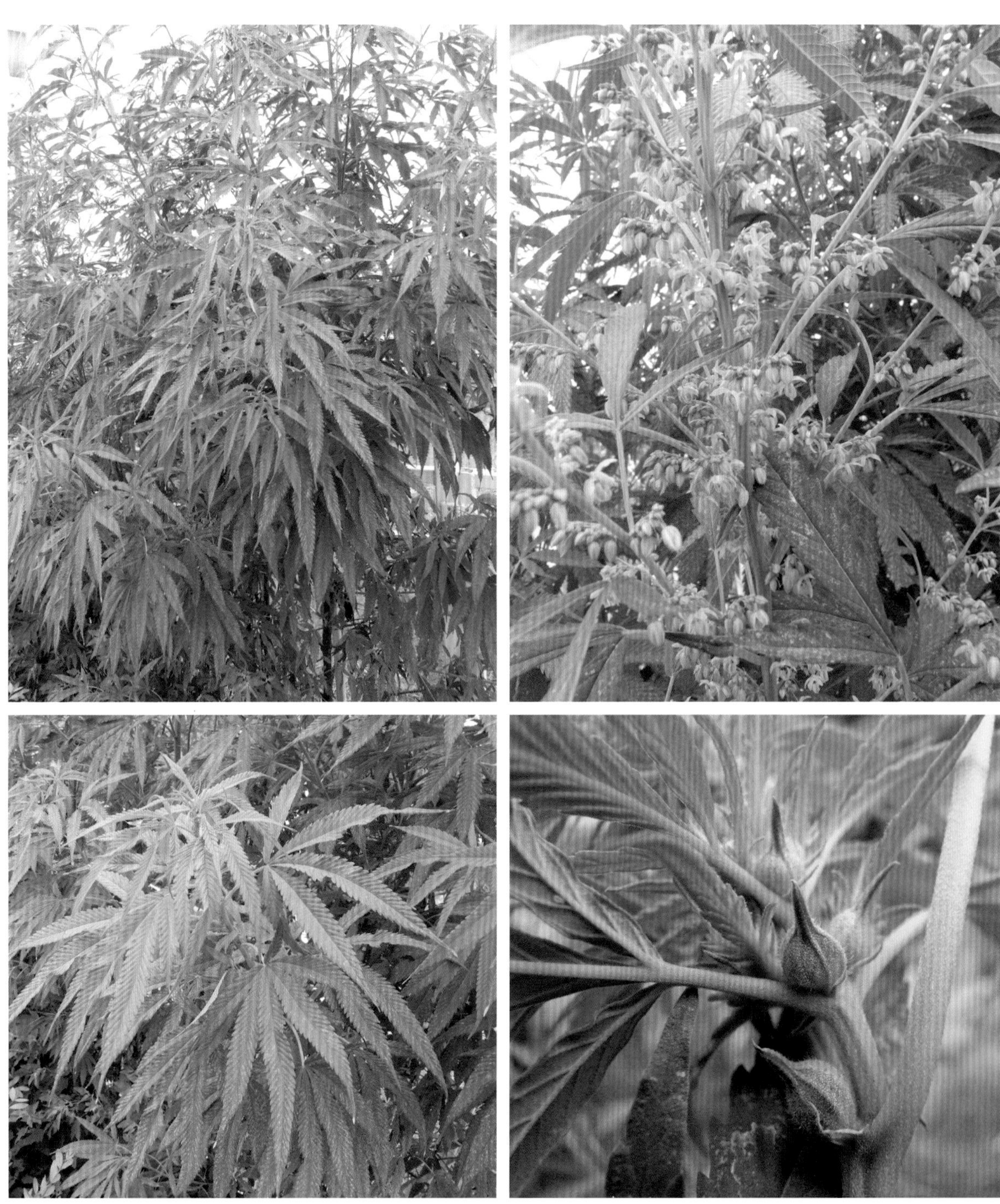

【形态特征】一年生直立草本，高 1~3m。枝具纵沟槽，密生灰白色贴伏毛。叶掌状全裂，裂片披针形或线状披针形，先端渐尖，基部狭楔形，表面深绿，微被糙毛，背面幼时密被灰白色贴状毛后变无毛，边缘具向内弯的粗锯齿，中脉及侧脉在表面微下陷，背面隆起；叶柄长 3~15cm，密被灰白色贴伏毛；托叶线形。雄花序长达 25cm；花黄绿色，花被 5，膜质，外面被细贴伏毛，雄蕊 5，花丝极短，花药长圆形；小花柄长 2~4mm；雌花绿色；花被 1，紧包子房，略被小毛；子房近球形。瘦果为宿存黄褐色苞片所包，果皮坚脆，表面具细网纹。花期 5~6 月，果期 7 月。

【生境分布】在祁连山分布于互助林区海拔 2200~2800m 林缘、灌丛，沿山地区常有种植。全国各省区多有栽培。

中药　火麻仁

【别　　名】大麻仁、火麻、线麻子。

【入药部位】果实。

【采收加工】秋季果实成熟时采收，除去杂质，晒干。

【性味归经】味甘，性平。归脾、胃、大肠经。

【功能主治】润燥滑肠，利水通淋，活血。主治肠燥便秘，风痹，消渴，热淋，痢疾，月经不调，疮癣，丹毒。

【用法用量】内服：10~15g，或入丸、散。外用：适量，捣敷，或煎水洗。

【各家论述】①麻子，性最滑利，甘能补中，中得补则气自益，甘能益血，血脉复则积血破，乳妇产后余疾皆除矣。风并于卫，则卫实而荣虚，荣者血也、阴也。《经》曰：阴弱者汗自出。麻仁益血补阴，使荣卫调和，风邪去而汗自止也。逐水利小便者，滑利下行，引水气从小便而出也。（《本草经疏》）②麻子仁，非血药而有化血之液，不益气而有行气之用，故于大肠之风燥最宜。麻仁之所以疗风者，然属血中之风，非漫治风也，而其所以疗风者，以其脂润而除燥，盖由于至阳而宣至阴之化，非泛泛以脂润为功也。（《本草述》）③主中风汗出，逐水，利小便，破积血，复血脉，乳妇产后余疾。（《名医别录》）④补虚劳，逐一切风气，长肌肉，益毛发，去皮肤顽痹，下水气及下乳，止消渴，催生，治横逆产。（《日华子本草》）

中药 麻叶

【别　　名】火麻叶、火麻头。

【入药部位】叶。

【采收加工】夏、秋季枝叶茂盛时采收，鲜用或晒干。

【性味归经】味苦、辛，性平。有毒。归肺、膀胱、大肠经。

【功能主治】平喘截疟，解毒杀虫。主治疟疾，气喘，蛔虫病。

【用法用量】内服：捣汁，或入丸、散。外用：捣敷。

【各家论述】①捣叶水绞取汁服五合，主蛔虫；捣敷蝎母。（《新修本草》）②有解痛、麻醉、利尿作用。（《东北药用植物志》）③夹入烟草中吸之，治喘息。（《中国药用植物图鉴》）

中药 麻花

【别　　名】麻勃、乌麻花。

【入药部位】雄花。

【采收加工】5~6月花期时采收，鲜用或晒干。

【性味归经】味苦、辛，性温。有毒。

【功能主治】祛风，活血，生发。主治风病肢体麻木，遍身瘙痒，经闭。

【用法用量】内服：1~3g，或入膏、丸。外用：适量，研末敷，或作炷燃灸。

【各家论述】①治遍身苦痒，逐诸风恶血，主女人经候不通。（《药性论》）②治健忘及金疮内漏。（《本草纲目》）

中药 麻蕡

【别　　名】麻蓝、青羊。

【入药部位】雌花序及幼嫩果序。

【采收加工】夏季采收，鲜用或晒干。

【性味归经】味辛，性平。有毒。

【功能主治】祛风镇痛，定惊安神。主治痛风，痹证，癫狂，失眠，咳喘。

【用法用量】内服：0.3~0.6g。外用：适量，捣敷。

【各家论述】①主五劳七伤，利五脏，下血寒气。（《神农本草经》）②破积，止痹，散脓。（《名

医别录》）③和胃，润命门，祛风，利大肠，破瘀，通乳，下胎。（《医林纂要》）

中药　麻根

【别　　名】麻青根、大麻根。

【入药部位】根。

【采收加工】全年均可采挖，去净泥土，晒干。

【性味归经】味苦，性平。

【功能主治】祛瘀，止血，利尿。主治跌打损伤，难产，胞衣不下，血崩，淋证，带下病。

【用法用量】内服：9~15g，或捣汁。

【各家论述】①麻根汁煮饮之，主瘀血、石淋。（陶弘景）②主产难，胞衣不出，破血壅胀。带下崩中不止者，以水煮服之。（《新修本草》）

中药　麻皮

【入药部位】茎皮部的纤维。

【采收加工】夏、秋季取茎，剥取皮部，除去外皮，晒干。

【性味归经】味苦，性平。归大肠、脾经。

【功能主治】活血，通淋。主治跌扑损伤，热淋胀痛。

【用法用量】内服：9~15g，或研末冲服。

【各家论述】①沤麻汁，止消渴，治瘀血。（《新修本草》）②破血，通小便。（《本草纲目》）

蒙药　傲鲁孙—乌热

【别　　名】扫绕玛那赫布、哈日—敖鲁苏、敖鲁苏。

【入药部位】种仁。

【采收加工】秋季果实成熟时，割取全株，晒干，打下果实，除去杂质。

【药　　性】味甘，性平。效腻。

【功能主治】祛协日乌素，杀虫，滋补强身，润肠通便。主治陶赖，赫如虎，协日乌素病，皮肤病。

【用法用量】内服：研末，3~5g，或入丸、散。

葎　草

锯锯藤、拉拉藤、拉拉秧

Humulus scandens (Lour.) Merr.

资源量：较常见

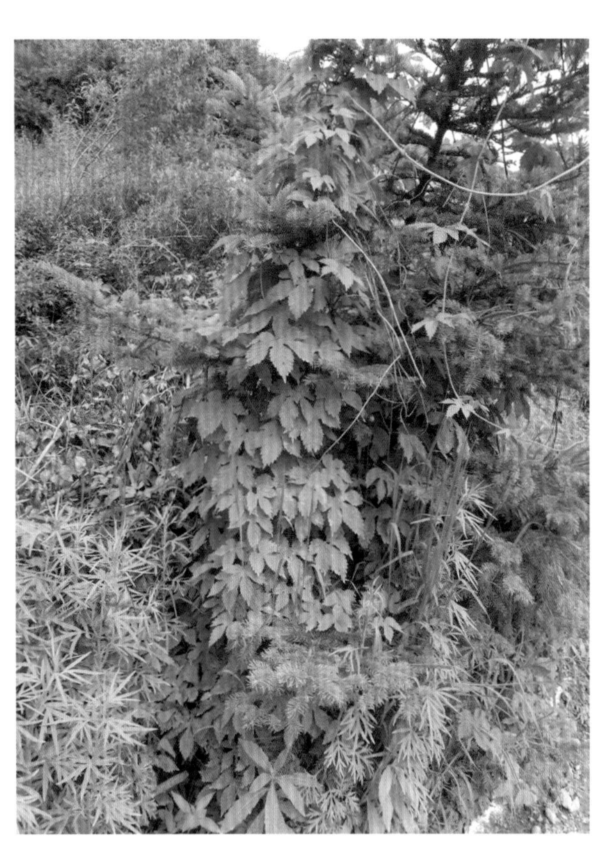

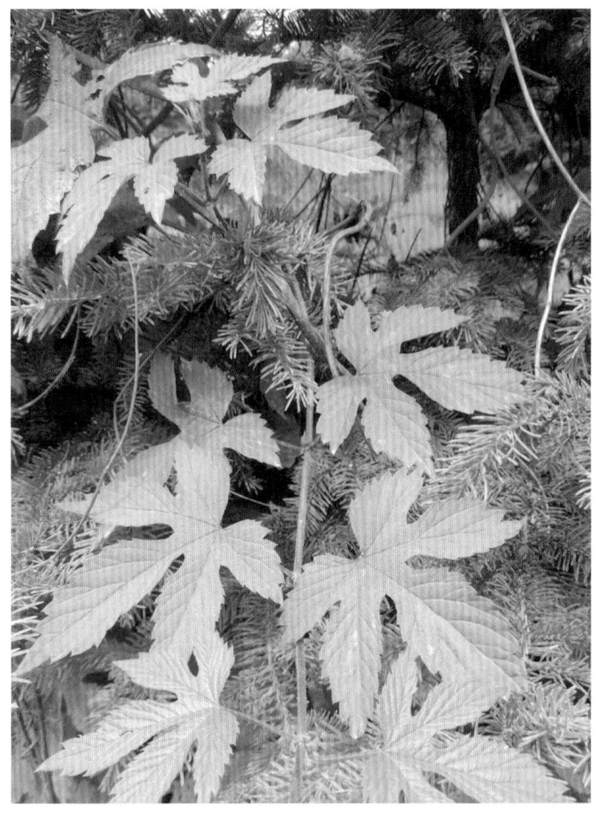

【形态特征】多年生缠绕草本。茎、枝、叶柄均具倒钩刺。叶纸质，肾状五角形，掌状5~7深裂，稀为3裂，长宽7~10cm，基部心脏形，表面粗糙，疏生糙伏毛，背面有柔毛和黄色腺体，裂片卵状三角形，边缘具锯齿；叶柄长5~10cm。雄花小，黄绿色，圆锥花序，长15~25cm；雌花序球果状，径约5mm，苞片纸质，三角形，顶端渐尖，具白色绒毛；子房为苞片包围，柱头2，伸出苞片外。瘦果成熟时露出苞片外。花期5~8月，果期8~9月。

【生境分布】在祁连山分布于连城林区海拔2100m上下沟边、荒地、林缘。我国除新疆、青海外，南北各省区均有分布。

中药　葎草

【别　　名】勒草、黑草、葛葎蔓。

【入药部位】全草。

【采收加工】9~10 月收获，选晴天，收割地上部分，除去杂质，晒干。

【性味归经】味甘、苦，性寒。归肺、肾经。

【功能主治】清热解毒，利尿通淋。主治肺热咳嗽，肺痈，虚热烦渴，热淋，水肿，小便不利，湿热泻痢，热毒疮疡，皮肤瘙痒。

【用法用量】内服：10~15g，鲜品 30~60g，或捣汁。外用：适量，捣敷，或煎水熏洗。

【各家论述】①葎草，苦寒泄降，主湿热壅塞之实证，亦可为外疡阳毒之外敷药。（《本草正义》）②主瘀血，止精溢盛气。（《名医别录》）③主五淋，利小便，止水痢，除疟，虚热渴，煮汁及生汁服之。（《新修本草》）④治伤寒汗后虚热，锉研，取生汁饮一合。（《本草衍义》）⑤润三焦，消五谷，益五脏，除九虫，辟瘟疫，敷蛇、蝎伤。（《本草纲目》）

荨麻科

宽叶荨麻

蝎子草、螫麻子、荨麻
Urtica laetevirens Maxim.

资源量：常见

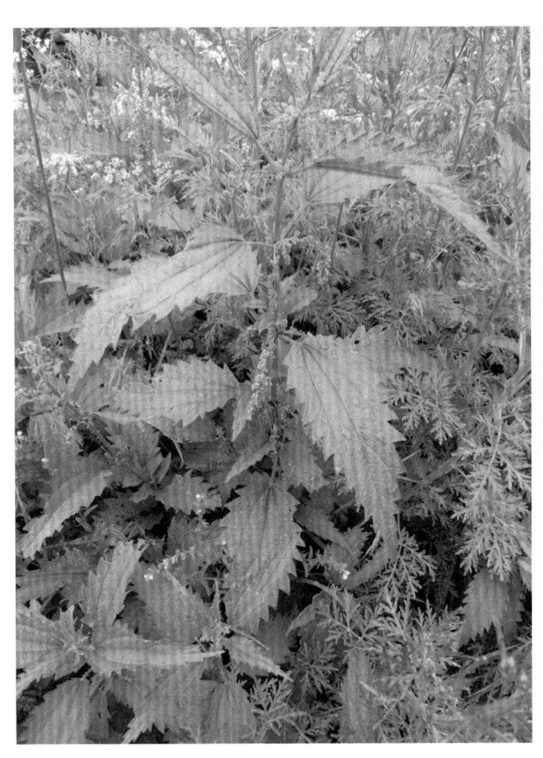

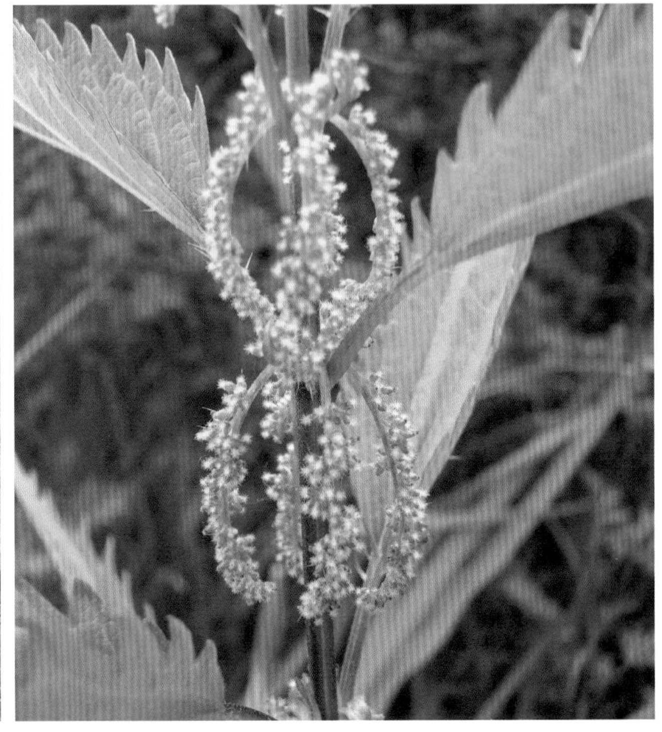

【形态特征】多年生草本，根状茎匍匐。茎高30~100cm，节间较长，四棱形，有稀疏刺毛和疏生细糙毛，不分枝或少分枝。叶常近膜质，卵形或披针形；叶柄纤细，向上的渐变短，疏生刺毛和细糙毛；托叶每节4枚，离生或有时上部的多少合生，条状披针形或长圆形。雌雄同株，稀异株，雄花序近穗状，纤细，生上部叶腋；雌花序近穗状，生下部叶腋，较短，纤细，稀缩短成簇生状，小团伞花簇稀疏地着生于序轴上。瘦果卵形，双凸透镜状，顶端稍钝，熟时变灰褐色，多少有疣点，果梗上部有关节；宿存花被片4，在基部合生，外面疏生微糙毛，内面2枚椭圆状卵形，与果近等大，外面2枚狭卵形或倒卵形，伸达内面花被片的中下部。花期6~8月，果期8~9月。

【生境分布】在祁连山分布于海拔2100~3600m山谷林下、河滩。辽宁、内蒙古、山西、河北、山东、河南、陕西、甘肃、青海、安徽、四川、湖北、湖南、云南和西藏东南部有分布。

中药 荨麻

【别　　名】焊麻、蕁草、毛蕁。

【入药部位】全草。

【采收加工】夏、秋季采收，切段，晒干。

【性味归经】味苦、辛，性温。有小毒。

【功能主治】祛风定惊，消积通便。主治风湿关节痛，小儿惊风，大便不通，小儿麻痹后遗症，高血压，消化不良。外用主治隐疹，蛇咬伤。

【用法用量】内服：5~10g。外用：适量，捣汁擦，或捣烂外敷，或煎水洗。

【各家论述】①疗蛇毒。（《本草图经》）②风疹初起，以此点之。（《本草纲目》）③浴风，采取煮汁洗。（《本草纲目拾遗》）

中药 荨麻根

【别　　名】焊麻根、毛蕁根、蕁麻根。

【入药部位】根。

【采收加工】夏、秋季采挖，除去杂质，洗净，晒干或鲜用。

【性味归经】味苦、辛，性温。有小毒。

【功能主治】祛风，活血，止痛。主治风湿疼痛，荨麻疹，湿疹，高血压。

【用法用量】内服：15~30g，或浸酒。外用：适量，煎水洗。

【各家论述】①治虚弱劳伤，舒筋活血，又可驱风。（《贵州民间方药集》）②治高血压，手足发麻。（《新疆中草药手册》）

藏药 莎布

【别　　名】莎鬼、日毒、沙结阿牙。

【入药部位】叶与种子。

【采收加工】5~6 月采叶，7~8 月采种子，晒干。

【药　　性】味甘、苦、辛，性温。

【功能主治】祛风定惊，温胃消食。主治龙病引起的久热，消化不良，寒症，关节炎等。

【用法用量】内服：研末，2~6g，或入丸、散。

蒙药 哈拉盖

【别　　名】苏瓦高得、苏瓦、苏瓦布如木。

【入药部位】全草。

【采收加工】夏、秋季采收，切段晒干。

【药　　性】味甘、辛，性温。效重。

【功能主治】抑赫依，调胃火，解毒，破痞。主治头晕，耳鸣，失眠，关节疼痛，心慌，消化不良，嗳气，吐泻，胃痞，肝痞，蛇毒。

【用法用量】内服：煮散剂，3~5g，或入丸、散。

麻叶荨麻

蝎子草

Urtica cannabina L.

资源量：常见

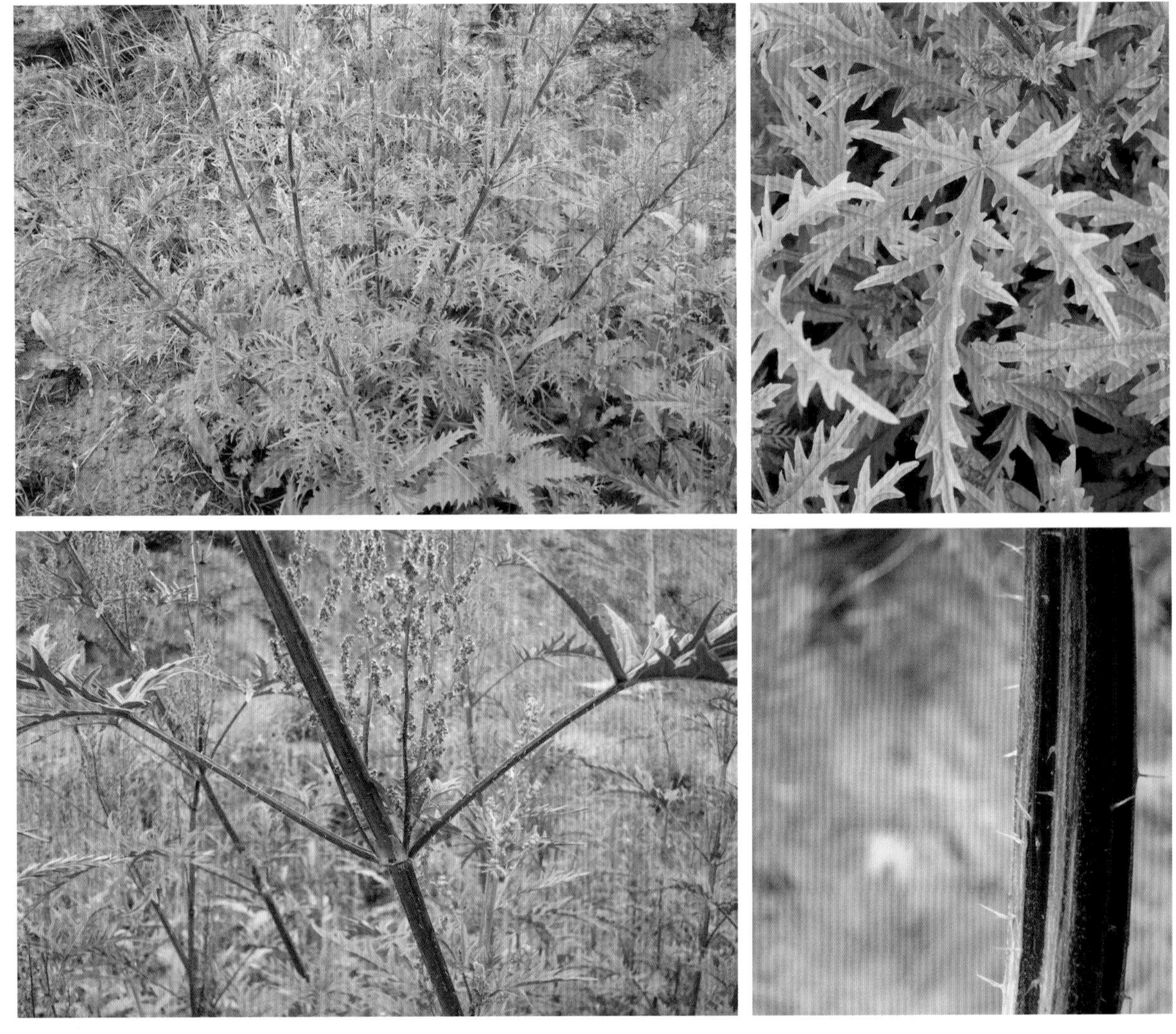

【形态特征】多年生草本。横走的根状茎木质化。茎高 50~150cm，下部四棱形，常近于无刺毛，具少数分枝。叶片轮廓五角形，上面常只疏生细糙毛，后渐变无毛，下面有短柔毛和在脉上疏生刺毛；叶柄生刺毛或微柔毛；托叶离生，条形长 5~15mm，两面被微柔毛。花雌雄同株，雄花序圆锥状，生下部叶腋，斜展，生最上部叶腋的雄花序中常混生雌花；雌花序生上部叶腋，常穗状，直立或斜展。瘦果狭卵形，顶端锐尖，稍扁，熟时变灰褐色，表面有明显或不明显的褐红色点。花期 7~8 月，果期 8~10 月。

【生境分布】在祁连山分布于海拔 2800m 坡地、溪旁、路旁。新疆、甘肃、四川、陕西、山西、河北、内蒙古、辽宁、吉林、黑龙江有分布。

中药 荨麻

同“宽叶荨麻”条。

藏药 莎布

同“宽叶荨麻”条。

蒙药 哈拉盖

同“宽叶荨麻”条。

檀香科

长叶百蕊草

九龙草、珍珠草、酒仙草

Thesium longifolium Turcz.

资源量：稀少

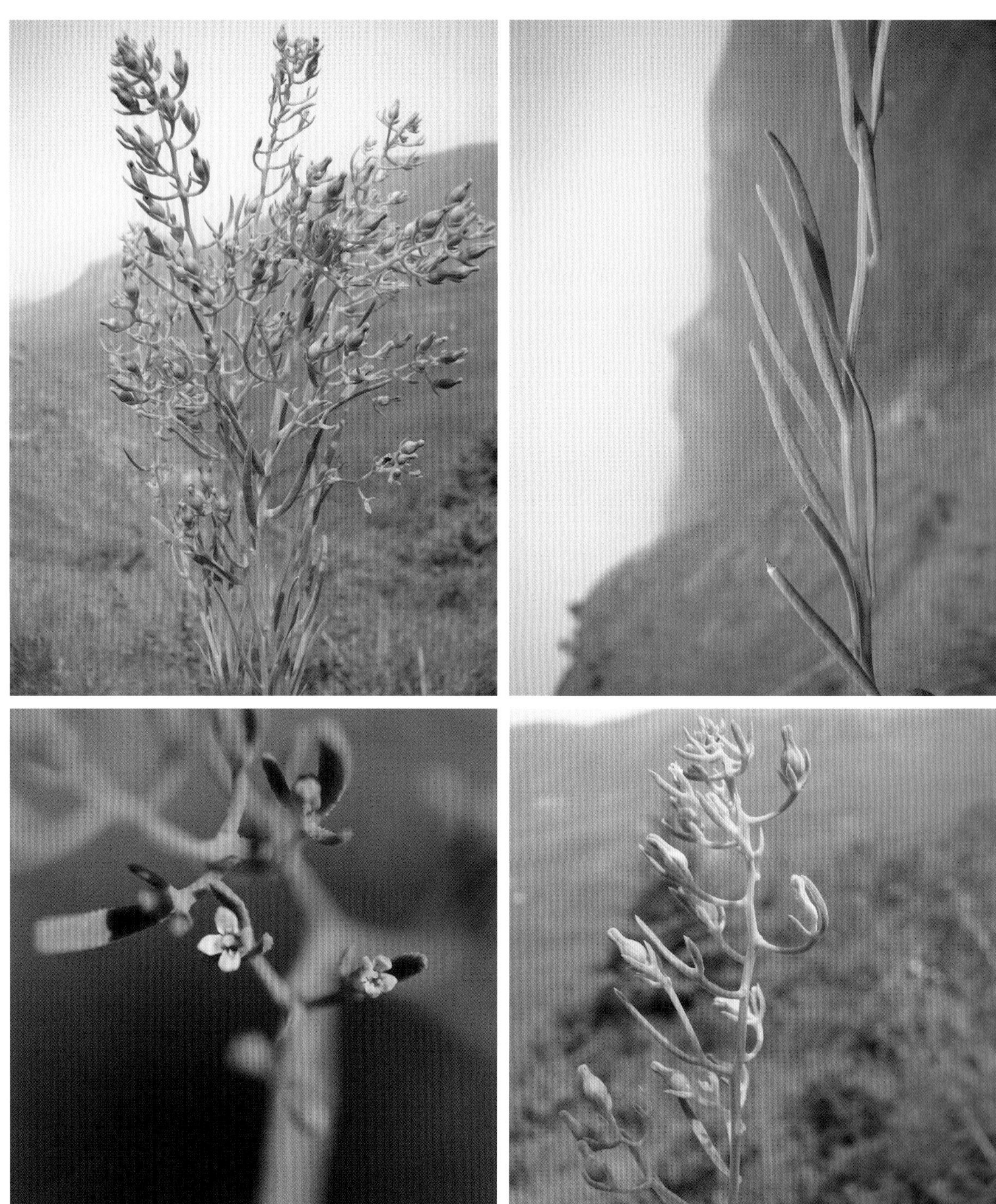

【形态特征】多年生草本，高约 50cm。茎簇生，有明显的纵沟。叶无柄，线形，长 4~4.5cm，宽 2.5mm，两端渐尖，有 3 脉。总状花序腋生或顶生；花黄白色，钟状，长 4~5mm；花梗长 0.6~2cm，有细条纹；苞片 1 枚，线形，长 1cm；小苞片 2 枚，狭披针形，长约 4.5mm，边缘均粗糙；花被 5 裂，裂片狭披针形，顶端锐尖，内弯；雄蕊 5，插生于裂片基部，内藏；花柱内藏，子房柄长 0.5mm。坚果近球形或椭圆状，黄绿色，长 3.5~4mm，表面偶有分叉的纵脉（棱），宿存花被比果短。花期 6~7 月，果期 7~8 月。

【生境分布】在祁连山分布于海拔 2700m 以下草地、林缘、灌丛。辽宁、内蒙古、河北、山西、陕西、宁夏、甘肃、青海、四川、云南等地有分布。

中药 九仙草

【别　　名】小星宿草、山柏枝、绿珊瑚。

【入药部位】全草。

【采收加工】夏、秋季采收全草，晒干。

【性味归经】味辛、微苦，性凉。归肺、肝、脾经。

【功能主治】解表清热，祛风止痉。主治感冒，中暑，小儿肺炎，惊风。

【用法用量】内服：6~12g。

【各家论述】退热解痉，消炎杀虫。（《云南中草药》）

桑寄生科

槲寄生

冬青、寄生子、台湾槲寄生

Viscum coloratum (Komar.) Nakai

资源量：稀少

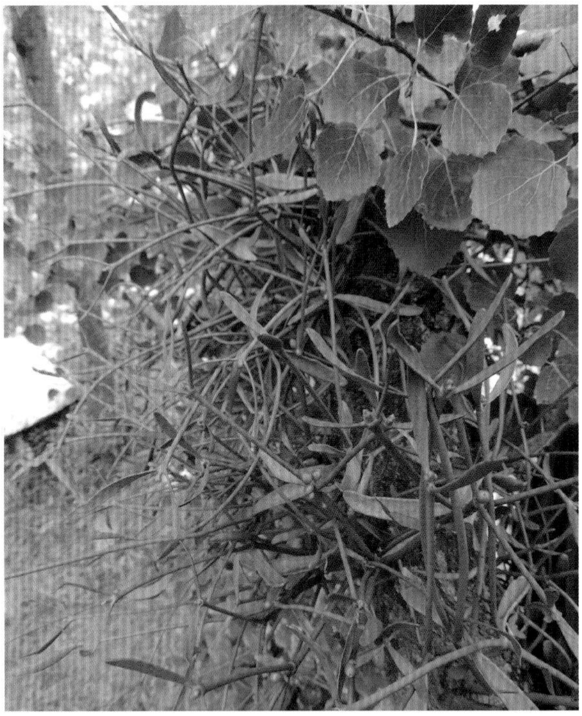

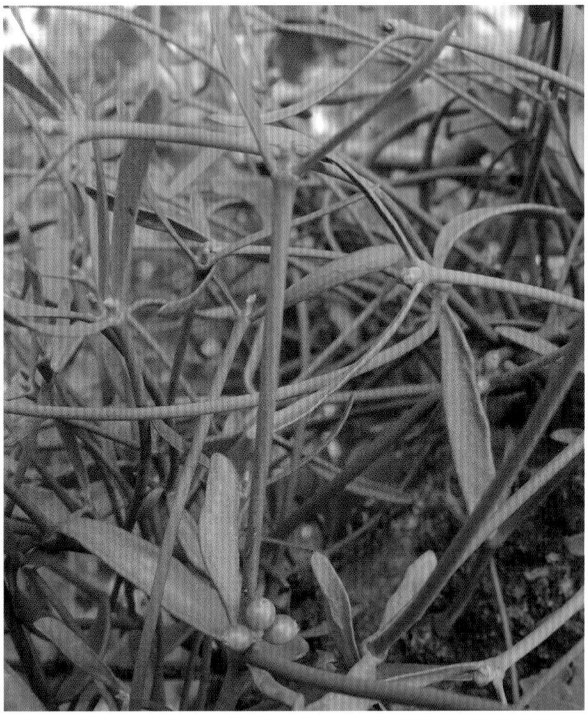

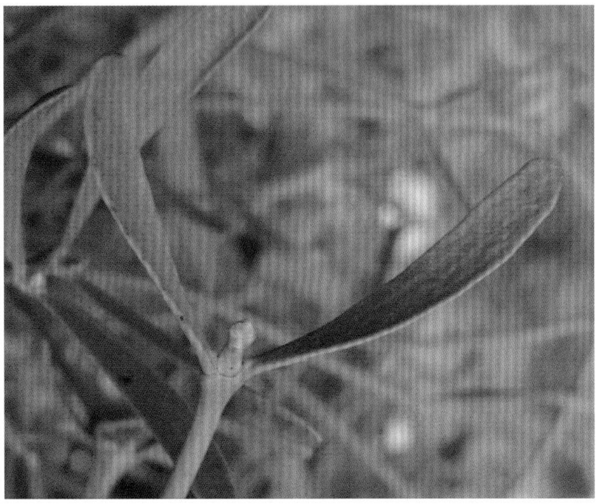

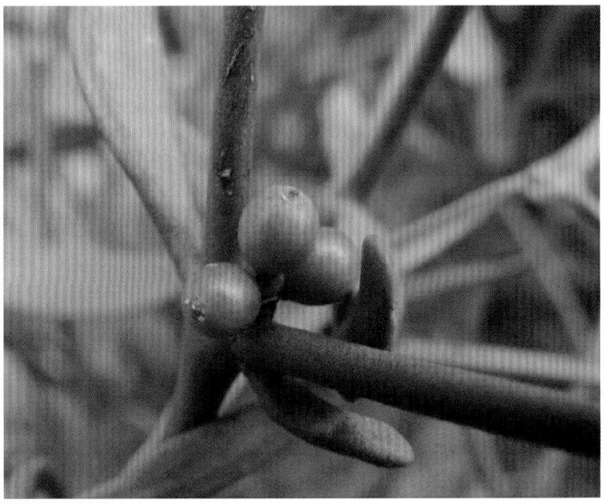

【形态特征】寄生灌木，枝长 0.3~0.8m。茎、枝圆柱状，二歧或三歧、稀多歧分枝，节稍膨大。叶对生，稀 3 枚轮生，厚革质或革质，长椭圆形至椭圆状披针形；基出脉 3~5 条；叶柄短。雌雄异株；花序顶生或腋生于茎叉状分枝处；雄花序聚伞状，通常具花 3 朵，中央的花具 2 枚苞片或无；雄花花蕾时卵球形，萼片 4 枚，卵形；花药椭圆形。雌花序聚伞式穗状，具花 3~5 朵，顶生的花具 2 枚苞片或无，交叉对生的花各具 1 枚苞片；苞片阔三角形；雌花花蕾时长卵球形；花托卵球形，萼片 4 枚，三角形，长约 1mm；柱头乳头状。果球形，具宿存花柱，成熟时淡黄色或橙红色，果皮平滑。花期 4~5 月，果期 9~11 月。

【生境分布】在祁连山分布于连城林区海拔 2200m 上下阔叶林中，寄生于杨树。全国大部分省区有分布。

中药 槲寄生

【别　　名】黄寄生、槲寄、寄生。

【入药部位】带叶的茎枝。

【采收加工】一般在冬季采收，用刀割下，除去粗枝，扎成小把，或过沸水（使不变色），阴干或晒干。

【性味归经】味苦，性平。归肝、肾经。

【功能主治】祛风湿，补肝肾，强筋骨，安胎元。主治风湿痹痛，腰膝酸软，筋骨无力，崩漏经多，妊娠漏血，胎动不安，头晕目眩。

【用法用量】内服：9~15g。

蒙药 毛敦—苏格苏日

【别　　名】毛敦—德瓦、查日森—苏格苏日。

【入药部位】枝叶。

【采收加工】一般冬季采收。用刀割下，除去粗枝，阴干或晒干，或过沸水后捞出晒干。

【药　　性】味苦，性寒。

【功能主治】清热，解毒，杀黏虫。主治增盛热，头痛，关节疼痛，口苦等疫热症。

【用法用量】内服：煮散剂，3~5g，或入丸、散。

蓼 科

木藤蓼

康藏何首乌、山荞麦、奥氏蓼

Fallopia aubertii (L. Henry) Holub

资源量：较常见

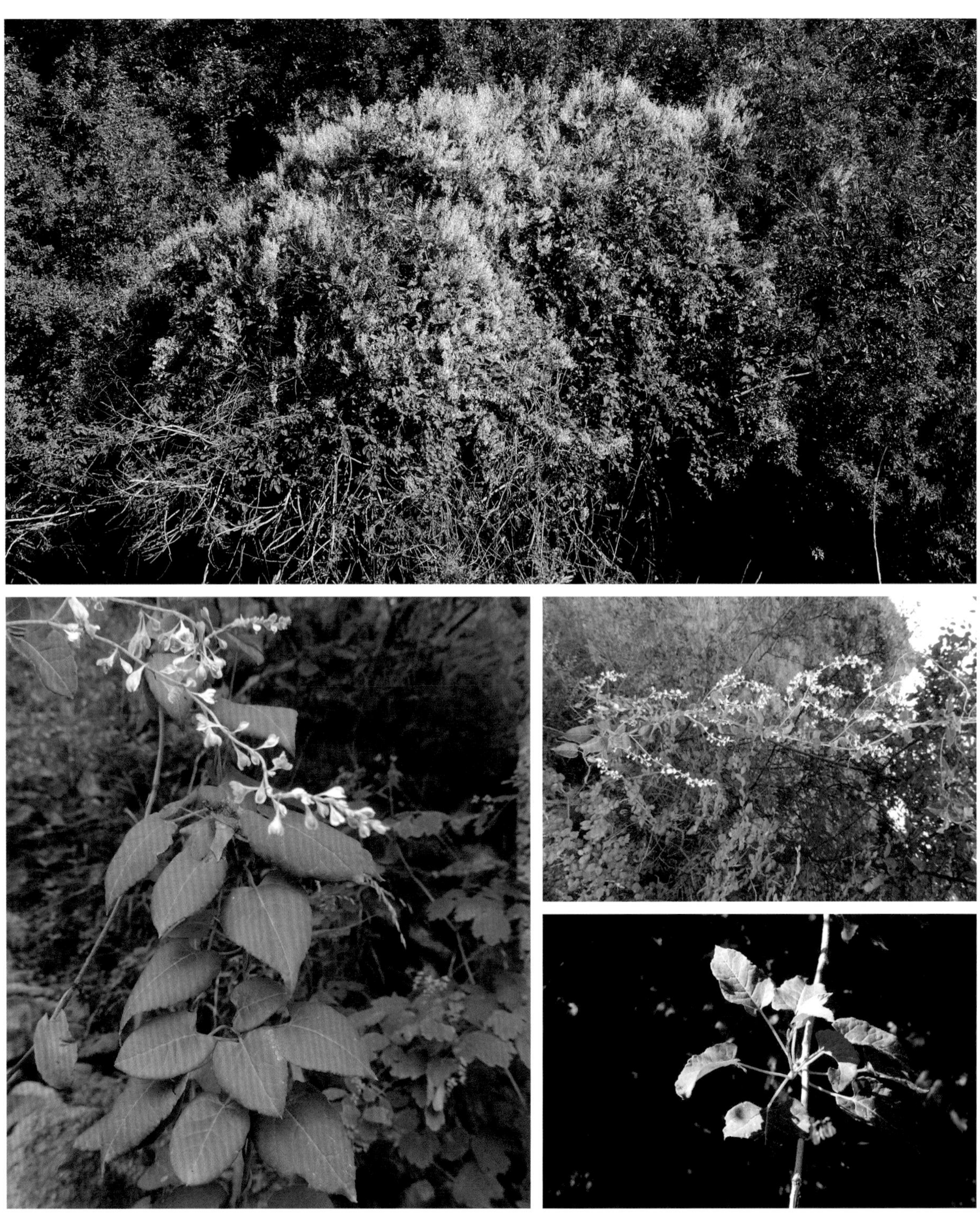

【形态特征】木质藤本。茎长 1~4m，灰褐色，无毛。叶簇生稀互生，叶片长卵形或卵形，长 2.5~5cm，宽 1.5~3cm，近革质，顶端急尖，基部近心形，两面均无毛；叶柄长 1.5~2.5cm；托叶鞘膜质，褐色，易破裂。花序圆锥状，少分枝，稀疏，腋生或顶生，花序梗具小突起；苞片膜质，顶端急尖，每苞内具 3~6 花；花梗细，长 3~4mm，下部具关节；花被 5 深裂，淡绿色或白色，花被片外面 3 片较大，背部具翅，果时增大，基部下延；花被果时外形呈倒卵形，长 6~7mm，宽 4~5mm；瘦果卵形，具 3 棱，长 3.5~4mm，黑褐色，密被小颗粒，微有光泽，包于宿存花被内。花期 7~8 月，果期 8~9 月。

【生境分布】在祁连山分布于冷龙岭、连城林区、皇城及互助一带海拔 2000m 上下灌丛、山谷路边、石崖。内蒙古、山西、河南、陕西、甘肃、宁夏、青海、湖北、四川有分布。

中药　酱头

【别　　名】大红药。

【入药部位】块根。

【采收加工】秋季采挖块根，切片，鲜用或晒干。

【性味归经】味苦、涩，性凉。归心、脾、胃经。

【功能主治】健脾和中，清热解毒，调经止血。主治外伤出血，消化不良，胃痛，崩漏，月经不调。外用主治疔疮初起，外伤出血。

【用法用量】内服：6~9g，或研粉，2~3g。外用：适量，鲜品捣敷。

何首乌

夜交藤、紫乌藤、首乌

Polygonum multiflorum Thunb.

资源量：栽培

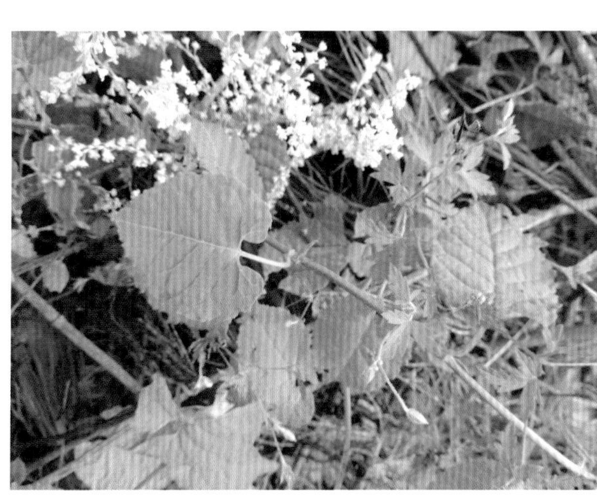

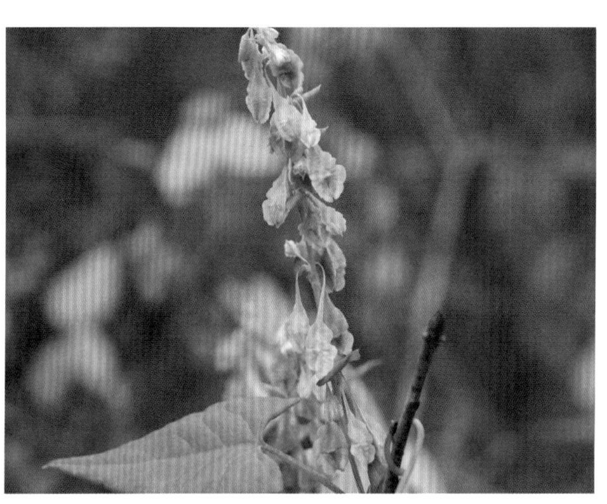

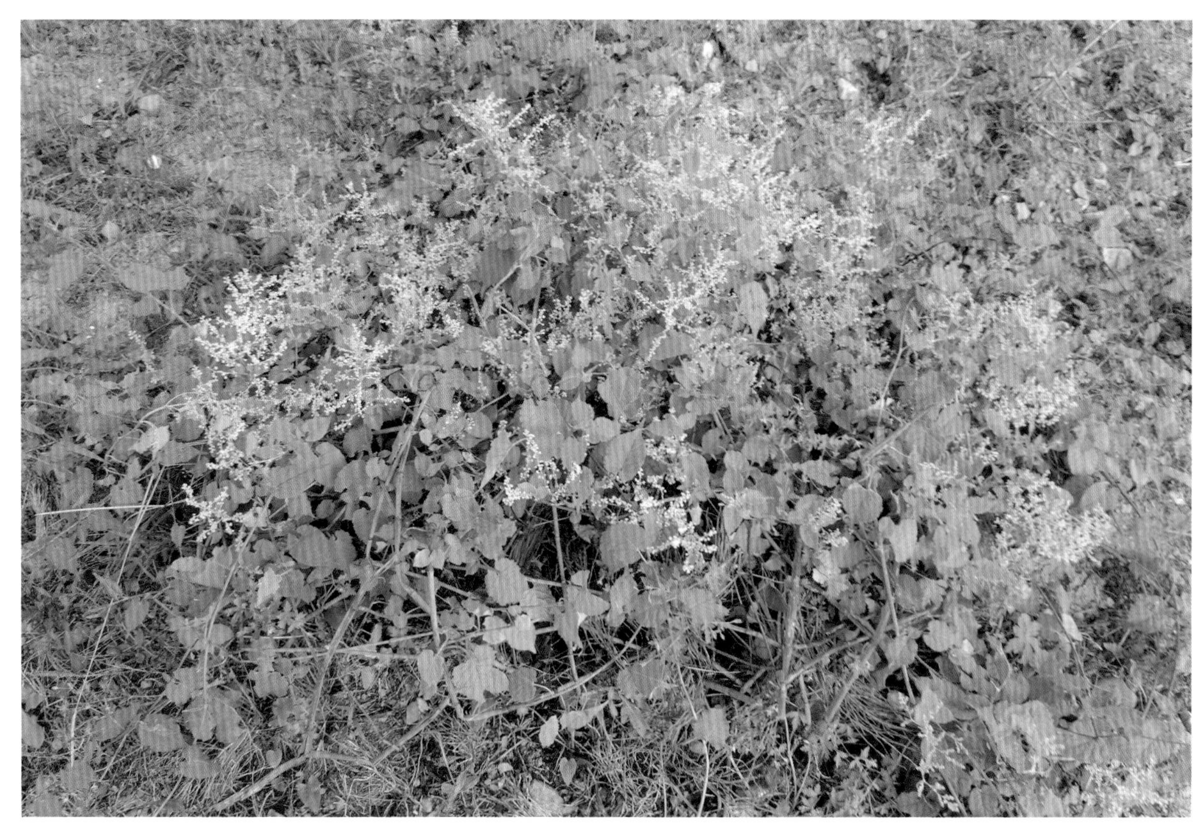

【形态特征】多年生草本藤本。块根肥厚，长椭圆形，黑褐色。茎缠绕，长 2~4m，多分枝，具纵棱，无毛，微粗糙，下部木质化。叶卵形或长卵形，长 3~7cm，宽 2~5cm，顶端渐尖，基部心形或近心形，两面粗糙；叶柄长 1.5~3cm；托叶鞘膜质，偏斜，无毛，长 3~5mm。花序圆锥状，顶生或腋生，长 10~20cm，分枝开展，具细纵棱，沿棱密被小突起；苞片三角状卵形，具小突起，顶端尖，每苞内具 2~4 花；花梗细弱，长 2~3mm，下部具关节，果时延长；花被 5 深裂，白色或淡绿色，花被片椭圆形，大小不相等，外面 3 片较大背部具翅，果时增大，花被果时外形近圆形，直径 6~7mm；雄蕊 8，花丝下部较宽；花柱 3，极短，柱头头状。瘦果卵形，具 3 棱，长 2.5~3mm，黑褐色，有光泽，包于宿存花被内。花期 8~9 月，果期 9~10 月。

【生境分布】祁连山区居民有栽培。我国华中、华南、华东，以及陕西、甘肃、四川、云南、贵州有分布。

中药 何首乌

【别　　名】地精、赤敛、陈知白。

【入药部位】块根。

【采收加工】秋、冬季叶枯萎时采挖，削去两端，洗净，较大的切成块，干燥。

【性味归经】味苦、甘、涩，性微温。归肝、心、肾经。

【功能主治】解毒，消痈，截疟，润肠通便。主治疮痈，瘰疬，风疹瘙痒，久疟体虚，肠燥便秘。

【用法用量】内服：3~6g。

【各家论述】①治一切冷气及肠风。（《日华子本草》）②主瘰疬，消痈肿，疗头面风疮，疗五痔，止心痛，益血气，髮，悦颜色，亦治妇人产后及带下诸疾。（《开宝本草》）③治中风，头痛，行痹，鹤膝风，痫证，黄疸。（《本草述》）④益肝，敛血，滋阴。治腰膝软弱，筋骨酸痛，截虚疟，止肾泻，除崩漏，解带下。（《药品化义》）

中药　首乌藤

【别　　名】何首乌藤、叶钩藤。

【入药部位】藤茎。

【采收加工】秋、冬季采割，除去残叶，捆成把，干燥。

【性味归经】味甘，性平。归心、肝经。

【功能主治】养血安神，祛风通络。主治失眠多梦，血虚身痛，风湿痹痛，皮肤瘙痒。

【用法用量】内服：9~15g。外用：适量，煎水洗患处。

苦荞麦

荞叶七、荞麦七

Fagopyrum tataricum (L.) Gaertn.

资源量：栽培

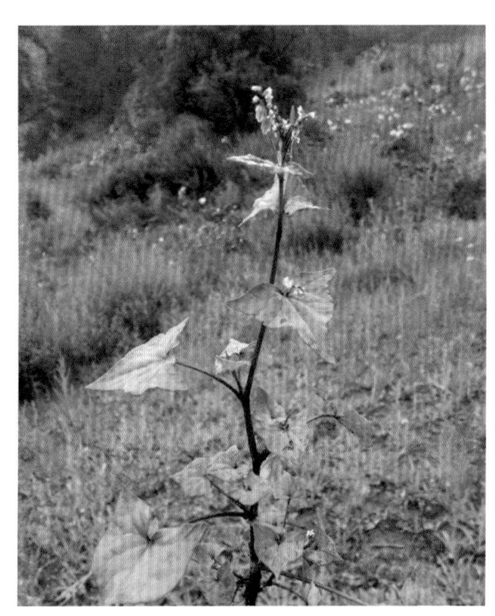

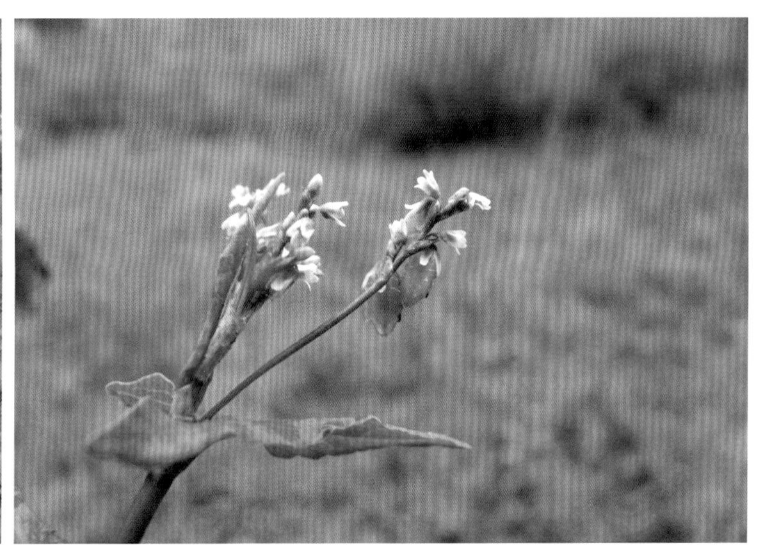

【形态特征】一年生草本植物。茎直立，高 30~70cm，分枝，绿色或微呈紫色，有细纵棱，一侧具乳头状突起。叶宽三角形，长 2~7cm，两面沿叶脉具乳头状突起，下部叶具长叶柄，上部叶较小具短柄；托叶鞘偏斜，膜质，黄褐色，长约 5mm。花序总状，顶生或腋生，花排列稀疏；苞片卵形，长 2~3mm，每苞内具 2~4 花，花梗中部具关节；花被 5 深裂，白色或淡红色，花被片椭圆形，长约 2mm；雄蕊 8，比花被短；花柱 3，短，柱头头状。瘦果长卵形，长 5~6mm，具 3 棱及 3 条纵沟，上部棱角锐利，下部圆钝有时具波状齿，黑褐色，无光泽，比宿存花被长。花期 6~9 月，果期 8~10 月。

【生境分布】在祁连山分布于海拔 2800m 以下田埂和草地。我国东北、华北、西北、西南有分布。

中药　苦荞头

【别　　名】荞叶七。

【入药部位】根及根茎。

【采收加工】秋季采挖，洗净，晒干。

【性味归经】味苦、甘，性平。有小毒。归脾、胃、大肠经。

【功能主治】健脾行滞，理气止痛，解毒消肿。主治胃脘胀痛，消化不良，痢疾，腰腿痛，跌打损伤，痈肿恶疮，狂犬咬伤。

【用法用量】内服：10~15g，研末或浸酒。外用：适量，捣敷。

【各家论述】①健胃顺气，祛风除痰。治狂犬咬伤；外治恶疮，虫、蚊咬伤。（《贵州民间方药集》）
②除湿止痛，解毒消肿，健胃。治跌打损伤，腰腿疼痛，疮痈肿毒，消化不良。（《内蒙古中草药》）

藏药　日介渣窝

【入药部位】全草。

【采收加工】开花盛期采集，除净枯叶、残茎，洗净，晒干。

【药　　性】味甘、涩，性凉。

【功能主治】健胃，消食，止泻，愈疮。主治疖疮，腹泻，消化不良。

【用法用量】内服：配方用，每次 9~15g。

萹 蓄 萹蔓、萹竹、地萹蓄 *Polygonum aviculare* L.

资源量：常见

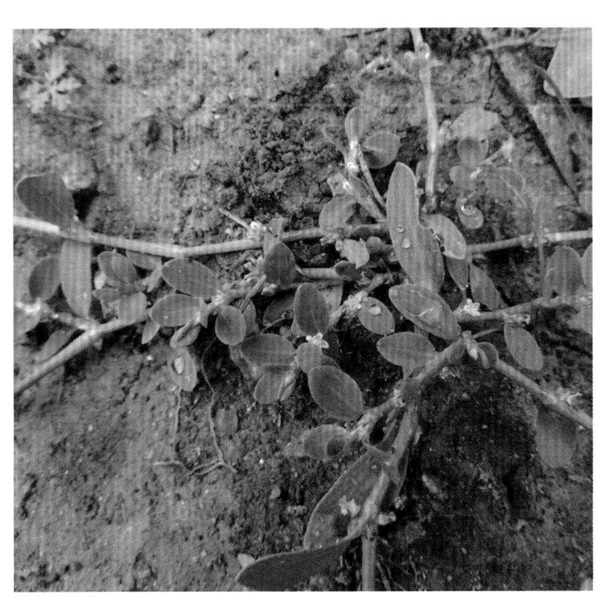

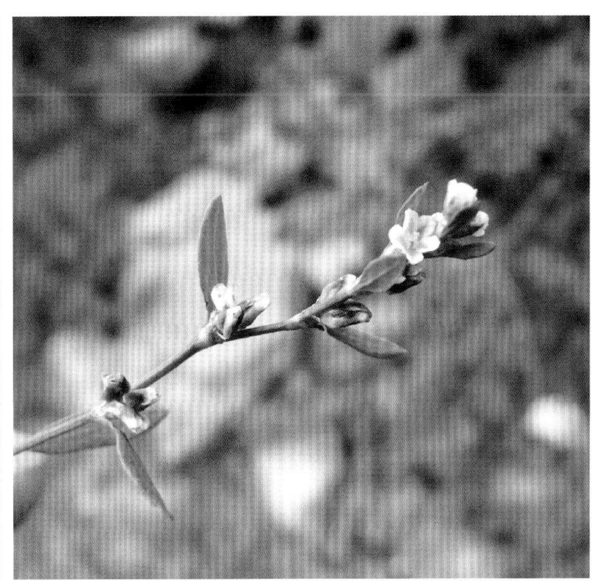

【形态特征】一年生草本。茎平卧、上升或直立，高 10~40cm，自基部多分枝，具纵棱。叶椭圆形，狭椭圆形或披针形，长 1~4cm，宽 3~12mm，顶端钝圆或急尖，基部楔形，边缘全缘，两面无毛，下面侧脉明显；叶柄短或近无柄，基部具关节；托叶鞘膜质，下部褐色，上部白色，撕裂脉明显。花单生或数朵簇生于叶腋；苞片薄膜质；花梗细，顶部具关节；花被 5 深裂，花被片椭圆形，长 2~2.5mm，绿色，边缘白色或淡红色；雄蕊 8，花丝基部扩展；花柱 3，柱头头状。瘦果卵形，具 3 棱，长 2.5~3mm，黑褐色，密被由小点组成的细条纹，无光泽，与宿存花被近等长或稍超过。花期 5~7 月，果期 6~8 月。

【生境分布】在祁连山分布于全山系。全国各地均有产。

中药 萹蓄

【别　　名】百节、百节草、铁绵草。

【入药部位】地上部分。

【采收加工】7~8 月生长旺盛时采收，齐地割取全株，除去杂草、泥沙，捆成把，晒干或鲜用。

【性味归经】味苦，性微寒。归膀胱经。

【功能主治】利尿通淋，杀虫，止痒。主治热淋涩痛，小便短赤，虫积腹痛，皮肤湿疹，阴痒带下。

【用法用量】内服：9~15g。外用：适量，煎洗患处。

【各家论述】①主浸淫，疥瘙疽痔，杀三虫。（《神农本草经》）②疗女子阴蚀。（《名医别录》）③煮汁与小儿饮，疗蛔虫有验。（《本草经集注》）④主丹石毒发冲目肿痛，又敷热肿效。（《药性论》）⑤利小便。治五淋白浊，热淋，瘀精涩闭关窍，并治妇人气郁，胃中湿热，或白带之症。（《滇南本草》）

藏药 尼罗

【入药部位】根。

【采收加工】8~10月挖根，洗净，切片晾干备用。

【药　　性】味酸、涩，性寒。

【功能主治】涩肠止痢。主治急、慢性痢疾，肠炎。

酸模叶蓼

染青草、大青叶、靛青叶

Polygonum lapathifolium L.

资源量：常见

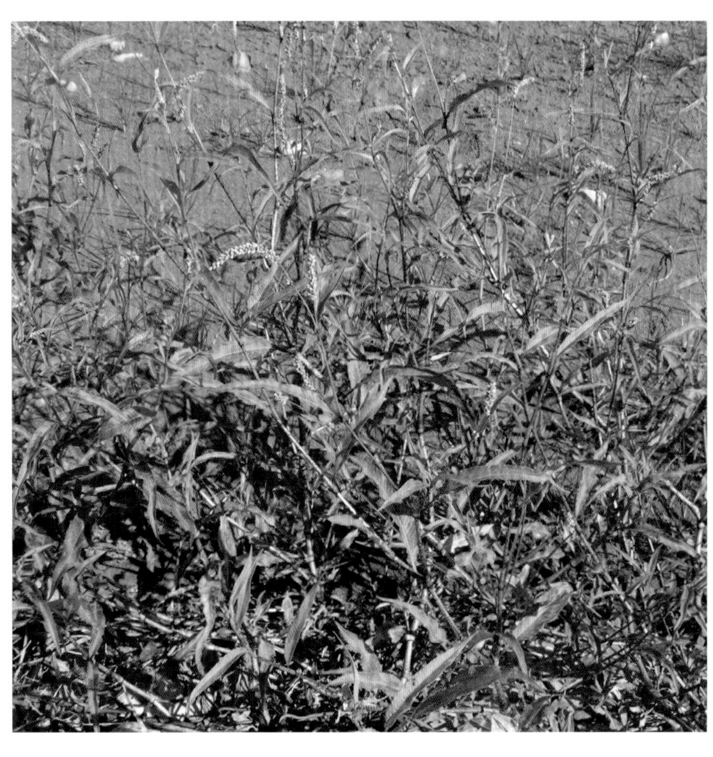

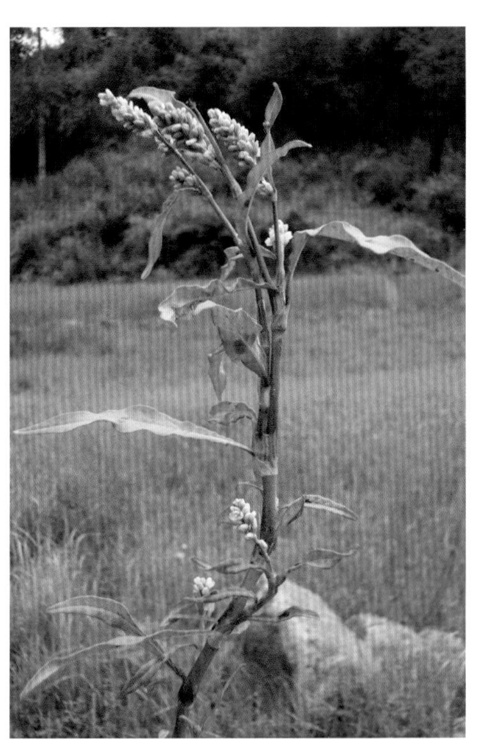

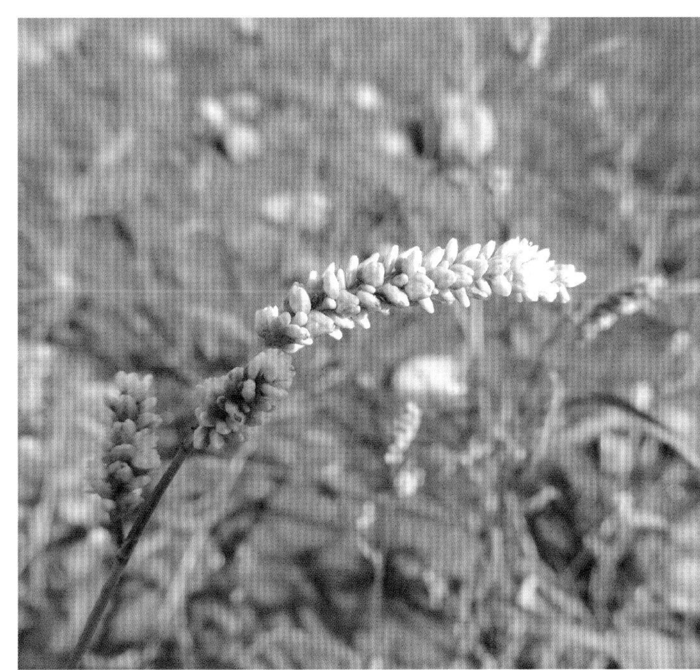
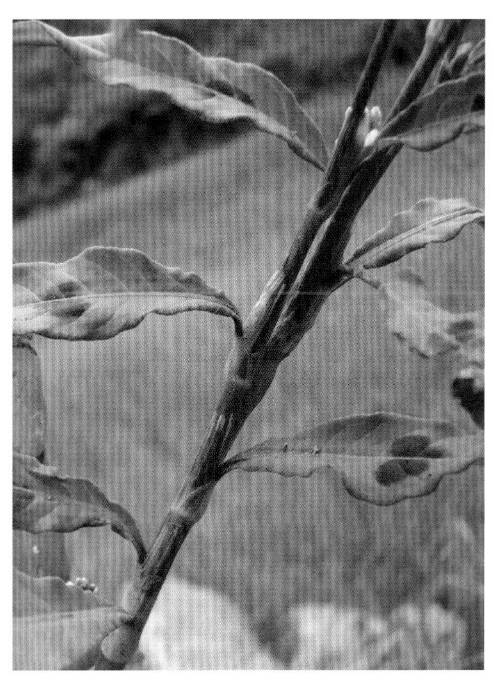

【形态特征】一年生草本，高 30~200cm。茎直立，上部分枝，粉红色，节部膨大。叶片宽披针形，大小变化很大，顶端渐尖或急尖，表面绿色，常有黑褐色新月形斑点，两面沿主脉及叶缘有伏生的粗硬毛；托叶鞘筒状，无毛，淡褐色。花序为数个花穗构成的圆锥花序；苞片膜质，边缘疏生短睫毛，花被粉红色或白色，4 深裂；雄蕊 6；花柱 2 裂，向外弯曲。瘦果卵形，扁平，两面微凹，黑褐色，光亮。花期 6~8 月，果期 7~10 月。

【生境分布】在祁连山分布于全山系海拔 1400~2600m 田边、路旁、水边、荒地、沟边湿地。黑龙江、辽宁、河北、山西、山东、安徽、湖北、广东、甘肃、青海等地有分布。

中药　鱼蓼

【别　　名】蓼草、大马蓼、水辣蓼。

【入药部位】全草。

【采收加工】夏、秋季间采收，晒干。

【性味归经】味辛、苦，性微温。

【功能主治】解毒，除湿，活血。主治疮疡肿痛，瘰疬，腹泻，痢疾，湿疹，疳积，风湿痹痛，跌打损伤，月经不调。

【用法用量】内服：3~10g。外用：适量，捣敷，或煎水洗。

中药　蓼大青叶

【别　　名】蓝叶、蓝靛叶、青板水辣蓼。

【入药部位】茎叶。

【采收加工】夏、秋季枝叶茂盛时采收，除去杂质，鲜用或晒干用。

【性味归经】味苦，性寒。归心、胃经。

【功能主治】清热解毒，凉血消斑。主治温病发热，发斑发疹，吐血衄血，喉痹，热痢，黄疸，丹毒，痄腮，口疮，痈肿。

【用法用量】内服：10~20g。

圆穗蓼

草河车、红三七、剪刀七

Polygonum macrophyllum D. Don

资源量：常见

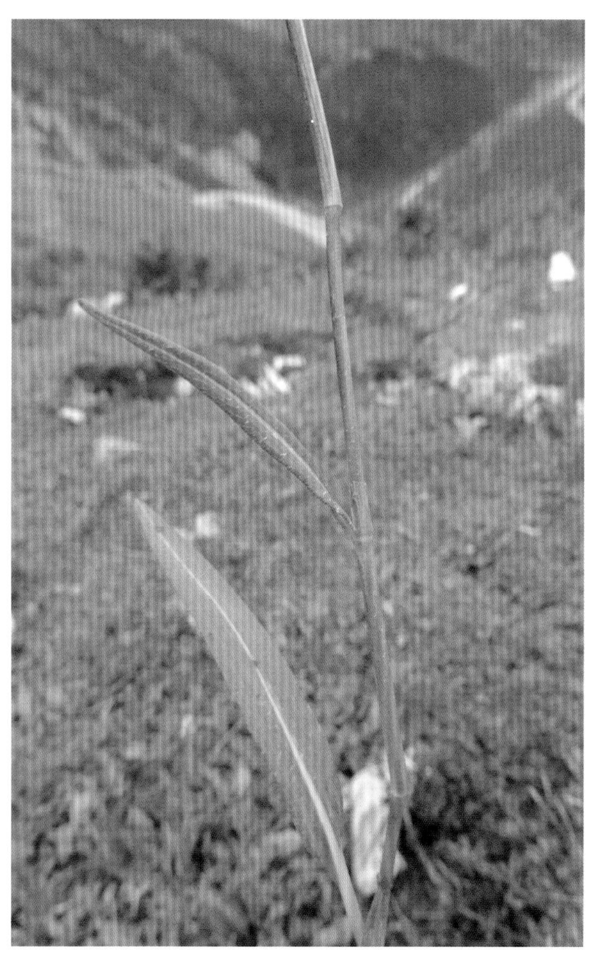

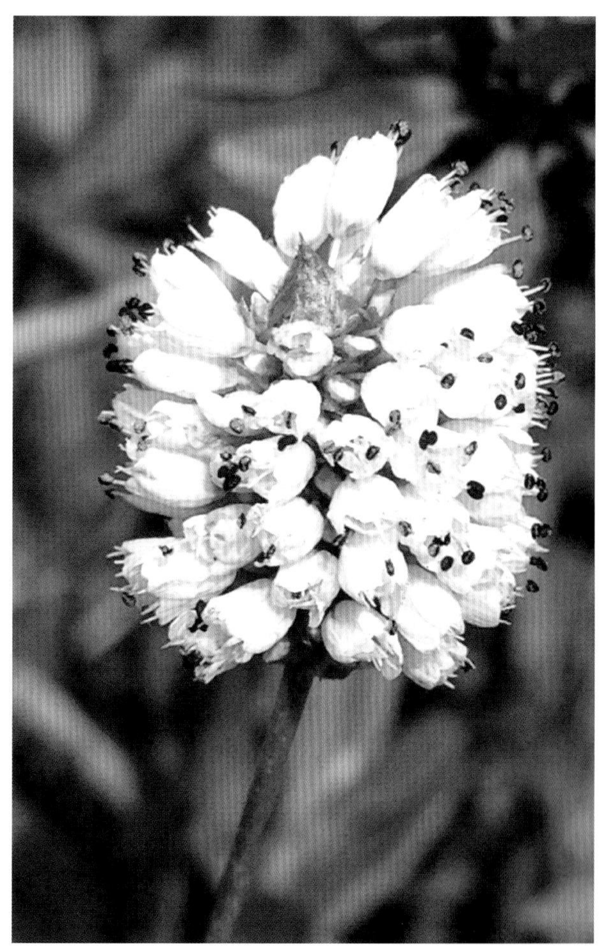

【形态特征】多年生草本。根状茎粗壮，弯曲，直径 1~2cm。茎直立，高 8~30cm，不分枝，2~3 条自根状茎发出。基生叶长圆形或披针形，长 3~11cm，宽 1~3cm，顶端急尖，基部近心形，上面绿色，下面灰绿色；叶柄长 3~8cm；茎生叶较小，狭披针形或线形，叶柄短或近无柄；托叶鞘筒状，膜质，下部绿色，上部褐色，顶端偏斜，开裂，无缘毛。总状花序呈短穗状，顶生，长 1.5~2.5cm，直径 1~1.5cm；苞片膜质，卵形，顶端渐尖，长 3~4mm，每苞内具 2~3 花；花梗细弱，比苞片长；花被 5 深裂，淡红色或白色，花被片椭圆形，长 2.5~3mm；雄蕊 8，比花被长，花药黑紫色；花柱 3，基部合生，柱头头状。瘦果卵形，具 3 棱，长 2.5~3mm，黄褐色，有光泽，包于宿存花被内。花期 7~8 月，果期 9~10 月。

【生境分布】在祁连山分布于海拔 3000~4800m 高寒草甸和高山灌丛。四川、云南、贵州、西藏、青海、甘肃、陕西等地有分布。

中药　蝎子七

【别　　名】石风丹、红蝎子七、朱砂七。

【入药部位】根状茎。

【采收加工】秋季采挖其根茎，除去须根及杂质，洗净，晾干，切片备用。

【性味归经】味苦、涩，性凉。归脾、胃、大肠经。

【功能主治】清热解毒，止血，活血。主治咽喉肿痛，乳蛾，痈疮肿毒，湿热泄泻，痢疾，赤白带下，吐血，衄血，崩漏，肠风下血，外伤出血，跌打损伤，腰痛，关节疼痛。

【用法用量】内服：6~15g，或浸酒。外用：适量，研末撒，或调敷，或磨汁涂，或鲜品捣敷。

【各家论述】收敛，止血，止带。治痢疾，腹泻，风下血，崩漏，白带，吐血，外伤出血。（《陕西中草药》）

藏药　邦然姆

【别　　名】榜然木。

【入药部位】全草。

【采收加工】开花盛期采集，去净枯叶，残存叶迹、须根，洗净，晒干。

【药　　性】味微甘、涩，性温。

【功能主治】止泻，消肿。主治血病，寒泻，跌打瘀肿。

【用法用量】内服：配方，9~15g。外用：鲜品，捣烂；干品，研细调醋，或调青稞酒。

西伯利亚蓼 剪刀股、驴耳朵

Polygonum sibiricum Laxm.

资源量：常见

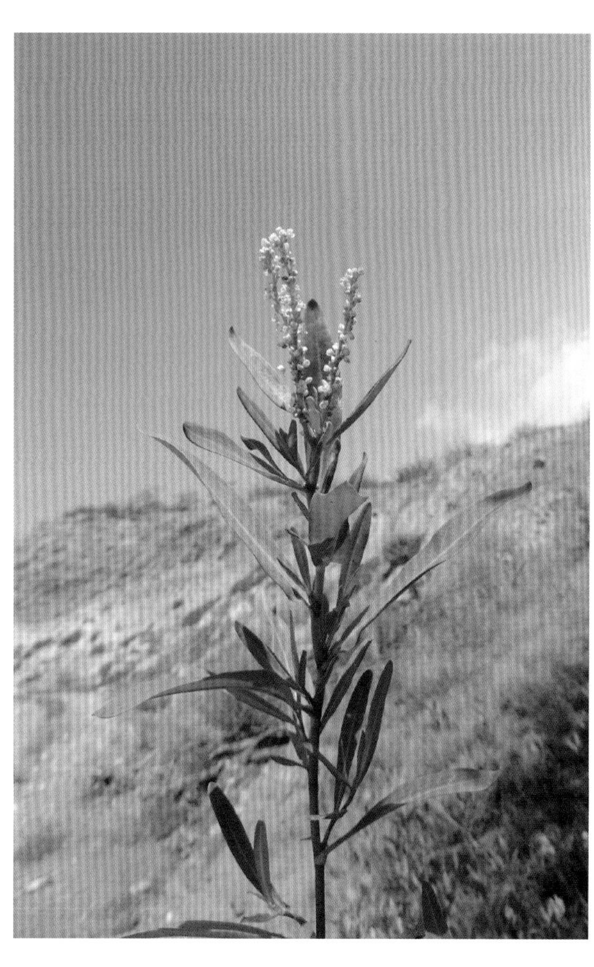

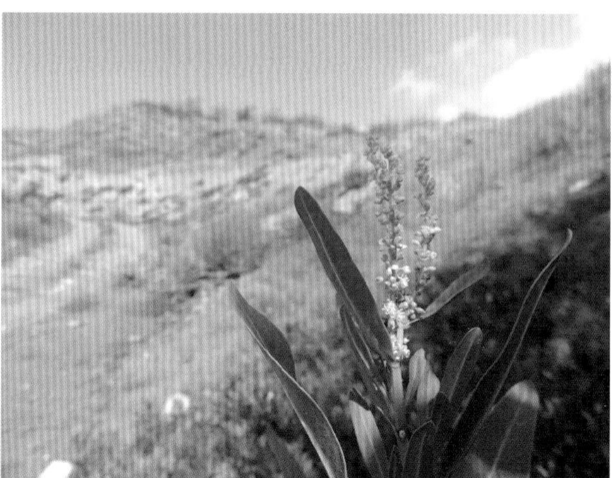

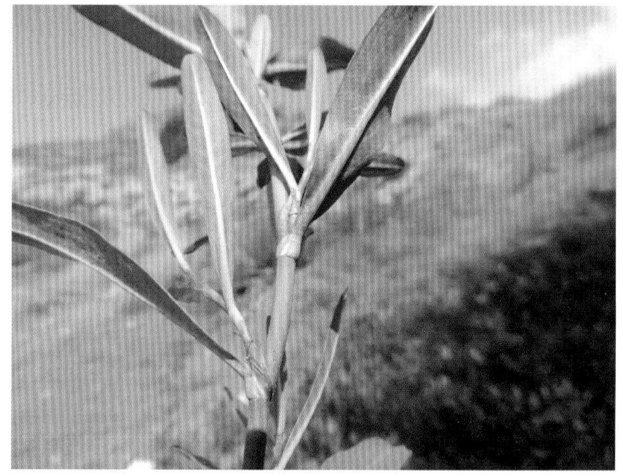

【形态特征】多年生草本，高 10~25cm。根状茎细长；茎外倾或近直立，自基部分枝，无毛。叶片长椭圆形或披针形，无毛；长 5~13cm，宽 0.5~1.5cm，顶端急尖或钝，基部戟形或楔形，边缘全缘，叶柄长 8~15mm；托叶鞘筒状，膜质，上部偏斜，开裂、无毛，易破裂。花序圆锥状，顶生，花排列稀疏，通常间断；苞片漏斗状，无毛，通常每 1 苞片内具 4~6 朵花；花梗短，中上部具关节；花被 5 深裂，黄绿色，花被片长圆形，长约 3mm；雄蕊 7~8，稍短于花被，花丝基部较宽，花柱 3，较短，柱头头状。瘦果卵形，具 3 棱，黑色，有光泽，包于宿存的花被内或凸出。花、果期 6~9 月。

【生境分布】在祁连山分布于海拔 1800~4600m 盐碱地、沟边、宅旁、渠边、沙砾地。我国东北、华北，以及陕西、甘肃、云南、四川、西藏有分布。

中药 西伯利亚蓼

【别　　名】剪刀股、野茶、驴耳朵。

【入药部位】根茎。

【采收加工】秋季采挖其根茎，除去泥土及杂质，洗净，晾干。

【性味归经】味微辛、苦，性微寒。归肝、大肠经。

【功能主治】疏风清热，利水消肿。主治目赤肿痛，皮肤湿痒，水肿，腹水。

【用法用量】内服：研末，3g。外用：适量，煎水洗。

【各家论述】全草：治关节积液、腹水、便秘，皮肤瘙痒。（《新华本草纲要》）

藏药 曲玛子

【别　　名】子达母、卡卓拉葡、拉嘎久扑。

【入药部位】根茎。

【采收加工】9~10 月采挖其根茎，洗净泥土，除去残茎及根茎的外皮，切片，晾干。

【药　　性】味酸、苦，性温。

【功能主治】消肾水肿，引黄水。主治培根病。

【用法用量】内服：研末，10~20g，或入丸、散。外用：适量，研末撒，或调敷。

【各家论述】本品内服后，服任何泻药均不吐，功效泻黄水。（《晶珠本草》）

支柱蓼

红三七、扭子七、算盘七

Polygonum suffultum Maxim.

资源量：常见

【形态特征】多年生草本。根状茎粗壮，通常呈念珠状，黑褐色，茎直立或斜上，细弱，上部分枝或不分枝，通常数条自根状茎，高 10~40cm。基生叶卵形或长卵形，长 5~12cm，宽 3~6cm，顶端渐尖或急尖，基部心形，全缘，叶柄长 4~15cm；茎生叶卵形，较小具短柄，最上部的叶无柄，抱茎；托叶鞘膜质，筒状，褐色，长 2~4cm，顶端偏斜，开裂，无缘毛。总状花序呈穗状，紧密，顶生或腋生，长 1~2cm；苞片膜质，长卵形，顶端渐尖，长约 3mm，每苞内具 2~4 花；花梗细弱，长 2~2.5mm，比苞片短；花被 5 深裂，白色或淡红色，花被片倒卵形或椭圆形，长 3~3.5mm；雄蕊 8，比花被长；花柱 3，基部合生，

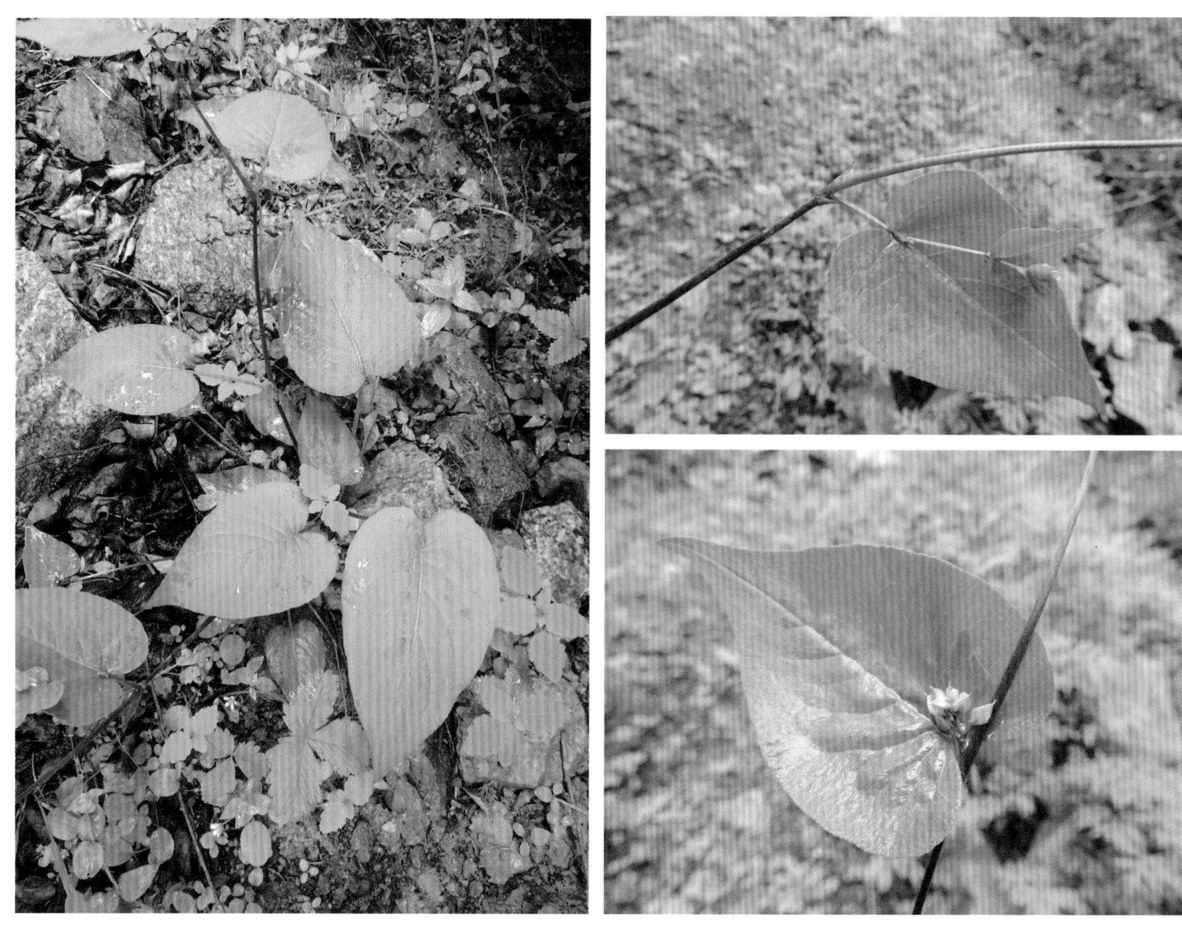

柱头头状。瘦果宽椭圆形，具3锐棱，长3.5~4mm，黄褐色，有光泽，稍长于宿存花被。花期6~7月，果期7~10月。

【生境分布】在祁连山分布于大通、互助林区海拔2300~2800m草地草坡、高山灌丛。河北、山西、河南、陕西、甘肃、青海、宁夏、浙江、安徽、江西、湖南、湖北、四川、贵州、云南有分布。

中药　红三七

【别　　名】盘龙七、荞麦三七、散血丹。

【入药部位】根状茎。

【采收加工】秋季采挖其根茎，除去须根及杂质，洗净，晾干。

【性味归经】味苦、涩，性凉。归肝、脾经。

【功能主治】止血止痛，活血调经，除湿清热。主治跌打损伤，外伤出血，吐血，便血，崩漏，月经不调，赤白带下，湿热下痢，痈疮。

【用法用量】内服：9~15g，或研末，6~9g。外用：适量，研末调敷。

【各家论述】①散血行气。治跌打损伤及五劳七伤。（《四川中药志》）②收敛止血，活血调经，止痛生肌。治跌打损伤，外伤出血，便血，崩漏，月经不调，淋症，白带，红白痢疾，大骨节病。（《陕西中草药》）

藏药　热勇达门

【入药部位】全草。

【采收加工】开花盛期采集，去掉残茎枯叶和须根，洗净，晒干。

【药　　性】味辛、涩，性热。

【功能主治】健胃，止泻，散血止痛。主治胃病，消化不良，培根病，跌打瘀痛，崩漏，月经不调，痛经，疮疖痈肿，痔疮，烧伤，烫伤。

【用法用量】内服：一次 3~6g，常配方用。

珠芽蓼　山谷子

Polygonum viviparum L.

资源量：常见

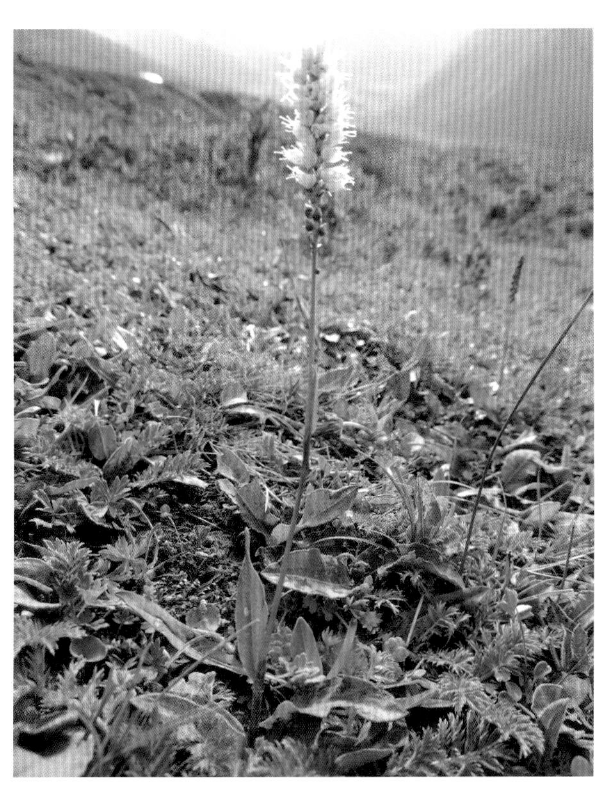

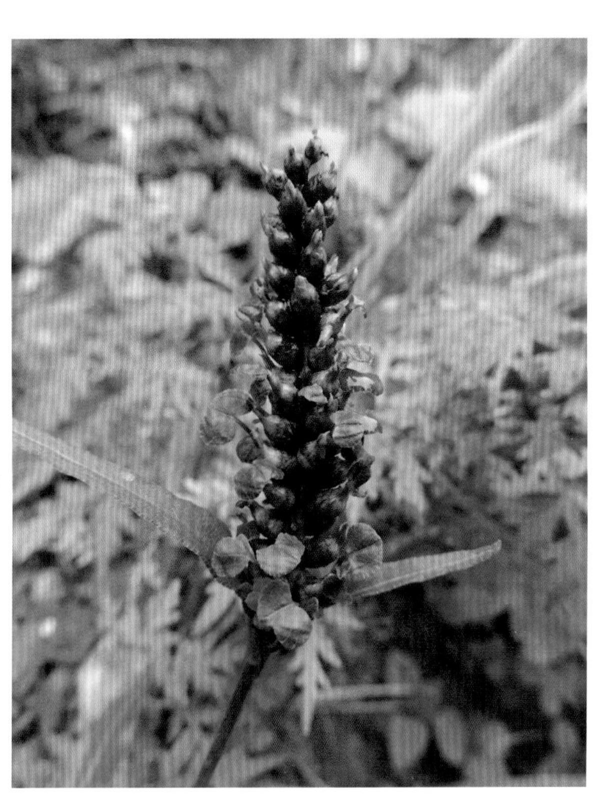

【形态特征】多年生草本。根茎粗，肥厚。茎直立，不分枝，高 10~32cm。根生叶与茎下部叶具长柄；叶片长圆形、卵形或披针形，长 3~6cm，宽 0.8~2.8cm，先端短尖或渐尖，基部圆形或楔形，有时微心形，边缘略反卷，革质，两面无毛，稀有白柔毛；茎上部叶无柄，披针形，较小；托叶鞘长圆筒状，膜质，棕褐色，先端斜形。穗状花序顶生，长 3~7.5cm，花密生；苞膜质，淡褐色，广卵形，锐尖，其中着生 1 珠芽或 1~2 花；珠芽广卵圆形，褐色，通常生于花穗下半部；花被 5 裂，裂片广椭圆形或近倒卵形，白色或粉红色；雄蕊 8~9，花药暗紫色；花柱 3。小坚果三棱状卵形，长 2.5~3mm，深棕色。花期夏季。

【生境分布】在祁连山分布于海拔 2000~4200m 林下草地、林缘、灌丛、沟边、河滩。我国东北、华北、西北、西南，以及河南有分布。

中药 蝎子七

同“圆穗蓼”条。

藏药 然布

【别　　名】然尔玛尔、然木巴、然木青。

【入药部位】根茎和种子。

【采收加工】9~10 月采挖根茎，洗去泥土，除去须根，切碎，晒干。

【药　　性】根茎：味苦、涩，性平。果实：味甘，性平。

【功能主治】清热，止泻，行血化瘀。主治腹泻，贫血等。

【用法用量】内服：6~9g，或入丸、散。

掌叶大黄

葵叶大黄、大黄

Rheum palmatum L.

资源量：栽培

【形态特征】多年生高大粗壮草本，高 1.5~2m。根及根状茎粗壮木质。茎直立中空。叶片长宽近相等，长 40~60cm，有时长稍大于宽，顶端窄渐尖或窄急尖，基部近心形，通常成掌状半 5 裂，每一大裂片又分为近羽状的窄三角形小裂片，基出脉多为 5 条，叶上面具乳突状

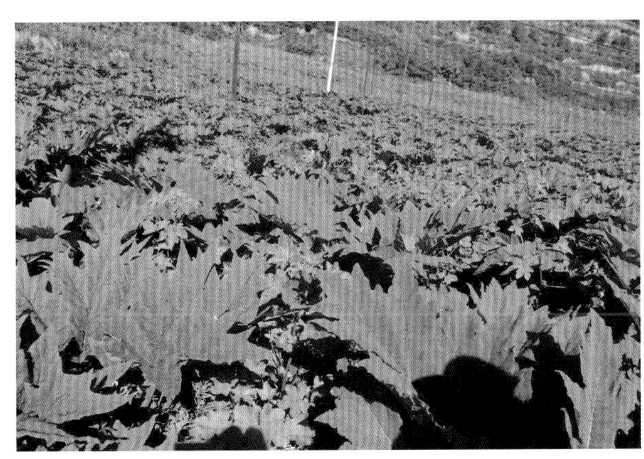
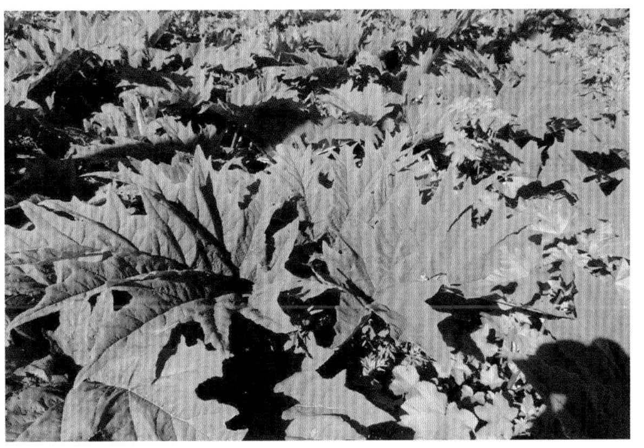

毛，下面及边缘密被短毛；叶柄粗壮，圆柱状，与叶片近等长，密被锈乳突状毛；茎生叶向上渐小，柄渐短；托叶鞘大，长达15cm，内面光滑，外表粗糙。大型圆锥花序，分枝较聚拢，密被粗糙短毛；花小，通常为紫红色，有时黄白色；花梗长2~2.5mm，关节位于中部以下；花被片6，外轮3片较窄小，内轮3片较大，宽椭圆形到近圆形，长1~1.5mm；雄蕊9，不外露；花盘薄，与花丝基部粘连；子房菱状宽卵形，花柱略反曲，柱头头状。果实矩圆状椭圆形到矩圆形，长8~9mm，宽7~7.5mm，两端均下凹，翅宽约2.5mm，纵脉靠近翅的边缘。种子宽卵形，棕黑色。花期6月，果期8~9月。

【生境分布】在祁连山分布于海拔2400~3400m山坡、山谷湿地。祁连山沿山地区多地有栽培。甘肃、四川、青海、云南西北部、西藏东部等地有分布。

中药 大黄

【别　　名】香大黄、马蹄黄、将军。

【入药部位】根及根茎。

【采收加工】一般于第3、4年7月种子成熟后采挖，先把地上部分割去，挖开四周泥土，把根从根茎上割下，分别加工。秋末茎叶枯萎或次春发芽前采挖，除去细根，刮去外皮，切瓣或段，绳穿成串干燥或直接干燥。

【性味归经】味苦，性寒。归脾、胃、大肠、肝、心包经。

【功能主治】泻下攻积，清热泻火，凉血解毒，逐瘀通经，利湿退黄。主治实热积滞便秘，血热吐衄，目赤咽肿，痈肿疔疮，肠痈腹痛，瘀血经闭，产后瘀阻，跌打损伤，湿热痢疾，黄疸尿赤，淋证，水肿。外用主治烧烫伤。酒大黄善清上焦血分热毒。主治目赤咽肿，齿龈肿痛。熟大黄泻下力缓，泻火解毒。主治火毒疮疡。大黄炭凉血化瘀止血。主治血热有瘀出血症。

【用法用量】内服：3~15g，用于泻下不宜久煎。外用：适量，研末调敷患处。

【各家论述】①下瘀血，血闭，寒热，破癥瘕积聚，留饮宿食，荡涤肠胃，推陈致新，通利水谷，调中化食，安和五脏。（《神农本草经》）②平胃，下气，除痰湿，肠间结热，心腹胀满，女子寒血闭胀，小腹痛，诸老血留结。（《名医别录》）③主寒热，消食，炼五脏，通女子经候，利水肿，破痰实，冷热积聚，宿食，利大小肠，贴热毒肿，主小儿寒热时疾，烦热，蚀脓，破留血。（《药性论》）④通宣一切气，调血脉，利关节，泄塑滞、水气，四肢冷热不调，温瘴热痰，利大小便，并敷一切疮疖痈毒。（《日华子本草》）⑤主治下痢赤白，里急腹痛，小便淋沥，实热燥结，潮热谵语，黄疸，诸火疮。（《本草纲目》）

中药　大黄茎

【入药部位】地上茎或嫩苗。

【采收加工】8~9 月种子成熟后采挖全株，割下根茎作大黄用后，取地上茎，也可于春季采摘嫩苗。洗净，鲜用或晒干。

【性味归经】味苦、酸，性寒。

【功能主治】泻火，通便。主治实热便秘。

【用法用量】内服：5~10g，或生吃。

【各家论述】①醒酒，堪生啖，亦以解热。（《新修本草》）②通大便，清肠热。（《中国医学大辞典》）

藏药　君木杂

【别　　名】白玛杂日、西星、懂那尖曲。

【入药部位】根茎及根。

【采收加工】9 月挖根，除去地上部分，洗净取粗皮，切片晾干备用。

【药　　性】味酸、苦，性凉。

【功能主治】泻热攻下，行瘀化积。主治中毒性发热，脏器发热，胆热病，培根病，实热便秘，湿热黄疸，血瘀闭经，痈肿疮毒。

【用法用量】内服：常配方用，每次 6~9g。

蒙药 格秀讷

【别　　名】朱木萨、西莫兴。

【入药部位】根茎。

【采收加工】深秋采挖根，去泥土，晒干。

【药　　性】味苦、酸，性凉。效稀、轻、浮、糙等。

【功能主治】泄泻，清热，解毒，收敛疮疡，消食。主治中毒，腑热，协日热，疮疡，便秘，闭经，胎衣不下，积食。

【用法用量】内服：煮散剂，3~5g，或入丸、散。

小大黄

矮大黄

Rheum pumilum Maxim.

资源量：常见

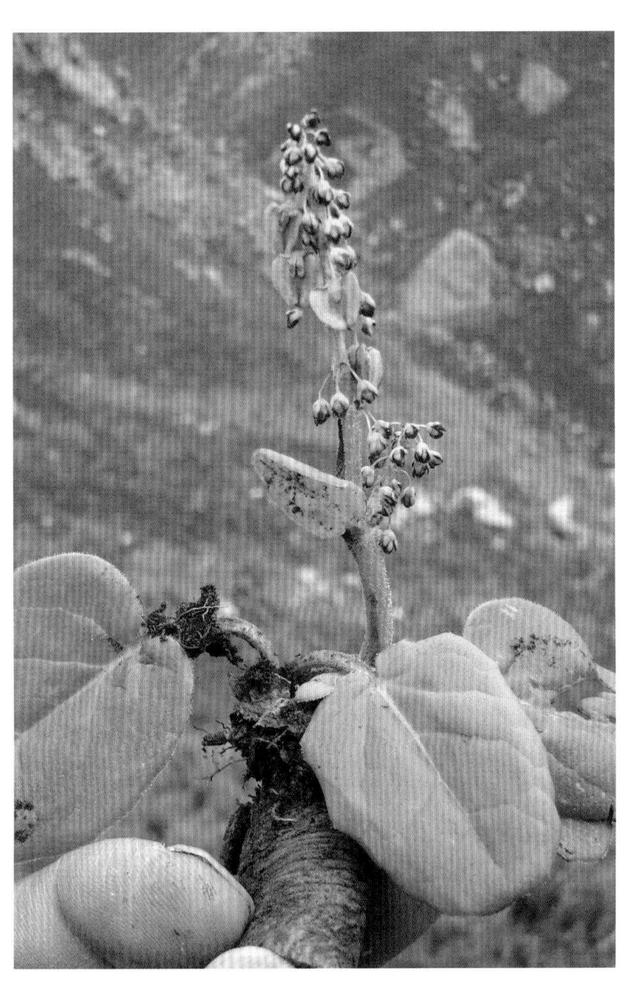

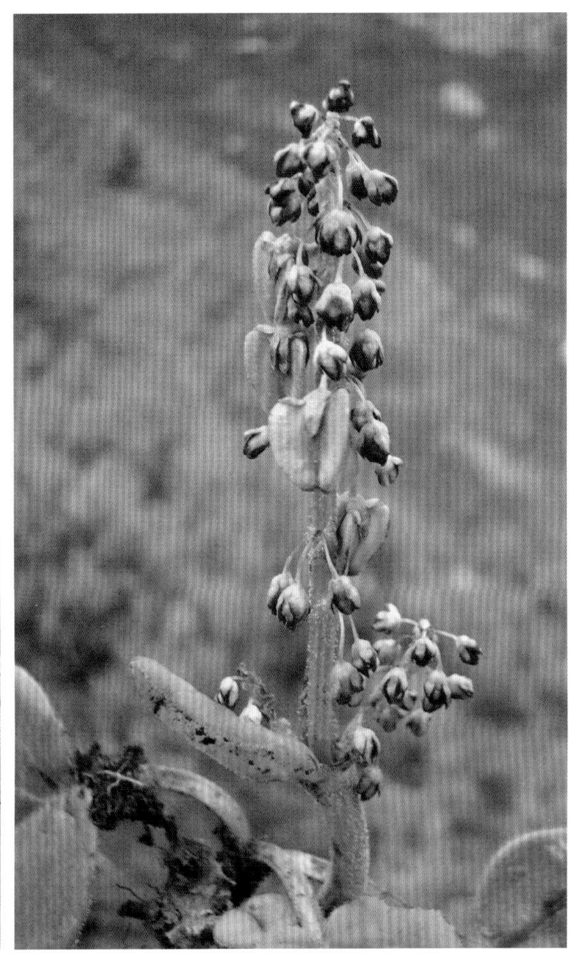

【形态特征】矮小草本，高 10~25cm。茎细，直立，具细纵沟纹，被有稀疏灰白色短毛，靠近上部毛较密。基生叶叶片卵状椭圆形或卵状长椭圆形，长 1.5~5cm，宽 1~3cm，近革质，顶端圆，基部浅心形，全缘，基出脉 3~5 条，中脉发达粗壮，叶上面光滑或偶在主脉基部具稀疏短柔毛，下面具稀疏白色短毛，毛多生于叶脉及叶缘上；叶柄半圆柱状，与叶片等长或稍长，被短毛；茎生叶 1~2 片，通常叶部均具花序分枝，叶片较窄小近披针形；托叶鞘短，长约 5m，干后膜质，常破裂。窄圆锥状花序，分枝稀而不具复枝，具稀短毛，花 2~3 朵簇生，花梗细，长 2~3mm，关节在基部；花被不开展，花被片椭圆形或宽椭圆形，长 1.5~2mm，边缘为紫红色；雄蕊为 9，稀较少，不外露；子房宽椭圆形，花柱短，柱头近头状。果实三角形或角状卵形，长 5~6mm，最下部宽约 4mm，顶端具小凹，翅窄，宽 1~1.5mm。种子卵形，宽 2~2.5mm。花期 6~7 月，果期 8~9 月。

【生境分布】在祁连山分布于海拔 3000m 以上山坡、灌丛。甘肃、青海、四川、西藏等地有分布。

中药　小大黄

【别　　名】大黄、次大黄、白大黄。

【入药部位】根。

【采收加工】秋末挖取根，除去地上部分，洗净泥土，晾干。

【性味归经】味苦，性寒。

【功能主治】泻实热，破积滞，下瘀血，消痈肿。主治食积停滞，脘腹胀痛，热结便秘，黄疸，经闭，癥瘕，痈肿丹毒，跌打损伤，水火烫伤。

【用法用量】内服：3~10g。外用：适量，研末调敷。

【各家论述】黄水者，其根起于脾，其状先从腹中也。用本品能利二便，消积热、消水、通便，似大黄，但力缓。（《中藏经·论水肿脉证生死候》）

藏药　曲玛子

同“西伯利亚蓼”条，为曲玛子代用品（青海）。

鸡爪大黄

唐古特大黄

Rheum tanguticum Maxim. ex Regel

资源量：常见

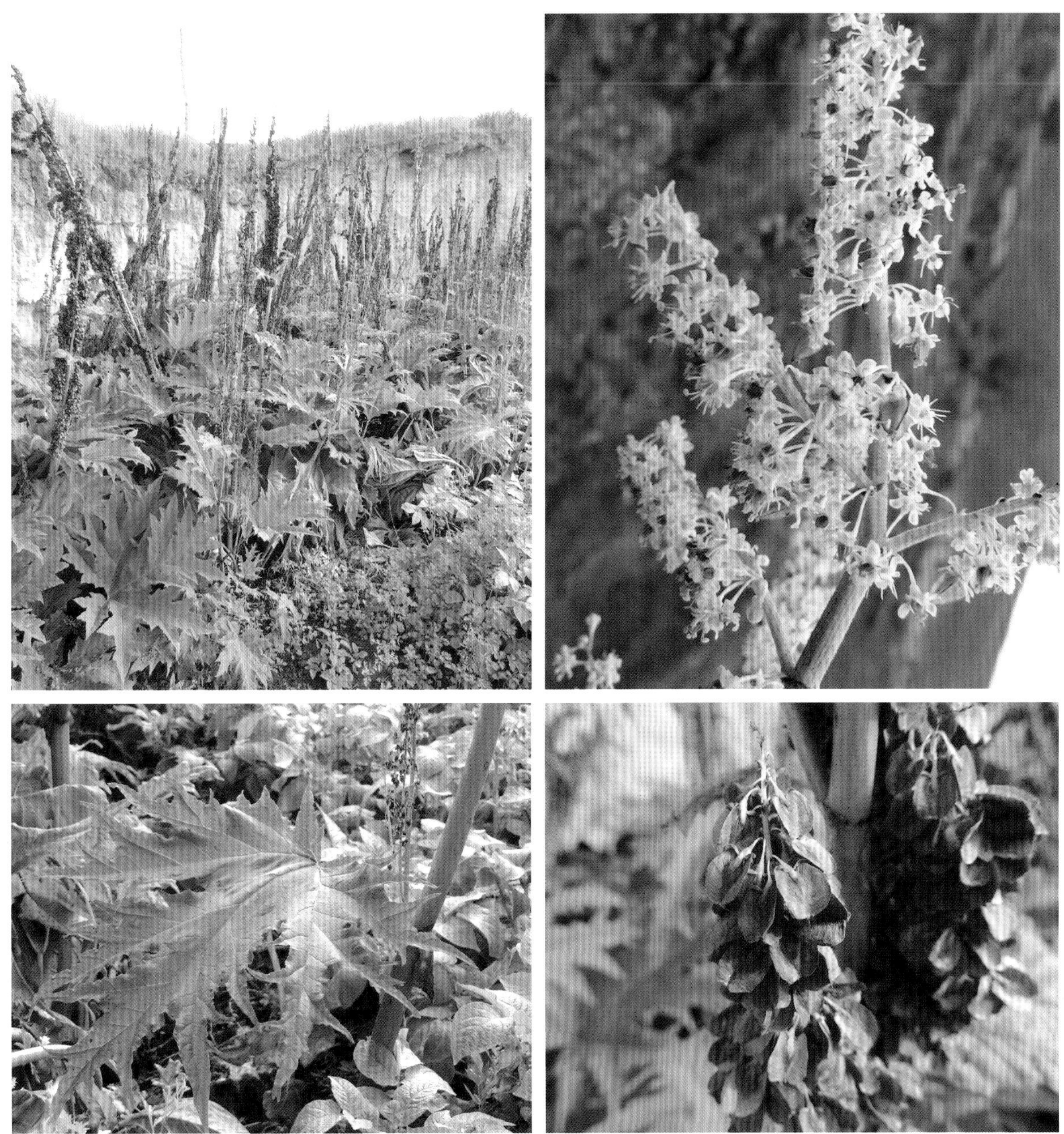

【形态特征】多年生草本植物，高可达2m。根及根状茎粗壮，黄色。茎中空。基生叶宽卵形或近圆形，掌状5深裂，中央3裂片再羽状裂，叶脉5，基出；茎生叶少，叶柄近圆柱状，裂片多更狭窄；托叶鞘大型。大型圆锥花序，分枝较紧聚，花小，紫红色稀淡红色；花梗丝状；花被片6，2轮，椭圆形；花柱短，柱头头状。瘦果三棱形，沿棱生翅。种子卵形，黑色。花期5~6月，果期7~8月。

【生境分布】在祁连山分布于海拔 2400~3000m 高山沟谷。沿山地区多有种植。甘肃、青海，以及青海与西藏交界一带有分布。

中药 大黄

同“掌叶大黄”条。

藏药 君木杂

同“掌叶大黄”条。

蒙药 格秀讷

同“掌叶大黄”条。

水生酸模 *Rumex aquaticus* L.

资源量：稀少

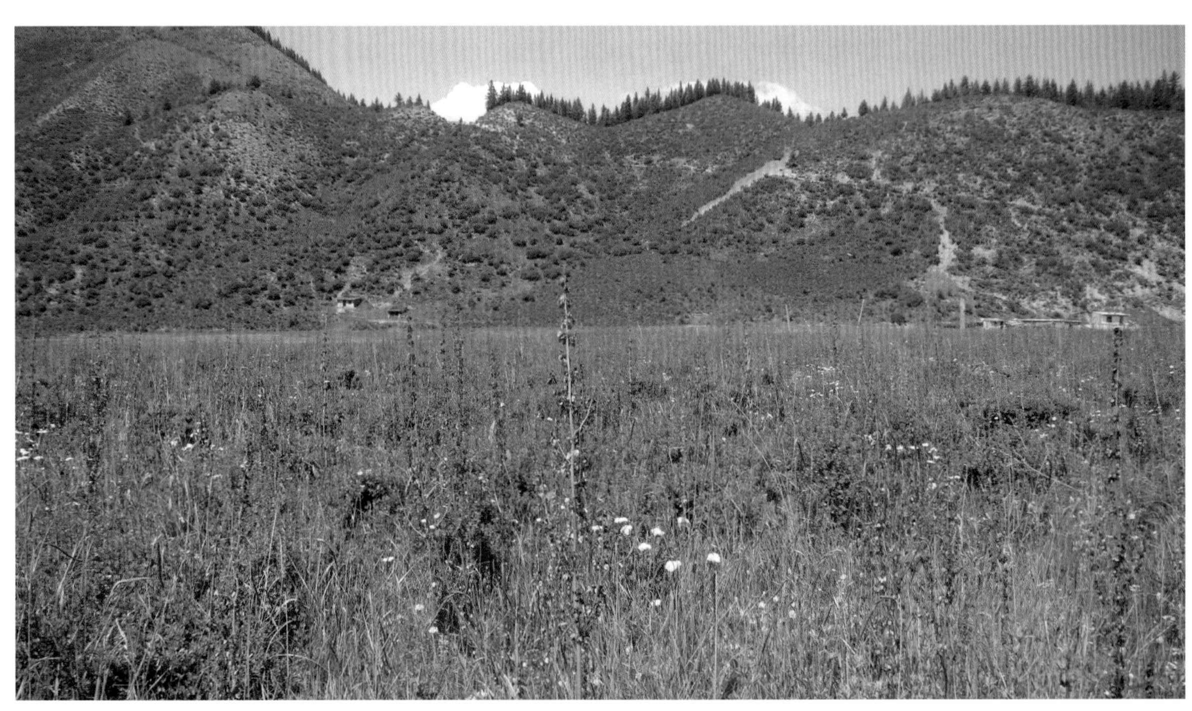

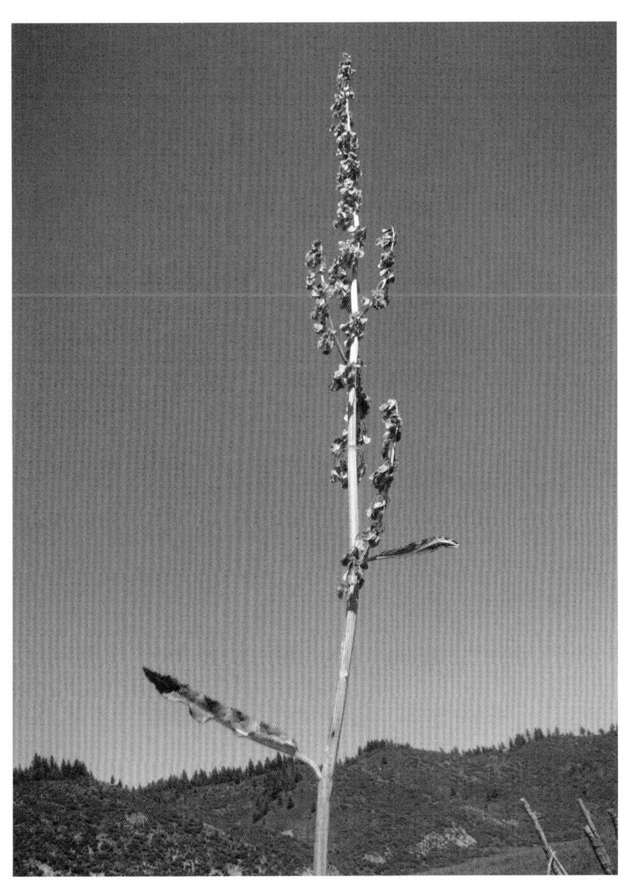

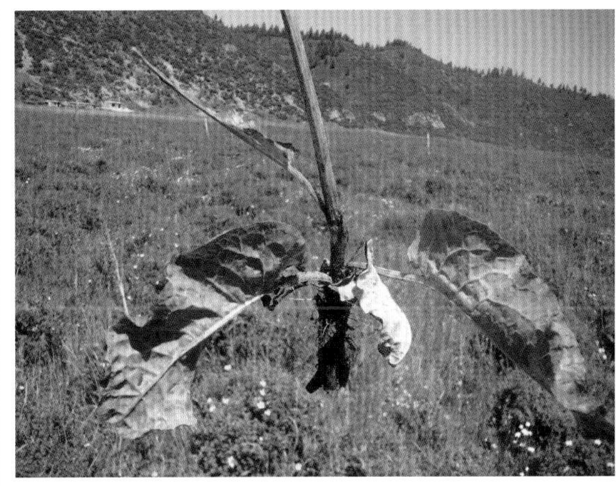

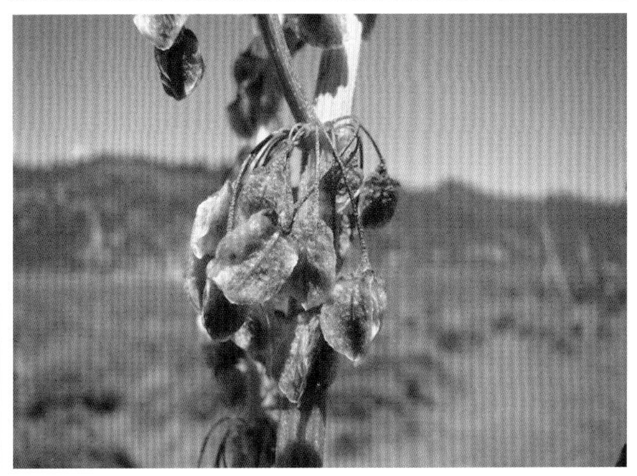

【形态特征】多年生草本。茎直立，具槽，上部具伏毛，分枝，高 60~150cm。叶柄有沟，长达 30cm；下部叶较大，卵形或长圆状卵形，长达 30cm，宽达 15cm，基部心形，先端渐尖，上部叶具短柄，较狭小，长圆形或广披针形，基部心形。顶生狭圆锥花序分枝多，每个分枝成总状，多花轮生，枝紧密，基部具少数叶；外花被片长圆形，钝头，内花被片比外花被片长 1 倍左右，内花被片长圆状卵形或广卵形或卵形，果期长 5~6mm，宽几与长相等，基部截形，全缘或下部有锯齿，无小瘤。花、果期 6~7 月。

【生境分布】在祁连山分布于中、东段海拔 2600m 上下湿地、草原。黑龙江、吉林、山西、陕西、宁夏、甘肃、青海、新疆、湖北、四川有分布。

中药　水生酸模

【入药部位】根。

【采收加工】夏、秋季采挖，洗净，鲜用或晒干。

【性味归经】味苦，性寒。

【功能主治】清热解毒，催吐。主治疮疖肿毒，创伤。

【用法用量】内服：6~9g。外用：适量，捣敷，或研末撒敷。

皱叶酸模

土大黄、牛舌头、羊舌头

Rumex crispus L.

资源量：常见

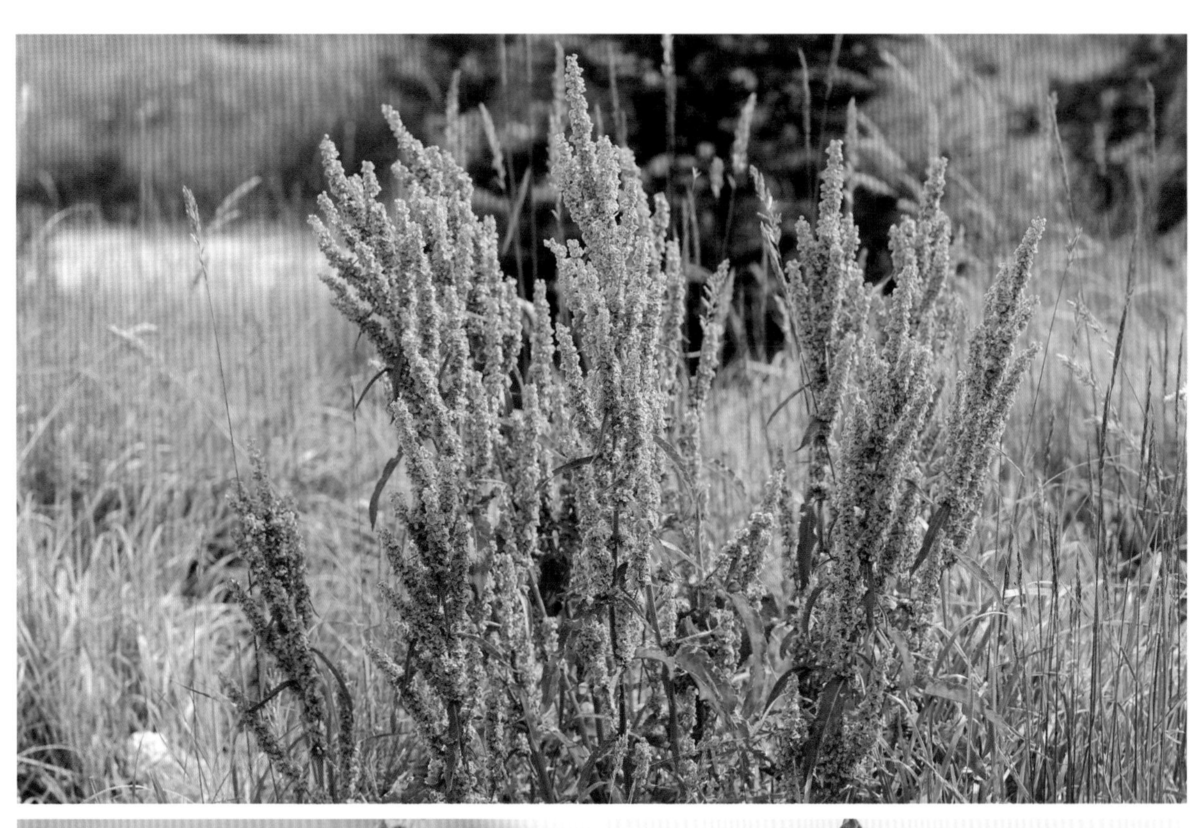

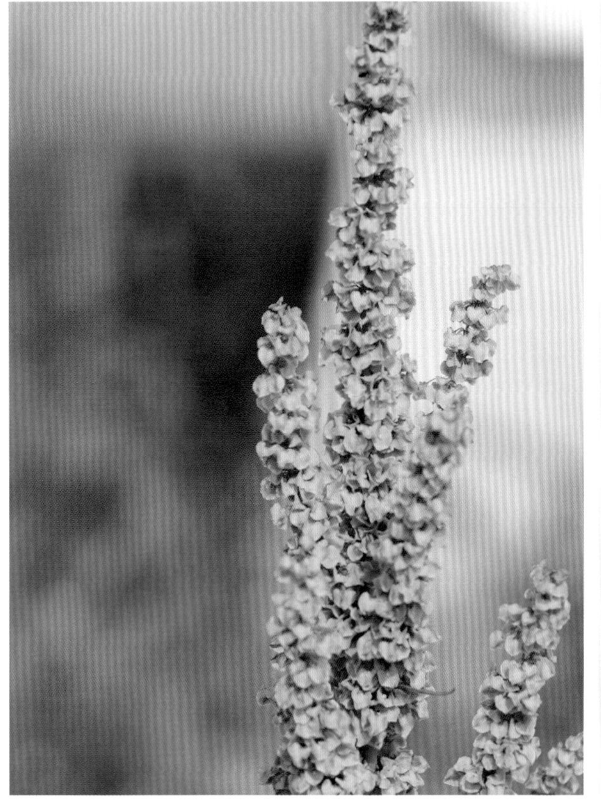

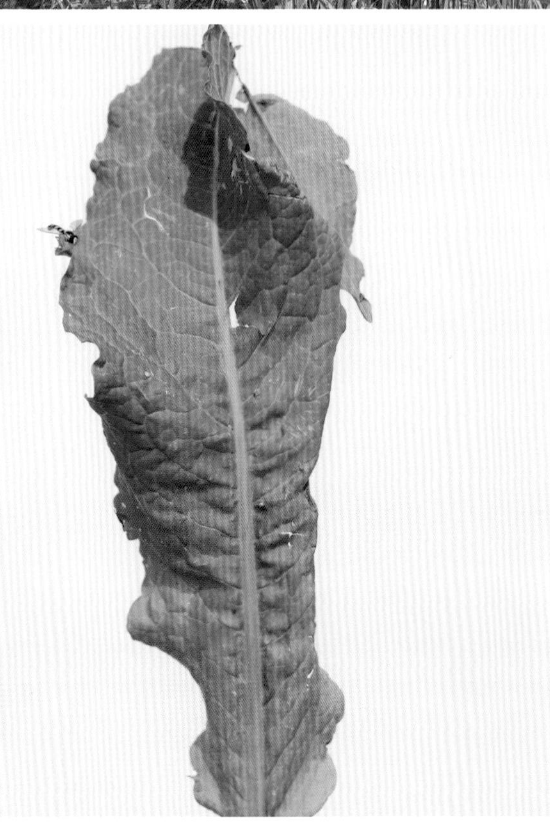

【形态特征】多年生草本，高 50~100cm。直根粗壮。茎直立，有浅沟槽，通常不分枝。基生叶有长柄；叶片披针形或长圆状披针形，长 15~25cm，宽 1.5~4cm，两面无毛，顶端和基部都渐狭，边缘有波状皱褶；茎上部叶小，有短柄；托叶鞘膜质，筒状。花序由数个腋生的总状花序组成圆锥状，顶生狭长，长达 60cm；花两性，多数；花被片 6，2 轮，内轮花被片在果时增大，宽，顶端钝或急尖，基部心形，全缘或有不明显的齿，有网纹，长达 5mm，常有瘤状突起，卵形，大小不一；雄蕊 6；柱头 3，画笔状。瘦果椭圆形，有 3 棱，顶端尖，棱角锐利，长 2mm，褐色，有光泽。花期 6~7 月，果期 7~8 月。

【生境分布】在祁连山分布于海拔 2600m 上下田边、路旁、河滩、沟边湿地。我国东北、华北、西北，以及山东、河南、湖北、四川、贵州、云南有分布。

中药 牛耳大黄

【别　　名】土大黄、四季菜根、牛耳大黄根。

【入药部位】根。

【采收加工】4~5 月采根，洗净，晒干或鲜用。

【性味归经】味苦，性寒。归心、肝、大肠经。

【功能主治】清热解毒，凉血止血，通便杀虫。主治急、慢性肝炎，肠炎，痢疾，慢性支气管炎，吐血，衄血，便血，崩漏，热结便秘，痈疽肿毒，疥癣，秃疮。

【用法用量】内服：煎汤或作菜食。外用：适量，捣敷。

中药 牛耳大黄叶

【入药部位】叶。

【采收加工】4~5 月采叶，晒干或鲜用。

【性味归经】味酸、苦，性寒。有小毒。

【功能主治】清热解毒，止血，通便，杀虫，止咳。主治热结便秘，咳嗽，痈肿疮毒。

【用法用量】内服：煎汤，或作菜食。外用：适量，捣敷。

藏药 甲肖

【入药部位】根或根茎。

【采收加工】9~10月采挖根或根茎，洗净，晾干备用。

【药　　性】味甘、苦，性寒。

【功能主治】清热解毒，止血，消肿。主治慢性肝炎，高热，白喉，乳痈，崩漏，疮疖痈肿，皮肤病，虫蛇咬伤。

【用法用量】内服：9~15g。外用：适量。

蒙药　胡日根—齐赫

【别　　名】楚日匝、爱日嘎那。

【入药部位】根及根茎。

【采收加工】秋季采挖，洗净，晒干。

【药　　性】味酸、苦、涩，性平。效稀、和、涩、重、柔、锐。

【功能主治】清热解毒，止血，消肿。主治慢性肝炎，高热，白喉，乳痈，崩漏，疮疖痈肿，皮肤病，虫蛇咬伤。

【用法用量】内服：9~15g。外用：适量。

尼泊尔酸模

羊蹄大黄、土大黄、牛蹄

Rumex nepalensis Spreng

资源量：常见

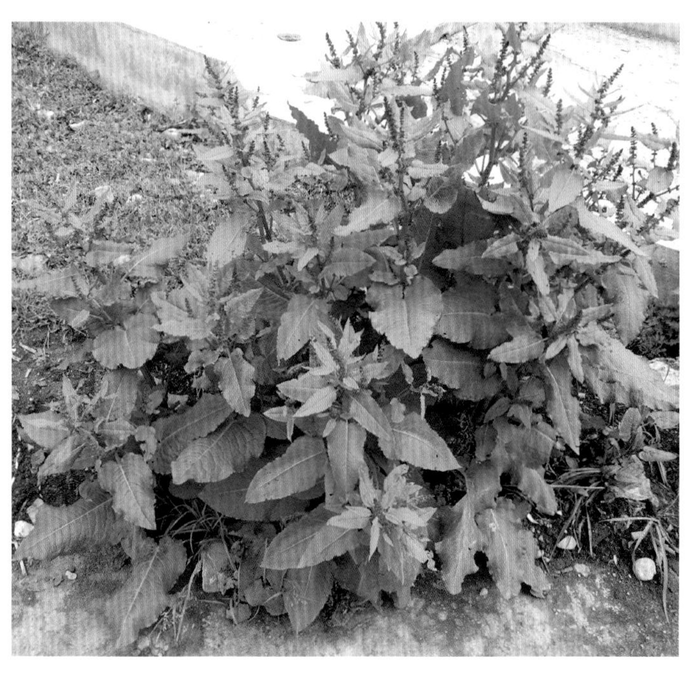

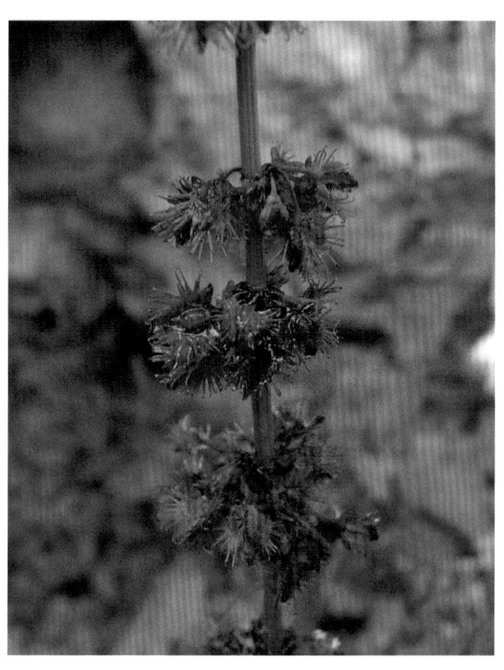

【形态特征】多年生草本。根粗壮。茎直立，高 50~100cm，具沟槽，上部分枝。基生叶长圆状卵形，长 10~15cm，宽 4~8cm，顶端急尖，基部心形，边缘全缘，两面无毛或下面沿叶脉具小突起；茎生叶卵状披针形；叶柄长 3~10cm；托叶鞘膜质，易破裂。花序圆锥状；花两性；花梗中下部具关节；花被片 6，成 2 轮，外轮花被片椭圆形，长约 1.5mm，内花被片果时增大，宽卵形，长 5~6cm，顶端急尖，基部截形，边缘每侧具 7~8 刺状齿，齿长 2~3mm，顶端成钩状，一部或全部具小瘤。瘦果卵形，具 3 锐棱，顶端急尖，长约 3mm，褐色，有光泽。花期 4~5 月，果期 6~7 月。

【生境分布】在祁连山分布于海拔 2500m 上下林缘、山坡路旁、山谷草地。陕西、甘肃、青海、湖南、湖北、江西、四川、广西、贵州、云南、西藏有分布。

中药　羊蹄

【别　　名】东方宿、连虫陆、鬼目。

【入药部位】根。

【采收加工】栽种 2 年后，秋季当地上叶变黄时，挖出根部，洗净鲜用或切片晒干。

【性味归经】味苦，性寒。归心、肝、大肠经。

【功能主治】清热通便，凉血止血，杀虫止痒。主治大便秘结，吐血衄血，肠风便血，痔血，崩漏，疥癣，白秃，痈疮肿毒，跌打损伤。

【用法用量】内服：9~15g。外用：适量，捣敷，或磨汁涂，或煎水洗。

【各家论述】①主头秃疥瘙，除热，女子阴蚀。（《神农本草经》）②主浸淫疽痔，杀虫。（《名医别录》）③治癣，杀一切虫肿毒，醋摩贴。（《日华子本草》）④晒干为末，敷马刀，石痈，疔毒，癣疮，疥癞，痈疽，瘘疬等症，用醋为使，破烂用油调搽。（《滇南本草图说》）⑤治诸热毒，泻六腑实火，泻六经客热，退虚痨发烧，利小便，治热淋。杀虫，搽癣疮、癞疮。（《滇南本草》）

藏药　龙肖

【别　　名】汤肖瓦、肖洛西玛、夏那。

【入药部位】根。

【采收加工】8~9 月挖取根，洗净，晾干。

【药　　性】味甘、苦，性凉。效柔、软。

【功能主治】清热，消肿。主治喉蛾，肺热，肝热。

【用法用量】内服：研末，1~2g，或入丸、散。外用：适量，研粉撒，或调敷。

巴天酸模 羊蹄

Rumex patientia L.

资源量：常见

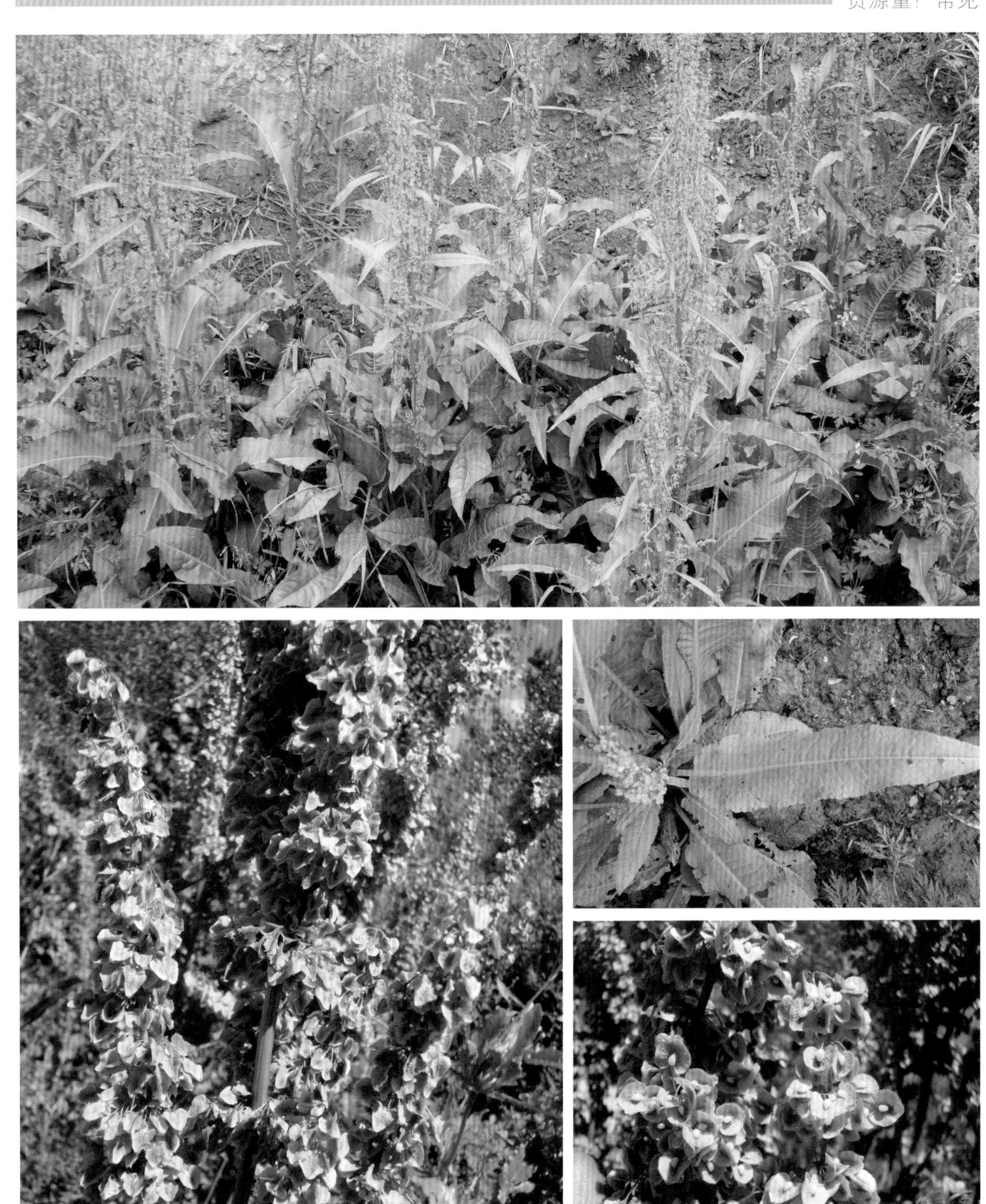

【形态特征】多年生草本。根肥厚。茎直立，粗壮，高 90~150cm，上部分枝，具深沟槽。基生叶长圆形或长圆状披针形，长 15~30cm，宽 5~10cm，顶端急尖，基部圆形或近心形，边缘波状；叶柄粗壮，长 5~15cm；茎上部叶披针形，较小，具短叶柄或近无柄；托叶鞘筒状，膜质，长 2~4cm，易破裂。花序圆锥状，大型；花两性；花梗细弱，中下部具关节；关节果时稍膨大，外花被片长圆形，长约 1.5mm，内花被片果时增大，宽心形，长 6~7mm，顶端圆钝，基部深心形，边缘近全缘，具网脉，全部或一部具小瘤；小瘤长卵形，通常不能全部发育。瘦果卵形，具 3 锐棱，顶端渐尖，褐色，有光泽，长 2.5~3mm。花期 5~6 月，果期 6~7 月。

【生境分布】在祁连山分布于海拔 2200~3200m 低湿地、田间、路旁、山沟、林间。我国东北、华北、西北，以及山东、河南、湖南、湖北、四川、西藏有分布。

中药　牛西西

【别　　名】羊蹄根、牛舌棵、野大救驾。

【入药部位】根。

【采收加工】秋季采挖，洗净鲜用或切片晒干。

【性味归经】味苦、酸，性寒。

【功能主治】清热解毒，止血消肿，通便，杀虫。主治吐血，衄血，便血，崩漏，赤白带下，紫癜，痢疾，肝炎，大便秘结，小便不利，痈疮肿毒，疥癣，跌打损伤，烫火伤。

【用法用量】内服：10~30g。外用：适量，捣敷，或醋涂抹，或研末调敷，或煎汤洗。

【各家论述】①清热解毒，杀虫通便。治疥疮顽癣，大便秘结。（《甘肃中草药手册》）②生品：活血散瘀，止血，清热解毒，润肠通便。酒制品：止泻，补血。主治跌打损伤，内出血，紫癜症，汤火伤，脓疱疮，癣，阑尾炎，慢性肠炎，大便秘结。（《陕西中草药》）

中药　牛西西叶

【别　　名】酸模叶、金不换叶。

【入药部位】叶。

【采收加工】植物生长茂盛时采收，鲜用或晒干。

【性味归经】味苦，性寒。

【功能主治】祛风止痒，敛疮，清热解毒。主治皮肤瘙痒，烫火伤，咽痛。

【用法用量】内服：15~30g，或绞汁。外用：适量，煎水洗，或捣敷。

藏药 甲肖

同“皱叶酸模”条。

蒙药 胡日根—齐赫

同“皱叶酸模”条。

藜　科

中亚滨藜

中亚粉藜

Atriplex centralasiatica Iljin

资源量：常见

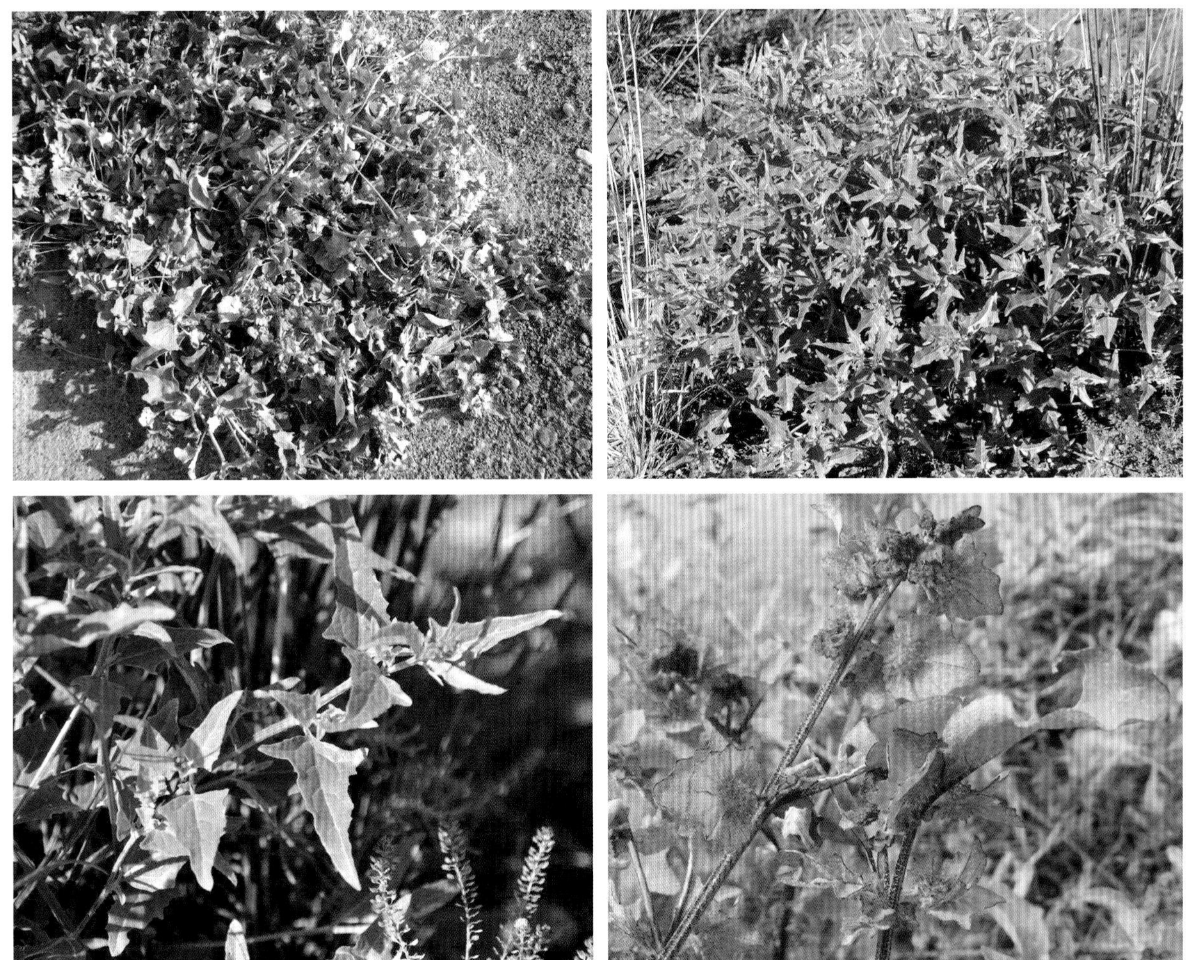

【形态特征】一年生草本，高 15~30cm。茎通常自基部分枝。枝钝四棱形，黄绿色，有粉或下部近无粉。叶有短柄，枝上部的叶近无柄；叶片卵状三角形至菱状卵形，长 2~3cm，宽 1~2.5cm，边缘具疏锯齿，近基部的 1 对锯齿较大而呈裂片状，或仅有 1 对浅裂片而其余部分全缘，先端微钝，基部圆形至宽楔形，上面灰绿色，无粉或稍有粉，下面灰白色，有密粉；叶柄长 2~10mm。花集成腋生团伞花序；雄花花被 5 深裂，裂片宽卵形，雄蕊 5，花丝扁平，基部连合，花药宽卵形至短矩圆形，长约 0.4mm；雌花的苞片近半圆形至平面钟形，边缘近基部以下合生，果时长 6~8mm，宽 7~10mm，近基部的中心部鼓胀并木质化，表面具多数疣状或肉棘状附属物，缘部草质或硬化，边缘具不等大的三角形牙齿；苞柄长 1~3mm。胞果扁平，宽卵形或圆形，果皮膜质，白色，与种子贴伏。种子直立，红褐色或黄褐色，直径 2~3mm。花期 7~8 月，果期 8~9 月。

【生境分布】在祁连山分布于海拔 2300m 上下荒地、渠边、路边，有时也侵入田间。吉林、辽宁、内蒙古、河北、山西北部、陕西北部、宁夏、甘肃、青海、新疆、山东、西藏有分布。

中药　软蒺藜

【别　　名】藜。

【入药部位】果实。

【采收加工】秋季果实成熟后割取地上部分，晒干，打下果实，去净杂质。

【性味归经】味苦，性平。归肺、肝经。

【功能主治】清肝明目，祛风止痒，活血消肿，通乳。主治目赤肿痛，头痛，头晕，咳逆，喉痹，风疹，皮肤瘙痒，肿毒，乳汁不畅。

【用法用量】内服：3~9g。外用：适量，煎水洗。

【各家论述】①散风，明目。治结膜炎，风疹瘙痒。（《山东中草药手册》）②清肝明目，祛风活血，消肿。主治头痛，皮肤瘙痒，肿毒，乳汁不通。（《内蒙古中草药》）③平肝明目。主治恶血症结，头痛，咳逆，皮肤风痒，喉痹，疮痒，肿毒。（《沙漠地区药用植物》）

大苞滨藜 *Atriplex centralasiatica* var. *megalotheca* (M. Pop.) G. L. Chu

资源量：常见

【形态特征】本变种与中亚滨藜的区别在于：雌花的苞片果时较大，而且大多有长 1~3cm 的苞柄，缘部较宽阔，多呈三裂状，中裂片较两个侧裂片大。

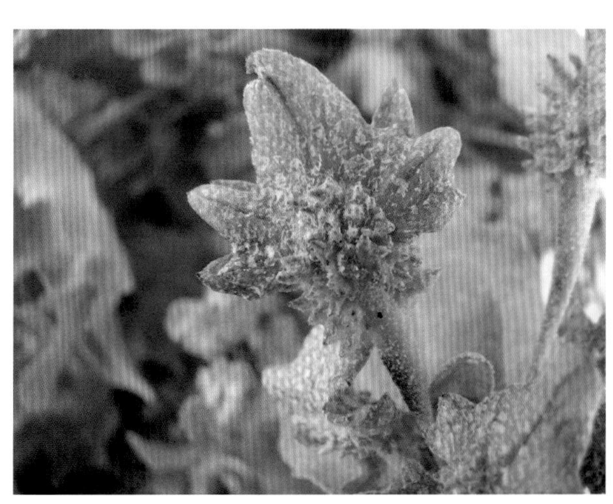

【生境分布】在祁连山分布于山前戈壁、荒地、田边等处。新疆南部至甘肃西部有分布。

中药 软蒺藜

同“中亚滨藜”条。

野滨藜 三齿粉藜

Atriplex fera (L.) Bunge

资源量：常见

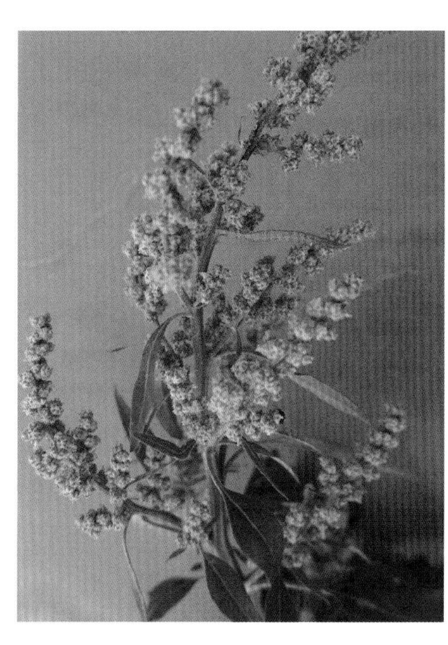
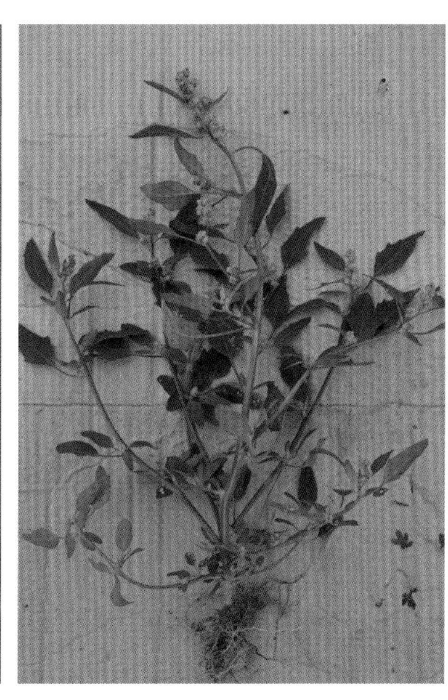
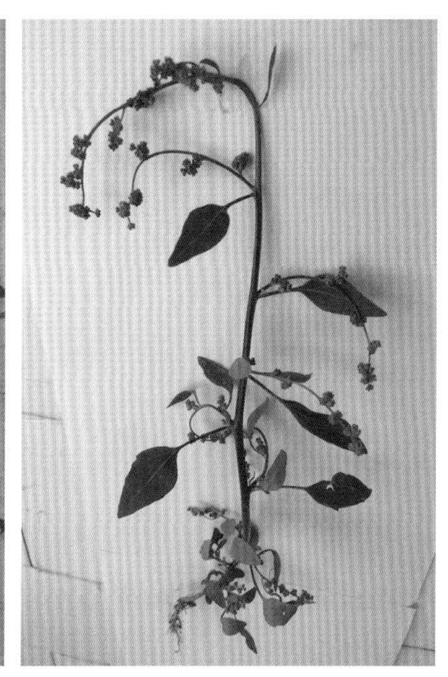

【形态特征】 一年生草本，高 20~60cm。茎直立或上升，具条棱；呈四棱形，基部近圆柱形，多自基部分枝，枝斜上，上部常弯曲，稍带白粉。单叶互生，具柄，柄长 8~20mm；叶片卵状披针形或长圆状卵形，长 2~7cm，宽 0.8~2.5cm，基部广楔形至楔形，先端钝，全缘或稍呈波状缘，两面绿色或稍呈灰绿色，表面无毛或稍被白粉，背面稍被鳞秕状膜片或白粉，后期渐剥落。雌雄同株，于叶腋簇生成团伞花序；雄花 4~5 数，早落；雌花 3~6（~10）聚生于团伞花序内，通常无花被，具 2 枚小苞，小苞边缘全部合生，包住子房或果实，两面鼓胀，坚硬，呈卵形或椭圆形，有明显的梗，梗长 3~4mm，顶缘具 3 个短齿，表面被粉状小鳞片，不具突起或具 1~2 位置不规则的小突起。果皮薄膜质，与种子紧贴。种子直立，圆形，稍扁压，暗褐色，径 1.5~2mm。花期 7~8 月，果期 8~9 月。

【生境分布】 在祁连山分布于河滩、低湿地。黑龙江、吉林、内蒙古、河北、山西、陕西、甘肃、青海至新疆东部有分布。

中药 粉藜

【别　　名】三齿粉藜、咸卜子菜。

【入药部位】全草。

【采收加工】夏季采收，鲜用或晒干。

【性味归经】味甘、酸，性平。

【功能主治】利水涩肠。主治腹泻。

【用法用量】内服：9~12g，鲜品可用至30g，或研末。

西伯利亚滨藜

白蒺藜、刺果粉藜、大灰条

Atriplex sibirica L.

资源量：常见

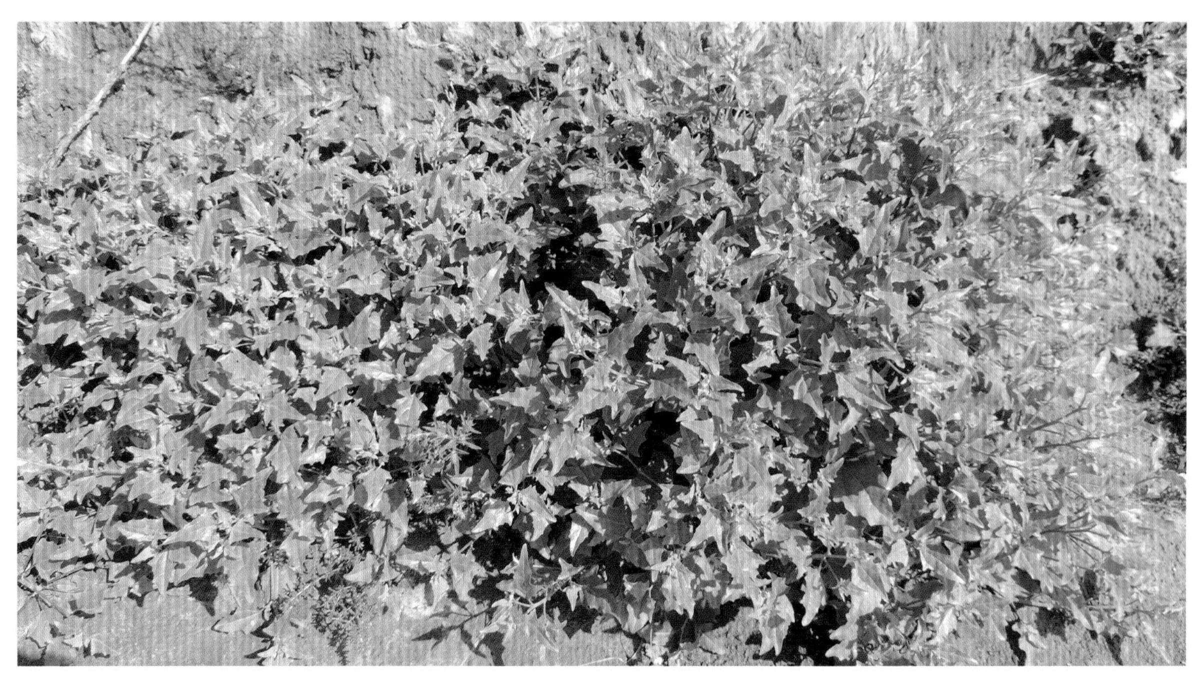

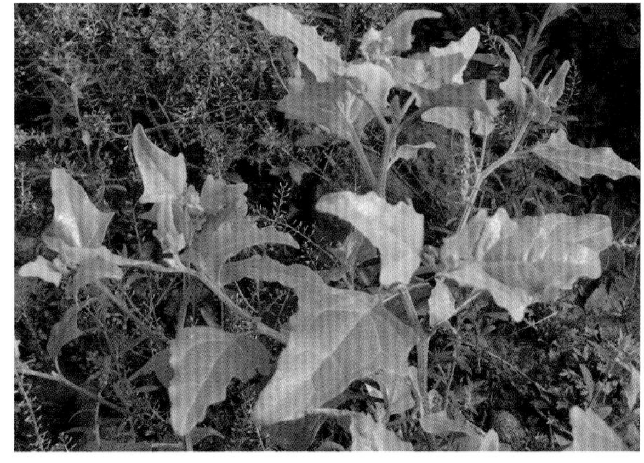

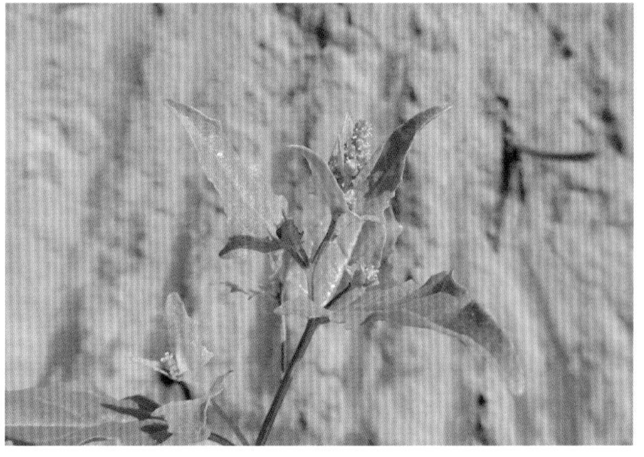

【形态特征】一年生草本，高 20~50cm。茎通常自基部分枝；枝外倾或斜伸，钝四棱形，有粉。叶片卵状三角形至菱状卵形，长 3~5cm，宽 1.5~3cm，先端微钝，基部圆形或宽楔形，边缘具疏锯齿，近基部的 1 对齿较大而呈裂片状，或仅有 1 对浅裂片而其余部分全缘，上面灰绿色，无粉或稍有粉，下面灰白色，有密粉；叶柄长 3~6mm。团伞花序腋生；雄花花被 5 深裂，裂片宽卵形至卵形；雄蕊 5，花丝扁平，基部连合，花药宽卵形至短矩圆形，长约 0.4mm；雌花的苞片连合成筒状，仅顶缘分离，果时鼓胀，略呈倒卵形，长 5~6mm（包括柄），宽约 4mm，木质化，表面具多数不规则的棘状突起，顶缘薄，牙齿状，基部楔形。胞果扁平，卵形或近圆形；果皮膜质，白色，与种子贴伏。种子直立，红褐色或黄褐色，直径 2~2.5mm。花期 6~7 月，果期 8~9 月。

【生境分布】在祁连山分布于海拔 1900~3100m 草原区和荒漠区的盐碱荒漠湿润沙地等处，是习见的农田杂草。我国东北、华北及西北部分省区有分布。

中药　软蒺藜

同“中亚滨藜”条。

雾冰藜

肯诺藜、巴锡藜、雾冰草

Bassia dasyphylla (Fisch. et Mey.) O. Kuntze

资源量：常见

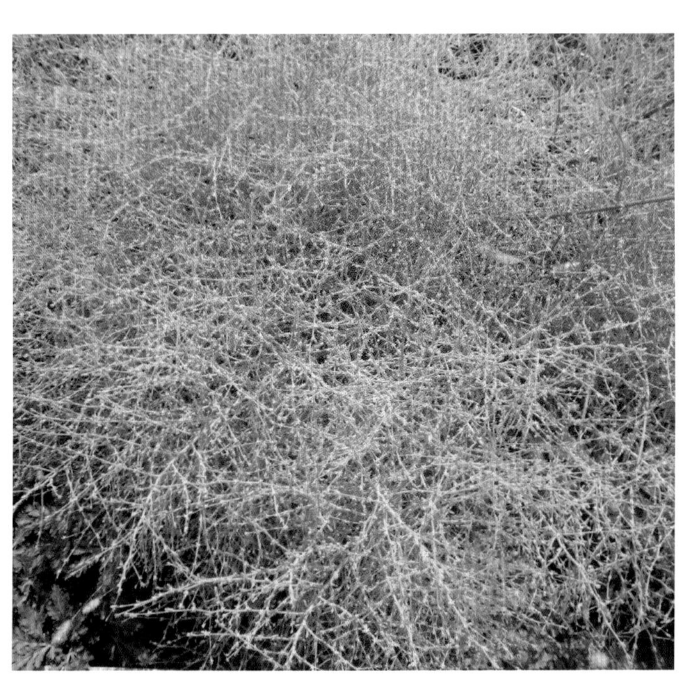

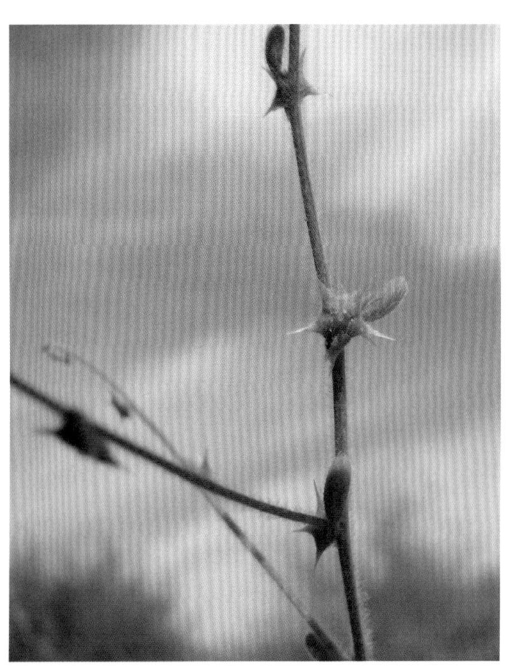

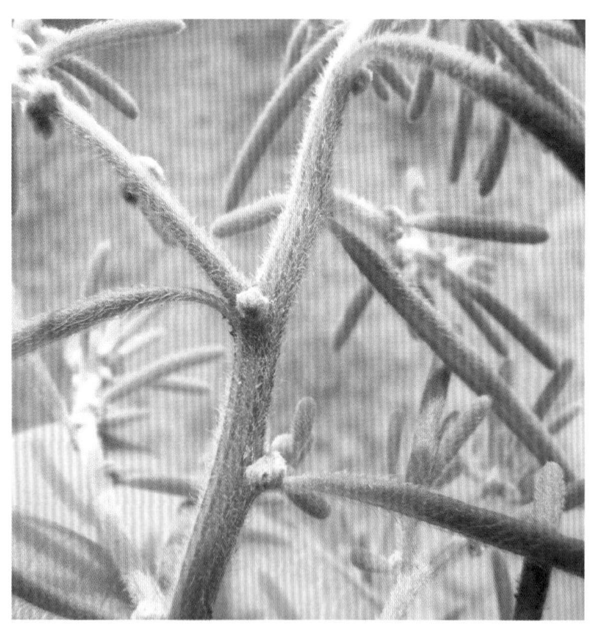
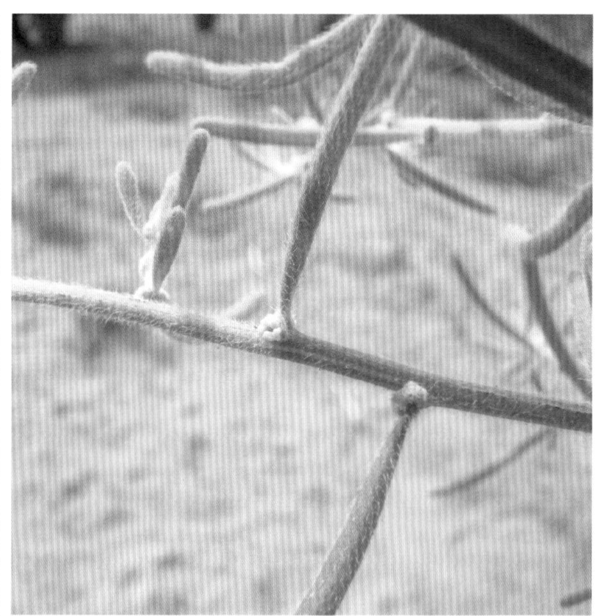

【形态特征】植株高 3~50cm。茎直立，密被水平伸展的长柔毛；分枝多，开展，与茎夹角通常大于 45°，有的几成直角。叶互生，肉质，圆柱状或半圆柱状条形，密被长柔毛，长 2~15mm，宽 1~1.5mm，先端钝，基部渐狭。花两性，单生或两朵簇生，通常仅一花发育；花被筒密被长柔毛，裂齿不内弯，果时花被背部具 5 个钻状附属物，三棱状，平直，坚硬，形成一平展的五角星状；雄蕊 5，花丝条形，伸出花被外；子房卵状，具短的花柱和 2（3）个长的柱头。果实卵圆状。种子近圆形，光滑。花、果期 7~9 月。

【生境分布】在祁连山分布于海拔 2300m 以下戈壁、盐碱地、沙丘、草地、河滩、阶地、洪积扇上。我国东北、西北部分省区有分布。

中药　五星蒿

【别　　名】毛脊梁。

【入药部位】全草。

【采收加工】夏季割取全草，除去杂质，晒干。

【性味归经】味甘，性凉。

【功能主治】祛风清湿热。主治脂溢性皮炎（头皮屑）。

【用法用量】外用：适量，水煎洗。

驼绒藜

优若藜

Krascheninnikovia ceratoides (Linnaeus) Gueldenstaedt

资源量：常见

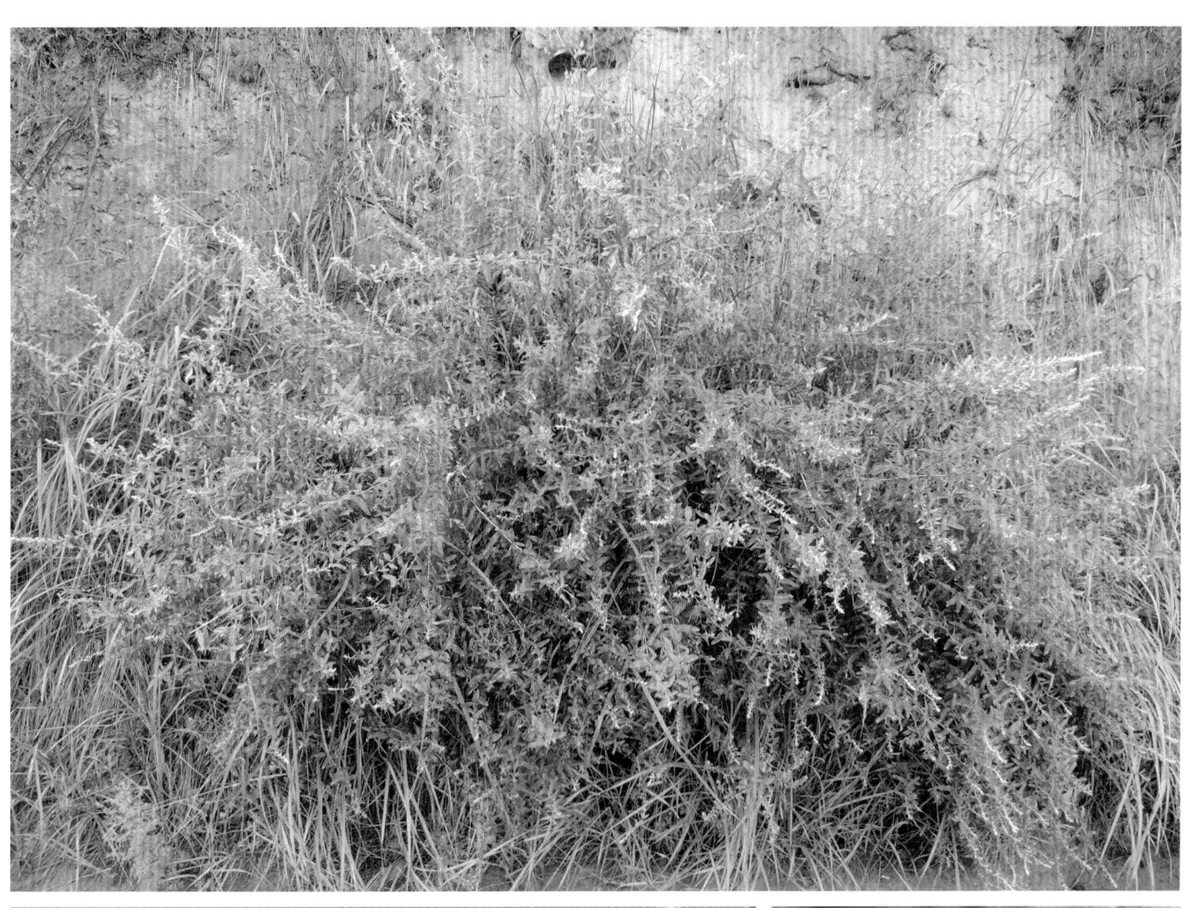

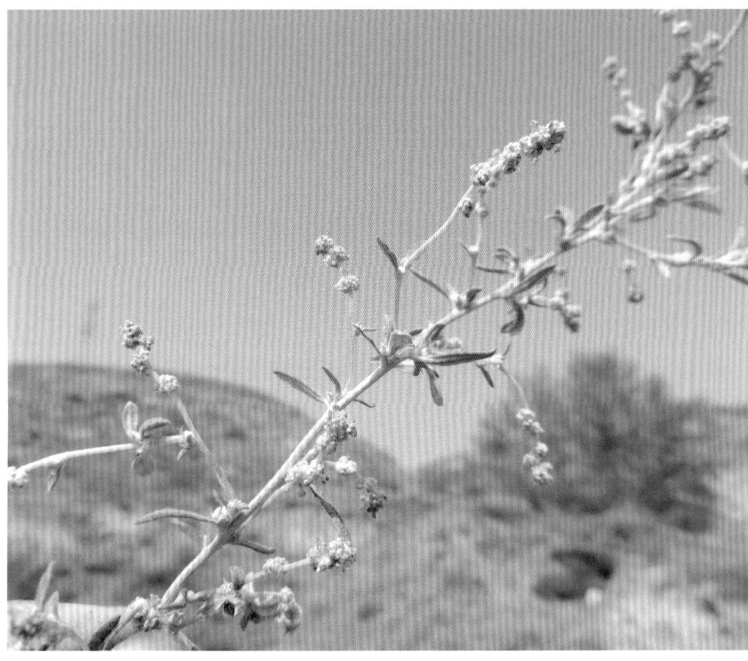

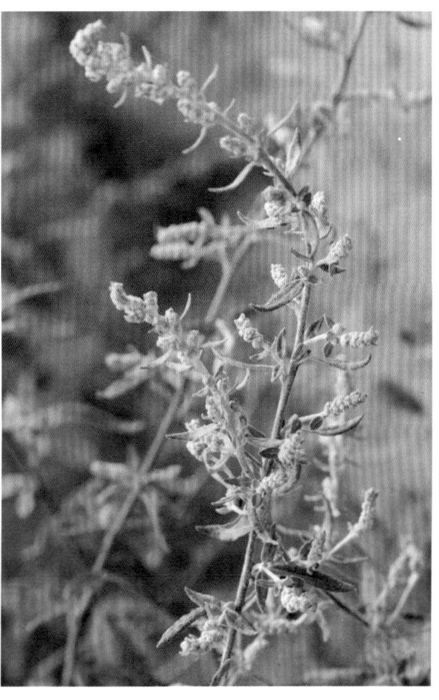

【形态特征】植株高可达 1.5m。分枝多集中于下部，斜展或平展。叶较小，条形、条状披针形、披针形或矩圆形，长 1~2（~5）cm，宽 0.2~0.5（~1）cm，先端急尖或钝，基部渐狭、楔形或圆形，1 脉，有时近基处有 2 条侧脉。花单性，雌雄同株；雄花在枝端集成穗状花序，紧密；雌花腋生，花管椭圆形，长 3~4mm，宽约 2mm；花管裂片角状，长为管长的 1/3 到等长。胞果直立，椭圆形，被毛。种子与苞果同形，侧扁。花、果期 6~9 月。

【生境分布】在祁连山分布于海拔 2500~4500m 干旱山坡、灌丛。新疆、西藏、青海、甘肃、内蒙古等地有分布。

中药　优若藜

【入药部位】花序。

【采收加工】6~7 月采收花序，晾干备用。

【性味归经】味淡，性微寒。

【功能主治】清肺化痰，止咳。主治支气管炎，肺结核。

【用法用量】内服：3~6g。

藏药　起象

【入药部位】果实、花和枝叶。

【采收加工】7~9 月采集果实、花，春、夏季采集枝叶，晾晒干备用。

【药　　性】味甘、淡，性微寒。

【功能主治】解毒抗菌。果实：主治眼病，肺病，培根病。枝叶：主治肺炎，痢疾，毒疮，疔疮。

【用法用量】内服：常配方用，6~9g。

蒙药　特斯格

【别　　名】其兴。

【入药部位】花。

【采收加工】夏、秋季开花时采收，阴干。

【药　　性】味淡，性凉。

【功能主治】清肺，止咳。主治肺热咳嗽，肺脓肿，肺结核，支气管炎。

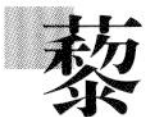

藜 胭脂菜、灰苋菜

Chenopodium album L.

资源量：常见

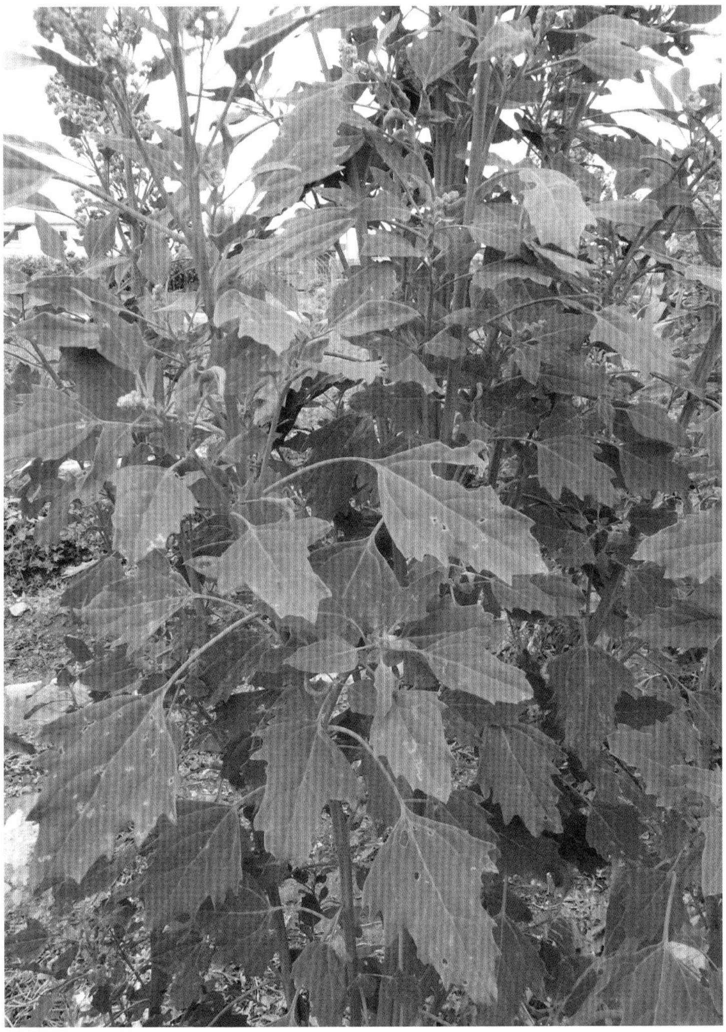

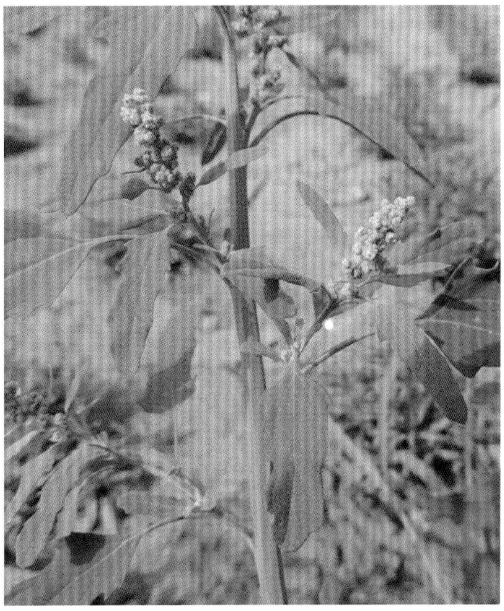

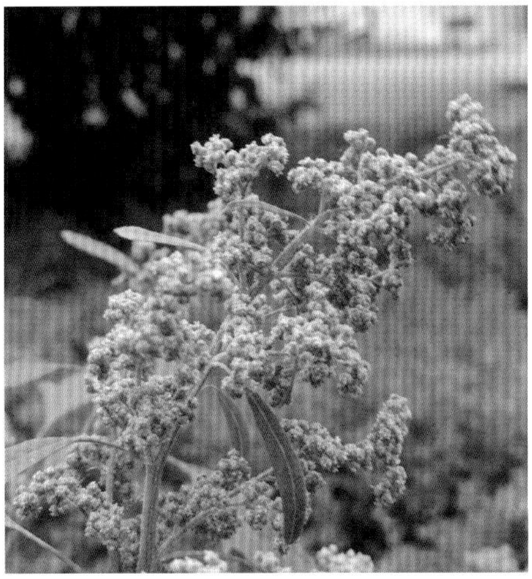

【形态特征】一年生草本，高 30~150cm。茎直立，粗壮，具条棱及绿色或紫红色色条，多分枝；枝条斜升或开展。叶片菱状卵形至宽披针形，长 3~6cm，宽 2.5~5cm，先端急尖或微钝，基部楔形至宽楔形，上面通常无粉，有时嫩叶的上面有紫红色粉，下面多少有粉，边缘具不整齐锯齿；叶柄与叶片近等长，或为叶片长度的 1/2。花两性，花簇于枝上部排列成或大或小的穗状圆锥状花序；花被裂片 5，宽卵形至椭圆形，背面具纵隆脊，有粉，先端或微凹，边缘膜质；雄蕊 5，花药伸出花被，柱头 2。果皮与种子贴生。

种子横生，双凸镜状，直径 1.2~1.5mm，边缘钝，黑色，有光泽，表面具浅沟纹；胚环形。花、果期 5~10 月。

【生境分布】祁连山全山系均产，生于路旁、荒地、田间。我国各地均产。

中药　藜

【别　　名】鹤顶草、红落藜、舜芒谷。

【入药部位】幼嫩全草。

【采收加工】春、夏季割取全草，去杂质，鲜用或晒干备用。

【性味归经】味甘，性平。有小毒。

【功能主治】清热祛湿，解毒消肿，杀虫止痒。主治发热，咳嗽，痢疾，腹泻，腹痛，疝气，龋齿痛，湿疹，疥癣，白癜风，疮疡肿痛，毒虫咬伤。

【用法用量】内服：15~30g。外用：适量，煎水漱口，或熏洗，或捣涂。

【各家论述】①杀虫。(《本草拾遗》)②煎汤，洗虫疮、漱齿䘌；捣烂，涂诸虫伤，去癜风。(《本草纲目》)③清热退烧。(《四川中药志》)④止泻痢，止痒。(《上海常用中草药》)⑤除湿热，利水。(《沙漠地区药用植物》)

中药　藜实

【别　　名】灰藜子、灰菜子。

【入药部位】果实或种子。

【采收加工】秋季果实成熟时，割取全草，打下果实和种子，除去杂质，鲜用或晒干。

【性味归经】味苦、微甘，性寒。有小毒。

【功能主治】清热祛湿，杀虫止痒。主治小便不利，水肿，皮肤湿疮，头疮，耳聋。

【用法用量】内服：10~15g。外用：适量，水煎洗，或烧灰调敷。

藏药　奈吾

【别　　名】菩奈吾翁布、奈归、奈然。

【入药部位】全草。

【采收加工】5~9 月采割地上部分，洗净晾干，切碎备用。

【药　　性】味甘、辛，消化后味甘，性温。效润。

【功能主治】祛风，清热。主治风热外感，疮伤，结石。

【用法用量】内服：研末，1~2g，或入丸、散。外用：适量。

蒙药　诺衣乐

【别　　名】劳力。

【入药部位】全草。

【采收加工】夏、秋季采收，除去杂质，去泥土，晒干。

【药　　性】味甘、微辛，性平。有小毒。

【功能主治】解表，止痒，解毒，治伤。主治赫依热，心热，皮肤瘙痒，金伤。

【用法用量】内服：配方用，6~9g。

刺　藜

针尖藜、刺穗藜

Dysphania aristata (Linnaeus) Mosyakin & Clemants

资源量：稀少

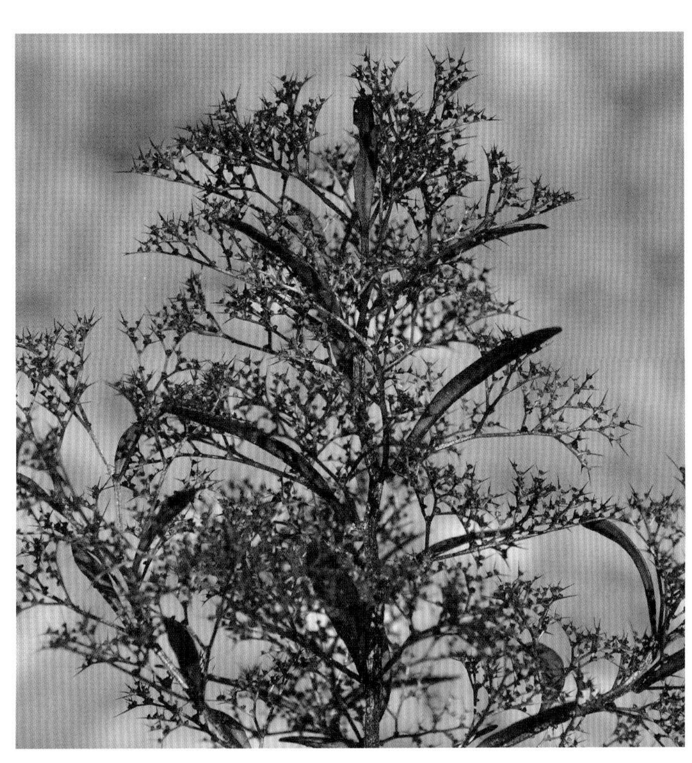

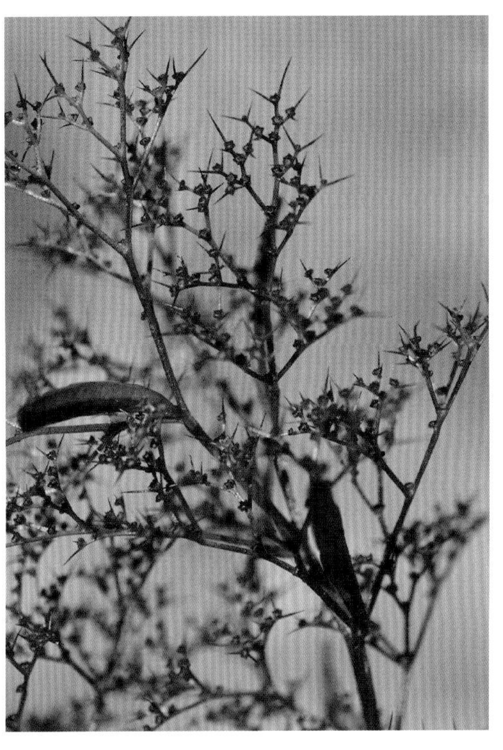

【形态特征】一年生草本，植物体通常呈圆锥形，高 10~40cm，秋后常带紫红色。茎直立，圆柱形或有棱，具色条，无毛或稍有毛，有多数分枝。叶条形至狭披针形，长达 7cm，宽约 1cm，全缘，先端渐尖，基部收缩成短柄，中脉黄白色。复二歧式聚伞花序生于枝端及叶腋，最末端的分枝针刺状。花两性，几无柄；花被裂片 5，狭椭圆形，先端钝或骤尖，背面稍肥厚，边缘膜质，果时开展。胞果顶基扁，圆形；果皮透明，与种子贴生。种子横生，顶基扁，周边截平或具棱。花期 8~9 月，果期 10 月。

【生境分布】在祁连山分布于肃南等地林区干河岸、砾石地。我国东北、华北、西北、华东部分省区有分布。

中药 刺藜

【别　　名】红小扫帚苗、铁扫帚苗、野鸡冠子草。

【入药部位】全草。

【采收加工】夏、秋季采集全草，洗净、晒干。

【性味归经】味淡，性平。归肺、肝经。

【功能主治】活血，调经，祛风止痒。主治月经过多，痛经，闭经，过敏性皮炎，荨麻疹。

【用法用量】内服：6~9g。外用：煎水洗。

菊叶香藜

菊叶刺藜、总状花藜

Dysphania schraderiana (Roemer & Schultes) Mosyakin & Clemants

资源量：常见

【形态特征】一年生草本，高 20~60cm，有强烈气味，全体疏生具节的短柔毛。茎直立，具绿色色条，通常有分枝。叶片矩圆形，长 2~6cm，宽 1.5~3.5cm，边缘羽状浅裂至羽状深裂，先端钝或渐尖，有时具短尖头，基部渐狭，上面无毛或幼嫩时稍有毛，下面有具节的短柔毛并兼有黄色无柄的颗粒状腺体；叶柄长 2~10mm。复二歧聚伞花序腋生；花两性；花被直径 1~1.5mm，5 深裂；裂片卵形至狭卵形，有狭膜质边缘，背面通常有具刺状突起的纵隆脊并有短柔毛和颗粒状腺体，果时开展；雄蕊 5，花丝扁平，花药近球形。胞果扁球形，果皮膜质。种子横生，周边钝，直径 0.5~0.8mm，红褐色或黑色，有光泽，具细网纹；胚半环形，围绕胚乳。花期 7~9 月，果期 9~10 月。

【生境分布】在祁连山分布于海拔 1800~2400m 林缘草地、沟岸、河沿、住家附近，有时也为农田杂草。辽宁、内蒙古、山西、陕西、甘肃、青海、四川、云南、西藏有分布。

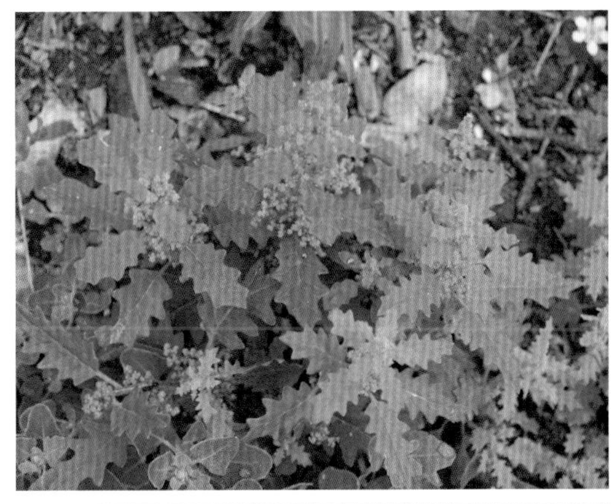
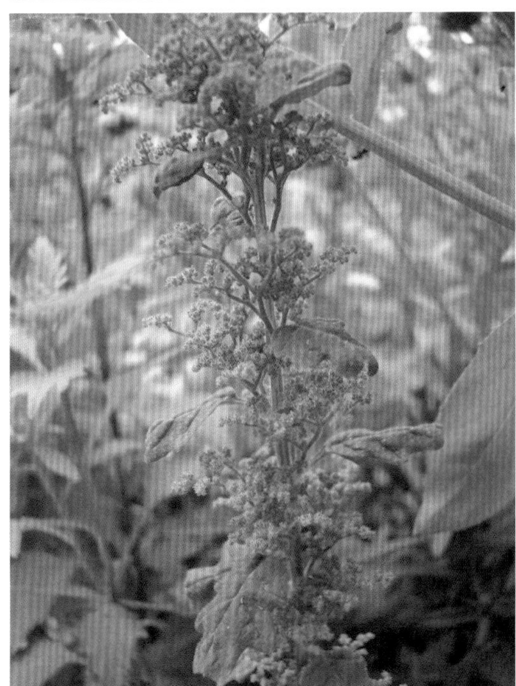
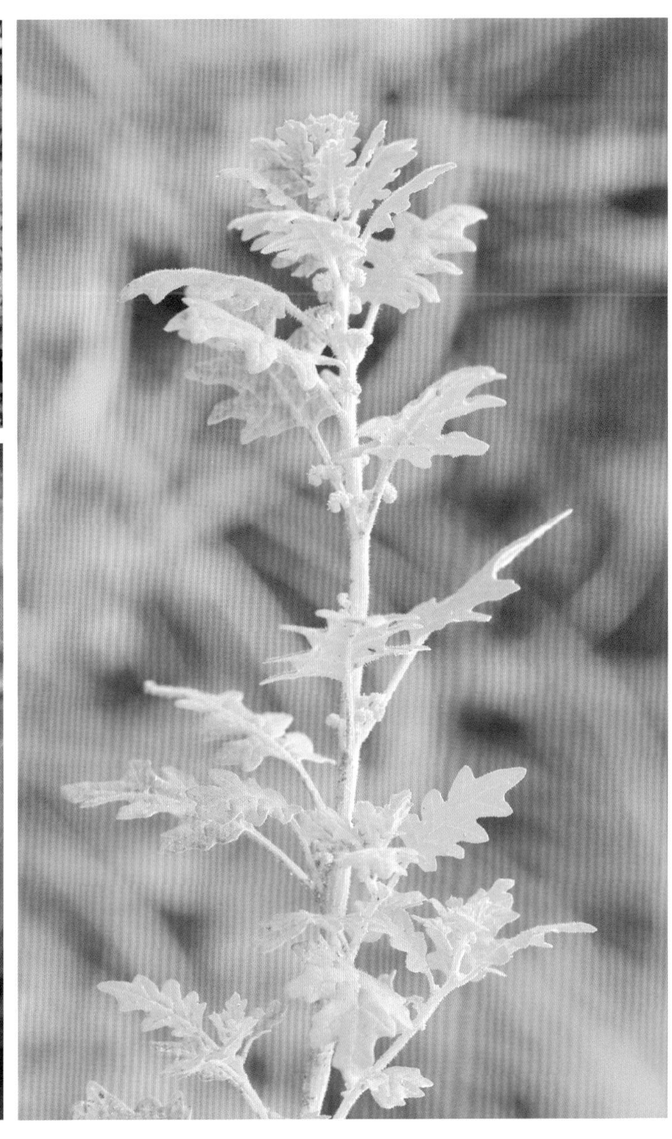

中药　菊叶香藜

【入药部位】全草。

【采收加工】夏、秋季采收，除去杂质，洗净泥土，晒干。

【性味归经】味微甘，性平。

【功能主治】平喘，消炎，止痛。主治喘息，炎症，痉挛，偏头痛。

蒙药　乌努日特—诺衣乐

【别　　名】努玛日。

【入药部位】全草。

【采收加工】夏、秋季采收，除去杂质、泥土，晒干。

【药　　性】味甘、微辛，性平。

【功能主治】解表，止痒，解毒，治伤。主治感冒，头痛，麻疹不透，皮肤瘙痒，金伤。

杂配藜

血见愁、大叶藜

Chenopodium hybridum L.

资源量：常见

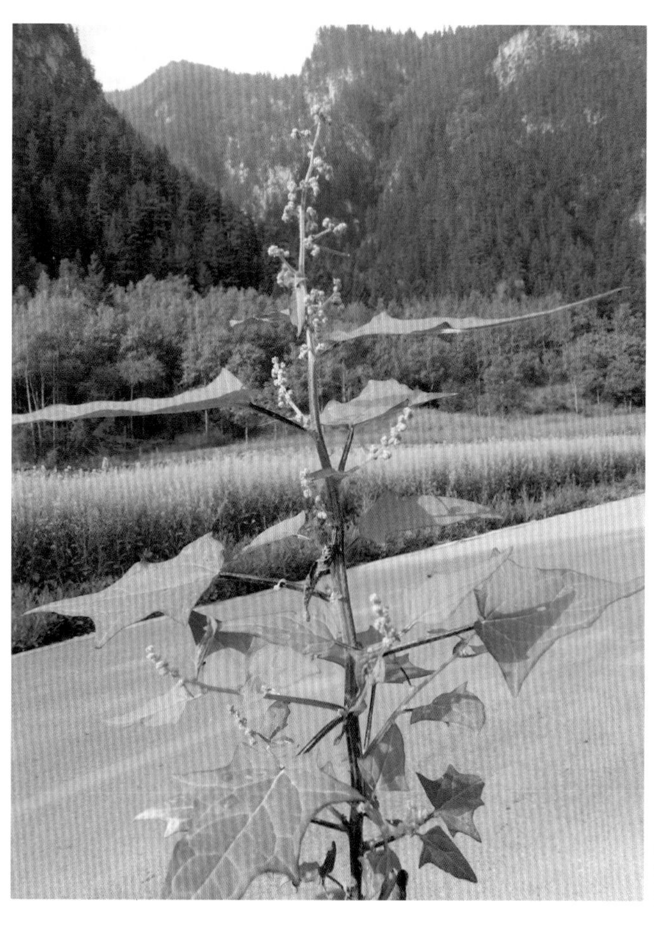

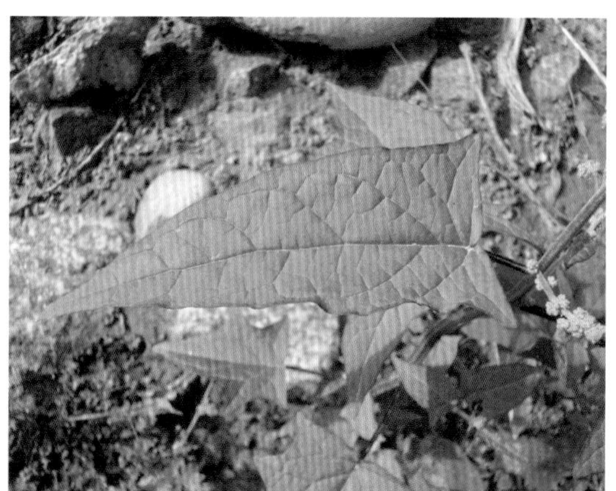

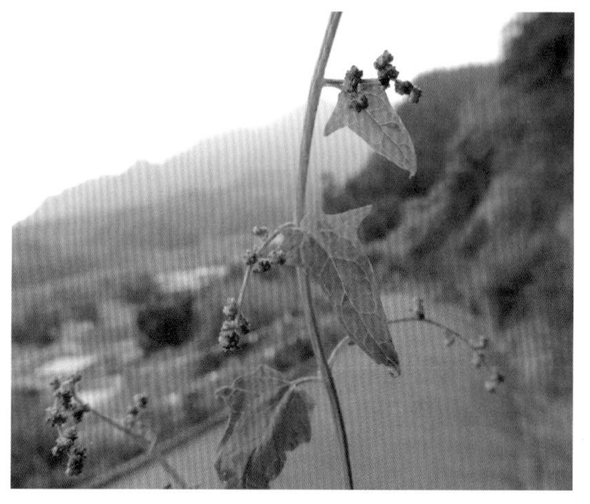

【形态特征】一年生草本，高 40~120cm。茎直立，粗壮，具淡黄色或紫色条棱，上部有疏分枝，无粉或枝上稍有粉。叶片宽卵形至卵状三角形，长 6~15cm，宽 5~13cm，两面均呈亮绿色，无粉或稍有粉，先端急尖或渐尖，基部圆形，截形或略呈心形，边缘掌状浅裂；裂片 2~3 对，不等大，轮廓略呈五角形，先端通常锐；上部叶较小，叶多呈三角状戟形，边缘具较少数的裂片状锯齿，有时几全缘；叶柄长 2~7cm。花两性兼有雌性，通常数个团集，在分枝上排列成开散的圆锥状花序；花被裂片 5，狭卵形，先端钝，背面具纵脊并稍有粉，边缘膜质；雄蕊 5。胞果双凸镜状；果皮膜质，有白色斑点，与种子贴生。种子横生，与胞果同形，直径通常 2~3mm，黑色，无光泽，表面具明显的圆形深洼或凹凸不平；胚环形。花、果期 7~9 月。

【生境分布】在祁连山分布于海拔 2300~3500m 林缘、山坡灌丛、沟沿、河滩、田野。我国多数省区有分布。

中药　大叶藜

【别　　名】杂灰菜、八角灰菜、大叶灰菜。

【入药部位】全草。

【采收加工】6~8 月割取带花、果的全草，鲜用或切碎，晒干备用。

【性味归经】味甘，性平。

【功能主治】调经止血，解毒消肿。主治月经不调，崩漏，吐血，衄血，咯血，尿血，血痢，便血，疮疡肿毒。

【用法用量】内服：3~9g，或熬膏。外用：适量，捣敷。

地　肤

扫帚菜、观音菜、孔雀松

Kochia scoparia (L.) Schrad.

资源量：常见

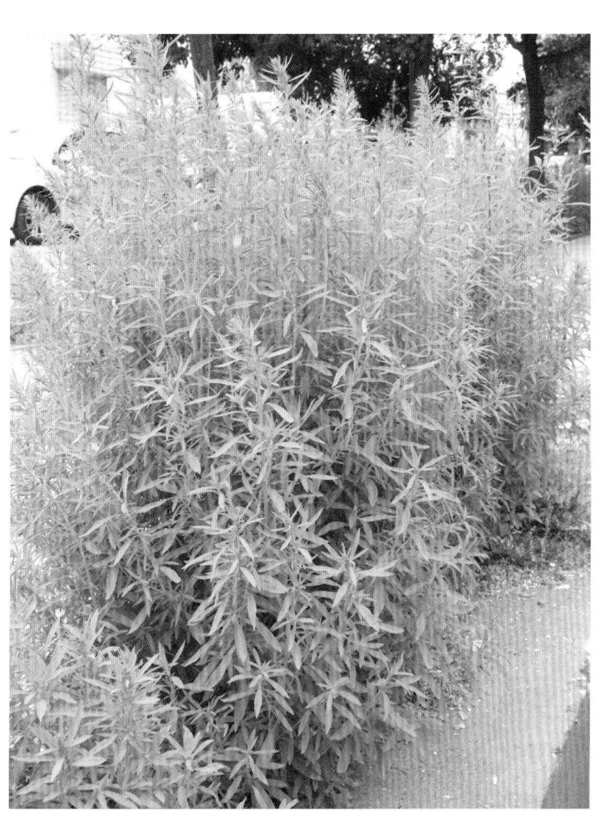

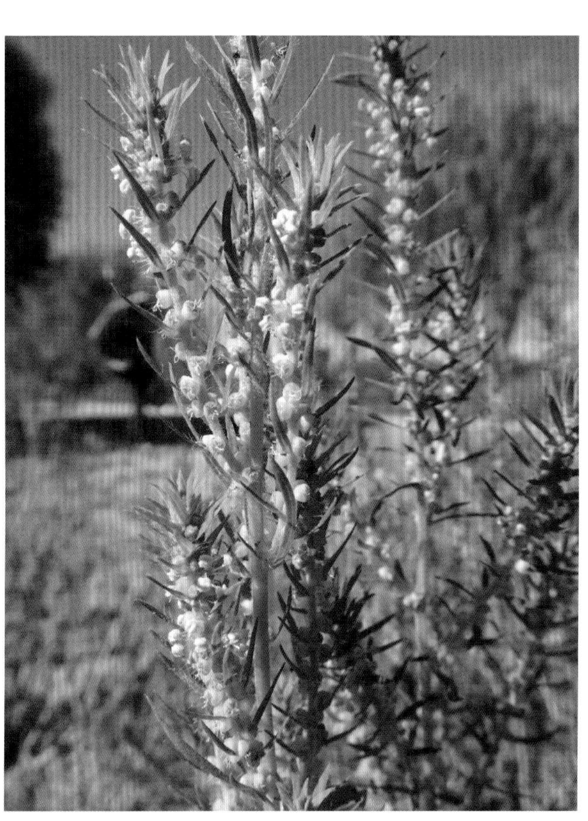

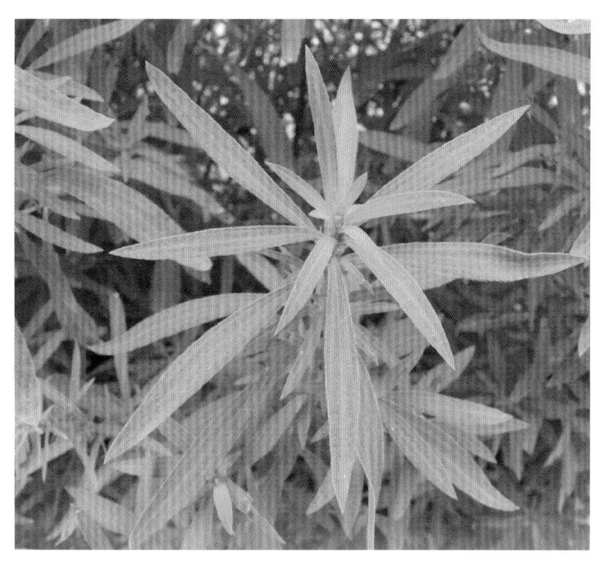
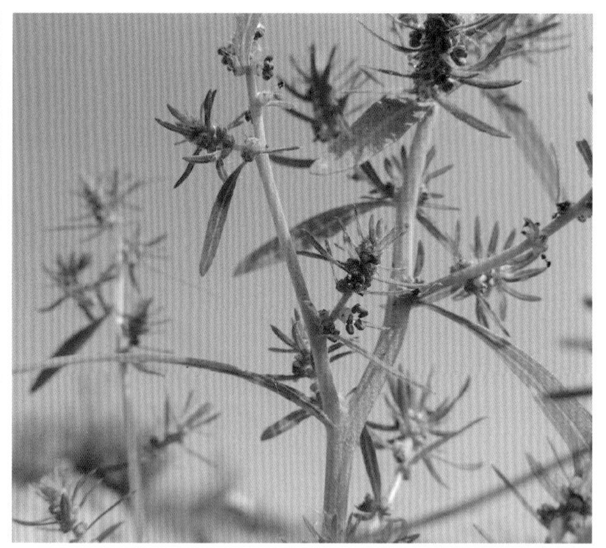

【形态特征】一年生草本，高 50~100cm。根略呈纺锤形。茎直立，圆柱状，淡绿色或带紫红色，有多数条棱，稍有短柔毛或下部几无毛；分枝稀疏，斜上。叶披针形或条状披针形，长 2~5cm，宽 3~7mm，无毛或稍有毛，先端短渐尖，基部渐狭入短柄，通常有 3 条明显的主脉，边缘有疏生的锈色绢状缘毛；茎上部叶较小，无柄，1 脉。花两性或雌性，通常 1~3 个生于上部叶腋，构成疏穗状圆锥状花序，花下有时有锈色长柔毛；花被近球形，淡绿色，花被裂片近三角形，无毛或先端稍有毛；翅端附属物三角形至倒卵形，有时近扇形，膜质，脉不明显，边缘微波状或具缺刻；花丝丝状，花药淡黄色；柱头 2，丝状，紫褐色，花柱极短。胞果扁球形，果皮膜质，与种子离生。种子卵形，黑褐色，长 1.5~2mm，稍有光泽；胚环形，胚乳块状。花期 6~9 月，果期 7~10 月。

【生境分布】在祁连山生长于山野荒地、田野、路旁，栽培于庭园。全国各地多有栽培。

中药　地肤苗

【别　　名】扫帚苗。

【入药部位】全草。

【采收加工】春、夏季割取嫩茎叶，洗净，切段，鲜用或晒干。

【性味归经】味苦，性寒。归肝、脾、大肠经。

【功能主治】清热解毒，利尿通淋。主治赤白痢，泄泻，小便淋痛，痹证，小儿疳积，目赤涩痛，雀盲，皮肤风热赤肿，恶疮疥癣。

【用法用量】内服：30~90g。外用：适量，煎水洗，或捣汁涂。

中药 地肤子

【别　　名】地葵、地麦、益明。

【入药部位】成熟果实。

【采收加工】秋季割取全草，晒干，打下果实，除去杂质，备用。

【性味归经】味苦，性寒。归肾、膀胱经。

【功能主治】清热利湿，祛风止痒。主治小便不利，淋浊，带下病，血痢，风疹，湿疹，疥癣，皮肤瘙痒，疮毒。

【用法用量】内服：6~15g，或入丸、散。外用：适量，煎水洗。

【各家论述】①地肤之功，上治头而聪耳明目，下入膀胱而利水去疝，外去皮肤热气而令润泽。服之病去，必小水通长为外征也。（《本草乘雅半偈》）②地肤之味，始微甘而后纯苦，且其气寒，应属清热之剂。每见用之者或假酒力，或不须酒。愚谓清热则酒可不用，如用之起阴达阳，则宜以火酒浸一日夜，于饭上蒸透，晒干以去其寒性，乃为得之。（《本草述》）③主膀胱热，利小便。补中，益精气。（《神农本草经》）④去皮肤中热气，散恶疮，疝瘕，强阴，使人润泽。（《名医别录》）⑤与阳起石同服，主丈夫阴痿不起，补气益力。（《药性论》）

盐角草

海蓬子

Salicornia europaea L.

资源量：常见

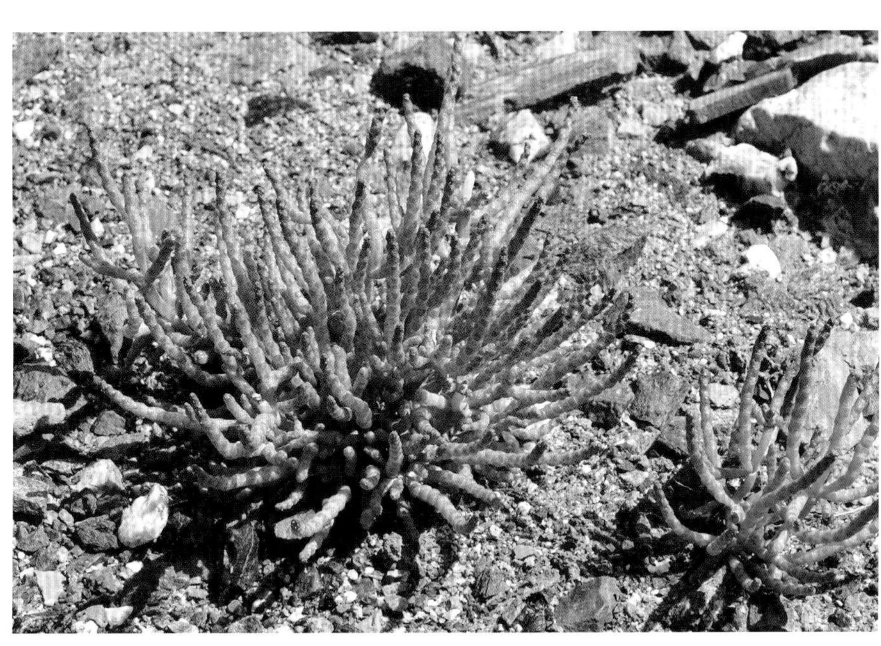

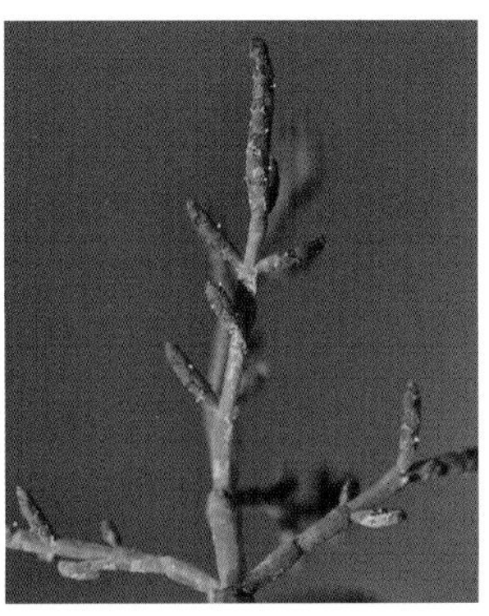

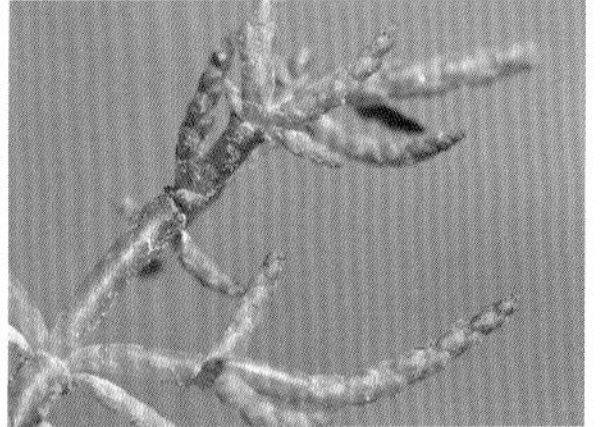

【形态特征】一年生草本，高 10~35cm。茎直立，多分枝；枝肉质，苍绿色。叶不发育，鳞片状，长约 1.5mm，顶端锐尖，基部连合成鞘状，边缘膜质。花序穗状，长 1~5cm，有短柄；花腋生，每 1 苞片内有 3 朵花，集成 1 簇，陷入花序轴内，中间的花较大，位于上部，两侧的花较小，位于下部；花被肉质，倒圆锥状，上部扁平成菱形；雄蕊伸出于花被之外；花药矩圆形；子房卵形；柱头 2，钻状，有乳头状小突起。果皮膜质。种子矩圆状卵形，种皮近革质，有钩状刺毛，直径约 1.5mm。花、果期 6~8 月。

【生境分布】在祁连山分布于西端山麓潮湿的盐碱地。辽宁、河北、山西、陕西、宁夏、甘肃、内蒙古、青海、新疆、山东和江苏北部有分布。

中药　海蓬子

【别　　名】草盐角、抽筋菜、盐葫芦。

【入药部位】全草。

【采收加工】夏季采集全草，阴干备用。

【功能主治】平肝，利尿，降血压。主治小便不利，高血压，头痛。

【用法用量】内服：9~15g。

猪毛菜

扎蓬棵、猪毛蒿、三叉明棵

Salsola collina Pall.

资源量：常见

【形态特征】一年生草本，高 20~100cm。茎自基部分枝，枝互生，伸展，茎、枝绿色，有白色或紫红色条纹，生短硬毛或近于无毛。叶片丝状圆柱形，伸展或微弯曲，长 2~5cm，宽 0.5~1.5mm，生短硬毛，顶端有刺状尖，基部边缘膜质，稍扩展而下延。花序穗状，生枝条上部；苞片卵形，顶部延伸，有刺状尖，边缘膜质，背部有白色隆脊；小苞片狭披针形，顶端有刺状尖，苞片及小苞片与花序轴紧贴；花被片卵状披针形，膜质，顶端尖，

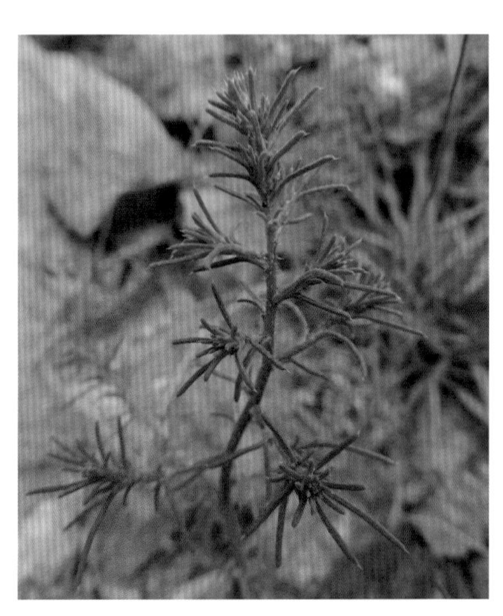

果时变硬，自背面中上部生鸡冠状突起；花被片在突起以上部分，近革质，顶端为膜质，向中央折曲成平面，紧贴果实，有时在中央聚集成小圆锥体；花药长 1~1.5mm；柱头丝状，长为花柱的 1.5~2 倍。种子横生或斜生。花期 7~9 月，果期 9~10 月。

【生境分布】在祁连山分布于海拔 1600~4000m 盐碱地、路边、荒芜场所。我国东北、华北、西北、西南，以及山东、江苏、安徽、河南等地有分布。

中药　猪毛菜

【别　　名】刺蓬、猪毛缨。

【入药部位】全草。

【采收加工】夏、秋季开花时割取全草，晒干，除去泥沙，打成捆，备用。

【性味归经】味淡，性凉。归肝经。

【功能主治】平肝潜阳，润肠通便。主治高血压，头痛，眩晕，肠燥便秘。

【用法用量】内服：15~30g，或开水泡后代茶饮。

【各家论述】降血压。治高血压病，头痛。（《河北中药手册》）

藏药　堪扎嘎日

【别　　名】达才尔。

【入药部位】地上部分。

【采收加工】花末期及幼果期采割地上部分，去净杂质，晒干。

【药　　性】味甘、涩，性平。

【功能主治】清热解毒。主治龙病，肺病，时行感冒及热病初起，恶寒发热，头及周身疼痛。

【用法用量】内服：配方用。

刺沙蓬

刺蓬、细叶猪毛菜

Salsola tragus Linnaeus

资源量：常见

【形态特征】一年生草本，高 30~100cm。茎直立，自基部分枝，茎、枝生短硬毛或近于无毛，有白色或紫红色条纹。叶片半圆柱形或圆柱形，无毛或有短硬毛，长 1.5~4cm，宽

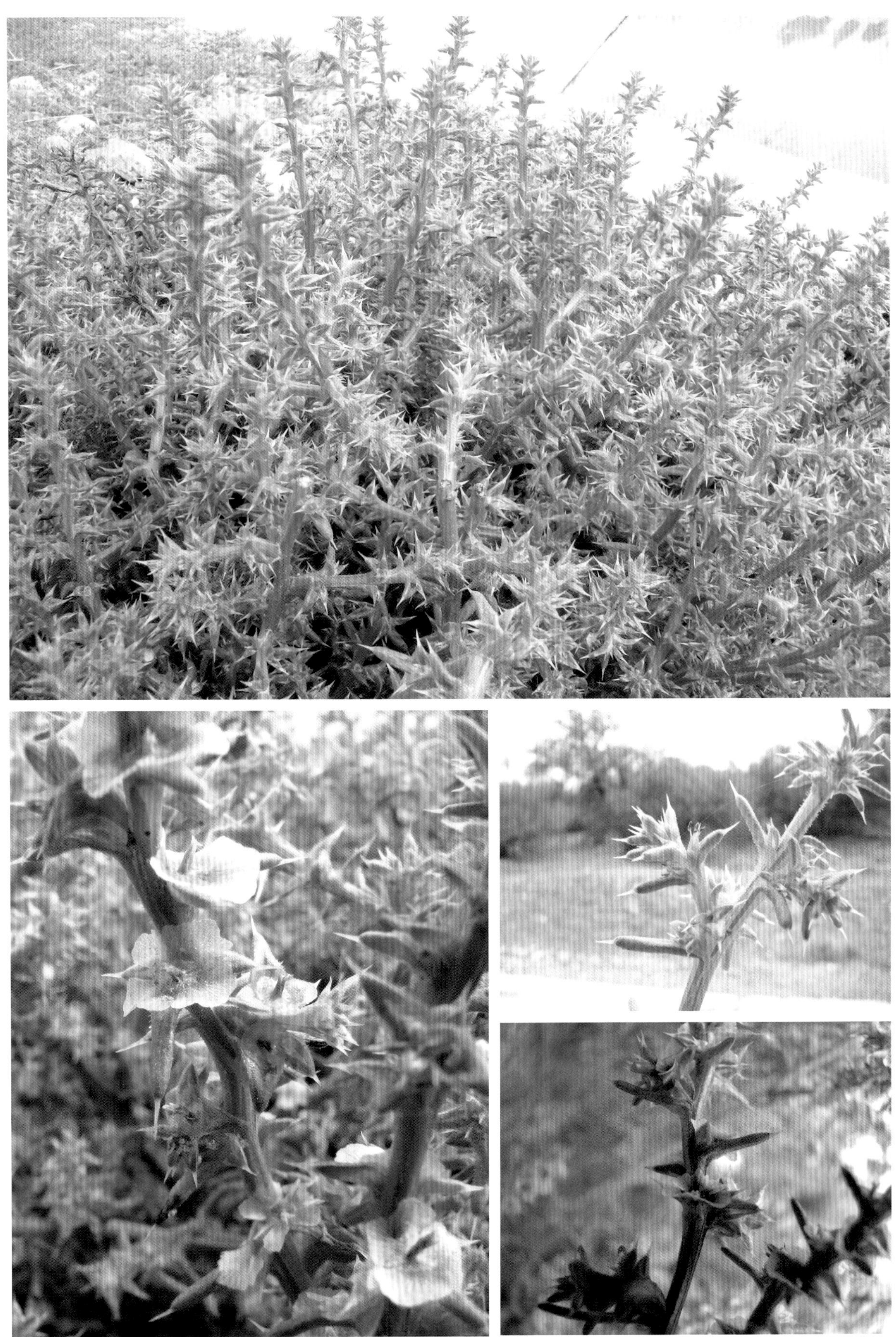

1~1.5mm，顶端有刺状尖，基部扩展，扩展处的边缘为膜质。花序穗状，生于枝条的上部；苞片长卵形，顶端有刺状尖，基部边缘膜质，比小苞片长；小苞片卵形，顶端有刺状尖；花被片长卵形，膜质，无毛，背面有1条脉；花被片果时变硬，自背面中部生翅；翅3个较大，肾形或倒卵形，膜质，无色或淡紫红色，有数条粗壮而稀疏的脉，2个较狭窄，花被果时（包括翅）直径7~10mm；花被片在翅以上部分近革质，顶端为薄膜质，向中央聚集，包覆果实；柱头丝状，长为花柱的3~4倍。种子横生，直径约2mm。花期8~9月，果期9~10月。

【生境分布】在祁连山分布于河谷、沙地、砾石戈壁。我国东北、华北、西北，以及西藏、山东、江苏有分布。

中药　刺沙蓬

【别　　名】猪毛菜、大翅猪毛菜。

【入药部位】全草。

【采收加工】夏季开花时拔取全草，抖净泥土，切段晒干。

【性味归经】味苦，性凉。归肝经。

【功能主治】平肝降压。主治头痛，眩晕，高血压。

【用法用量】内服：15~30g，或开水泡后代茶饮。

藏药　堪扎嘎日

同“猪毛菜”条。

马齿苋科

马齿苋

蚂蚱菜、马苋菜、马齿龙芽

Portulaca oleracea L.

资源量：常见

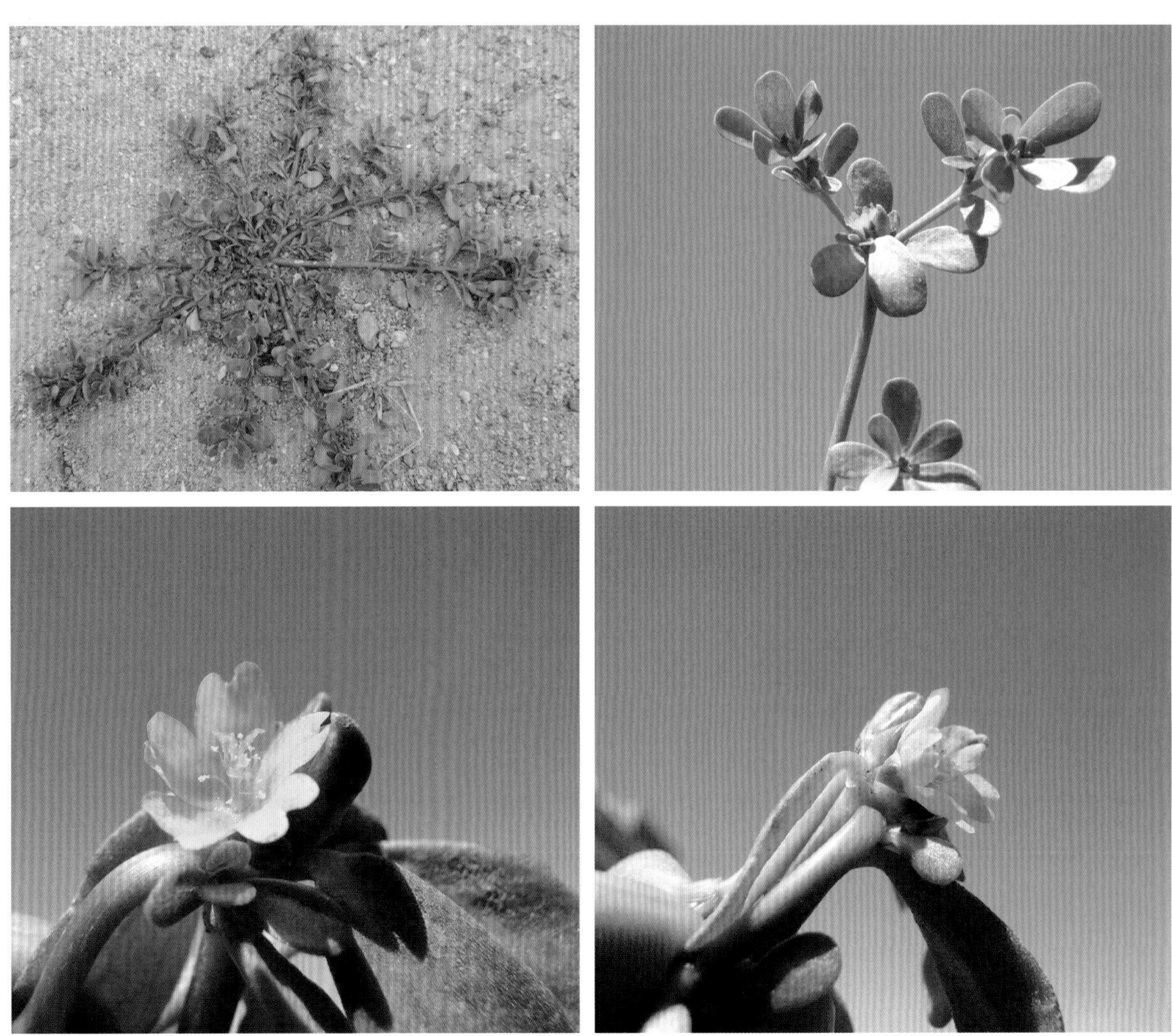

【形态特征】一年生草本，全株无毛。茎平卧或斜倚，伏地铺散，多分枝，圆柱形，淡绿色或带暗红色。叶互生，有时近对生，叶片扁平，肥厚，倒卵形，似马齿状，顶端圆钝或平截，有时微凹，基部楔形，全缘，上面暗绿色，下面淡绿色或带暗红色；叶柄粗短。花无梗，直径 4~5mm，常 3~5 朵簇生枝端，午时盛开；苞片 2~6，叶状，膜质，近轮生；萼片 2，对生，绿色，盔形；花瓣 5，稀 4，黄色，倒卵形，长 3~5mm，顶端微凹，基部合生；雄蕊通常 8，长约 12mm，花药黄色；子房无毛，花柱比雄蕊稍长，柱头 4~6 裂，线形。蒴果卵球形，长约 5mm，盖裂。种子多数，偏斜球形，黑褐色，有光泽，直径不及 1mm，具小疣状凸起。花期 5~8 月，果期 6~9 月。

【生境分布】在祁连山分布于路旁、田间、园地、绿化带，为田间常见杂草。全国各地均有分布。

中药　马齿苋

【别　　名】马齿草、马苋、马齿菜。

【入药部位】全草。

【采收加工】夏、秋季采集，除去泥沙，用沸水略烫或略蒸晒干或鲜用。

【性味归经】味酸，性寒。归大肠、肝经。

【功能主治】清热解毒，凉血止血，止痢。主治热毒血痢，痈肿疔疮，湿疹，丹毒，蛇虫咬伤，便血，痔血，崩漏下血。

【用法用量】内服：9~15g。外用：适量，捣敷患处。

【各家论述】①《原病式》云：诸痛痒疮，皆属心火。辛寒能凉血散热，故主癥结、痈疮、疔肿、白秃及三十六种风结疮，捣敷则肿散、疔根拔；绞汁服则恶物当下，内外施之皆得也。辛寒通利，故寒热去，大小便利也。苦能杀虫，寒能除热，故主杀诸虫，去寸白，止渴。辛寒能散肺家之热，故主目盲，白翳也。（《本草经疏》）②主诸肿瘘疣目，捣揩之；饮汁主反胃，诸淋，金疮血流，破血癖癥癖，小儿尤良；用汁洗紧唇、面疱、马汗、射工毒，涂之瘥。（《新修本草》）③延年益寿，明目。（《食疗本草》）④主尸脚（人脚无冬夏常拆裂），阴肿。（《蜀本草》）⑤主目盲白翳，利大小便，去寒热，杀诸虫，止渴，破癥结痈疮，服之长年不白。和梳垢封丁肿；又烧为灰，和多年醋滓，先灸丁肿，以封之，即根出；生捣绞汁服，当利下恶物，去白虫。（《开宝本草》）

中药　马齿苋子

【别　　名】马齿苋实。

【入药部位】种子。

【采收加工】夏、秋季果实成熟时，割取地上部分，收集种子，除去泥沙杂质，干燥。

【性味归经】味甘，性寒。归肝、大肠经。

【功能主治】清肝，化湿，明目。主治青盲白翳，泪囊炎。

【用法用量】内服：9~15g。外用：适量，煎汤熏洗。

【各家论述】明目。(《开宝本草》)

藏药 灿格日

【入药部位】全草。

【采收加工】夏、秋季割取全草，洗净，用沸水略烫一下，再用冷水淘洗至不黏手时，晒干或鲜用。

【药　　性】味酸，性寒。

【功能主治】清热利湿，凉血解毒。主治肠炎，赤白痢疾，赤白带下，淋病。外用主治疔疮丹毒。

【用法用量】内服：常配方用，6~9g。外用：适量。

石竹科

甘肃雪灵芝 甘肃蚤缀、甘肃无心菜

Arenaria kansuensis Maxim.

资源量：常见

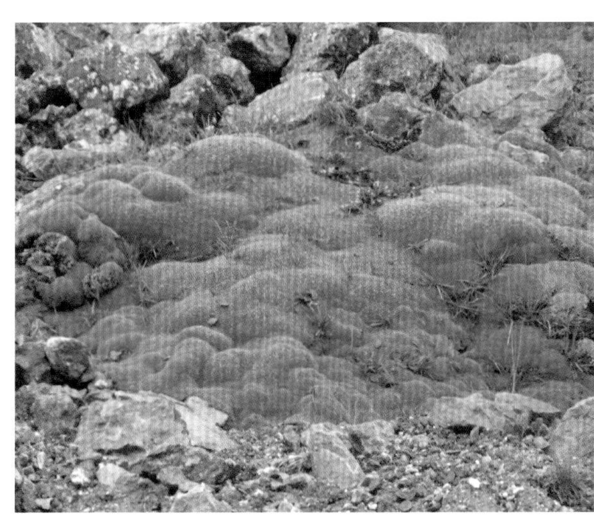
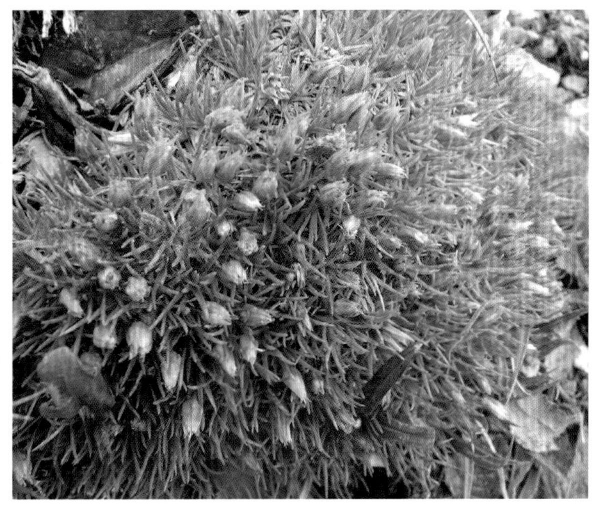

【形态特征】多年生垫状草本，高 4~5 cm。主根粗壮，木质化，下部密集枯叶。叶片针状线形，长 1~2 cm，宽约 1mm，基部抱茎，边缘狭膜质，下部具细锯齿，顶端急尖。花单生枝端；苞片披针形，长 3~5mm，宽 1~1.5mm，基部连合呈短鞘，边缘宽膜质，顶端锐尖，具 1 脉；花梗长 2.5~4mm，被柔毛；萼片 5，披针形，长 5~6mm，基部较宽，边缘宽膜质，顶端尖，具 1 脉；花瓣 5，白色，倒卵形，长 4~5mm，基部狭，呈楔形，顶端钝圆；花盘杯状，具 5 个腺体；雄蕊 10，花丝扁线形，长约 4mm，花药褐色；子房球形，1 室，具多数胚珠，花柱 3，线形，长约 3mm。花期 7 月，果期 8~9 月。

【生境分布】在祁连山分布于海拔 3600m 以上高寒草甸。甘肃、青海、西藏东部、四川西部等地有分布。

中药 甘肃雪灵芝

【别　　名】雪灵芝。

【入药部位】全草。

【采收加工】夏季采全草，晒干。

【性味归经】味微甘，性凉。归肝、胆、肾经。

【功能主治】清热解毒，利湿退黄，蠲痹止痛。主治外感发热，肺热咳嗽，黄疸，淋浊，风湿痹痛。

【用法用量】内服：9~15g，或研末，或泡酒。

藏药 阿仲

【别　　名】阿仲嘎保。

【采收加工】9~10 月采挖根，洗净，除去残茎、根头、根上的外皮及须根等，晾干备用。

【入药部位】根。

【药　　性】味苦，性寒。

【功能主治】清肺中之热，止咳，降血压，滋补。主治肺炎，淋病，淋巴结结核，子宫病症等。

【用法用量】内服：配方或单用，每次 9~18g。

福禄草 高原蚤缀、西北蚤缀

Arenaria przewalskii Maxim.

资源量：常见

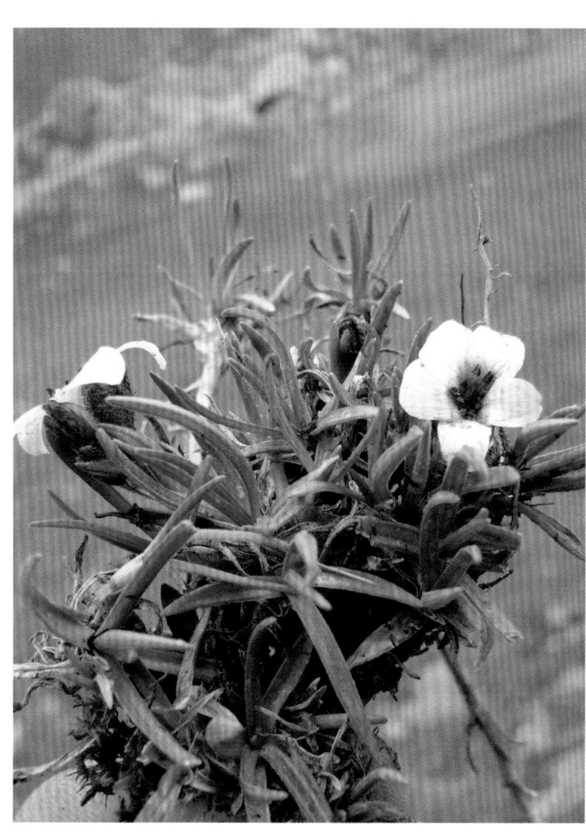

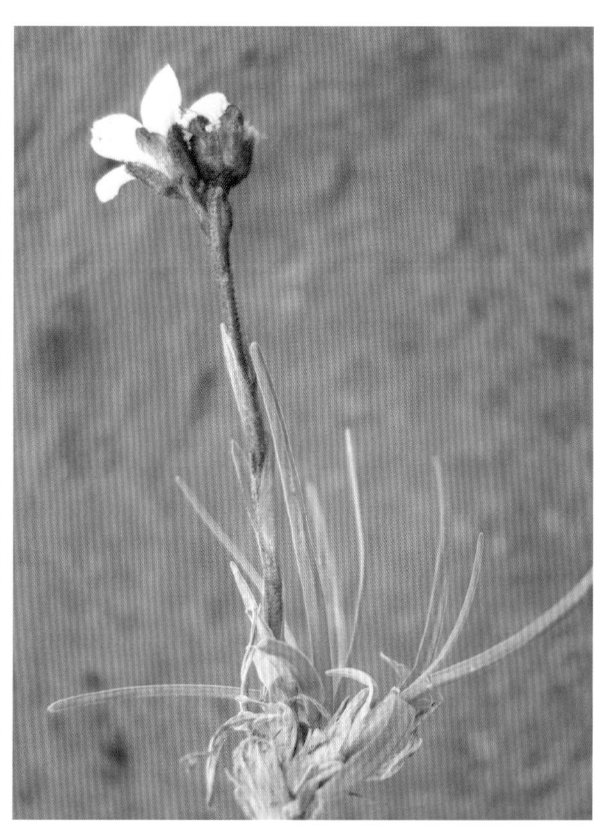

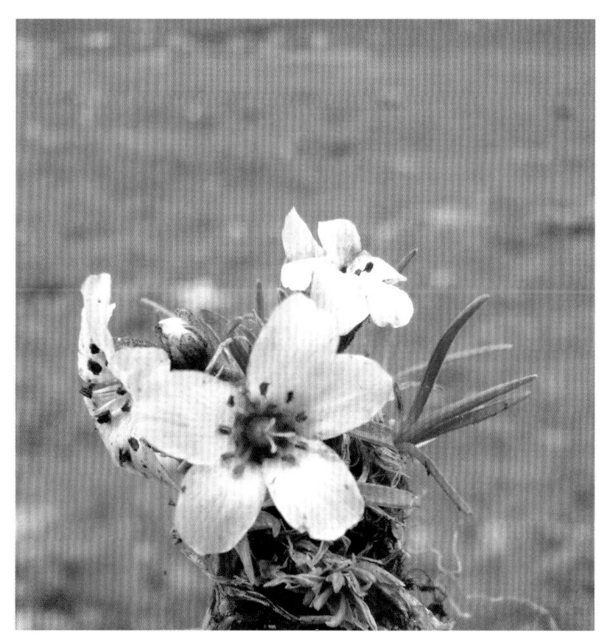
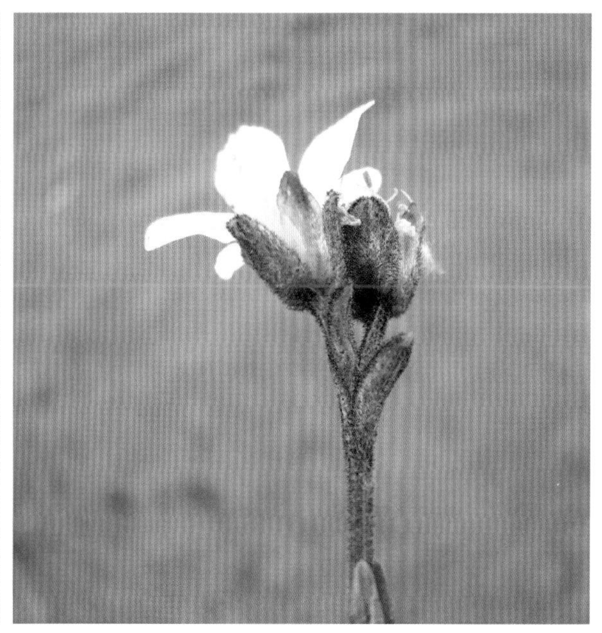

【形态特征】多年生草本，高 10~20cm。主根细长，木质化，支根须状。茎丛生或斜生，宿存纤维状枯萎叶鞘，上部直立，密被淡紫红色腺毛。基生叶线形，长 2~3cm，宽 1~2mm，先端钝，基部较宽，联合成鞘，膜质，边缘稍反卷并具细小突起，两面无毛，中肋明显；茎生叶披针形，长 1~1.5cm，宽 2~3mm，先端钝，上部边缘多有腺毛，基部稍窄。花序顶生，聚伞状，通常 3 花，密生淡紫色腺毛；苞片卵状椭圆形，背面被腺毛；花梗长 3~5mm，密被腺毛；萼片 5，紫色，宽卵形；花瓣 5，白色，倒卵形，长 8~10mm，宽 4~5mm；花盘碟形，具 5 个椭圆形腺体；雄蕊 10，花丝线形；子房长圆状倒卵形，具柄，花柱 3，线形，柱头扁平，长圆形。蒴果倒卵形。种子多数。花期 7~8 月，果期 8 月。

【生境分布】在祁连山分布于海拔 3800m 以上高山草甸、流滩。甘肃、青海等地有分布。

中药　高原蚤缀

【别　　名】甘青蚤缀。

【入药部位】全草。

【采收加工】夏季采集，晒干。

【性味归经】味苦、微甘，性寒。归肺经。

【功能主治】清热止咳，润肺化痰。主治肺热咳嗽，肺痨，咳痰不爽，瘰疬。

【用法用量】内服：6~15g。

藏药　相连木保

【入药部位】全草。

【采收加工】7~8 月采收全草，洗净，除去杂质，晾干。

【药　　性】味微甘、苦，性寒。

【功能主治】清热润肺。主治肺结核，肺病。

原野卷耳

卷耳

Cerastium arvense L.

资源量：常见

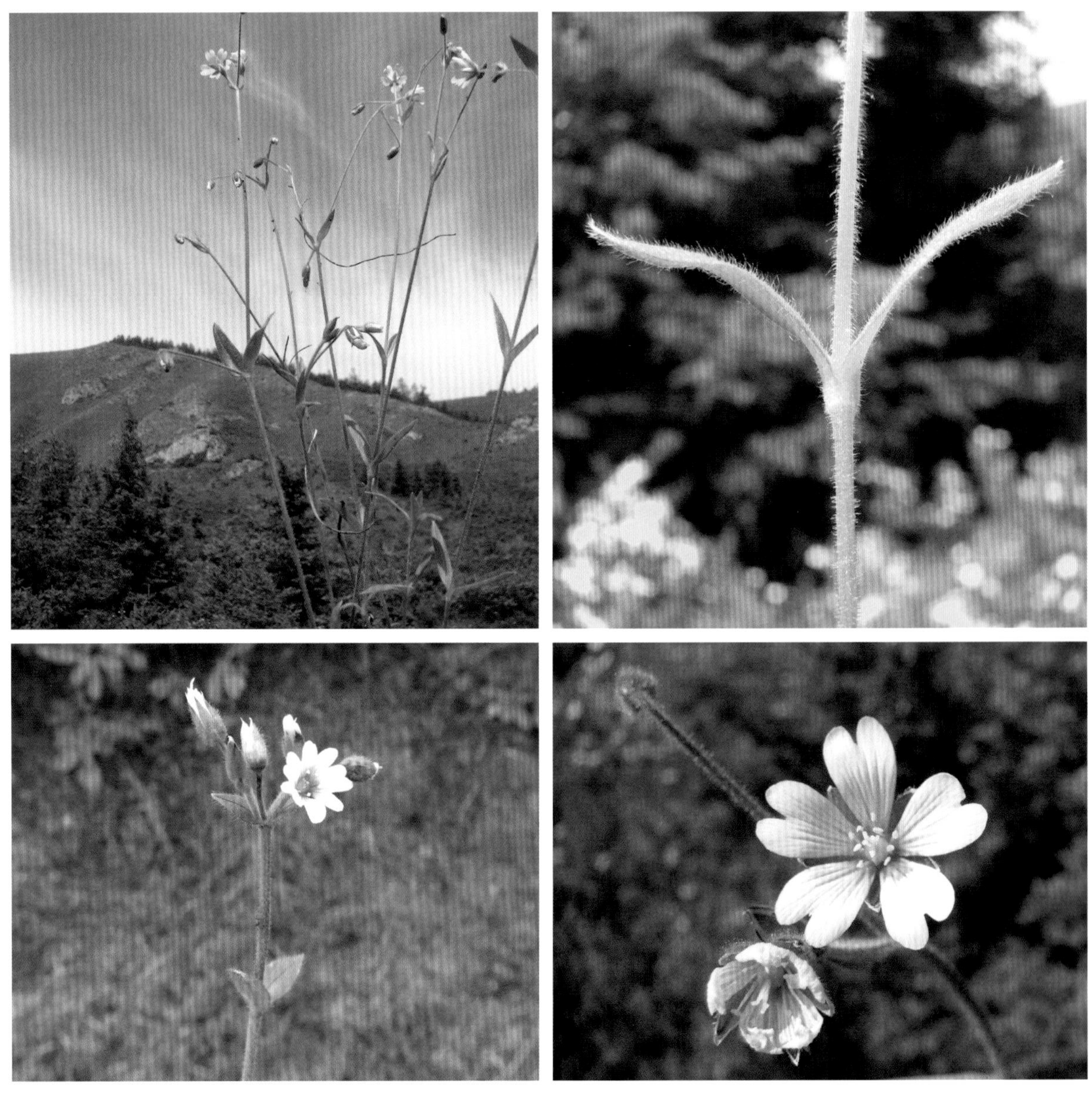

【形态特征】多年生疏丛草本，高 10~35cm。茎基部匍匐，上部直立，绿色并带淡紫红色，下部被下向的毛，上部混生腺毛。叶片线状披针形或长圆状披针形，顶端急尖，基部楔形，抱茎，被疏长柔毛，叶腋具不育短枝。聚伞花序顶生，具 3~7 花；苞片披针形；花梗细，密被白色腺柔毛；萼片 5，披针形，边缘膜质，外面密被长柔毛；花瓣 5，白色，倒卵形，比萼片长 1 倍或更长，顶端 2 裂，深达 1/4~1/3；雄蕊 10，短于花瓣；花柱 5，线形。蒴果长圆形，长于宿存萼 1/3，顶端 10 齿裂。种子肾形，褐色，略扁，具瘤状凸起。花期 5~8 月，果期 7~9 月。

【生境分布】在祁连山分布于海拔 2350~4200m 高山草甸、河滩。河北、山西、内蒙古、陕西、甘肃、宁夏、青海、新疆、四川有分布。

中药　田野卷耳

【别　　名】田卷耳。

【入药部位】全草。

【采收加工】春、夏季采集全草，晒干。

【性味归经】味淡，性温。

【功能主治】滋阴补阳。主治阴阳亏虚证。

【用法用量】内服：15~25g。外用：鲜品捣烂敷患处。

簇生泉卷耳

簇生卷耳

Cerastium fontanum subsp. *vulgare* (Hartman) Greuter & Burdet

资源量：常见

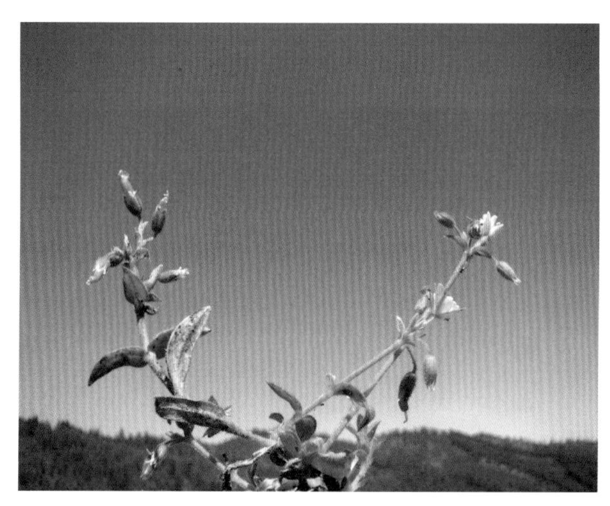

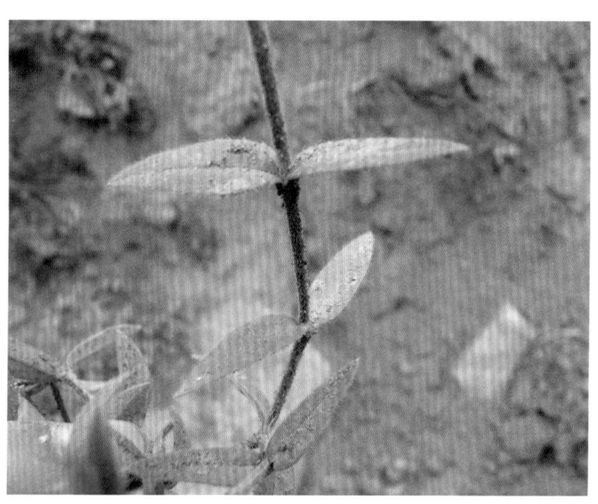

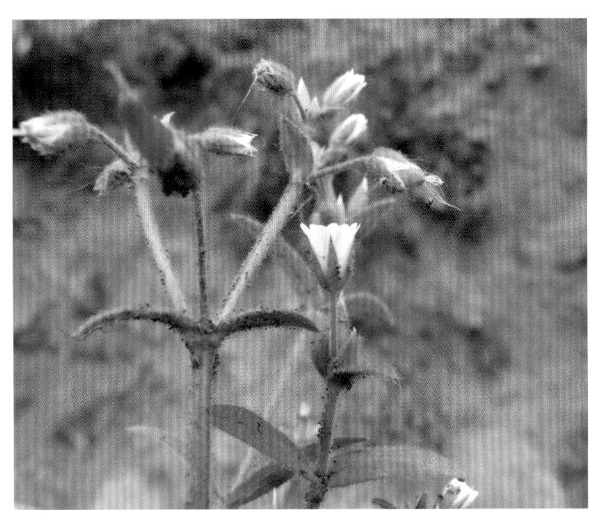
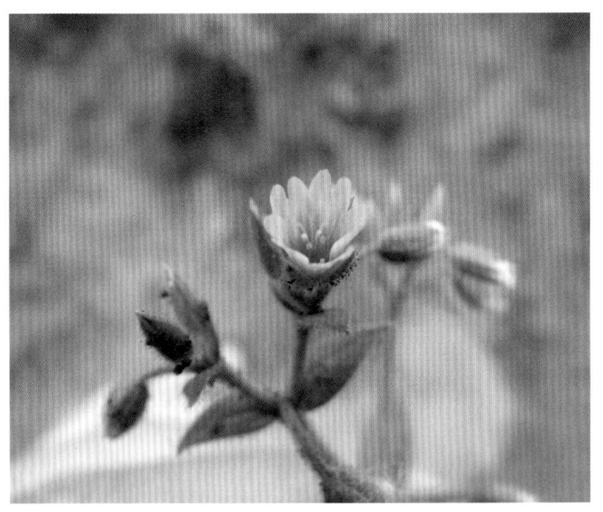

【形态特征】多年生或一年生、二年生草本，高 15~30cm。茎单生或丛生，近直立，被白色短柔毛和腺毛。基生叶叶片近匙形或倒卵状披针形，基部渐狭呈柄状，两面被短柔毛；茎生叶近无柄，叶片卵形、狭卵状长圆形或披针形，长 1~4cm，宽 3~10（12）mm，顶端急尖或钝尖，两面均被短柔毛，边缘具缘毛。聚伞花序顶生；苞片草质；花梗细，长 5~25mm，密被长腺毛，花后弯垂；萼片 5，长圆状披针形，长 5.5~6.5mm，外面密被长腺毛，边缘中部以上膜质；花瓣 5，白色，倒卵状长圆形，等长或微短于萼片，顶端 2 浅裂，基部渐狭，无毛；雄蕊短于花瓣，花丝扁线形，无毛；花柱 5，短线形。蒴果圆柱形，长 8~10mm，长为宿存萼的 2 倍，顶端 10 齿裂。种子褐色，具瘤状凸起。花期 5~6 月，果期 6~7 月。

【生境分布】在祁连山分布于海拔 2350~4600m 山地林缘杂草间或疏松沙质土壤。河北、山西、陕西、宁夏、甘肃、青海、新疆、河南、江苏、安徽、福建、浙江、湖北、湖南、四川、云南有分布。

中药　小白绵参

【别　　名】小儿惊风药、高脚鼠耳草、婆婆指甲草。

【入药部位】全草。

【采收加工】春、夏季采集全草，晒干。

【性味归经】味苦，性微寒。

【功能主治】清热解毒，消肿止痛。主治感冒，乳痈初起，疔疽肿痛。

【用法用量】内服：15~25g。外用：鲜品捣烂敷患处。

狗筋蔓 筋骨草、抽筋草、白牛膝

Silene baccifera (Linnaeus) Roth

资源量：稀少

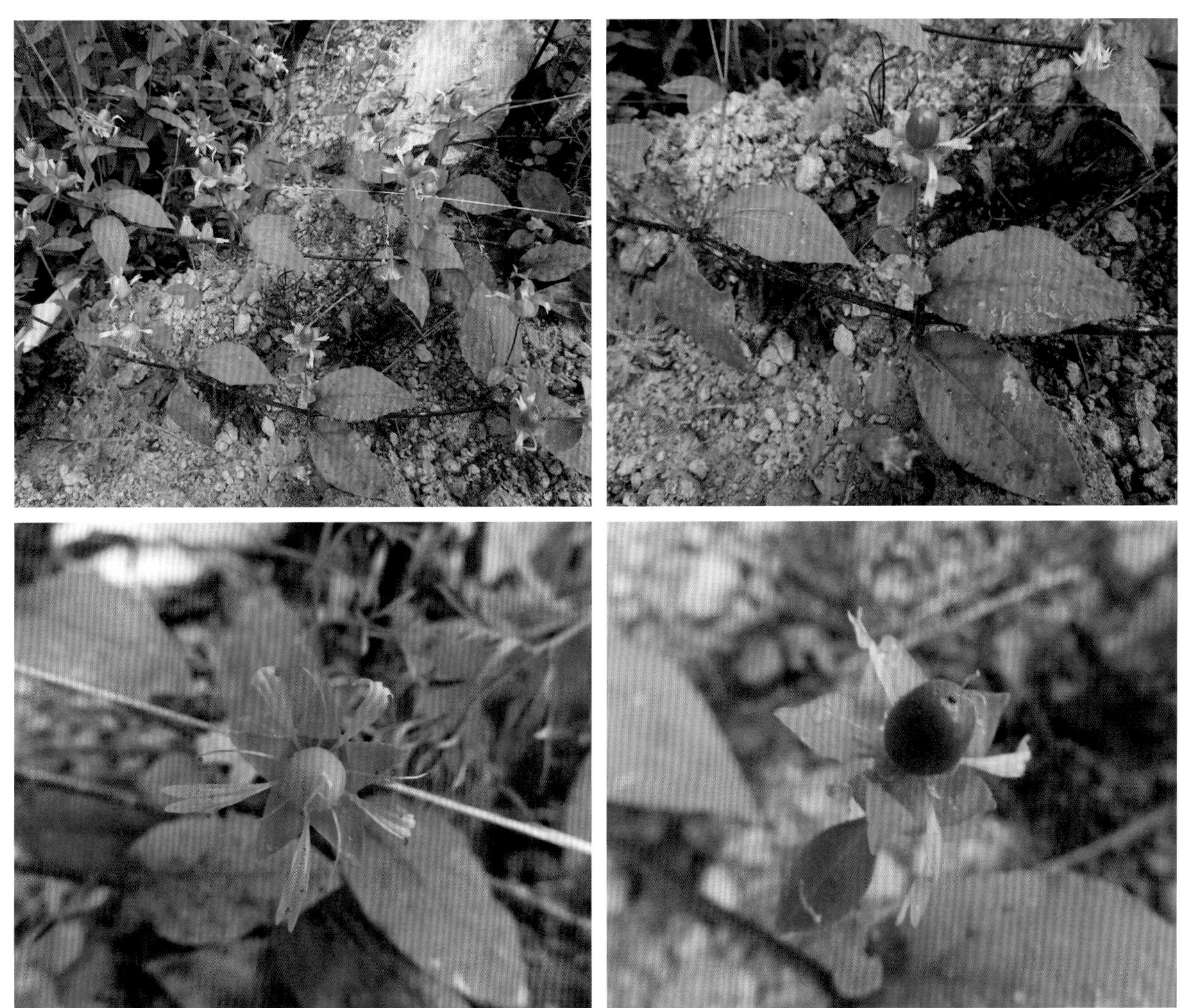

【形态特征】多年生草本，全株被逆向短绵毛。根簇生，长纺锤形，白色，断面黄色，稍肉质；根颈粗壮，多头。茎多分枝，上升或伏卧。单叶对生；有短柄；叶片卵状披针形或长圆形，先端渐尖，基部楔形，两面无毛，仅中脉上有毛，边缘具缘毛。圆锥状聚伞花序，或单生于分枝的叉上，微下垂，花梗有柔毛；萼阔钟形，5 齿裂，10 脉；花瓣 5，白色，先端凹下，喉部有 2 鳞片；雄蕊 10，短于花瓣，花盘延伸成短柄；子房上位 1 室，基部有 3 隔脉；花柱 3。浆果状蒴果，成熟时黑色，有光泽，不规则开裂。种子肾形，黑色，有光泽。花期 7~8 月，果期 8~9 月。

【生境分布】在祁连山分布于东段海拔 2600m 山坡、草地。辽宁、河北、山西、陕西、宁夏、甘肃、新疆、江苏、安徽、浙江、福建、台湾、河南、湖北、广西至西南有分布。

中药 狗筋蔓

【别　　名】小九牯牛、大种鹅儿肠、铁栏杆。

【入药部位】带根全草。

【采收加工】秋末冬初采挖，洗净泥沙，鲜用或晒干。

【性味归经】味甘、苦，性温。归肝、膀胱经。

【功能主治】活血定痛，接骨生肌。主治跌打损伤，骨折，风湿骨痛，月经不调，瘰疬，痈疽。

【用法用量】内服：9~15g，或泡酒服。外用：适量，鲜品捣敷。

石　竹

山竹子、瞿麦、巨句麦

Dianthus chinensis L.

资源量：栽培

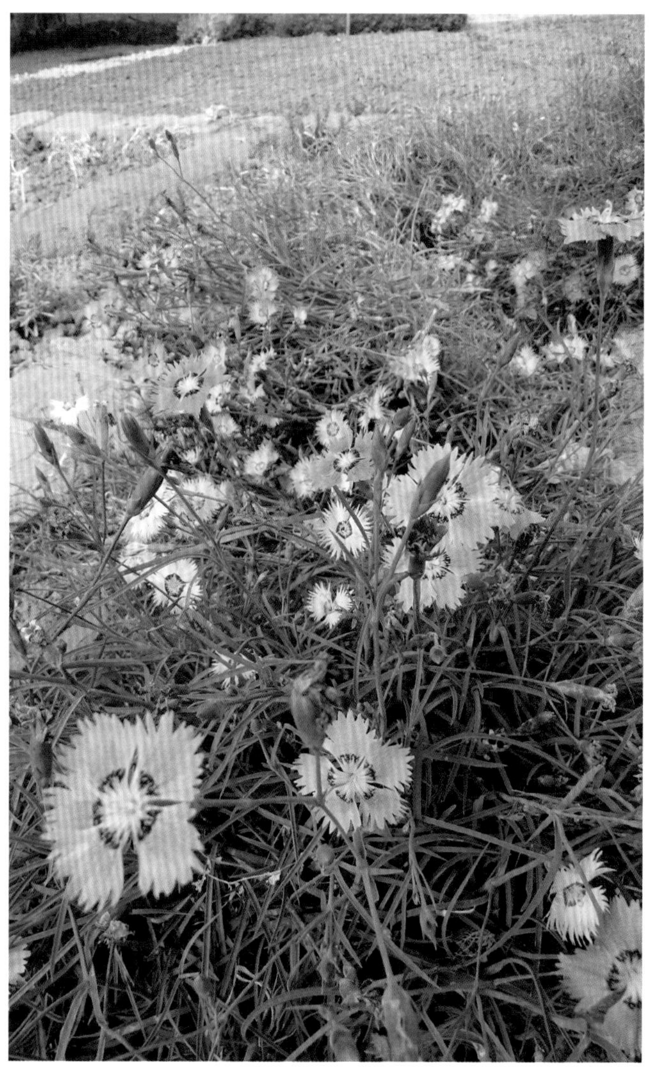

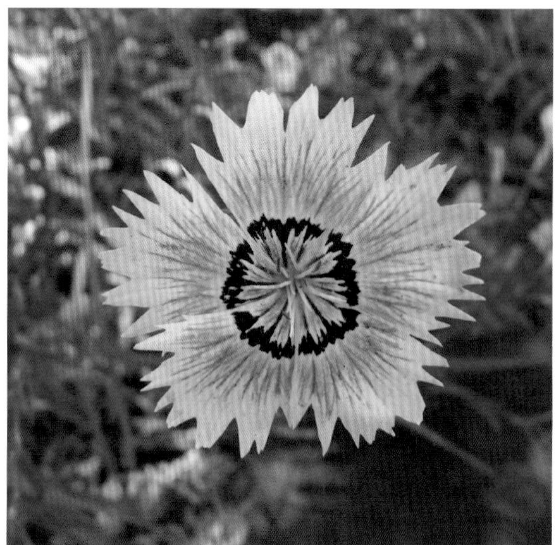

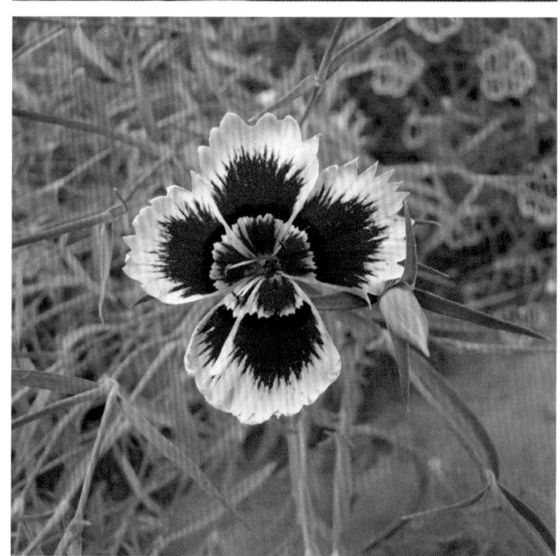

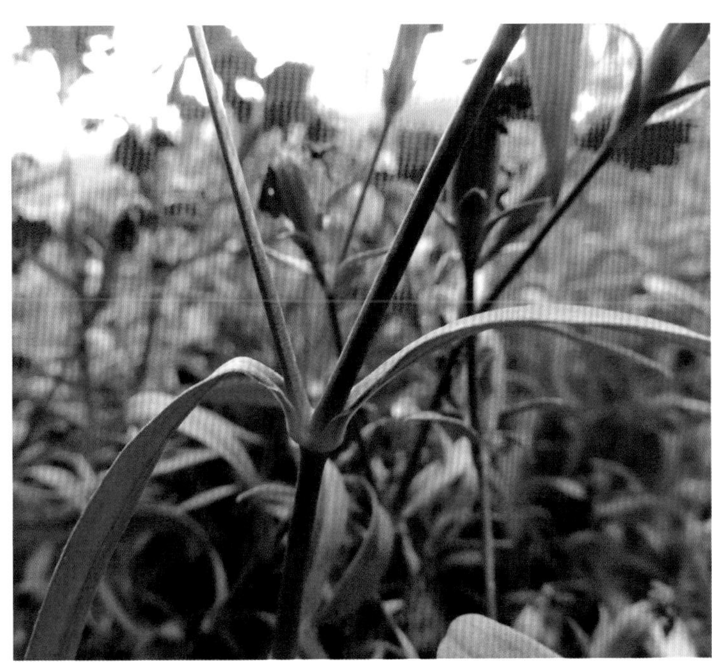
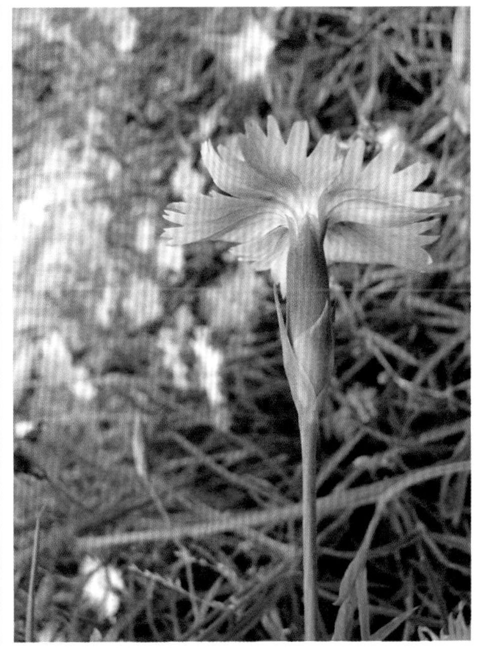

【形态特征】多年生草本，高 30~50cm。全株无毛，带粉绿色。茎由根颈生出，疏丛生，直立，上部分枝。叶片线状披针形，长 3~5cm，宽 2~4mm，顶端渐尖，基部稍狭，全缘或有细小齿。花单生枝端或数花集成聚伞花序；花梗长 1~3cm；苞片 4，卵形，顶端长渐尖，长达花萼 1/2 以上，边缘膜质，有缘毛；花萼圆筒形，有纵条纹，萼齿披针形，长约 5mm，直伸，顶端尖，有缘毛；花瓣长 15~18mm，瓣片倒卵状三角形，长 13~15mm，紫红色、粉红色、鲜红色或白色；顶缘不整齐齿裂，喉部有斑纹，疏生髯毛；雄蕊露出喉部外，花药蓝色；子房长圆形，花柱线形。蒴果圆筒形，包于宿存萼内，顶端 4 裂。种子黑色，扁圆形。花期 5~6 月，果期 7~9 月。

【生境分布】祁连山山区有栽培。原产于我国北方，现在南北方普遍生长。

中药 瞿麦

【别　　名】剪绒花、四时美、圣芜草子。

【入药部位】地上部分。

【采收加工】夏、秋季花果期割取全草，除去杂草和泥土，切段或不切段，晒干。

【性味归经】味苦，性寒。归心、肝、小肠、膀胱经。

【功能主治】利小便，清湿热，活血通经。主治小便不通，热淋，血淋，石淋，闭经，目赤肿痛，痈肿疮毒，湿疮瘙痒。

【用法用量】内服：3~10g，或入丸、散。外用：适量，煎汤洗，或研末撒。

蒙药 高优—巴沙嘎

【别　　名】巴沙嘎。

【入药部位】带花地上部分。

【采收加工】夏、秋季开花期割取地上部分，除去杂质，阴干。

【药　　性】味苦，性寒。效轻、淡。

【功能主治】清血热，止刺痛，解毒。主治血热，血刺痛，肝热，包如相搏，痧症，产褥热。

【用法用量】内服：煮散剂，3~5g，或入丸、散。

瞿　麦

大菊、蓬麦、地面

Dianthus superbus L.

资源量：栽培

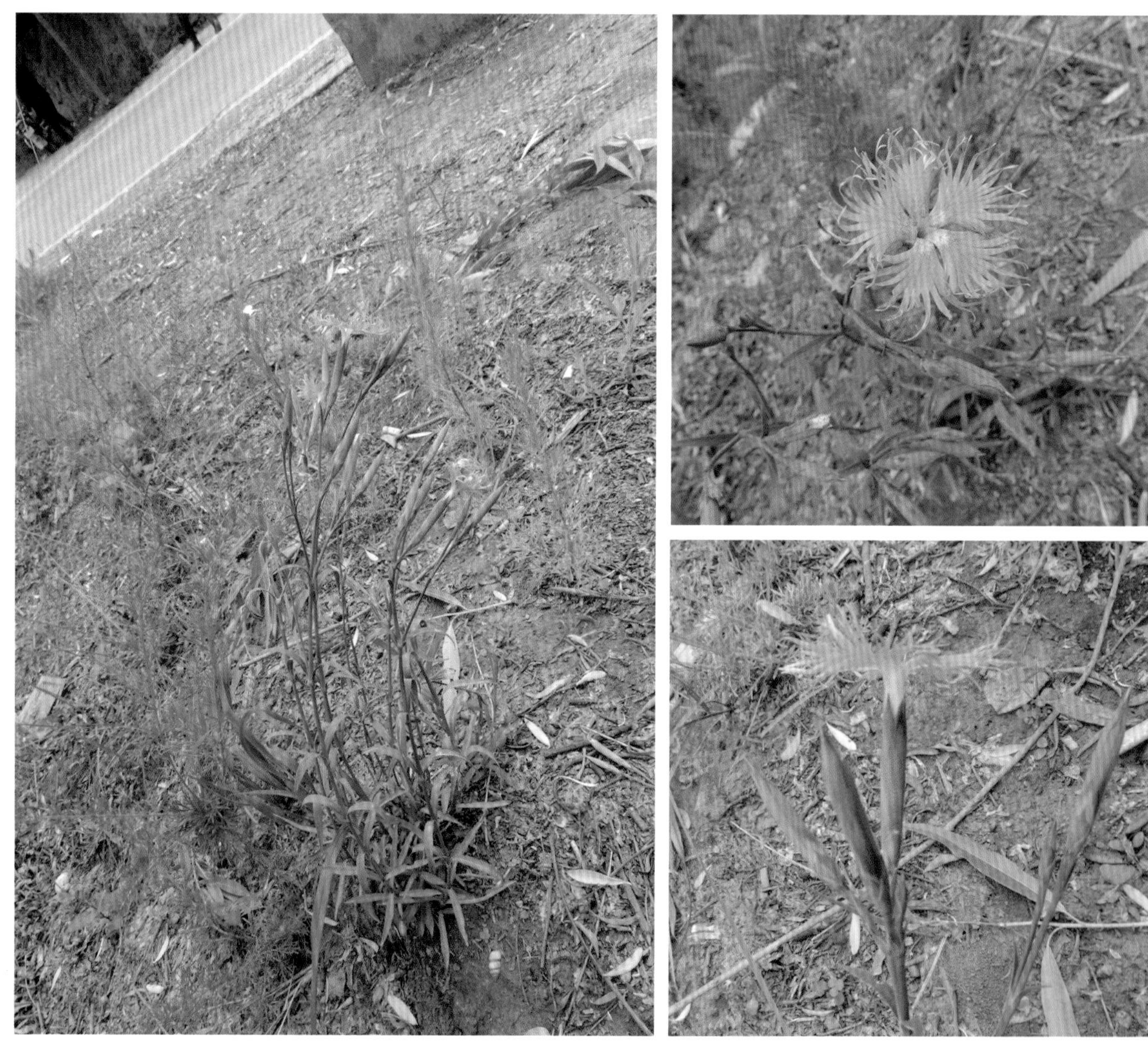

【形态特征】多年生草本，高 50~60cm，有时更高。茎丛生，直立，上部分枝。茎圆柱形，上部有分枝，长 30~60cm，表面淡绿色或黄绿色，光滑无毛，节明显，略膨大。叶片线状披针形，长 5~10cm，宽 3~5mm，顶端锐尖，基部合生成鞘状，绿色，有时带粉绿色；叶对生，多皱缩。花 1 或 2 朵生枝端，有时顶下腋生；苞片 2~3 对，倒卵形，长 6~10mm，约为花萼 1/4，宽 4~5mm，顶端长尖；花萼圆筒形，长 2.5~3cm，直径 3~6mm，常染紫红色晕，萼齿披针形，长 4~5mm；花瓣长 4~5cm，爪长 1.5~3cm，包于萼筒内，瓣片宽倒卵形，边缘丝裂至中部或中部以上，通常淡红色或带紫色，稀白色，喉部具丝毛状鳞片；雄蕊和花柱微外露。蒴果圆筒形，与宿存萼等长或微长，顶端 4 裂。种子扁卵圆形，长约 2mm，黑色，有光泽。花期 6~9 月，果期 8~10 月。

【生境分布】在祁连山分布于海拔 2300~3500m 山坡疏林边、溪旁草丛。全国各地均有分布。

中药　瞿麦

同“石竹”条。

蒙药　高优—巴沙嘎

同“石竹”条。

薄蒴草

娘娘菜

Lepyrodiclis holosteoides (C. A. Meyer) Fenzl. ex Fisher et C. A. Meyer

资源量：常见

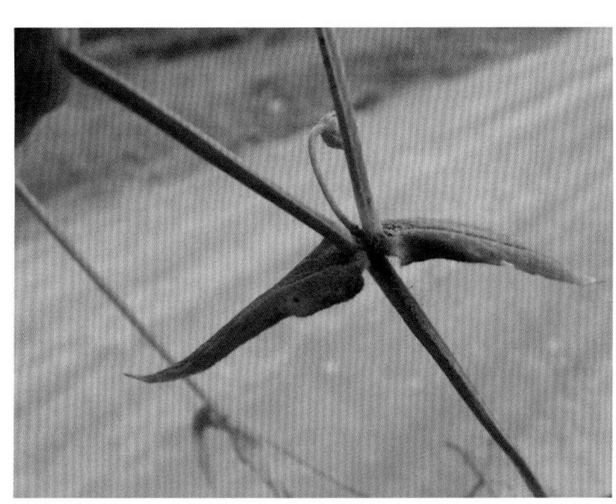

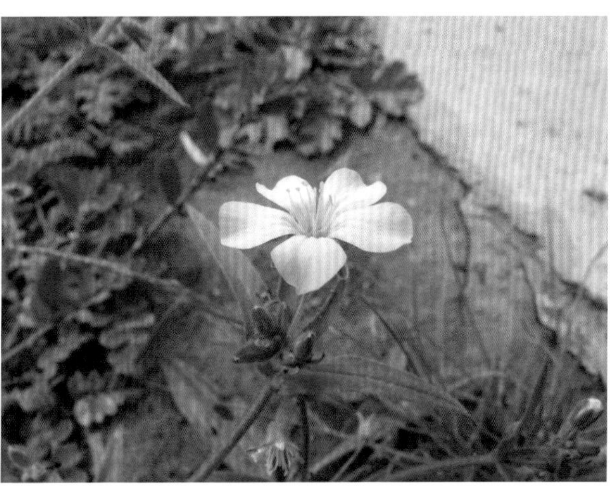

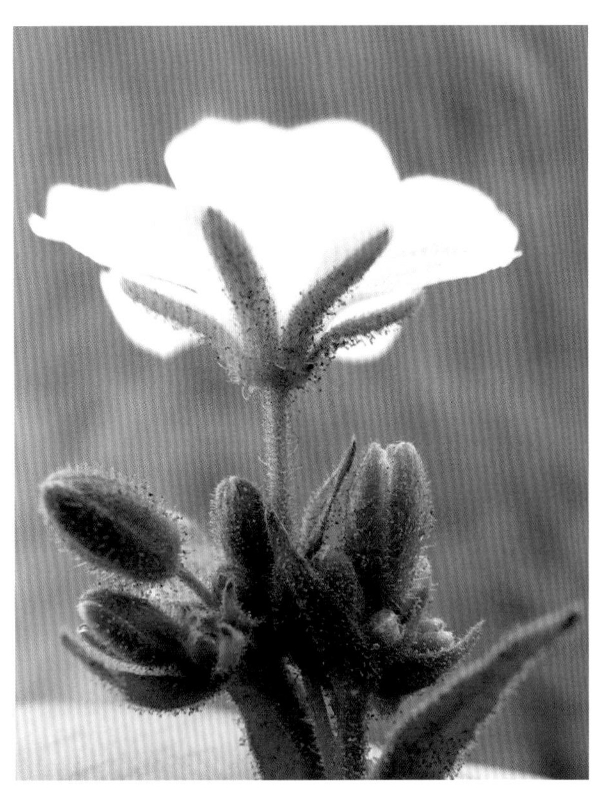

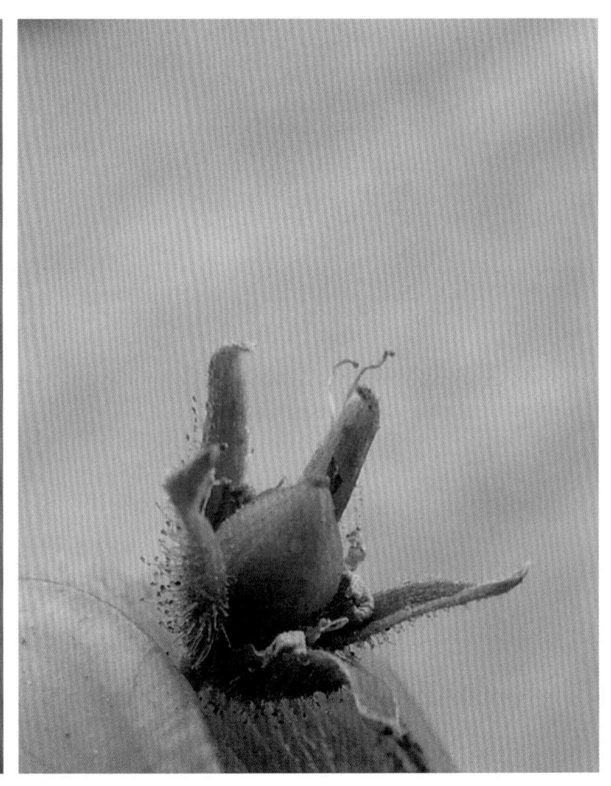

【形态特征】一年生草本，高40~100cm，全体有腺毛。茎多分枝，具纵条纹，嫩枝上有细而长的柔毛。叶条形、条状矩圆形或条状披针形，长3~7cm，宽2~5mm，几无柄，有柔毛。聚伞花序顶生；花梗细长，密生腺毛；萼片5，条状披针形至矩圆状披针形，背面疏生腺毛；花瓣5，白色，条状匙形或宽倒卵形，全缘；雄蕊10，花丝基部宽扁；子房卵形，花柱2，丝形。蒴果卵形，比宿存萼片短，薄膜质，2瓣裂。种子扁卵形，常2~4粒，红褐色，有突起。花期5~7月，果期7~8月。

【生境分布】在祁连山分布于海拔2000~3500m山地草原、田间。西藏、青海、甘肃、陕西、内蒙古、新疆有分布。

中药　娘娘菜

【入药部位】全草。

【采收加工】6~7月采收，鲜用或晒干。

【性味归经】味甘，性寒。

【功能主治】清热利肺，散瘀托毒。主治肺热咳嗽，痈疽疔疮。

【用法用量】内服：6~15g。外用：适量，捣敷。

女娄菜

王不留行、山蚂蚱菜、霞草

Silene aprica Turcz. ex Fisch. et Mey.

资源量：常见

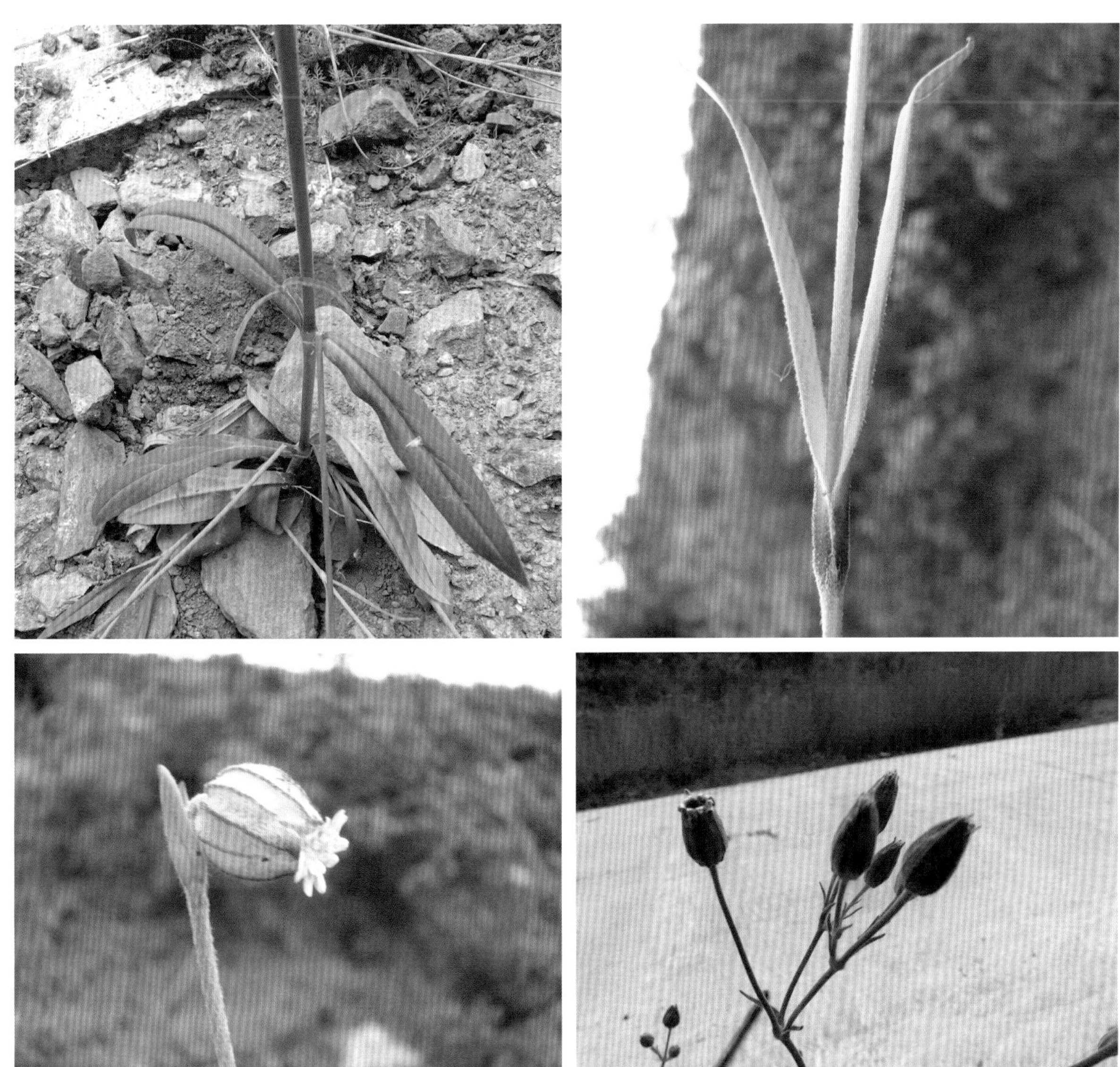

【形态特征】一年生、二年生或多年生草本，高 20~70cm。全株密被短柔毛。茎直立，由基部分枝。叶对生，上部叶无柄，下面叶具短柄；叶片线状披针形至披针形，长 4~7cm，宽 4~8mm，先端急尖，基部渐窄。全缘。聚伞花序 2~4 分歧，小聚伞 2~3 花；萼管长卵形，具 10 脉，先端 5 齿裂；花瓣 5，白色，倒披针形，先端 2 裂，基部有爪，喉部有 2 鳞片；雄蕊 10，略短于花瓣；子房上位，花柱 3 条。蒴果椭圆形，先端 6 裂，外围宿萼与果近等长。种子多数，细小，黑褐色，有瘤状突起。花期 5~6 月，果期 7~8 月。

【生境分布】在祁连山分布于海拔 2500~3200m 草地、山坡。我国大部分省区有分布。

中药　女娄菜

【别　　名】罐罐花、对叶草、对叶菜。

【入药部位】全草。

【采收加工】夏、秋季采集，除去泥沙，鲜用或晒干。

【性味归经】味辛、苦，性平。归肝、脾经。

【功能主治】活血调经，下乳，健脾，利湿，解毒。主治月经不调，乳少，小儿疳积，脾虚浮肿，疔疮肿毒。

【用法用量】内服：9~15g，大剂量可用至30g，或研末。外用：适量，鲜品捣敷。

【各家论述】①活血调经，散积健脾，解毒。治月经不调，小儿疳积，痈肿。(《贵州草药》)②下乳，利尿。(《宁夏中草药手册》)③健脾，利尿。治乳汁少，体虚浮肿。(《祁连山药用植物志》)

中药　女娄菜根

【入药部位】根或果实。

【采收加工】夏、秋季采根，秋季采果实，均晒干备用。

【性味归经】味苦、甘，性平。

【功能主治】利尿，催乳。主治小便短赤，乳少。

【用法用量】内服：9~15g。

藏药　苏巴

【别　　名】塔起苏巴、嘎塔。

【入药部位】根。

【采收加工】7~8月挖根，洗去泥土，晾干，备用。

【药　　性】味辛、苦，消化后味苦，性凉而锐。

【功能主治】利尿，聪耳，干黄水。主治黄水及白脉病引起的耳聋，尿闭。

【用法用量】内服：2~4g。外用：适量，捣敷。

【各家论述】①治尿闭，外用干黄水。(《蓝琉璃》)②治耳聋。(《晶珠本草》)

麦瓶草

米瓦罐、麦石榴、油瓶菜

Silene conoidea L.

资源量：常见

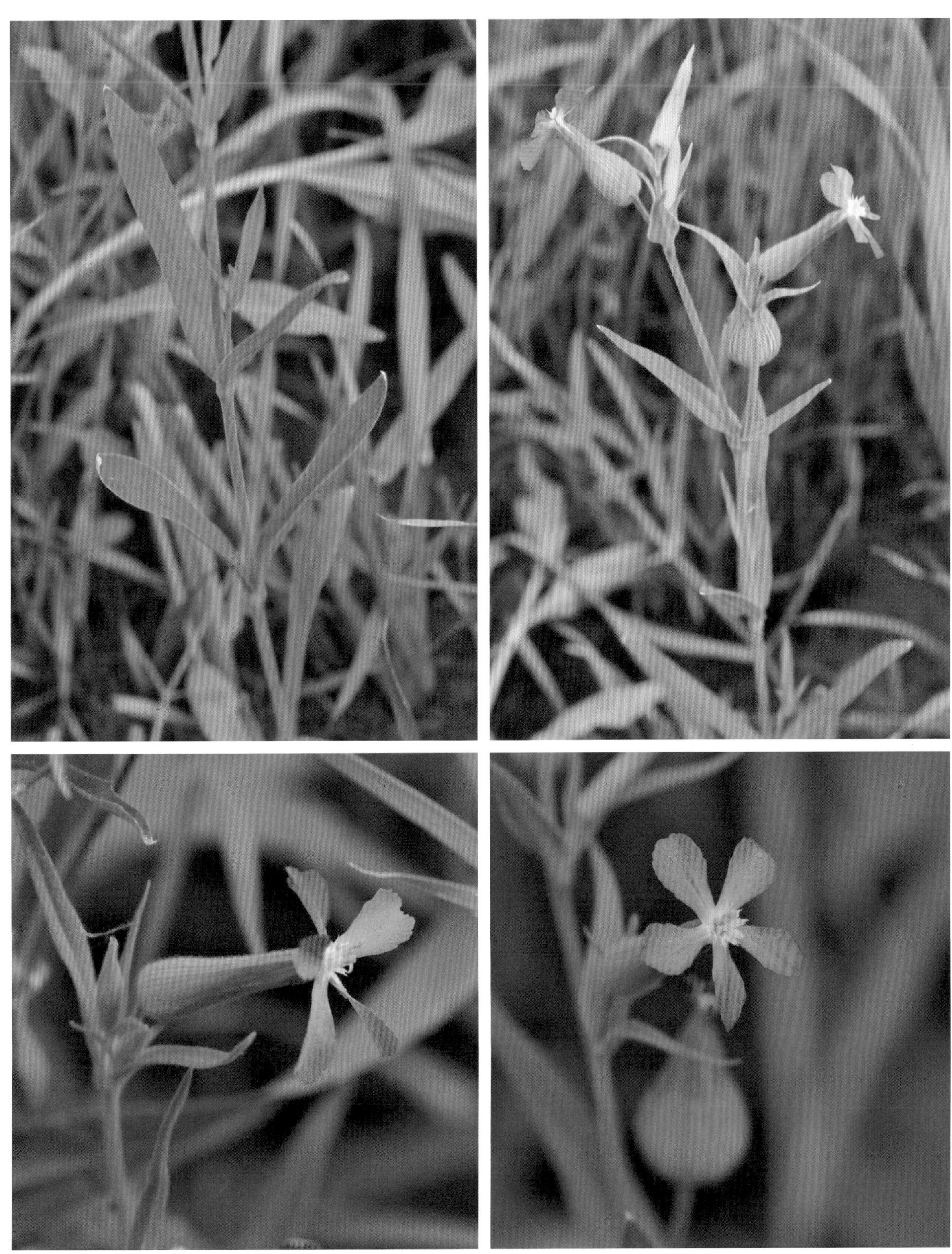

【形态特征】一年生草本，高 25~60cm，全株被短腺毛。根为主根系，稍木质。茎单生，直立，不分枝。基生叶片匙形，茎生叶叶片长圆形或披针形，长 5~8cm，宽 5~10mm，基部楔形，顶端渐尖，两面被短柔毛，边缘具缘毛，中脉明显。二歧聚伞花序具数花；花直立，直径约 20mm；花萼圆锥形，绿色，基部款卵形，果期膨大，纵脉 30 条，沿脉被短腺毛，萼齿狭披针形，长为花萼 1/3 或更长，边缘下部狭膜质，具缘毛。花瓣淡红色，长 25~35mm，爪不露出花萼，狭披针形，长 20~25mm，耳三角形，瓣片倒卵形，长约 8mm，全缘或微凹缺，有时微啮蚀状；副花冠片狭披针形，长 2~2.5mm，白色，顶端具数浅齿；雄蕊微外露或不外露，花丝具稀疏短毛；花柱微外露。蒴果梨状，长约 15mm，直径 6~8mm。种子肾形，长约 1.5mm，暗褐色。花期 5~6 月，果期 6~7 月。

【生境分布】在祁连山分布于海拔 3600m 以下田间、荒地、山坡、河谷。黄河流域和长江流域各省区，西至新疆和西藏有分布。

中药　麦瓶草

【别　　名】净瓶、香炉草、梅花瓶。

【入药部位】全草。

【采收加工】春、夏季采收全草，洗净，晒干。

【性味归经】味甘、微苦，性凉。归肺、肝经。

【功能主治】养阴，清热，止血，调经。主治吐血，衄血，虚痨咳嗽，咯血，尿血，月经不调。

【用法用量】内服：9~15g，或炖肉、鸡。

中药　麦瓶草种子

【入药部位】种子。

【采收加工】5~6 月采收，晒干。

【性味归经】味甘，性平。

【功能主治】止血，催乳。主治鼻衄，尿血，乳汁不下。

【用法用量】内服：10~20g。

蔓茎蝇子草

匍生蝇子草

Silene repens Patr.

资源量：常见

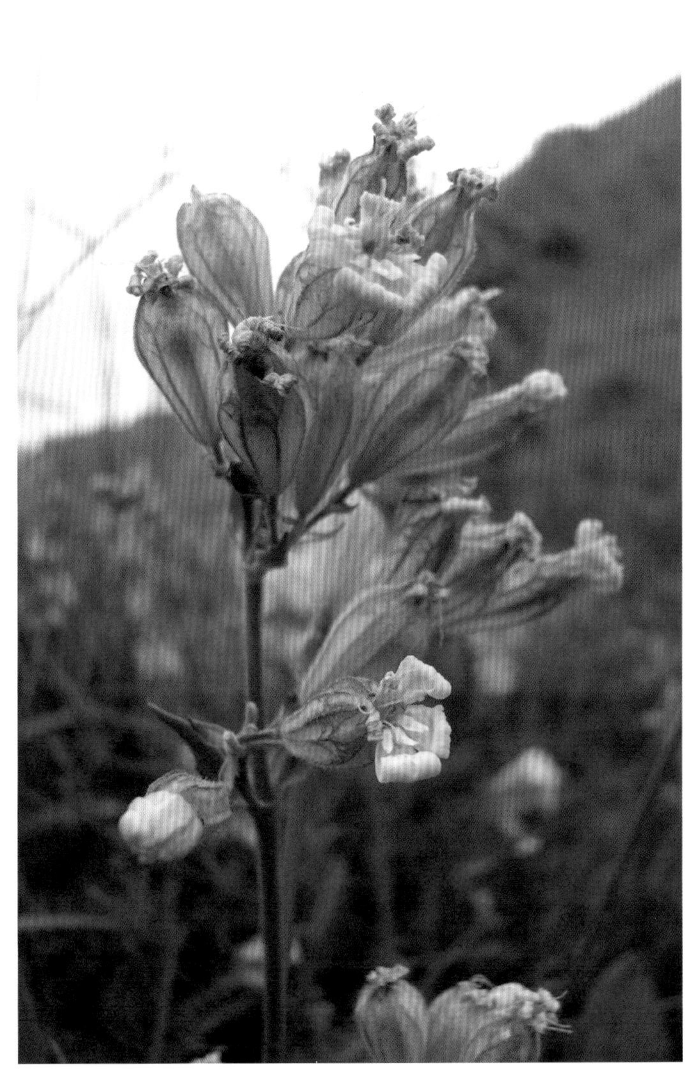

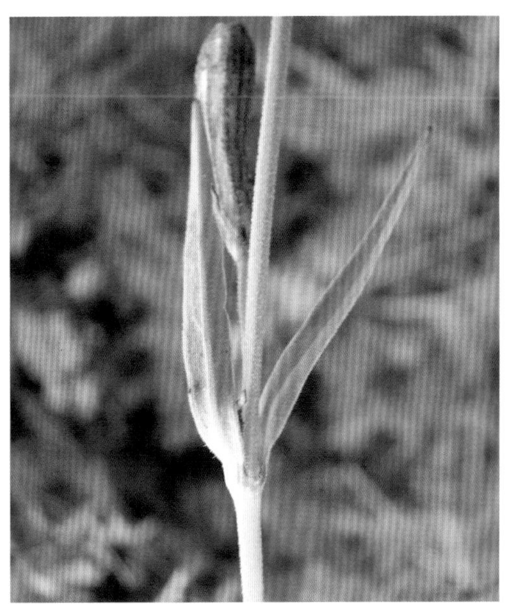

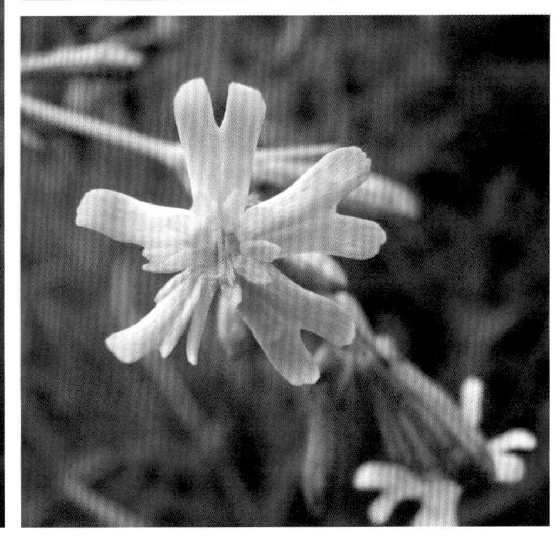

【形态特征】多年生草本，高 15~50cm，全株被短柔毛。根状茎细长，分叉。茎疏丛生或单生。叶片线状披针形、披针形、倒披针形或长圆状披针形，长 2~7cm，宽 3~12 mm，基部楔形，顶端渐尖，两面被柔毛，中脉明显。总状圆锥花序，小聚伞花序常具 1~3 花；花梗长 3~8mm；苞片披针形，草质；花萼筒状棒形，11~15mm，直径 3~4.5mm，常带紫色，被柔毛，萼齿宽卵形，顶端钝，边缘膜质，具缘毛；花瓣白色，稀黄白色，爪倒披针形，不露出花萼，无耳，瓣片平展，轮廓倒卵形，浅 2 裂或深达其中部；副花冠片长圆状，顶端钝，有时具裂片；雌雄蕊柄被短柔毛，长 4~8mm；雄蕊微外露，花丝无毛；花柱微外露。蒴果卵形，长 6~8mm，比宿存萼短。种子肾形，长约 1mm，黑褐色。花期

6~8 月，果期 7~9 月。

【生境分布】在祁连山分布于海拔 3000m 上下林下、湿润草地、溪岸、石质草坡。我国东北、华北、西北，以及四川、西藏有分布。

中药　山银柴胡

【入药部位】根。

【采收加工】春、秋季采挖，除去茎叶及须根，洗净泥土，晒干，切片备用。

【性味归经】味甘，性微寒。归肺、胃经。

【功能主治】凉血，清虚热。主治阴虚肺痨，骨蒸潮热，盗汗，小儿疳热，久疟不止。

【用法用量】内服：3~9g。

【各家论述】①清热凉血。主治肺结核，久疟发热。(《东北常用中草药手册》)②气虚泄泻者忌用。(《沙漠地区药用植物》)

藏药　苏巴

同“女娄菜”条。

蒙药　希日—苏古恩乃—其黑

【入药部位】根。

【采收加工】夏、秋季采挖，除去杂质，晒干。

【药　　性】味苦、辛，性平。

【功能主治】开窍，清肺。主治肺热，耳聋，鼻塞，鼻干，鼻息肉。

繁　缕

鸡儿肠、鹅耳伸筋、鹅肠菜

Stellaria media (L.) Villars

资源量：常见

【形态特征】一年生或二年生草本，高 10~30cm。茎俯仰或上升，基部多少分枝，常带淡紫红色，被 1~2 列毛。叶片宽卵形或卵形，长 1.5~2.5cm，宽 1.1~1.5cm，顶端渐尖或急尖，基

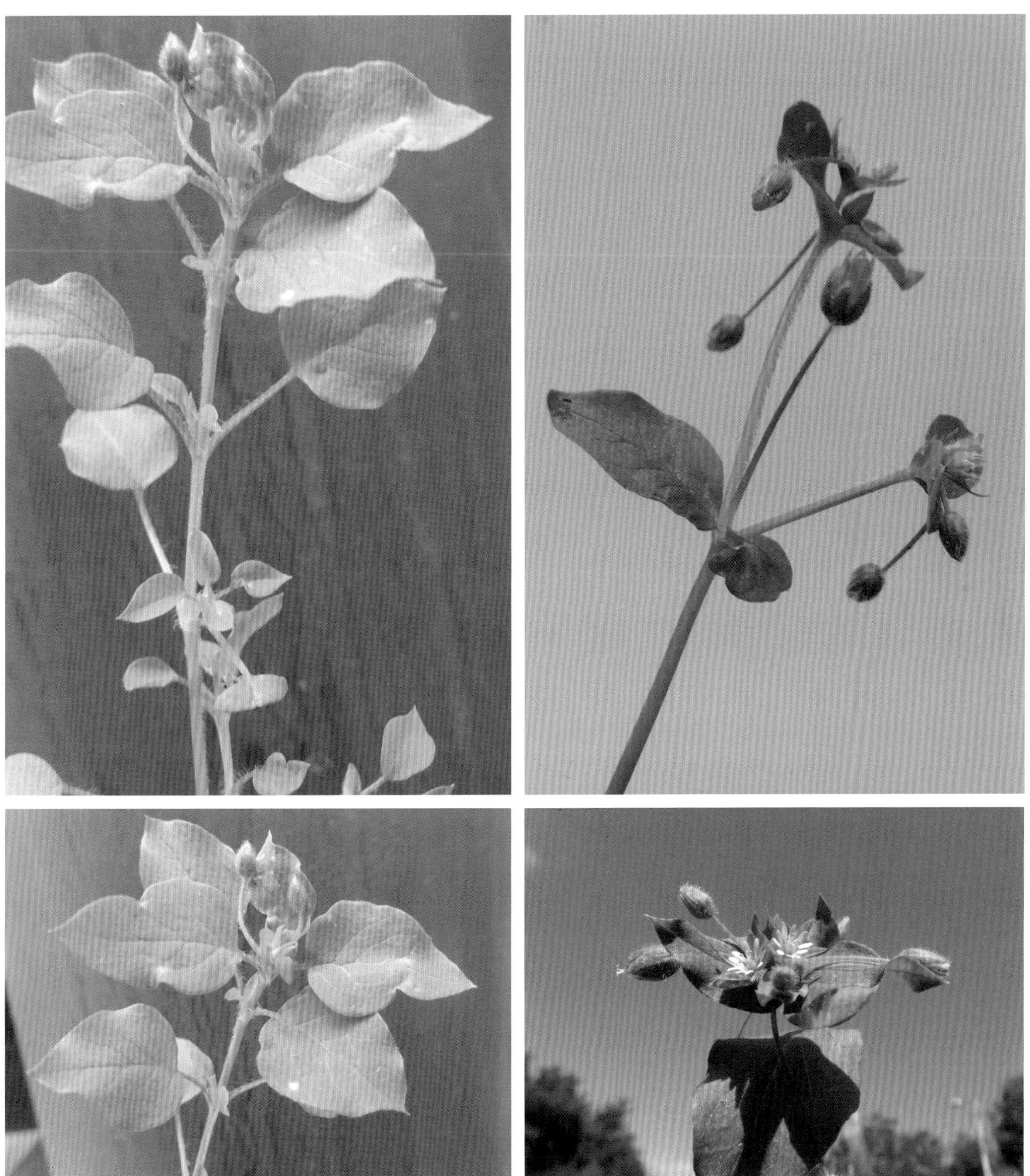

部渐狭或近心形，全缘；基生叶具长柄，上部叶常无柄或具短柄。疏聚伞花序顶生；花梗细弱，具 1 列短毛，花后伸长，下垂，长 7~14mm；萼片 5，卵状披针形，长约 4mm，顶端稍钝或近圆形，边缘宽膜质，外面被短腺毛；花瓣白色，长椭圆形，比萼片短，深 2 裂达基部，裂片近线形；雄蕊 3~5，短于花瓣；花柱 3，线形。蒴果卵形，稍长于宿存萼，顶端 6 裂，具多数种子。种子卵圆形至近圆形，稍扁，红褐色，直径 1~1.2mm，表面具半球形瘤状凸起。花期 6~7 月，果期 7~8 月。

【生境分布】在祁连山分布于海拔1800~3900m山坡草地、林缘、灌丛。全国广布，为常见田间杂草。

中药 繁缕

【别　　名】繁蒌、滋草、鹅肠菜。

【入药部位】全草。

【采收加工】春、夏、秋季花开时采集，去净泥土，晒干。

【性味归经】味微苦、甘、酸，性凉。归肝、大肠经。

【功能主治】清热解毒，凉血消痈，活血止痛，下乳。主治痢疾，肠痈，肺痈，乳痈，疔疮肿毒，痔疮肿痛，跌打伤痛，产后瘀滞腹痛，乳汁不下。

【用法用量】内服：15~30g，鲜品30~60g，或捣汁。外用：适量，捣敷，或烧存性研末调敷。

【各家论述】①主积年恶疮不愈。（《名医别录》）②主治产后血块，炒热和童子小便服。（《药性论》）③主破血，产妇煮食之，及下乳汁；产后腹中有块痛，以酒炒，绞取汁温服；又取暴干为末，醋煮为丸，空腹服三十丸，下恶血。（《本草拾遗》）④解热利尿，催生，催乳，活血去瘀。治跌打损伤，消伤肿，又治无名肿毒。（《贵州民间方药集》）⑤生叶探汁，外用治疮伤；茎叶拌盐咬之，能治齿痛；醋和，或烧存性麻油调敷疮及肿毒。（《中国药用植物图鉴》）

毛茛科

伏毛铁棒锤 一支蒿、乌药、断肠草

Aconitum flavum Hand.-Mazz.

资源量：较常见

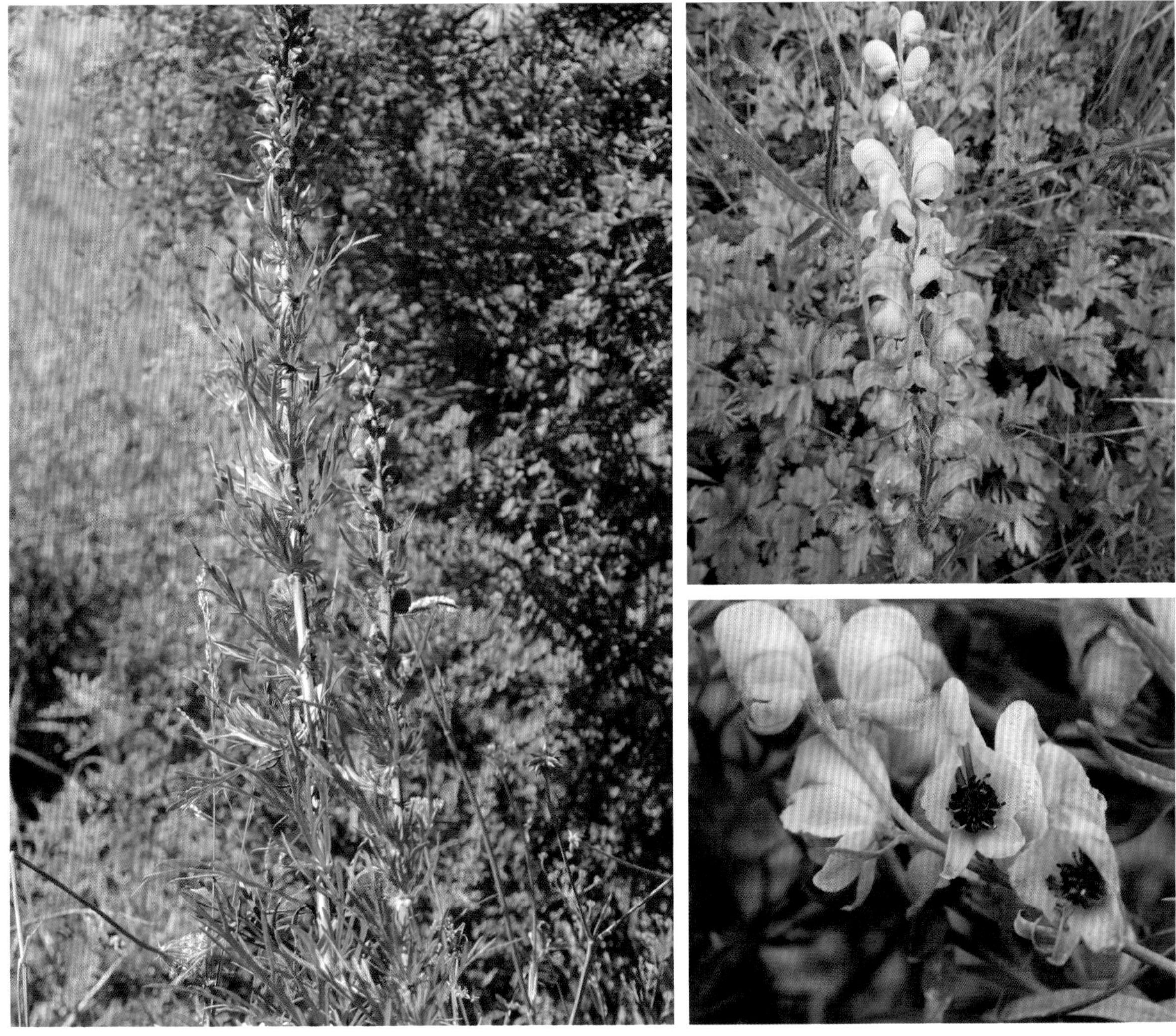

【形态特征】多年生草本，高 35~100cm。块根胡萝卜形，褐色。茎直立，通常不分枝，中部以下无毛，中部以上被反曲而紧贴的短柔毛。叶互生；茎下部叶在开花时枯萎；叶柄长 3~4mm；叶片宽卵形，长 3.8~5.5cm，宽 3.6~4.5cm，基部浅心形，3 全裂，全裂片二回羽状深裂，末回裂片线形，宽 1~2mm，两面无毛，边缘疏被短柔毛。总状花序顶生，长 8~20cm，花序轴和花梗密被紧贴的短柔毛；下部苞片叶状，上部苞片线形，花梗长 4~8mm；小苞片生花梗顶部，线形，花两性，两侧对称；萼片 5，花瓣状，上萼片盔状船形，近无爪或具短爪，高 1.5~1.6cm，下缘斜升，上部向下弧状弯曲，外缘斜，侧萼片长约 1.5cm，下萼片斜长圆状卵形，黄色，常带绿色，或暗紫色，外面被短柔毛；花瓣 2，瓣片长约 7mm，唇长约 3mm，距长约 1mm，向后弯曲，疏被短柔毛；雄蕊多数，花丝全缘，无毛或疏被短柔毛；心皮 5，无毛或疏被短柔毛，花柱短。蓇葖果，长 1.1~1.7cm，无毛。种子多数，倒卵状三棱形，长约 2.5mm，光滑，沿棱有狭翅。花期 8~9 月，果期 9~10 月。

【生境分布】在祁连山分布于海拔 2000~3700m 阴坡，生于草坡、林缘、河滩或树林。四川西北部、西藏北部、青海、甘肃、宁夏南部、内蒙古南部有分布。

中药　铁棒锤

【别　　名】草乌、铁牛七、雪上枝蒿。

【入药部位】块根。

【采收加工】7~8 月采挖，除去茎苗，洗净，晒干。

【性味归经】味苦、辛，性温。有毒。归肺、心经。

【功能主治】活血祛瘀，祛风除湿，消肿止痛。主治跌打损伤，骨折瘀肿疼痛，风湿腰痛，痈肿恶疮，无名肿毒，瘰疬未溃者，毒蛇咬伤，冻疮。

【用法用量】内服：1.5~3g，或研末冲服，0.06~0.15g。外用：适量，研末调敷，或磨汁涂，或煎水洗。

【各家论述】活血祛瘀，祛风湿，止痛，消肿败毒，去腐生肌，止血。治跌打损伤，风湿性关节炎，腰腿痛，劳伤，恶疮痈肿，无名肿毒，冻疮，毒蛇咬伤。（《陕西中草药》）

藏药　榜阿那保

【别　　名】热毒那保、满庆、孜巴。

【入药部位】幼苗及块根。

【采收加工】春季采幼苗，秋季挖块根，以流水洗净，晾干。

【药　　性】味苦，性寒。有大毒。

【功能主治】祛寒止痛，祛风定惊。主治龙病，寒病，黄水病，麻风，癫狂，时疫感冒及各种瘟疫。

【用法用量】内服：6~12g。外用：适量。

蒙药 本阿—音—那布其

【入药部位】叶。

【采收加工】夏季叶茂盛，开花前采收，晒干。

【药　　性】味辛，性平。有小毒。

【功能主治】清热，止痛。主治肠刺痛，流行性感冒，瘟疫，淋巴肿，肺部感染。

露蕊乌头

罗贴巴、泽兰

Aconitum gymnandrum Maxim.

资源量：常见

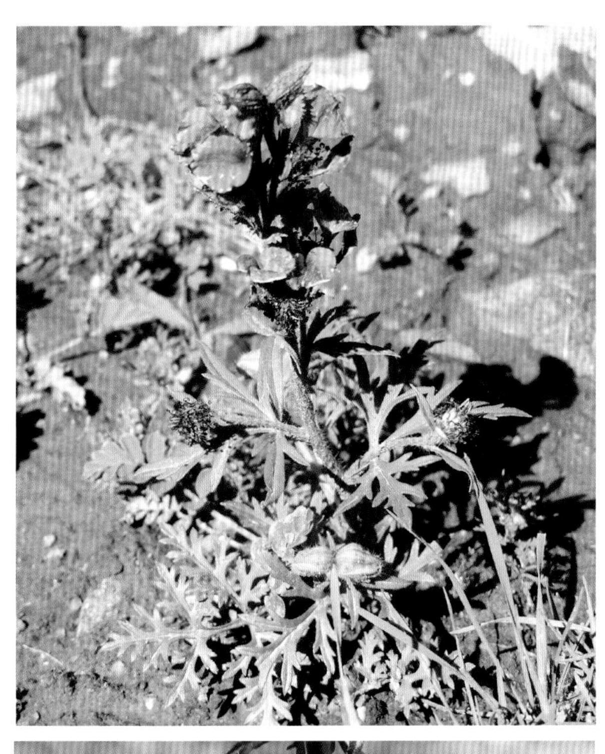

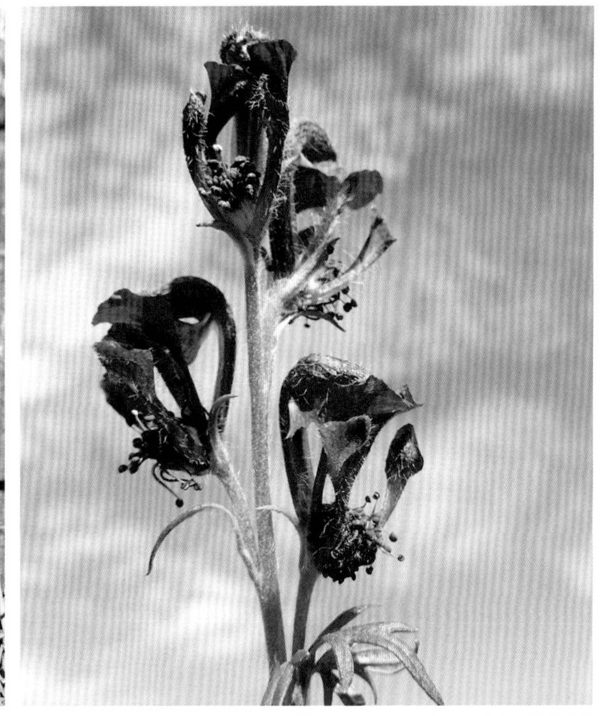

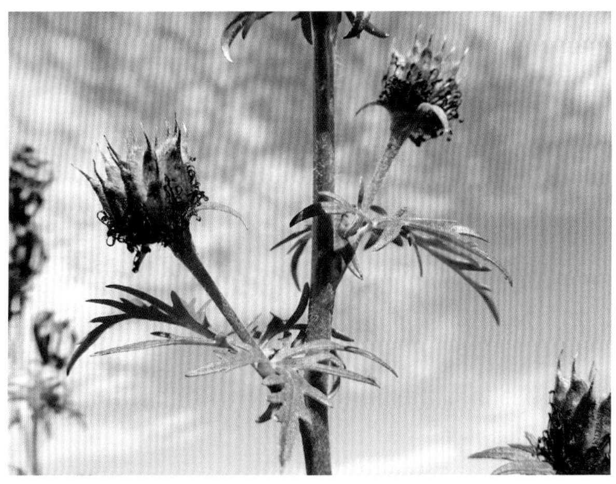

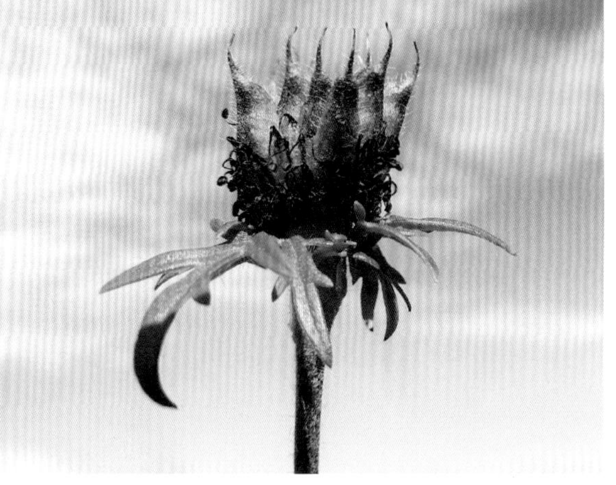

【形态特征】一年生草本。根近圆柱形，长 5~14cm，粗 1.5~4.5mm。茎高 10~100cm，被疏或密的短柔毛，下部有时变无毛，常分枝。基生叶 1~6 枚，与最下部茎生叶通常在开花时枯萎；叶片宽卵形或三角状卵形，长 3.5~6.4cm，宽 4~5cm，3 全裂，全裂片二至三回深裂，小裂片狭卵形至狭披针形，表面疏被短伏毛，背面沿脉疏被长柔毛或变无毛；下部叶柄长 4~7cm，上部的叶柄渐变短，具狭鞘。总状花序有 6~16 花；基部苞片似叶，其他下部苞片 3 裂，中部以上苞片披针形至线形；花梗长 1~9cm；小苞片生花梗上部或顶部，叶状至线形，长 0.5~1.5cm；萼片蓝紫色，少有白色，外面疏被柔毛，有较长爪，上萼片船形，高约 1.8cm，爪长约 1.4cm，侧萼片长 1.5~1.8cm，瓣片与爪近等长；花瓣的瓣片宽 6~8mm，疏被缘毛，距短，头状，疏被短毛；花丝疏被短毛；心皮 6~13，子房有柔毛。蓇葖长 0.8~1.2cm。种子倒卵球形，长约 1.5mm，密生横狭翅。花期 6~8 月，果期 7~9 月。

【生境分布】在祁连山分布于海拔 2400~2500m 山地草坡、田边草地、河边沙地。西藏、四川、青海、甘肃有分布。

中药　露蕊乌头

【别　　名】罗贴巴。

【入药部位】全草。

【采收加工】6~8 月花盛开期采挖全草，去净泥土、枯叶，切段，晒干。

【性味归经】味辛，性温。有毒。归肺、脾、肾经。

【功能主治】祛风湿，温中祛寒，止痛，杀虫。主治风湿麻木，关节痛，胃痛，感冒，流行性感冒发热，肠道寄生虫。

【用法用量】内服：1.2~3g。外用：适量，研末撒布。

藏药　嘎吾得洛

【入药部位】全草。

【采收加工】开花盛期采挖全草，秋季挖根，去净泥土、枯叶，晒干，切段备用。

【药　　性】味苦，性寒。

【功能主治】主治肺热病，瘟病时疫。

【用法用量】内服：常配方用。

铁棒锤

草乌、雪上一支蒿、一支箭

Aconitum pendulum Busch

资源量：常见

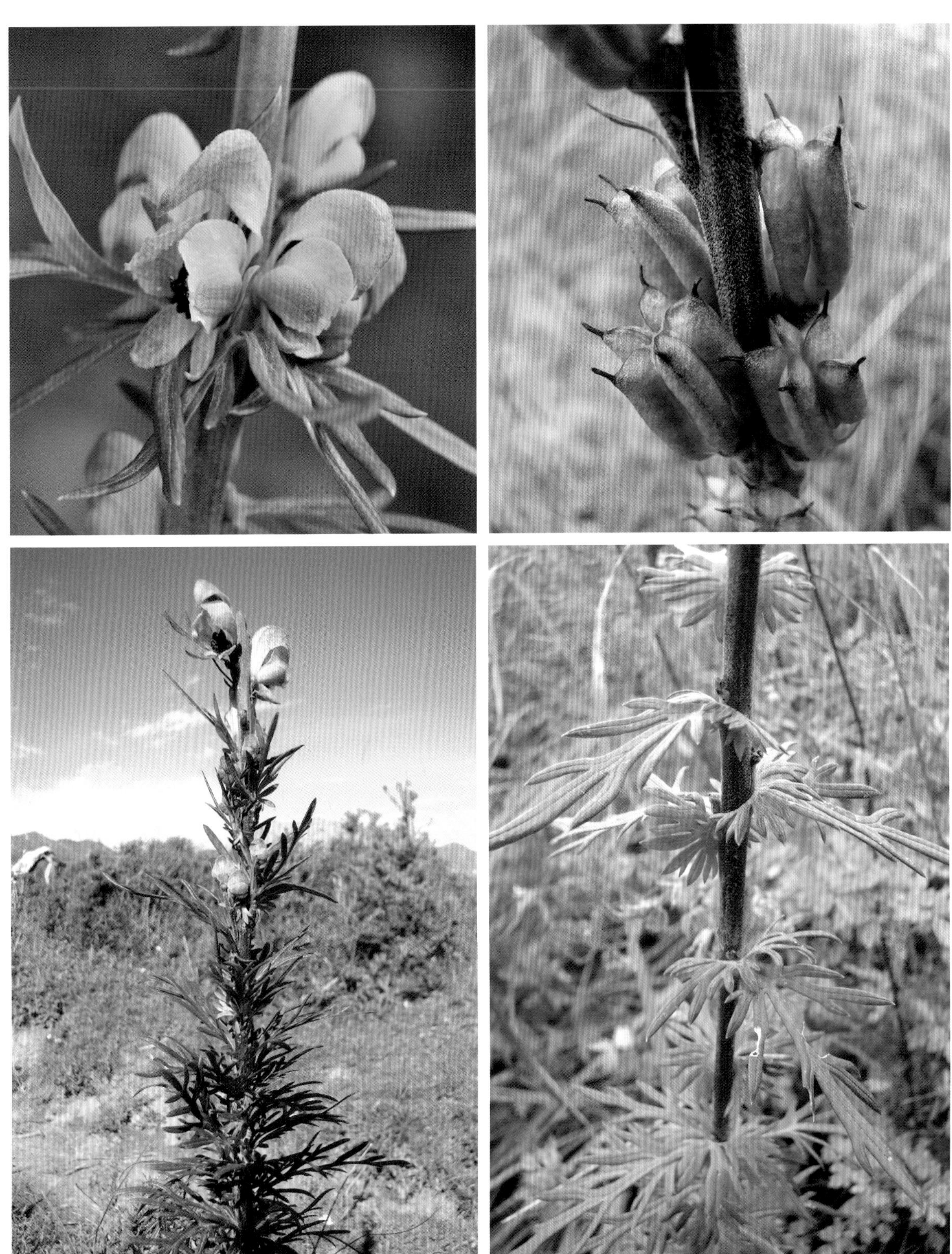

【形态特征】多年生草本，高 30~100cm。块根倒圆锥形，褐色。茎直立，不分枝或分枝，无毛。叶互生；茎下部叶在开花时枯萎；叶片宽卵形，3 全裂，全裂片二回近羽状深裂，末回裂片线形。总状花序顶生，花序轴和花梗密被伸展的黄色短柔毛；下部苞片叶状或 3 裂，上部苞片线形；小苞片生花梗上部，披针状线形，疏被短柔毛；花两性，两侧对称；萼片 5，花瓣状，上萼片船状镰刀形或镰刀形，具爪，黄色，常带绿色，有时蓝色，外面被近伸展的短柔毛；花瓣 2，向后弯曲，无毛或被疏毛；雄蕊多数，花丝全缘，无毛或有短毛；心皮 5，花柱短。蓇葖果。种子多数，倒卵状三棱形，沿棱有不明显的狭翅。花期 7~9 月，果期 8~10 月。

【生境分布】在祁连山分布于海拔 2600~3700m 阴坡山地草坡、林边。西藏、云南、四川、青海、甘肃、陕西、河南有分布。

中药　铁棒锤

同“伏毛铁棒锤”条。

藏药　榜阿那保

同“伏毛铁棒锤”条。

蒙药　曼钦

同“伏毛铁棒锤”条。

蒙药　本阿—音—那布其

同“伏毛铁棒锤”条。

高乌头

九连环、龙骨七、辫子七

Aconitum sinomontanum Nakai

资源量：常见

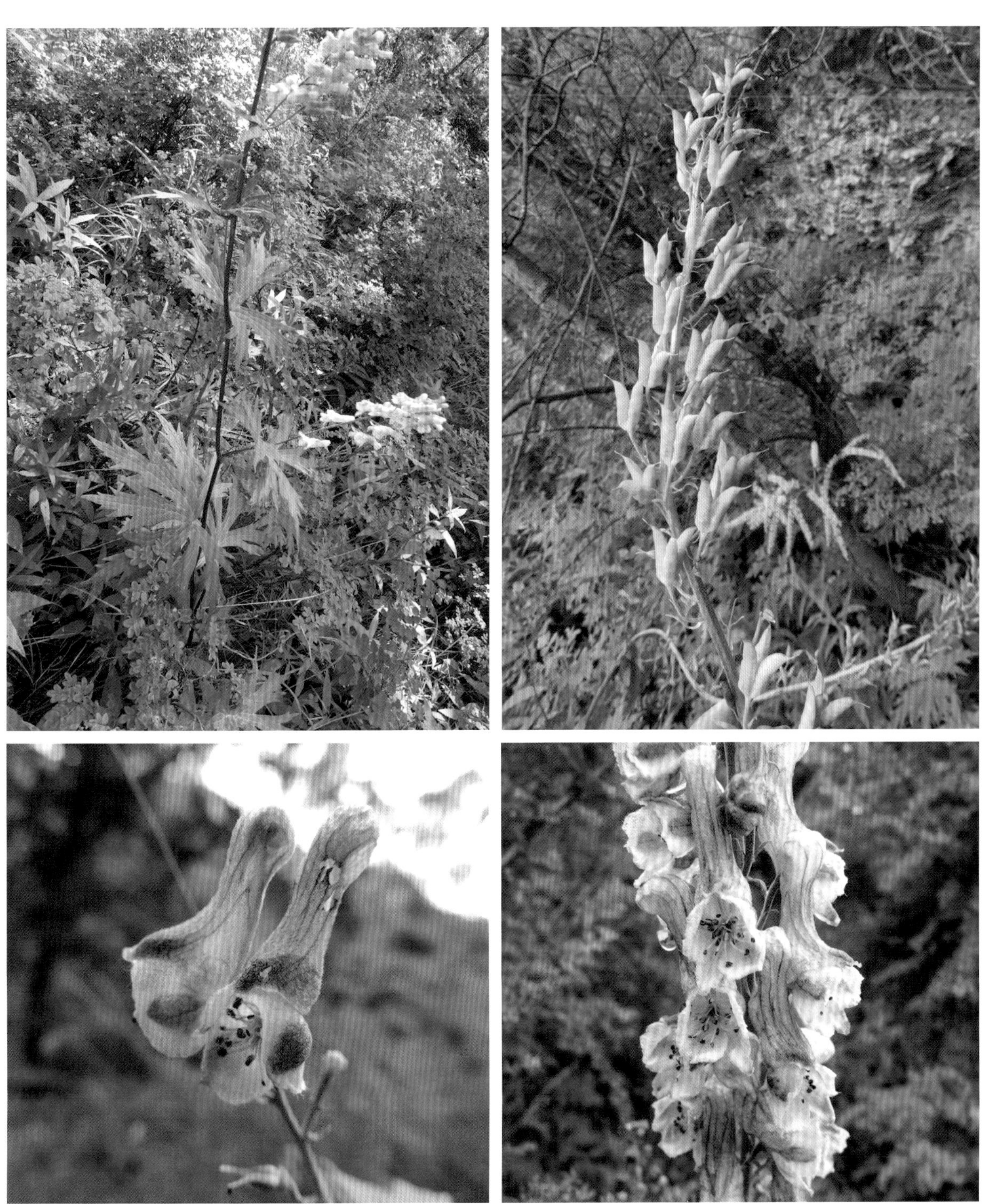

【形态特征】多年生草本。根长达 20cm，圆柱形，粗达 2cm。茎高 60~150cm，中部以下几无毛，上部近花序处被反曲的短柔毛，不分枝或分枝。基生叶与茎下部叶具长柄；叶片肾形或圆肾形，长 12~14.5cm，宽 20~28cm，基部宽心形，3 深裂约至本身长度的 6/7 处，中深裂片较小，楔状狭菱形，渐尖，3 裂边缘有不整齐的三角形锐齿，侧深裂片斜扇形，不等 3 裂稍超过中部，两面疏被短柔毛或变无毛；叶柄长 30~50cm，具浅纵沟。总状花序长 20~50cm，具密集的花；轴及花梗多少密被紧贴的短柔毛；苞片比花梗长，下部苞片叶状，其他的苞片不分裂，线形，长 0.7~1.8cm；下部花梗长 2~5.5cm，中部以上的长 0.5~1.4cm；小苞片通常生花梗中部，狭线形，长 3~9mm；萼片蓝紫色或淡紫色，外面密被短曲柔毛，上萼片圆筒形，高 1.6~2（~3）cm，粗 4~9mm，外缘在中部之下稍缢缩，下缘长 1.1~1.5cm；花瓣长达 2cm，唇舌形，长约 3.5mm，距长约 6.5mm，向后拳卷；雄蕊无毛，花丝大多具 1~2 枚小齿；心皮 3，无毛。蓇葖长 1.1~1.7cm。种子倒卵形，具 3 条棱，长约 3mm，褐色，密生横狭翅。花期 6~9 月，果期 7~10 月。

【生境分布】在祁连山分布于海拔 2600~3700m 阴坡，生于林下、草坡。四川、贵州、湖北、青海、甘肃、陕西、山西、河北有分布。

中药　麻布七

【别　　名】破布七、麻布袋、统天袋。

【入药部位】根。

【采收加工】夏、秋季采挖，鲜用或去残茎、须根，洗净泥土，或将根撕开，除去内附黑皮，晒干。

【性味归经】味辛、苦，性温。有毒。归心、肝、肺、脾经。

【功能主治】祛风除湿，理气止痛，活血散瘀。主治风湿腰腿痛，关节肿痛，跌打损伤，胃痛，胸腹胀满，急、慢性细菌性痢疾，急、慢性肠炎，瘰疬，疮疖。

【用法用量】内服：3~9g，或浸酒服，或入散剂。外用：适量，捣敷，或浸酒搽。

【各家论述】①治痨伤，止痛。（《贵州民间药物》）②宁心，理气，止痛，活血化瘀。治痧癥腹痛，胃气痛，心悸，跌打损伤。（《贵州草药》）③活血散瘀，消肿止痛，祛风湿。治跌打损伤，骨折，风湿腰腿痛，劳伤，疮疖，瘰疬。（《陕西中草药》）

松潘乌头

蔓乌药、金牛七、火焰子

Aconitum sungpanense Hand.-Mazz.

资源量：常见

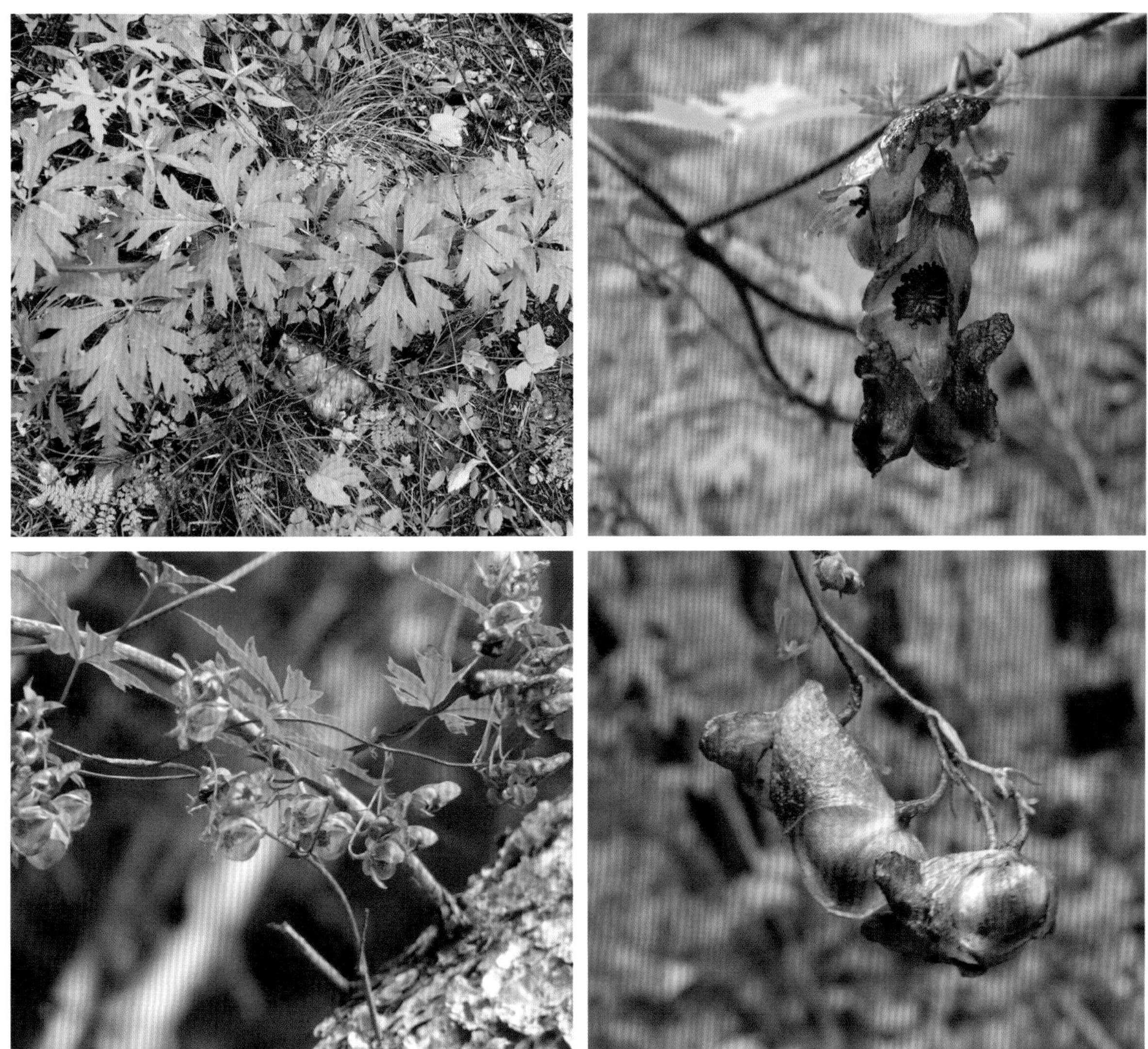

【形态特征】多年生缠绕草本。块根近圆柱形，长约3.5cm，常2个并生，外皮黑褐色。茎长达1.5m，分枝，无毛或近无毛。叶互生，五角形，长5.8~10cm，宽8~12cm，3全裂，中央裂片卵状菱形，渐尖，近羽状浅裂，具缺刻状牙齿，侧生裂片2深裂。总状花序腋生和顶生，具2~9花，无毛或疏生微柔毛；花蓝紫色，花梗长2~4cm；小苞片钻形；萼片5，花瓣状，上萼片盔形，高1.8~2.2cm，喙不明显，侧萼片长1.3~1.5cm；花瓣2，无毛或疏生短毛，距长1~2mm；雄蕊多数；心皮3~5，无毛或疏被小毛。蓇葖果5个。花期8~9月，果期9~10月。

【生境分布】在祁连山分布于冷龙岭以东地区。四川、青海、甘肃、陕西、山西等地有分布。

中药　火焰子

【别　　名】蔓乌药、羊角七、草乌。

【入药部位】块根。

【采收加工】夏季可采收，洗净，鲜用或晒干。

【性味归经】味辛、苦，性热。大毒。归肝经。

【功能主治】祛风除湿，散寒止痛，散瘀消肿。主治风寒湿痹，肢节疼痛，牙痛，跌打损伤，痈疮肿毒，神经痛。

【用法用量】内服：0.09~0.15g，或研粉，0.03g~0.09g，凉开水送服。外用：适量，以水、酒或醋磨汁涂患处，或研粉调敷。

【各家论述】①止痛，解痉，麻醉，败毒，祛风湿，活血散瘀。治跌打损伤，劳伤，风湿性关节炎，无名肿毒，痈肿疔毒。（《陕西中草药》）②祛风止痛，散瘀消肿。治跌打损伤，风湿性关节炎；外用治痈疖肿毒。（《祁连山药用植物志》）

甘青乌头

唐古特乌头、山附子、翁阿鲁

Aconitum tanguticum (Maxim.) Stapf

资源量：常见

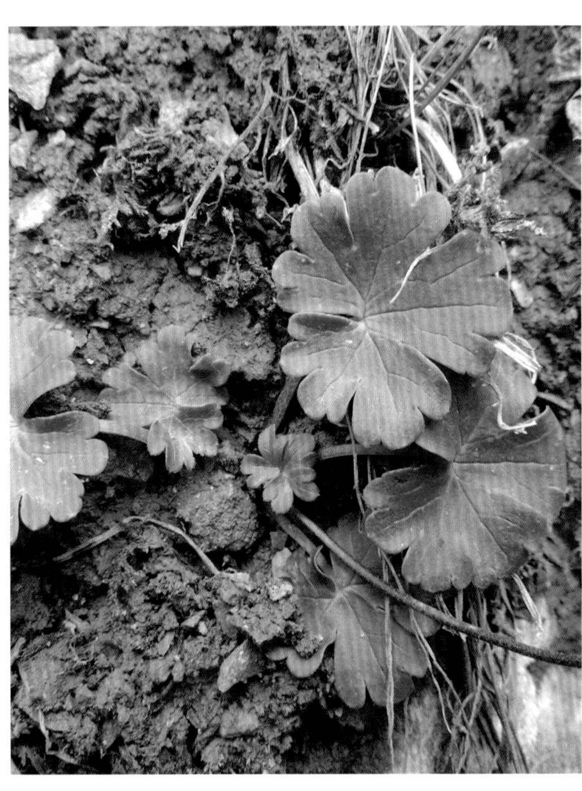

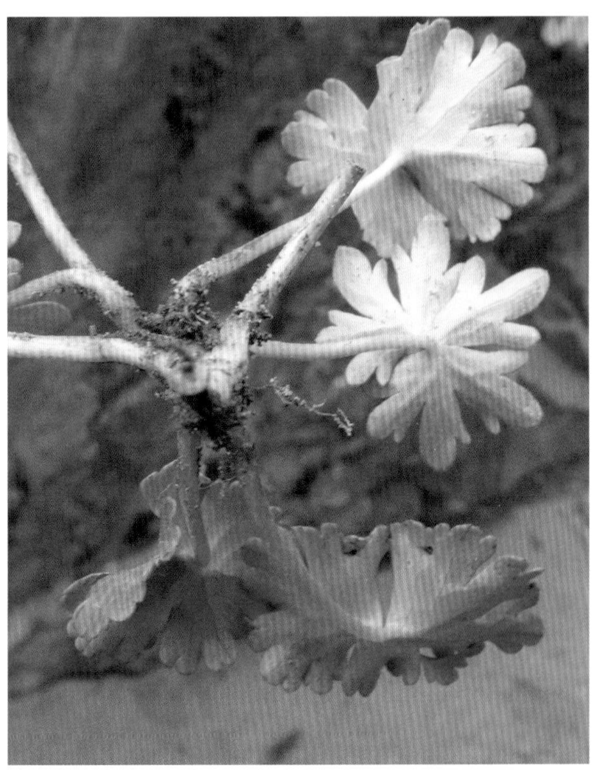

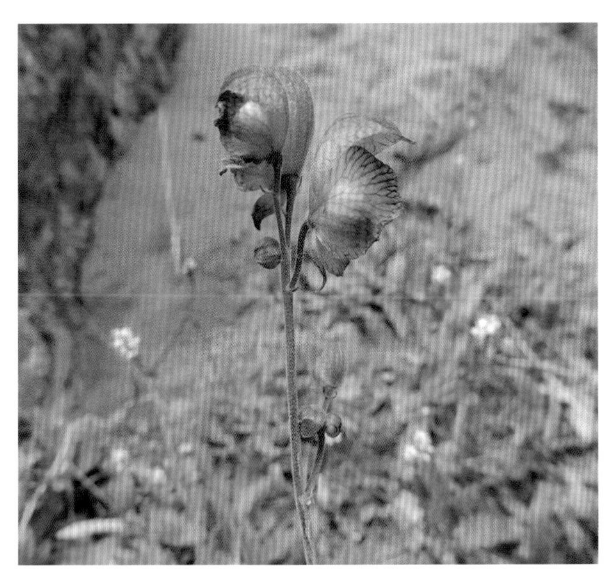
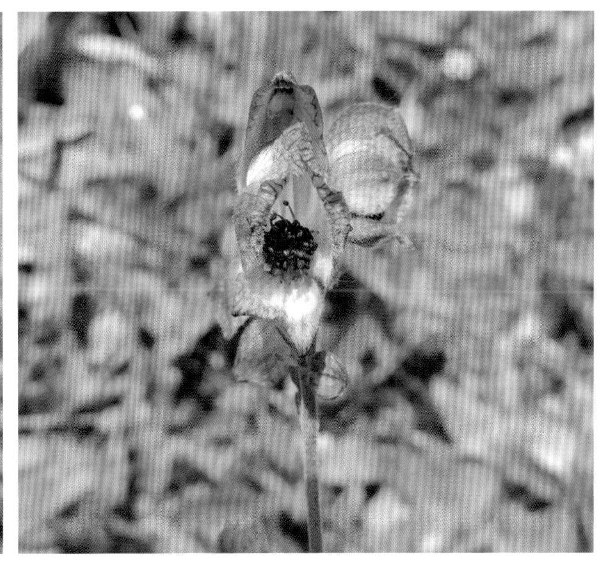

【形态特征】多年生草本。块根小，纺锤形或倒圆锥形，长约 2cm。茎高 8~50cm，疏被反曲而紧贴的短柔毛或几无毛，不分枝或分枝。基生叶 7~9 枚，有长柄；叶片圆形或圆肾形，长 1.1~3cm，宽 2~6.8cm，3 深裂至中部或中部之下，深裂片互相稍覆压，深裂片浅裂边缘有圆牙齿，两面无毛；叶柄长 3.5~14cm，无毛，基部具鞘；茎生叶 1~4 枚，稀疏排列，较小，通常具短柄。顶生总状花序有 3~5 花；轴和花梗多少密被反曲的短柔毛；苞片线形，或有时最下部苞片 3 裂；下部花梗长 1~6.5cm，上部的变短；小苞片生花梗上部或与花近邻接，卵形至宽线形，长 2~2.5mm；萼片蓝紫色，偶尔淡绿色，外面被短柔毛，上萼片船形，宽 6~8mm，下缘稍凹或近直，长 1.4~2.2cm，侧萼片长 1.1~2.1cm，下萼片宽椭圆形或椭圆状卵形；花瓣无毛，稍弯，瓣片极小，长 0.6~1.5mm，唇不明显，微凹，距短，直；花丝疏被毛，全缘或有 2 小齿；心皮 5，无毛。蓇葖长约 1cm。种子倒卵形，长 2~2.5mm，具三纵棱，只沿棱生狭翅。花期 7~8 月，果期 8~9 月。

【生境分布】在祁连山分布于肃南、天祝海拔 3400m 上下草坡、石砾山坡。西藏、云南、四川、青海、甘肃、陕西有分布。

中药　甘青乌头

【别　　名】唐古特乌头。

【入药部位】全草。

【采收加工】花、果期采挖带根全草，洗净，切段，晒干或晾干。

【性味归经】味苦，性凉。有小毒。归肝、胃、肺经。

【功能主治】清热解毒，消炎。主治肠炎，肺炎，流行性感冒，肝炎，胆囊炎，食物中毒等。

【用法用量】内服：2~4g，或研末，0.3~0.6g。

藏药　庞阿嘎保

【别　　名】榜嘎。

【入药部位】全草。

【采收加工】7~8 月采收全草，洗净，晾干。

【药　　性】味苦，性凉。

【功能主治】清胆热，解瘟毒。主治肝炎，胆囊炎，肺热，肠热，流行性感冒，食物中毒，蛇咬伤等。

【用法用量】内服：2~4g，或研末，0.3~0.6g。

类叶升麻 *Actaea asiatica* Hara

资源量：稀少

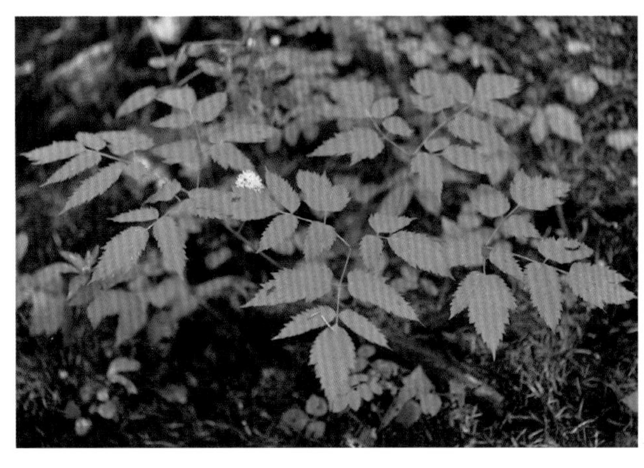

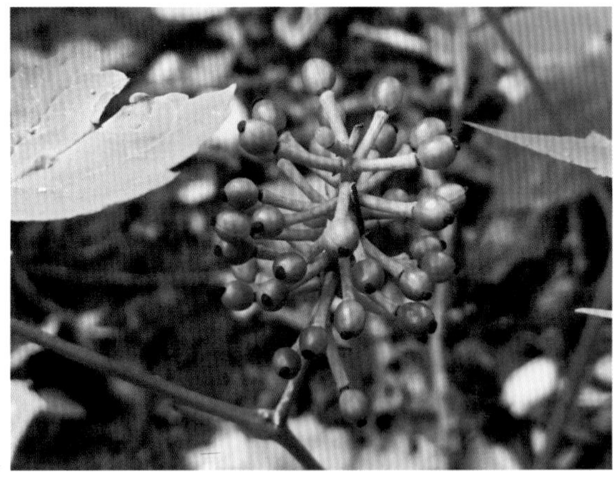

【形态特征】多年生草本。根状茎横走，质坚实，外皮黑褐色，生多数细长的根。茎高 30~80cm，圆柱形。顶生小叶卵形至宽卵状菱形，侧生小叶卵形至斜卵形。总状花序，苞片线状披针形，花两性，萼片 4，花瓣状，白色，早落，倒卵形；花瓣匙形；雄蕊多数；心皮 1。浆果近球形，直径约 6mm，紫黑色。种子卵形，长约 3mm，有 3 纵棱。花期 5~6 月，果期 7~9 月。

【生境分布】在祁连山分布于东段海拔 3000m 以下阴坡林下、沟边阴处。我国东北、华北，以及陕西、甘肃、青海、湖北、四川、云南、西藏有分布。

中药 绿豆升麻

【别　　名】白毛三七。

【入药部位】根茎。

【采收加工】春、秋季采挖，洗净泥土，切片，晒干。

【性味归经】味辛、微苦，性平。归肺经。

【功能主治】散风热，祛风湿，透疹，解毒。主治风热头痛，咽喉肿痛，风湿疼痛，风疹块，麻疹不透，百日咳，子宫脱垂，犬咬伤。

【用法用量】内服：3~9g。外用：适量，捣敷。

蓝侧金盏花

毛蓝侧金盏花

Adonis coerulea Maxim.

资源量：较常见

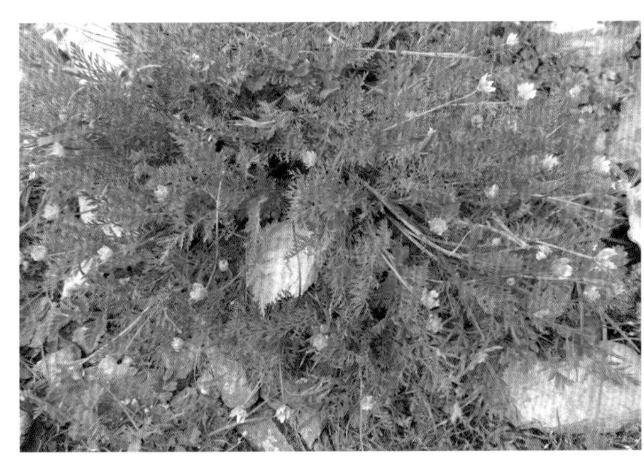

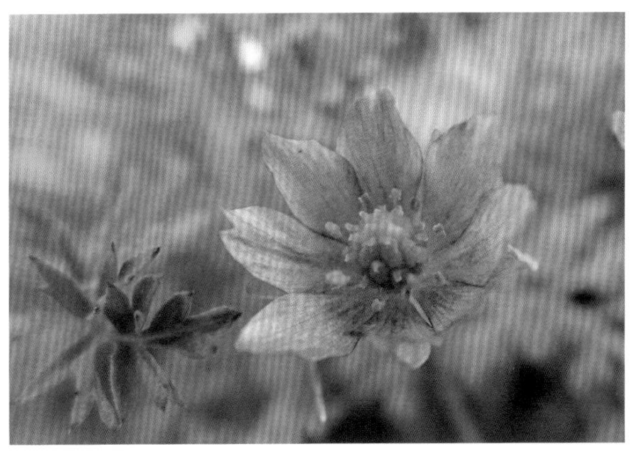

【形态特征】多年生草本。根状茎粗壮。茎高 3~15cm，常在近地面处分枝，基部和下部有数个鞘状鳞片。茎下部叶有长柄，上部的有短柄或无柄。叶片长圆形或长圆状狭卵形，少有三角形，长 1~4.8cm，宽 1~2cm，二至三回羽状细裂，羽片 4~6 对，稍互生，末回裂片狭披针形或披针状线形，顶端有短尖头；叶柄长达 3.2cm，基部有狭鞘。花直径 1~1.8cm；萼片 5~7，倒卵状椭圆形或卵形，长 4~6mm，顶端圆形；花瓣约 8，淡紫色或淡蓝色，狭倒卵形，长 5.5~11mm，顶端有少数小齿；花药椭圆形，花丝狭线形；心皮多数，子房卵形，花柱极短。瘦果倒卵形，长约 2mm，下部有稀疏短柔毛。花期 4~7 月，果期 5~9 月。

【生境分布】在祁连山分布于海拔 3000m 以下山坡草地、林缘、林下、灌丛、沟边道路旁。西藏、四川、青海、甘肃有分布。

中药　蓝花侧金盏

【别　　名】蓝侧金盏花。

【入药部位】全草。

【采收加工】6~7 月花盛时采全草，洗去泥土，除去枯枝残叶及根须，晾干。

【性味归经】味苦，性寒。有毒。

【功能主治】清热燥湿，杀虫。主治疥疮，顽癣。

【用法用量】外用：适量，研末撒敷。

【各家论述】①全草有强心、利尿之效。（《新疆常用中草药》）②外敷治疮疥和牛皮癣等皮肤病。（《青藏高原植物图鉴》）

藏药　甲子瓦

【别　　名】都如朵瓦达、甲子豆罗。

【入药部位】全草。

【采收加工】花盛开时采全草。流水洗净，除去枯枝残叶及须根，晾干。

【药　　性】味苦，性凉。效糙。

【功能主治】升阳散风，解毒透斑。主治疮疡，疖痈，疱疹，疥癣，牛皮癣等。

【用法用量】内服：配方用，6~9g。

叠裂银莲花

迭裂银莲花

Anemone imbricata Maxim.

资源量：较常见

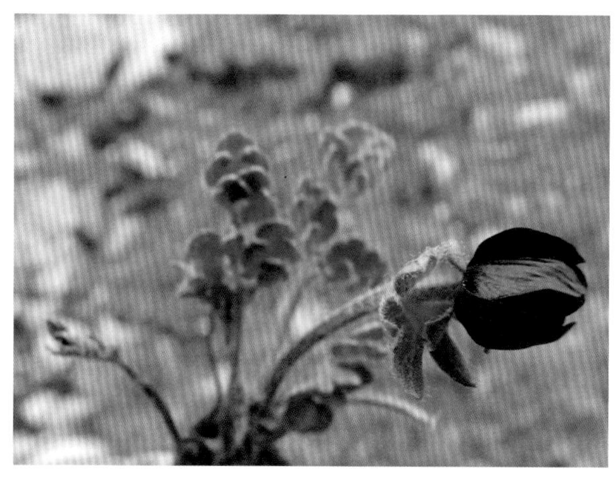

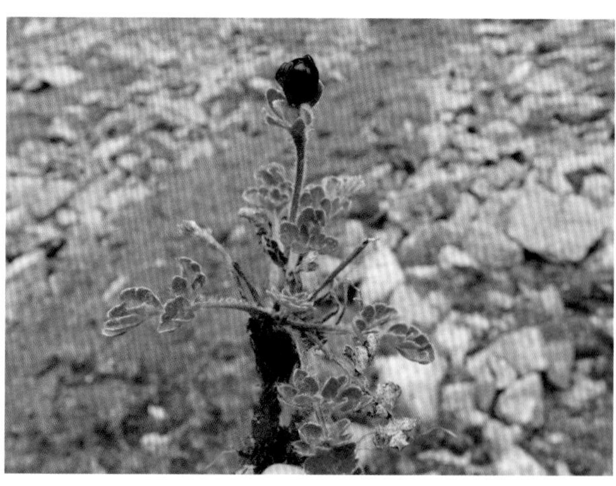

【形态特征】多年生草本，高 5~15cm。根状茎褐色，较粗。基生叶具长柄，柄基具纤维状残基；叶片椭圆状窄卵形，3 全裂，中裂片具短柄，3 全裂或 3 深裂，二回裂片全裂，侧裂片无柄，3 深裂，各回裂片相互覆压，表面疏被长柔毛，背面毛密；叶柄长 2~4cm，密被柔毛。花葶 1~4，高 4~8cm；苞片 3，无柄，3 深裂。萼片 6~9，黑紫色，倒卵形；花丝黑紫色，花药黄色，椭圆形；心皮多数，无毛。瘦果扁平。花期 6~8 月，果期 8~9 月。

【生境分布】在祁连山分布于海拔 3200~3800m 高山灌丛、流石坡。青海、甘肃、西藏、四川有分布。

藏药　素嘎盎保

【入药部位】全草。

【药　　性】味苦，性寒。

【采收加工】夏、秋季采集全草，洗净，晒干，备用。

【功能主治】主治消化不良，痢疾，淋病，风寒湿痹，关节积黄水，烧伤。

藏药　素嘎

【入药部位】种子或果实。

【采收加工】秋季后采集成熟果实，拣净杂质，晾干即可。

【药　　性】味辛、苦，性温。

【功能主治】去腐，提升胃温，引流黄水。主治各种寒症，痞块结疖，刺痛，蛇毒和寒性肿瘤。外用主治虫蛇咬伤。

【用法用量】内服：配方用，1~3g。

草玉梅

五倍叶、见风青、汉虎掌

Anemone rivularis Buch.-Ham.

资源量：常见

【形态特征】多年生草本，植株高（10~）15~65cm。根状茎木质，垂直或稍斜，粗 0.8~1.4cm。基生叶 3~5，有长柄；叶片肾状五角形，长 1.6~7.5cm，宽 4~14cm，3 全裂，中裂片宽菱形或菱状卵形，有时宽卵形，宽 2.2~7cm，3 深裂，深裂片上部有少数小裂片和牙齿，

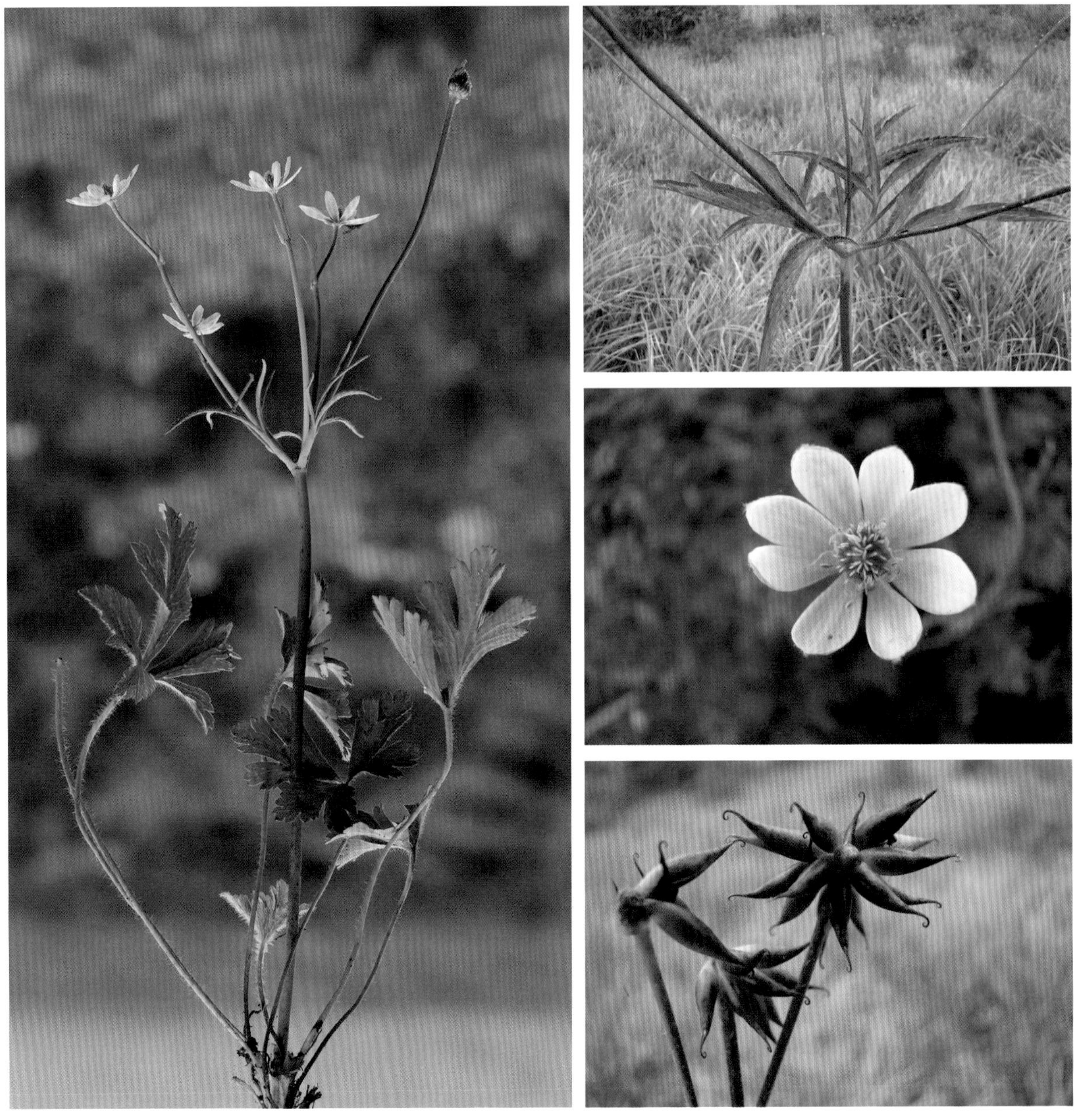

侧裂片不等2深裂，两面都有糙伏毛；叶柄长（3~）5~22cm，有白色柔毛，基部有短鞘。花葶1（~3），直立；聚伞花序长（4~）10~30cm，（1~）2~3回分枝；苞片3（~4），有柄，近等大，长（2.2~）3.2~9cm，似基生叶，宽菱形，3裂近基部，一回裂片多少细裂，柄扁平，膜质，长0.7~1.5cm，宽4~6mm；花直径（1.3~）2~3cm；萼片（6~）7~8（~10），白色，倒卵形或椭圆状倒卵形，长（0.6~）0.9~1.4cm，宽（3.5~）5~10mm，外面有疏柔毛，顶端密被短柔毛；雄蕊长约为萼片之半，花药椭圆形，花丝丝形；心皮30~60，无毛，子房狭长圆形，有拳卷的花柱。瘦果狭卵球形，稍扁，长7~8mm，宿存花柱钩状弯曲。花期5~8月，果期6~9月。

【生境分布】在祁连山分布于海拔 2400~3700m 河谷。四川西部、甘肃西南部、青海东南部和南部、西藏东部和南部有分布。

中药　虎掌草

【别　　名】见风蓝、乌骨鸡、羊九。

【入药部位】根。

【采收加工】全年均可采收，鲜用或晒干。

【性味归经】味苦、辛，性温。有小毒。归肺、胃、肝经。

【功能主治】清热解毒，活血舒筋，消肿止痛。主治咽喉肿痛，痄腮，瘰疬，痈疽肿毒，疟疾，咳嗽，湿热黄疸，风湿疼痛，胃痛，牙痛，跌打损伤。

【用法用量】内服：9~15g，或浸酒。外用：适量，研末调敷，或鲜品捣敷，或煎汤含漱。

【各家论述】①行经络，攻热毒，攻胃中痰毒，胃有痰毒，饮食呕吐。消疽疖诸疮红肿，血风疥癞癣疮。治瘰疬核疮、结核、痰核、气瘰，或有溃烂，痰入经络，红肿疼痛，走注痰火症，外乳蛾痄腮肿疼，内乳蛾咽喉肿疼，牙根肿痛。（《滇南本草》）②治跌打，骨折，喘咳，惊风，风湿。外治疔疮，肿毒。（《贵州民间方药集》）。③平虚热，解热毒。治疟疾，咳嗽，风湿痛；外治疮肿。（《贵阳民间药草》）④清热解毒，化瘀镇痛。（《贵州草药》）⑤补血，暖体，消积，去湿，愈创，排脓。治病后体温不足，淋病，关节积黄水，黄水疮，慢性气管炎，末梢神经麻痹，催吐胃酸。（《青藏高原植物图鉴》）

藏药　苏嘎

【别　　名】苏玛、热苏、杂苏玛。

【入药部位】果实。

【采收加工】6~8 月采集近成熟的果实，晒干。民间也有在 6~7 月采花，洗净后药用者。

【药　　性】味苦、辛，性温。

【功能主治】去腐，提升胃温，引流黄水。主治消化不良，胃虫引起的刺痛，寒性痞瘤，关节积黄水，蛇毒。

【用法用量】内服：研末，1~3g，或入丸、散。

小花草玉梅

河岸银莲花

Anemone rivularis var. *flore-minore* Maxim.

资源量：常见

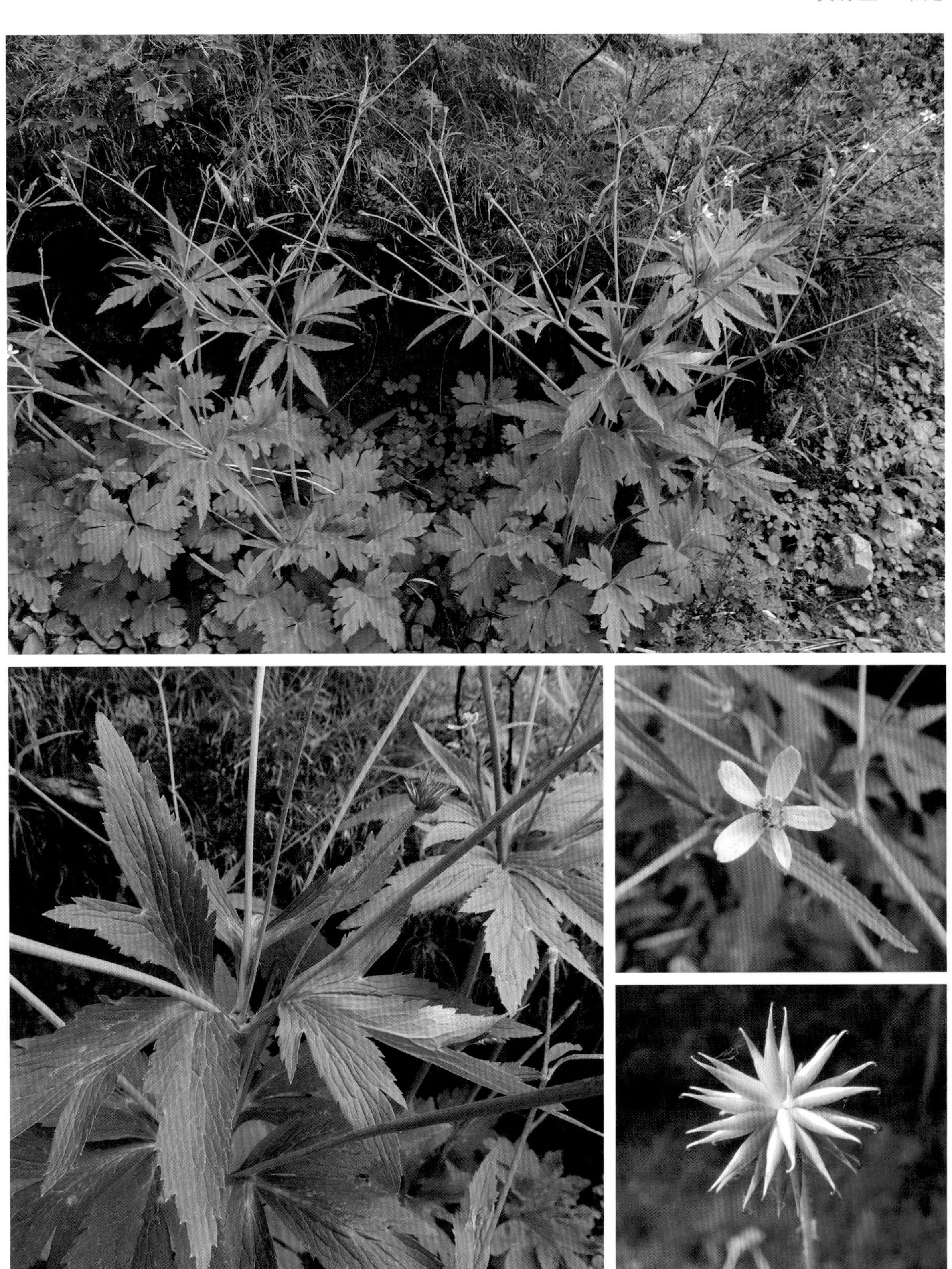

【形态特征】植株高 10~65cm。根状茎木质，垂直或稍斜，粗 0.8~1.4cm。基生叶 3~5，有长柄；叶片肾状五角形，长 2~7.5cm，宽 3~14cm，3 全裂，中全裂片宽菱形或菱状卵形，有时宽卵形，宽 2~7cm，3 深裂，深裂片上部有少数小裂片和牙齿，侧全裂片不等 2 深裂，两面都有糙伏毛；叶柄长 3~22cm，有白色柔毛，基部有短鞘。花葶 1（~3），直立；聚伞花序长（4~）10~30cm，（1~）2~3 回分枝；苞片 3（~4），有柄，近等大，长（2.2~）3.2~9cm，似基生叶，宽菱形，3 裂近基部，一回裂片多少细裂，柄扁平，膜质，长 0.7~1.5cm，宽 4~6mm；花直径（1.3~）2~ 3cm；萼片（6~）7~8（~10），白色，倒卵形或椭圆状倒卵形，长（0.6~）0.9~1.4cm，宽（3.5~） 5~10mm，外面有疏柔毛，顶端密被短柔毛；雄蕊长约为萼片之半，花药椭圆形，花丝丝形；心皮 30~60，无毛，子房狭长圆形，有拳卷的花柱。瘦果狭卵球形，稍扁，长 7~8mm，宿存花柱钩状弯曲。花期 5~8 月，果期 6~9 月。

【生境分布】在祁连山分布于海拔 2700m 上下沟边草地、山地草坡、小溪边。西藏、云南、广西、贵州、湖北、四川、甘肃、青海有分布。

中药　虎掌草

同“草玉梅”条。

中药　溪畔银莲花

【别　　名】三角草、野辣子、达达根。

【入药部位】全草。

【采收加工】夏季采收地上部分。洗净，鲜用或晒干。

【性味归经】味辛、微苦，性温。有小毒。

【功能主治】截疟，止痛。主治牙痛，疟疾。

【用法用量】内服：9~15g，或浸酒服。外用：捣敷。

【各家论述】①治肝炎，阴疽，瘀肿作痛。（《祁连山药用植物志》）②根状茎和叶供药用，治喉炎、扁桃腺炎、肝炎、痢疾、跌打损伤等症。（《云南中草药》）

藏药　苏嘎

同“草玉梅”条。

大火草

大头翁、野棉花

Anemone tomentosa (Maxim.) Pei.

资源量：较常见

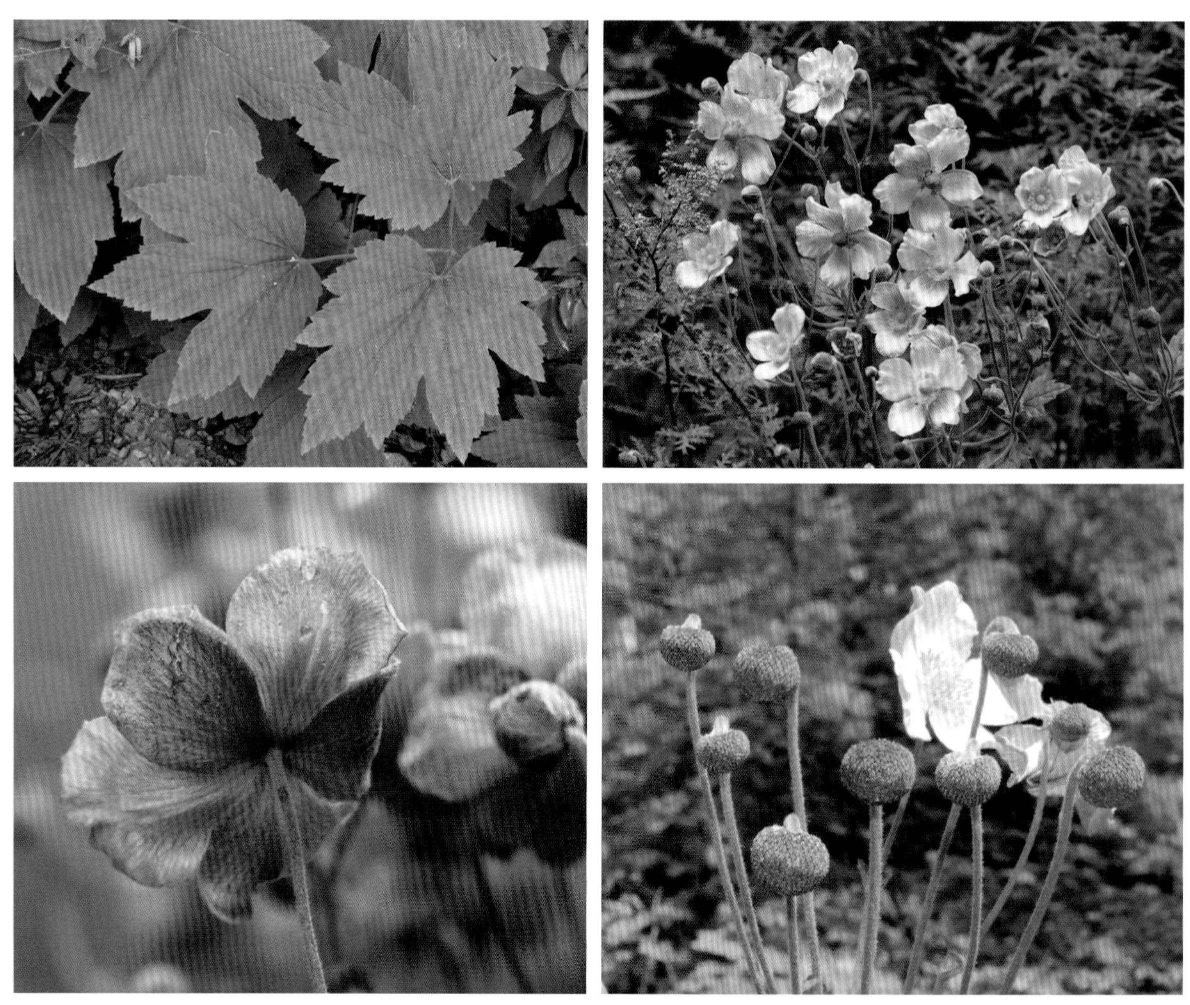

【形态特征】多年生草本植物，植株高 40~150cm。基生叶 3~4，有长柄，为三出复叶，有时有 1~2 叶为单叶；小叶片卵形至三角状卵形，顶端急尖，基部浅心形，心形或圆形，3 浅裂至 3 深裂，边缘有不规则小裂片和锯齿，表面有糙伏毛，背面密被白色绒毛，侧生小叶稍斜，叶柄长与花葶都密被白色或淡黄色短绒毛。聚伞花序，2~3 回分枝；苞片 3，与基生叶相似，不等大；花梗有短绒毛；萼片 5，淡粉红色或白色，倒卵形、宽倒卵形或宽椭圆形；心皮 400~500，长约 1mm，子房密被绒毛，柱头斜，无毛。聚合果球形，直径约1cm；瘦果长约3mm，有细柄，密被绵毛。花期7~10月，果期8~10月。

【生境分布】在祁连山分布于冷龙岭以东海拔2500m上下山地草坡、路边阳处。四川、甘肃、河南、山西等地有分布。

中药 大火草根

【别　　名】野棉花根、上白头翁。

【入药部位】根状茎。

【采收加工】春、秋季挖根，去净茎叶，晒干。

【性味归经】味苦，性温。有小毒。归肺、大肠经。

【功能主治】化痰，散瘀，消食化积，截疟，解毒，杀虫。主治劳伤咳喘，跌打损伤，小儿疳积，疟疾，疮疖痈疖，顽癣。

【用法用量】内服：3~9g，或研粉服。外用：适量，捣敷。

【各家论述】①清热解毒，排脓生肌，消肿散瘀，消食化积，截疟，杀虫。治各种癣疮，秃疮，疮疖痈肿，无名肿毒，疟疾，痢疾，小儿疳积，跌打损伤。（《陕西中草药》）②温，苦，有大毒；清热，截疟，拔脓，杀虫。主治黄疸，伤风感冒，烧伤。（《湖南药物志》）③下气，杀虫，小二寸白虫、蛔虫犯胃良效。（《滇南本草》）④治疳疾。（《滇南本草图说》）

无距耧斗菜 野前胡

Aquilegia ecalcarata Maxim.

资源量：较常见

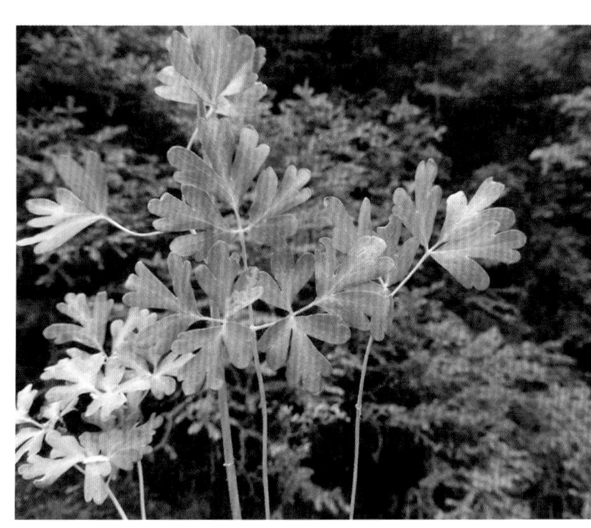

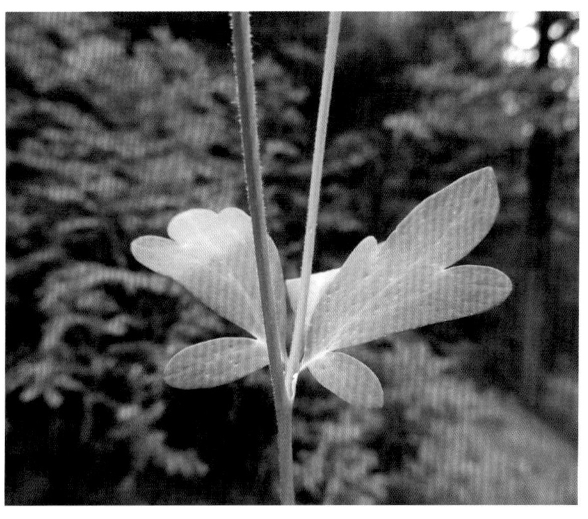

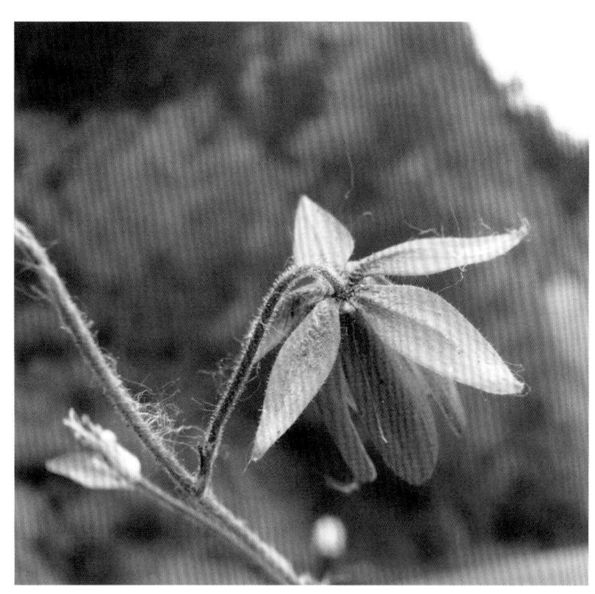
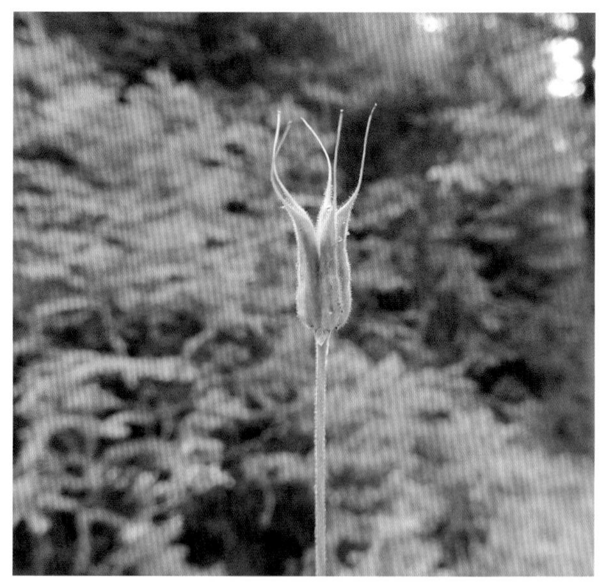

【形态特征】多年生草本。根圆柱形，外皮深暗褐色。茎1~4条，高20~80cm，上部常分枝，被稀疏伸展的白色柔毛。基生叶数枚，有长柄，为二回三出复叶；叶片宽5~12cm，中央小叶楔状倒卵形至扇形，长1.5~3cm，宽几相等或稍宽，3深裂或3浅裂，裂片有2~3个圆齿，侧面小叶斜卵形，不等2裂，表面绿色，无毛，背面粉绿色，疏被柔毛或无毛；叶柄长7~15cm。茎生叶1~3，形状似基生叶，但较小。花2~6朵，直立或有时下垂，直径1.5~2.8cm；苞片线形，长4~6mm；花梗纤细，长达6cm，被伸展的白色柔毛；萼片紫色，近平展，椭圆形，长1~1.4cm，宽4~6mm，顶端急尖或钝；花瓣直立，瓣片长方状椭圆形，与萼片近等长，宽4~5mm，顶端近截形，无距；雄蕊长约为萼片之半，花药近黑色；心皮4~5，直立，被稀疏的柔毛或近无毛。蓇葖长8~11mm，宿存花柱长3~5mm，疏被长柔毛；种子黑色，倒卵形，长约1.5mm，表面有凸起的纵棱，光滑。花期5~8月，果期6~9月。

【生境分布】在祁连山分布于冷龙岭以东海拔2300m上下山地林下、河谷、路旁。西藏东部、四川、贵州北部、湖北西部、河南西部、陕西南部、甘肃、青海有分布。

中药 野前胡

【别　　名】千年耗子屎、黄风。

【入药部位】带根全草。

【采收加工】秋后采收，晒干或鲜用。

【性味归经】味甘，性平。归肺经。

【功能主治】解表退热，生肌拔毒。主治感冒头痛，烂疮，黄水疮。

【用法用量】内服：3~6g。外用：适量，研末调敷，或捣烂敷。

藏药 益毛代金

【入药部位】全草。

【采收加工】7~8 月采集全草，洗净，除去残叶枯枝，晾干备用。

【药　　性】味苦，性凉。

【功能主治】下死胎，退箭镞，干黄水。

【用法用量】内服：常配方用，3~9g。

耧斗菜

血见愁、漏斗菜

Aquilegia viridiflora Pall.

资源量：常见

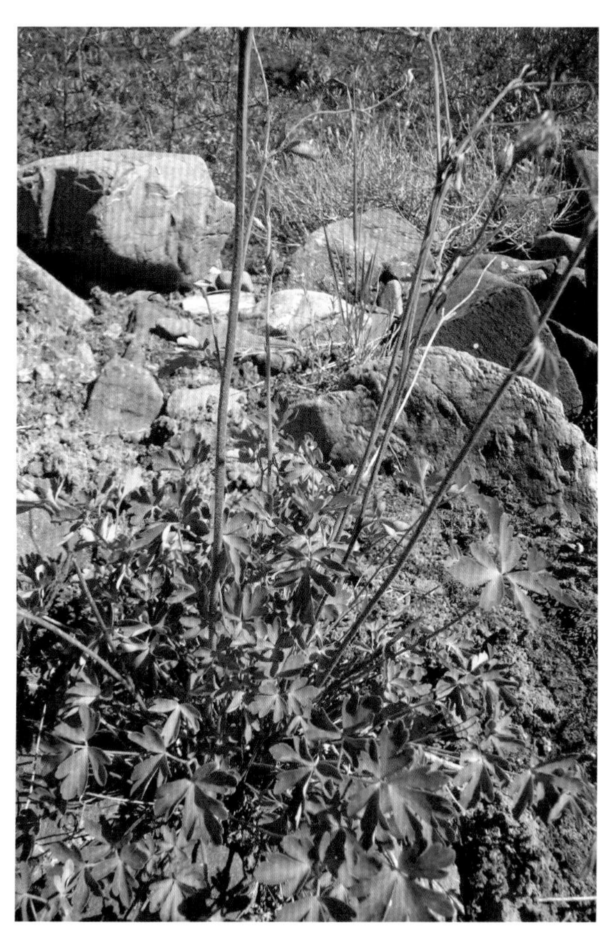

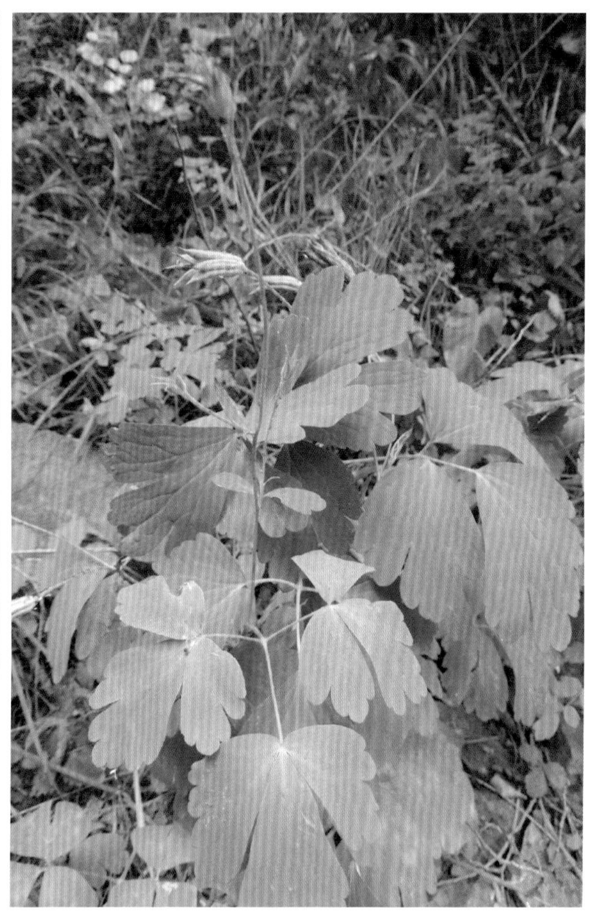

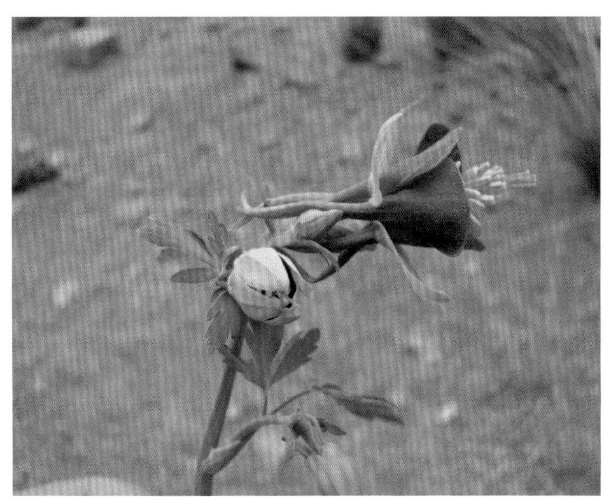
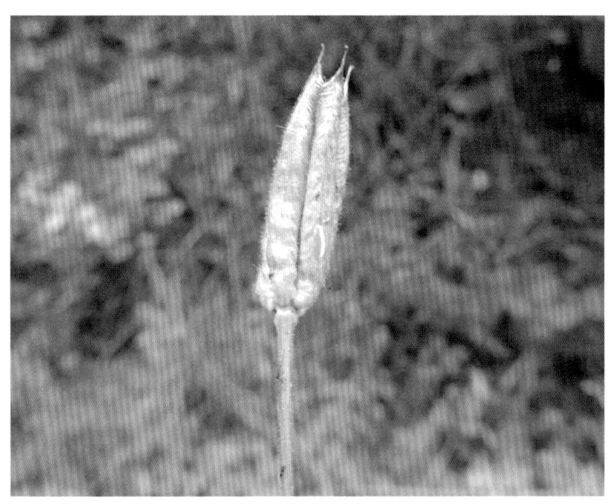

【形态特征】多年生草本。根肥大，圆柱形，简单或有少数分枝，外皮黑褐色。茎高 15~50cm，常在上部分枝，被柔毛及腺毛。基生叶少数，二回三出复叶；叶片宽 4~10cm，中央小叶具 1~6mm 的短柄，楔状倒卵形，长 1.5~3cm，宽几相等或更宽，上部 3 裂，裂片常有 2~3 个圆齿，表面绿色，无毛，背面淡绿色至粉绿色，被短柔毛或近无毛；叶柄长达 18cm，疏被柔毛或无毛，基部有鞘。茎生叶数枚，为一至二回三出复叶，向上渐变小。花 3~7 朵，倾斜或微下垂；苞片 3 全裂；花梗长 2~7cm；萼片黄绿色，长椭圆状卵形，长 1.2~1.5cm，宽 6~8mm，顶端微钝，疏被柔毛；花瓣瓣片与萼片同色，直立，倒卵形，比萼片稍长或稍短，顶端近截形，距直或微弯，长 1.2~1.8cm；雄蕊长达 2cm，伸出花外，花药长椭圆形，黄色；退化雄蕊白膜质，线状长椭圆形，长 7~8mm；心皮密被伸展的腺状柔毛，花柱比子房长或等长。蓇葖长 1.5cm；种子黑色，狭倒卵形，长约 2mm，具微凸起的纵棱。花期 5~7 月，果期 7~8 月。

【生境分布】在祁连山分布于海拔 2000~2300m 山地路旁、河边和潮湿草地。青海、甘肃、宁夏、陕西、山西、山东、河北、内蒙古、辽宁、吉林、黑龙江有分布。

中药　耧斗菜

【别　　名】血见愁、漏斗菜。

【入药部位】带根全草。

【采收加工】6~7 月采收，晒干。

【性味归经】味微苦、辛、甘，性平。

【功能主治】活血调经，凉血止血，清热解毒。主治痛经，崩漏，痢疾。

【用法用量】内服：3~6g，或熬膏。

蒙药　乌日勒其—乌布斯

【别　　名】代木得金、扫膏音—额莫、扫高音—伊得根。

【入药部位】全草。

【采收加工】夏季采收，除去泥土和杂质，阴干。

【药　　性】味苦，性凉。效软、重、稀、钝。有毒。

【功能主治】通经活血，催产，下胎衣，愈伤，燥协日乌素，止痛。主治月经不调，经血淋漓不止，胎盘滞留，腹痛，刀伤。

【用法用量】内服：煮散剂，3~5g，或入丸、散。

花莛驴蹄草

小驴蹄草

Caltha scaposa Hook. f. et Thoms.

资源量：较常见

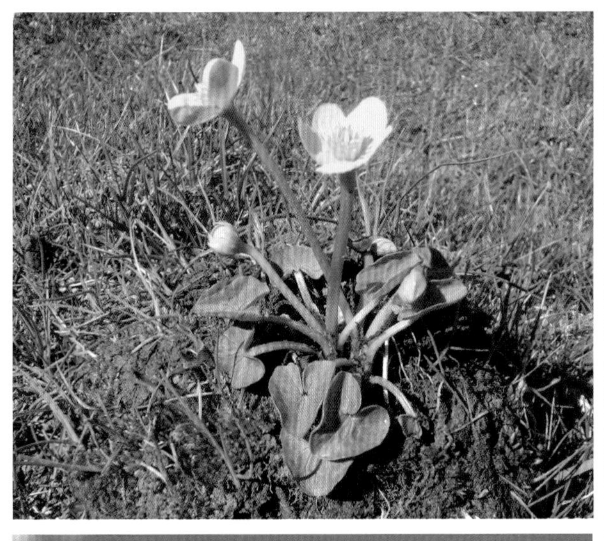

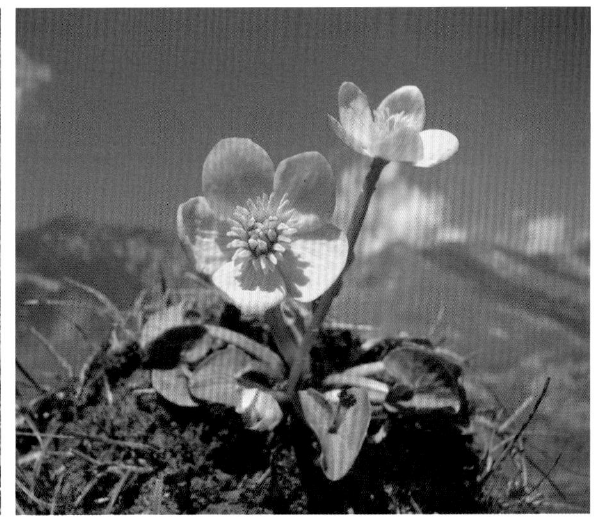

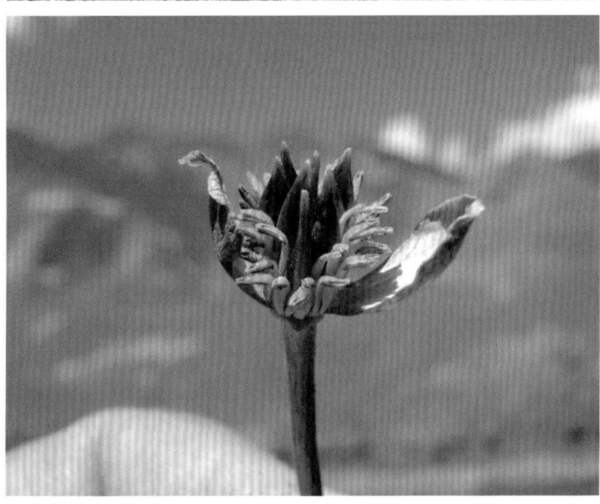

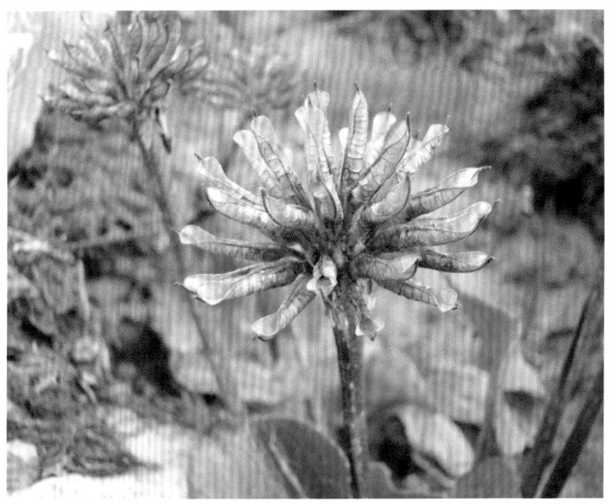

【形态特征】多年生低矮草本，高 3.5~18cm。全株无毛。须根肉质。茎直立或斜升。基生叶 3~10，有长柄；叶柄长 2.5~10cm，基部具膜质长鞘；叶片心状卵形或三角状卵形，先端圆，基部深心形，全缘或边缘浅波状；茎生叶小，具短柄或无柄，叶片长在 1.2cm 以下。花两性，单朵顶生，或 2 朵呈单歧聚伞花序；萼片 5~8，花瓣状，黄色，倒卵形、椭圆形或卵形；花瓣无；雄蕊多数，长 3.5~7mm，花丝狭线形，花药长圆形；心皮 6~8，与雄蕊近等长，具短柄，花柱短。蓇葖果，长 1~1.6cm，宽 2.5~3mm，有横脉纹，柄长 1.8~3mm，喙长约 1mm。花期 6~9 月，果期 7~10 月。

【生境分布】在祁连山分布于海拔 2700m 上下草甸。甘肃、青海、四川、云南、西藏有分布。

中药　驴蹄草

【别　　名】马蹄叶、马蹄草。

【入药部位】全草。

【采收加工】夏、秋季采集，洗净，鲜用或晒干。

【性味归经】味辛、微苦，性凉。归脾、肺经。

【功能主治】驱风，解暑，活血消肿。主治伤风感冒，中暑发痧，跌打损伤，汤火烫伤。

【用法用量】内服：9~15g，或泡酒。外用：适量，捣烂敷，或拌酒糟后烘热外敷，或煎水洗。

升　麻

绿升麻、周升麻、周麻

Cimicifuga foetida L.

资源量：较常见

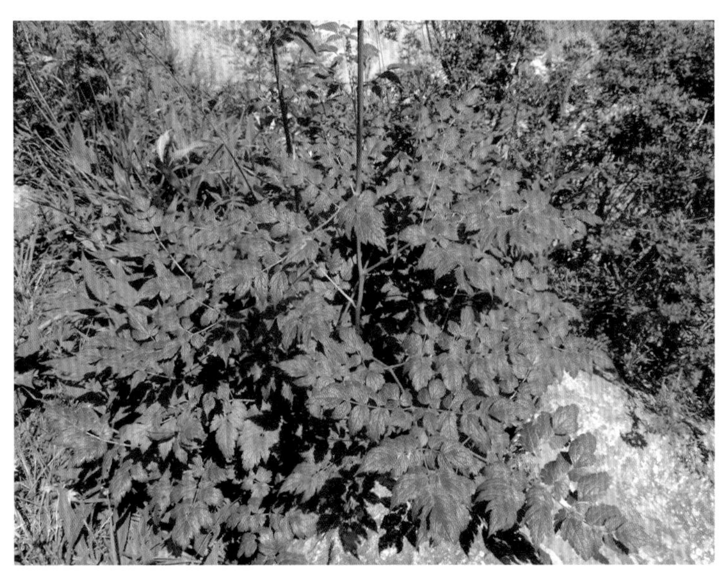

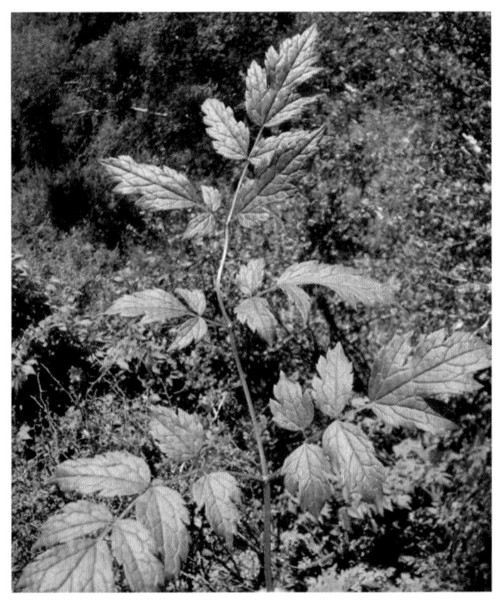

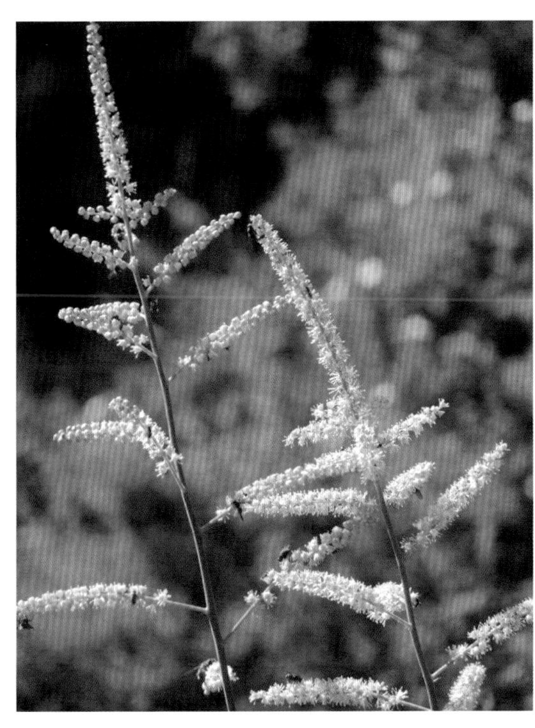
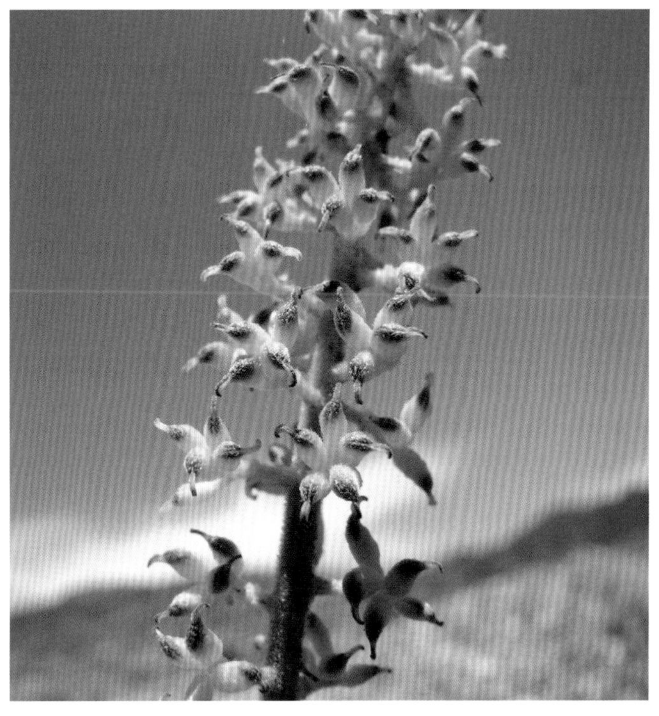

【形态特征】多年生草本，高 1~2m。根状茎粗壮，坚实，表面黑色，有许多内陷的圆洞状老茎残迹。茎高 1~2m，微具槽，分枝，被短柔毛。叶为二至三回三出羽状复叶；茎下部叶的叶片三角形；顶生小叶具长柄，菱形，常浅裂，边缘有锯齿；叶柄长达 15cm。上部的茎生叶较小，具短柄或无柄。总状圆锥花序；轴密被灰色或锈色的腺毛及短毛；苞片钻形；花两性；萼片倒卵状圆形，白色或绿白色；退化雄蕊宽椭圆形；花药黄色或黄白色；心皮 2~5。蓇葖长圆形，顶端有短喙。种子椭圆形，褐色，有横向的膜质鳞翅，四周有鳞翅。花期 7~9 月，果期 8~10 月。

【生境分布】在祁连山分布于中东部海拔 3000m 以下山地草坡、林缘、林中、路旁草丛中。西藏、云南、四川、青海、甘肃、陕西、河南西部、山西有分布。

中药　升麻

【别　　名】鸡骨升麻、鬼脸升麻。

【入药部位】根茎。

【采收加工】秋季采挖，除去泥沙，晒至须根干时，燎去或除去须根，晒干。

【性味归经】味辛、微甘，性微寒。归肺、脾、胃、大肠经。

【功能主治】发表透疹，清热解毒，升举阳气。主治风热头痛，齿痛，口疮，咽喉肿痛，麻疹不透，阳毒发斑，脱肛，子宫脱垂。

【用法用量】内服：3~10g。

【各家论述】①主解百毒……辟温疫，瘴气邪气，毒蛊。（《神农本草经》）。②主中恶腹痛，时气毒疠，头痛寒热，风肿诸毒，喉痛，口疮，久服轻身长年。（《名医别录》）③治小儿风惊痫，时气热疾。能治口齿风䘌肿疼，牙根浮烂恶臭，热毒脓血，除心肺风毒热壅闭不通，口疮，烦闷；疗痈肿，豌豆疮，水煎绵沾拭疮上。（《药性论》）④安魂定魄，游风肿毒，口气疳肿。（《日华子本草》）⑤主肺痿咳唾脓血，能发浮汗。（《汤液本草》）

蒙药 扎佰—乌布斯

【别　　名】扎孜都格老。

【入药部位】根茎。

【采收加工】春、秋季采挖，除去地上茎苗和泥土，晒至须根干时火燎或用竹片去须根，晒干。

【药　　性】味甘、辛，性凉。

【功能主治】清热，解毒，通脉，表疹，燥脓，愈伤。主治感冒，麻疹，咽喉肿痛，口疮口糜，胃下垂，子宫脱垂。

【用法用量】内服：散剂，3~5g，或入丸、散。

芹叶铁线莲 透骨草、断肠草、细叶铁线莲

Clematis aethusifolia Turcz.

资源量：常见

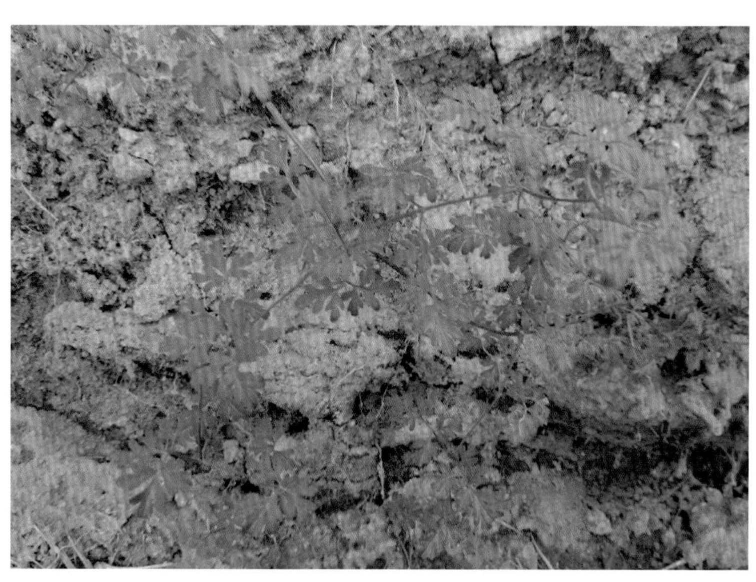

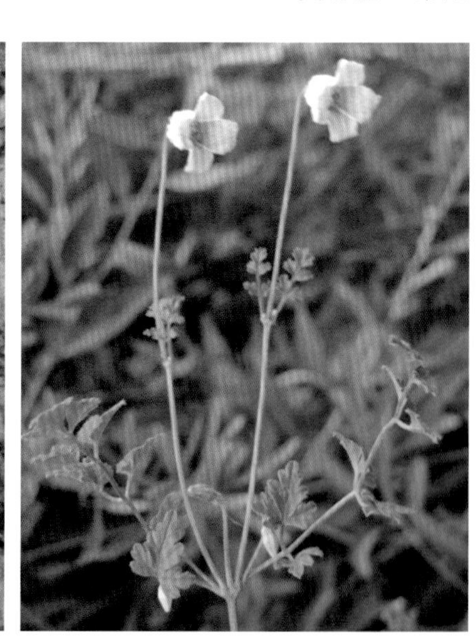

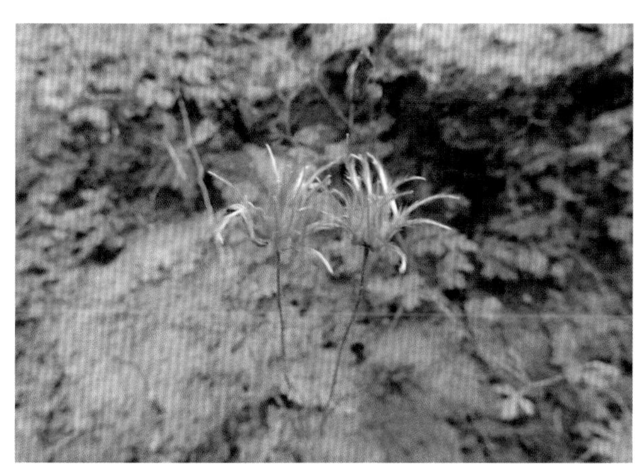
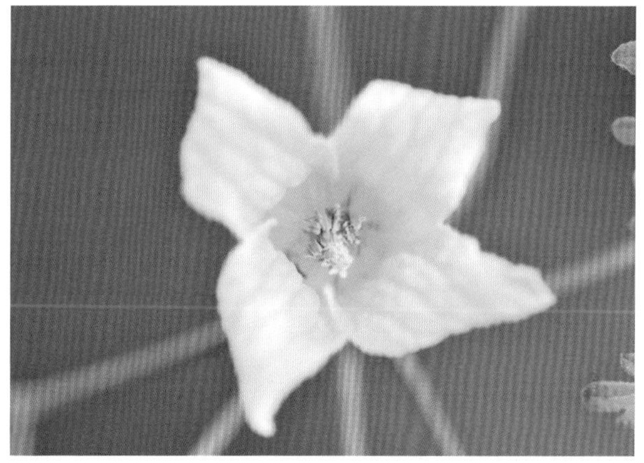

【形态特征】多年生草质藤本。根细长，棕黑色。茎纤细，有纵沟纹，微被柔毛或无毛。二至三回羽状复叶或羽状细裂，连叶柄长达 7~10cm，稀达 15cm，末回裂片线形，宽 2~3mm，顶端渐尖或钝圆，背面幼时微被柔毛，后近于无毛，具一条中脉，在表面下陷，在背面隆起；小叶柄短或长 0.5~1cm，边缘有时具翅；叶柄长 1.5~2cm，微被绒毛或无毛。聚伞花序腋生，常 1（~3）花；苞片羽状细裂；花钟状下垂，直径 1~1.5cm；萼片 4 枚，淡黄色，长方椭圆形或狭卵形，长 1.5~2cm，宽 5~8mm，两面近于无毛，外面仅边缘上密被乳白色绒毛，内面有三条直的中脉能见；雄蕊长为萼片之半，花丝扁平，线形或披针形，中部宽达 1.5mm，两端渐窄，中上部被稀疏柔毛，其余无毛；子房扁平，卵形，被短柔毛，花柱被绢状毛。瘦果扁平，宽卵形或圆形，成熟后棕红色，长 3~4mm，被短柔毛，宿存花柱长 2~2.5cm，密被白色柔毛。花期 7~8 月，果期 9 月。

【生境分布】在祁连山分布于全山系海拔 2100~2500m 阴坡。青海、甘肃、宁夏、陕西、山西、河北、内蒙古有分布。

中药 细叶铁线莲

【别　　名】狗肚子筋、驴断肠。

【入药部位】地上部分。

【采收加工】6~7 月采割，除去枯枝，洗净，晒干。

【性味归经】味辛，性温。有毒。归肝、胃经。

【功能主治】祛风通络，止痛，健胃消食，杀虫。主治风湿痹痛，消化不良，呕吐，包囊虫病，阴囊湿疹，疮痈肿毒。

【用法用量】内服：3~9g。外用：适量，煎水洗，或将药汁浓煎成膏敷。

蒙药 查干—特木尔—敖日阳古

【别　　名】叶孟嘎日布、日兴、阿萨木。

【入药部位】地上部分。

【采收加工】夏、秋季割取地上部分，切段，晒干。

【药　　性】味辛、微甘，性热。效锐、燥、糙、轻。有毒。

【功能主治】破痞，防腐，温中，消肿，燥协日乌素，止泻。主治胃胀，消化不良，寒性腹泻。

【用法用量】配方用。

【各家论述】①消内痞。（《金光注释集》）②防腐，温中。（《论说医典》）

短尾铁线莲

林地铁线莲、山木通藤、山木通

Clematis brevicaudata DC.

资源量：常见

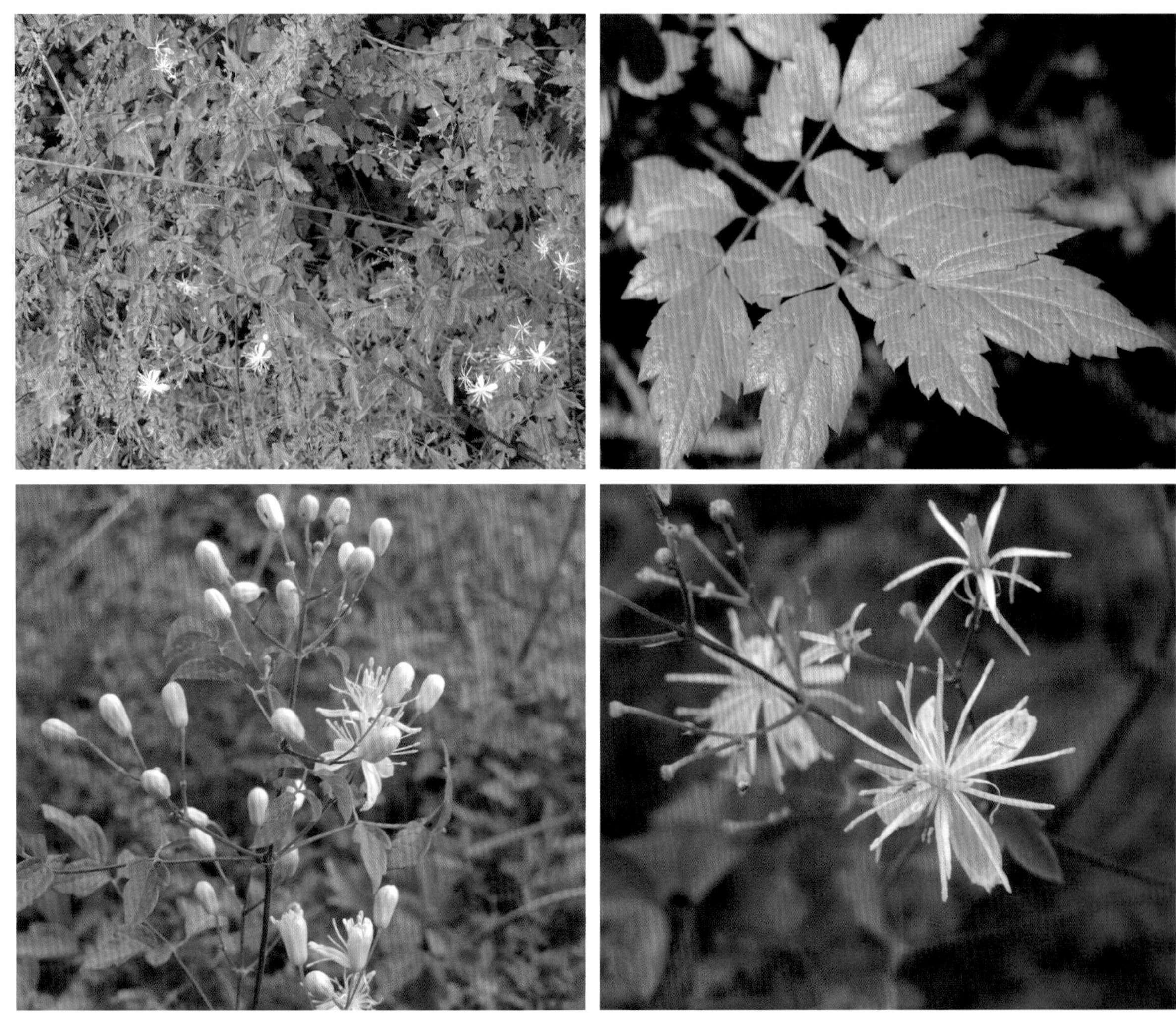

【形态特征】多年生藤本。枝有棱，小枝疏生短柔毛或近无毛。一至二回羽状复叶或二回三出复叶，有5~15小叶，有时茎上部为三出叶；小叶片长卵形、卵形至宽卵状披针形或披针形，长（1~）1.5~6cm，宽0.7~3.5cm，顶端渐尖或长渐尖，基部圆形、截形至浅心形，有时楔形，边缘疏生粗锯齿或牙齿，有时3裂，两面近无毛或疏生短柔毛。圆锥状聚伞花序腋生或顶生，常比叶短；花梗长1~1.5cm，有短柔毛；花直径1.5~2cm；萼片4，开展，白色，狭倒卵形，长约8mm，两面均有短柔毛，内面较疏或近无毛；雄蕊无毛，花药长2~2.5mm。瘦果卵形，长约3mm，宽约2mm，密生柔毛，宿存花柱长1.5~2（~3）cm。花期7~9月，果期9~10月。

【生境分布】在祁连山分布于海拔2450m阴坡，生于山地灌丛或疏林中。我国东北，以及西藏、云南、四川、甘肃、青海、宁夏、陕西、河南、湖南、浙江、江苏、山西、河北、内蒙古有分布。

中药　红钉耙藤

【别　　名】小木通、石通、连架拐。

【入药部位】藤茎或根。

【采收加工】夏、秋季采收，除去须根及枝叶，洗净泥土，晒干备用。

【性味归经】味苦，性凉。归肝、膀胱经。

【功能主治】清热利水，祛风湿，通经下乳。主治湿热淋证，风湿痹痛，乳汁不通。

【用法用量】内服：6~10g。

藏药　叶芒那保

【别　　名】叶濛嘎保、叶濛。

【入药部位】全草。

【采收加工】7~8月花、果期割取地上部分，悬挂于屋檐下或通风处阴干，扎成小把或切成2~3cm小段备用。

【药　　性】味辛、微甘，性温。

【功能主治】温体祛寒，健胃消积，止泻利痰，排脓散痈，消痞块，攻痼疾。主治胃中胀满，消化不良，呕吐，肠痈，痞块。

【用法用量】内服：组方3~5g。

【各家论述】①铁线莲提升胃温；破穿肿瘤，托脓。（《晶珠本草》）②铁线莲分黑、白两种，阴阳两坡都生长；白铁线莲花小，白色瓣薄，口闭，如铃。功效祛寒生热。又称黑白两种花谢后，瘦果状如老人头，为治寒性肿瘤良药，味辛、微甘，功效提升胃温，治肿瘤，引黄水。（《形态比喻》）③白铁线莲花小，白色，状如铃，祛寒而不生赤巴。（《晶珠本草》）④白铁线莲治炭疽病、培根病、止泻。（《如意宝树》）⑤铁线莲有黑白两种，白者花白，为短尾铁线莲。根据上述文献记载，白铁线莲与现今藏医所用的短尾铁线莲形态相符。另外，芹叶铁线莲藏名称叶芒嘎保，也作白铁线莲使用。铁线莲虽有白黑之分，但现今在使用上常常相互代用，久之也通用。(《洁晶串》)

蒙药　敖赫日—敖日亚木格

【入药部位】根及茎。

【采收加工】夏、秋季采挖，去净泥土及须根、枝叶，晒干。

【药　　性】味微苦，性凉。有小毒。

【功能主治】利尿，消肿。主治浮肿，小便不利，尿血。

粉绿铁线莲

灰绿铁线莲

Clematis glauca Willd.

资源量：常见

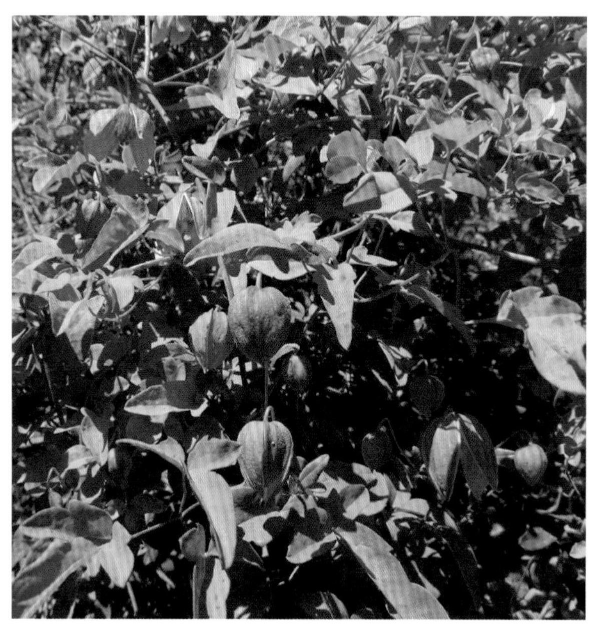

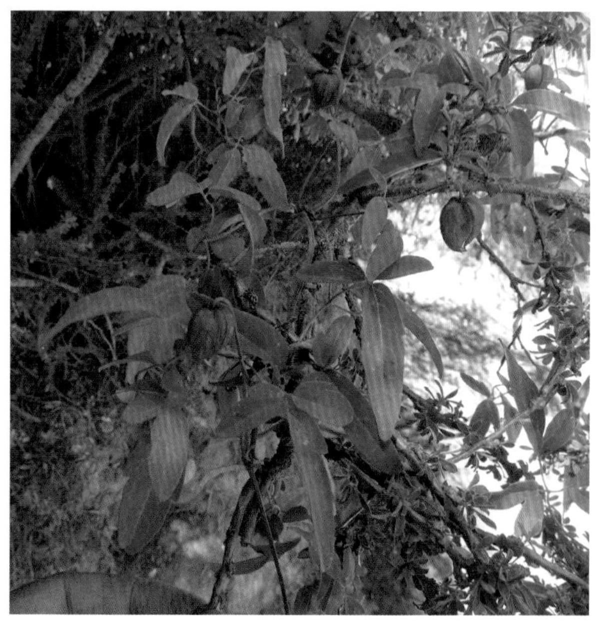

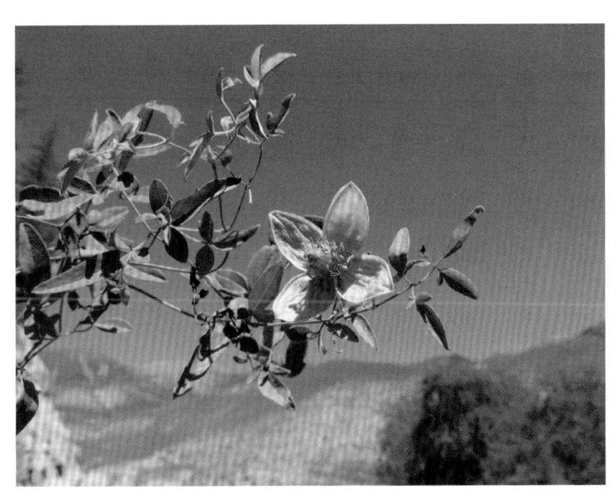
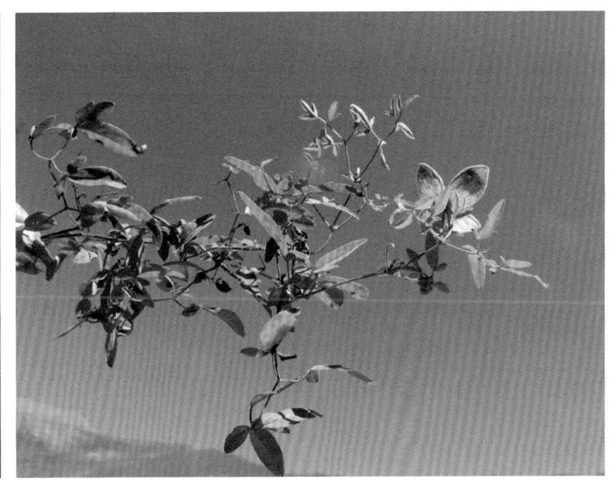

【形态特征】多年生草质藤本。茎纤细，有棱。一至二回羽状复叶；小叶有柄，2~3 全裂或深裂、浅裂至不裂，中间裂片较大，椭圆形或长卵形，长 1.5~5cm，宽 1~2cm，基部圆形或圆楔形，全缘或有少数牙齿，两侧裂片短小。常为单聚伞花序，3 花；苞片叶状，全缘或 2~3 裂；萼片 4，黄色，或外面基部带紫红色，长椭圆状卵形，顶端渐尖，长 1.3~2cm，宽 5~8mm。瘦果卵形至倒卵形，长约 2mm，宿存花柱长 4cm。花期 6~7 月，果期 8~10 月。

【生境分布】在祁连山分布于海拔 2100~2600m 山坡、路边灌丛。新疆、青海、甘肃、陕西、山西有分布。

中药　苒苒草

【别　　名】铁线莲、透骨草、灰绿铁线莲。

【入药部位】全草。

【采收加工】夏、秋季采割，去净杂草，晒干。

【性味归经】味辛，性温。小毒。归心、胃经。

【功能主治】祛风除湿，解毒散结，疏风止痒。主治风湿性关节炎，肠炎，痢疾，痈肿疮疖，皮肤瘙痒，蛇虫咬伤。

【用法用量】内服：6~9g。外用：适量，捣敷，或熬膏涂，或煎汤洗。

藏药　叶芒那保

同“短尾铁线莲”条。

黄花铁线莲 蓼吊秧

Clematis intricata Bunge

资源量：常见

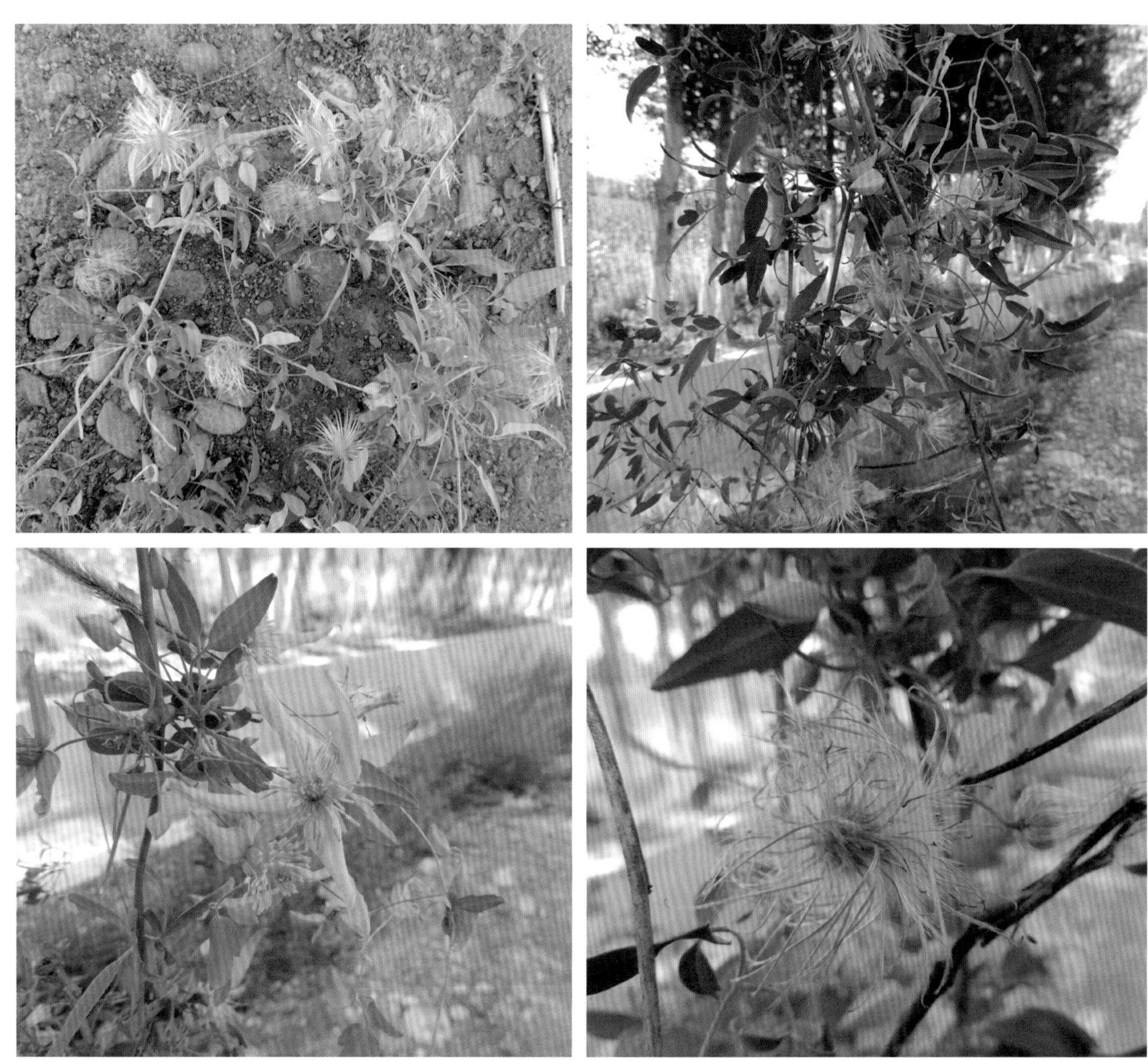

【形态特征】多年生草质藤本。茎纤细，多分枝，有细棱。一至二回羽状复叶；小叶有柄，2~3 全裂、深裂或浅裂，中间裂片线状披针形、披针形或狭卵形，长 1~4.5cm，宽 0.2~1.5cm，顶端渐尖，基部楔形，全缘或有少数牙齿，两侧裂片较短，下部常 2~3 浅裂。聚伞花序腋生，通常为 3 花，有时单花；花序梗较粗，长 1.2~3.5cm，有时极短，疏被柔毛；中间花梗无小苞片，侧生花梗下部有 2 片对生的小苞片，苞片叶状，较大，全缘或 2~3 浅裂至全裂；萼片 4，黄色，狭卵形或长圆形，顶端尖，长 1.2~2.2cm，宽 4~6mm，两面无毛，偶尔内面有极稀柔毛，外面边缘有短绒毛；花丝线形，有短柔毛，花药无毛。瘦果卵形至椭圆状卵形，扁，长 2~3.5mm，边缘增厚，被柔毛，宿存花柱长 3.5~5cm，被长柔毛。花期 6~7 月，果期 8~9 月。

【生境分布】在祁连山分布于海拔 2600m 上下草地。青海、甘肃、陕西、山西、河北、辽宁、内蒙古有分布。

中药　铁线透骨草

【别　　名】狗肠草。

【入药部位】全草或叶。

【采收加工】夏、秋季采割，去净杂质，切段晒干，或摘叶晒干。

【性味归经】味辛、咸，性温。有小毒。

【功能主治】祛风除湿，通络止痛。主治风湿性关节炎，四肢麻木，拘挛疼痛，牛皮癣，疥癞。

【用法用量】内服：6~9g。外用：适量，捣敷，或煎汤洗。

【各家论述】①祛风，除湿。（《宁夏中草药手册》）②鲜叶擦痒疹，疥癞。（《高原中草药治疗手册》）

藏药　叶芒那保

同“短尾铁线莲”条。

蒙药　阿拉格—特木尔—敖日阳古

【别　　名】阿拉格—依孟、依孟—日哈布、希日—敖日雅木格。

【入药部位】地上部分。

【采收加工】夏、秋季间采割，去净杂质，晒干。

【药　　性】味辛、微甘，性温。

【功能主治】温中，破痞，助消化，祛巴达干。主治胃痞，石痞，大肠痞，食痞等寒性痞症。

【用法用量】内服：煮散剂，3~5g，或入丸、散。

长瓣铁线莲 大瓣铁线莲

Clematis macropetala Ledeb.

资源量：较常见

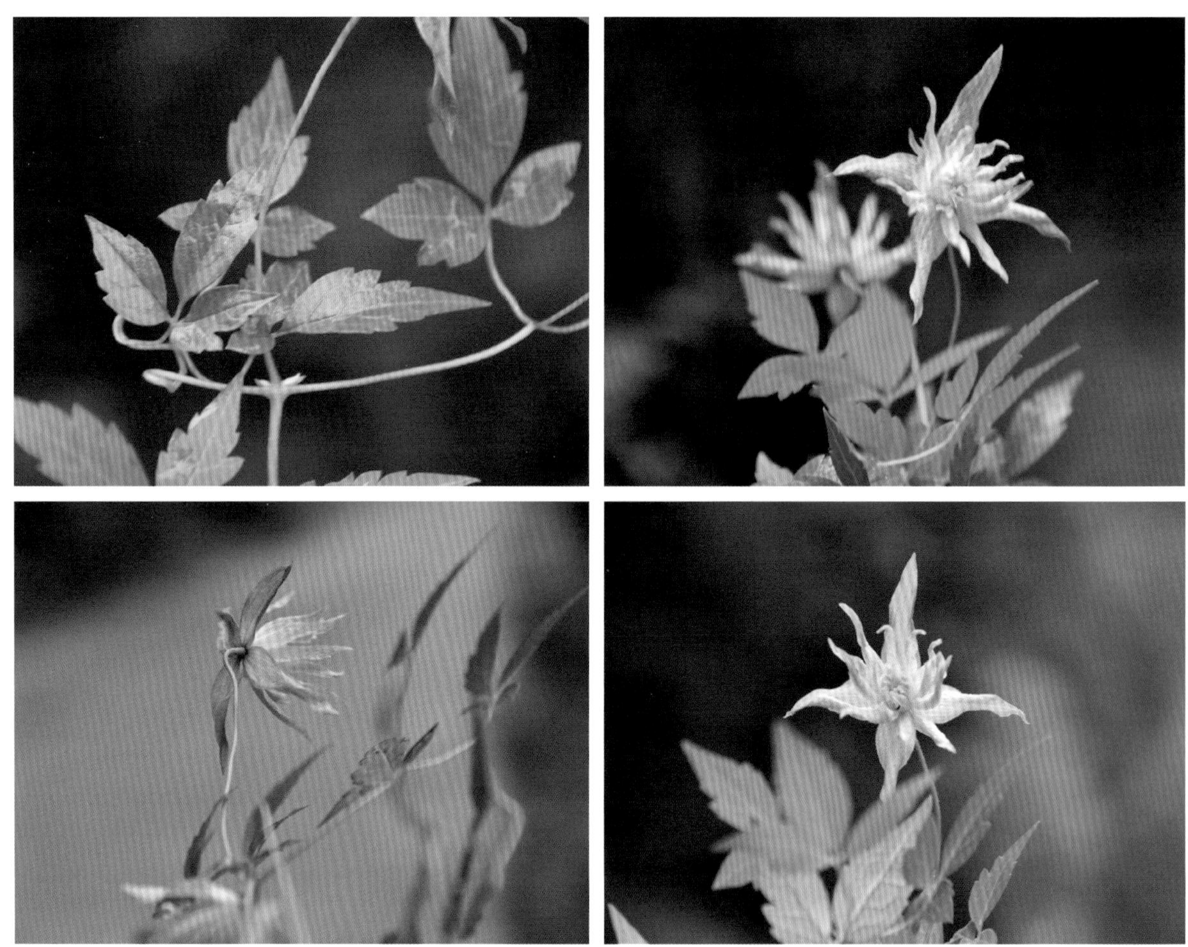

【形态特征】木质藤本，长约 2m。幼枝微被柔毛，老枝光滑无毛。二回三出复叶，小叶片 9 枚，纸质，卵状披针形或菱状椭圆形，长 2~4.5cm，宽 1~2.5cm，顶端渐尖，基部楔形或近于圆形，两侧的小叶片常偏斜，边缘有整齐的锯齿或分裂，两面近于无毛，脉纹在两面均不明显；小叶柄短；叶柄长 3~5.5cm，微被稀疏柔毛。花单生于当年生枝顶端，花梗长 8~12.5cm，幼时微被柔毛，以后无毛；花萼钟状，直径 3~6cm；萼片 4 枚，蓝色或淡紫色，狭卵形或卵状披针形，长 3~4cm，宽 1~1.5cm，顶端渐尖，两面有短柔毛，边缘有密毛，脉纹成网状；退化雄蕊成花瓣状，披针形或线状披针形，与萼片等长或微短，外面被密绒毛，内面近于无毛；雄蕊花丝线形，长 1.2cm，宽 2mm，外面及边缘被短柔毛，花药黄色，长椭圆形，内向着生，药隔被毛。瘦果倒卵形，长 5mm，粗 2~3mm，被疏柔毛，宿存花柱长 4~4.5cm，向下弯曲，被灰白色长柔毛。花期 7~8 月，果期 8~9 月。

【生境分布】在祁连山分布于海拔 2000~3000m 沟谷、灌丛、荒坡。青海、甘肃、陕西、宁夏、山西、河北有分布。

中药 大瓣铁线莲

【入药部位】全草。

【采收加工】6~7 月采全草，洗净，除去枯枝叶、须根，略以棒砸，晾干。

【性味归经】味微苦、辛，性温。

【功能主治】健胃消食。主治消化不良，恶心，排脓，除疮，消痞块。

藏药 叶芒那保

同“短尾铁线莲”条。

蒙药 哈日—特木尔—敖日阳古

【别　　名】叶孟纳赫布、哈日—叶孟。

【入药部位】地上部分。

【采收加工】夏、秋季割取地上部分，切段，晒干。

【药　　性】味辛，性温。有毒。

【功能主治】调理胃火，助消化，祛解痞。主治消化不良，胃胀，嗳气。

【用法用量】内服：煮散剂，3~5g，或入丸、散。

甘青铁线莲

狗娃花、唐古特铁线莲、断肠草

Clematis tangutica (Maxim.) Korsh.

资源量：常见

【形态特征】多年生草质藤本，长 1~4m。主根粗壮，木质。茎有明显的棱，幼时被长柔毛，后脱落。一回羽状复叶，有 5~7 小叶；小叶片基部常浅裂、深裂或全裂，侧生裂片小，中裂片较大，卵状长圆形、狭长圆形或披针形，长（2~）3~4（~5.5）cm，宽 0.5~1.5cm，顶端钝，有短尖头，基部楔形，边缘有不整齐缺刻状的锯齿，上面有毛或无毛，下面有

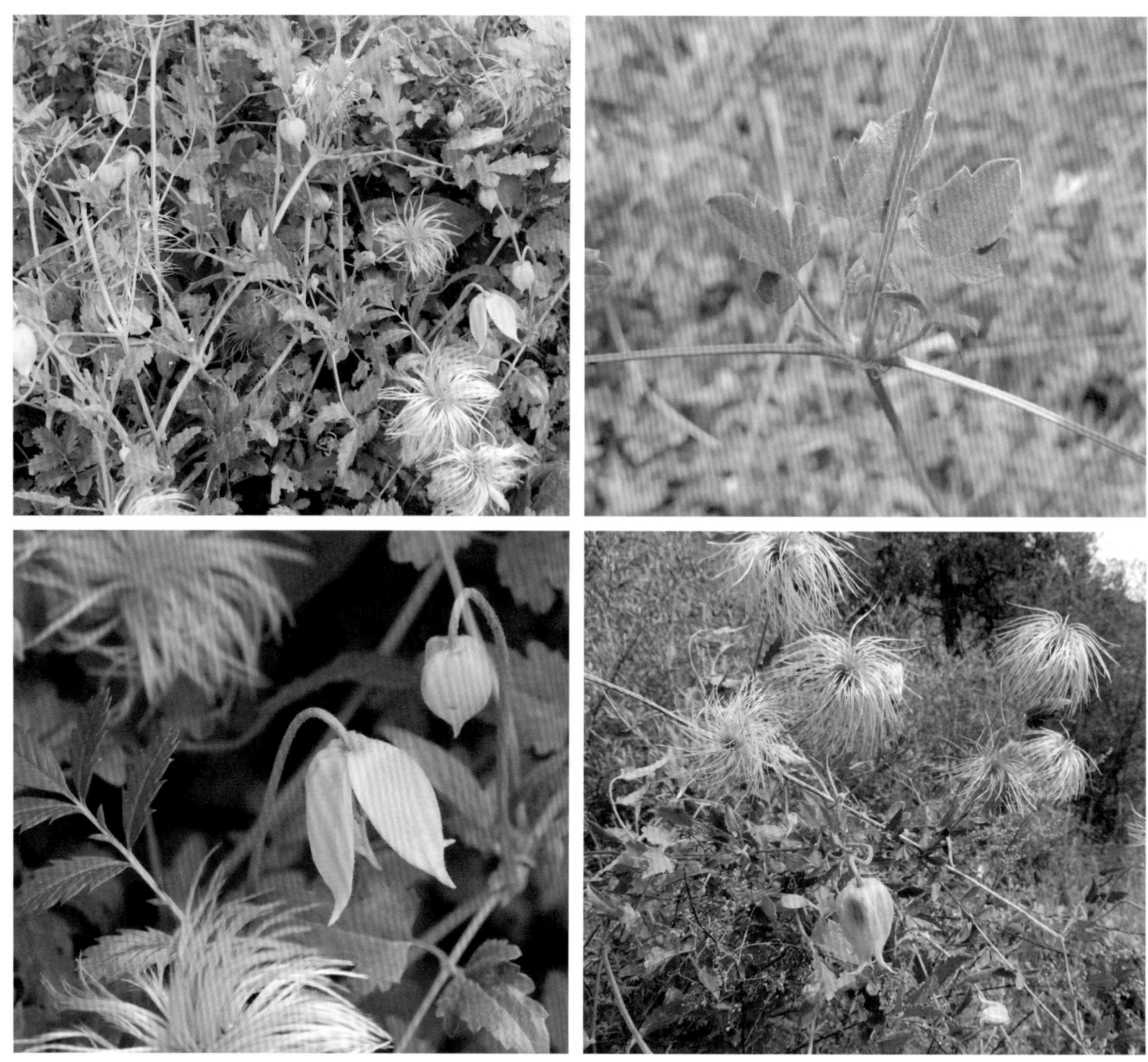

疏长毛。花单生，有时为有 3 花的单聚伞花序；花序梗粗壮，长 4.5~20cm，有柔毛；萼片 4，黄色，斜上展，狭卵形、椭圆状长圆形，顶端渐尖或急尖，外面边缘有短绒毛，中间被柔毛，内面无毛，或近无毛；花丝下面稍扁平，被开展的柔毛，花药无毛。子房密生柔毛。瘦果倒卵形，宿存花柱长达 4cm。花期 6~9 月，果期 9~10 月。

【生境分布】在祁连山分布于海拔 2600m 上下沟谷、灌丛、荒坡。陕西、甘肃、青海、新疆、四川、西藏有分布。

中药　甘青铁线莲

【别　　名】木通、亦蒙。

【入药部位】全株或茎叶。

【采收加工】春末至秋季降霜前均可割取，去净泥土、杂质，切段，晒干或阴干。

【性味归经】味甘、苦，性平。归脾、胃经。

【功能主治】健胃消积，解毒化湿。主治食积不化，腹满痞塞，腹痛腹泻，痈疮，湿疮。

【用法用量】内服：6~15g。外用：适量，研末敷。

【各家论述】茎叶有利水、健胃、消积之功，治消化不良、痞块食积、腹泻，并有排脓、除疮等作用。（《新华本草纲要》）

藏药　叶芒那保

同“短尾铁线莲”条。

蒙药　那日布其—奥日亚木格

【入药部位】地上部分。

【采收加工】6~7 月采收茎叶，除去泥土、枯枝残叶及根，晾干。

【药　　性】味微苦、辛，性温。

【功能主治】健胃消食。主治消化不良，排脓，消痞块。

【用法用量】内服：常配方用，6~9g。

白蓝翠雀花

白蓝翠雀

Delphinium albocoeruleum Maxim.

资源量：较常见

【形态特征】多年生草本。茎高 40~60cm，被反曲的短柔毛。基生叶在开花时枯萎或存在，下部叶有长柄；叶片五角形，3 裂至近基部，一回裂片通常一至二回深裂，小裂片狭卵形或披针形，具 1~2 枚牙齿，两面疏被短柔毛。伞房花序有 3~7 朵花；下部苞片叶状；花梗被反曲短柔毛；小苞片生花梗近顶部或与花邻接；花两性，两侧对称；萼片 5，宽卵形，蓝紫色，外面被短柔毛，距末端稍向下弯曲；花瓣 2；退化雄蕊 2，黑褐色，瓣片卵形，2 浅裂或裂至中部，腹面有黄色髯毛；雄蕊多数，花丝被短毛；心皮 3，被短柔毛。蓇葖果。种子四面体形，有鳞状横翅。花期 7~9 月，果期 8~10 月。

【生境分布】在祁连山分布于海拔 3600~4700m 山地草坡、圆柏林下。甘肃、青海、四川、西藏有分布。

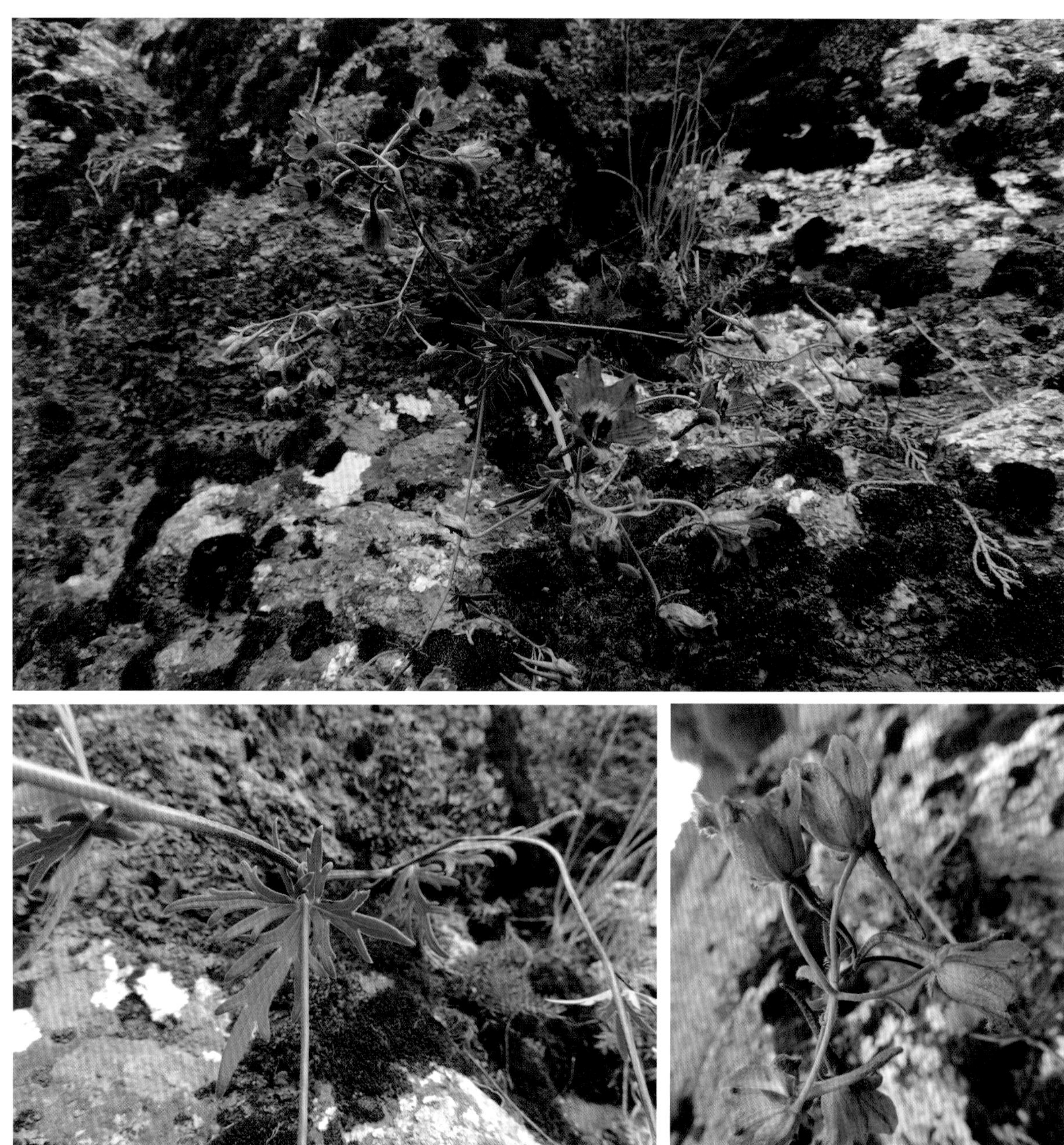

中药　白蓝翠雀花

【入药部位】全草。

【采收加工】夏季采收，除去杂质，阴干。

【性味归经】味苦，性寒。归胃、大肠经。

【功能主治】清热燥湿。主治痢疾，肠炎。

【用法用量】内服：研末，3~6g。

【各家论述】全草，治肠炎。（《新华本草纲要》）

藏药 罗赞

【别　　名】帝母拉、帝母萨、梅朵刚掐。

【入药部位】地上部分。

【采收加工】8 月采集地上部分，晾干，备用。

【药　　性】味苦，消化后味涩。性柔、轻而温。

【功能主治】清热解毒，止血，止泻，愈疮。主治寒、热腹泻及肠痧疫疠，血崩，虱症。

【用法用量】内服：2.5g，或入丸、散。

蓝翠雀花

雀冈

Delphinium caeruleum Jacq. ex Camb.

资源量：常见

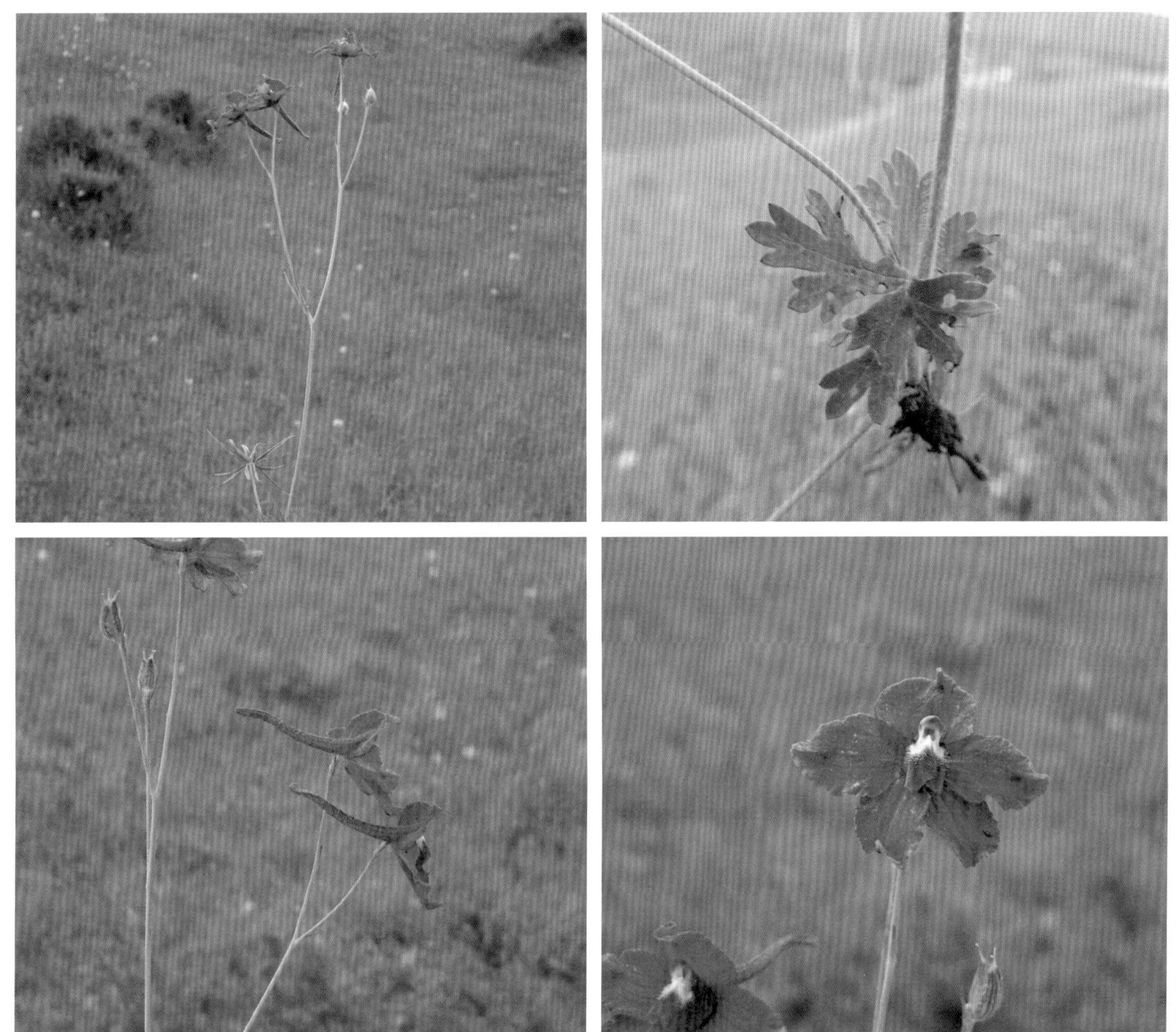

【形态特征】茎高达 60cm，与叶柄均被反曲柔毛。基生叶具长柄；叶近圆形，宽 1.8~5cm，3 全裂，中裂片菱状倒卵形，细裂，侧裂片扇形，二至三回细裂，上面密被伏毛，下面疏被较长毛；叶柄长 3.5~14cm。茎生叶似基生叶。渐小。伞房花序常伞状，具 1~7 花。花梗细，长 5~8cm，与序轴密被反曲短柔毛；小苞片披针形，长 0.4~1cm；萼片紫蓝色，椭圆状倒卵形或椭圆形，长 1.5~1.8(~2.5)cm，被柔毛，有时基部密被长柔毛，距钻形，长 1.8~2.8cm，径 2~3mm；退化雄蕊的瓣片宽倒卵形或近圆形，顶端不裂或微凹，腹面中央被黄色髯毛，花丝疏被毛或无毛；心皮 5。种子沿棱具窄翅。花期 7~9 月，果期 8~9 月。

【生境分布】在祁连山分布于冷龙岭海拔 2000~3500m 山地草坡、多石砾山坡。西藏、四川、青海、甘肃有分布。

中药 蓝翠雀花

【别　　名】雀冈。

【入药部位】地上部分。

【采收加工】全草。

【性味归经】味苦，性寒。归胃、大肠经。

【功能主治】利水，止泻。主治白痢，腹泻，肝胆病。外用主治化脓性疮疡。

藏药 恰刚

【别　　名】玛落刚基、翁墨塔亚根、落费厅保。

【入药部位】地上部分。

【采收加工】7~8 月采集地上部分，洗净，将花摘出，分别晾干。

【药　　性】味苦，性凉。

【功能主治】清热，止泻痢，愈疮。主治肝胆热病，肠热腹泻，痢疾，黄水，疖肿。

【用法用量】内服：2~4g，或入丸、散。外用：适量，研药粉撒，或调敷。

单花翠雀花

单花翠雀

Delphinium candelabrum var. *monanthum*（Hand.-Mazz.）W. T. Wang

资源量：较常见

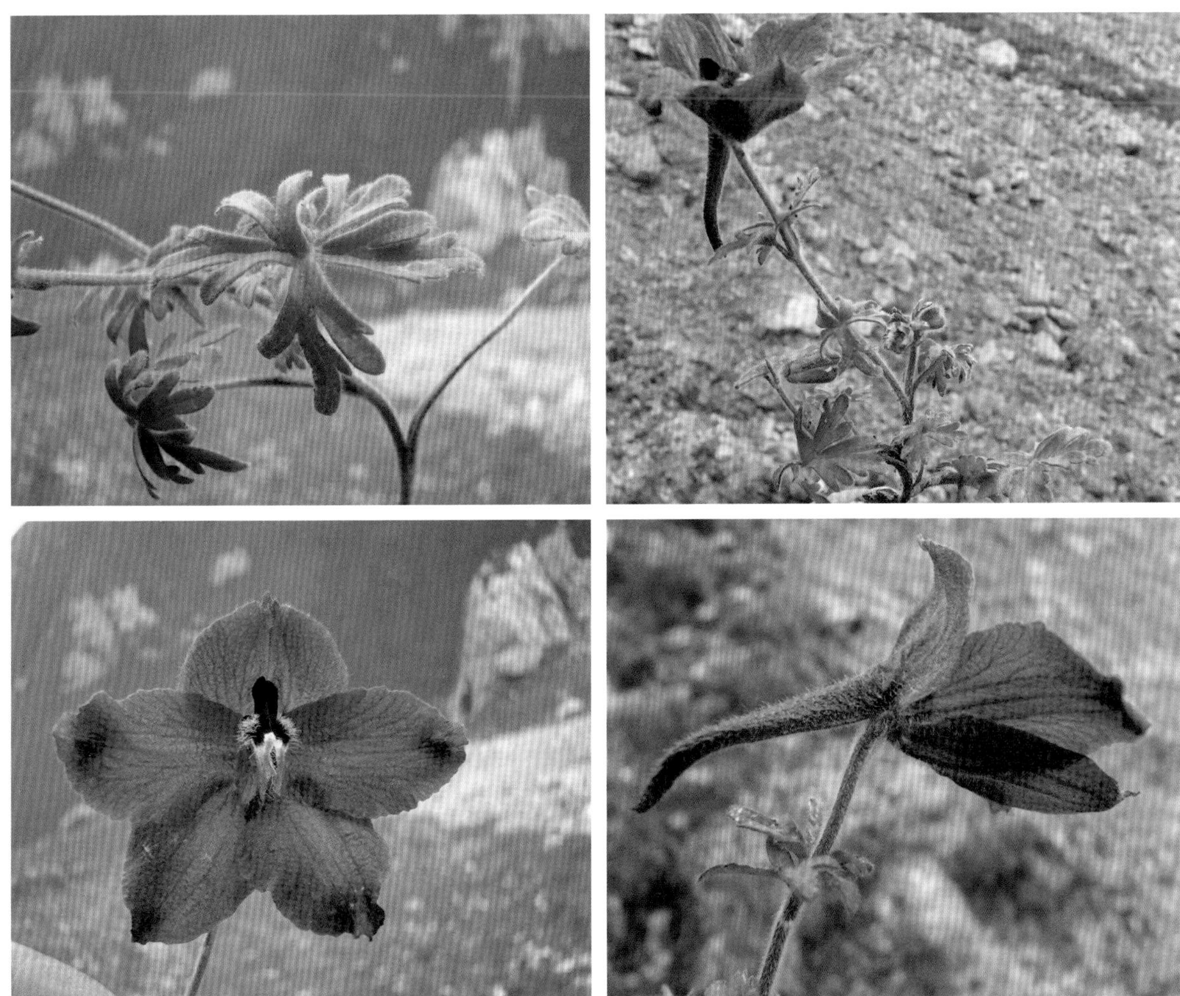

【形态特征】多年生草本。茎直立或斜升，长 6~20cm，下部无毛，上部有短柔毛。叶数枚；叶柄长 2~3.5cm；叶片肾状五角形，长 0.8~1.4cm，宽 1.3~2.6cm，3 全裂，中央全裂片宽菱形，侧全裂片近扇形，一至二回细裂，小裂片卵形，彼此多相互邻接，两面疏被短柔毛或无毛。花单生茎顶或分枝顶端；小苞片，生花梗近中部，3 裂；花两性，两侧对称；萼片 5，宽椭圆形，长 1.8~3cm，蓝紫色，外面被黄色短柔毛，距长 2~3cm，下部稍向下弯曲；花瓣 2，暗褐色，疏被短毛或无毛，先端全缘；退化雄蕊紫色，有时下部黑褐色，瓣片近圆形，2 浅裂，腹面有黄色髯毛；雄蕊多数，无毛；心皮 3，被毛。花期 8 月，果期 9 月。

【生境分布】在祁连山分布于海拔 3000m 多石山坡、灌丛中。甘肃、青海、四川、西藏有分布。

中药 奇林翠雀

【入药部位】全草。

【采收加工】夏季采收，洗去泥沙，除去根上残茎、枯皮，晾干。

【性味归经】味辛，性温。归胃经。

【功能主治】温中止泻。主治胃肠冷痛，泄泻。

【用法用量】内服：0.9~1.5g。

藏药 恰刚

同“白蓝翠雀花”条。

密花翠雀花

密花翠雀

Delphinium densiflorum Duthie ex Huth

资源量：较常见

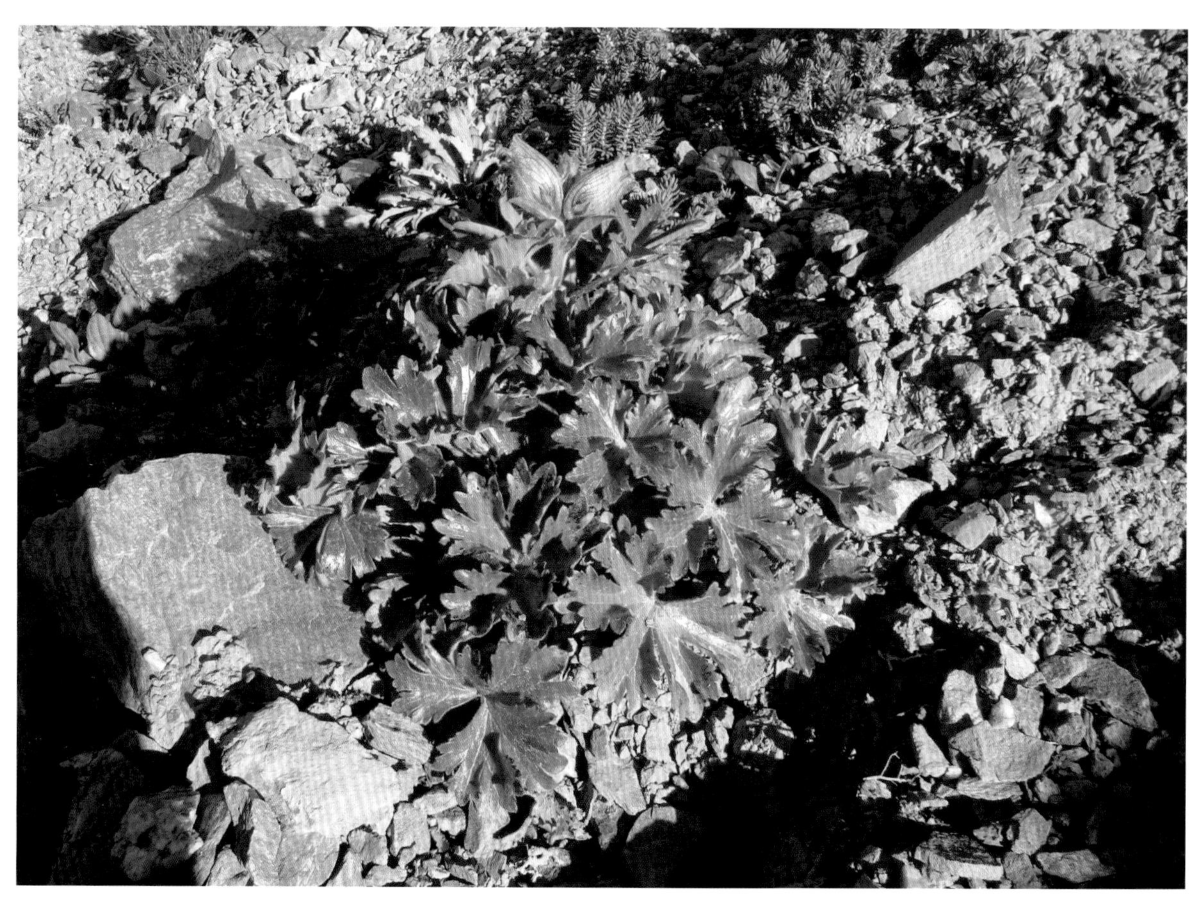

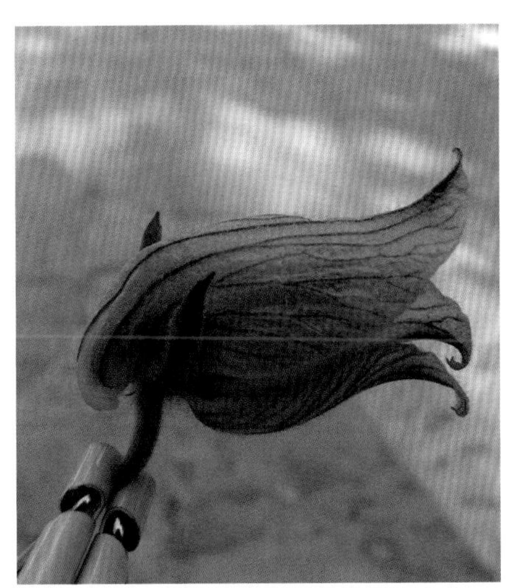 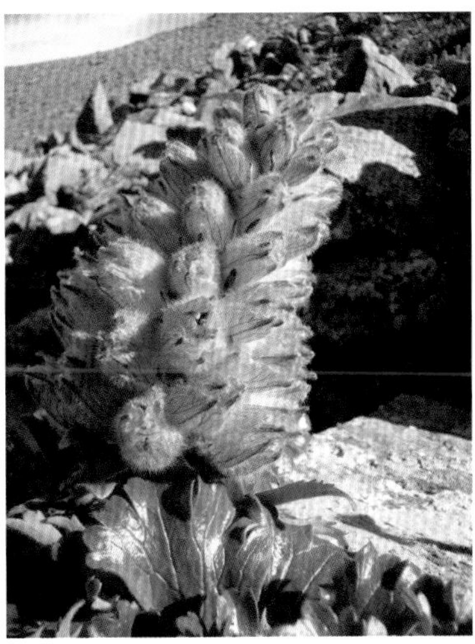 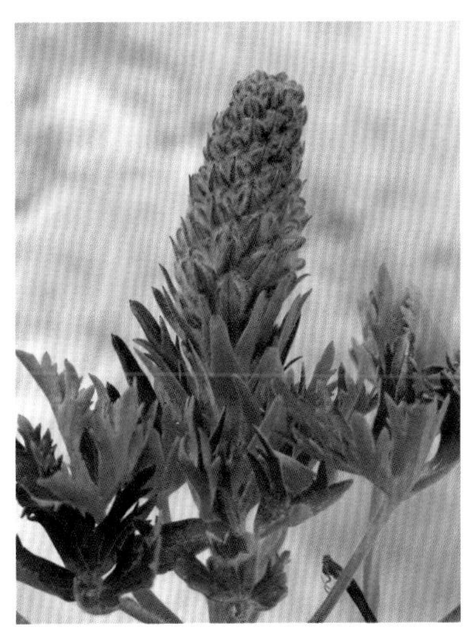

【形态特征】多年生直立草本，高 30~46cm。叶基生并茎生，下部的有长柄，近花序的叶具短柄；叶片亚革质，肾形，掌状 3 深裂，深裂片互相稍覆压，边缘有圆齿；基生叶的柄长达 17cm。总状花序长为植株的 1/4~1/2，有 30~40 朵密集的花；小苞片生花梗上部，线状长圆形，有长缘毛；萼片宿存，淡灰蓝色，上萼片船状卵形，距圆锥状，顶端钝，其他的萼片较小，卵形，长约 2.4cm；花瓣顶端 2 浅裂，有缘毛；退化雄蕊长约 1.4cm，瓣片卵形，与爪近等长，2 深裂，裂片宽披针形，在腹面中央有一丛长柔毛；雄蕊无毛；心皮 3，子房有柔毛。蓇葖长约 1.2cm；种子三棱形，长约 2mm，沿棱有狭翅。花期 7~8 月。

【生境分布】在祁连山分布于东段海拔 3300~4500m 山谷灌丛、河滩、冲积扇上。青海、甘肃有分布。

中药　密花翠雀花

【入药部位】全草。

【采收加工】夏、秋季采收，除去泥土，切碎，晒干。

【性味归经】味苦，性平。归肝经。

【功能主治】清火解毒。主治各种皮肤病，疮疖，癣癞，服过量乌头类药中毒的抢救。

藏药　榜阿玛布

【入药部位】全草。

【采收加工】夏、秋季采收，除去泥土，切碎，晒干。

【药　　性】味苦，性平。归肝经。

【功能主治】主治头晕目眩，口眼歪斜，腰痛，小便失禁，解乌头毒。

大通翠雀花

展毛翠雀花

Delphinium pylzowii Maxim.

资源量：较常见

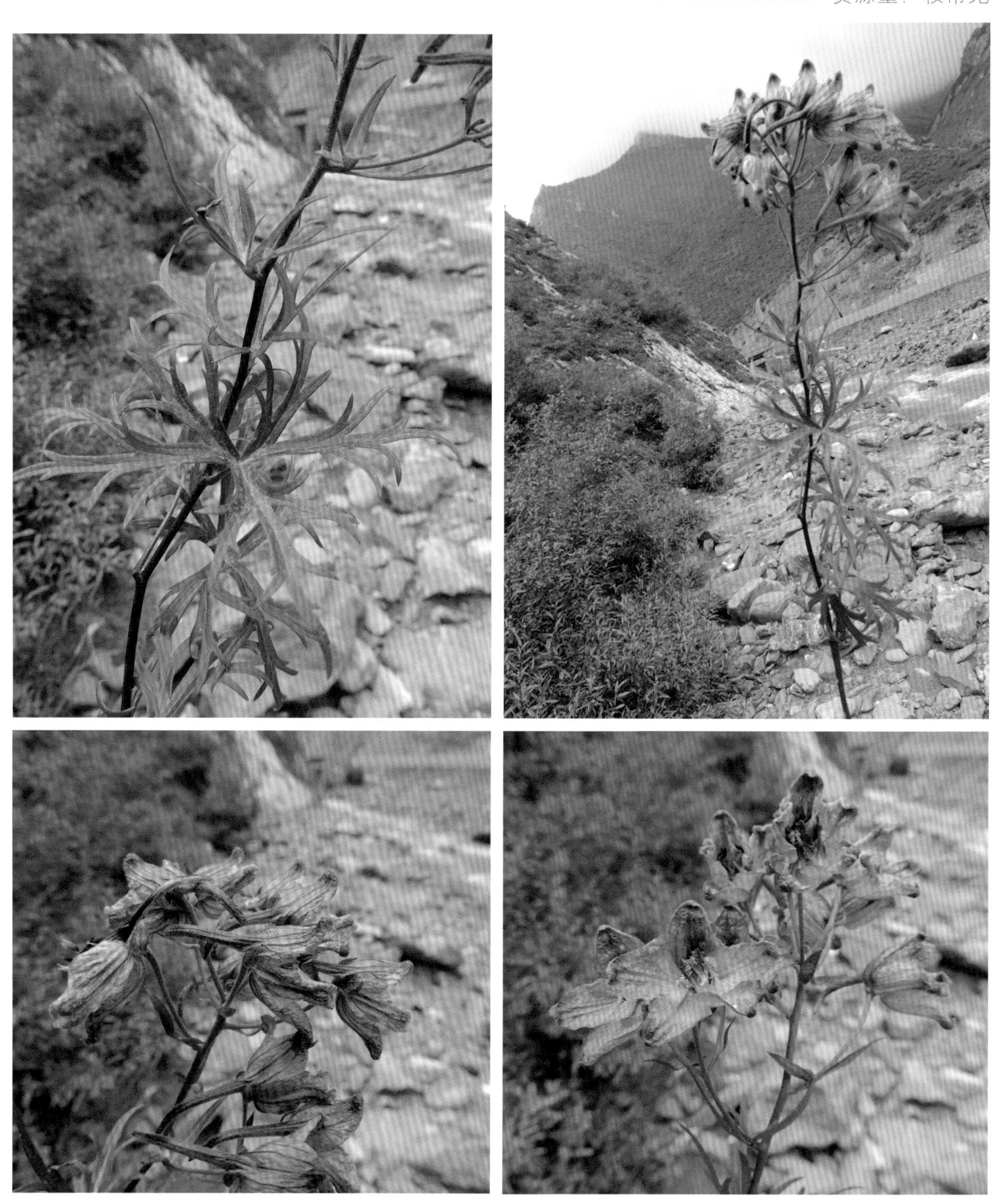

【形态特征】多年生草本，茎高（10~）20~55cm，自下部或中部分枝。基部叶在开花时多枯萎。下部叶具长柄；叶片圆五角形，3 全裂，中全裂片一回 3 裂或常二至三回近羽状细裂；叶柄长 3.5~7.5cm，基部近无鞘。伞房花序有 2~6 花；基部苞片叶状；小苞片生花梗中部上下，线形或钻形；萼片蓝紫色，卵形，外面有白色柔毛，内面无毛，距钻形，末端向下弯曲；花瓣无毛，顶端微凹；退化雄蕊的瓣片黑褐色，2 裂达中部，腹面被黄色髯毛，爪与瓣片近等长；雄蕊无毛；心皮 5，子房密被柔毛。蓇葖长约 1.8cm；种子倒圆锥状四面体形，长约 1mm，沿棱近无翅。花期 7~8 月，果期 8~9 月。

【生境分布】在祁连山分布于海拔 2350~3000m 山地草坡。青海东部和甘肃西部有产。

中药　下冈哇

【入药部位】全草。

【采收加工】7~8 月采全草，洗去泥土，将花摘出，晾干。

【性味归经】味苦，性微寒。

【功能主治】清热燥湿，止痢。主治湿热痢疾，肠炎腹泻。

【用法用量】内服：3~10g。

藏药　罗赞

同“白蓝翠雀花”条。

毛翠雀花 *Delphinium trichophorum* Franch.

资源量：稀少

【形态特征】多年生草本。茎高 25~65cm。基部或近基部叶 3~5；叶片肾形或圆肾形，3 深裂。总状花序狭长；下部苞片叶状，上部变小，披针形；轴及花梗有糙毛；小苞片位于花梗上部或近先端贴于萼上，密被长糙毛；花两性，两侧对称；萼片 5，卵形，淡紫色，内外两面均被长糙毛；上萼片船状卵形，距下垂。花瓣 2，先端微凹，偶尔疏被硬毛；退化雄蕊 2，瓣片卵形，2 浅裂，有时疏被糙毛；雄蕊多数，无毛；心皮 3，被短毛。蓇葖果。种子四面体形，沿棱有狭翅。花期 8~9 月，果期 9~10 月。

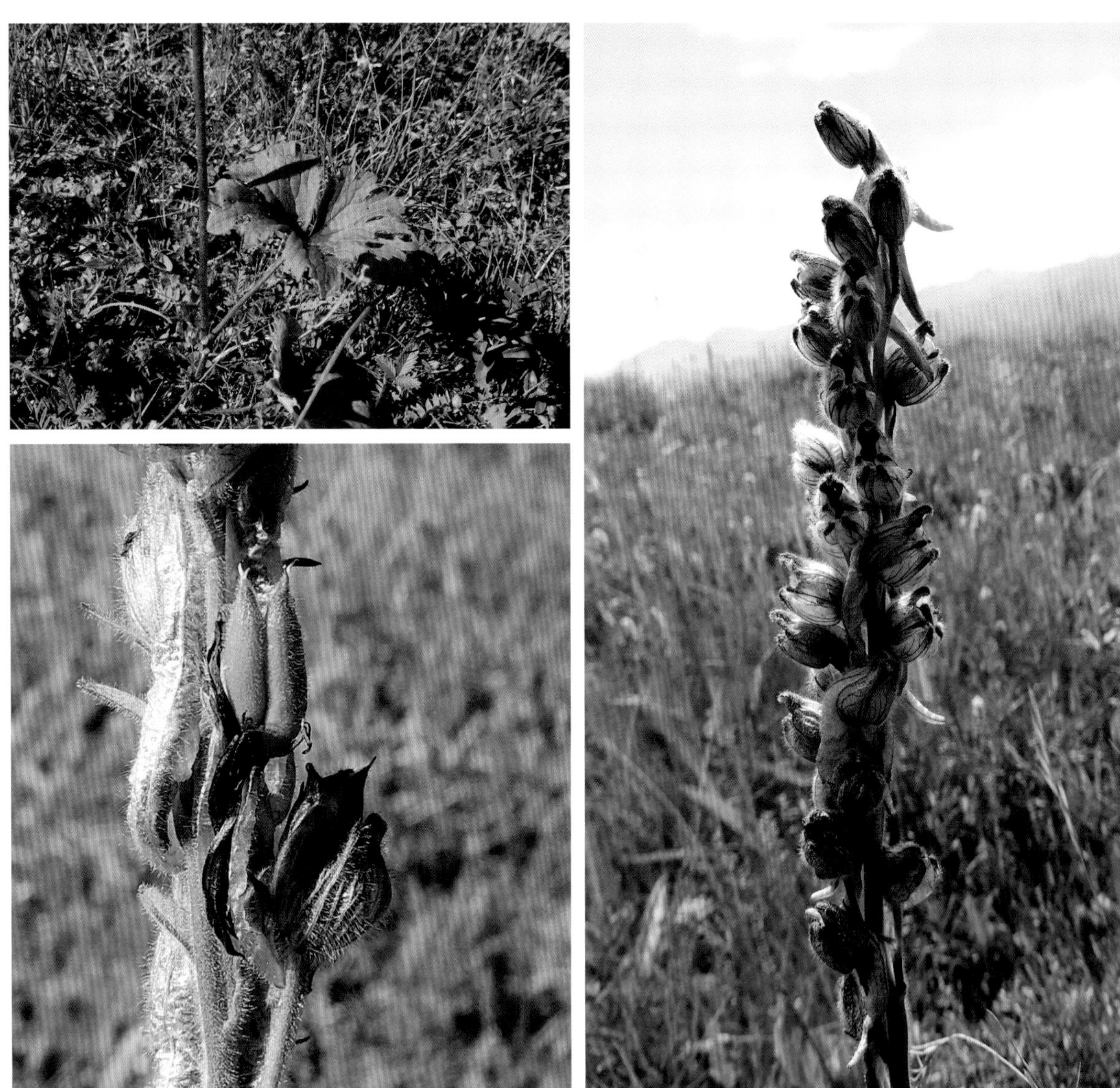

【生境分布】在祁连山分布于海拔3000m上下高山草坡、灌丛。甘肃、青海、四川、西藏有分布。

中药　毛翠雀花

【入药部位】全草。

【采收加工】夏季采收，除去杂质，阴干或晒干。

【性味归经】味苦，性寒。

【功能主治】散风热，解毒。主治感冒发热，肺热咳嗽。

【用法用量】内服：研末，每次0.3~0.6g，每日2~3次。

藏药　嘎布得罗

【入药部位】茎、叶及花果。

【采收加工】7~9 月采收地上部分，以流水洗净，切成小段，晾干。

【药　　性】味苦，性微寒。

【功能主治】清热解毒。主治肺热疫毒，炭疽，感冒等。外用主治皮肤病。

【用法用量】内服：研末，每次 0.3~0.6g，每日 2~3 次。

碱毛茛

圆叶碱毛茛、水葫芦苗

Halerpestes sarmentosa (Adams) Komarov & Alissova

资源量：常见

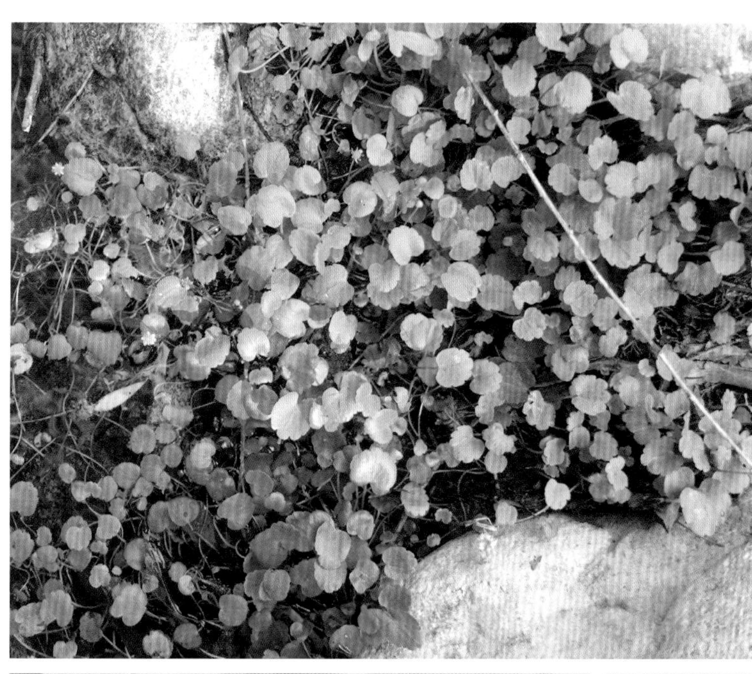

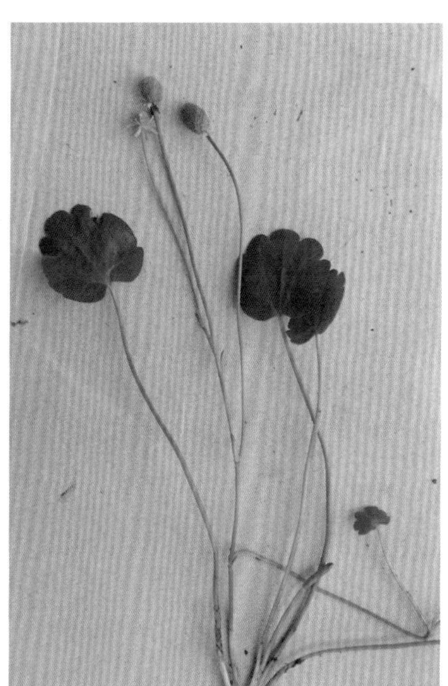

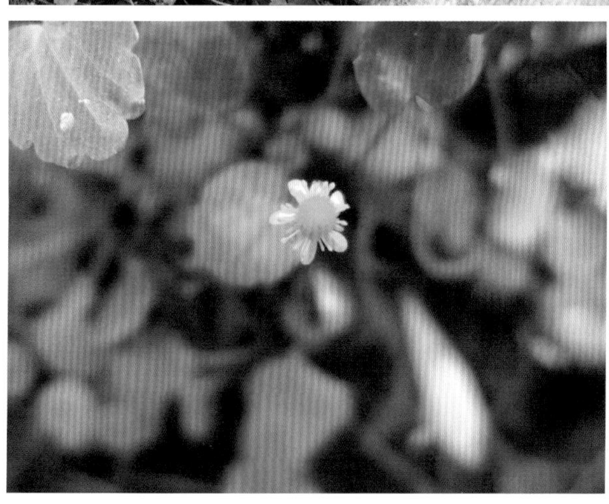

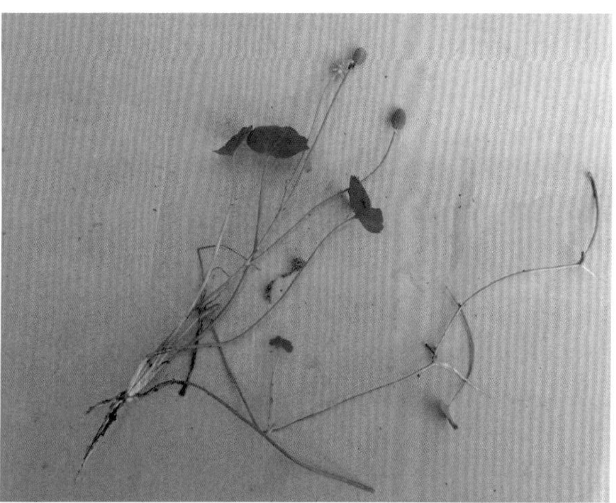

【形态特征】多年生草本。匍匐茎细长，横走。叶多数；叶片纸质，多近圆形，或肾形、宽卵形，长 0.5~2.5cm，宽稍大于长，基部圆心形、截形或宽楔形，边缘有 3~7（~11）个圆齿，有时 3~5 裂，无毛；叶柄长 2~12cm，稍有毛。花葶 1~4 条，高 5~15cm，无毛；苞片线形；花小，直径 6~8mm；萼片绿色，卵形，长 3~4mm；花瓣 5，狭椭圆形，与萼片近等长，顶端圆形，基部有长约 1mm 的爪，爪上端有点状蜜槽；花药长 0.5~0.8mm，花丝长约 2mm；花托圆柱形，长约 5mm，有短柔毛。聚合果椭圆球形，直径约 5mm；瘦果小而极多，斜倒卵形，长 1.2~1.5mm，两面稍鼓起，有 3~5 条纵肋，无毛，喙极短，呈点状。花期 5~9 月，果期 6~10 月。

【生境分布】在祁连山分布于盐碱性沼泽地、湖边。我国多数省区有分布。

中药　圆叶碱毛茛

【入药部位】全草。

【采收加工】7~9 月采集全草，洗净，晒干。

【性味归经】味甘、淡，性寒。

【功能主治】利水消肿，祛风除湿。主治水肿，腹水，小便不利，风湿痹痛。

【用法用量】内服：1.5~4.5g。外用：适量，煎水洗，或捣汁涂。

藏药　区儒白拉

【别　　名】拉古热、古热如堆、拉普。

【入药部位】全草。

【采收加工】7~8 月采收全草，洗净，晾干。

【药　　性】味甘，性平。

【功能主治】利水消肿，清热止痛。主治关节炎，水肿，肌腱剧痛，巴木引起的骨骼刺痛。

【用法用量】内服：1.5~3g，或入丸、散。外用：适量，捣敷。

蒙药　那木格音—格车—其其格

【别　　名】初如格。

【入药部位】全草。

【采收加工】夏、秋季开花期采收，除去杂质，晒干。

【药　　性】味微甘、辛，性寒。

【功能主治】清热，续断。主治骨热，关节筋脉酸痛，金伤。

三裂碱毛茛 *Halerpestes tricuspis* (Maxim.) Hand.-Mazz.

资源量：常见

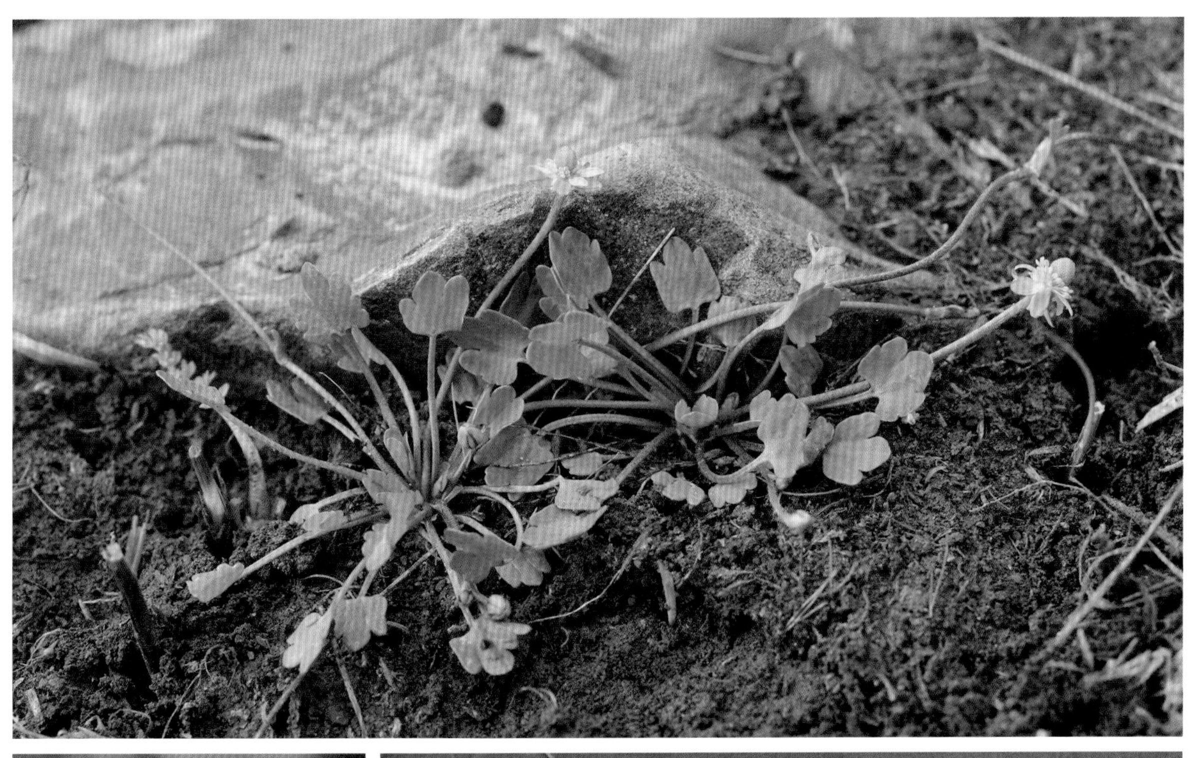

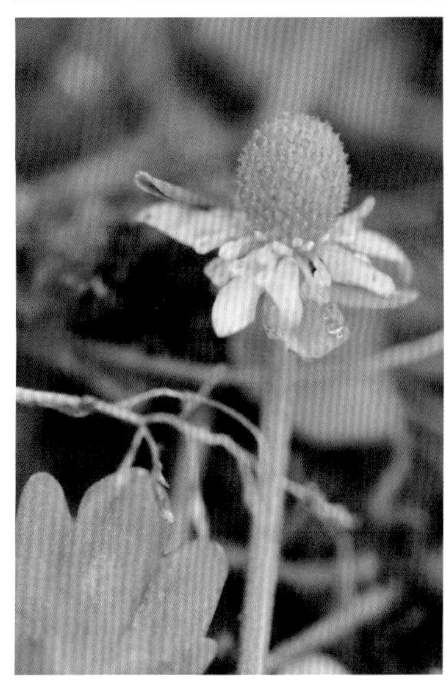

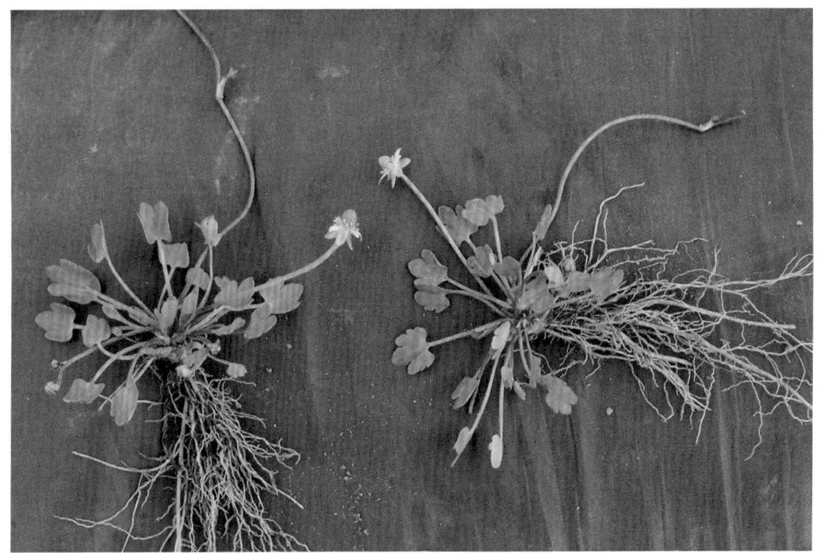

【形态特征】多年生小草本。匍匐茎纤细，横走，节处生根和簇生数叶。叶均基生；叶片质地较厚，形状多变异，菱状楔形至宽卵形，长 1~2cm，宽 0.5~1cm，基部楔形至截圆形，3 中裂至 3 深裂，有时侧裂片 2~3 裂或有齿，中裂片较长，长圆形，全缘，无毛或有柔毛；叶柄长 1~2cm，基部有膜质鞘。花葶高 2~4cm 或更高，无毛或有柔毛，无叶或有 1 苞片；花单生，直径 7~10mm；萼片卵状长圆形，长 3~5mm，边缘膜质；花瓣 5，黄色或表面白色，狭椭圆形，长约 5mm，宽 1.5~2mm，顶端稍尖，有 3~5 脉，爪长约 0.8mm，蜜槽点状或上部分离成极小鳞片；雄蕊约 20，花药卵圆形，长 0.5~0.8mm，花丝长为花药的 2~3 倍；花托有短毛。聚合果近球形，直径约 6mm；瘦果多枚，斜倒卵形，长 1.2~2mm，宽约 1mm，两面稍鼓起，有 3~7 条纵肋，无毛，喙长约 0.5mm。花期 5~8 月，果期 6~9 月。

【生境分布】在祁连山分布于海拔 2000~3000m 山谷溪水、湿草地。西藏、四川、陕西、甘肃、青海、新疆有分布。

中药　水葫芦苗

【入药部位】全草。

【采收加工】6~7 月在开花时采集全草，洗去泥土、杂质，阴干。

【性味归经】味淡，性寒。归肾、小肠经。

【功能主治】清热解毒。主治烧伤，烫伤。

【用法用量】内服：15~30g。外用：适量，煎水洗，或捣汁涂。

藏药　索登木巴

【别　　名】索凳巴。

【入药部位】全草。

【采收加工】花期采收全草，以流水洗净，去杂质，晾干。

【药　　性】味甘、涩，性凉。

【功能主治】清热解毒。主治烧伤，烫伤。

【用法用量】内服：配方用，6~9g。

扁果草 *Isopyrum anemonoides* Kar. et Kir

资源量：常见

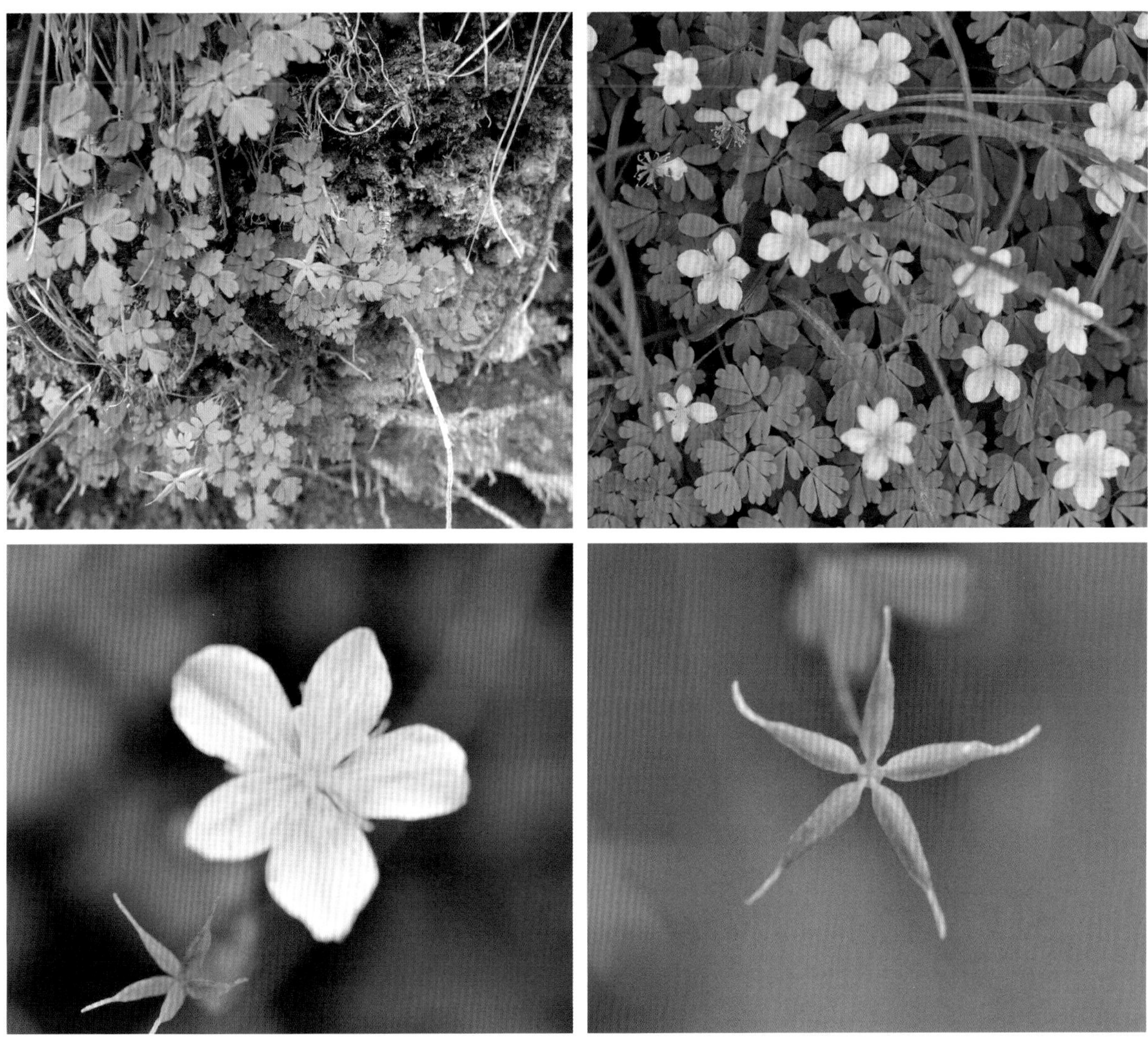

【形态特征】根状茎细长，外皮黑褐色。茎直立，柔弱，高 10~23cm。基生叶多数，有长柄，二回三出复叶；叶片轮廓三角形，中央小叶具细柄，等边菱形至倒卵状圆形，3 全裂或 3 深裂，裂片有 3 枚粗圆齿或全缘，不等的 2~3 深裂或浅裂。茎生叶 1~2 枚，较小。花序为简单或复杂的单歧聚伞花序，有 2~3 花；苞片卵形，3 全裂或 3 深裂；花梗纤细；花直径 1.5~1.8cm；萼片白色，宽椭圆形至倒卵形，顶端圆形或钝；花瓣长圆状船形，长 2.5~3mm，基部筒状；雄蕊 20 枚左右；心皮 2~5。蓇葖扁平，宿存花柱微外弯；种子椭圆球形，长约 1.5mm，近黑色。花期 6~7 月，果期 7~9 月。

【生境分布】在祁连山分布于海拔 2500m 上下河谷、林下。西藏、青海、甘肃、新疆有分布。

中药 岩节连

【别　　名】野黄连、龙节七。

【入药部位】根茎及根。

【采收加工】冬季将根挖出，除去地上部分，洗净，晒干或烘干。

【性味归经】味辛、微苦，性寒。归肺经。

【功能主治】清热解毒，消肿止痛。主治痈疮肿毒，外伤肿痛，跌打疼痛，早泄，阳痿，月经不调。

【用法用量】外用：适量，捣烂敷患处。

蓝堇草 *Leptopyrum fumarioides* (L.) Reichb.

资源量：较常见

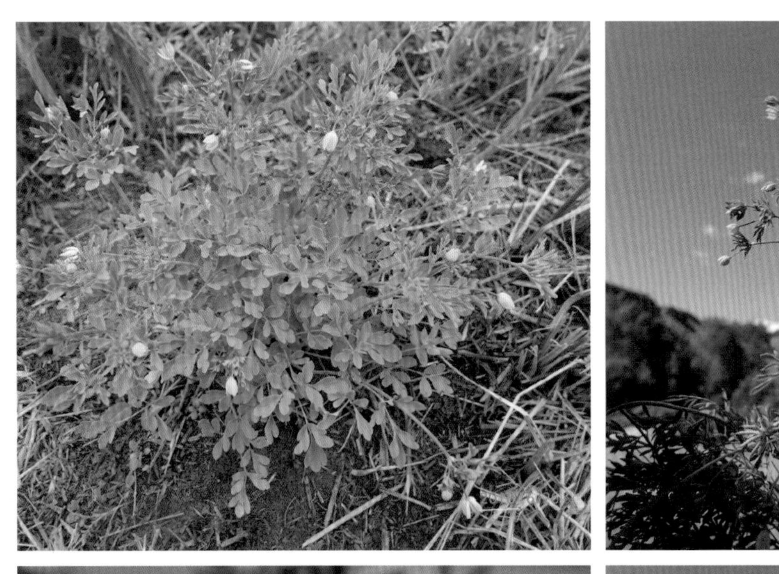

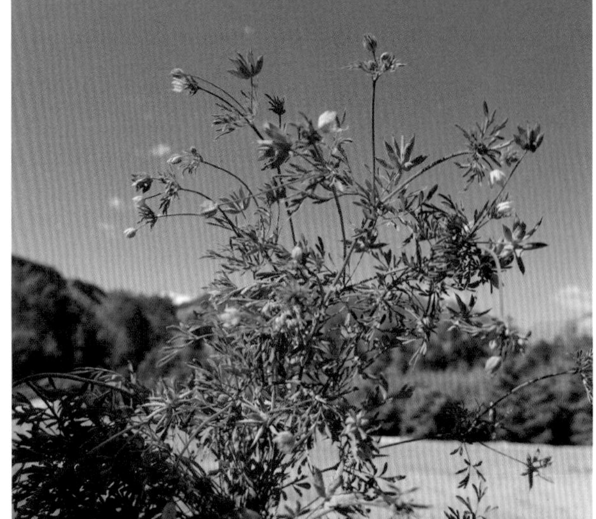

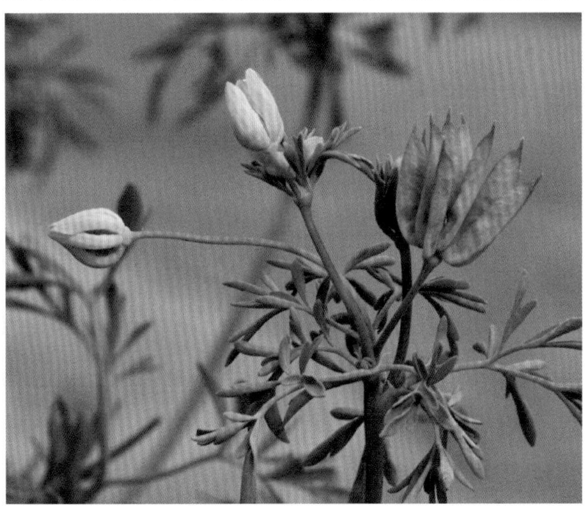

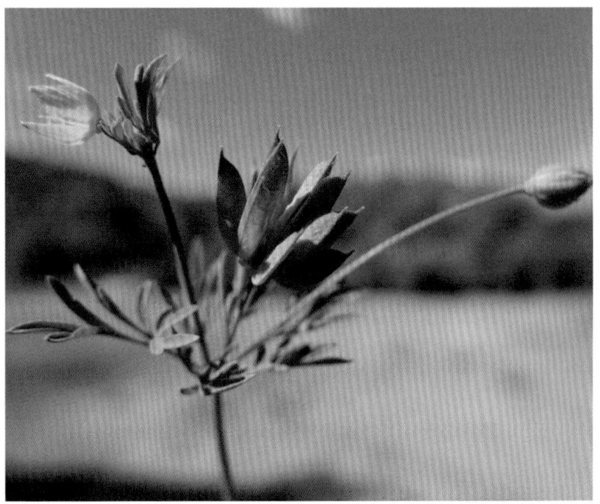

【形态特征】一年生草本，高 5~35cm，呈灰蓝绿色。茎（2~）4~9（~17）条，多少斜升，生少数分枝，高 8~30cm。基生叶多数，无毛；叶片轮廓三角状卵形，3 全裂，中全裂片等边菱形，下延成的细柄，常再 3 深裂，深裂片长椭圆状倒卵形至线状狭倒卵形，常具 1~4 个钝锯齿，侧全裂片通常无柄，不等 2 深裂；叶柄长 2.5~13cm。茎生叶 1~2，小。花小，直径 3~5mm；萼片椭圆形，淡黄色，具 3 条脉，顶端钝或急尖；花瓣近二唇形，上唇顶端圆，下唇较短；雄蕊通常 10~15，花药淡黄色；心皮 6~20。蓇葖直立，线状长椭圆形；种子 4~14 粒，卵球形或狭卵球形。花期 5~6 月，果期 6~7 月。

【生境分布】在祁连山分布于海拔 2600~2700m 沟谷草地、田边、路边、干燥草地。新疆、青海、甘肃、陕西、山西、河北、内蒙古、辽宁、吉林、黑龙江有分布。

中药　蓝堇草

【入药部位】全草。

【采收加工】夏、秋季开花期采收，除去杂质，晒干。

【功能主治】健胃消食，通经活血。主治心血管疾病、胃肠道疾病、伤寒。

鸦跖花 *Oxygraphis glacialis* (Fisch. ex DC.) Bunge

资源量：较常见

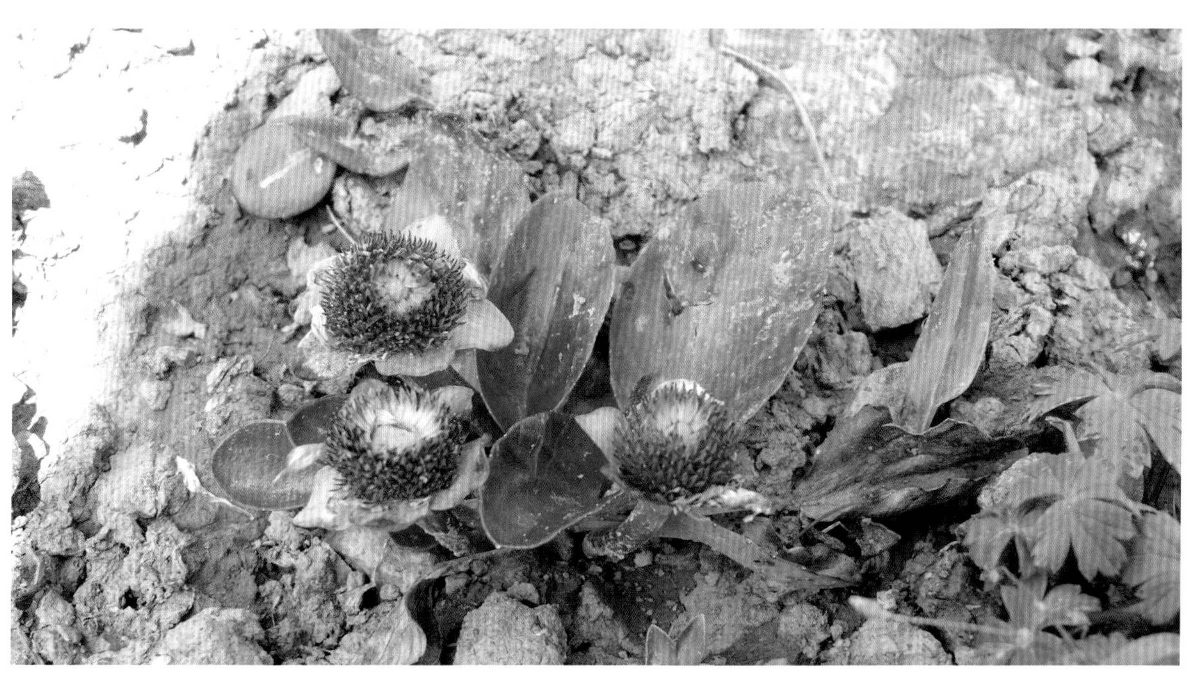

【形态特征】多年生小草本，植株高 2~9cm，有短根状茎；须根细长，簇生。叶全部基生，卵形、倒卵形至椭圆状长圆形，长 0.3~3cm，宽 0.5~2.5cm，全缘，有 3 出脉，常有软骨质边缘；叶柄较宽扁，长 1~4cm，基部鞘状，最后撕裂成纤维状残存。花葶 1~3（~5）条；花单生，直径 1.5~3cm；萼片 5，宽倒卵形，长 4~10mm，近革质，无毛，果后增大，宿存；花瓣橙黄色或表面白色，10~15 枚，披针形或长圆形，长 7~15mm，宽 1.5~4mm，有 3~5 脉，基部渐狭成爪，蜜槽呈杯状凹穴；花药长 0.5~1.2mm；花托较宽扁。聚合果近球形，直径约 1cm；瘦果楔状菱形，长 2.5~3mm，宽 1~1.5mm，有 4 条纵肋，背肋明显，喙顶生，短而硬，基部两侧有翼。花期 6~8 月，果期 7~9 月。

【生境分布】在祁连山分布于海拔 3800~4200m 高山草甸、高山灌丛、沼泽。陕西、甘肃、青海、新疆、四川、云南、西藏有分布。

中药　鸦跖花

【入药部位】花及全草。

【采收加工】7~8 月采花或全草，洗净，晒干。

【性味归经】味微苦，性寒。归肺、肝经。

【功能主治】祛瘀止痛，清热燥湿，解毒。主治头部外伤，瘀血疼痛，疮疡。

【用法用量】内服：研末，1.5~3g。

【各家论述】疏风散寒，开窍通络。（《全国中草药汇编》）

川赤芍

山芍药、草芍药、将离

Paeonia veitchii Lynch

资源量：较常见

【形态特征】多年生草本。根圆柱形，直径 1.5~2cm。茎高 30~80cm。叶为二回三出复叶，叶片轮廓宽卵形，长 7.5~20cm；小叶成羽状分裂，裂片窄披针形至披针形，宽 4~16mm，顶端渐尖，全缘，表面深绿色，沿叶脉疏生短柔毛，背面淡绿色，无毛；叶柄长 3~9cm。花 2~4 朵，生茎顶端及叶腋，有时仅顶端一朵开放，直径 4.2~10cm；苞片 2~3，分裂或不裂，披针形，大小不等；萼片 4，宽卵形，长 1.7cm，宽 1~1.4cm；花瓣 6~9，倒卵形，长 3~4cm，宽 1.5~3cm，紫红色或粉红色；花丝长 5~10mm；花盘肉质，仅包裹心皮基部；心皮 2~3(~5)，密生黄色绒毛。蓇葖长 1~2cm，密生黄色绒毛。

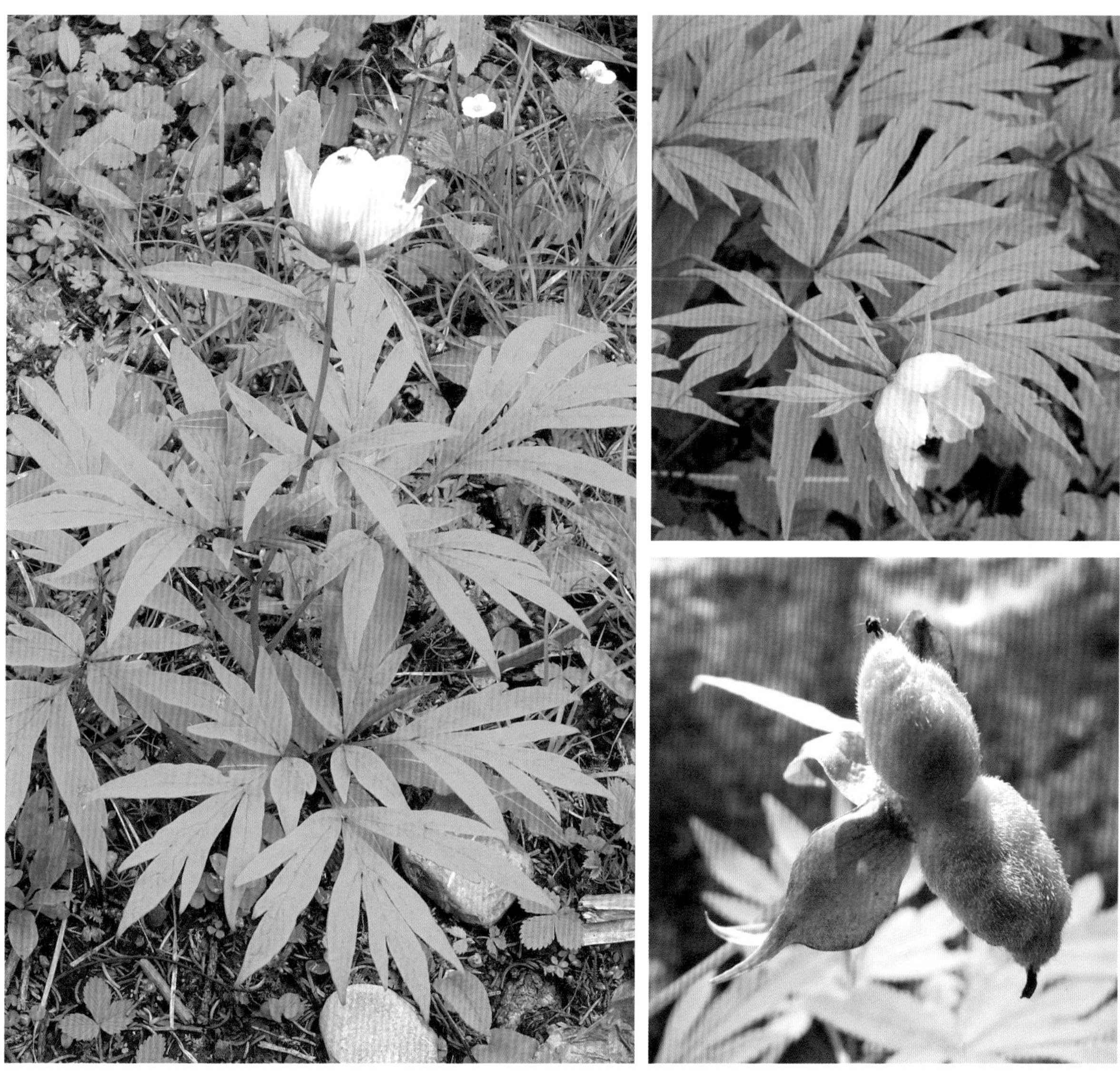

花期 5~6 月，果期 7 月。

【生境分布】在祁连山分布于中、东段海拔 2500~3700m 山坡疏林、沟谷林缘。四川、甘肃、新疆、云南、贵州、青海有分布。

中药　赤芍

【别　　名】木芍药、赤芍药、红芍药。

【入药部位】根。

【采收加工】春、秋季采挖，除去根茎、须根及泥沙，晒干。

【性味归经】味苦，性微寒。归肝经。

【功能主治】清热凉血，散瘀止痛。主治热入营血，温毒发斑，吐血衄血，目赤肿痛，肝郁胁痛，经闭痛经，癥瘕腹痛，跌扑损伤，痈肿疮疡。

【用法用量】内服：6~12g。

【各家论述】①芍药赤者小利，俗方以止痛，乃不减当归。（《本草经集注》）②赤芍药破瘀血而疗腹痛，烦热亦解。仲景方中多用之者，以其能定寒热，利小便也。（《用药法象》）③赤芍与白芍主治略同，但白则有敛阴益营之力，赤则止有散邪行血之意；白则能于土中泻木，赤则能于血中活滞。故凡腹痛坚积，血瘕疝痹，经闭目赤，因于积热而成者，用此则能凉血逐瘀，与白芍主补无泻，大相远耳。（《本草求真》）

藏药 拉豆玛保

【入药部位】根。

【采收加工】9~10 月挖根，以流水洗净，除去须根、粗皮等，晾干。

【药　　性】味苦，性凉。

【功能主治】清热解毒。主治虫病，疫疠。

【用法用量】内服：配方用，3~6g。

蒙药 查那—其其格

【别　　名】萨巴德—麻日布。

【入药部位】根。

【采收加工】春、秋季采挖，除去泥土，切片，晒干。

【药　　性】味酸、苦，性微寒。

【功能主治】清热凉血，祛瘀血，止痛。主治经闭，痛经，月经不调，跌打损伤，痈肿疮疡。

拟耧斗菜

假耧斗菜、益母宁精、小叶假耧斗菜

Paraquilegia microphylla (Royle) Drumm. et Hutch.

资源量：较常见

【形态特征】多年生草本，高 5~16cm。叶多数，通常为二回三出复叶，无毛；叶片轮廓三角状卵形，中央小叶宽菱形至肾状宽菱形，3 深裂，每深裂片再 2~3 细裂，小裂片倒披针形至椭

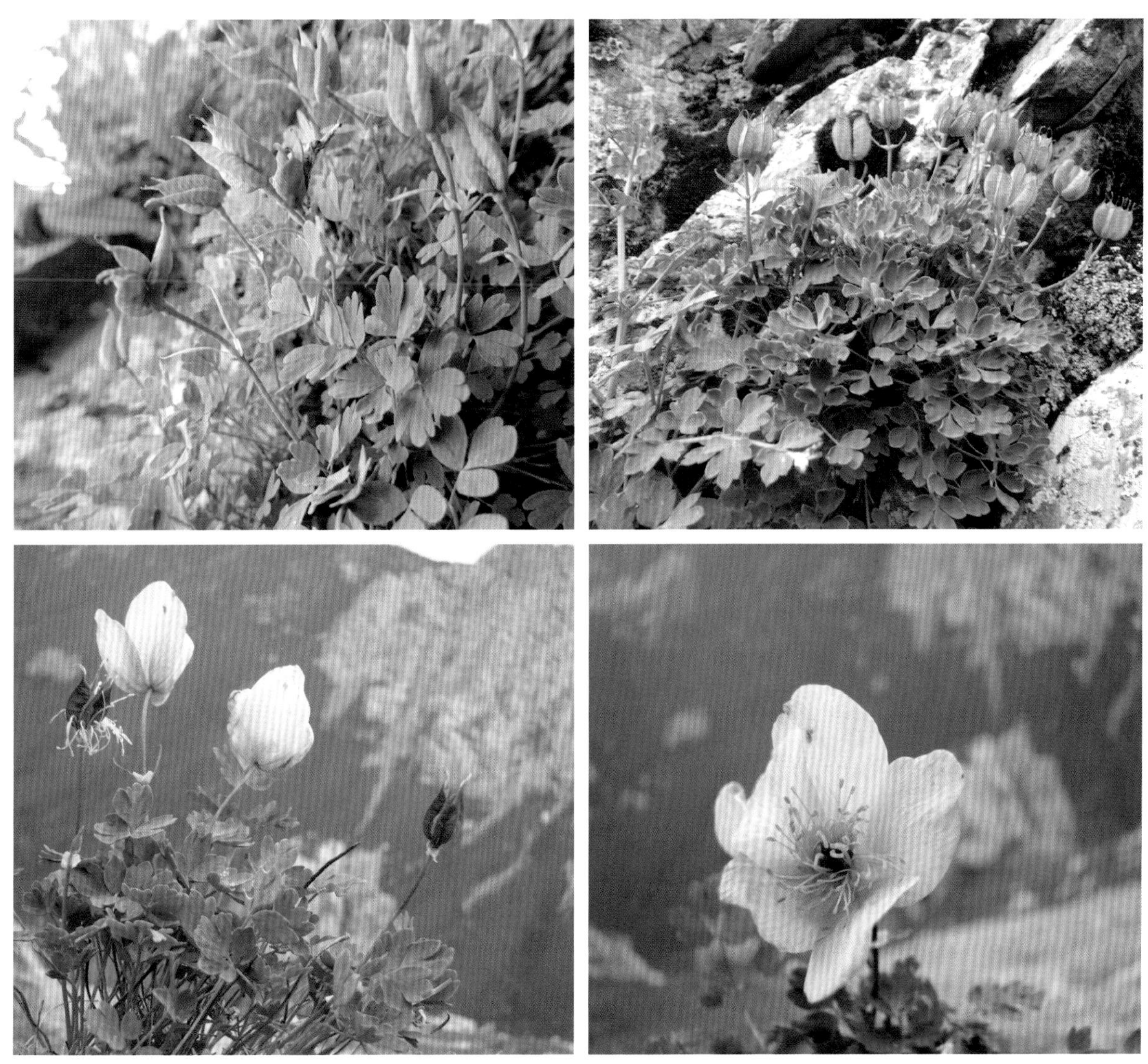

圆状倒披针形，表面绿色，背面淡绿色；叶柄细长。花葶直立，比叶长；苞片 2 枚，生于花下，对生或互生，倒披针形，基部有膜质的鞘；萼片淡堇色或淡紫红色，倒卵形至椭圆状倒卵形；花瓣倒卵形至倒卵状长椭圆形，长约 5mm，顶端微凹，下部浅囊状；花药长 0.8~1mm，花丝长 5~8.5mm；心皮 5（~8）枚，无毛。蓇葖直立；种子狭卵球形，褐色，一侧生狭翅，光滑。花期 6~8 月，果期 8~9 月。

【生境分布】在祁连山分布于海拔 2700~4300m 高山石壁、岩石上。西藏、云南西北部、四川西部、甘肃西南部、青海、新疆有分布。

中药　假耧斗菜

【入药部位】叶或地上部分。

【采收加工】7~8 月采收，洗净泥沙，除去残叶、枯枝，晾干。

【性味归经】味苦、涩，性寒。归肝、肾、脾经。

【功能主治】活血祛瘀，敛疮止血。主治跌打损伤，经闭，痛经，外伤出血，金疮，伤口久不愈合，崩漏下血。

【用法用量】内服：3~9g，或研末，0.3~0.6g，每日 2 次。外用：适量，捣烂敷。

藏药　益母得金

【别　　名】查吉嘎布、得吾金。

【入药部位】地上部分。

【采收加工】7~8 月采收全株，除去根与杂质，阴干。

【药　　性】味苦，性凉。效糙。

【功能主治】退热止痛，催产止血，下死胎，排异物，燥黄水。主治难产，死胎不出，胎衣不下，子宫出血，跌打损伤，箭镞、弹片等异物留体不出等。

【用法用量】内服：研末，1~3g，或入丸、散。

【各家论述】①益毛代金下死胎，止刺痛。《晶珠本草》②益毛代金退箭镞，下死胎。(《如意宝树》)

蒙古白头翁

北白头翁、高山白头翁

Pulsatilla ambigua (Turcz. ex Hayek) Juz.

资源量：常见

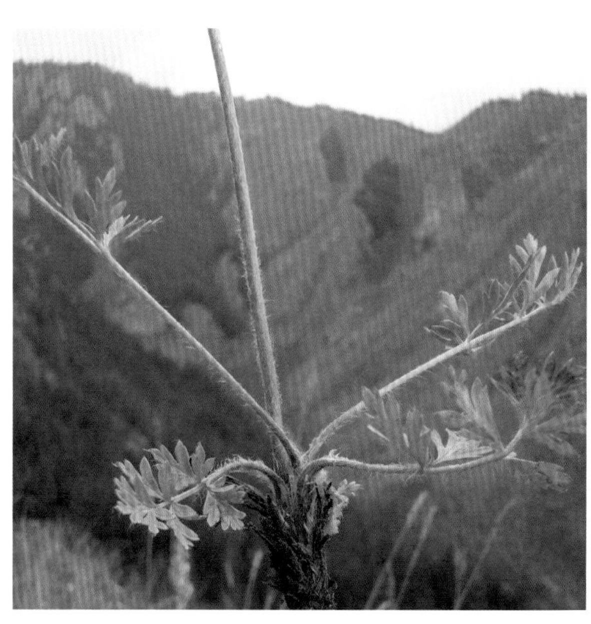

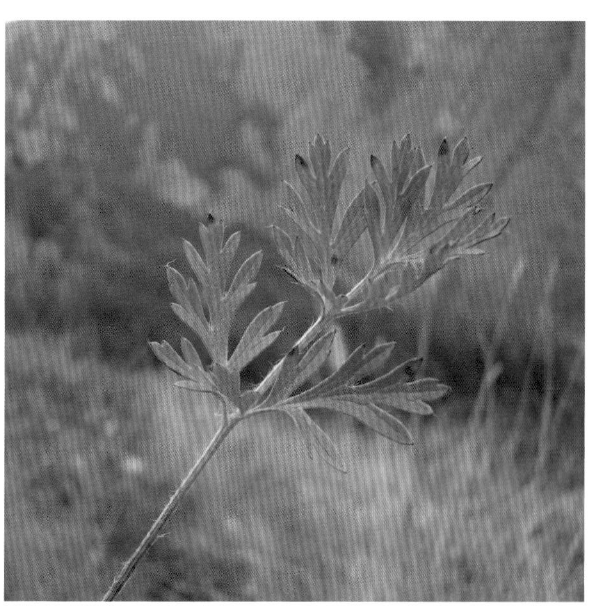

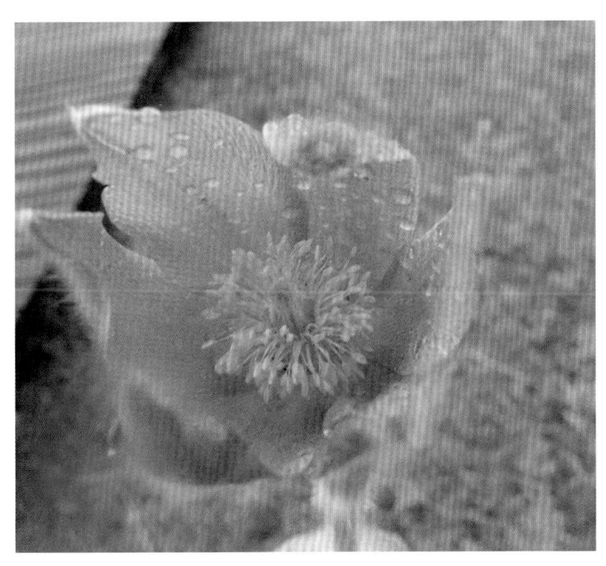
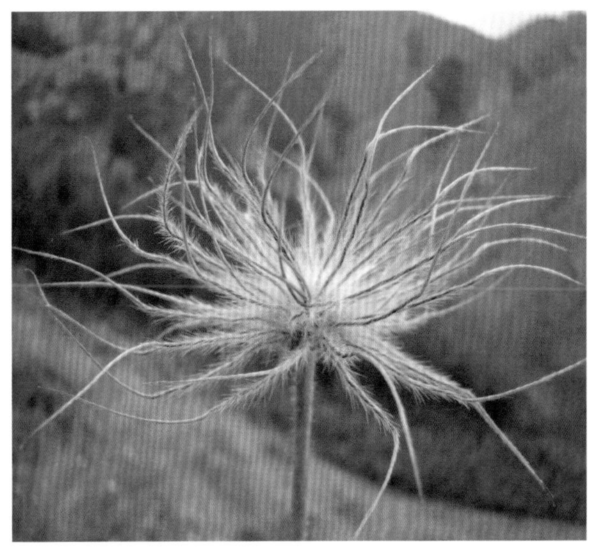

【形态特征】多年生草本，高 15~35cm。根状茎粗。基生叶 4~5；叶柄长 7~15cm，被密长桑毛；叶片轮廓宽卵形，3 全裂，中央全裂片有柄或近无柄，3 深裂，中央深裂片楔状卵形，或狭楔形，全缘或有齿，侧深裂片不等 2 浅裂；侧全裂片无柄或近无柄，不等 3 深裂。花葶 1~2，花后生长，苞片 3，基部合生，裂片条形，外面密被长柔毛，内面无毛；花两性，单朵，直立；萼片 6，排成 2 轮，狭卵形或长圆状卵形，蓝紫色，外面密被柔毛；花瓣无；雄蕊多数，长约为萼片之半；心皮多数，被毛。瘦果被长柔毛，顶部有羽毛状宿存花柱。花期 6~7 月，果期 7~8 月。

【生境分布】在祁连山分布于海拔 3400~3600m 高山草地。新疆、青海、甘肃西部、内蒙古、黑龙江有分布。

中药　白头翁

【别　　名】野丈人、胡王使者、白头公。

【入药部位】根状茎和茎、花。

【采收加工】3~4 月或 9~10 月采根，一般以早春 3~5 月采挖的品质较好。采挖出的根，剪去地上部分，保留根头部白色茸毛，洗去泥土，晒干。6 月中旬采收鲜花，及时晒干，防止霉变。

【性味归经】味苦，性寒。归胃、大肠经。

【功能主治】清热解毒，凉血止痢，燥湿杀虫。主治赤白痢疾，鼻衄，崩漏，血痔，寒热温疟，带下病，阴痒，湿疹，瘰疬，痈疮，目赤痛。

【用法用量】内服：3~6g。外用：适量，研末调敷。

【各家论述】①主温疟狂易寒热，癥瘕积聚，瘿气，逐血止痛，金疮。（《神农本草经》）②（主）鼻衄。（《名医别录》）③止腹痛及赤毒痢，治齿痛，主项下瘤疬。主百骨节痛。（《药性论》）

蒙药　那林—伊日贵

【别　　名】高勒贵—花日。

【入药部位】全草。

【采收加工】春、夏季采收，洗净泥沙，晒干。

【药　　性】味苦，性热。效轻、糙、燥、锐。

【功能主治】破痞，燥希日乌素，排脓，祛腐，消食。主治寒痞，寒希日乌素症，黄水疮，食积。

【用法用量】内服：煮散剂，3~5g，或入丸、散。

细叶白头翁

细裂白头翁

Pulsatilla turczaninovii Kryl. et Serg.

资源量：较常见

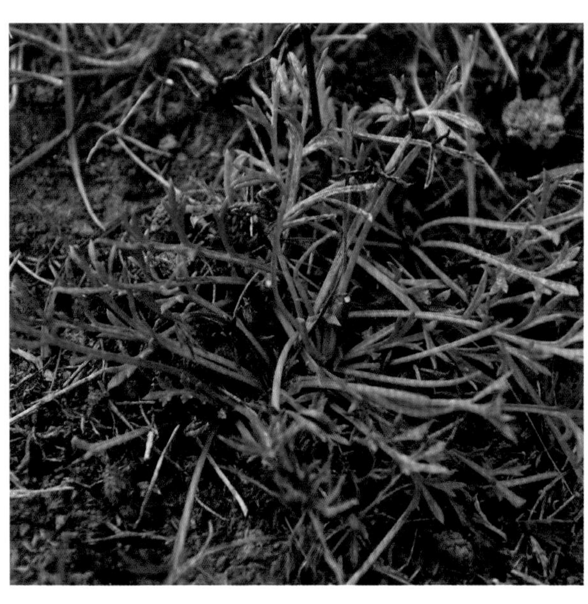

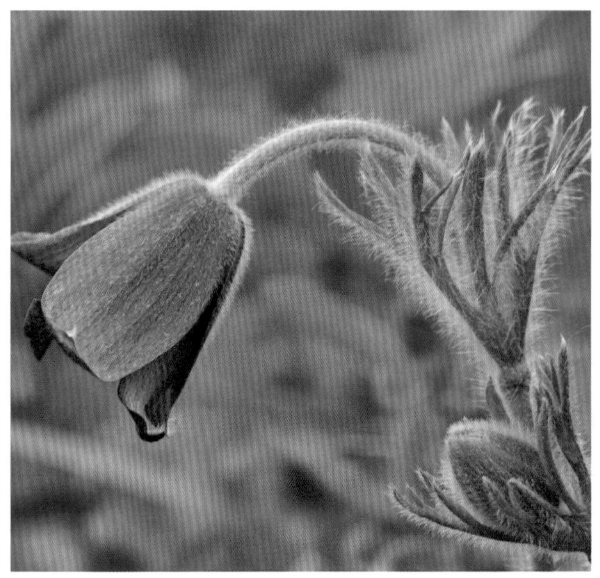

【形态特征】多年生草本，高 15~25cm。基生叶 4~5，开花时长出地面，叶二至三回羽状复叶；叶片轮廓狭椭圆形或卵形，羽片 3~4 对，下部的有柄，上部的无柄，羽片又作羽状细裂，裂片线状披针形或线形，有时卵形。花葶有柔毛；苞片 3，部合生，筒长 5~6mm，裂片线形或线状披针形，外面被长柔毛；花两性，单朵，直立；萼片 6，排成 2 轮，卵状长圆形或椭圆形，蓝紫色，先端微尖或钝，外面被长柔毛；花瓣无；雄蕊多数，长约为萼片之半；心皮多数。瘦果长约 4mm，密被长柔毛，顶部有羽毛状宿存花柱，长约 3cm。花期 5 月，果期 6 月。

【生境分布】在祁连山分布于海拔 3400~3620m 山坡、草地。宁夏、内蒙古、河北北部、辽宁西部、吉林西部、黑龙江西部有分布。

中药　白头翁茎叶

【别　　名】白头翁草。

【入药部位】地上部分。

【采收加工】秋季采集地上部分，切段，晒干。

【性味归经】味苦，性寒。归肝、胃经。

【功能主治】泻火解毒，止痛，利尿消肿。主治风火牙痛，四肢关节疼痛，秃疮，浮肿。

【用法用量】内服：9~15g。

【各家论述】①治一切风气及暖腰膝，明目，消赘。（《日华子本草》）②全草治浮肿及心脏病。（《现代实用中药》）

中药　白头翁

同“蒙古白头翁”条。

蒙药　伊日贵—其其格

【入药部位】全草。

【采收加工】春季开花时采收，除去杂质，晒干。

【药　　性】味苦，性寒。

【功能主治】杀黏，解毒，止痢，消肿，接骨。主治黏性痢疾，痔疮出血，骨折筋伤。

【用法用量】内服：煮散剂，3~5g，或入丸、散。

茴茴蒜

回回蒜
Ranunculus chinensis Bunge

资源量：常见

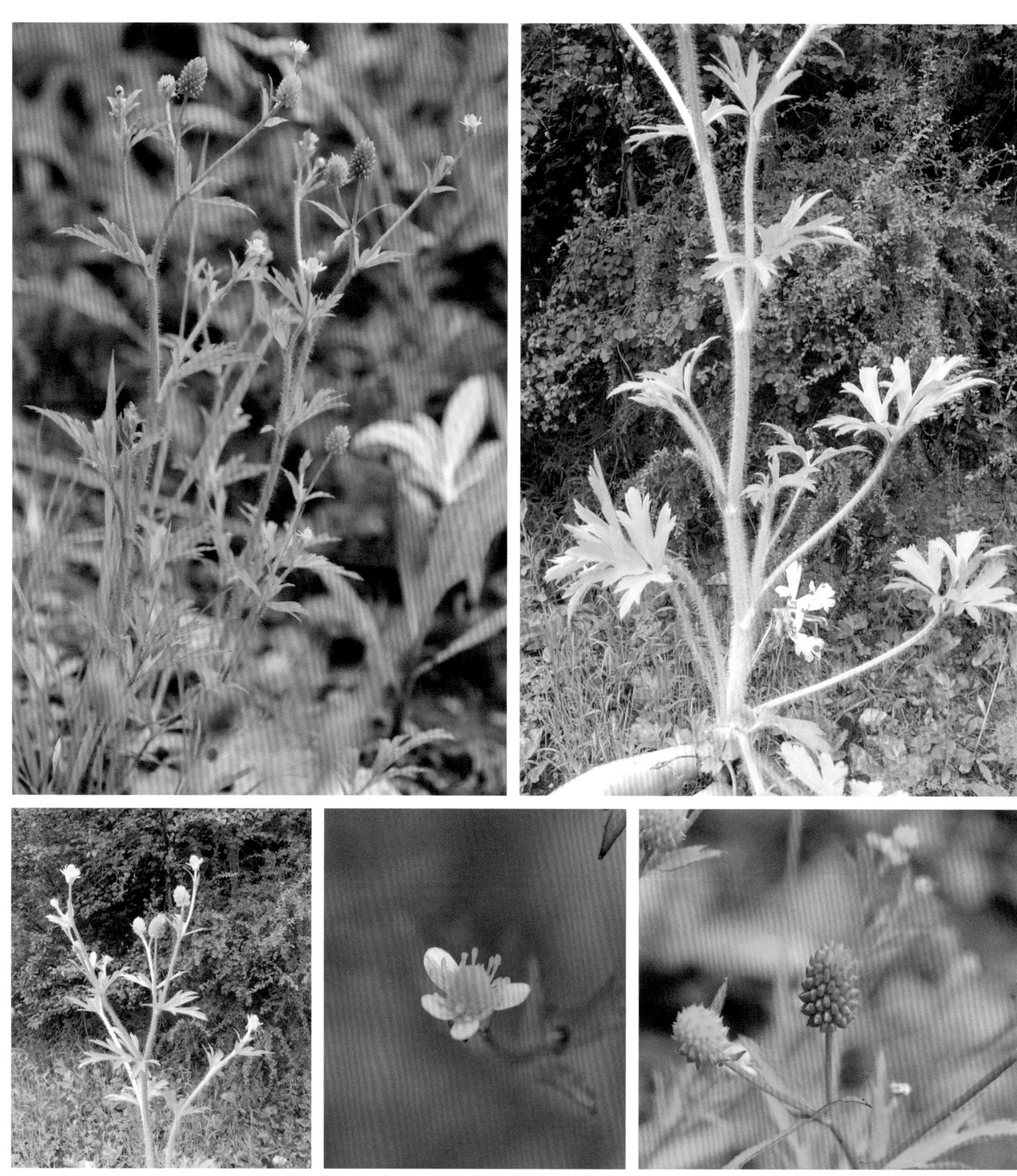

【形态特征】一年生草本。须根多数簇生。茎直立粗壮，高 20~70cm，中空，有纵条纹，分枝多，与叶柄均密生开展的淡黄色糙毛。基生叶与下部叶有长达 12cm 的叶柄，3 出复叶，叶片宽卵形至三角形，长 3~12cm，小叶 2~3 深裂，裂片倒披针状楔形，宽 5~10mm，上部有不等的粗齿或缺刻或2~3裂，顶端尖，两面伏生糙毛，小叶柄长1~2cm或侧生小叶柄较短，生开展的糙毛。上部叶较小，叶柄较短，叶片3全裂，裂片有粗齿牙或再分裂。花序有较多疏生的花，花梗贴生糙毛；花直径6~12mm；萼片狭卵形，长3~5mm，外面生柔毛；花瓣5，宽卵圆形，与萼片近等长或稍长，黄色或上面白色，基部有短爪，蜜槽有卵形小鳞片；花药长约1mm；花托在果期显著伸长，圆柱形，长达1cm，密生白短毛。聚合果长圆形，直径6~10mm；瘦果扁平，长3~3.5mm，宽约2mm，无毛，边缘有宽约0.2mm的棱，喙极短，呈点状，长0.1~0.2mm。花期5~9月，果期6~10月。

【生境分布】在祁连山分布于海拔2600~3000m溪边、田旁的水湿草地。我国多数省区有分布。

中药　回回蒜

【别　　名】水胡椒、蝎虎草、黄花草。

【入药部位】全草。

【采收加工】夏季采收，常鲜用或晒干用。

【性味归经】味辛、苦，性温。有毒。归肝经。

【功能主治】解毒退黄，截疟，定喘，镇痛。主治肝炎，黄疸，肝硬化腹水，疮癞，牛皮癣，疟疾，哮喘，牙痛，胃痛，风湿痛。

【用法用量】内服：3~9g。外用：适量，外敷患处或穴位，皮肤发赤起疱时除去，或鲜草洗净绞汁涂搽，或煎水洗。

【各家论述】①全草为引赤刺激剂，并用治气管疾病。民间用以治疟疾，塞鼻去眼翳，包耳下治牙痛，外搽治牛皮癣。（《中国药用植物图鉴》）②降血压，消炎退肿，退云翳，治高血压病，哮喘，食管癌，恶疮痈肿，角膜云翳。（《陕西中草药》）

蒙药　乌素泰—浩鲁达顺—其其格

【入药部位】全草。

【采收加工】夏、秋季采收，鲜用或晒干。

【药　　性】味辛、微苦，性温。有毒。

【功能主治】杀虫，治疟，退黄疸。主治急性黄疸型肝炎，疟疾，哮喘。

高原毛茛 *Ranunculus tanguticus* (Maxim.) Ovcz.

资源量：常见

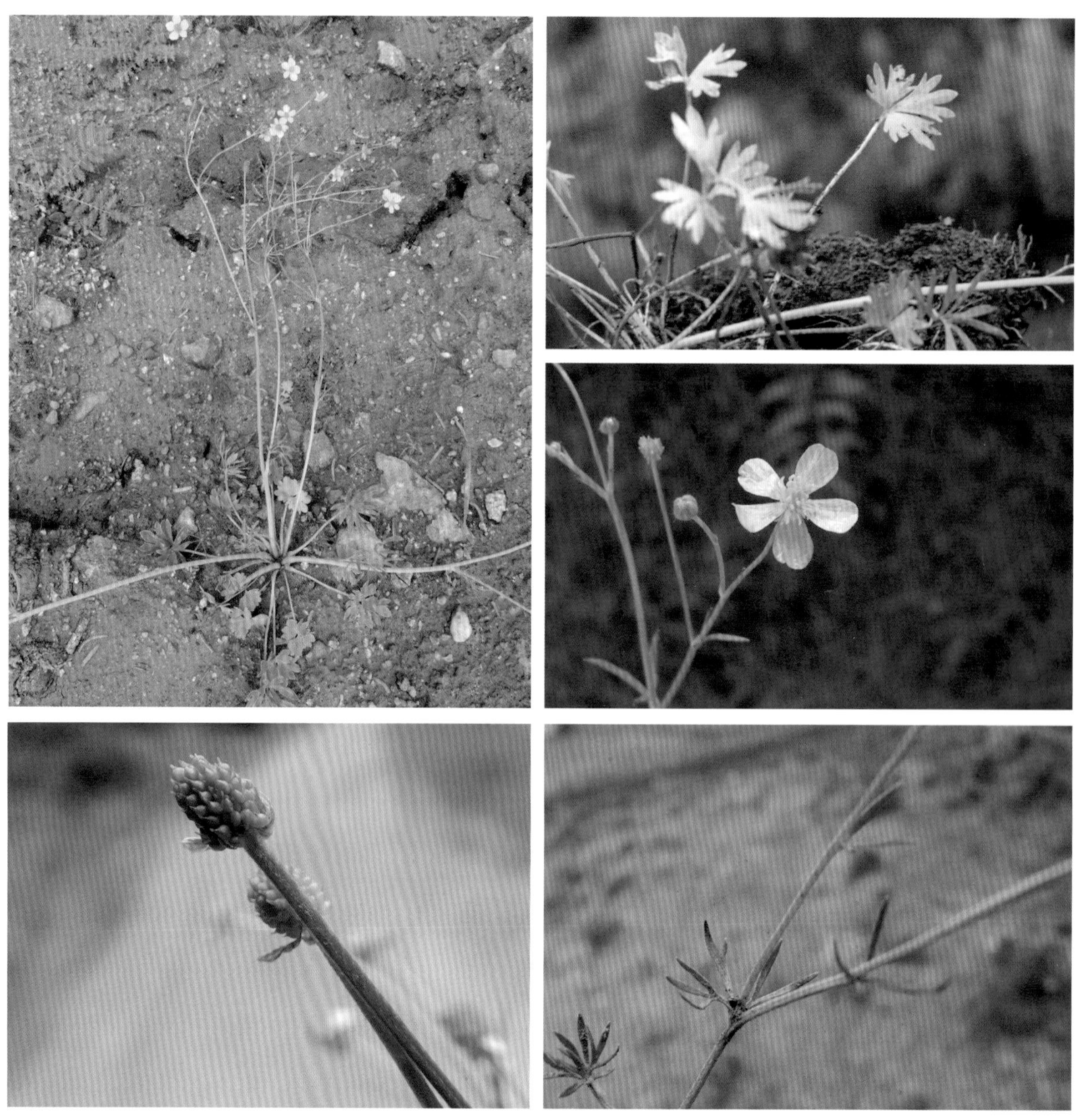

【形态特征】多年生草本。须根基部稍增厚呈纺锤形。茎直立或斜升，高 10~30cm，多分枝，生白柔毛。基生叶多数；叶片圆肾形或倒卵形，3 出复叶，小叶片 2~3 回 3 全裂或深、中裂，末回裂片披针形至线形；小叶柄短或近无。上部叶渐小，3~5 全裂，裂片线形，有短柄至无柄，基部具生柔毛的膜质宽鞘。花较多，单生于茎顶和分枝顶端；萼片椭圆形；花瓣 5，倒卵圆形，基部有窄长爪，蜜槽点状；花托圆柱形较平滑，常生细毛。聚合果长圆形，约为宽的2倍；瘦果小而多，卵球形，较扁，喙直伸或稍弯。花期6~8月，果期6~9月。

【生境分布】在祁连山分布于海拔2700~3000m山坡、沼泽。西藏、云南西北部、四川西部、陕西、甘肃、青海、山西、河北等地有分布。

中药 高原毛茛

【入药部位】全草。

【采收加工】7~8月采取，洗净，晒干。

【性味归经】味辛，性寒。归肺、大肠经。

【功能主治】清热止咳，杀虫止痒。主治外感风热，咳嗽，咳痰，发热，咽炎，疥癣，牛皮癣，淋巴结结核等。

【用法用量】内服：3~5g，或入丸、散。

藏药 嘎察

【别　　名】尕察。

【入药部位】花。

【采收加工】7~8月采花，以流水洗净，晒干。

【药　　性】味辛，性温。

【功能主治】温胃祛寒，攻溃去腐，消痞块，排黄水。主治脾胃虚寒，胃中胀满，寒性痞块，水肿，关节积黄水，淋病，白喉病。

【用法用量】内服：常配方用，6~9g。

蒙药 好乐得存—其其格

【别　　名】吉萨。

【入药部位】全草。

【采收加工】夏、秋季采收，除去杂质，鲜用或晒干，切段。

【药　　性】味辛，性热。效轻、燥、糙、锐。有毒。

【功能主治】破痞，助温，祛腐，消肿，燥希日乌素。主治心口痞，肝痞，虫痞，食积，结喉，乳痈，疮疡，寒希日乌素症，水肿，偏头痛。

【用法用量】内服：煮散剂，3~5g，或入丸、散。

贝加尔唐松草 马尾黄连

Thalictrum baicalense Turcz.

资源量：常见

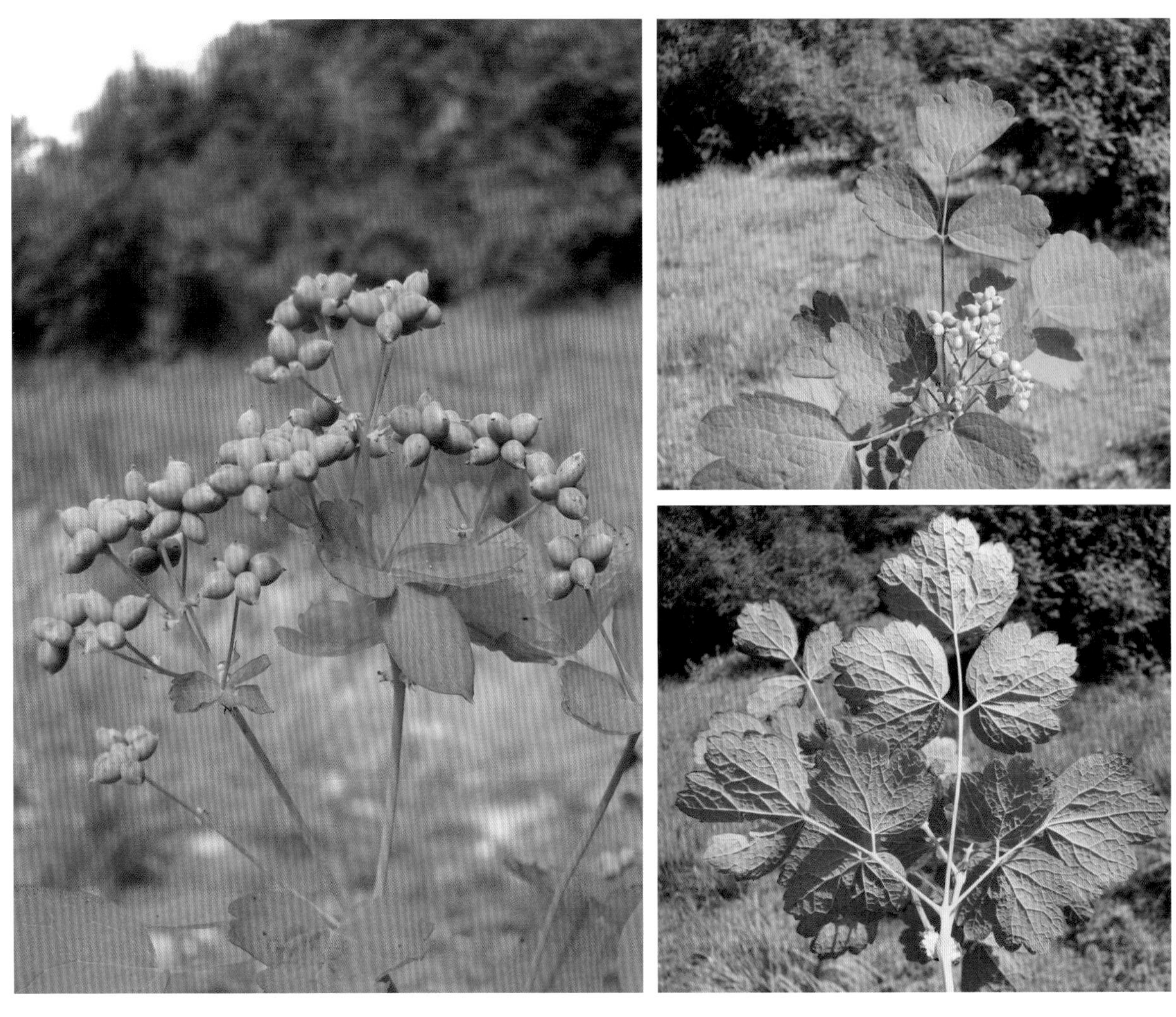

【形态特征】多年生草本，植株全部无毛。茎高 45~80cm，不分枝或分枝。茎中部叶有短柄，为三回三出复叶；叶片长 9~16cm；小叶草质，顶生小叶宽菱形、扁菱形或菱状宽倒卵形，长 1.8~4.5cm，宽 2~5cm，基部宽楔形或近圆形，3 浅裂，裂片有圆齿，脉在背面隆起，脉网稍明显，小叶柄长 0.2~3cm；叶柄长 1~2.5cm，基部有狭鞘；托叶狭，膜质。花序圆锥状，长 2.5~4.5cm；花梗细，长 4~9mm；萼片 4，绿白色，早落，椭圆形，长约 2mm；雄蕊 10~20，长 3.5~4mm，花药长圆形，长约 0.8mm，花丝上部狭倒披针形，与花药近等宽，下部丝形；心皮 3~7，花柱直，长约 0.5mm，柱头生花柱顶端腹面，椭圆形，长 0.2~0.3mm。瘦果卵球形或宽椭圆球形，稍扁，长约 3mm，有 8 条纵肋，心皮柄长约 0.2mm。花期 5~6 月，果期 6~9 月。

【生境分布】在祁连山分布于海拔 2000m 山坡灌丛、阴坡林下、林缘。西藏、青海、甘肃、陕西、河南、山西、河北、吉林、黑龙江有分布。

中药　马尾连

【别　　名】马尾黄连。

【入药部位】根及根状茎。

【采收加工】春、秋季挖根茎及根，除去地上茎叶，洗去泥土，晒干。

【性味归经】味苦，性寒。归心、肝、大肠经。

【功能主治】清热燥湿，解毒。主治湿热泻痢，黄疸，疮疡肿毒，目赤肿痛，感冒发热，癌肿。

【用法用量】内服：3~15g，或研末，或制成冲剂。外用：适量，鲜品捣敷，或煎水洗，或干品研末撒，或制成软膏敷。

【各家论述】①去皮里膜外及筋络之邪热，小儿伤风及痘科用。（《本草纲目拾遗》）②清热解毒，燥湿。（《云南中草药》）

高原唐松草

草黄连、马尾黄连

Thalictrum cultratum Wall.

资源量：较常见

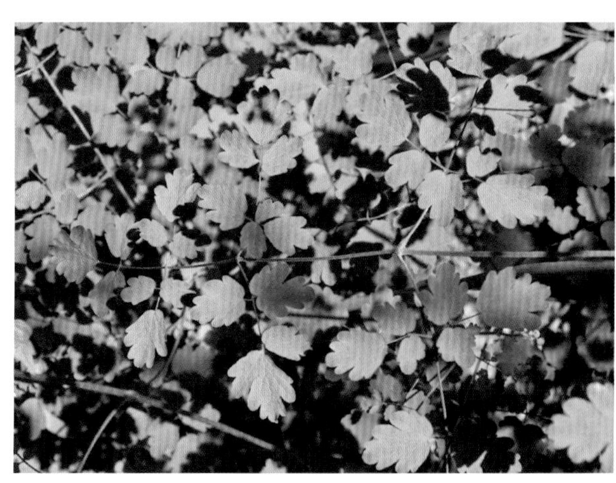

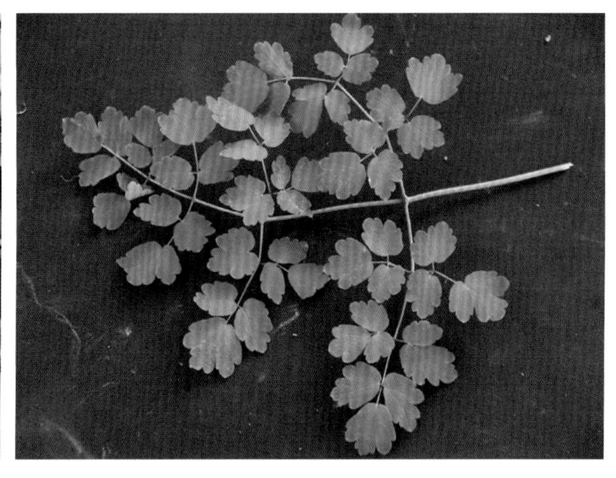

【形态特征】植株全部无毛，或茎上部和叶片背面有稀疏短毛。茎高 50~120cm，上部分枝。基生叶和茎下部叶在开花时枯萎。茎中部叶有短柄，为三至四回羽状复叶；叶片长 9~20cm，一回羽片 4~6 对；小叶薄革质，稍肉质，菱状倒卵形、宽菱形或近圆形，长 5~14mm，宽 3~14mm，顶端常急尖，基部钝、圆形或浅心形，3 浅裂，裂片全缘或有 2 小齿，表面脉下陷，背面有白粉，脉隆起，脉网明显；叶柄长 1~4cm。圆锥花序长 10~24cm；花梗细，长 4~14mm；萼片 4，绿白色，狭椭圆形，长 3~4mm，脱落；雄蕊多数，长 6~8mm，花药狭长圆形，长 2~2.6mm，顶端有短尖头，花丝丝形；心皮 4~9，近无柄或子房基部缩成短柄，柱头狭三角形。瘦果扁，半倒卵形，长约 3.5mm，有 8 条纵肋，近无柄或有长约 1mm 的心皮柄，宿存花柱长约 1.2mm。花期 6~7 月，果期 7~9 月。

【生境分布】在祁连山分布于海拔 2800~3000m 山地草坡、灌丛中、沟边草地，有时生林中。西藏、云南、四川、甘肃有分布。

中药　马尾连

同“贝加尔唐松草”条。

腺毛唐松草

香唐松草

Thalictrum foetidum L.

资源量：常见

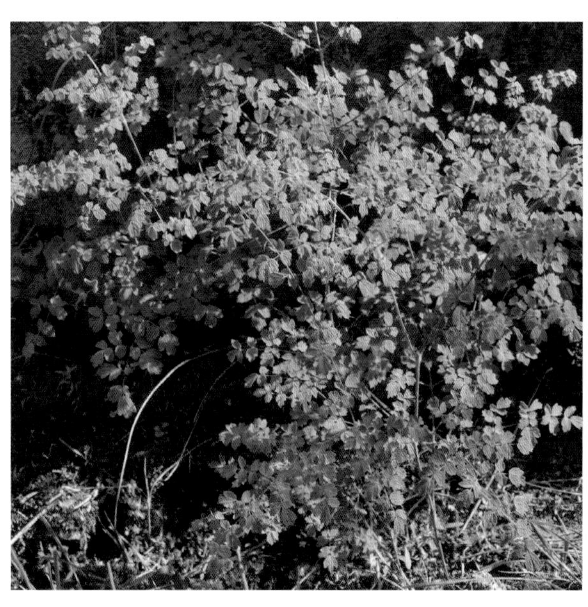

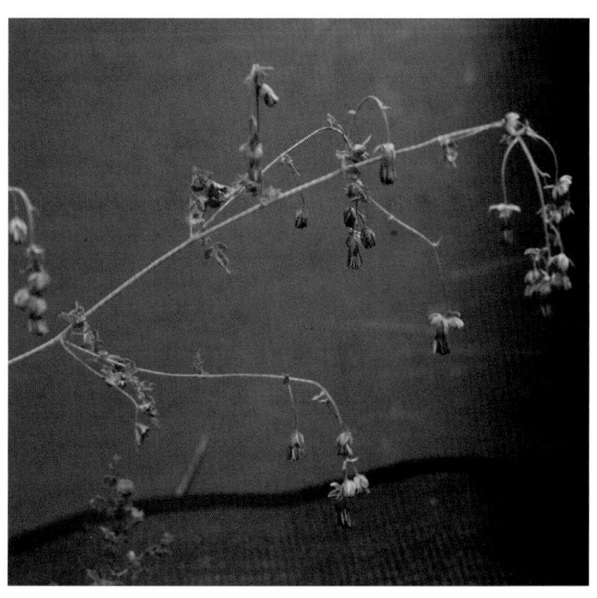

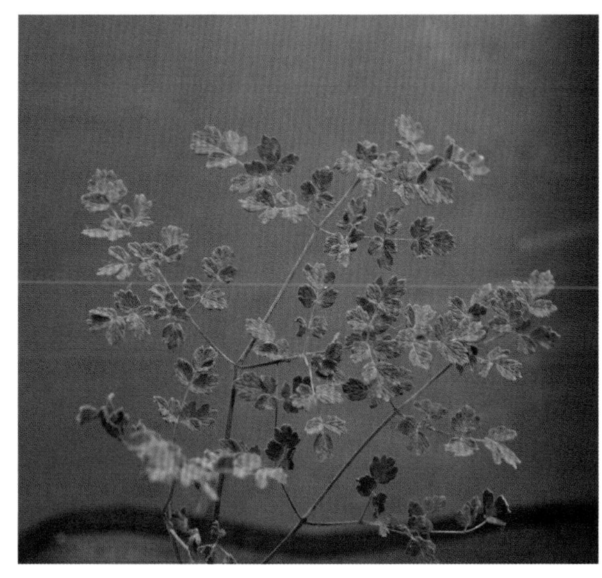

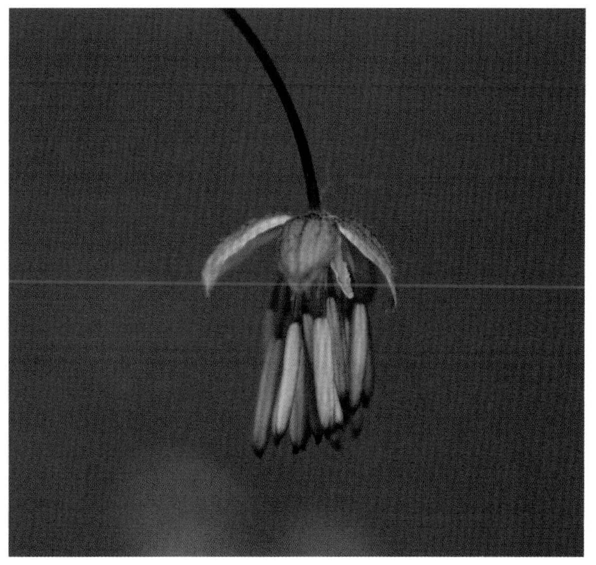

【形态特征】多年生草本，高20~50cm。根茎较粗，具多数须根。茎具槽，基部近无毛，上部被短腺毛。茎生叶较多，3~4回三出羽状复叶，茎基部叶具较长的柄，柄长达4cm，茎上部叶柄较短，叶柄基部两侧稍加宽，呈膜质伏鞘，叶广三角形，长约10cm，小叶片近圆形或倒卵形，长2~10mm，宽2~12mm，基部微心形或圆状楔形，3浅裂，裂片全缘或具2~3个钝牙齿，表面绿色，被短腺毛，背面灰绿色，密被短腺毛。疏圆锥花序，花小，通常下垂，淡绿色，稍带暗紫；萼片4~5枚，卵形；雄蕊多数，比萼片长1.5~2倍，花丝细，花药黄色，线形；心皮5~9或更多，子房无柄，花柱较长。瘦果无梗，卵形，具8条突出的纵肋，被短腺毛，果喙长约1mm，微弯。花期6月，果期7月。

【生境分布】在祁连山分布于海拔2500~3900m林下、林缘、灌丛。西藏、四川西部、青海、甘肃、陕西、山西、河北、内蒙古、新疆有分布。

中药 香唐松草

【别　　名】土黄连。

【入药部位】根及根茎。

【采收加工】春、秋季挖取，洗净，晒干，用时切段。

【性味归经】味苦，性寒。

【功能主治】清热燥湿，解毒。主治湿热痢疾，黄疸，目赤肿痛，痈肿疮疖，风湿热痹。

【用法用量】内服：3~10g。外用：适量，研末调敷。

亚欧唐松草

小唐松草

Thalictrum minus L.

资源量：常见

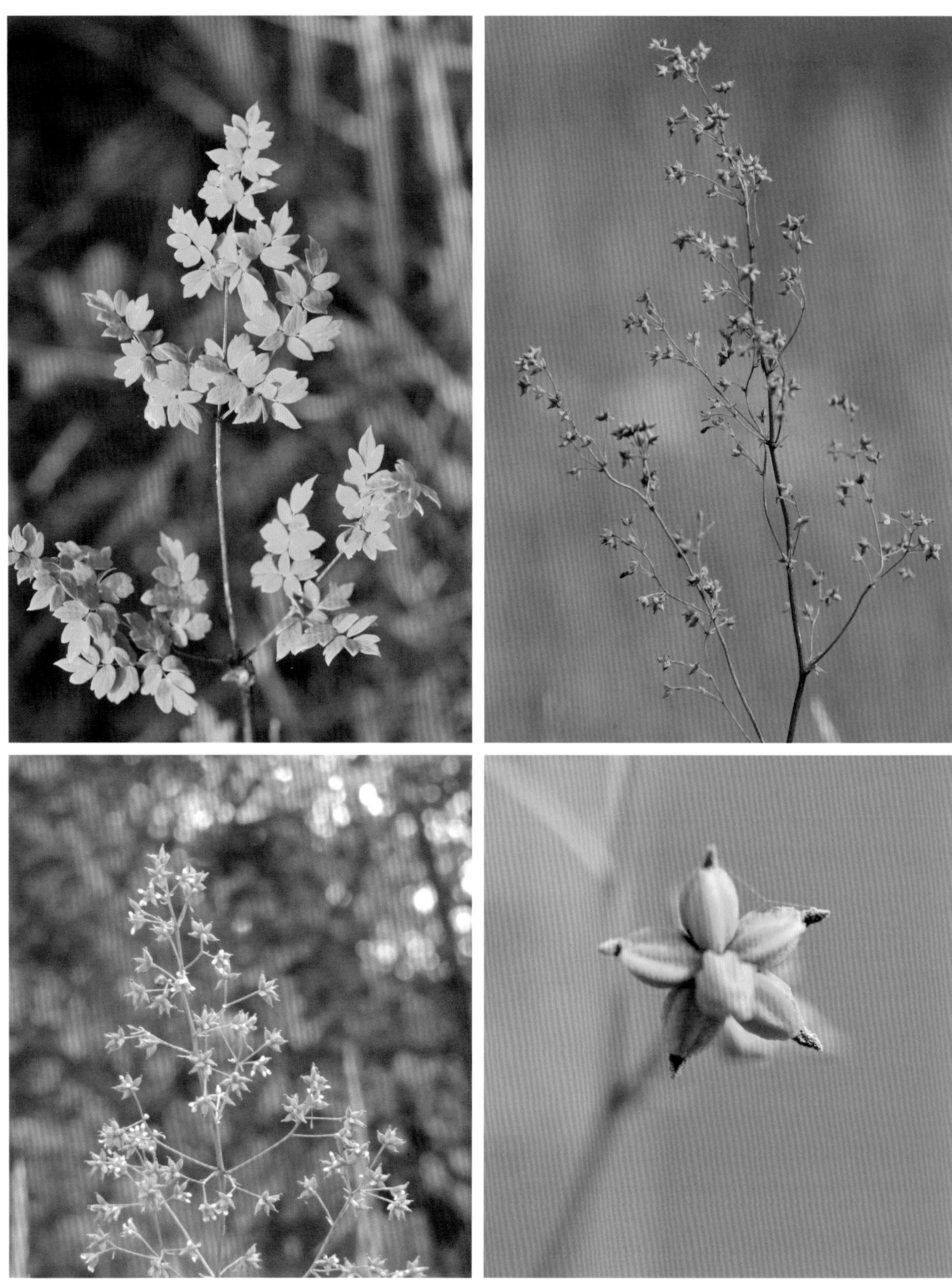

【形态特征】植株全部无毛。茎下部叶有稍长柄或短柄，茎中部叶有短柄或近无柄，为四回三出羽状复叶；顶生小叶楔状倒卵形、宽倒卵形或狭菱形，基部楔形至圆形，3 浅裂或有疏牙齿，偶尔不裂，背面淡绿色，脉不明显隆起或只中脉稍隆起，脉网不明显；叶柄长达 4cm，基部有狭鞘。圆锥花序长达 30cm；花梗长 3~8mm；萼片 4，淡黄绿色，脱落，狭椭圆形，长约 3.5mm；雄蕊多数，长约 6mm，花药狭长圆形，长约 2mm，顶端有短尖头，花丝丝形；心皮 3~5，无柄，柱头正三角状箭头形。瘦果狭椭圆球形，稍扁，长约 3.5mm，有 8 条纵肋。花期 6~7 月，果期 7~9 月。

【生境分布】在祁连山分布于海拔 2300~2500m 阴坡。四川西部、青海、新疆、甘肃、山西有分布。

中药　马尾连

同“贝加尔唐松草”条。

瓣蕊唐松草　马尾黄连

Thalictrum petaloideum L.

资源量：常见

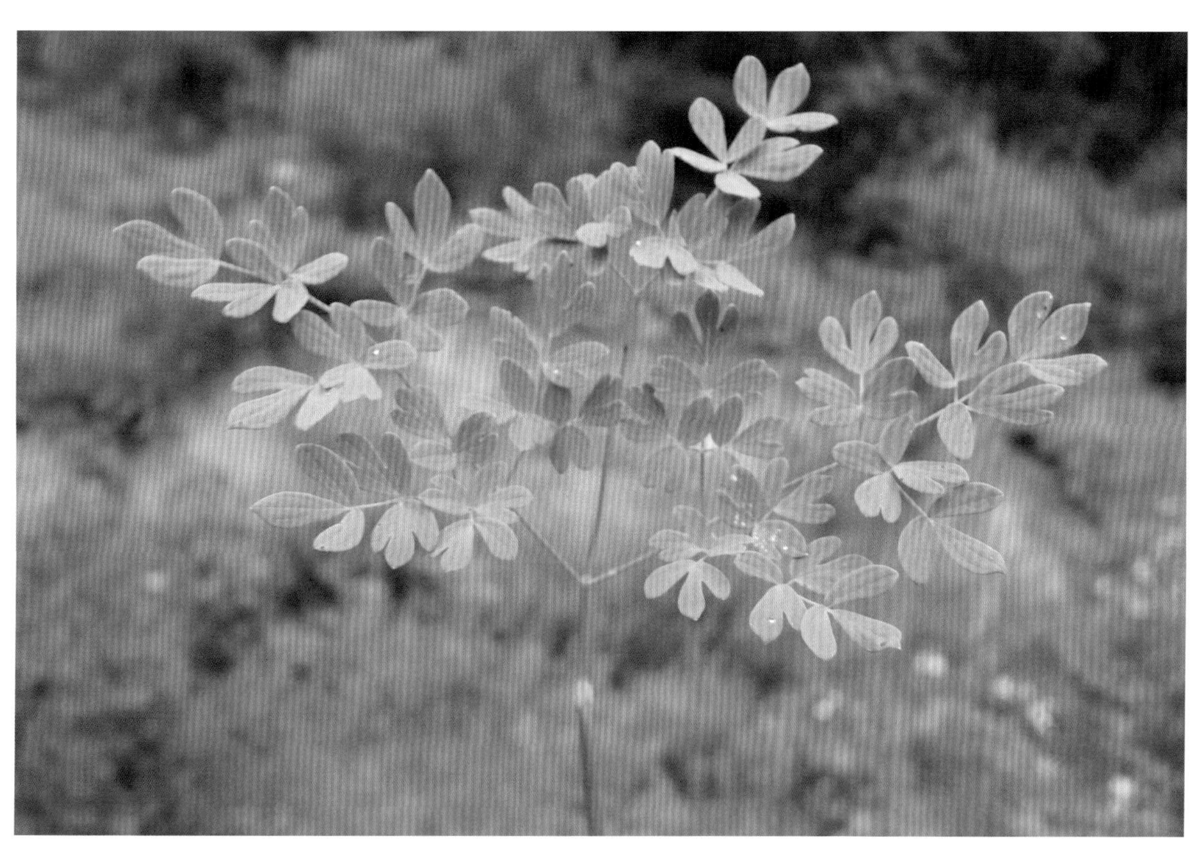

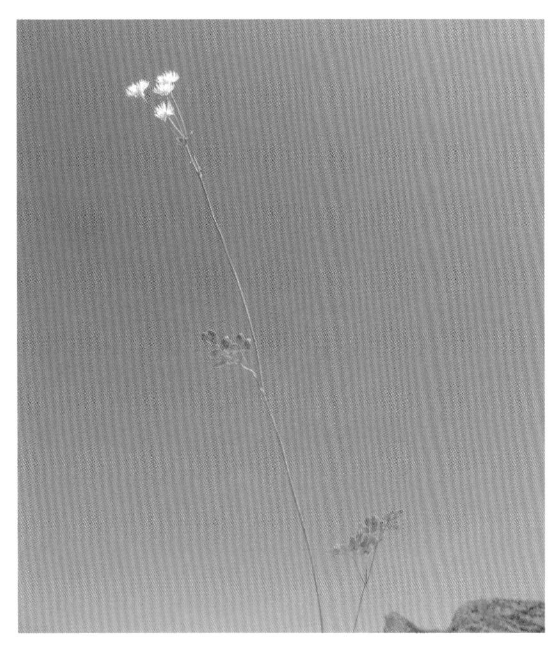
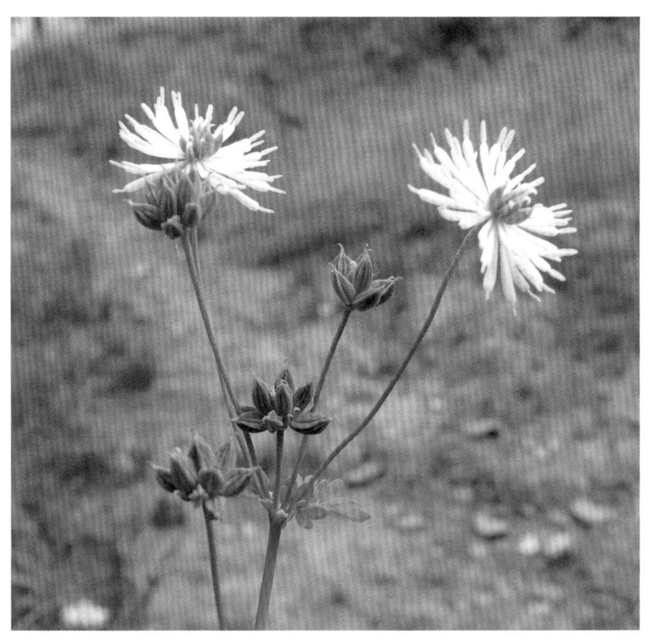

【形态特征】多年生草本植物。茎高 20~80cm，上部分枝。基生叶数个，有短或稍长柄，为三至四回三出或羽状复叶；叶片长 5~15cm；小叶草质，形状变异较大，顶生小叶倒卵形、宽倒卵形。菱形或近圆形，长 3~12mm，宽 2~15mm，先端钝，基部圆楔形或楔形，3 浅裂至 3 深裂，裂片全缘，叶脉平，脉网不明显，小叶柄长 5~7mm；叶柄长达 10cm，基部有鞘。花序伞房状，有少数或多数花；花梗长 0.5~2.5cm；萼片 4，白色，早落，卵形，长 3~5mm；雄蕊多数，长 5~12mm，花药狭长圆形，长 0.7~1.5mm，顶端钝，花丝上部倒披针形，比花药宽；心皮 4~13，无柄，花柱短，腹面密生柱头组织。瘦果卵形，长 4~6mm，有 8 条纵肋，宿存花柱长约 1mm。花期 6~7 月，果期 7~9 月。

【生境分布】在祁连山分布于海拔 2200~3000m 山地沟谷、山坡草地。我国东北、华北，以及陕西、宁夏、甘肃、青海、安徽、河南、四川有分布。

中药　马尾连

同“贝加尔唐松草”条。

蒙药　查存—其其格

【别　　名】肾叶唐松草、花唐松草。

【入药部位】果实。

【采收加工】秋季采收成熟果实，除去杂质，晒干。

【药　　性】味苦，性寒。

【功能主治】清肺，愈伤，提脓。主治肺热咳嗽，肺脓肿，失血。

【用法用量】内服：煮散剂，5~15g，或入丸、散。

蒙药　查森—其其格

【入药部位】根。

【采收加工】秋季采挖，去净泥土，鲜用或晒干。

【药　　性】味苦，性寒。

【功能主治】清热，提脓，愈伤，接脉。主治肺脓肿，脏腑外伤，失血。

【用法用量】内服：煮散剂，3~5g，或入丸、散。

长柄唐松草　土黄连

Thalictrum przewalskii Maxim.

资源量：常见

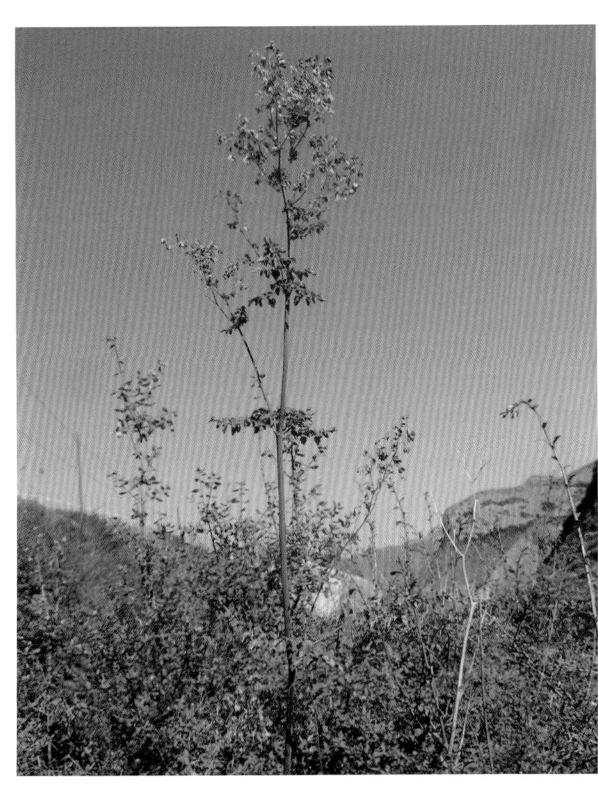

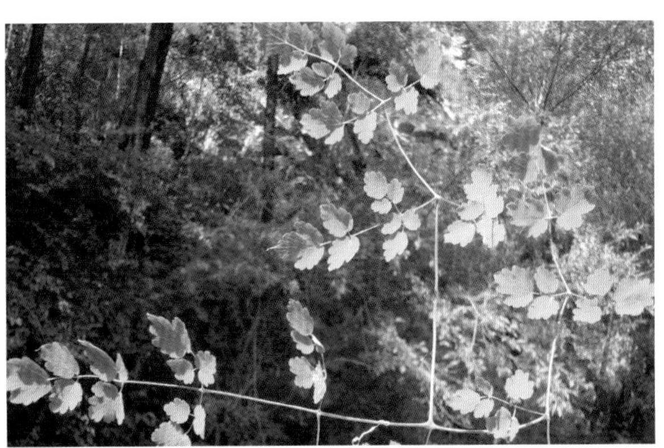

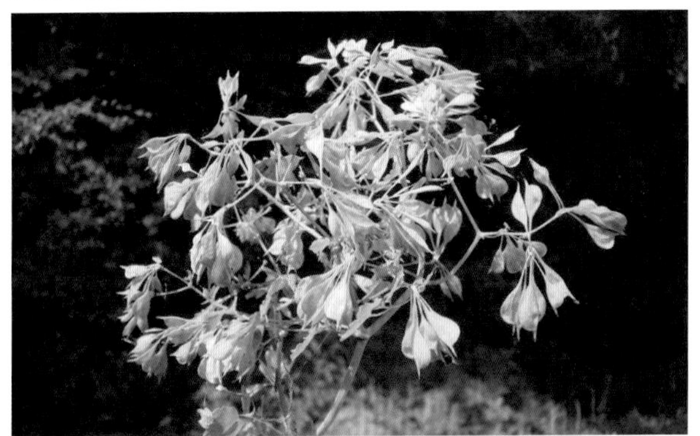

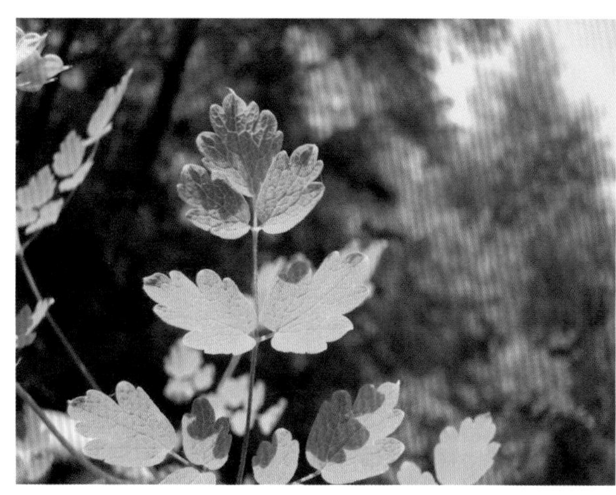
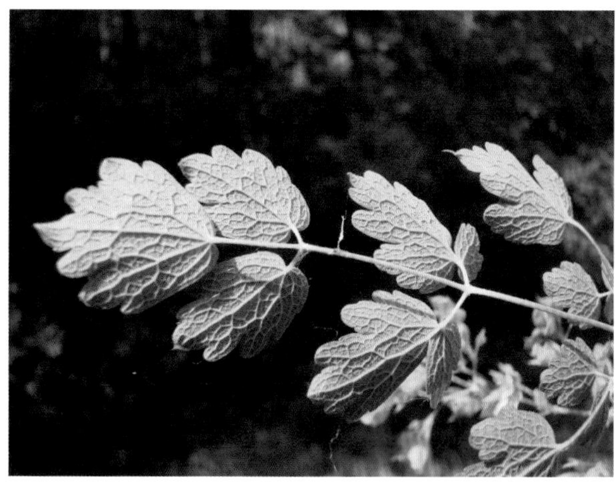

【形态特征】多年生草本，茎高 50~120cm，无毛，常分枝。基生叶和近基部的茎生叶在开花时枯萎。茎下部叶长达 25cm，为四回三出复叶；叶片长达 28cm；小叶薄草质，顶生小叶卵形、菱状椭圆形、倒卵形或近圆形，顶端钝或圆形，基部圆形、浅心形或宽楔形，3 裂常达中部，有粗齿，背面脉稍隆起，有短毛；叶柄基部具鞘；托叶膜质，半圆形，边缘不规则开裂。圆锥花序多分枝，无毛；萼片白色或稍带黄绿色，狭卵形，有 3 脉，早落；雄蕊多数，长 4.5~10mm，花药长圆形，长约 0.8mm，比花丝宽，花丝白色，上部线状倒披针形，下部丝形；心皮 4~9，有子房柄，花柱与子房等长。瘦果扁，斜倒卵形，长 0.6~1.2cm（包括柄），有 4 条纵肋，子房柄长 0.8~3mm，宿存花柱长约 1mm。花期 6~8 月，果期 7~9 月。

【生境分布】在祁连山分布于海拔 2300m 上下山坡草地、林下、林缘、灌丛。西藏、四川、青海、甘肃、陕西、湖北、河南、山西、河北、内蒙古有分布。

中药　马尾连

【别　　名】马尾黄连。

【入药部位】根及根状茎。

【采收加工】9~11 月至次年 1~2 月采挖，抖去泥沙，剪去茎苗，晒至八成干，搓去外层栓皮，再晒干。

【性味归经】味苦，性寒。归心、肝、大肠经。

【功能主治】清热燥湿，泻火解毒。主治痢疾，肠炎，黄疸，肝炎，目赤肿痛。

【用法用量】内服：3~9g。

【各家论述】①根有祛风之效。（《新华本草纲要》）②花和果可治肝炎、肝肿大等症。（《青藏高原植物图鉴》）

矮金莲花

旱地莲、金芙蓉、旱金莲

Trollius farreri Stapf.

资源量：常见

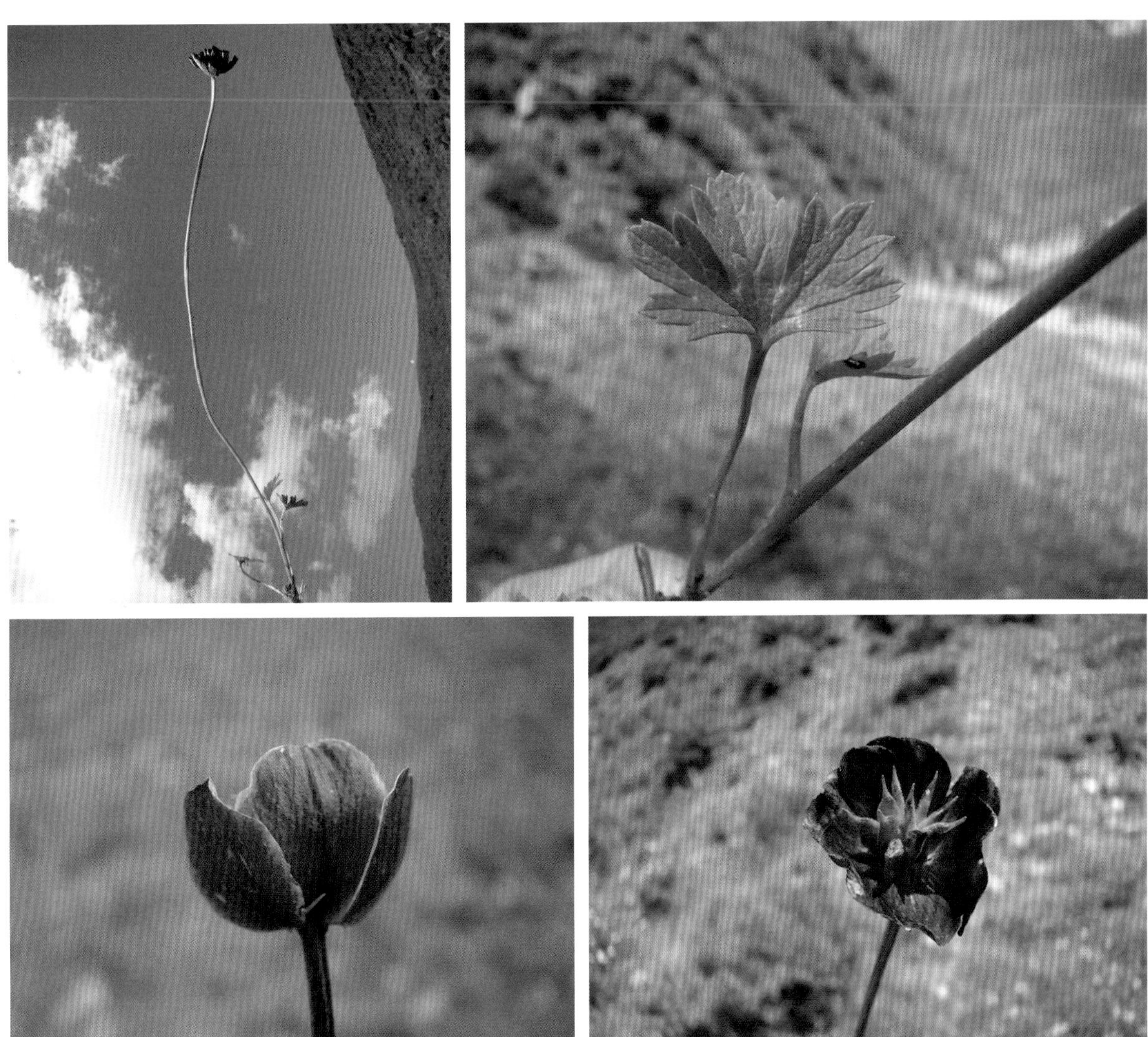

【形态特征】多年生草本，无毛，根状茎短。茎高 5~20cm，不分枝。叶 3~4 枚，全部基生或近基生，有长柄；叶片五角形，基部心形，3 全裂几达基部，中央全裂片菱状倒卵形或楔形，与侧生全裂片通常分开，3 浅裂，小裂片互相分开，生 2~3 不规则三角形牙齿，侧全裂片不等 2 裂稍超过中部，二回裂片生稀疏小裂片及三角形牙齿；叶柄基部具宽鞘。花单独顶生，直径 1.8~3.4cm；萼片黄色，外面常带暗紫色，干时通常不变绿色，5（6），宽倒卵形，顶端圆形或近截形，宿存，偶尔脱落；花瓣匙状线形，比雄蕊稍短，顶端稍变宽，圆形；雄蕊长约 7mm；心皮 6~9（~25）。聚合果直径约 8mm；蓇葖长 0.9~1.2cm，喙长约 2mm，直；种子椭圆球形，长约 1mm，具 4 条不明显纵棱，黑褐色，有光泽。

花期6~7月，果期8月。

【生境分布】在祁连山分布于海拔2900~4800m灌丛、草甸、高山碎石隙。云南、四川、西藏、青海、甘肃、陕西有分布。

中药 金莲花

【别　　名】金疙瘩。

【入药部位】花。

【采收加工】夏季花盛开时采收，晾干。

【性味归经】味苦，性微寒。归肺、胃经。

【功能主治】清热解毒。主治伤风感冒，上呼吸道感染，扁桃体炎，咽炎，急性中耳炎，急性鼓膜炎，急性结膜炎，急性淋巴管炎，口疮，疔疮。

【用法用量】内服：3~6g，或泡水代茶饮。外用：适量，煎水含漱。

【各家论述】①治疔疮，大毒诸风。（《山海草函》）②治口疮，喉肿，浮热牙宣，耳疼，目痛，明目，解岚瘴。（《本草纲目拾遗》）③清凉解毒。（《山西中药志》）

藏药 梅朵塞尔庆

【别　　名】麦朵色钦。

【入药部位】花。

【采收加工】夏季采花，晾干备用。

【药　　性】味甘、辛，性温。

【功能主治】散热解表。主治食物中毒，疮疖痈肿，外伤溃烂。

【用法用量】内服：配方用，3~6g。

毛茛状金莲花 鸡爪草

Trollius ranunculoides Hemsl.

资源量：常见

【形态特征】多年生草本。植株全部无毛。茎高4~18cm，不分枝。基生叶3~10，茎生叶1~3，生茎下部，基部有鞘；叶片圆五角形，基部深心形，3全裂，中央全裂片宽菱形或菱状宽倒卵形，

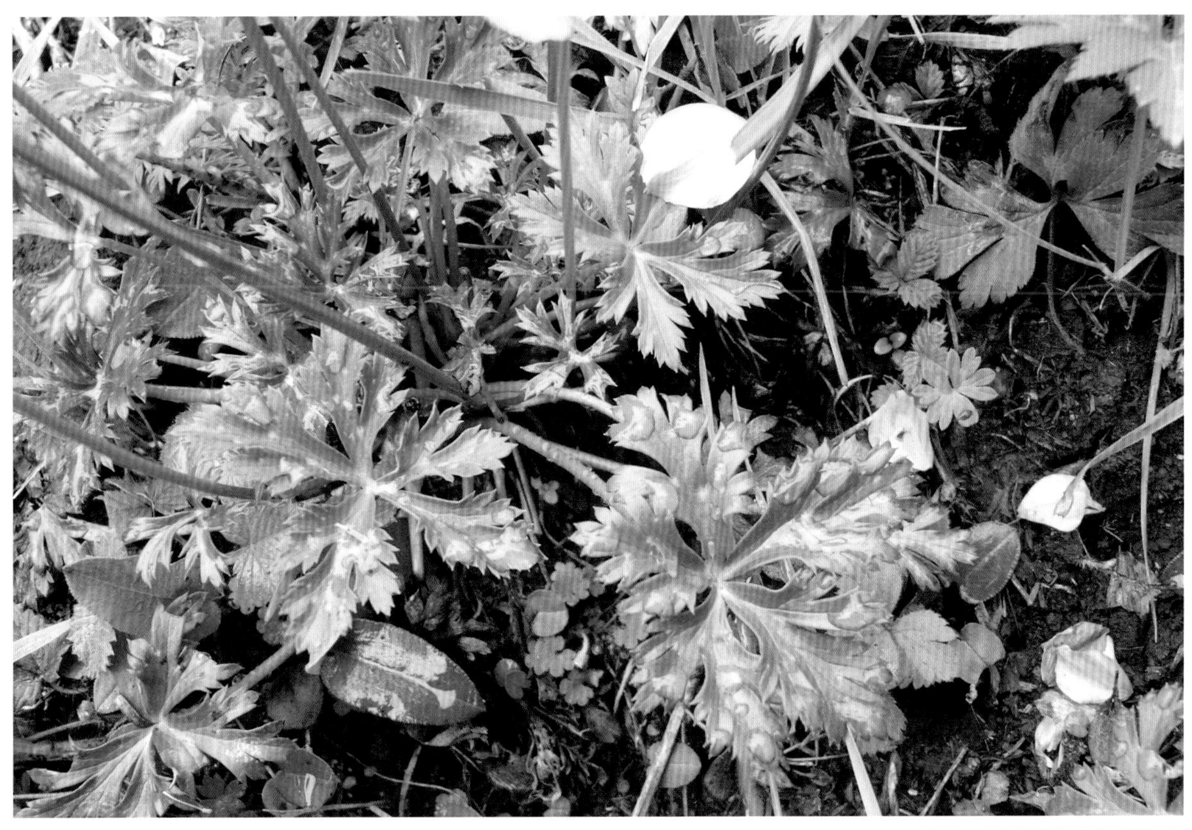

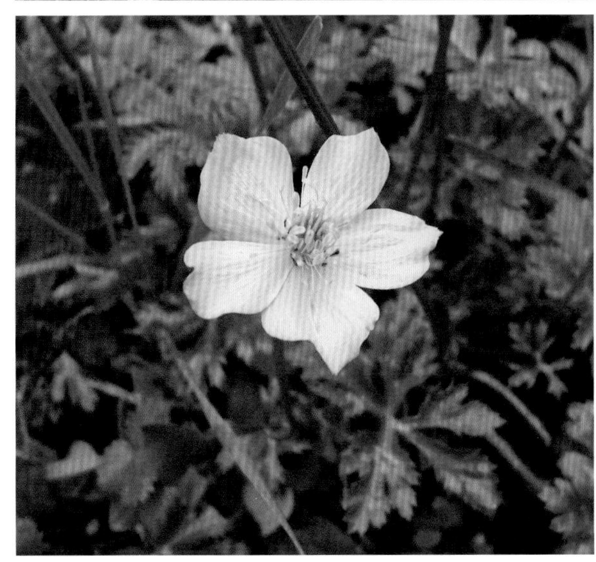

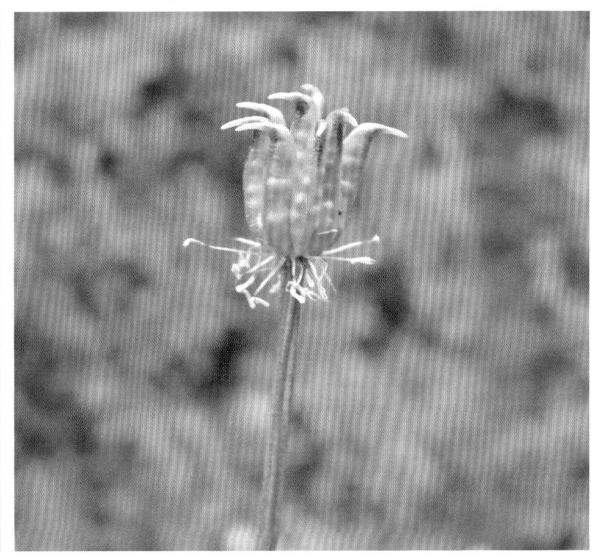

二回细裂，末回裂片近邻接或分开，有尖牙齿，侧全裂片斜扇形，不等2裂近基部。花单生茎顶；萼片5~8，黄色，干时多少变绿色，倒卵形或扇状倒卵形；花瓣多数，匙状条形；雄蕊多数；花药长圆形；心皮7~9。聚合果直径约1cm。种子椭圆形，有光泽。花期5~7月，果期8月。

【生境分布】在祁连山分布于连城、大通、互助林区海拔2500~3900m山地阴坡、水边草地或林中。云南、西藏、四川、青海、甘肃有分布。

中药　西藏鸡爪草

【别　　名】金莲花。

【入药部位】全草。

【采收加工】夏季采收，晒干。

【性味归经】味甘、辛，性温。归肺、脾经。

【功能主治】祛风湿，散寒。主治风湿麻木，关节疼痛拘挛，鸡爪风，淋巴结结核。

【用法用量】内服：9~12g。

藏药　梅朵塞尔庆

同“矮金莲花”条。

小檗科

直穗小檗

黄三刺、黄檗、刺黄檗

Berberis dasystachya Maxim.

资源量：常见

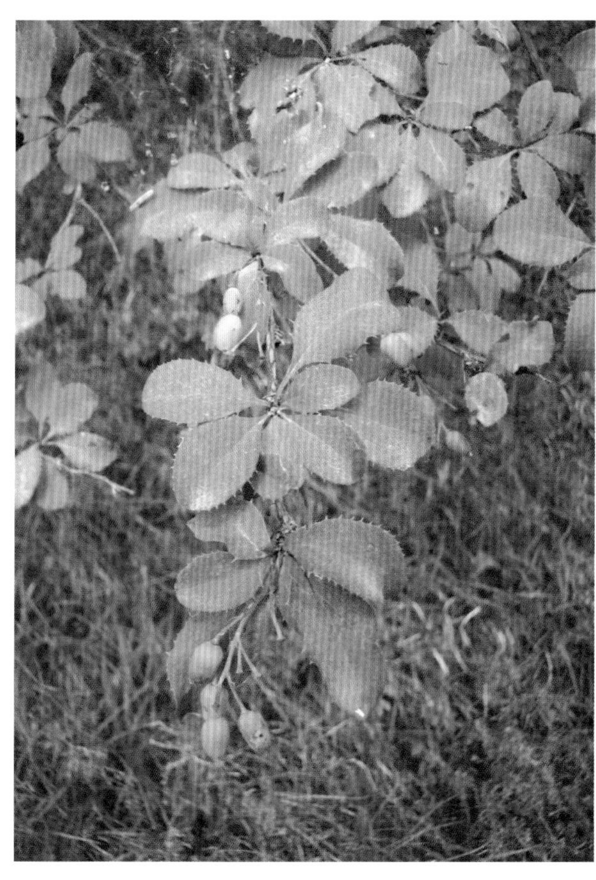

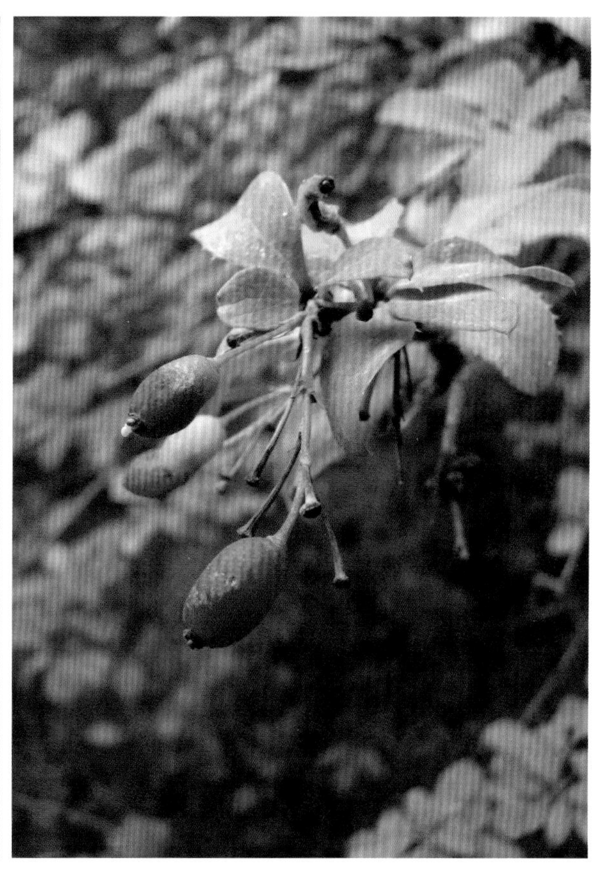

【形态特征】落叶灌木，高 2~3m。老枝圆柱形，黄褐色，具稀疏小疣点，幼枝紫红色；茎刺单一，或偶有三分叉，长达 4cm。叶纸质，叶片长圆状椭圆形、宽椭圆形或近圆形，先端钝圆，基部骤缩，稍下延，呈楔形、圆形或心形，上面暗黄绿色，中脉和侧脉微隆起，背面黄绿色，中脉明显隆起，不被白粉，两面网脉显著，无毛，叶缘平展，每边具 25~50 细小刺齿；叶柄长 1~4cm。总状花序直立，具 15~30 朵花；花黄色；小苞片披针形，萼片 2 轮，外萼片披针形，内萼片倒卵形，基部稍呈爪；花瓣倒卵形，先端全缘，基部缢缩呈爪，具 2 枚分离长圆状椭圆形腺体；雄蕊长约 2.5mm，药隔先端不延伸，平截；胚珠 1~2 枚。浆果椭圆形，红色，顶端无宿存花柱，不被白粉。花期 4~6 月，果期 6~9 月。

【生境分布】在祁连山分布于冷龙岭海拔 2700m 上下山地林缘、灌丛。青海、河北、宁夏、陕西、四川、湖北、河南、甘肃、山西等地有分布。

中药 黄刺皮

【别　　名】黄三刺皮、吉尕尔、三颗针。

【入药部位】根和枝内皮。

【采收加工】秋季采挖根，去须根及泥土，取皮，切片，晒干。茎 4~5 月出芽时，砍取较粗的茎，刮去粗皮，去掉木心，取黄色皮层及韧皮层，晒干。

【性味归经】味苦，性寒。归肺、肝、脾经。

【功能主治】清湿热，解热毒。主治湿热痢疾，黄疸，带下病，热毒痈肿。

【用法用量】内服：6~15g。外用：适量，研末调敷，或煎汤洗，或含漱。

中药 小檗

【别　　名】子檗、山石榴、大山黄刺。

【入药部位】根和茎、枝。

【采收加工】春、秋季采挖，洗净，晒干。

【性味归经】味苦，性寒。归大肠、心、肝经。

【功能主治】清热燥湿，泻火解毒。主治湿热泄泻，痢疾，口舌生疮，咽痛喉痹，目赤肿痛，痈肿疮疖。

【用法用量】内服：3~9g，或研末。外用：适量，煎水滴眼，或洗患处。

【各家论述】①主口疮。（《本草经集注》）②主口疮，杀诸虫，去心腹中热气。（《新修本草》）③治血崩。（《本草纲目》）④清热燥湿，泻火解毒，抗菌消炎。治急性肠炎，痢疾，黄疸，白带，关节肿痛，阴虚发热，骨蒸，盗汗，痈肿疮疡，口疮，咽炎，结膜炎，黄水疮。（《陕西中草药》）

藏药 吉尔哇

【入药部位】茎枝内皮和花、果。

【采收加工】夏季采花和枝杆，秋季采果。花、果晾干后放入通风处，以防霉烂变质。枝杆阴干后取其内皮。

【药　　性】内皮：味苦，性寒。果：味酸，性温。

【功能主治】解毒，排黄水，止泻，止血，清热，利胆。主治消化不良，腹泻，眼病，关节病，淋病，遗精，白带异常等。

藏药　杰唯美多

【入药部位】皮。

【采收加工】5~6 月采集茎枝，取皮，晾干，备用。

【药　　性】味苦，性凉。

【功能主治】清旧热，解毒，敛黄水。主治疫疠，陈热病，黄水病。中皮熬膏，主治眼病。

【用法用量】内服：常配方用，3~5g。

【各家论述】①杰尔哇树皮性凉、糙，解毒，排黄水。（《味气铁鬘》）②杰尔哇止泻，清旧热，驱旧黄水，杰尔哇熬膏治一切寒性疾病。（《如意宝树》）③杰尔哇树皮解毒，利目。（《形态比喻》）④杰尔哇的花、果止泻。树皮敛诸毒，干黄水。花味苦，性凉。（《祖先口述》）

鲜黄小檗

黄花刺、三颗针、黄檗

Berberis diaphana Maxim.

资源量：常见

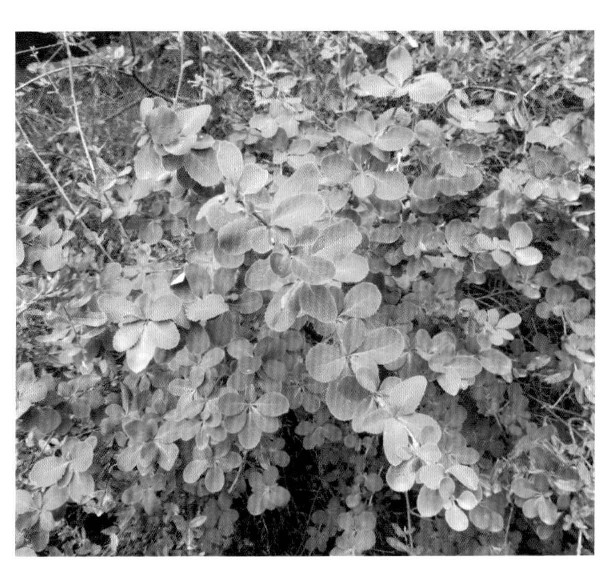

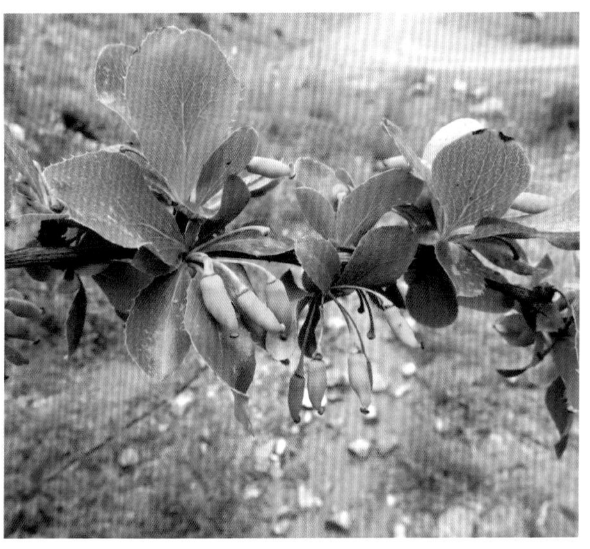

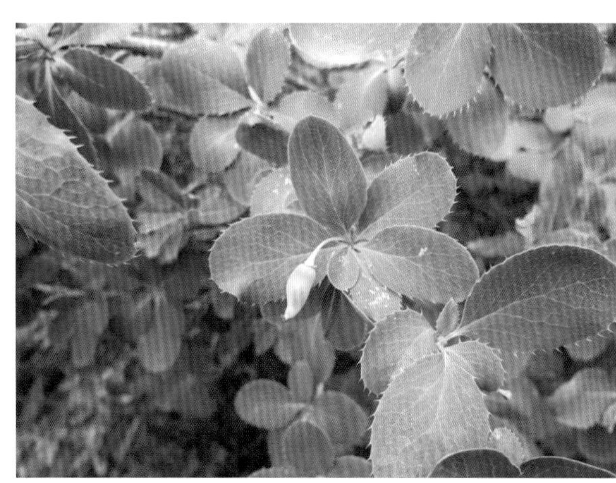 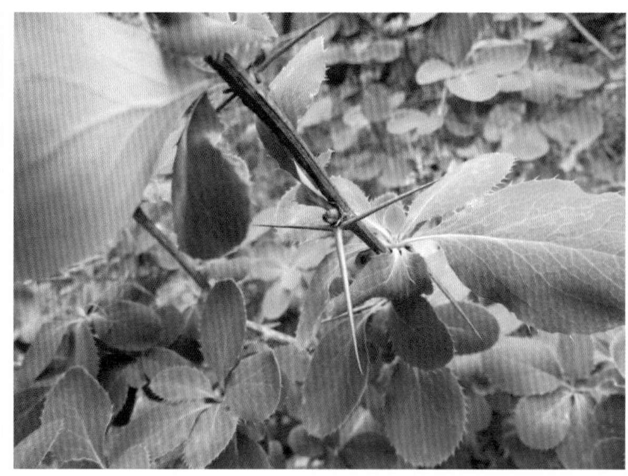

【形态特征】落叶灌木，高 1~3m。幼枝绿色，老枝灰色，具条棱和疣点；茎刺三分叉，粗壮，长 1~2cm，淡黄色。叶坚纸质，长圆形或倒卵状长圆形，长 1.5~4cm，宽 5~16mm，先端微钝，基部楔形，边缘具 2~12 刺齿，偶有全缘，上面暗绿色，侧脉和网脉突起，背面淡绿色，有时微被白粉；具短柄。花 2~5 朵簇生，偶有单生，黄色；花梗长 12~22mm；萼片 2 轮，外萼片近卵形，长约 8mm，宽约 5.5mm，内萼片椭圆形，长约 9mm，宽约 6mm；花瓣卵状椭圆形，长 6~7mm，宽 5~5.5mm，先端急尖，锐裂，基部缢缩呈爪，具 2 枚分离腺体；雄蕊长约 4.5mm，药隔先端平截；胚珠 6~10 枚。浆果红色，卵状长圆形，长 1~1.2cm，直径 6~7mm，先端略斜弯，有时略被白粉，具明显缩存花柱。花期 5~6 月，果期 7~9 月。

【生境分布】在祁连山分布于全山系海拔 2400~3000m 灌丛、沟谷、疏林。陕西、甘肃、青海有分布。

中药　黄刺皮

同“直穗小檗”条。

中药　小檗

同“直穗小檗”条。

藏药　吉尔哇

同“直穗小檗”条。

藏药 杰唯美多

同“直穗小檗”条。

蒙药 希日—毛都

【别　　名】鲜黄小檗、元柏、酸狗奶子。

【入药部位】根。

【采收加工】春、秋季采挖，去净泥土，刨片，晒干。

【药　　性】味苦，性凉。效钝、糙、稀。

【功能主治】除希日乌素，明目，止血，止泻，清热，解毒。主治热性希日乌素症，秃疮，疖，皮肤瘙痒，疥癣，火眼，鼻衄，吐血，崩漏，便血，毒热，肾热，遗精，小便不利，尿道肿痛，肠热腹泻。

置疑小檗

拟小檗

Berberis dubia Schneid.

资源量：常见

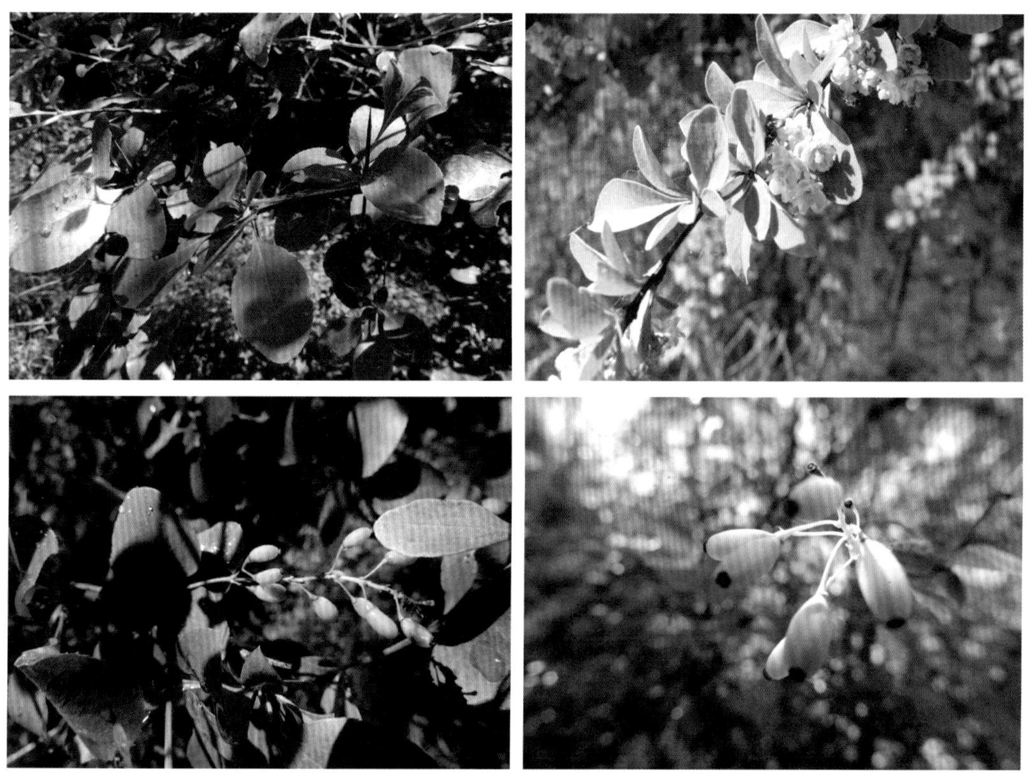

【形态特征】落叶灌木，高 1~3m。老枝灰黑色，稍具棱槽和黑色疣点，幼枝紫红色，有光泽，明显具棱槽；茎刺单生或三分叉，与枝同色。叶纸质，狭倒卵形，每边具 6~14 细刺齿；叶柄长 1~3mm。总状花序由 5~10 朵花组成；花梗长 3~6mm，细弱，无毛；花黄色；小苞片披针形，先端急尖；萼片 2 轮，外萼片卵形，内萼片阔倒卵形；花瓣椭圆形，短于内萼片，先端浅缺裂，基部楔形，具 2 枚腺体；雄蕊长约 2.5mm，药隔延伸，先端短突尖；胚珠 2 枚。浆果倒卵状椭圆形，红色，顶端不具宿存花柱，不被白粉。花期 5~6 月，果期 8~9 月。

【生境分布】在祁连山分布于海拔 2500~3800m 山坡灌丛中、山坡、河滩地、林下。甘肃、宁夏、青海、内蒙古有分布。

中药　三颗针

【别　　名】铜针刺。

【入药部位】根皮或茎皮。

【采收加工】春、秋季采收，洗净，切片，低温烘干或弱太阳下晒干，不宜暴晒。

【性味归经】味苦，性寒。归胃、大肠、肝、胆经。

【功能主治】清热燥湿，泻火解毒。主治火眼肿痛，湿热黄疸，痢疾，肠炎，口腔炎。

【用法用量】内服：15~30g，或泡酒。外用：适量，研末调敷。

甘肃小檗

刺黄檗

Berberis kansuensis Schneid.

资源量：常见

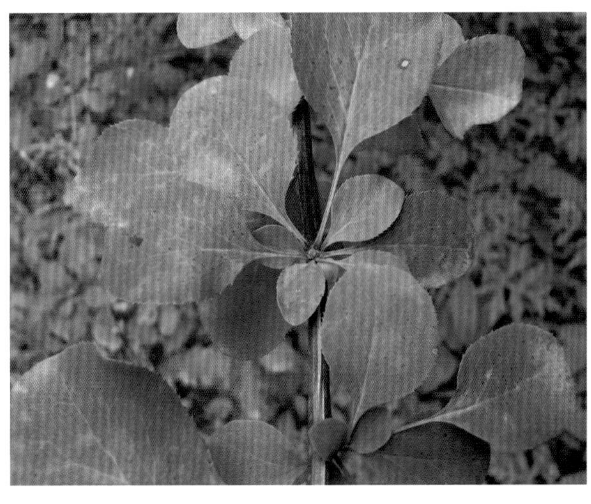

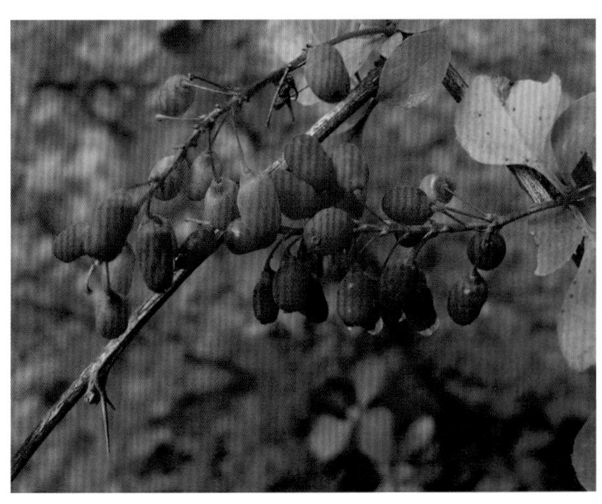

【形态特征】落叶灌木，高达 3m。老枝淡褐色，幼枝带红色，具条棱；茎刺弱，单生或三分叉，与枝同色，腹面具槽。叶厚纸质，叶片近圆形或阔椭圆形，叶缘平展，每边具 15~30 刺齿。总状花序具 10~30 朵花；花梗常轮列；花黄色；小苞片带红色；萼片 2 轮，外萼片卵形，内萼片长圆状椭圆形；花瓣长圆状椭圆形，具 2 枚分离倒卵形腺体；药隔稍延伸，先端圆形或平截；胚珠 2 枚，具柄。浆果长圆状倒卵形，红色，顶端不具宿存花柱，不被白粉。花期 5~6 月，果期 7~8 月。

【生境分布】在祁连山分布于海拔 2000~2800m 山坡灌丛、林下。甘肃、青海、陕西、宁夏、四川有分布。

中药 刺檗

【入药部位】根及茎内皮。

【采收加工】采集后，取茎枝刮去外皮，剥取深黄色的内皮，阴干，备用。

【性味归经】味苦，性寒。归肺、肝、脾经。

【功能主治】清热燥湿，泻火解毒。主治关节痛，眼痛，消化不良，腹泻。

【用法用量】内服：3~9g，或研末。外用：适量，煎水滴眼，或洗患处。

中药 黄刺皮

同“直穗小檗”条。

藏药 杰唯哇兴

【入药部位】皮。

【采收加工】5~6 月采集茎枝，取皮，晾干，备用。

【药　　性】味苦，性凉。

【功能主治】清旧热，解毒，敛黄水。主治疫疠，陈热病，黄水病。中皮熬膏，主治眼病。

【用法用量】内服：常配方用，3~5g。

细叶小檗 针雀、狗奶子、红狗奶子

Berberis poiretii Schneid.

资源量：常见

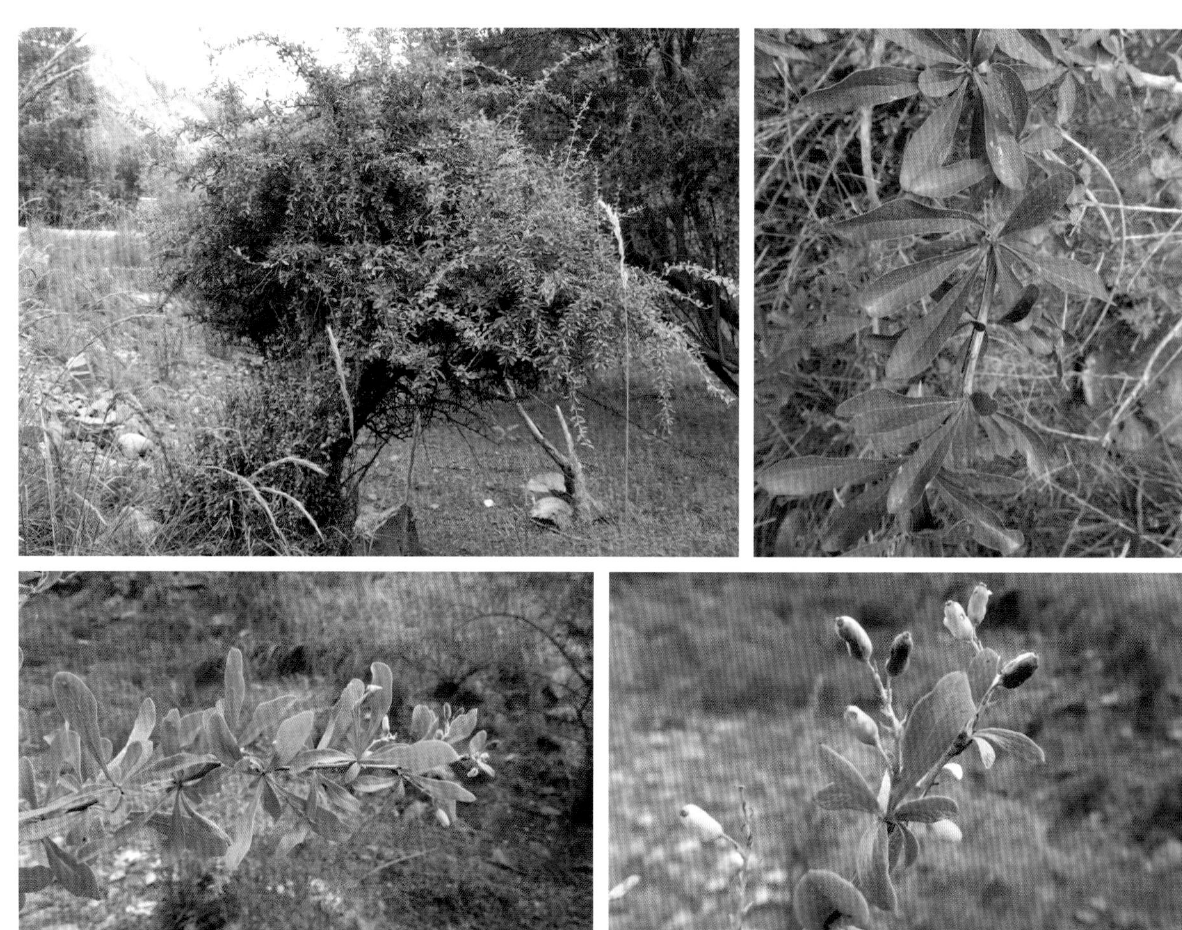

【形态特征】落叶灌木，高 1~2m。老枝灰黄色，幼枝紫褐色，生黑色疣点，具条棱；茎刺缺或单一，有时三分叉。叶纸质，倒披针形至狭倒披针形，偶披针状匙形，叶缘平展，全缘，偶中上部边缘具数枚细小刺齿；近无柄。穗状总状花序具 8~15 朵花，常下垂；花黄色；苞片条形，长 2~3mm；小苞片 2，披针形；萼片 2 轮，外萼片椭圆形或长圆状卵形，内萼片长圆状椭圆形；花瓣倒卵形或椭圆形，长约 3mm，宽约 1.5mm，先端锐裂，基部微部缩，略呈爪，具 2 枚分离腺体；雄蕊长约 2mm，药隔先端不延伸，平截；胚珠通常单生，有时 2 枚。浆果长圆形，红色，长约 9mm，直径 4~5mm，顶端无宿存花柱，不被白粉。花期 5~6 月，果期 7~9 月。

【生境分布】在祁连山分布于海拔 2800m 以下山地灌丛、砾质地、草原化荒漠、山沟河岸、林下。吉林、辽宁、内蒙古、青海、陕西、山西、河北有分布。

中药 小檗。

同“直穗小檗”条。

匙叶小檗

西北小檗、黄檗

Berberis vernae Schneid.

资源量：常见

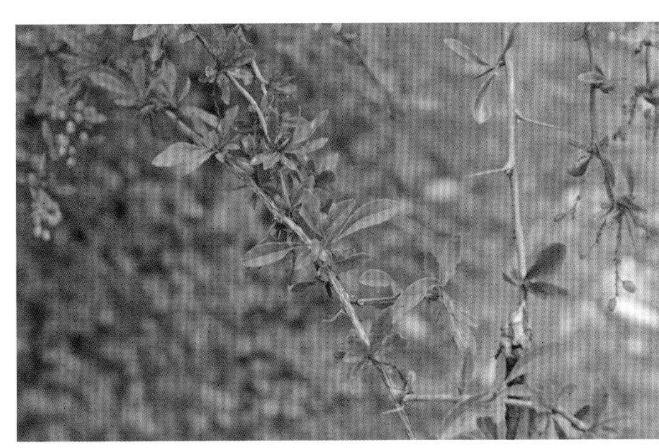

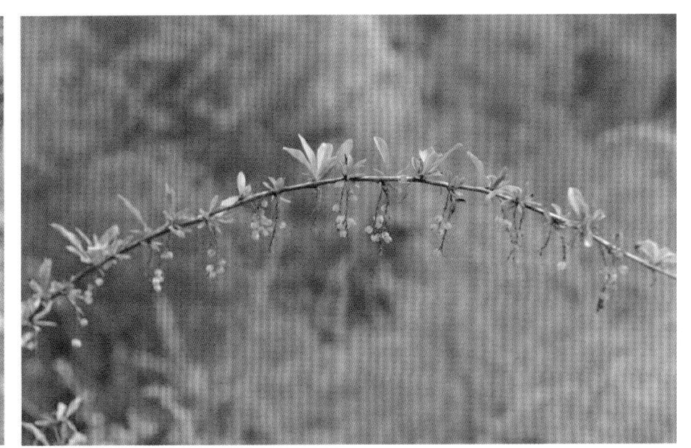

【形态特征】落叶灌木，高 0.5~1.5m。老枝暗灰色，细弱，具条棱，无毛，散生黑色疣点，幼枝常带紫红色；茎刺粗壮，单生，淡黄色，长 1~3cm。叶纸质，倒披针形或匙状倒披针形，叶缘平展，全缘，偶具 1~3 刺齿。穗状总状花序具 15~35 朵花；苞片披针形，短于花梗；花黄色；小苞片披针形，常红色；萼片 2 轮，外萼片卵形，先端急尖，内萼片倒卵形；花瓣倒卵状椭圆形，全缘，基部缩略呈爪，具 2 枚分离腺体；雄蕊药隔先端不延伸，平截；胚珠 1~2 枚，近无柄。浆果长圆形，淡红色，顶端不具宿存花柱，不被白粉。花期 5~6 月，果期 8~9 月。

【生境分布】在祁连山分布于冷龙岭海拔 2300m 河滩地、山坡灌丛中。甘肃、青海、四川有分布。

中药 三颗针

同“置疑小檗”条。

藏药 吉尔哇

同“直穗小檗”条。

藏药　杰唯美多

同"直穗小檗"条。

欧洲小檗　刺黄檗

Berberis vulgaris L.

资源量：常见

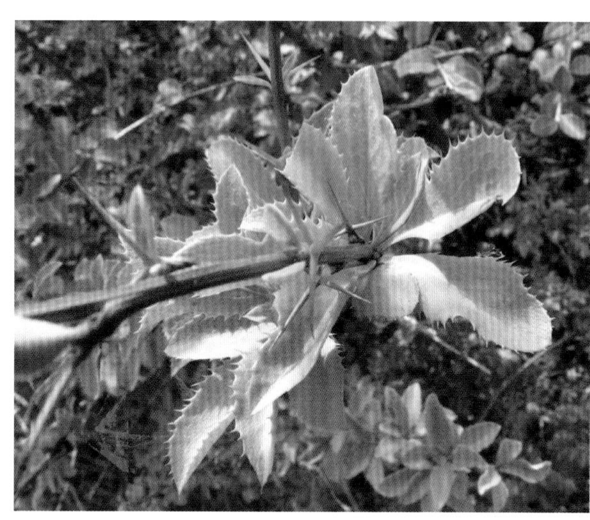

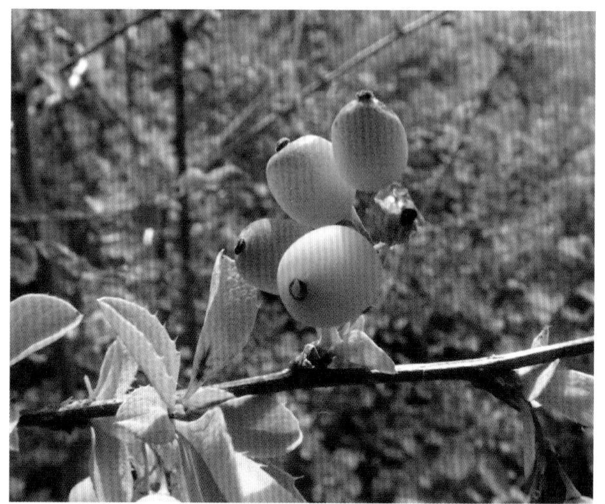

【形态特征】落叶灌木，高达 1.5~2m。幼枝黄色、黄褐色，老枝灰色，直立或拱形。叶长圆状匙形或倒卵形，长 2.5~5cm；缘有刚毛状刺齿，背面网脉不甚明显；叶在幼枝上常退化为三叉刺。花鲜黄色，花瓣端圆形；总状花序下垂，长达 5cm。浆果椭卵形，红色。花期 5~8 月，果期 7~9 月。

【生境分布】在祁连山分布于冷龙岭海拔 2200m 上下林缘、山坡、沟谷。四川、甘肃、宁夏、河北、河南、青海等地有分布。

中药　刺檗

同"甘肃小檗"条。

藏药　吉尔哇

同"直穗小檗"条。

藏药 杰唯美多

同“直穗小檗”条。

淫羊藿 短角淫羊藿

Epimedium brevicornu Maxim.

资源量：偶见

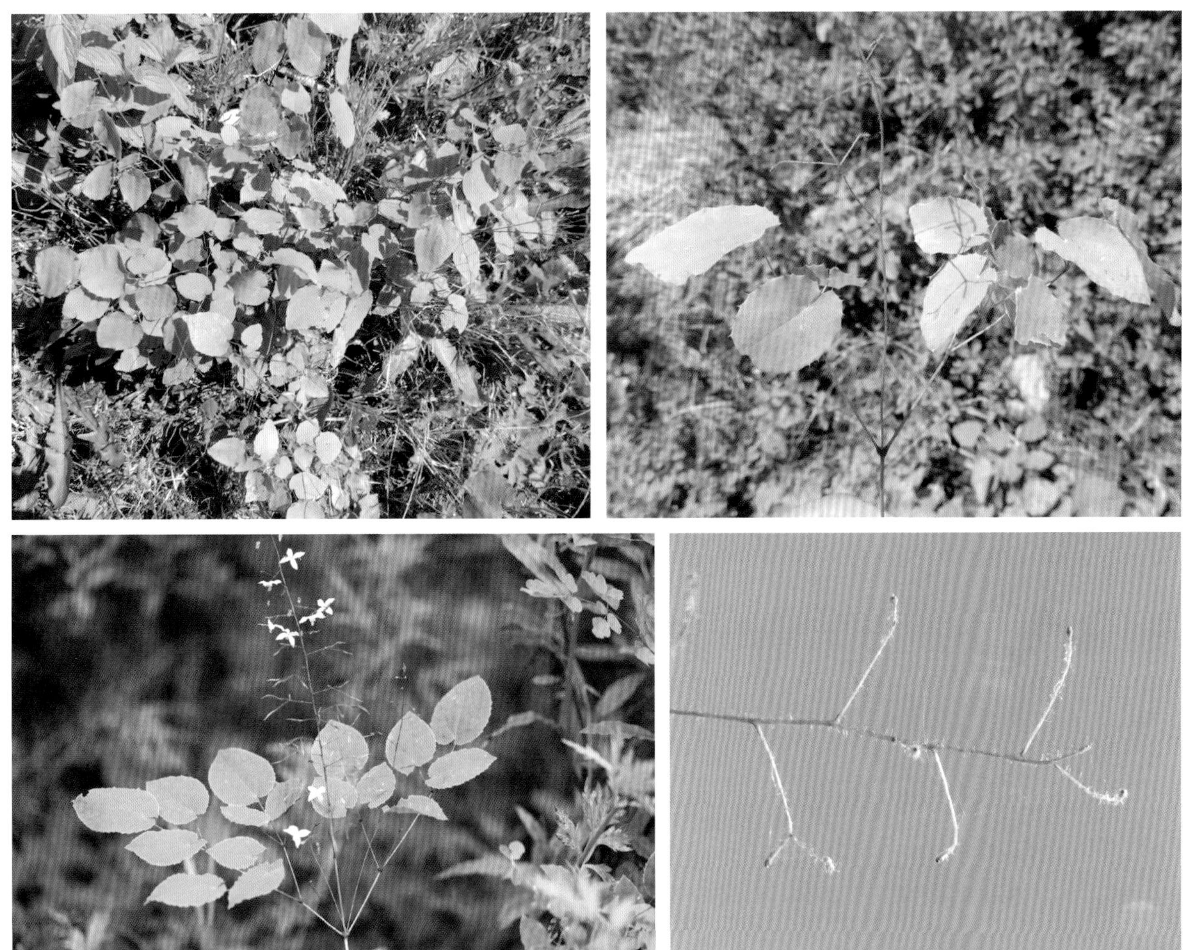

【形态特征】多年生草本，植株高 20~60cm。根状茎粗短，木质化，暗棕褐色。二回三出复叶基生和茎生，具 9 枚小叶；基生叶 1~3 枚丛生，具长柄，茎生叶 2 枚，对生；小叶纸质或厚纸质，卵形或阔卵形，基出 7 脉，叶缘具刺齿。花茎具 2 枚对生叶，圆锥花序具 20~50 朵花，序轴及花梗被腺毛；花白色或淡黄色；萼片 2 轮，外萼片卵状三角形，内萼片披针形，白色或淡黄色；花瓣远较内萼片短，距呈圆锥状；雄蕊伸出，瓣裂。蒴果具宿存花柱，喙状。花期 5~7 月，果期 6~8 月。

【生境分布】在祁连山分布于连城林区海拔 2500m 山杨林、沟边灌丛、山坡阴湿处。陕西、甘肃、山西、河南、青海、湖北、四川等地有分布。

中药 淫羊藿

【别　　名】刚前、仙灵脾、仙灵毗。

【入药部位】全草。

【采收加工】夏、秋季采收，割取茎叶，除去杂质，晒干。

【性味归经】味辛、甘，性温。归肝、肾经。

【功能主治】补肾阳，强筋骨，祛风湿。主治肾阳虚衰，阳痿遗精，筋骨痿软，风湿痹痛，麻木拘挛。

【用法用量】内服：6~10g。

【各家论述】①淫羊藿，性温不寒，能益精气，真阳不足者宜之。（《本草纲目》）②淫羊藿，其味辛甘，其气温而无毒。《本经》言寒者，误也。为补命门要药。辛以润肾，甘温益阳气，故主阴痿绝伤，益气力，强志。茎中痛者，肝肾虚也，补益二经，痛自止矣。膀胱者，州都之官，津液藏焉，气化则能出矣。辛以润其燥，甘温益阳气以助其化，故利小便也。肝主筋，肾主骨，益肾肝则筋骨自坚矣。辛能散结，甘能缓中，温能通气行血，故主瘰疬赤痈及下部有疮，洗出虫。（《本草经疏》）

桃儿七

鬼臼、鸡素苔、铜筷子

Sinopodophyllum hexandrum (Royle) Ying

资源量：偶见

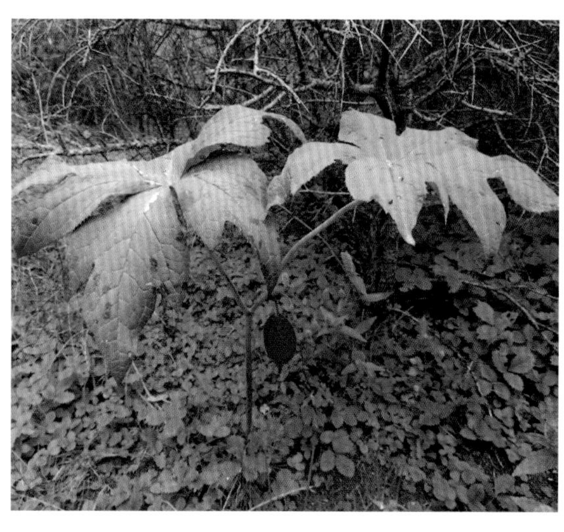

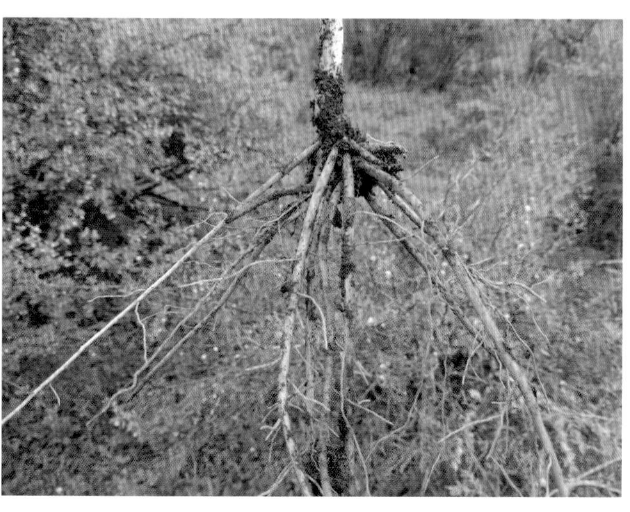

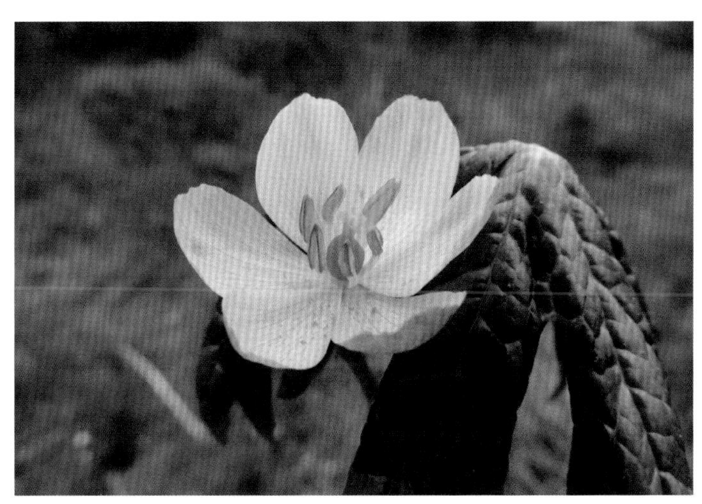
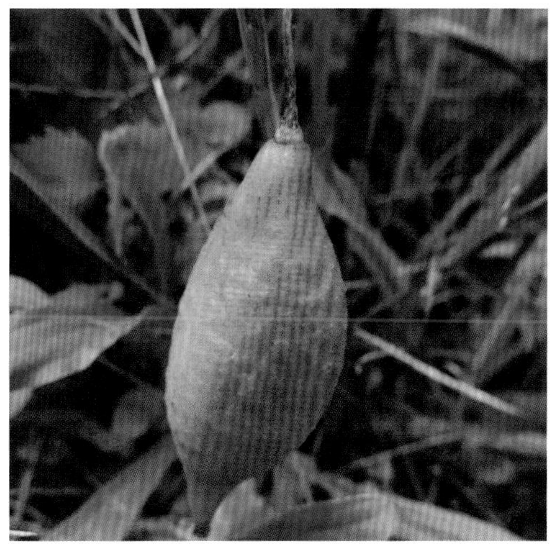

【形态特征】多年生草本，植株高 20~50cm。根状茎粗短，节状，多须根；茎直立，单生，具纵棱，无毛，基部被褐色大鳞片。叶 2 枚，薄纸质，非盾状，基部心形，3~5 深裂几达中部，裂片不裂或有时 2~3 小裂，裂片先端急尖或渐尖，上面无毛，背面被柔毛，边缘具粗锯齿；叶柄长 10~25cm，具纵棱，无毛。花大，单生，先叶开放，两性，整齐，粉红色；萼片 6，早萎；花瓣 6，倒卵形或倒卵状长圆形，长 2.5~3.5cm，宽 1.5~1.8cm，先端略呈波状；雄蕊 6，长约 1.5cm，花丝较花药稍短，花药线形，纵裂，先端圆钝，药隔不延伸；雌蕊 1，长约 1.2cm，子房椭圆形，1 室，侧膜胎座，含多数胚珠，花柱短，柱头头状。浆果卵圆形，长 4~7cm，直径 2.5~4cm，熟时橘红色；种子卵状三角形，红褐色，无肉质假种皮。花期 5~6 月，果期 7~9 月。

【生境分布】在祁连山分布于大通河流域及连城林区海拔 2200~2900m 沟谷草地、林缘湿地、灌丛、草丛。陕西、甘肃、青海、四川、云南、西藏等地有分布。

中药 桃儿七

【别　　名】鬼打死、羊蒿爪。

【入药部位】根及根茎。

【采收加工】春、秋季采挖，晒干。

【性味归经】味苦、微辛，性温。有毒。

【功能主治】祛风除湿，活血止痛，祛痰止咳。主治风湿痹痛，跌打损伤，月经不调，痛经，脘腹疼痛，咳嗽。

【用法用量】内服：1.5~6g，或研末，或泡酒。

中药 桃儿七果

【别　　名】墨地、八月瓜、鸡嗉台果。

【入药部位】果实。

【采收加工】秋季采收，洗净，晒干。

【性味归经】味甘、酸，性平。有小毒。

【功能主治】活血调经，止咳平喘，健脾利湿。主治月经不调，血瘀经闭，产后瘀滞腹痛，咳嗽气喘，泄泻痢疾，白带异常。

【用法用量】内服：1.5~6g，或研末，或泡酒。

藏药 奥毛塞

【别　　名】昂如都木、法玛鲁鲁、奥玛斯斯。

【入药部位】果实、根及根茎。

【采收加工】7~8 月采收成熟的果实，晒干；8~10 月挖取根茎及根，洗净泥沙，去掉杂质，切段，晒干，防止霉烂变质。

【药　　性】味甘，性温。有小毒。

【功能主治】调经活血，保胎，消肿，止痛。主治月经不调，闭经，胎盘滞留，子宫内膜炎，腰痛，癣，黄水疮，脾肿，痔疮等。

【用法用量】内服：研末，1.5~2g，或入丸、散。

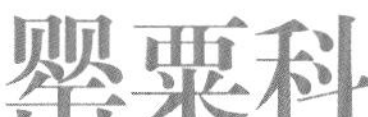

罂粟科

白屈菜 假黄连、胡黄连、小黄连

Chelidonium majus L.

资源量：稀少

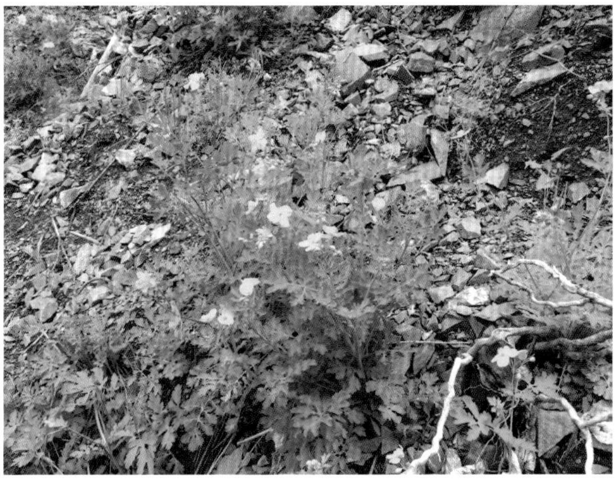

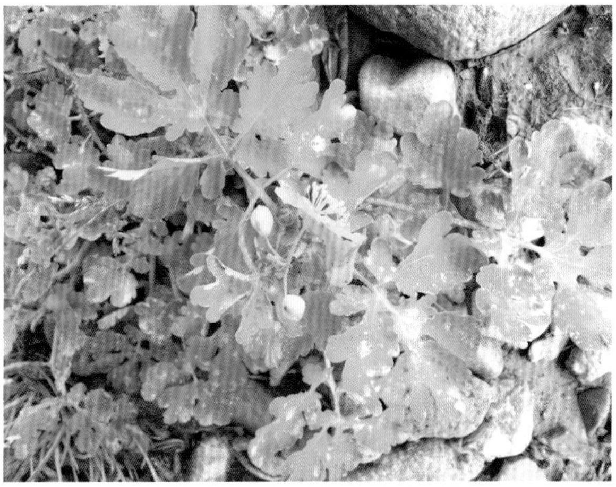

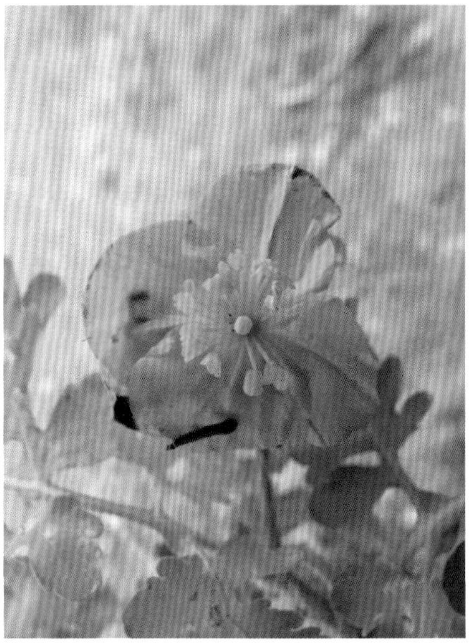

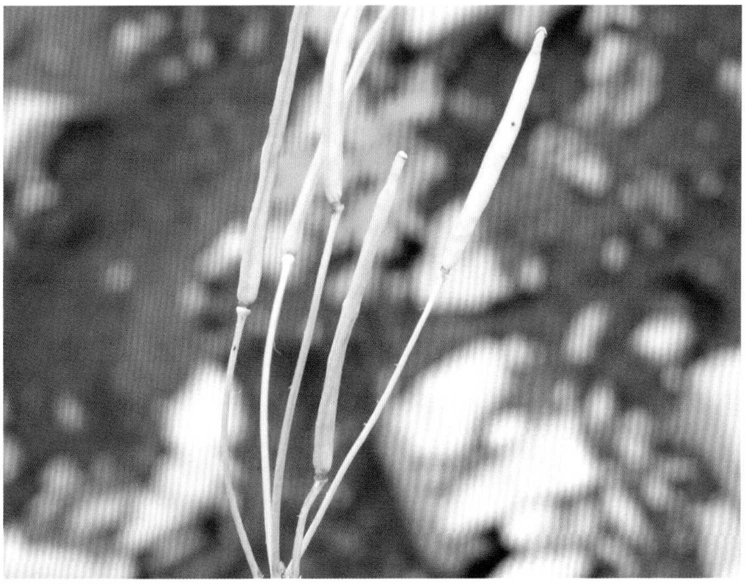

【形态特征】多年生草本，高 30~60（~100）cm。主根粗壮，圆锥形，侧根多，暗褐色。茎聚伞状多分枝，分枝常被短柔毛，节上较密，后变无毛。基生叶少，早凋落，叶片倒卵状长圆形或宽倒卵形，羽状全裂，全裂片 2~4 对，倒卵状长圆形，具不规则的深裂或浅裂，裂片边缘圆齿状；叶柄基部扩大成鞘；茎生叶叶片。伞形花序多花；花梗纤细，幼时被长柔毛，后变无毛；苞片小，卵形。花芽卵圆形；萼片卵圆形，舟状，无毛或疏生柔毛，早落；花瓣倒卵形，全缘，黄色；雄蕊长约 8mm，花丝丝状，黄色，花药长圆形；子房线形，绿色，无毛，柱头 2 裂。蒴果狭圆柱形，具通常比果短的柄。种子卵形，暗褐色，具光泽及蜂窝状小格。花期 5~9 月，果期 6~10 月。

【生境分布】在祁连山冷龙岭以东海拔 2500m 以下田野、山坡、山谷林缘草地或路旁。我国大部分省区有分布。

中药 白屈菜

【别　　名】牛金花、八步紧、山西瓜。

【入药部位】全草。

【采收加工】盛花期采收，割取地上部分，晒干，贮放于通风干燥处。亦可鲜用。

【性味归经】味苦，性凉。有小毒。归肺、心、肾经。

【功能主治】镇痛，止咳，利尿，解毒。主治胃痛，腹痛，肠炎，痢疾，慢性支气管炎，百日咳，咳嗽，黄疸，水肿，腹水，疥癣疮肿，蛇虫咬伤。

【用法用量】内服：3~6g。外用：适量，捣汁涂，或研粉调涂。

【各家论述】①治胃肠疼痛及溃疡。外用为疥癣药及消肿药，以生汁涂布之。(《中国药用植物志》)②慢性支气管炎，百日咳，疮痈，稻田皮炎，肿瘤。(《四川中药志》)③治毒蛇咬伤，止疼消肿。(《陕西中药志》)④有镇痛，止咳，杀菌，利尿，解疮毒之功。治急慢性胃炎，胃溃疡，腹痛，泻痢，咳嗽，肝硬化腹水。(《北方常用中草药》)

中药 白屈菜根

【别　　名】小人血七。

【入药部位】根。

【采收加工】夏季采挖，洗净泥沙，阴干。

【性味归经】味苦、涩，性温。归肝、脾、肾经。

【功能主治】散瘀，止血，止痛，解蛇毒。主治劳伤瘀血，胃脘痛，月经不调，痛经，蛇咬伤。

【用法用量】内服：3~6g。

蒙药 树德日根

【别　　名】扎格珠、拉哈岗、协日浩日。

【入药部位】带花全草。

【采收加工】5~7 月开花时采收地上部分，置通风干燥处。

【药　　性】味苦，性寒。效钝、淡、燥。

【功能主治】杀黏，解毒，清热，分清浊，愈伤。主治黏疫热，刀伤，热性眼病。

【用法用量】内服：煮散剂，3~5g，或入丸、散。

灰绿黄堇

滇西灰绿黄堇、帚枝灰绿黄堇

Corydalis adunca Maxim.

资源量：常见

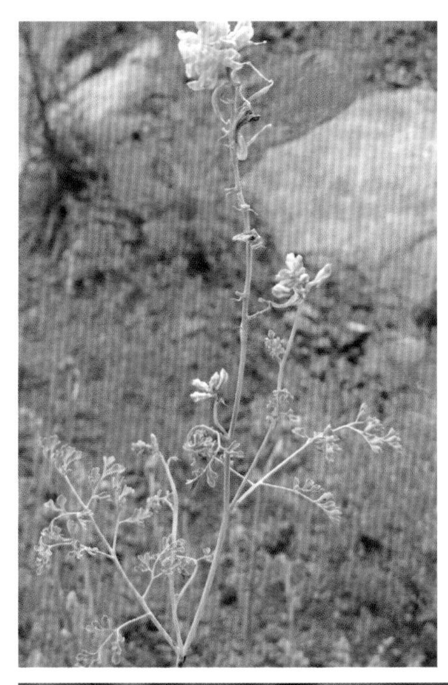

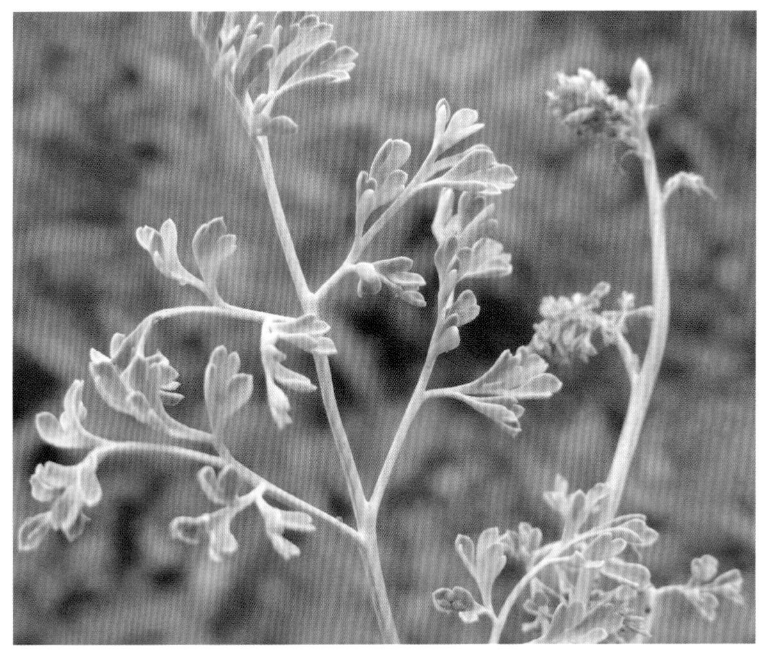

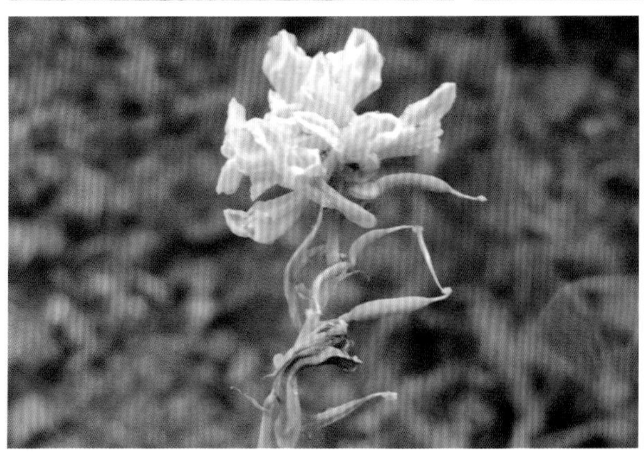

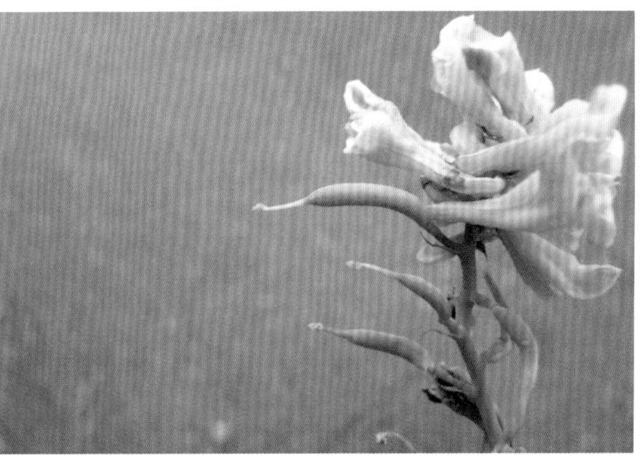

【形态特征】多年生丛生草本，高达 60cm。具主根。茎数条。基生叶具长柄，叶二回羽状全裂，一回羽片 4~5 对，二回羽片 1~2 对，近无柄，3 深裂，有时裂片 2~3 浅裂；茎生叶与基生叶同形，上部叶具短柄，近一回羽状全裂。总状花序长 3~15cm，多花；苞片窄披针形，与花梗近等长，边缘近膜质，先端丝状；花梗长约 5mm；萼片卵形；花冠黄色，外花瓣先端淡褐色，兜状，无鸡冠状突起，上花瓣长约 1.5cm，距长为花瓣 1/4~1/3，蜜腺长约距 1/2，下花瓣舟状，内花瓣具鸡冠状突起，爪与瓣片近等长；雄蕊束披针形；柱头近圆形，具 6 短柱状突起。蒴果长圆形，长约 1.8cm，直径 2.5mm，种子 1 列，花柱宿存。种子具小凹点，种阜大。花期 6~7 月，果期 7~8 月。

【生境分布】在祁连山分布于海拔 2400~3800m 阴坡林下、灌丛、山前冲积扇、河滩。内蒙古、宁夏、甘肃、青海、陕西、四川、西藏、云南有分布。

中药　黄草花

【入药部位】全草。

【采收加工】夏季花期采收，除去杂质，切段，阴干。

【性味归经】味苦，性凉。归肺、肝、胆经。

【功能主治】清肺止咳，清肝利胆，止痛。主治肺热咳嗽，发热胸痛，肝胆湿热，胁痛，发热，厌食油腻，黄疸，湿热泄泻。

【用法用量】内服：3~9g。

藏药　陆额

【别　　名】哇牛丝哇。

【入药部位】全草。

【采收加工】开花盛期采集，去净枯叶残茎、杂质、泥土，晒干。

【药　　性】味苦，性寒。

【功能主治】清热解毒，活血散瘀，止痛止泻，疏肝利胆。主治心痛，头痛，脉热，血脉，血病之背痛，胆病，肝脏疾患，气滞腹胀，四肢红肿。

【用法用量】内服：配方，每次 3~9g。

迭裂黄堇 叠裂紫堇 *Corydalis dasyptera* Maxim.

资源量：较常见

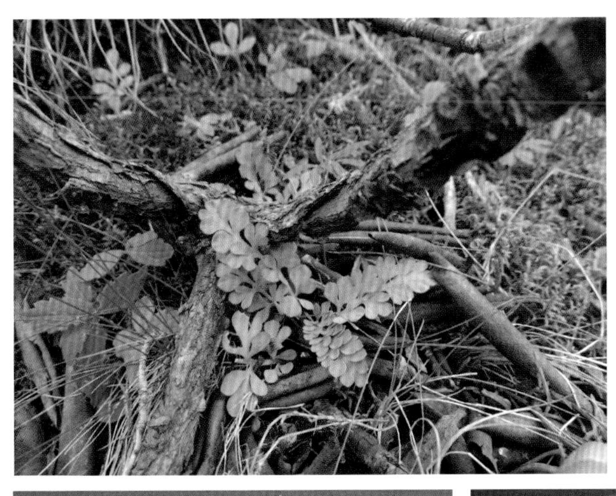
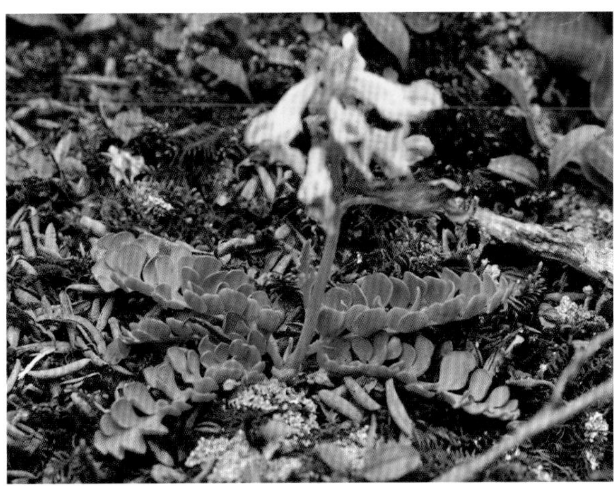
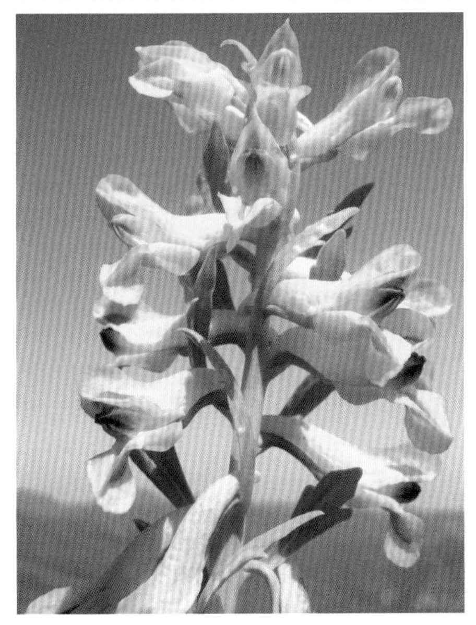
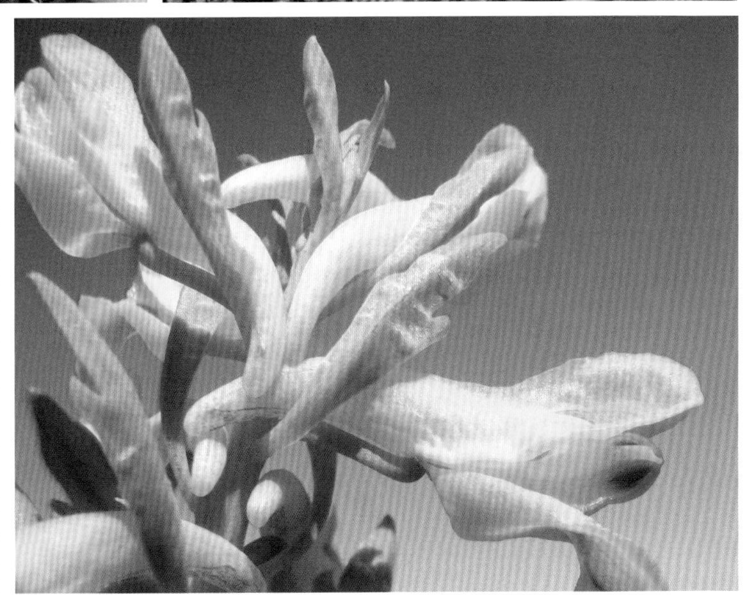

【形态特征】多年生草本，高 5~35cm。直根细长，不等粗纤维状扭曲，多少呈马尾状。根茎圆柱形纤细，上端覆有鳞片。茎 1~2 条，通常不分枝。基生叶 5~8 枚；叶柄基部鞘状；叶片轮廓狭长圆形，与柄等长，羽状全裂，裂片 7~15；茎生叶无或 1 枚，形小，柄短。总状花序顶生，紧密着生花 5~15 朵；苞片下部者羽状深裂，上部者不裂；花梗短于苞片；萼片小，先端具齿；花冠黄棕色至淡黄色，外轮上花瓣的瓣片卵状兜形，背部鸡冠状突起高且延伸至距的中部，距圆筒形，长约为全瓣长的 1/2，外轮下花瓣爪部膨大成卵形，略凹陷；子房长圆形，长为花梗 2 倍，柱头方形至戟形，顶端 2 浅裂。蒴果长圆形。种子 2 列，4~6 枚，圆球形，黑色，有光泽。花期 6~8 月，果期 7~9 月。

【生境分布】在祁连山分布于海拔3400~4600m草甸、灌丛中。甘肃、青海、四川、西藏等地有分布。

中药 迭裂黄堇

【别　　名】厚翅紫堇。

【入药部位】全草。

【采收加工】夏、秋季连根采挖，洗净，阴干或晒干。

【性味归经】味苦、涩，性寒。有毒。归心、肝、胃经。

【功能主治】清热解毒，止血敛疮。主治热病高热，黄疸型肝炎，肠炎，外伤出血，疮疡溃后久不收口。

【用法用量】内服：研末，2~3g。外用：适量，研末调敷。

【各家论述】止血敛疮。主治外伤出血，痈疽疮疡破溃久不收口等。（《甘肃中草药手册》）

藏药 赛保古椎

【别　　名】赛吾勾斋满巴。

【入药部位】全草。

【采收加工】花期采收全草，秋季采挖根，洗净，晾干。

【药　　性】味苦，性寒。

【功能主治】清热解毒，愈疮续脉。主治瘟疫，腑热病，创伤。

【用法用量】内服：常用配方。

条裂黄堇

铜棒锤

Corydalis linarioides Maxim.

资源量：常见

【形态特征】直立草本，高25~50cm。茎通常不分枝。基生叶少数，叶片轮廓近圆形，二回羽状分裂，第一回3全裂，顶生裂片具柄，5~7深裂，侧生裂片无柄，3裂，小裂片线形，有时与茎生叶同形；茎生叶通常2~3枚，互生于茎上部，无柄，叶片一回奇数羽状全裂，全裂片3对，线形。总状花序顶生，多花；苞片下部者羽状分裂，上部者狭披针状线形，最上部者线形；萼片鳞片状，边缘撕裂状，白色，微透明；花瓣黄色，花瓣片舟状卵形，距圆筒形，下花瓣倒卵形；花药小，长圆形；子房狭椭圆状线形，柱头双卵形，上端具2乳突。蒴果长圆形。种子5~6枚，排成1列，近圆形，黑色，具光泽。花期6~9月，果期7~9月。

【生境分布】在祁连山分布于海拔2300m上下山坡草地。陕西、宁夏、甘肃、青海、四川、西藏有分布。

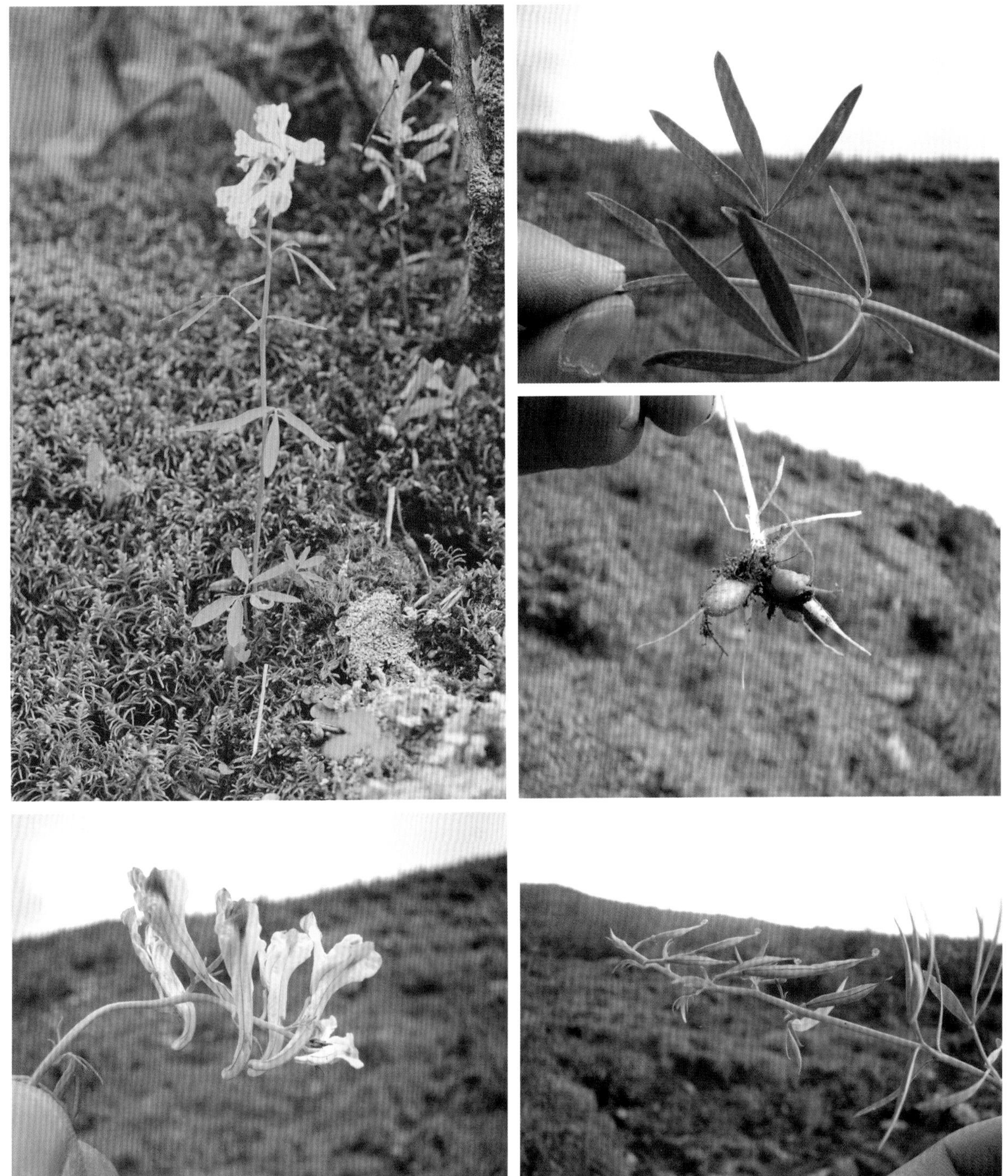

中药 铜棒锤

【入药部位】全草或块根。

【采收加工】夏季采全草，秋季采块根，除去泥土、杂质，洗净，晒干。

【性味归经】味辛、微苦，性平。有毒。归肺、肝经。

【功能主治】活血化瘀，祛风止痛，祛风止痒。主治跌打损伤，瘀血肿痛，风湿痹痛，关节疼痛，拘挛肢麻，屈伸不利，皮肤瘙痒，湿疹。

【用法用量】内服：1.5~3g，或浸酒。

藏药 加达丝哇

【入药部位】全草。

【采收加工】6~7 月采收全草，洗去泥土，除去杂质，用纸遮蔽，晒干。

【药　　性】味苦、甘、辛。

【功能主治】消炎接骨。主治关节痛。外用消炎止痒。也可作为加达丝哇的代用品。

【用法用量】内服：每次 1.5~3g。

红花紫堇 *Corydalis livida* Maxim.

资源量：常见

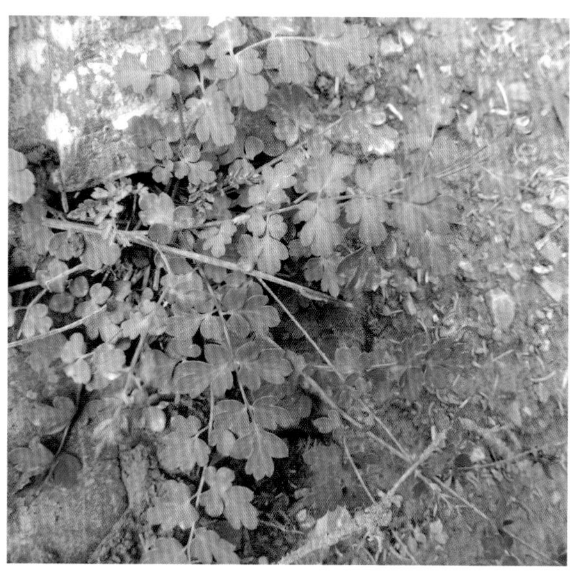

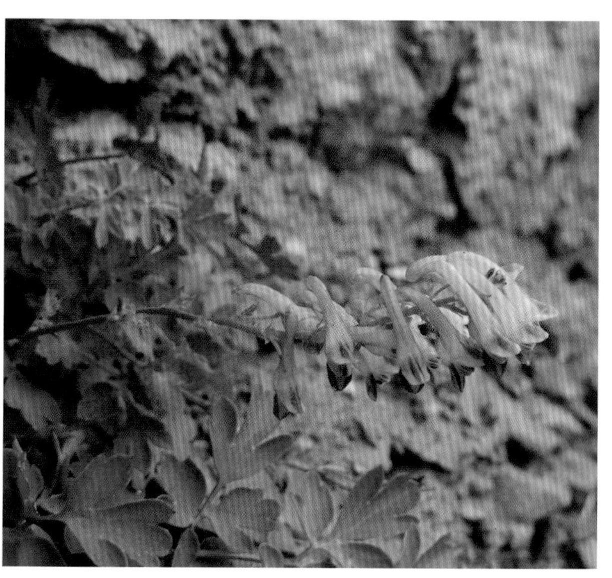

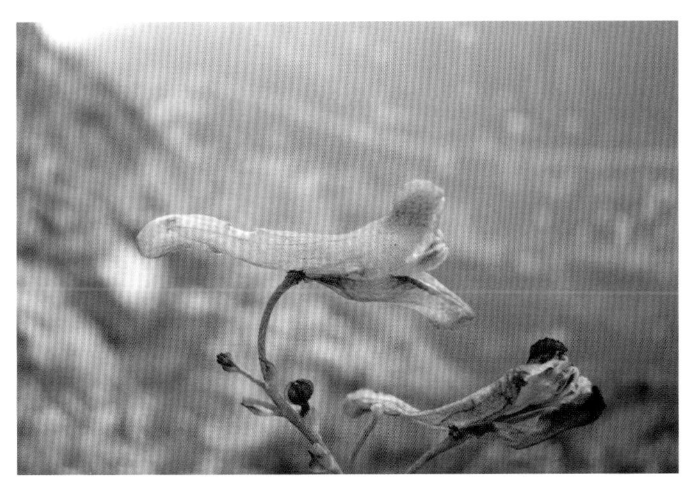
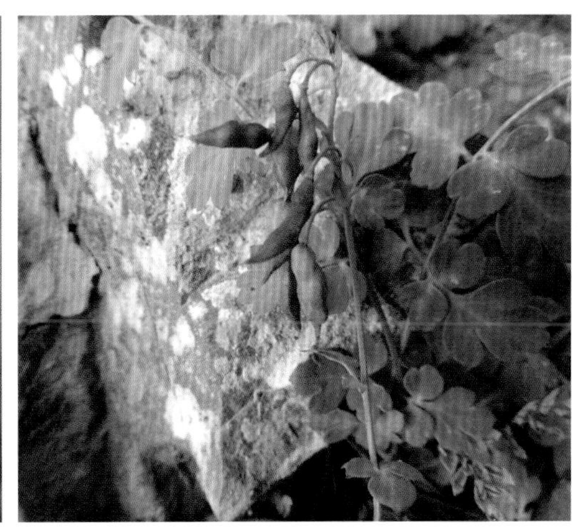

【形态特征】多年生丛生草本，高 19~30（~60）cm。主根多少扭曲，顶部具鳞片和叶柄残基。茎发自基生叶腋，下部裸露，上部具叶分枝。基生叶少数，约长达茎的 1/2；叶片一至二回羽状全裂；茎生叶通常为一回羽状全裂，羽片 3 深裂至二回 3 深裂。总状花序疏具 10~15 花；下部苞片叶状，3 深裂或二回 3 深裂，上部的较小，卵圆形，具短尖，明显短于花梗；萼片心形或卵圆形，具齿；花冠紫红色或淡紫色，平展；上花瓣鸡冠状突起浅而全缘；距约与瓣片等长，下花瓣舟状，后部多少囊状，近基部突然缢缩，内花瓣淡黄色，具鸡冠状突起；雄蕊束狭卵状披针形；子房线形，具较短的花柱；柱头扁圆形，具 8 乳突。蒴果线形，具 1 列种子。种子扁圆形；种阜大，帽状。花期 6~7 月，果期 7~8 月。

【生境分布】在祁连山分布于海拔 2400~4000m 针叶林下或林缘石缝中。甘肃、青海、四川有分布。

中药 红花紫堇

【入药部位】块根。

【采收加工】夏、秋季采集块根备用。

【性味归经】味辛、微苦，性平。有毒。

【功能主治】活血化瘀，祛风湿，止痛。主治跌打损伤，风湿疼痛，皮肤痛痒。

藏药 赛吾勾斋察歇

【入药部位】全草。

【采收加工】每年 7~8 月开花盛季时，采挖全草，洗净泥土、杂质，晾干。

【药　　性】味辛、苦，性凉。

【功能主治】清热解毒，愈疮续脉。主治瘟疫，腑热，创伤。

【用法用量】内服：常配方用。

草黄堇 *Corydalis straminea* Maxim.

资源量：常见

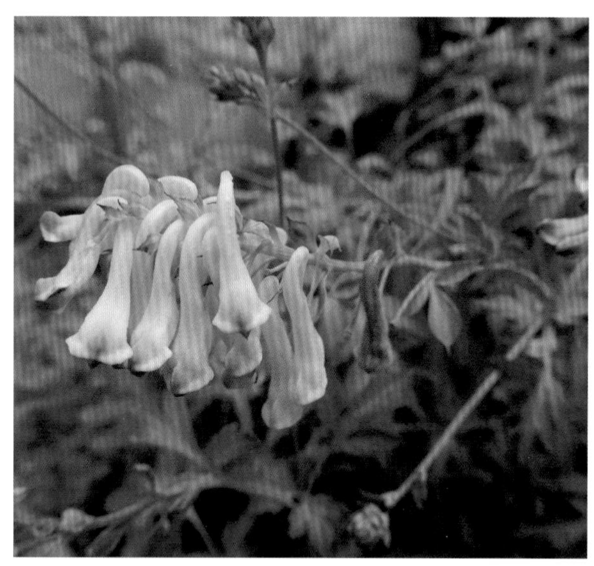

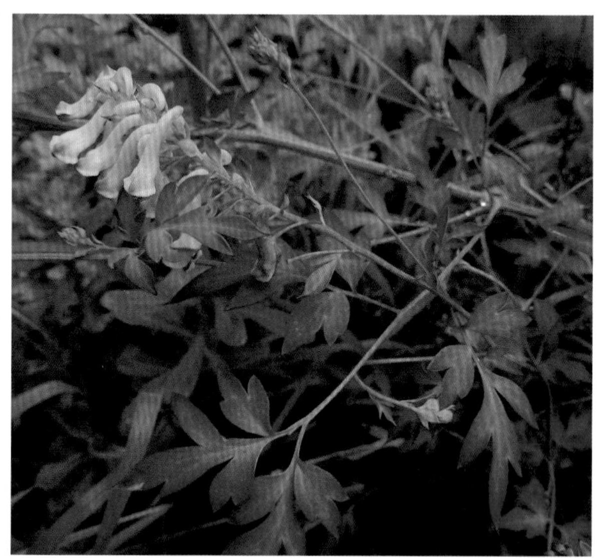

【形态特征】多年生丛生草本，高 30~60cm。主根粗大，顶部具紫褐色鳞片和叶柄残基。茎发自鳞片或基生叶腋，具棱，中空，下部裸露，上部分枝、具叶。基生叶约长达茎的 1/2，具长柄，叶片卵圆形或卵状长圆形，二回羽状全裂；一回羽片约 4 对，具短柄；二回羽片约 3 枚，无柄，3 深裂；茎生叶与基生叶同形，具短柄至无柄。总状花序多花、密集；下部苞片叶状或 3 裂，其余的披针形全缘，约与花梗等长；萼片宽卵形，具尾状短尖，边缘具啮蚀状齿；花草黄色，平展，上花瓣无鸡冠状突起，距圆筒形，长于瓣片，下花瓣舟状，后部近具囊，内花瓣具鸡冠状突起；雄蕊束披针形；柱头扁圆形，具 8 乳突。蒴果线形，具 1 列种子。种子圆形，黑亮；种阜扁平，宽展，贴生。花期 6~7 月，果期 7~9 月。

【生境分布】在祁连山分布于海拔 2300m 上下多石坡或岩石缝隙。青海、甘肃、四川等地有分布。

中药 草黄堇

【入药部位】根茎。

【采收加工】9~10 月采挖根茎，洗净，晒干备用。

【性味归经】味苦，性寒。

【功能主治】清热解毒，消肿止痛，利水。主治流行性感冒，伤寒，传染性热病。

【用法用量】内服：2~3g，研末。

藏药 贾大丝哇

同“条裂紫堇”条。

糙果紫堇 *Corydalis trachycarpa* Maxim.

资源量：较常见

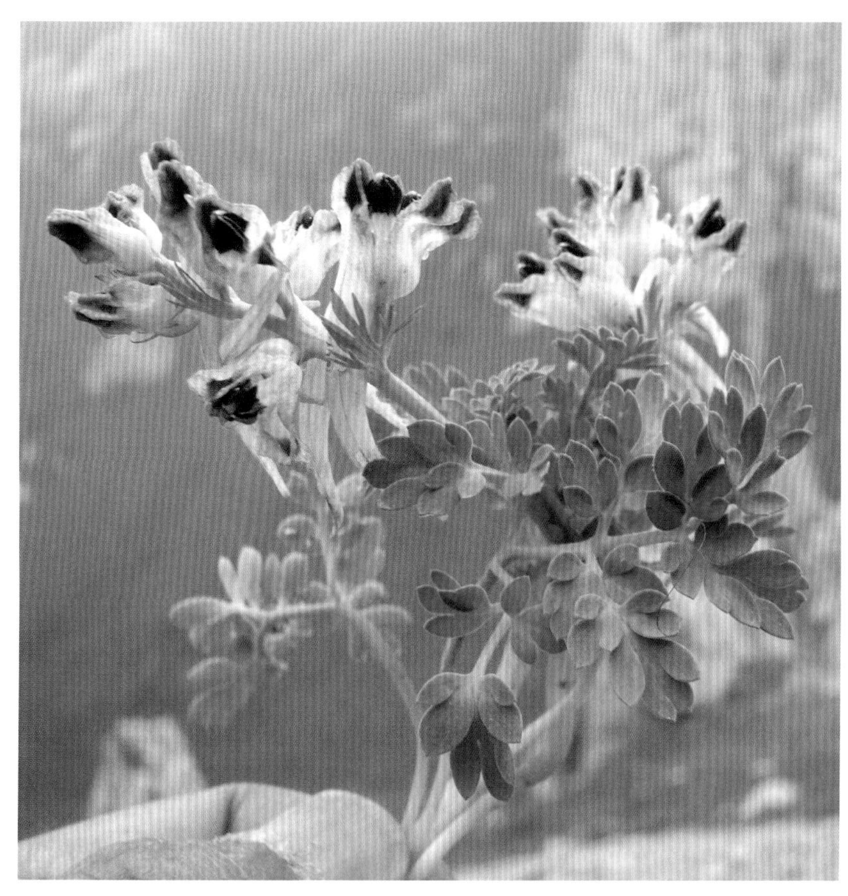

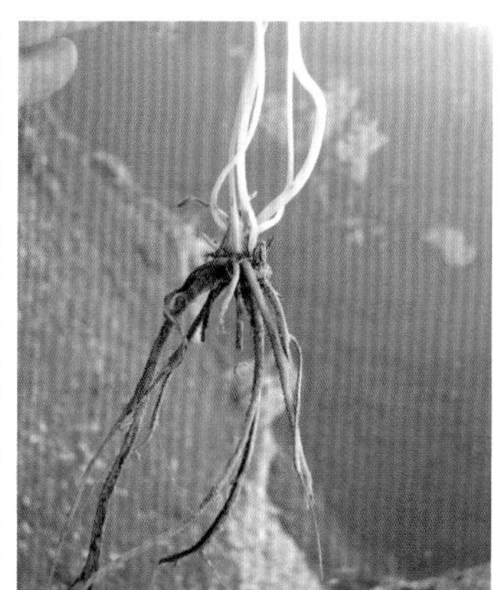

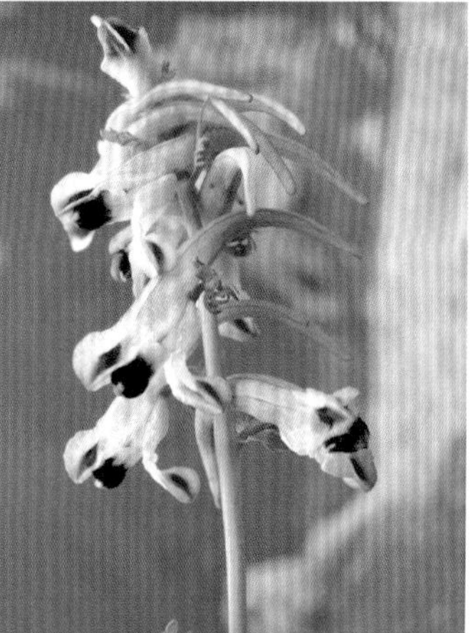

【形态特征】粗壮直立草本，高（15~）25~35（~50）cm。须根多数成簇，棒状增粗，具少数纤维状分枝，根皮黄褐色，里面白色。茎 1~5，具少数分枝。基生叶少数，叶片轮廓宽卵形，二至三回羽状分裂；茎生叶 1~4 枚，疏离互生，下部叶具柄，上部叶近无柄，其他与基生叶相同。总状花序生于茎和分枝顶端，多花密集；苞片下部者扇形羽状全裂，上部者扇形掌状全裂，裂片均为线形；花瓣紫色、蓝紫色或紫红色，上花瓣片舟状卵形，背部鸡冠状突起，下花瓣鸡冠状突起同上瓣，下部稍呈囊状，内花瓣片倒卵形，具 1 侧生囊；雄蕊花药极小，黄色，花丝披针形，膜质，白色；子房绿色，椭圆形，胚珠 2 列，柱头双卵形，上端具 2 乳突。蒴果狭倒卵形，具多数淡黄色的小瘤密集排列成 6 条纵棱。种子少数，近圆形，黑色，具光泽。花期 5~7 月，果期 6~9 月。

【生境分布】在祁连山分布于海拔 2600~4000m 草地、石砾坡、圆柏林下。甘肃、青海东部、四川西北部至西南部和西藏东北部有分布。

中药　糙果紫堇

【入药部位】块茎。

【采收加工】9~10 月采挖根茎，洗净，晒干备用。

【性味归经】味苦，性寒。

【功能主治】解表退热，清热利湿。主治流行性感冒发热，伤寒病及各种炎症。

藏药　嘎吾丝浓

【入药部位】全草。

【采收加工】7~9 月采收带根的全草，除去杂质，洗净，晒干，放通风处，以防潮湿，霉烂变质。

【药　　性】味苦，性寒。

【功能主治】清热止痛，活血散瘀，理气止痛，祛风明目，退翳。主治胃病，肠炎，溃疡，痢疾，肺痨咳喘，伤寒，跌打损伤，筋骨痛，流行性感冒，坐骨神经痛，烧伤及各种传染病引起的热症。

【用法用量】内服：配方用。

角茴香

咽喉草、麦黄草、直立角茴香

Hypecoum erectum L.

资源量：稀少

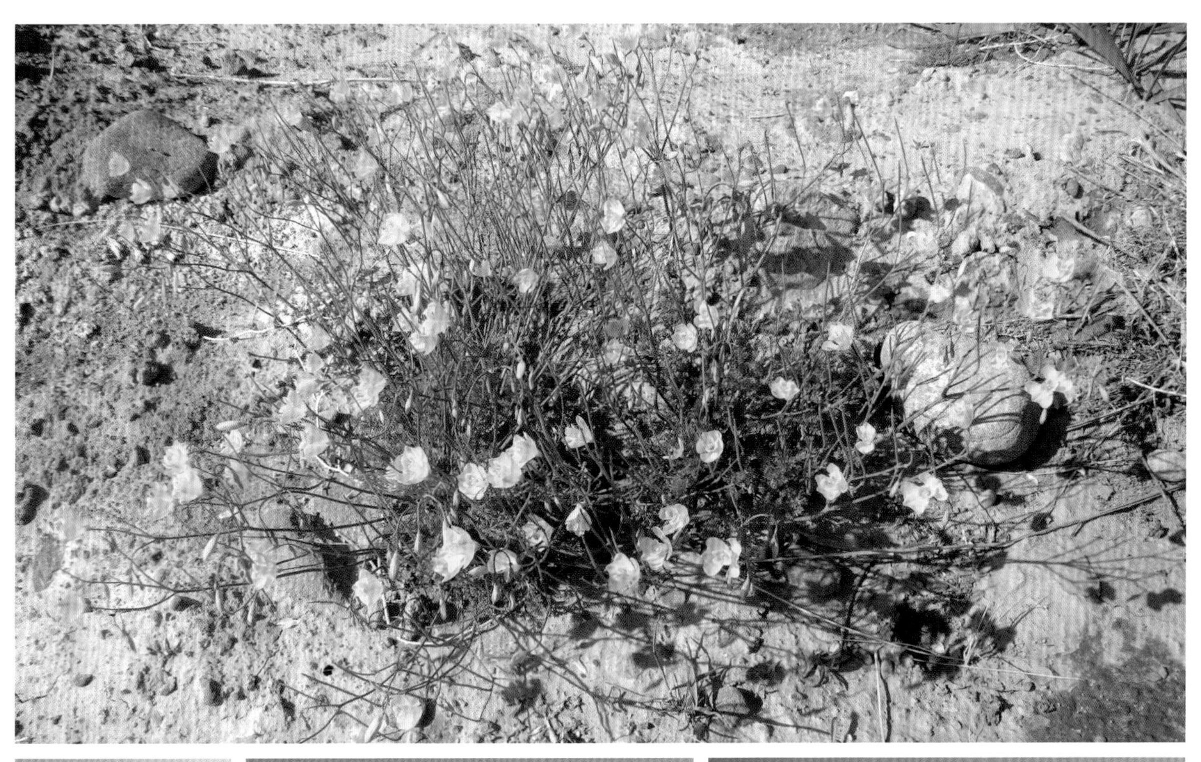

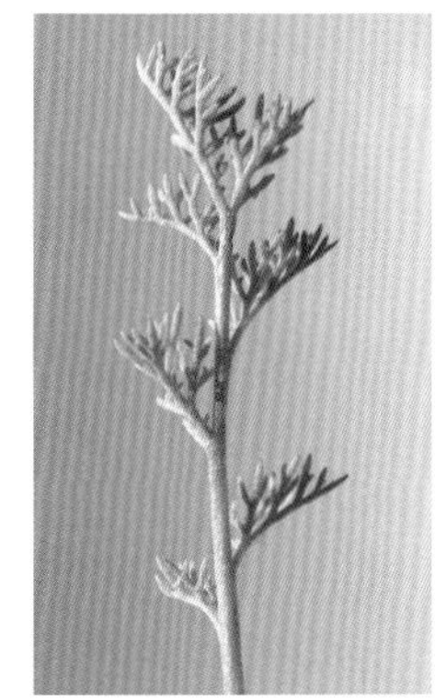

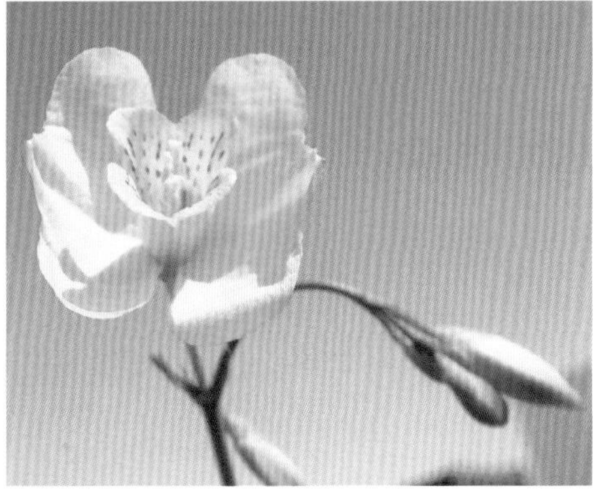

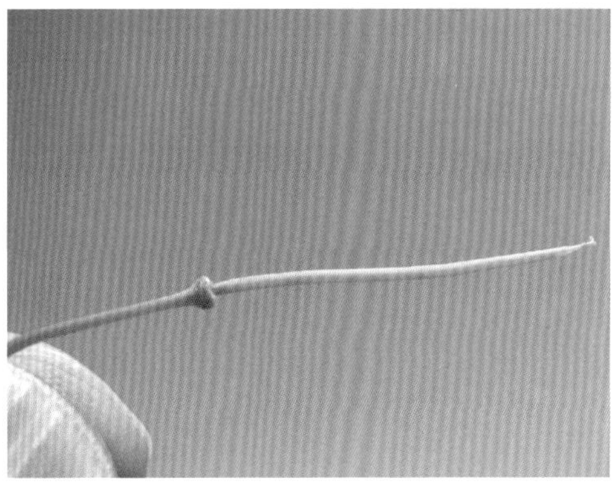

【形态特征】一年生草本，高 15~30cm。根圆柱形，具少数细根。花茎多，圆柱形，二歧状分枝。基生叶多数，叶片轮廓倒披针形，多回羽状细裂，裂片线形；叶柄基部扩大成鞘；茎生叶同基生叶，但较小。二歧聚伞花序多花；苞片钻形；萼片卵形，全缘；花瓣淡黄色，3 浅裂，中裂片三角形，里面 2 枚倒三角形，3 裂至中部以上，侧裂片较宽，具微缺刻，中裂片狭，匙形；雄蕊 4；子房狭圆柱形，柱头 2 深裂。蒴果长圆柱形，两侧稍压扁，成熟时分裂成 2 果瓣。种子多数，近四棱形，两面均具十字形的突起。花期 5~8 月，果期 6~9 月。

【生境分布】在祁连山分布于海拔 2600m 以下山坡草地及路旁。我国东北、华北和西北等省区有分布。

中药 角茴香

【别　　名】山黄连、野茴香。

【入药部位】根或全草。

【采收加工】春季开花前挖根及全草，晒干。

【性味归经】味苦、辛，性凉。归肺、肝经。

【功能主治】清热解毒，镇咳止痛。主治感冒发热，咳嗽，咽喉肿痛，肝热目赤，肝炎，胆囊炎，痢疾，关节疼痛。

【用法用量】内服：6~9g，或研末，1~1.5g。

【各家论述】泻火，解热，镇咳。（《沙漠地区药用植物》）

藏药 巴尔巴达

【别　　名】赤行热巴间、日琼、扎桑思娃。

【入药部位】全草。

【采收加工】夏季采集全草，洗净，切碎，晾干，备用。

【药　　性】味苦，性寒。有小毒。效淡、糙、稀、钝、轻、浮。

【功能主治】杀黏，清热，消炎，镇痛，解毒。主治流行性感冒，肺炎咳嗽，关节疼痛，咽喉肿痛，食物中毒。

【用法用量】内服：煮散剂，3~5g，或入丸、散。

蒙药 嘎伦—塔巴克

【别　　名】巴尔巴达、拉桑—斯日布、拉桑西勒瓦。

【入药部位】全草。

【采收加工】夏、秋季采收，晒干。

【药　　性】味苦，性寒。效淡、糙、稀、钝、轻、浮。

【功能主治】杀黏，解毒，清热，止痛。主治黏热，疫热，毒热，高热，相搏热，协日热。

【用法用量】内服：煮散剂，3~5g，或入丸、散。

细果角茴香

节裂角茴香、咽喉草、麦黄草

Hypecoum leptocarpum Hook. f. et Thoms

资源量：常见

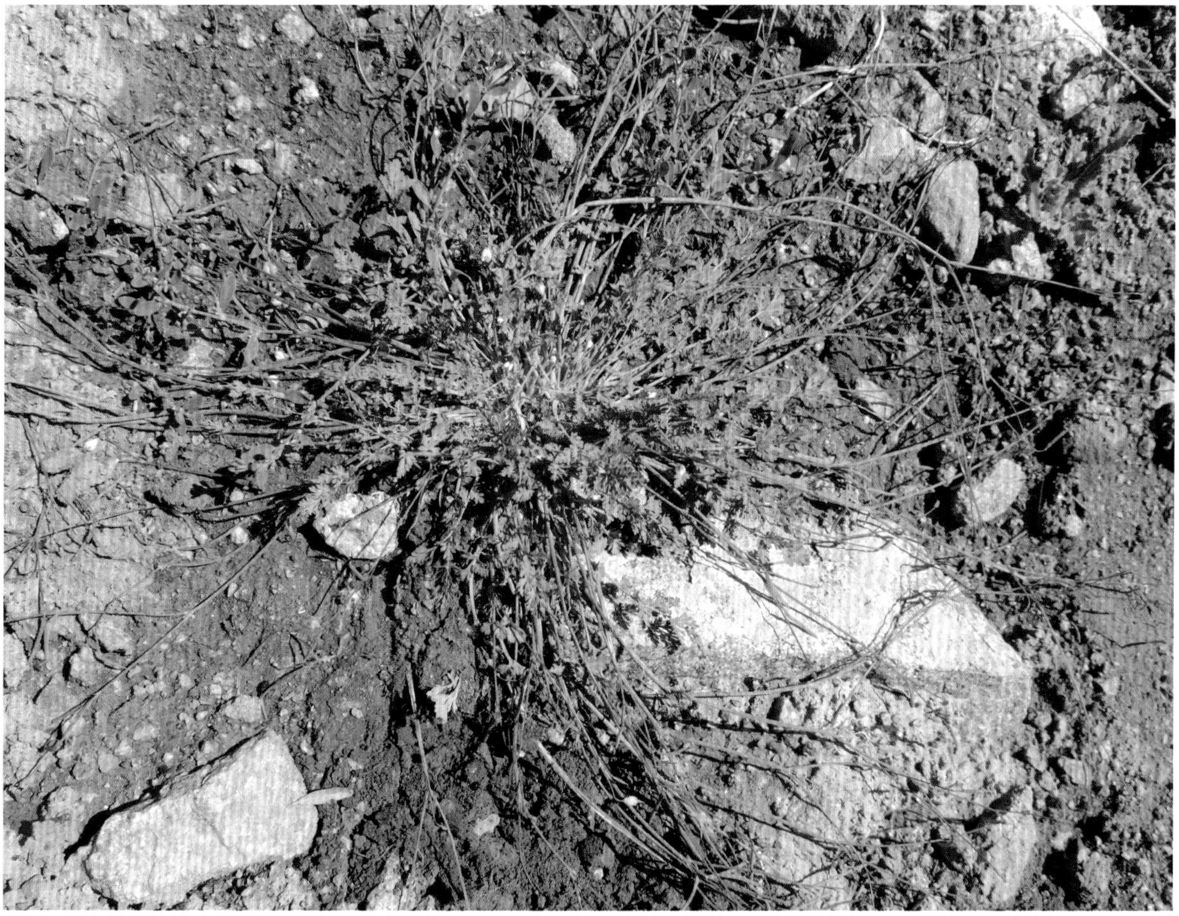

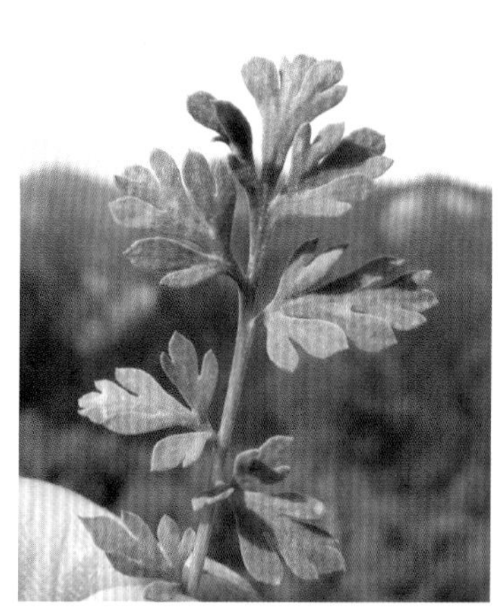

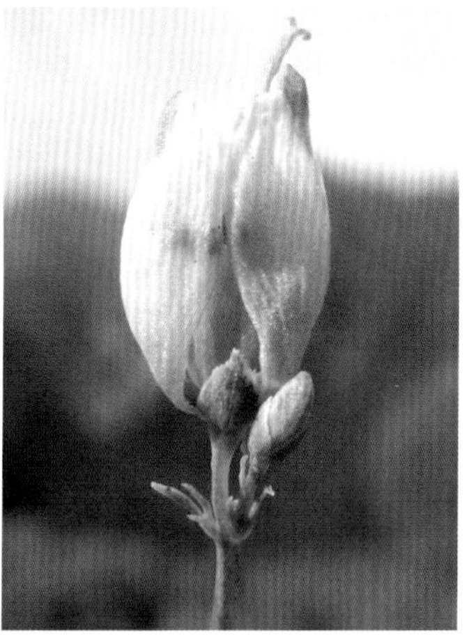

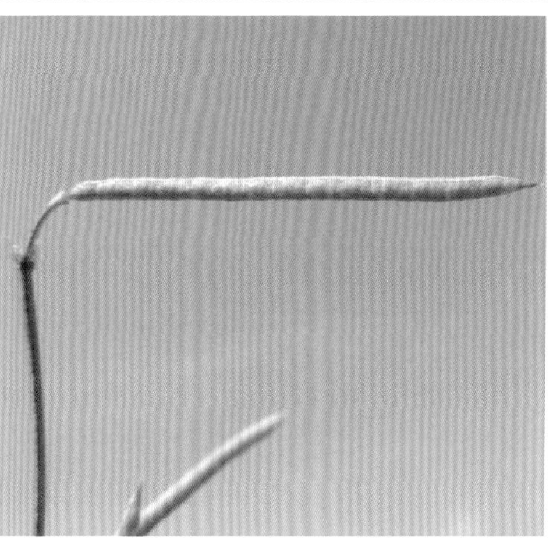

【形态特征】一年生草本，略被白粉，高 4~60cm。茎丛生，铺散而先端向上，多分枝。基生叶多数，蓝绿色，叶片狭倒披针形，二回羽状全裂，裂片 4~9 对；茎生叶同基生叶，但较小，具短柄或近无柄。花茎多数，通常二歧状分枝；苞叶轮生，卵形或倒卵形，二回羽状全裂，向上渐变小，至最上部者为线形；花小，排列成二歧聚伞花序；萼片卵形或卵状披针形，边缘膜质，全缘，稀具小牙齿；花瓣淡紫色；雄蕊 4，与花瓣对生，花丝丝状，黄褐色，扁平，基部扩大，花药卵形，黄色；子房圆柱形，柱头 2 裂。蒴果直立，圆柱形，两侧压扁，成熟时在关节处分离成数小节，每节具 1 种子。种子扁平，宽倒卵形。花期 6~9 月，果期 7~10 月。

【生境分布】在祁连山分布于海拔 2000~3000m 河谷、草地、田间、路旁。西藏、四川、青海、甘肃、陕西、河北有分布。

中药　细果角茴香

【别　　名】角茴香、黄花草、雪里青。

【入药部位】全草。

【采收加工】夏、秋季采收，晒干。

【性味归经】味苦，性寒。小毒。归肺、肝、胆经。

【功能主治】清热解毒，凉血。主治感冒发热，头痛，咽喉疼痛，目赤肿痛，关节疼痛，肺炎，肝炎，胆囊炎，痢疾，吐血，衄血，便血。

【用法用量】内服：6~9g，或研末。

【各家论述】①解热镇痛，消炎解毒。主治伤风感冒，头痛，四肢关节疼痛，胆囊炎，并解食物中毒。（《西藏常用中草药》）②清热解毒。主治流感，咽喉肿痛，目赤。（《陕甘宁青中草药选》）

藏药　巴尔巴达

【别　　名】赤行热巴间、日琼、扎桑思娃。

【入药部位】全草。

【采收加工】7~8 月采集带根全草，洗净，晾干。

【药　　性】味苦，性寒。效糙、锐。

【功能主治】清热，解毒。主治瘟热病，血热病，中毒热症。

【用法用量】内服：独味汤常用量 1~2g。配方适量。

蒙药　嘎伦—塔巴克

【别　　名】巴尔巴达、拉桑—斯日布、拉桑西勒瓦。

【入药部位】全草。

【采收加工】春季开花前采挖，晒干全草，备用。

【药　　性】味苦，性寒。效淡、糙、稀、钝、轻、浮。

【功能主治】杀黏，清热，解毒。主治黏热，疫热，青热，高热，相搏热，协日热。

【用法用量】内服：煮散剂，3~5g，或入丸、散。

多刺绿绒蒿

喜马拉雅蓝罂粟

Meconopsis horridula Hook. f. et Thoms.

资源量：较常见

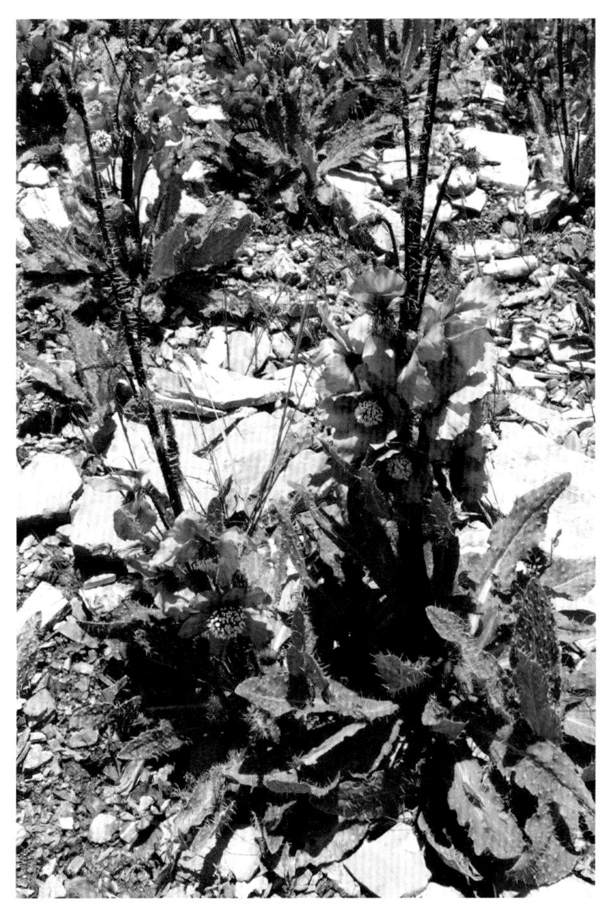

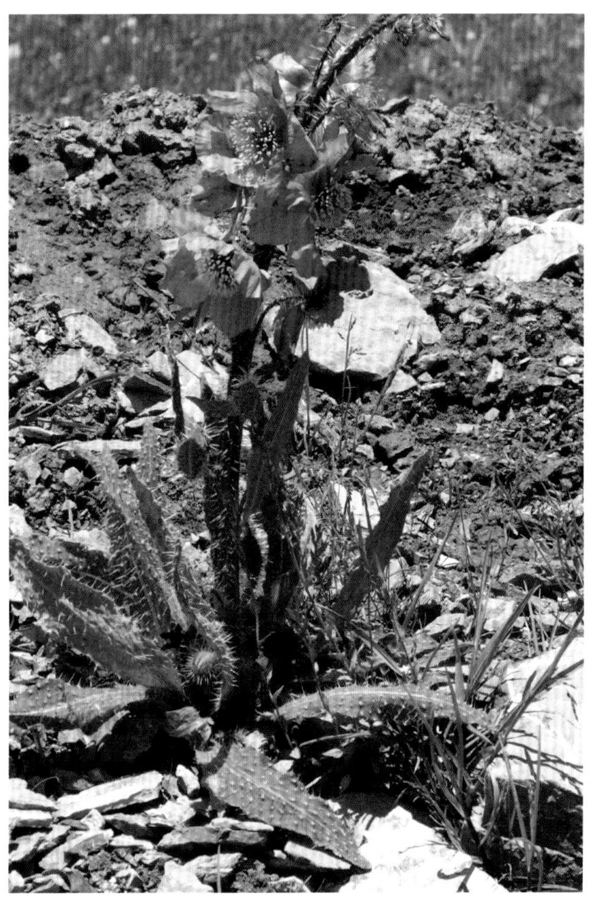

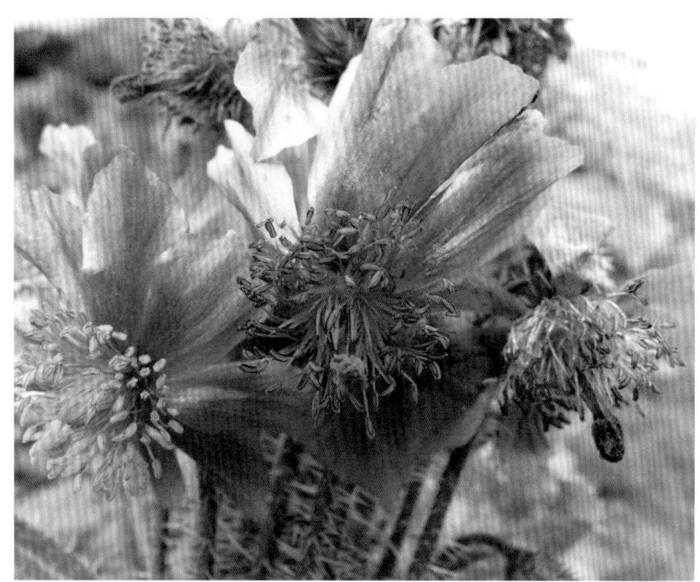
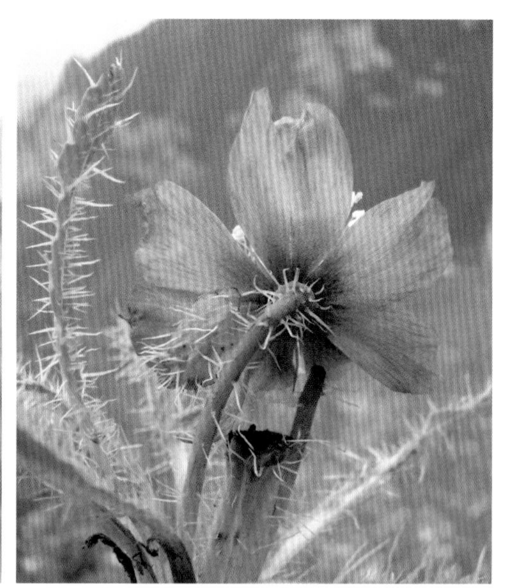

【形态特征】一年生草本，全体被黄褐色或淡黄色、坚硬而平展的刺。主根肥厚而延长，圆柱形。叶全部基生，叶片披针形，先端钝或急尖，基部渐狭而入叶柄，边缘全缘或波状，两面被黄褐色或淡黄色平展的刺。花葶5~12或更多，长10~20cm，坚硬，绿色或蓝灰色，密被黄褐色平展的刺；花单生于花葶上，半下垂；花萼近球形；萼片外面被刺；花瓣5~8，有时4，宽倒卵形，蓝紫色；花药长圆形，稍旋扭；子房圆锥状，被黄褐色平伸或斜展的刺，花柱长6~7mm，柱头圆锥状。蒴果倒卵形或椭圆状长圆形，被锈色或黄褐色、平展或反曲的刺，刺基部增粗，通常3~5瓣自顶端开裂至全长的1/4~1/3。种子肾形，种皮具窗格状网纹。花期6~9月，果期7~9月。

【生境分布】在祁连山分布于海拔3600~5100m草坡、岩石地。甘肃、青海、四川、西藏有分布。

中药　总状绿绒蒿

【入药部位】全草。

【采收加工】夏季采收，除去泥土、杂质，切段，阴干。

【性味归经】味微苦、涩，性寒。

【功能主治】清热解毒，止痛。主治肺炎，传染性肝炎，风热头痛，跌打损伤，骨折，关节肿痛。

【用法用量】内服：1.5~3g，或入丸、散。

藏药　阿恰才温

【别　　名】温保尔达亚干、曲禁加茂、温保德吉。

【入药部位】花或全草。

【采收加工】7~8 月采花或全草，晾干后置通风干燥处。

【药　　性】味淡、苦，性微寒。

【功能主治】清热，止痛，活血化瘀。主治头伤，骨折，骨蒸，跌打损伤，胸背疼痛。

【用法用量】内服：常配方用。

蒙药　乌日格斯图—呼和

【入药部位】地上部分及花。

【采收加工】7~8 月花期采收，晾干。

【药　　性】味淡，性寒。

【功能主治】消炎，止骨痛。主治头痛，骨折。

全缘叶绿绒蒿　鹿耳菜、黄芙蓉、毛瓣绿绒蒿

Meconopsis integrifolia (Maxim.) Franch.

资源量：稀少

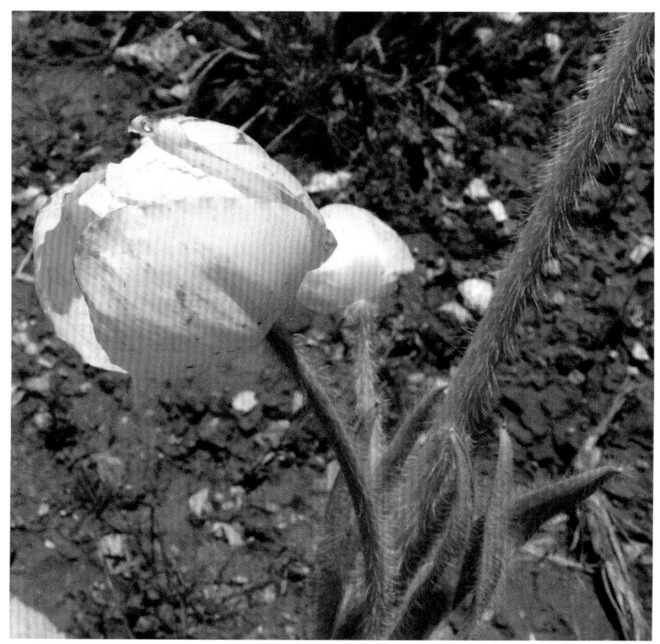

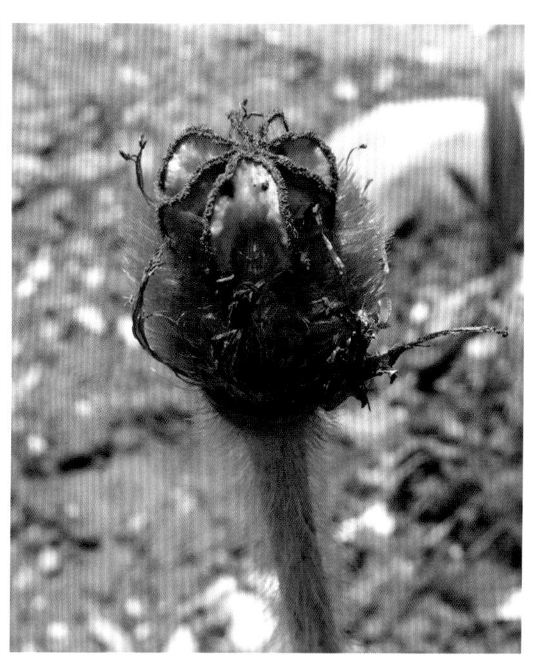

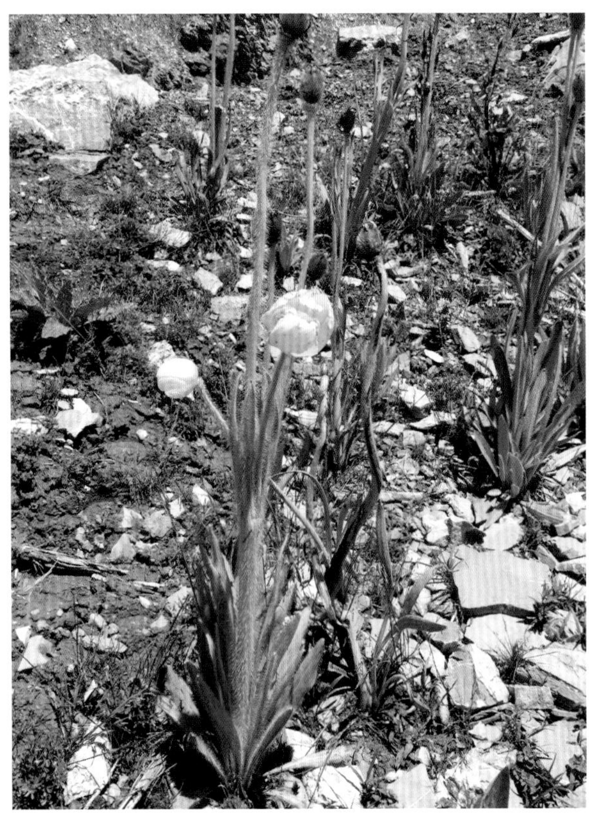
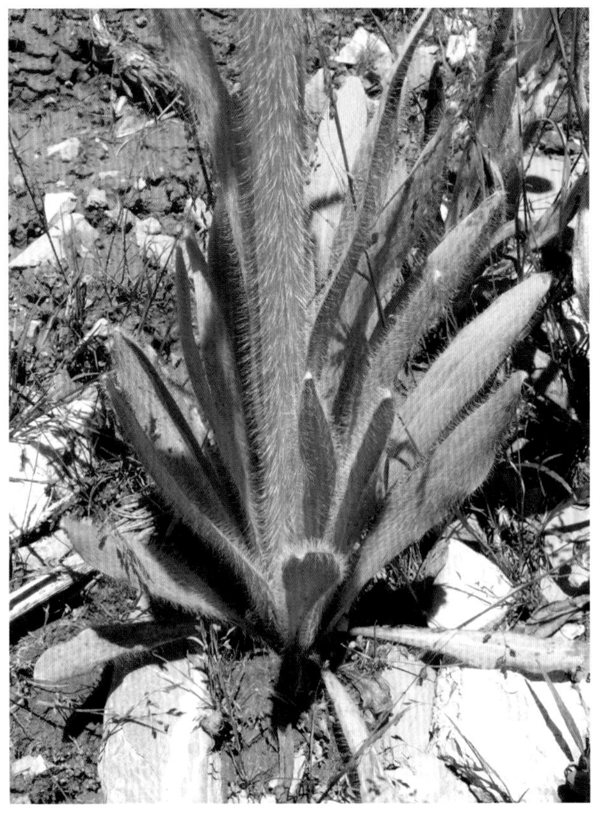

【形态特征】一年生至多年生草本，高 25~90cm，粗 0.6~1.5cm，生棕色长柔毛。基生叶多数，丛状，长达 30cm，宽达 4cm；叶片倒披针形或倒卵形，先端急尖或钝，基部渐狭成长柄，具 3~5 条主脉；茎上部叶无柄，披针形或倒披针形，最上部数枚近轮生。花通常 1 朵生于茎顶端，其他 3~4 朵生于茎上部叶腋；花瓣 6~8，黄色，倒卵形，长达 6cm；雄蕊多数，长约 2cm，花药矩圆形，长约 4mm，花丝狭条形；子房卵形，密生黄色糙毛，花柱短，柱头头状。蒴果 4~9 裂瓣。花期 5~8 月，果期 7~10 月。

【生境分布】在祁连山分布于海拔 3500m 以上草坡。甘肃、青海、四川、云南、西藏等地有分布。

中药　全缘绿绒蒿

【别　　名】绿绒蒿。

【入药部位】全草或根。

【采收加工】7~8 月采收，洗净，阴干。

【性味归经】味苦、涩，性寒。有小毒。归肝、肺、大肠经。

【功能主治】清热利湿，镇咳平喘。主治肺炎咳嗽，湿热水肿，创伤久不愈合。

【用法用量】内服：3~6g。外用：适量，研末敷。

【各家论述】清热泄肺，除湿利水。治咳嗽，肺炎，肝炎，湿热水肿。（《西藏常用中草药》）

藏药 欧贝赛保

【别　　名】欧贝莪保。

【入药部位】花。

【采收加工】6~8 月采其花，晾干，备用。

【药　　性】味甘、涩，性凉。

【功能主治】清热。主治肝热病，肺热病。

【用法用量】内服：常配方用，6~9g。

红花绿绒蒿 *Meconopsis punicea* Maxim.

资源量：稀少

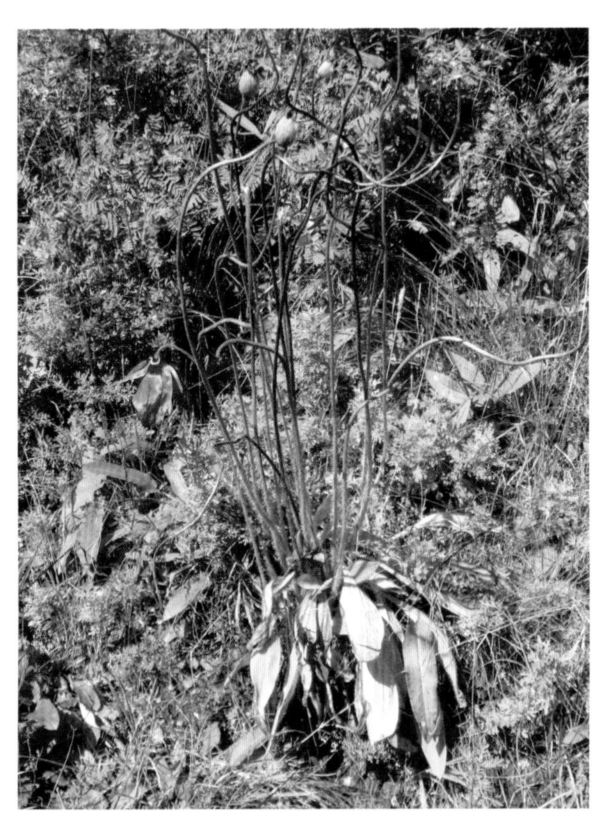

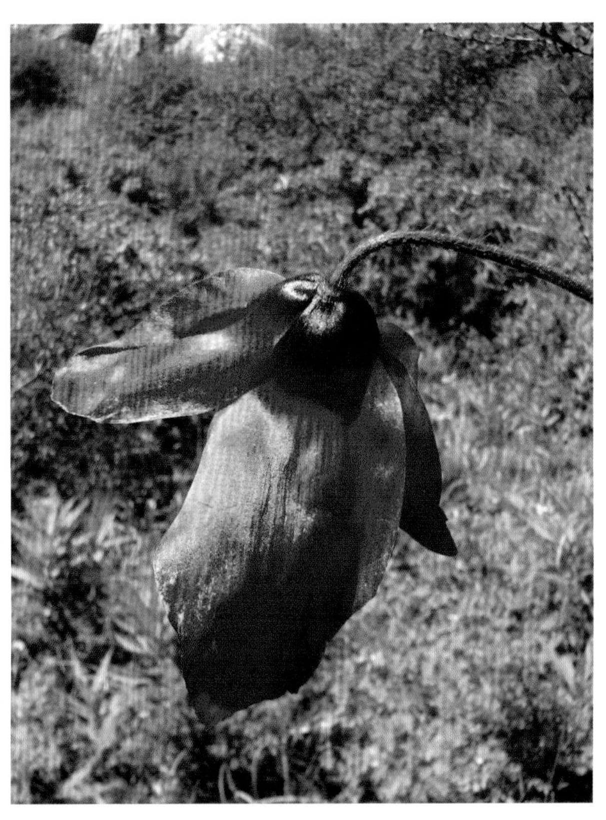

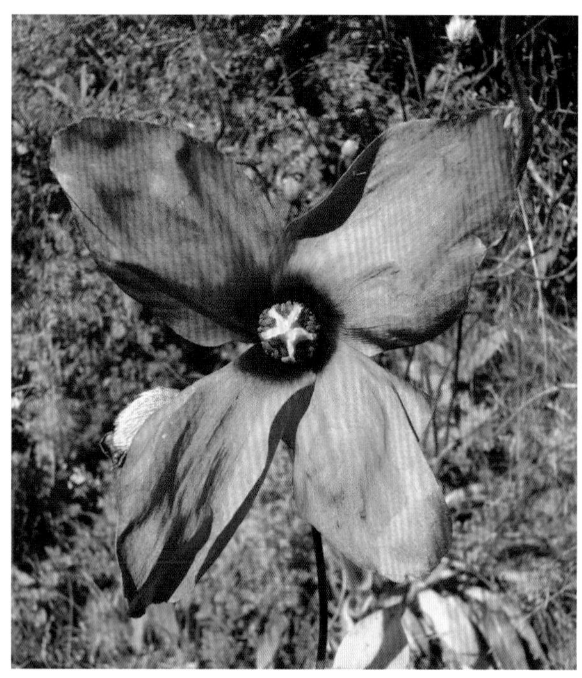
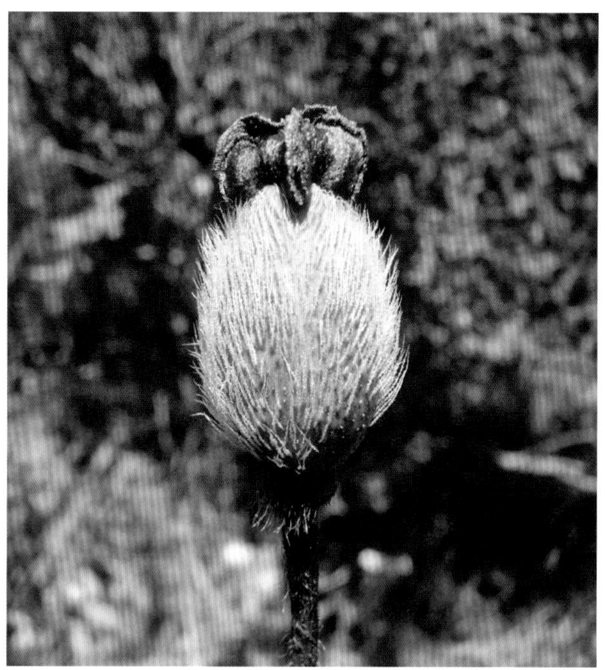

【形态特征】一年生草本，高 30~75cm。茎细长，全株有金黄色长毛。叶基生，有长柄，长 6~34cm；叶片狭倒卵形或倒披针形，长 2.8~18cm，宽 1.2~3cm，有 3 或 5 条主脉，边缘全缘，两面均生短糙毛。花梗 1~6 条，高 32~75cm，生伸展的糙毛；花单生花葶顶端，下垂；花瓣 4（~6），深红色，狭椭圆形，长达 9cm，宽达 4cm，先端钝；雄蕊长达 2.4cm，花药长约 3.5mm，花丝条形，淡红色；子房卵形，密生黄色粗毛，花柱几不存，柱头短圆柱形，有数棱，呈翼状。蒴果，有黄色刺毛，4~6 瓣自先端向下微裂。种子密具乳突。花期 6~9 月，果期 7~10 月。

【生境分布】在祁连山分布于海拔 3000m 上下山坡草地。四川、青海、甘肃有分布。

中药　红花绿绒蒿

【入药部位】带花全草。

【采收加工】花盛开期采收全草，晒干。

【性味归经】味苦，性寒。归肝、肾经。

【功能主治】清热解毒，利湿，止痛。主治高热，肺结核，肺炎，肝炎，痛经，白带异常，湿热水肿，头痛，高血压。

【用法用量】内服：3~5g。

藏药 吾白玛布

【别　　名】西吾塔、给吾塔。

【入药部位】花。

【采收加工】6~8 月采集花，晾干，备用。

【药　　性】味甘、涩，性凉。

【功能主治】清热。主治肝热，肺热。

【用法用量】内服：常配方用，6~9g。

蒙药 乌兰—乌达巴拉

【别　　名】乌达巴拉—玛日布。

【入药部位】花。

【采收加工】7~8 月采花，阴干。

【药　　性】味苦、涩，性寒。效钝、腻、燥。

【功能主治】清热，止咳。主治血热，肺热。

【用法用量】内服：煮散剂，3~5g，或入丸、散。

五脉绿绒蒿 毛果七、野毛金莲

Meconopsis quintuplinervia Regel

资源量：常见

【形态特征】多年生草本，高 30~50cm，具多短分枝的硬毛。须根纤维状，细长。叶全部基生，莲座状，叶片倒卵形至披针形，基部渐狭并下延入叶柄，边缘全缘，两面密被淡黄色或棕褐色、具多短分枝的硬毛，明显具 3~5 条纵脉。花葶 1~3，具肋，被棕黄色、具分枝且反折的硬毛，上部毛较密；花单生于基生花葶上，下垂；花萼宽卵形；萼片外面密被棕黄色、具分枝的硬毛；花瓣 4~6，倒卵形或近圆形，淡蓝色或紫色；花药长圆形，淡黄色；子房近球形、卵珠形或长圆形，密被棕黄色、具分枝的刚毛，花柱短，柱头头状，3~6 裂。蒴果椭圆形或长圆状椭圆形，密被紧贴的刚毛。种子狭卵形，黑褐色，种皮具网纹和皱褶。花期 6~9 月，果期 7~9 月。

【生境分布】在祁连山分布于海拔 3400m 上下高山草甸、阴坡灌丛。陕西、甘肃、青海、四川、西藏等地有分布。

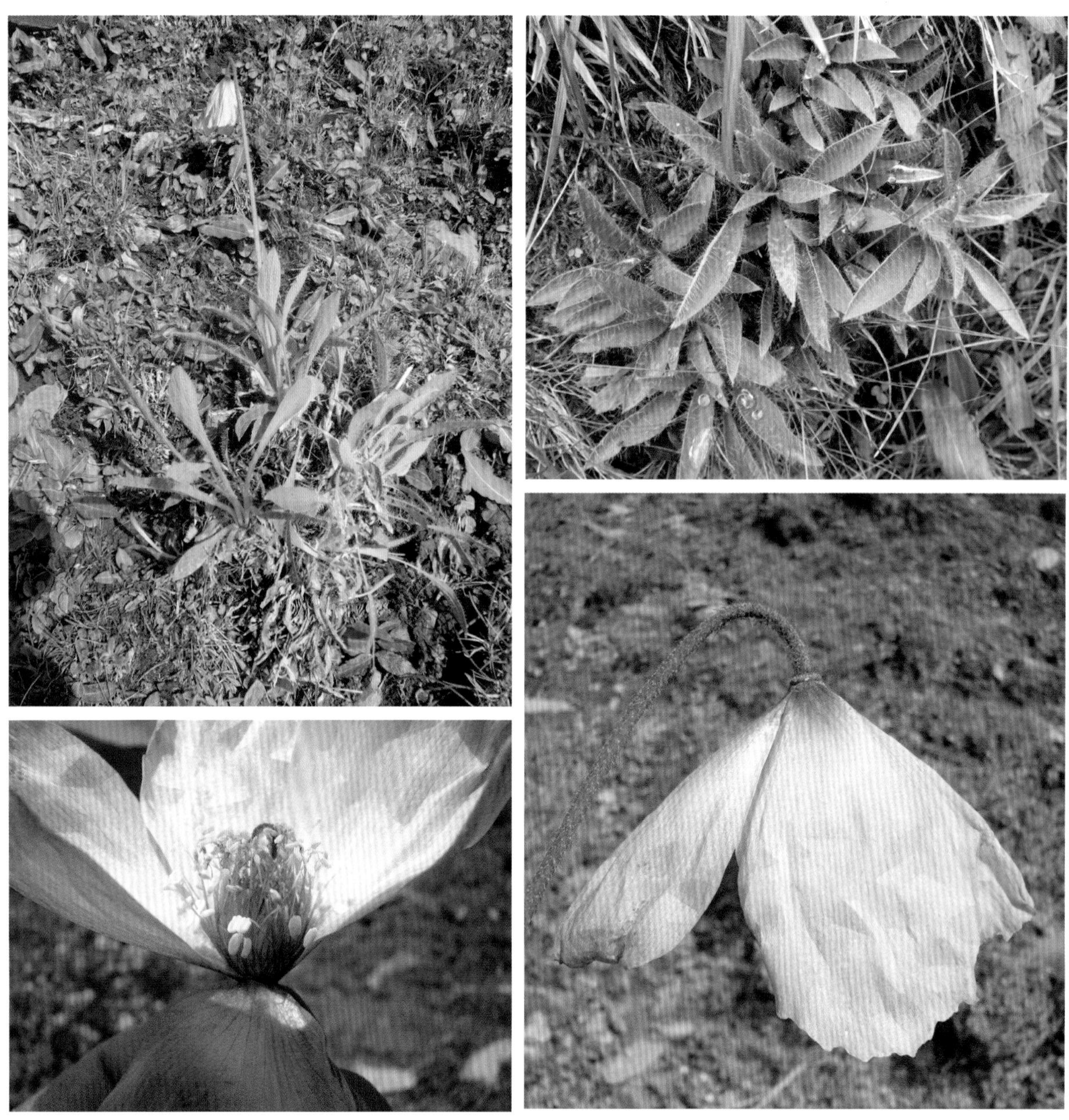

中药　野毛金莲

【别　　名】毛叶兔耳风。

【入药部位】全草。

【采收加工】夏、秋季花盛开时采收全草，晒干。

【性味归经】味苦、微甘，性寒。

【功能主治】清热利湿，止咳定喘，止痛。主治湿热黄疸，水肿，肺热咳喘，咽喉热痛，胃痛，小儿惊风。

【用法用量】内服：3~6g，或取花研末服，1.5~3g。

藏药 欧贝赛保

同“全缘绿绒蒿”条。

蒙药 呼和—乌达巴拉

【别　　名】乌达巴拉—温布。

【入药部位】全草。

【采收加工】6~8 月采花，除去杂质，阴干。

【药　　性】味苦、涩，性凉。效钝、腻、燥、重。

【功能主治】清热，止痛。主治肺热，肝热，血热，热盛音哑。

【用法用量】内服：常配方用，6~9g。

野罂粟

冰岛罂粟、山罂粟、冰岛虞美人

Papaver nudicaule L.

资源量：偶见

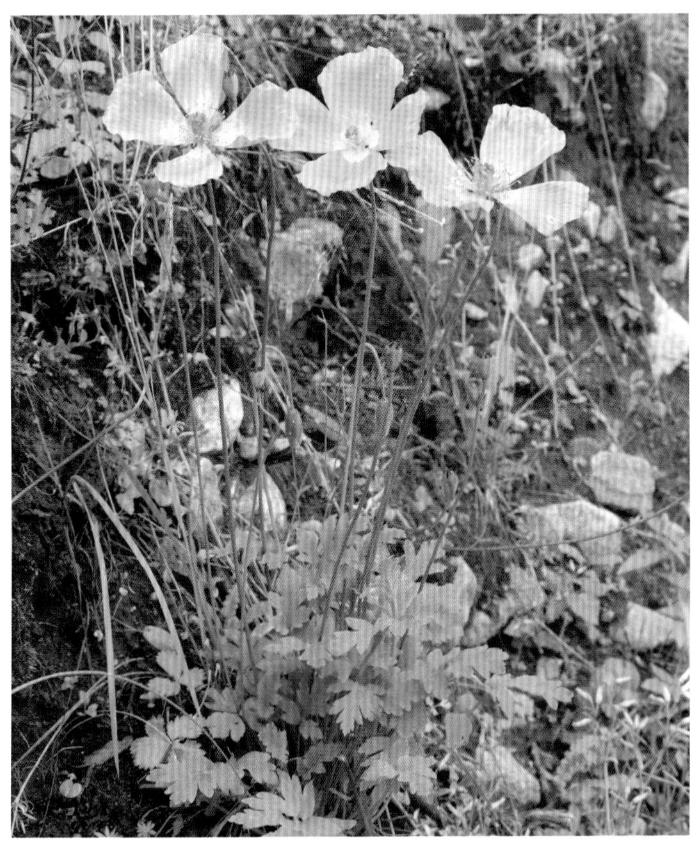

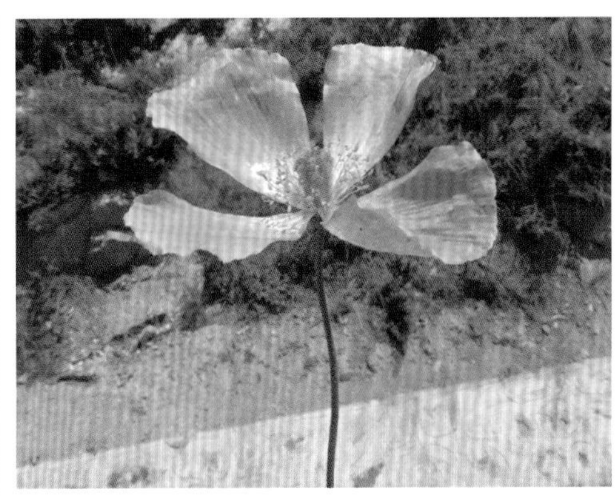

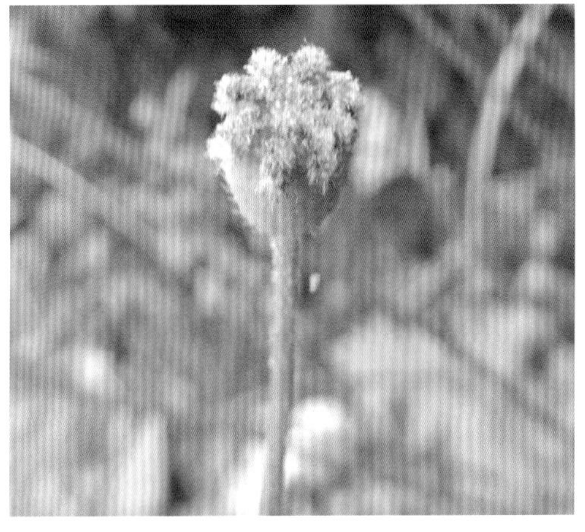

【形态特征】多年生草本，高 30~60cm。全株被硬毛，折断有白浆。根长锥形，根茎短，具多数叶柄残基。基生叶丛生，具长柄，长约 5cm；叶片长卵圆形，羽状深裂，裂片再作不等浅裂，两面被硬伏毛。花茎自基部生出，高 25~55cm，远较叶为长，被伸展或贴伏的硬毛；花单一，顶生；花萼 2 枚，广卵形，长 1.5~1.7cm，被棕灰色硬毛；花瓣 4，倒卵形，内轮 2 个较小，橙黄色或黄色；雄蕊多数，花丝丝状，长约 1cm，花药长圆形，黄色，长约 1.5mm；子房倒卵形，被硬毛，柱头辐射状，4~9 星状裂。蒴果长圆形或倒卵状球形，长约 18mm，顶部有盖，常密生硬毛。种子细小，多数。花期 6~9 月，果期 7~9 月。

【生境分布】在祁连山分布于海拔 2800~3000m 山地阴坡草地。青海、四川、山西、河北、宁夏等地有分布。

中药　野罂粟

【别　　名】山大烟、山罂粟、野大烟。

【入药部位】果实、果壳或带花的全草。

【采收加工】夏、秋季采收，除去须根、泥土，晒干。

【性味归经】味酸、微苦、涩，性凉。有毒。归肺、肾、大肠经。

【功能主治】敛肺止咳，涩肠止泻，镇痛。主治久咳喘息，泻痢，便血，脱肛，遗精，带下病，头痛，胃痛，痛经。

【用法用量】内服：3~6g。

【各家论述】①涩肠止痛，解毒。治肠炎，痢疾。（《吉林中草药》）②镇痛，止咳，定喘，止泻。治神经性头痛，偏头痛，久咳，喘息，泻痢，便血，遗精，月经痛，白带，脱肛，急慢性胃炎，胃溃疡，胃痛。（《东北常用中草药手册》）

藏药　美朵赛尔庆

【入药部位】花。

【采收加工】采集生长旺盛时期的花，晾干。

【药　　性】味苦，性凉。

【功能主治】接骨，生肌，续筋脉，疗头伤。主治筋脉病。

【用法用量】内服：常配方用，3~6g。

十字花科

垂果南芥

毛果南芥、疏毛垂果南芥、粉绿垂果南芥

Arabis pendula L.

资源量：较常见

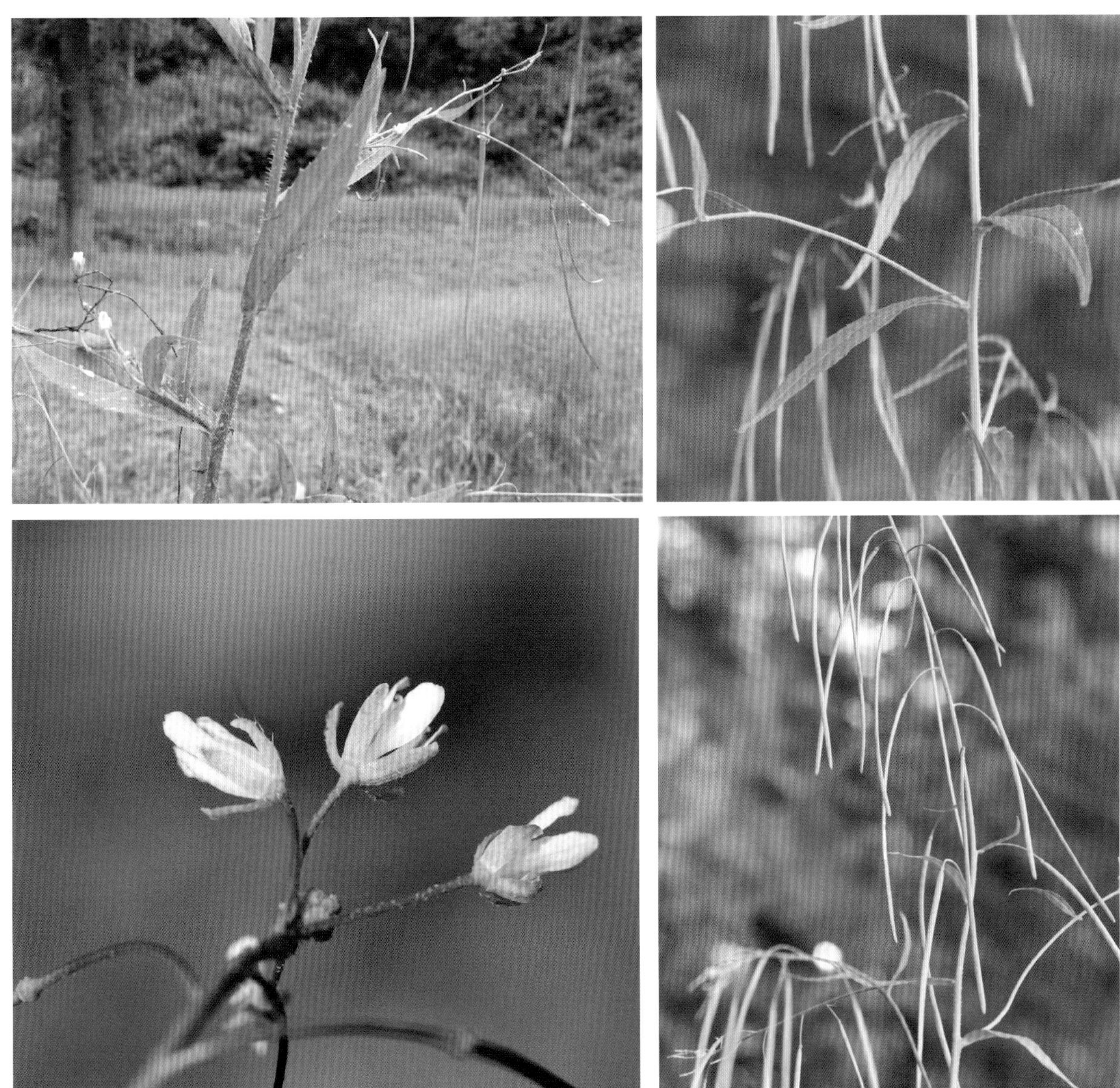

【形态特征】二年生草本。茎直立，高约1m，不分枝或上部分枝，有细纵条纹，被长硬毛及星状毛。茎下部叶长圆形或长圆状卵形，长5~10cm，宽2~3cm，先端渐尖，基部窄耳状，边缘有齿牙或波状齿，两面有星状毛；茎上部叶较小，几乎全缘或有细锯齿，无柄，近抱茎。总状花序顶生；萼片密被星状毛；花瓣白色，倒披针形，长3~4mm。果序疏松，长角果线形，扁平，长 4~8cm，无毛，伸展而向下弯垂，果瓣具 1 中脉，果梗长 1~2cm，疏生星状毛。种子扁圆形，直径约 2mm，淡褐色，边缘有窄翅。花期 6~7 月，果期 8~9 月。

【生境分布】在祁连山分布于海拔 2500m 以下灌丛。我国东北、华北、西北和西南有分布。

中药 扁担蒿

【入药部位】果实。

【采收加工】秋季可采收，洗净，鲜用或晒干。

【性味归经】味辛，性平。

【功能主治】清热解毒，消肿。主治疮痈肿毒，阴道炎，阴道滴虫。

【用法用量】内服：3~10g。外用：适量，煎汤熏洗。

荠

荠菜、菱角菜、净肠草

Capsella bursa-pastoris (L.) Medic.

资源量：常见

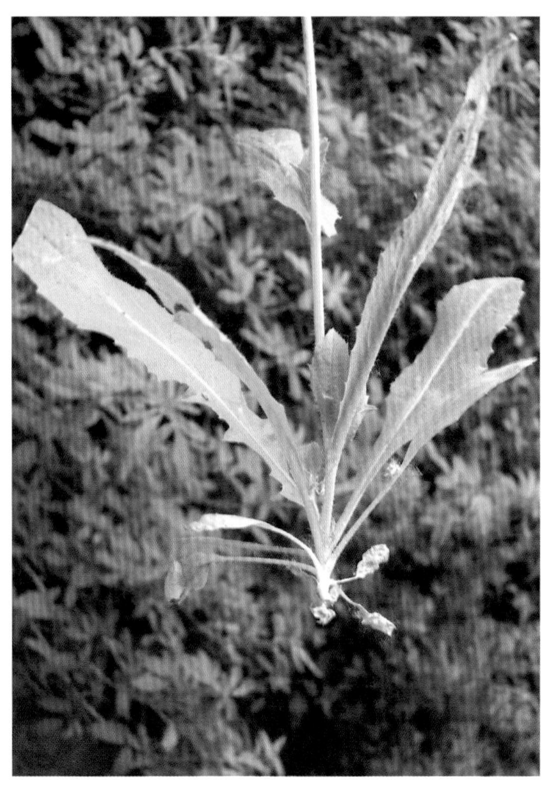

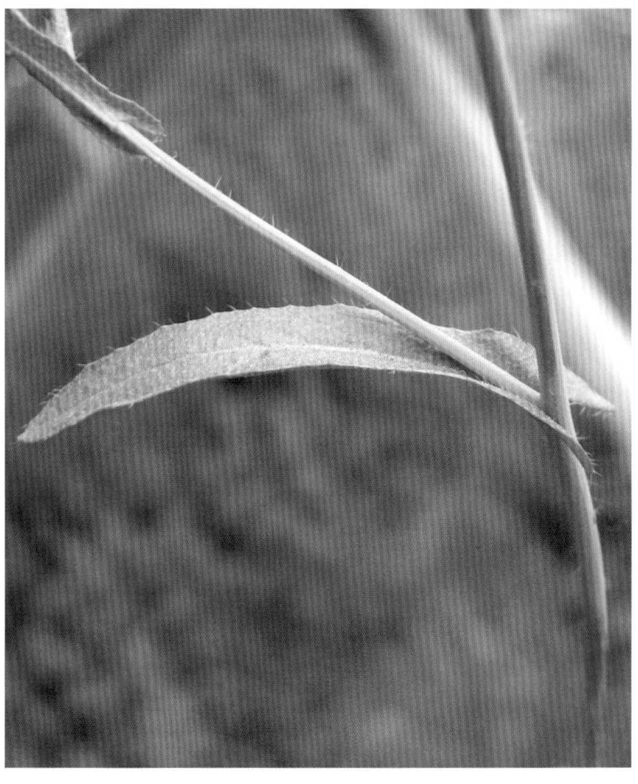

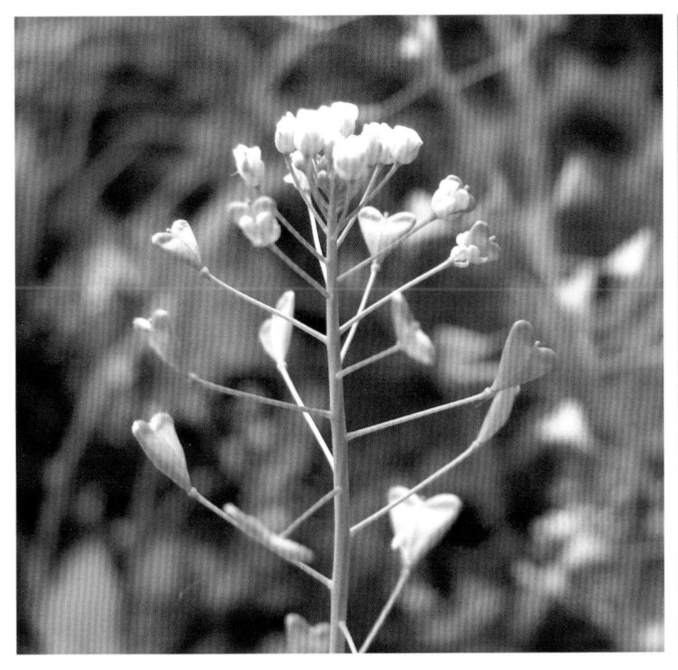
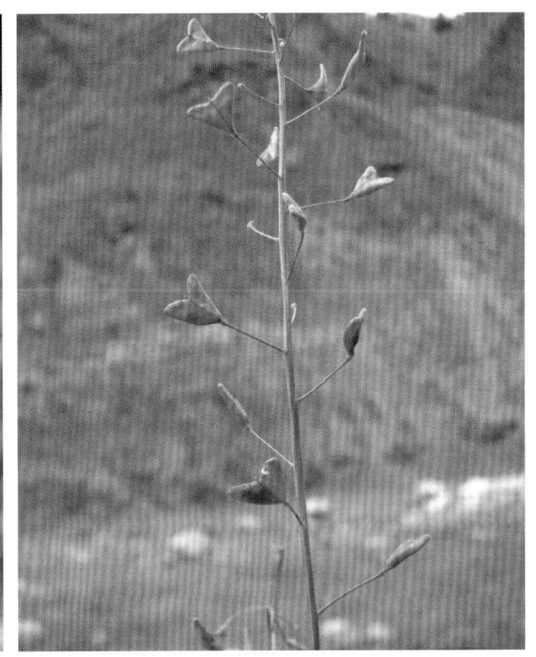

【形态特征】一年生或二年生草本，高（7~）10~50cm。茎直立，单一或从下部分枝。基生叶丛生呈莲座状，大头羽状分裂，顶裂片卵形至长圆形，侧裂片3~8对，长圆形至卵形，顶端渐尖，浅裂，或有不规则粗锯齿或近全缘；茎生叶窄披针形或披针形，长5~6.5mm，宽2~15mm，基部箭形，抱茎，边缘有缺刻或锯齿。总状花序顶生及腋生，果期延长达20cm；花梗长3~8mm；萼片长圆形，长1.5~2mm；花瓣白色，卵形，长2~3mm，有短爪。花柱长约0.5mm；短角果倒三角形或倒心状三角形，长5~8mm，宽4~7mm，扁平，无毛，顶端微凹，裂瓣具网脉；果梗长5~15mm。种子2行，长椭圆形，长约1mm，浅褐色。花期4~6月，果期5~7月。

【生境分布】在祁连山分布于海拔1900~2300m山坡、田边、路旁。分布几遍全国。

中药　荠菜

【别　　名】荠、靡草、护生草。

【入药部位】全草。

【采收加工】3~5月开花后采收，洗净，鲜用或晒干。

【性味归经】味甘、淡，性凉。归肝、脾、膀胱经。

【功能主治】凉肝止血，平肝明目，清热利湿。主治吐血，衄血，咯血，尿血，崩漏，目赤疼痛，眼底出血，高血压，赤白痢疾，肾炎水肿，乳糜尿。

【用法用量】内服：15~30g，鲜品60~120g，或入丸、散。外用：适量，捣汁点眼。

【各家论述】①主利肝气，和中。(《名医别录》)②烧灰，能治赤白痢。(《药性论》)③补心脾。(《食经》)④凉肝明目。(《日用本草》)

中药 荠菜子

【别　　名】蒫、荠实、荠熟干实。

【入药部位】种子。

【采收加工】6月间果实成熟时，采摘果枝，晒干，揉出种子。

【性味归经】味甘，性平。归肝经。

【功能主治】祛风明目。主治目痛，青盲翳障。

【用法用量】内服：10~30g。

【各家论述】①治腹胀。(《吴普本草》)②主明目，目痛。(《名医别录》)③主青盲病不见物，补五脏不足。(《药性论》)④主壅，去风毒邪气，明目去翳障，能解毒。久食视物鲜明。(《食性本草》)

中药 荠菜花

【别　　名】荠花、地米花。

【入药部位】花序。

【采收加工】4~5月采收，晒干。

【性味归经】味甘，性凉。归肝、脾经。

【功能主治】凉血止血，清热利湿。主治崩漏，尿血，吐血，咯血，衄血，小儿乳积，赤白带下。

【用法用量】内服：10~15g，或研末。

【各家论述】①阴干，研末，枣汤日服二钱，治久痢。(《日华子本草》)②能消小儿乳积；烧灰治红白痢。(《植物名实图考长编》)

藏药 索嘎哇

【入药部位】种子。

【采收加工】夏季果实成熟时，采下果枝，晒干后将种子揉出。

【药　　性】味甘、微辛，性平。

【功能主治】止吐。主治胃病，脉病。

【用法用量】内服：单用或配方，10~30g。

蒙药　阿布嘎

【别　　名】苏克嘎巴、阿布嘎—淖嘎、阿布嘎—诺高。

【入药部位】种子。

【采收加工】夏、秋季采收成熟果实，打下种子，除去杂质，晒干。

【药　　性】味辛、甘，性平。效柔、重、固。

【功能主治】止吐，止血，利尿。主治呕吐，呕血，血崩，产后流血过多，水肿，尿潴留，脉动热。

【用法用量】内服：煮散剂，3~5g，或入丸、散。

紫花碎米荠

紫花弯蕊芥

Cardamine purpurascens (O. E. Schulz) Al-Shehbaz et al.

资源量：常见

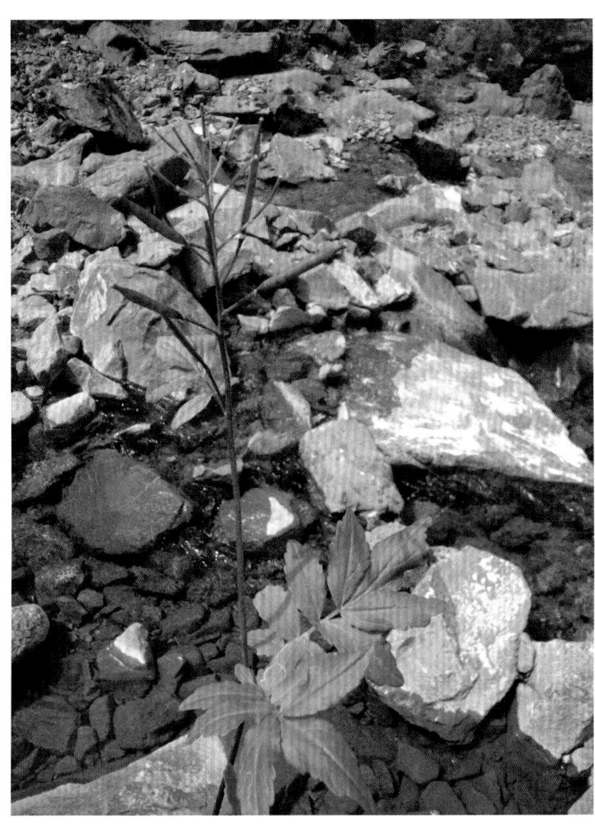

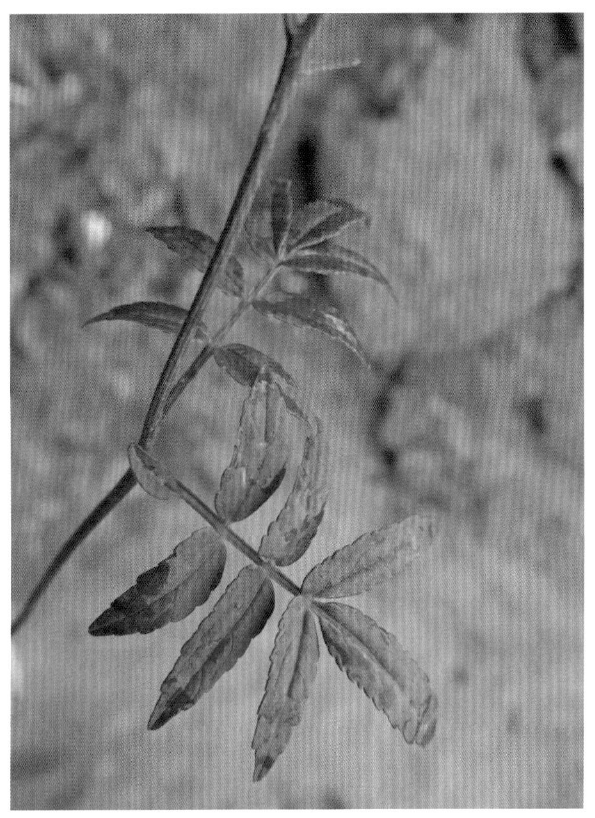

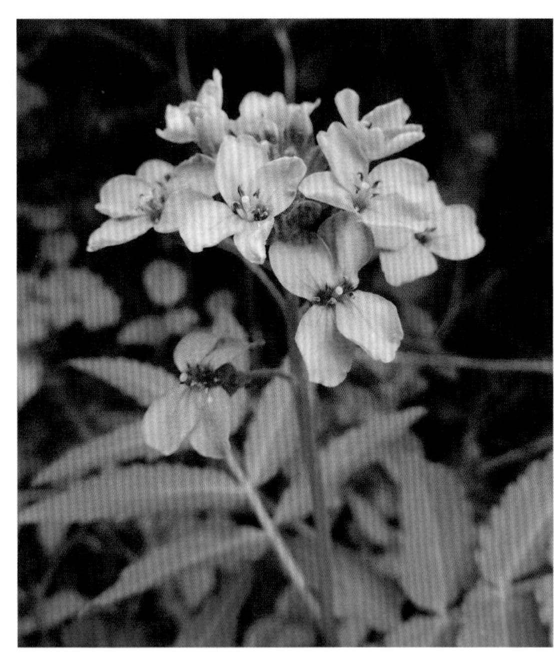

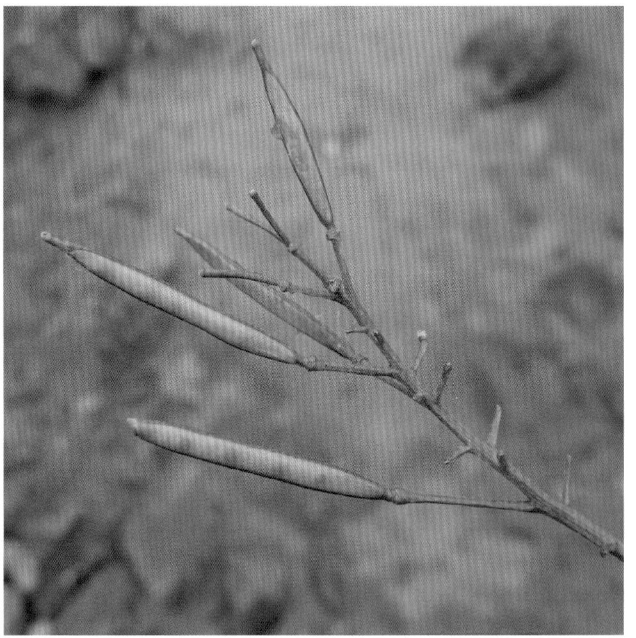

【形态特征】多年生草本，高 15~50cm。根状茎细长呈鞭状，匍匐生长。茎单一，不分枝。基生叶有长叶柄；小叶 3~5 对，顶生小叶与侧生小叶的形态和大小相似，长椭圆形，顶端短尖，边缘具钝齿，基部呈楔形或阔楔形，无小叶柄，两面与边缘有少数短毛；茎生叶通常只有 3 枚，着生于茎的中、上部，有叶柄，小叶 3~5 对，与基生的相似，但较狭小。总状花序有十几朵花；外轮萼片长圆形，内轮萼片长椭圆形，基部囊状，边缘白色膜质，外面带紫红色；花瓣紫红色或淡紫色，倒卵状楔形；花丝扁而扩大，花药狭卵形；雌蕊柱状，无毛，花柱与子房近等粗，柱头不显著。长角果线形，扁平，基部具长约 1mm 的子房柄。种子长椭圆形，褐色。花期 5~7 月，果期 6~8 月。

【生境分布】在祁连山分布于海拔 2200~3000m 草地、林下、潮湿处。河北、山西、陕西、甘肃、青海、四川、云南及西藏东部有分布。

中药　石芥菜

【别　　名】龙骨七、石格菜。

【入药部位】全草。

【采收加工】春、夏季采挖，洗净，晒干或鲜用。

【性味归经】味苦，性平。

【功能主治】散瘀通络，祛湿，止血。主治跌打损伤，风湿痹痛，黄水疮，外伤出血。

【用法用量】内服：6~9g，泡酒服。外用：适量，捣敷。

藏药　索登木巴

同“三裂碱毛茛”条。

红紫糖芥

红紫桂竹香

Erysimum roseum (Maximowicz) Polatschek

资源量：较常见

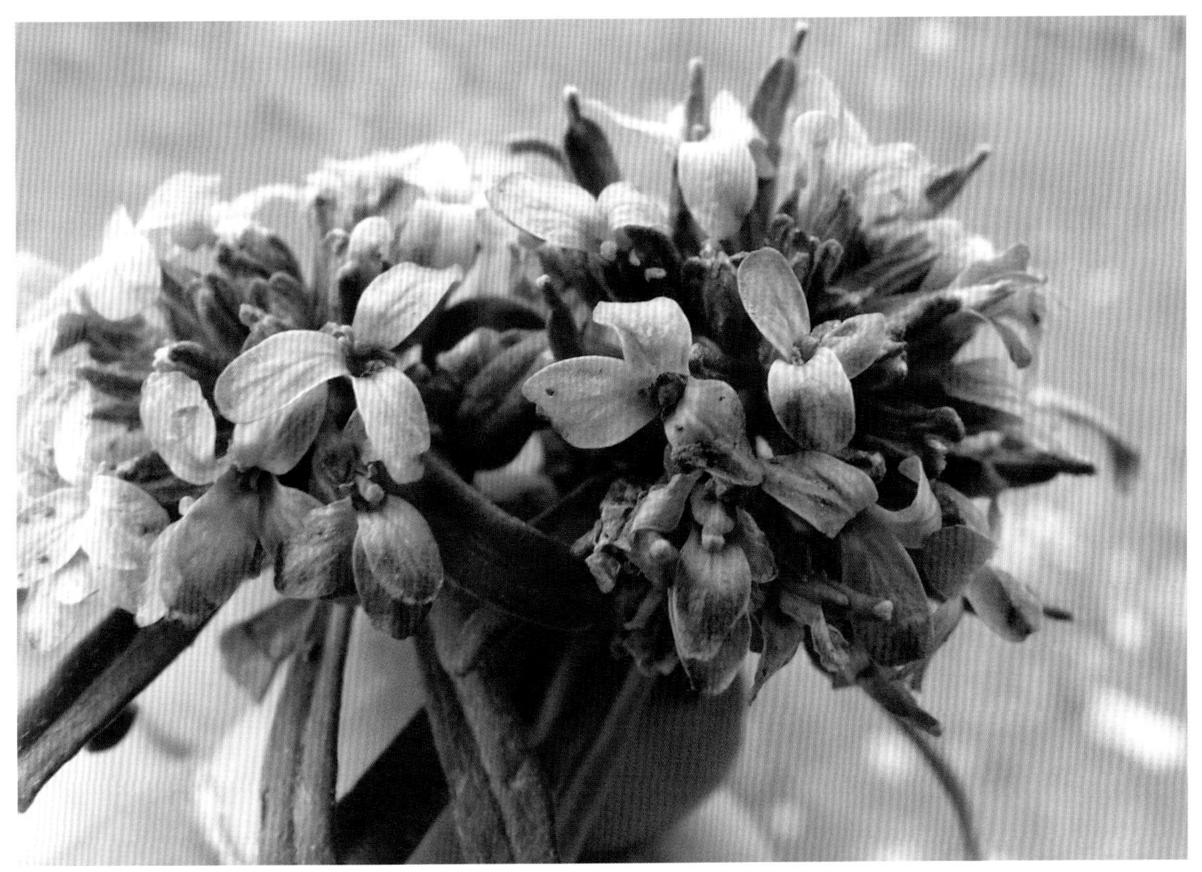

柄。基生叶披针形或线形，长 2~7cm，宽 3~5mm，顶端急尖，基部渐狭，全缘或具疏生细齿；叶柄长 1~4cm；茎生叶较小，具短柄，上部叶无柄。总状花序有多数疏生花，长达 9cm；花粉红色或红紫色，直径 1.5~2cm；花梗长 5~10mm，开展，密生叉状毛或无毛；萼片直立，长圆形、披针状长圆形或卵状长圆形，长 7~8mm；花瓣倒披针形，长 12~15mm，有深紫色脉纹，具长爪。长角果线形，有 4 棱，长 2~3.5cm，宽 1.5~2mm，稍弯曲；花柱长约 1mm；果梗增粗，长 4~5mm。种子卵形，长约 1mm，褐色。花期 6~7 月，果期 7~8 月。

【生境分布】在祁连山分布于海拔 2800~5200m 高山草甸、灌丛、河滩、碎石坡。甘肃、青海、四川西北部、西藏东北部有分布。

中药 红紫桂竹香

【别　　名】桂竹香。

【入药部位】全草。

【采收加工】夏、秋季采收，除去杂质，晒干。

【性味归经】味苦，性寒。归心、肾经。

【功能主治】清热解毒。主治外感热症，咽喉肿痛，扁桃体炎，白喉，炭疽，胃病，痈肿疮毒等。

【用法用量】内服：9~15g。

藏药 甲贝

【入药部位】根及根茎或全草。

【采收加工】根及根茎：秋季采挖，去掉茎叶和泥土，阴干，用袋装好，置于通风干燥处保存。品质以须根粗长、整齐、外面棕褐色、断面淡棕色、不带残茎、气味浓的为佳。全草：7~8 月采带根的全草，用袋装好，置于通风干燥处保存。

【药　　性】根及根茎：味辛，性温。全草：味苦，性寒。

【功能主治】祛风镇痛。根及根茎：主治头痛，关节炎，时疫，肺痨脓肿，杨梅疮，急腹症（发痧），心悸，失眠，腰腿痛，月经不调，漏经及其引起的体虚，食物中毒引起的发热，扁桃体肿大，疮疖，溃疡和久治不愈的感冒。全草：主治痨病，脾脏剧痛，白喉，四肢脓水等。

播娘蒿

腺毛播娘蒿

Descurainia sophia (L.) Webb. ex Prantl

资源量：常见

【形态特征】一年生草本，高 20~80cm，有毛或无毛，毛为叉状毛，以下部茎生叶为多，向上渐少。茎直立，分枝多，常于下部成淡紫色。叶为三回羽状深裂，长 2~12 (~15) cm，末端裂片条形或长圆形，裂片长 (2~) 3~5 (~10) mm，宽 0.8~1.5 (~2) mm，下部叶具柄，上部叶无柄。花序伞房状，果期伸长；萼片直立，早落，长圆条形，背面有分叉细柔毛；花瓣黄色，长圆状倒卵形，长 2~2.5mm，或稍短于萼片，具爪；雄蕊 6 枚，比花瓣长

1/3。长角果圆筒状，长 2.5~3cm，宽约 1mm，无毛，稍内曲，与果梗不成 1 条直线，果瓣中脉明显；果梗长 1~2cm。种子每室 1 行，形小，多数，长圆形，长约 1mm，稍扁，淡红褐色，表面有细网纹。花期 5~7 月，果期 7~9 月。

【生境分布】在祁连山分布于海拔 2550m 上下山坡、田野、农田。我国多数省区有分布。

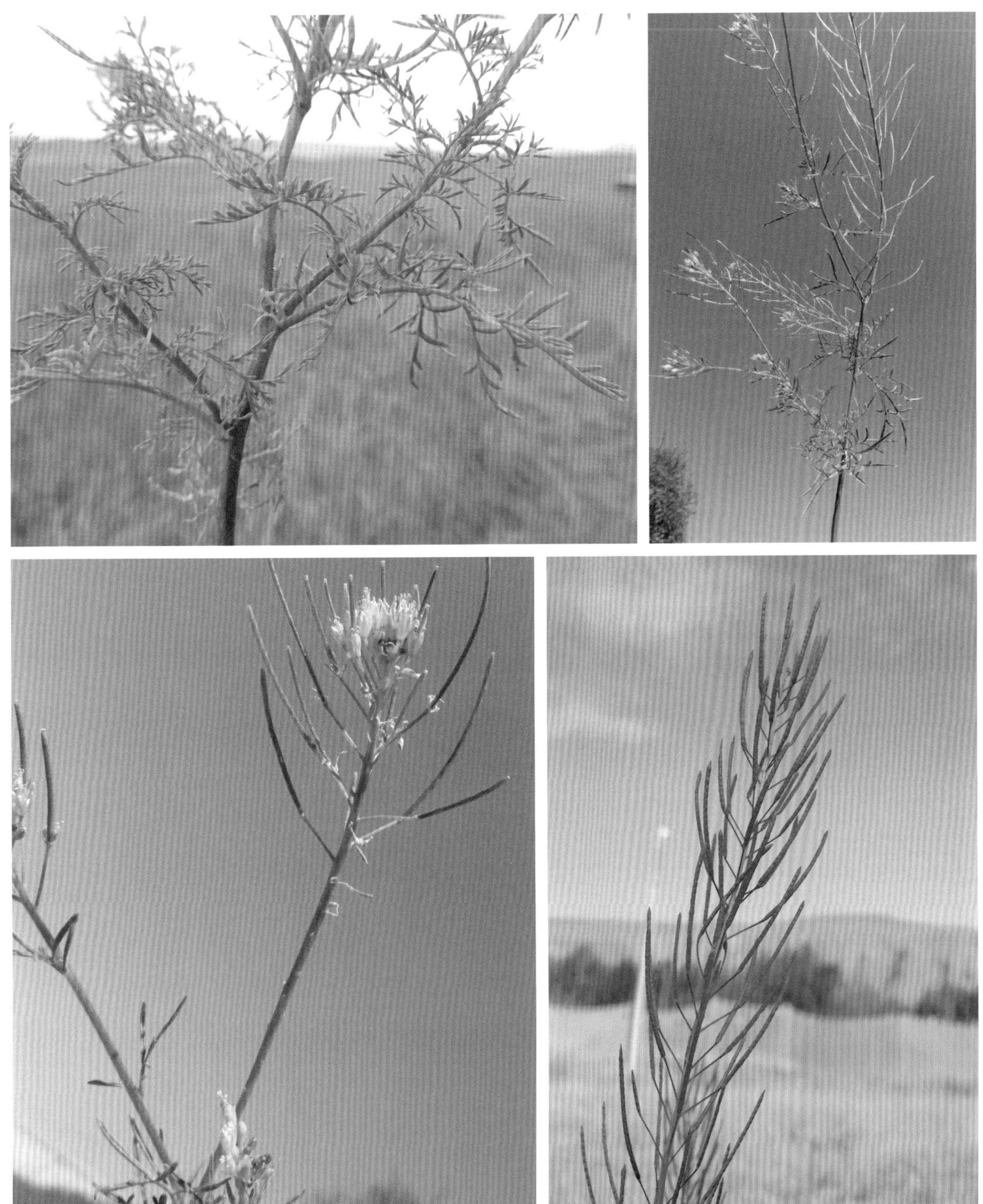

中药　葶苈子

【别　　名】大滐、大室、丁历。

【入药部位】种子。

【采收加工】夏季果实成熟时采割植株，晒干，搓出种子，除去杂质。

【性味归经】味辛、苦，性大寒。归肺、膀胱经。

【功能主治】泻肺平喘，行水消肿。主治痰涎壅肺，喘咳痰多，胸胁胀满，不得平卧，胸腹水肿，小便不利。

【用法用量】内服：3~10g，包煎。

中药　辣辣菜

【别　　名】小辣辣、羊辣罐、尿溜溜。

【入药部位】全草。

【采收加工】春季采挖，洗净，晒干。

【性味归经】味辛，性平。归肾、膀胱经。

【功能主治】清热解毒，利尿，通淋。主治痢疾，腹泻，小便不利，淋证，水肿。

【用法用量】内服：6~9g。

藏药　象策

【入药部位】种子。

【采收加工】果实成熟时采收种子，晾干。

【药　　性】味辛，性平。

【功能主治】止痛。主治炭疽，镇刺痛。

【用法用量】内服：常配方用，3~9g。

蒙药　汉毕勒

【别　　名】贡图格、贡图格布茹、贡图格巴。

【入药部位】种子。

【采收加工】夏季果实成熟时打下种子，簸去杂质，晒干。

【药　　性】味苦、辛，性凉。效钝、稀、糙、轻。

【功能主治】清相搏热，解毒，止咳化痰，平喘。主治血协日性相搏热，感冒，赫依血相搏性气喘，毒热症等。

【用法用量】内服：5~7g。外用：适量。

葶苈

光果葶苈

Draba nemorosa L.

资源量：常见

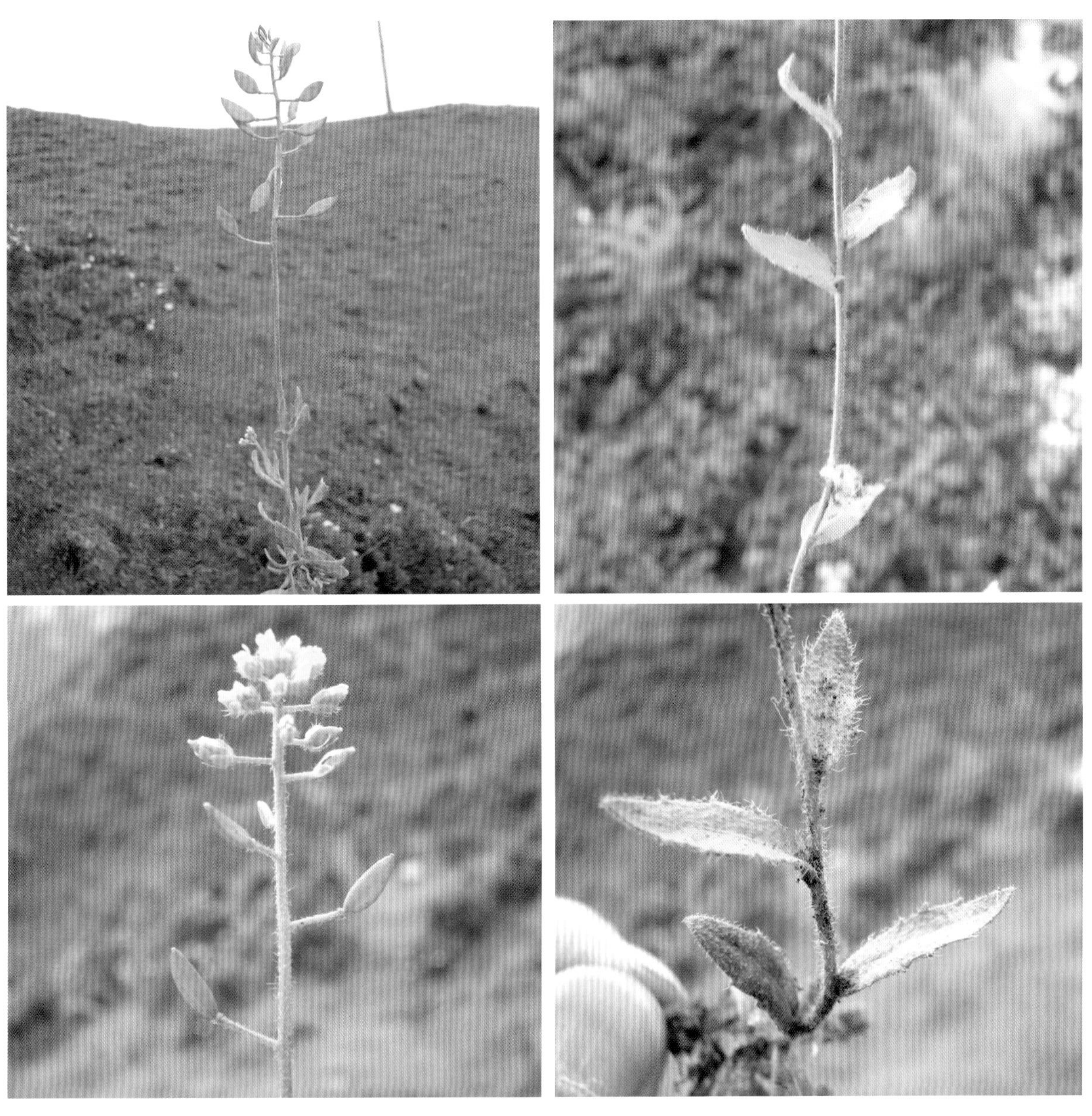

【形态特征】一年生或二年生草本。茎直立，高 5~45cm，单一或分枝，疏生叶片或无叶，但分枝茎有叶片；下部密生单毛、叉状毛和星状毛，上部渐稀至无毛。基生叶莲座状，长倒卵形，边缘有疏细齿或近于全缘；茎生叶长卵形或卵形，顶端尖，基部楔形或渐圆，边缘有细齿，无柄，上面被单毛和叉状毛，下面以星状毛为多。总状花序有花 25~90 朵，密集成伞房状；萼片椭圆形，背面略有毛；花瓣黄色，花期后成白色，倒楔形，顶端凹；雄蕊长 1.8~2mm；花药短心形；雌蕊椭圆形，密生短单毛，花柱几乎不发育，柱头小。短角果长圆形或长椭圆形，被短单毛；果梗长 8~25mm，与果序轴成直角开展，或近于直角向上开展。种子椭圆形，褐色，种皮有小疣。花期 5~7 月，果期 7~9 月。

【生境分布】在祁连山分布于海拔 2800~4800m 山坡。我国多数省区有分布。

中药　葶苈

【别　　名】葶苈子。

【入药部位】种子。

【采收加工】夏季果实成熟时采割植株，晒干，搓出种子，除去杂质。

【性味归经】味辛、苦，性大寒。归肺、膀胱经。

【功能主治】泻肺平喘，行水消肿。主治痰涎壅肺，喘咳痰多，胸胁胀满，不得平卧，胸腹水肿，小便不利，肺源性心脏病水肿。

【用法用量】内服：3~9g，或入丸、散。外用：适量，煎水洗，或研末调敷。

藏药　齐乌拉卜

【入药部位】全草。

【采收加工】花期采全草，洗净，晾干。

【药　　性】味辛、苦，性温。

【功能主治】解毒，健胃。主治食物中毒，腹痛，消化不良。

【用法用量】内服：煮散剂，3~5g，或入丸、散。

芝麻菜

臭芸芥、芸芥、臭菜

Eruca vesicaria subsp. *sativa* (Miller) Thellung

资源量：较常见

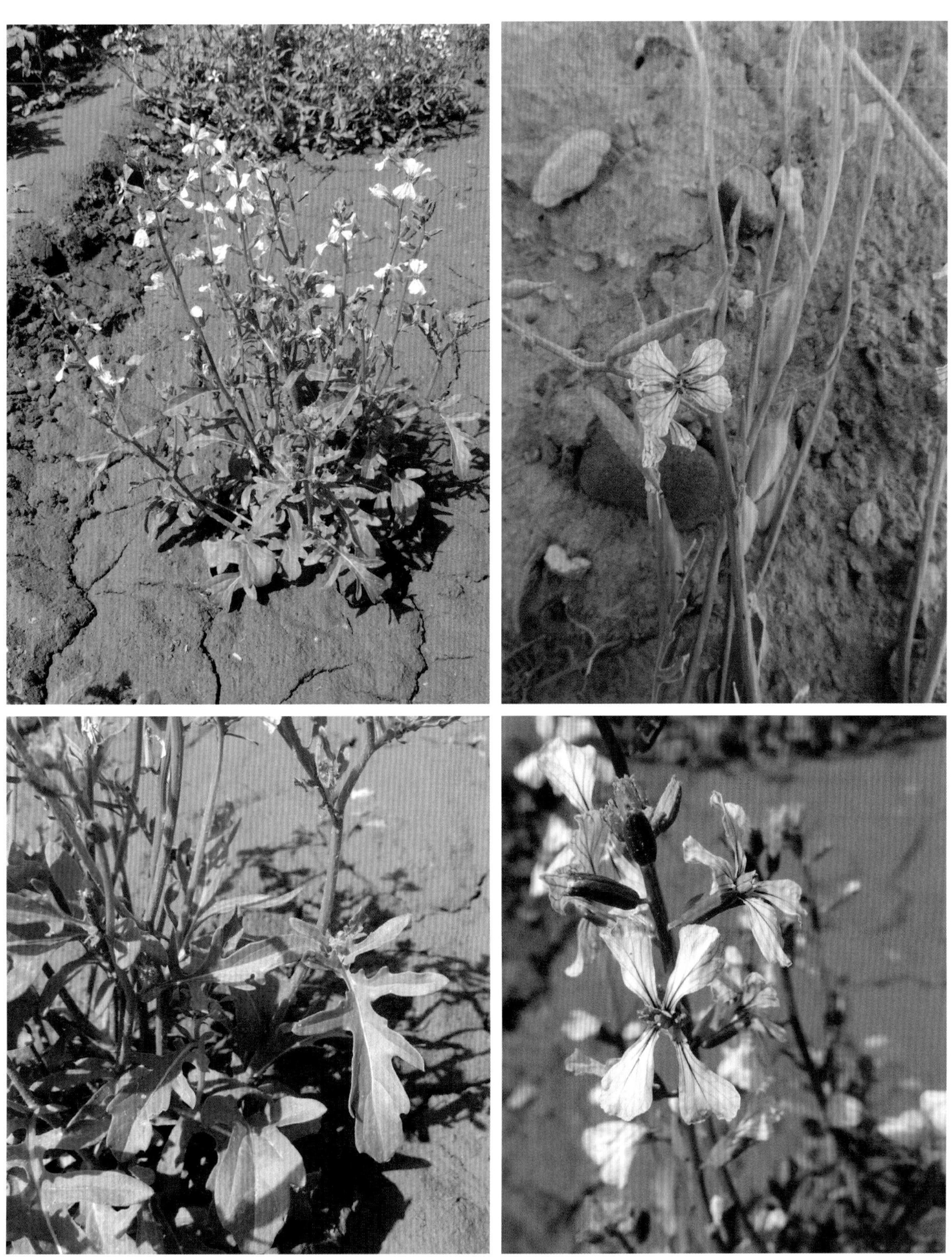

【形态特征】一年生草本，高 20~90cm。茎直立，上部常分枝，疏生硬长毛或近无毛。基生叶及下部叶大头羽状分裂或不裂，长 4~7cm，宽 2~3cm，顶裂片近圆形或短卵形，有细齿，侧裂片卵形或三角状卵形，全缘，仅下面脉上疏生柔毛；叶柄长 2~4cm；上部叶无柄，具 1~3 对裂片，顶裂片卵形，侧裂片长圆形。总状花序有多数疏生花；花直径 1~1.5cm；花梗长 2~3mm，具长柔毛；萼片长圆形，长 8~10mm，带棕紫色，外面有蛛丝状长柔毛；花瓣黄色，后变白色，有紫纹，短倒卵形，长 1.5~2cm，基部有窄线形长爪。长角果圆柱形，长 2~3cm，果瓣无毛，有 1 隆起中脉，喙剑形，扁平，长 5~9mm，顶端尖，有 5 纵脉；果梗长 2~3mm。种子近球形或卵形，直径 1.5~2mm，棕色，有棱角。花期 5~8 月，果期 7~9 月。

【生境分布】在祁连山分布于海拔 2700m 以下山坡、低湿地。我国东北、华北、西北，以及河北等地，野生或栽培。

中药 芝麻菜

【别　　名】金堂葶苈、葶苈子、苦葶苈。

【入药部位】种子。

【采收加工】果实成熟时采割植株，晒干，搓出种子，除去杂质。

【性味归经】味辛、苦，性寒。归肺、膀胱经。

【功能主治】下气行水，祛痰定喘。主治痰壅喘咳，水肿，腹水。

【用法用量】内服：6~12g。若入丸、散时酌减。

藏药 盖菜

【别　　名】永嘎杰布。

【入药部位】种子。

【采收加工】8 月采收果实，晒干，取出种子。

【药　　性】味辛，性凉。

【功能主治】消肿。主治乳房肿胀，炭疽。

【用法用量】外用：适量，研末调敷，或煎水灌洗。

独行菜 辣辣菜、辣辣根、辣麻麻

Lepidium apetalum Willd.

资源量：常见

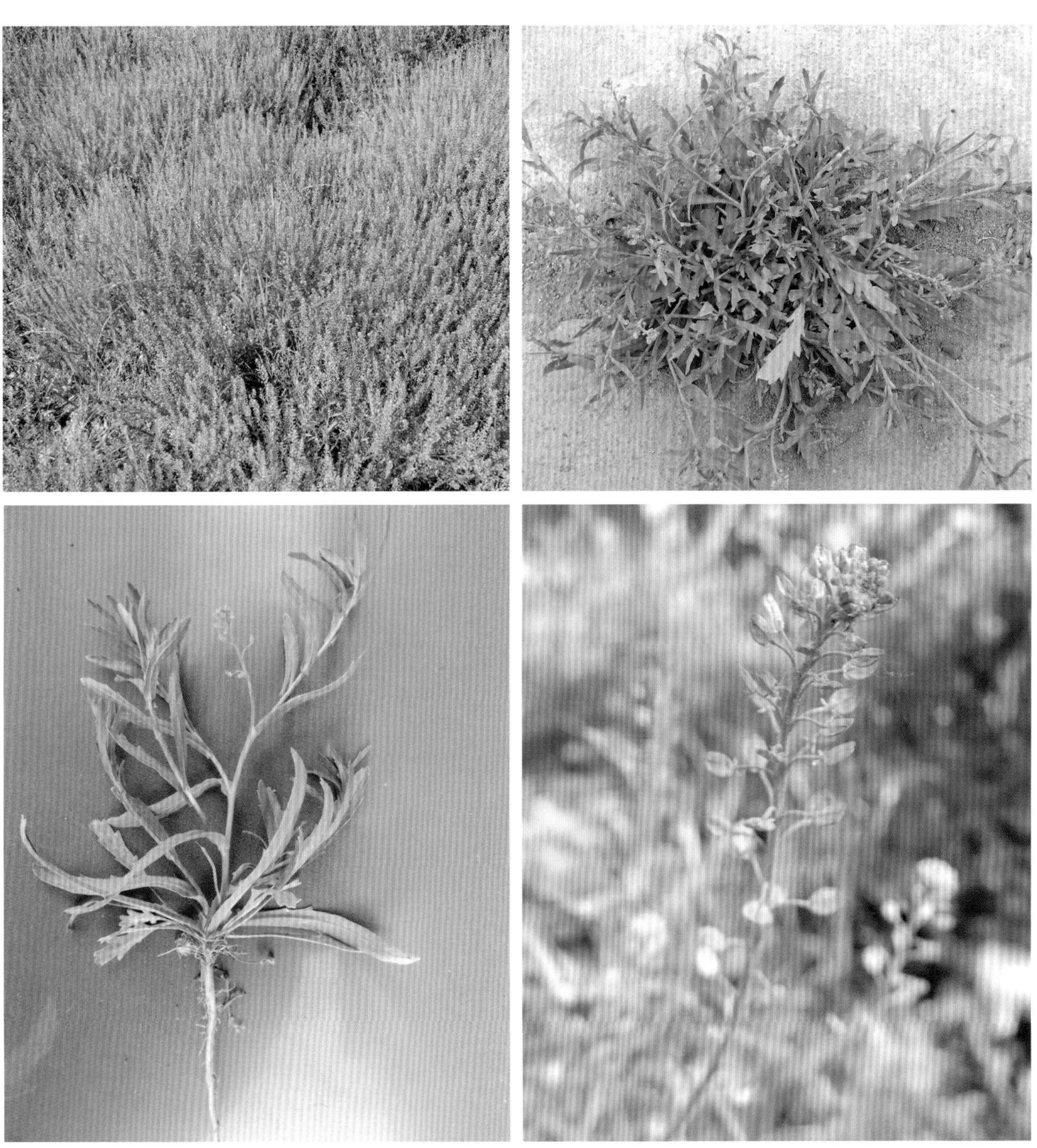

【形态特征】一年生或二年生草本，高 5~30cm。茎直立，有分枝，无毛或具微小头状毛。基生叶窄匙形，一回羽状浅裂或深裂，长 3~5cm，宽 1~1.5cm；叶柄长 1~2cm；茎上部叶线形，有疏齿或全缘。总状花序在果期可延长至 5cm；萼片早落，卵形，长约 0.8mm，外面有柔毛；花瓣无或退化成丝状，比萼片短；雄蕊 2 或 4。短角果近圆形或宽椭圆形，扁平，长 2~3mm，宽约 2mm，顶端微缺，上部有短翅，隔膜宽不到 1mm；果梗弧形，长约 3mm。种子椭圆形，长约 1mm，平滑，棕红色。花期 4~7 月，果期 5~8 月。

【生境分布】在祁连山分布于海拔 2600m 以下山坡、山沟、路旁及村庄附近。我国多数省区有分布。

中药 葶苈子

同“播娘蒿”条。

藏药 察浊

【别　　名】塔压跟、康普吧、康投吉。

【入药部位】带根全草（幼苗）。

【采收加工】3~4 月采集幼苗的根或全草，洗净，晾干。

【药　　性】味辛、涩，性平。

【功能主治】清热利湿，活血止血。主治内脏瘀血及黄水病，骨病，巴母病，水肿及各种出血。

【用法用量】内服：研末，2~4g，或入丸、散。

蒙药 汉毕勒

同“播娘蒿”条。

宽叶独行菜

光果宽叶独行菜

Lepidium latifolium Linnaeus

资源量：常见

【形态特征】多年生草本，高 30~150cm。茎直立，上部多分枝，基部稍木质化，无毛或疏生单毛。基生叶及茎下部叶革质，长圆状披针形或卵形，长 3~6cm，宽 3~5cm，顶端急尖或圆钝，基部楔形，全缘或有牙齿，两面有柔毛；叶柄长 1~3cm，茎上部叶披针形或长圆状椭圆形，长 2~5cm，宽 5~15mm，无柄。总状花序圆锥状；萼片脱落，卵状长圆形或近圆形，长约 1mm，顶端圆形；花瓣白色，倒卵形，长约 2mm，顶端圆形，爪明显或不明显；雄蕊 6。短角果宽卵形或近圆形，长 1.5~3mm，顶端全缘，基部圆钝，无翅，有柔毛，花柱极短；果梗长 2~3mm。种子宽椭圆形，长约 1mm，压扁，浅棕色，无翅。花期 5~7 月，果期 7~9 月。

【生境分布】在祁连山分布于海拔 1400~2500m 村旁、田边、山坡、盐化草甸。我国东北、华北、西北有分布。

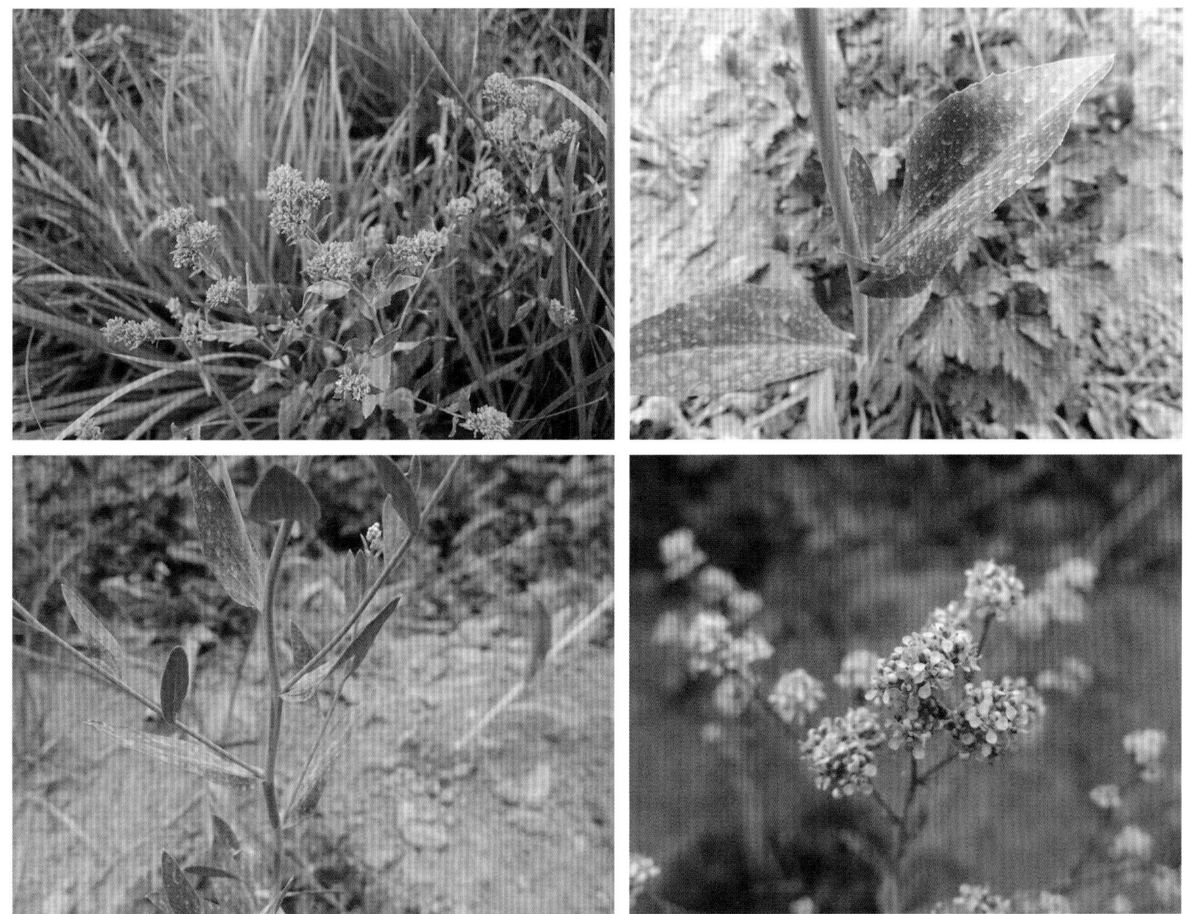

中药 止痢草

【别　　名】大辣。

【入药部位】全草。

【采收加工】夏季采收，洗净，鲜用或晒干。

【性味归经】微苦、涩，性凉。

【功能主治】清热燥湿。主治细菌性痢疾，肠炎。本植物的种子在甘肃亦作葶苈子用。

【用法用量】内服：日服干品 31g（或鲜草 78g），加泽漆 9g 效果更好。

垂果大蒜芥

短瓣大蒜芥、弯果蒜芥

Sisymbrium heteromallum C. A. Mey.

资源量：较常见

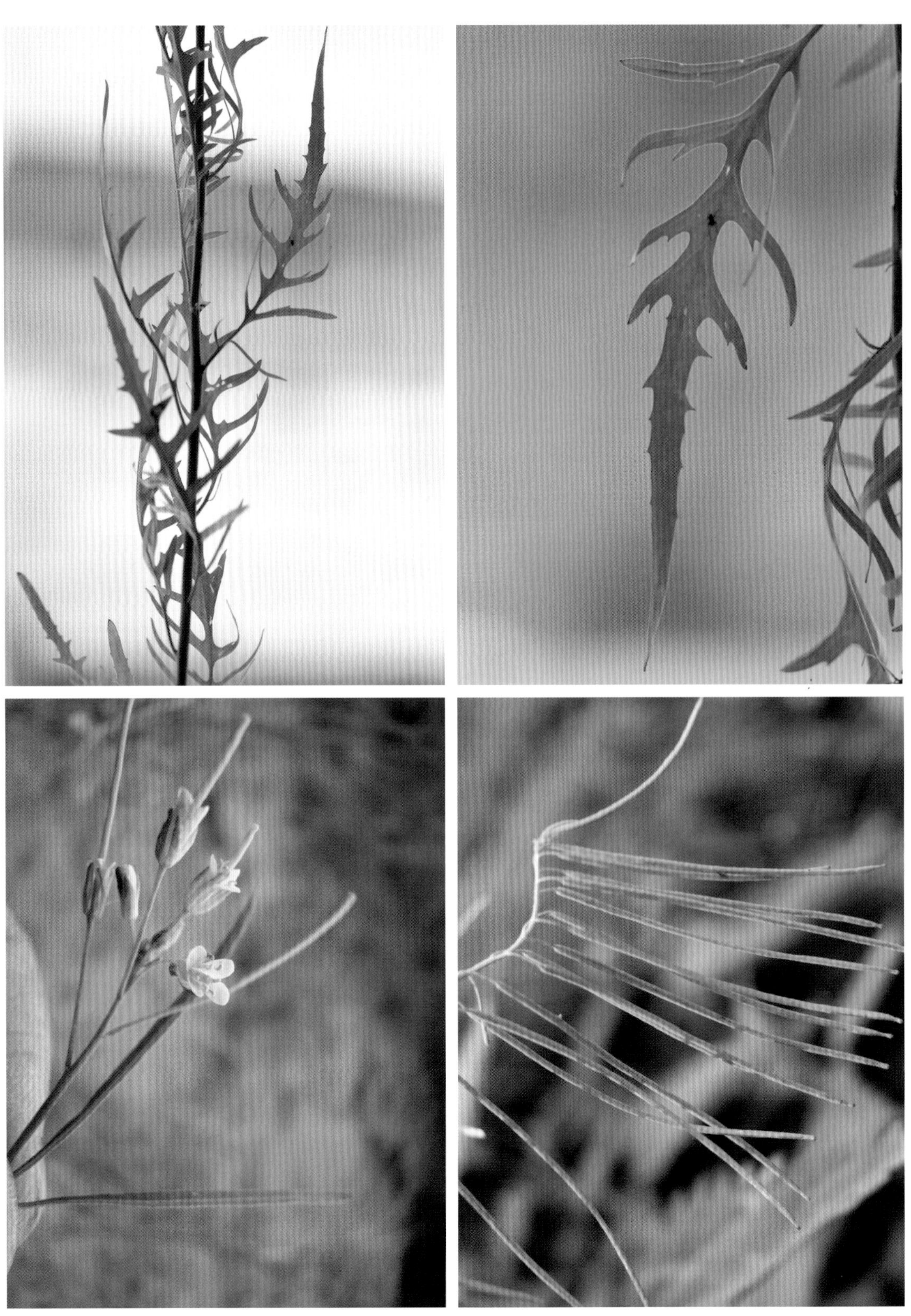

【形态特征】一年生或二年生草本，高 30~90cm。茎直立，不分枝或分枝，具疏毛。基生叶为羽状深裂或全裂，叶片长 5~15cm，顶端裂片大，长圆状三角形或长圆状披针形，渐尖，基部常与侧裂片汇合，全缘或具齿，侧裂片 2~6 对，长圆状椭圆形或卵圆状披针形，下面中脉有微毛，叶柄长 2~5cm；上部的叶无柄，叶片羽状浅裂，裂片披针形或宽条形。总状花序密集成伞房状，果期伸长；花梗长 3~10mm；萼片淡黄色，长圆形，长 2~3mm，内轮的基部略成囊状；花瓣黄色，长圆形，长 3~4mm，顶端钝圆，具爪。长角果线形，纤细，长 4~8cm，宽约 1mm，常下垂；果瓣略隆起；果梗长 1~1.5cm。种子长圆形，长约 1mm，黄棕色。花期 5~7 月，果期 6~9 月。

【生境分布】在祁连山分布于海拔 2600m 上下林下、阴坡、河边。山西、陕西、甘肃、青海、新疆、四川、云南有分布。

中药　垂果大蒜芥

【入药部位】种子及全草。

【采收加工】果实成熟时采收，晒干。

【性味归经】味甘、辛，性凉。归肺经。

【功能主治】止咳化痰，清热，解毒。主治急、慢性支气管炎，百日咳。全草可治淋巴结结核，外敷可治肉瘤。

【用法用量】内服：10~15g。外用：鲜草适量，捣敷。

藏药　冈托巴

【入药部位】种子。

【采收加工】7~8 月果实成熟后采收，除去果皮及杂质，种子晒干备用。

【药　　性】味辛、苦，性平。

【功能主治】清热解毒，止咳。主治肉毒症，骚热病，血病，肺病。

【用法用量】内服：配方用，6~9g。

菥 蓂 遏蓝菜、败酱草、犁头草
Thlaspi arvense L.

资源量：常见

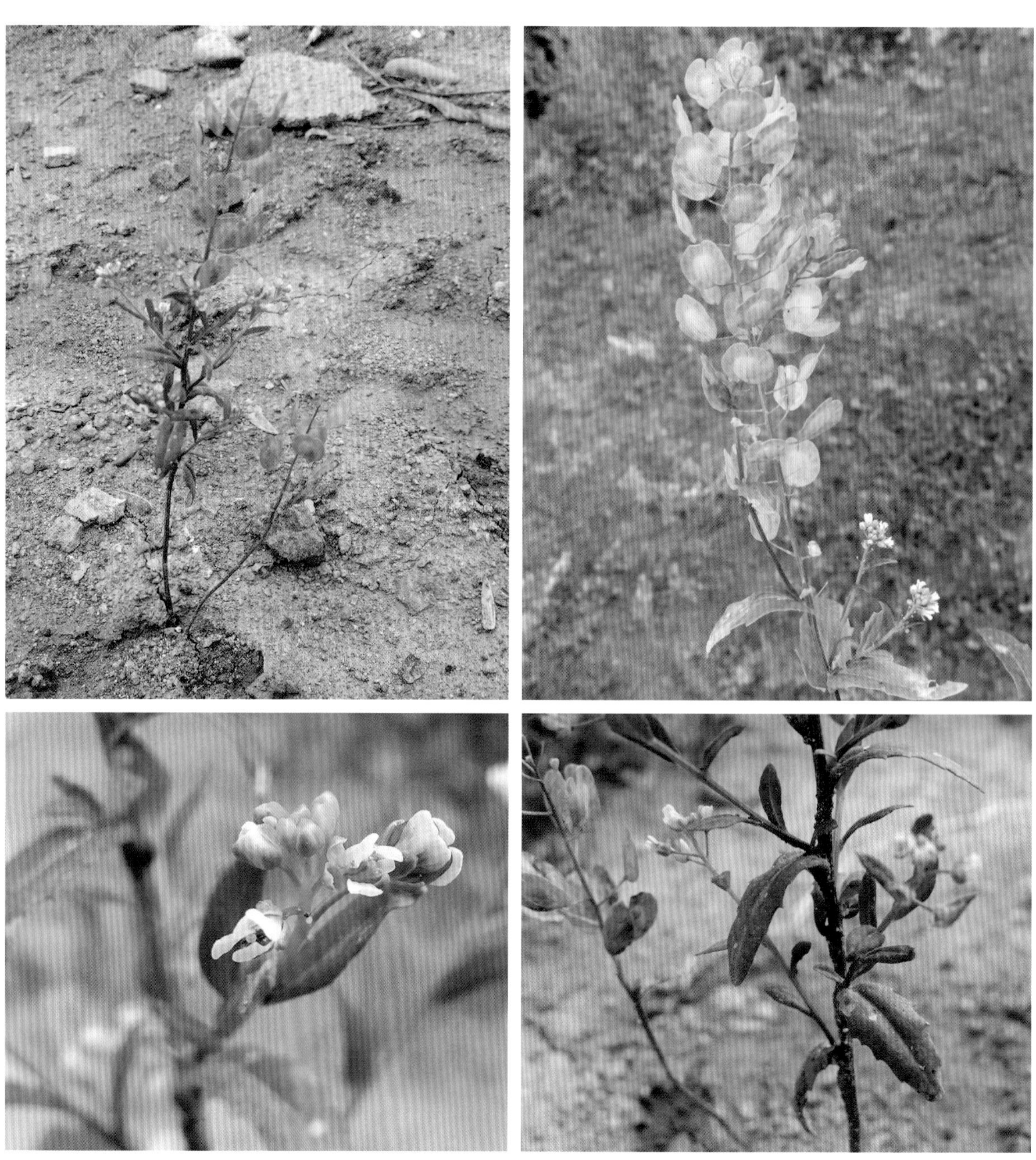

【形态特征】一年生草本，高 9~60cm，无毛。茎直立，不分枝或分枝，具棱。基生叶倒卵状长圆形，长 3~5cm，宽 1~1.5cm，顶端圆钝或急尖，基部抱茎，两侧箭形，边缘具疏齿；叶柄长 1~3cm。总状花序顶生；花白色，直径约 2mm；花梗细，长 5~10mm；萼片直立，卵形，长约 2mm，顶端圆钝；花瓣长圆状倒卵形，长 2~4mm，顶端圆钝或微凹。

短角果倒卵形或近圆形，长 13~16mm，宽 9~13mm，扁平，顶端凹入，边缘有宽翅，约 3mm。种子每室 2~8 个，倒卵形，长约 1.5mm，稍扁平，黄褐色，有同心环状条纹。花期 5~7 月，果期 6~8 月。

【生境分布】在祁连山分布于海拔 1300~2500m 草地、田间、路旁、沟边或村落附近。分布几遍全国。

中药　菥蓂

【别　　名】大荠、蔑菥、大蕺。

【入药部位】全草。

【采收加工】果实成熟时采收，晒干。

【性味归经】味苦、甘，性微寒。归肝、肾经。

【功能主治】清热解毒，利水消肿。主治目赤肿痛，肺痈，肠痈，泄泻，痢疾，白带异常，产后瘀血腹痛，消化不良，肾炎水肿，肝硬化腹水，痈疮肿毒。

【用法用量】内服：10~30g，鲜品加倍。

【各家论述】和中益气，利肝明目。（《本草纲目》）

中药　菥蓂子

【别　　名】荠实、荠子。

【入药部位】种子。

【采收加工】果实成熟时采取全株，打下种子，晒干，扬净。

【性味归经】味辛，性微温。归肝经。

【功能主治】明目，祛风湿。主治目赤肿痛，障翳胬肉，迎风流泪，风湿痹痛。

【用法用量】内服：5~15g。

【各家论述】①主明目，目痛泪出，除痹，补五脏，益精光，久服轻身不老。（《神农本草经》）②疗心腹腰痛。（《名医别录》）③治肝家积聚，眼目赤肿。（《药性论》）

藏药　寨卡

【别　　名】蛾穷停停、蛾穷卡热、加卓。

【入药部位】种子。

【采收加工】7~8 月采收种子，筛净即可。

【药　　性】味辛，性平。

【功能主治】安神定志，清肾、肝、肺之热，燥四肢黄水。主治肾炎，肺炎，淋病等。

【用法用量】内服：常配方用，每次 9~12g。

蒙药　恒日格—乌布斯

【别　　名】勃日嘎、套利图—乌布斯。

【入药部位】种子。

【采收加工】5~8 月果实成熟时采收，晒干。

【药　　性】味辛、苦，性微温。效腻、轻、柔。

【功能主治】清热，滋补，开胃，利尿，消肿。主治肺热，肝热，肾热，肾脉损伤，睾丸肿坠，遗精，阳痿，腰腿痛，恶心等。

【用法用量】内服：煮散剂，3~5g，或入丸、散。

蚓果芥

长角肉叶荠、无毛蚓果芥、喜湿蚓果芥

Neotorularia humilis（C. A. Meyer）Hedge & J. Léonard

资源量：常见

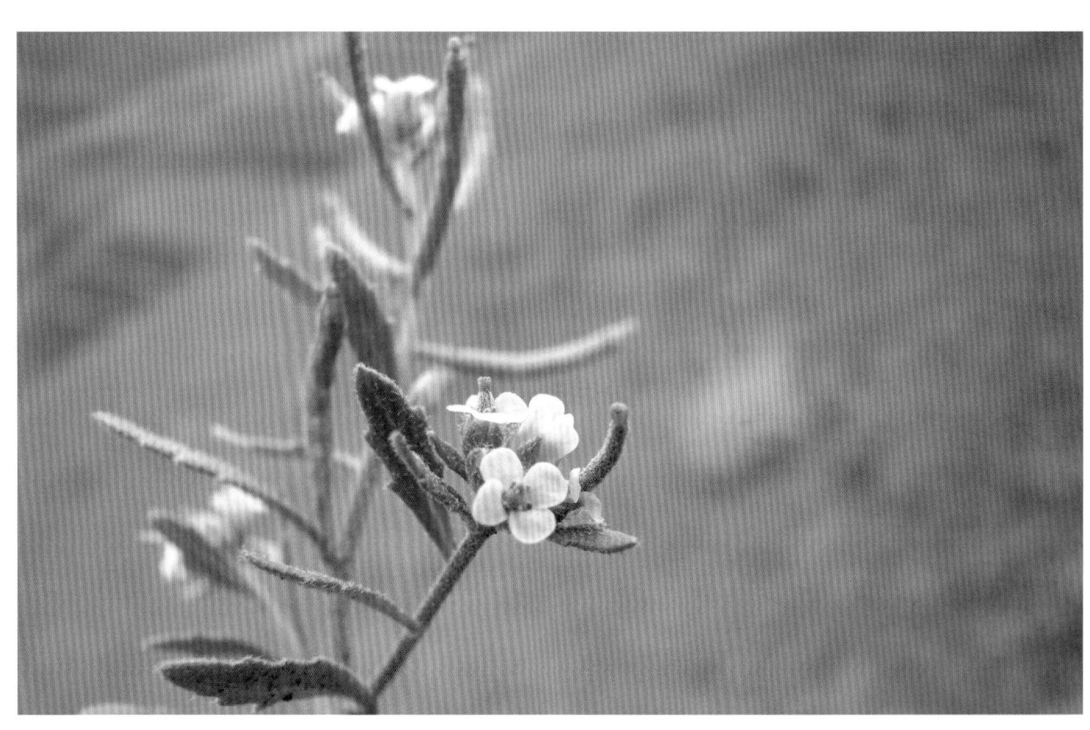

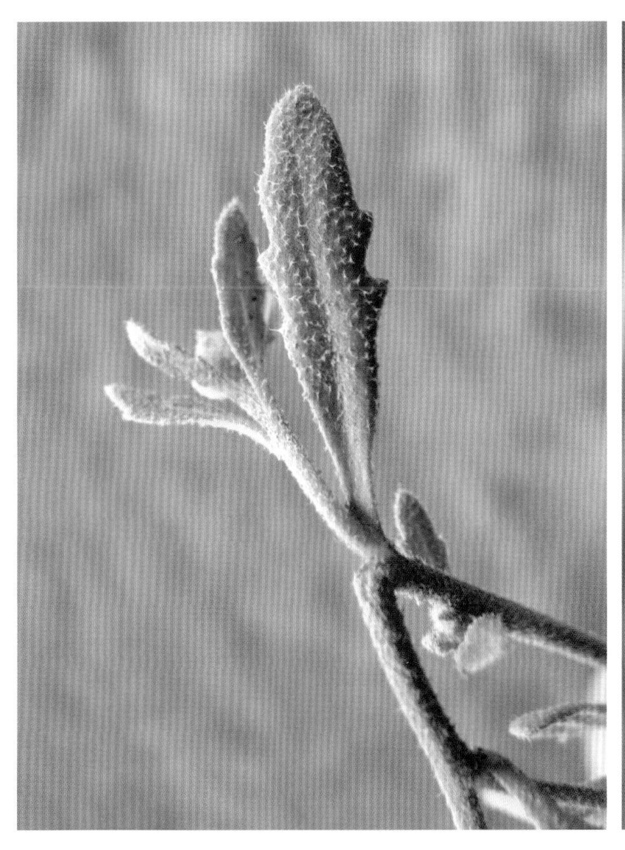
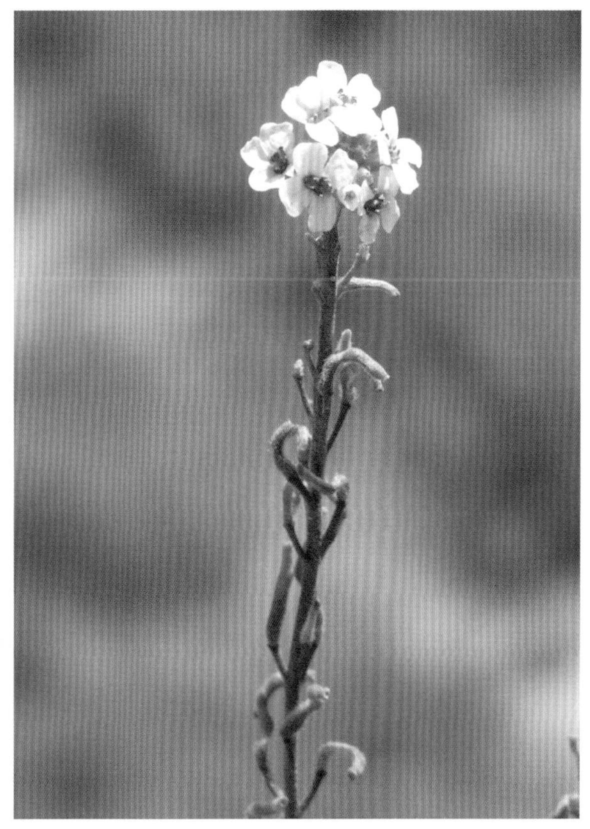

【形态特征】多年生草本，高 5~30cm，被 2 叉毛，并杂有 3 叉毛。茎自基部分枝，有的基部有残存叶柄。基生叶窄卵形；下部的茎生叶变化较大，叶片宽匙形至窄长卵形，全缘，或具 2~3 对明显或不明显的钝齿；中、上部的条形；最上部数叶常入花序而成苞片。花序呈紧密伞房状，果期伸长；萼片长圆形，外轮的较内轮的窄，有的在背面顶端隆起，内轮的偶在基部略呈囊状，均有膜质边缘；花瓣倒卵形或宽楔形，白色，长 2~3mm，顶端近截形或微缺，基部渐窄成爪；子房有毛。长角果筒状，略呈念珠状，两端渐细，直或略曲，或作之形弯曲；花柱短，柱头 2 浅裂；果瓣被 2 叉毛；果梗长 3~6mm。种子长圆形，橘红色。花期 4~6 月，果期 5~8 月。

【生境分布】在祁连山分布于全山系海拔 2000~3000m 山坡、沟谷、草地。河北、内蒙古、河南北部、陕西、甘肃、青海、新疆、西藏等地有分布。

中药 蚓果芥

【入药部位】全草。

【采收加工】果实成熟时采收，晒干。

【性味归经】味辛、苦，性温。

【功能主治】清积，解毒。主治消化不良，食物中毒等。

藏药　齐乌拉卜

【别　　名】席乌拉普。

【入药部位】全草。

【采收加工】8~9 月采摘全草，洗净，晒干。

【药　　性】味辛，性温。

【功能主治】消食，解肉食中毒。主治消化不良。

【用法用量】内服：配方用，6~9g。

景天科

瓦 松

瓦花、瓦塔、石莲花

Orostachys fimbriata（Turcz.）Berg.

资源量：较常见

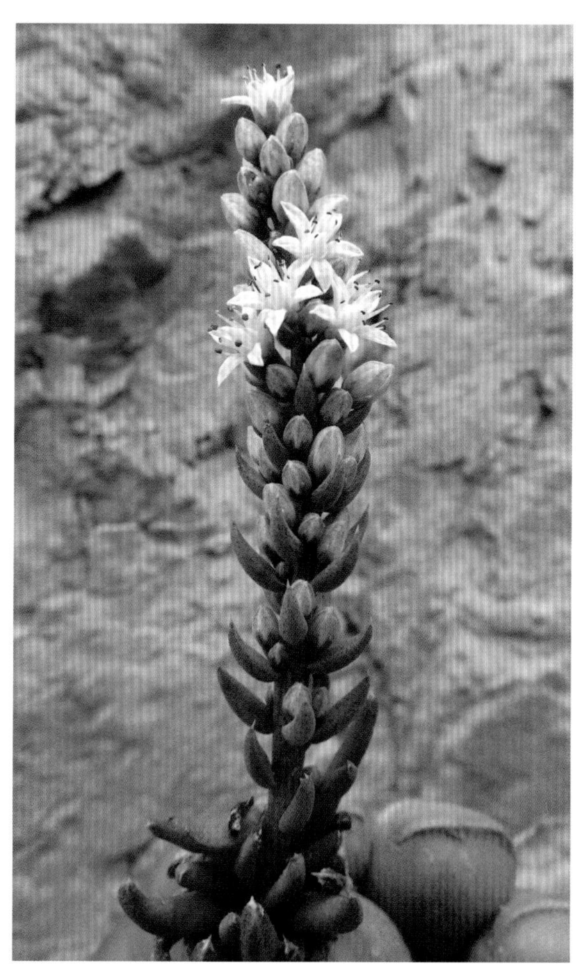

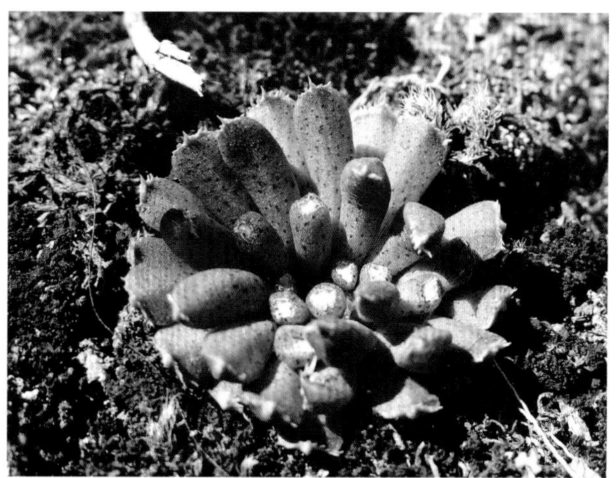

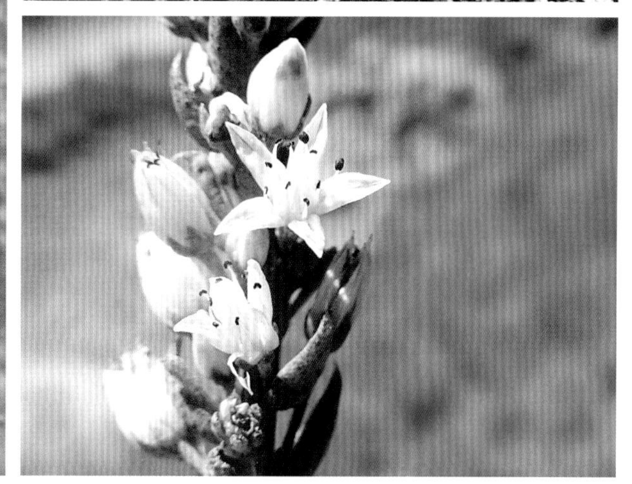

【形态特征】二年生草本。一年生莲座丛的叶短；莲座叶线形，先端增大，为白色软骨质，半圆形，有齿。二年生花茎一般高 10~20cm，小的只长 5cm，高的有时达 40cm。叶互生，疏生，有刺，线形至披针形，长可达 3cm，宽 2~5mm。花序总状，紧密，或下部分枝，可呈宽 20cm 的金字塔形；苞片线状渐尖；花梗长达 1cm，萼片 5，长圆形，长 1~3mm；花瓣 5，红色，披针状椭圆形，长 5~6mm，宽 1.2~1.5mm，先端渐尖，基部 1mm 合生；雄蕊 10，与花瓣同长或稍短，花药紫色；鳞片 5，近四方形，长 0.3~0.4mm，先端稍凹。蓇葖果 5，长圆形，长 5mm，喙细，长 1mm。种子多数，卵形，细小。花期 7~9 月，果期 9~10 月。

【生境分布】在祁连山分布于海拔 3500m 以下山坡石上、河滩灌丛或屋瓦上。我国多数省区有分布。朝鲜、日本、蒙古、俄罗斯也有分布。

中药　瓦松

【别　　名】昨叶荷草、屋上无根草、向天草。

【入药部位】地上部分。

【采收加工】夏、秋季采收，用开水泡后，鲜用或晒干。

【性味归经】味酸、苦，性凉。有毒。归肝、肺经。

【功能主治】凉血止血，清热解毒，收湿敛疮。主治吐血，鼻衄，便血，血痢，热淋，月经不调，疔疮痈肿，痔疮，湿疹，烫伤，肺炎，肝炎，宫颈糜烂，乳糜尿。

【用法用量】内服：5~15g，捣汁，或入丸剂。外用：适量，捣敷，或煎水熏洗，或研末调敷。

【各家论述】①主口中干痛，水谷血痢，止血。（《新修本草》）②行女子经络。（《本草图经》）③治百毒，疗火疮，消肿，杀虫。（《本草再新》）④治胃热，酒积，烟火、金石丹毒成血痢肠风者，服之即止，此凉血而止血也。又女子内热血干，经络不行，服之即通，此又凉血而行血也。然气寒性利，通行之用居多，如血热气实，酒食味厚之人，间有用之取效。如老弱胃虚乏力之人，不可泛施。（《新修本草》）

藏药　克秀巴

【入药部位】全草。

【采收加工】6~7 月采集全草，洗去泥土，除去枯叶，晾干。

【药　　性】味苦，性微温。

【功能主治】通脉，利尿，排结石。主治石淋。

【用法用量】内服：配方用，6~9g。

蒙药　苏布日根—其其格

【别　　名】石莲蓬、酸溜溜、瓦塔。

【入药部位】全草。

【采收加工】夏、秋季采收，用开水略烫后，晒干。

【药　　性】味酸，性平。有毒。

【功能主治】止血，止痢，清热，解毒。主治热性腹泻，血热疾病。

唐古红景天 *Rhodiola tangutica* (Maximowicz) S. H. Fu

资源量：常见

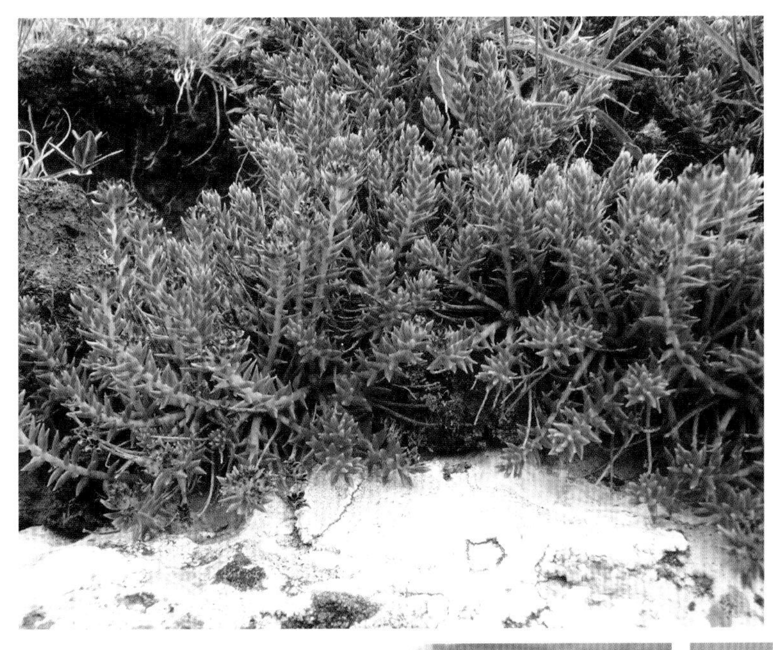

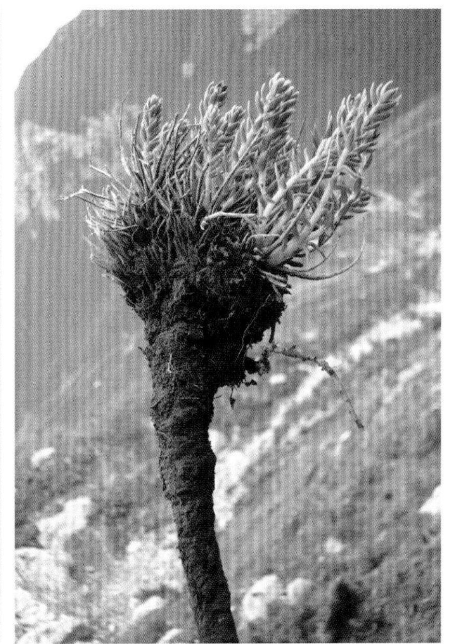

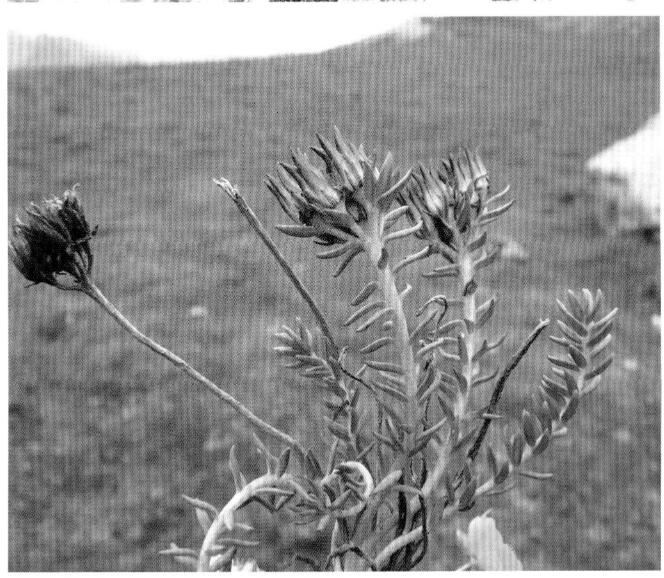

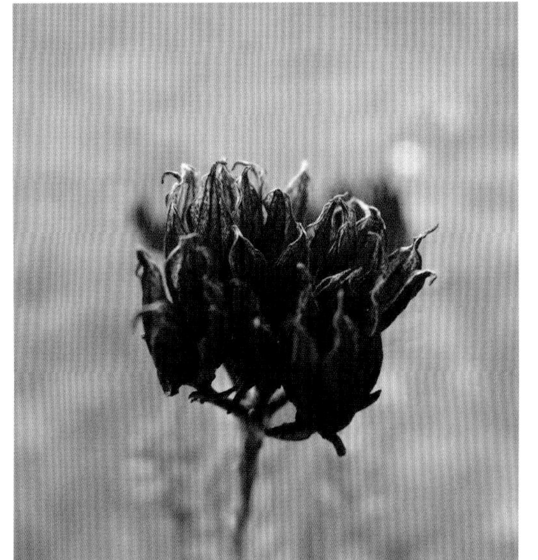

【形态特征】多年生草本。主根粗长，分枝；根颈没有残留老枝茎。雌雄异株。雄株花茎干后稻秆色或老后棕褐色。叶线形，先端钝渐尖，无柄。花序紧密，伞房状，花序下有苞叶；萼片5，线状长圆形，先端钝；花瓣5，干后似为粉红色，长圆状披针形，先端钝渐尖；雄蕊10，2轮；心皮5，狭披针形，不育。雌株花茎果时高15~30cm，棕褐色。叶线形，先端钝渐尖。花序伞房状，果时倒三角形；萼片5，线状长圆形，钝；花瓣5，长圆状披针形，先端钝渐尖；鳞片5，横长方形，先端有微缺。蓇葖果5，直立，狭披针形，喙短，直立或稍外弯。花期5~8月，果期7~8月。

【生境分布】在祁连山分布于海拔3200m以上高山石缝、砾石带。四川西部、甘肃、宁夏、青海有分布。

中药　红景天

【入药部位】全草。

【采收加工】春、秋季均可采收全草，除去地上枯萎茎叶，挖掘全株，除去泥土，晒干或在70℃以下烘干，以秋季为好。

【性味归经】味甘、涩，性寒。归肺经。

【功能主治】补气清肺，益智养心，收涩止血，散瘀消肿。主治气虚体弱，病后畏寒，气短乏力，肺热咳嗽，咯血，白带异常，腹泻，跌打损伤，烫火伤，神经症，高原反应。

【用法用量】内服：3~9g。外用：适量，捣敷，或研末调敷。

藏药　索罗玛布

【别　　名】参玛、米旺洛娃、洛门其兔。

【入药部位】花、主根及须根。

【采收加工】6~7月采花，阴干。9~10月挖取根部，除去泥土及根表皮，切段，晾干。

【药　　性】味甘、苦、涩，性微寒。

【功能主治】活血消肿，清肺止咳，解热止痛，益气安神。主治水土不服所致恶心、呕吐，嘴唇和手心等发紫，全身无力，胸闷难透气，体虚无力，失眠多梦，肺热，肺痨等。

【用法用量】内服：常配方用，3~9g。

蒙药　乌兰索日勒

【入药部位】根。

【采收加工】9~10 月采挖根，除去泥土及根表皮，晾干。

【药　　性】味涩，性寒。

【功能主治】清热，退热，利肺。主治肺炎，神经麻痹等。

小丛红景天

雾灵景天、凤尾草、凤凰草

Rhodiola dumulosa (Franch.) S. H. Fu

资源量：常见

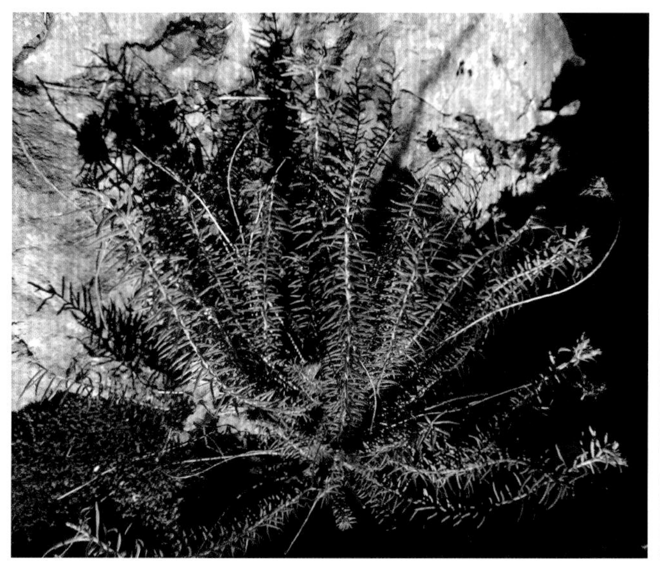

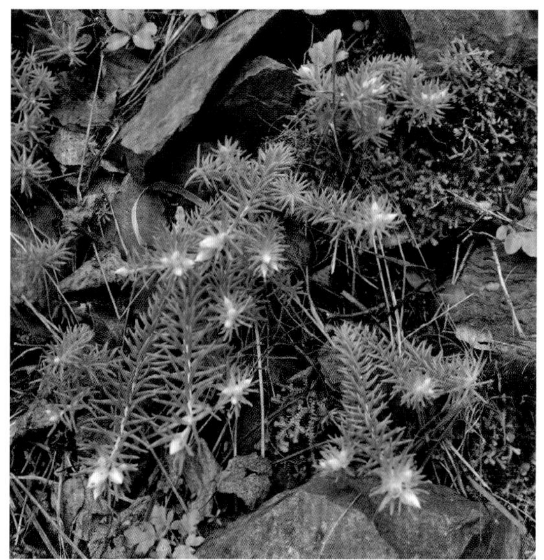

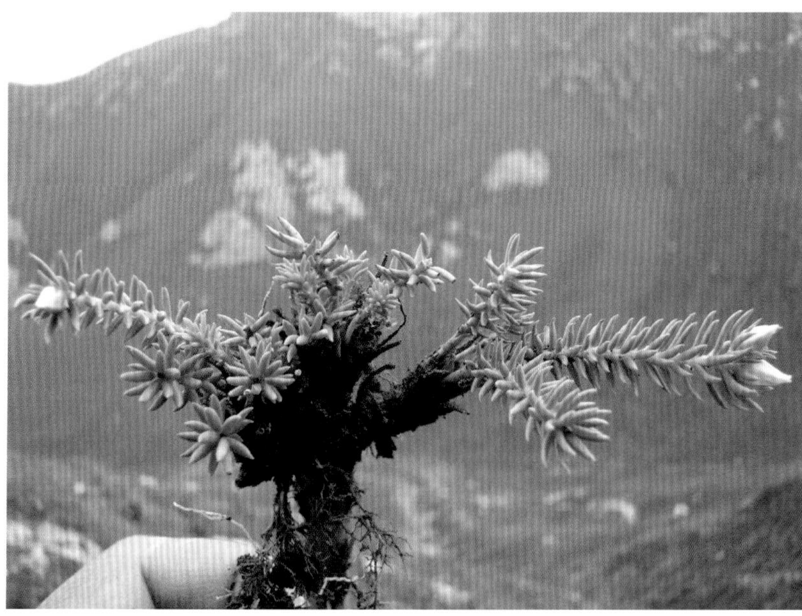

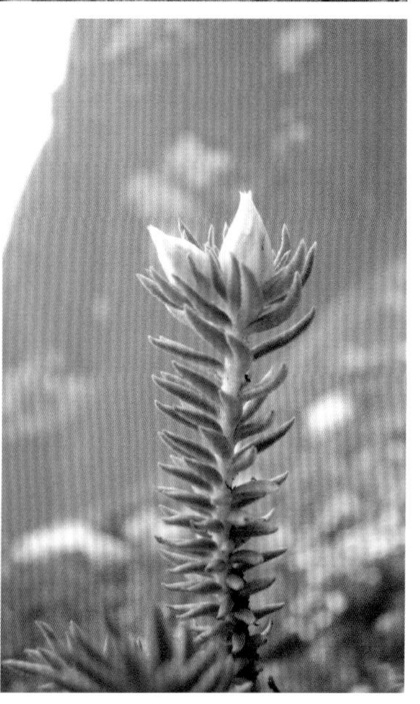

【形态特征】多年生草本。根颈粗壮，分枝，地上部分常被有残留的老枝。花茎聚生主轴顶端，长5~28cm，直立或弯曲，不分枝。叶互生，线形至宽线形，先端稍急尖，基部无柄，全缘。花序聚伞状，有4~7花；萼片5，线状披针形，先端渐尖，基部宽；花瓣5，白色或红色，披针状长圆形，直立，先端渐尖，有较长的短尖，边缘平直，或多少呈流苏状；雄蕊10，较花瓣短，对萼片的长7mm，对花瓣的长3mm，着生花瓣基部上3mm处；鳞片5，横长方形，长0.4mm，宽0.8~1mm，先端微缺；心皮5，卵状长圆形，直立，长6~9mm，基部1~1.5mm合生。种子长圆形，长1.2mm，有微乳头状突起，有狭翅。花期6~7月，果期8月。

【生境分布】在祁连山分布于海拔2800~3800m岩石缝隙、砾石带。四川、青海、甘肃、陕西、湖北、山西、河北、内蒙古、吉林等地有分布。

中药　凤尾七

【别　　名】香景天。

【入药部位】根茎。

【采收加工】秋季采挖，洗净泥土，除去粗皮，晒干。

【性味归经】味甘、微苦，性平。归肾、肝经。

【功能主治】益肾养肝，调经活血。主治劳热骨蒸，干血痨，头晕目眩，月经不调。

【用法用量】内服：6~12g。

藏药　扫罗玛宝

【入药部位】根茎。

【采收加工】秋季采挖，洗净泥土，除去粗皮，晒干。

【药　　性】味涩，性寒。

【功能主治】活血止血，清肺止咳，解热，止带下。主治咯血，肺炎咳嗽，白带异常等。

狭叶红景天

狮子草、九头狮子七、涩疙瘩

Rhodiola kirilowii (Regel) Maxim.

资源量：常见

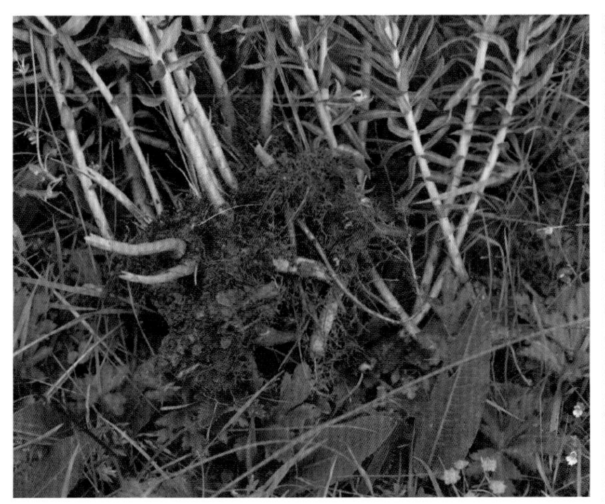

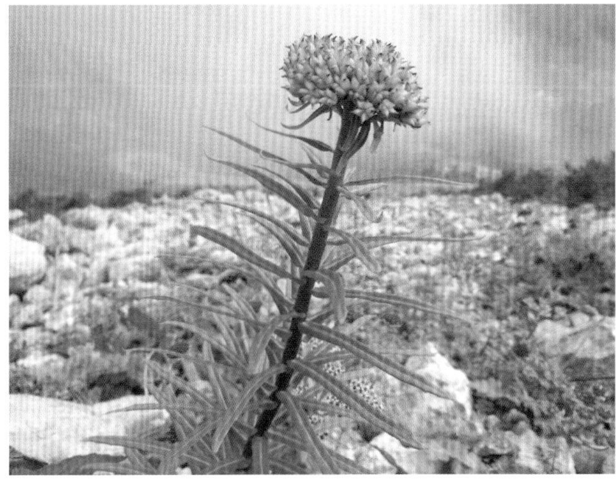

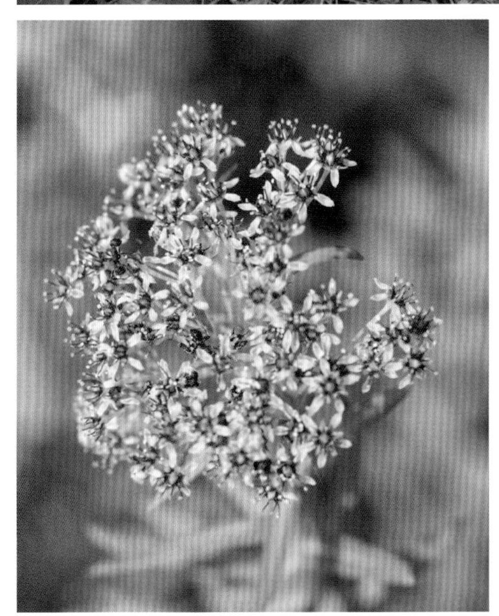

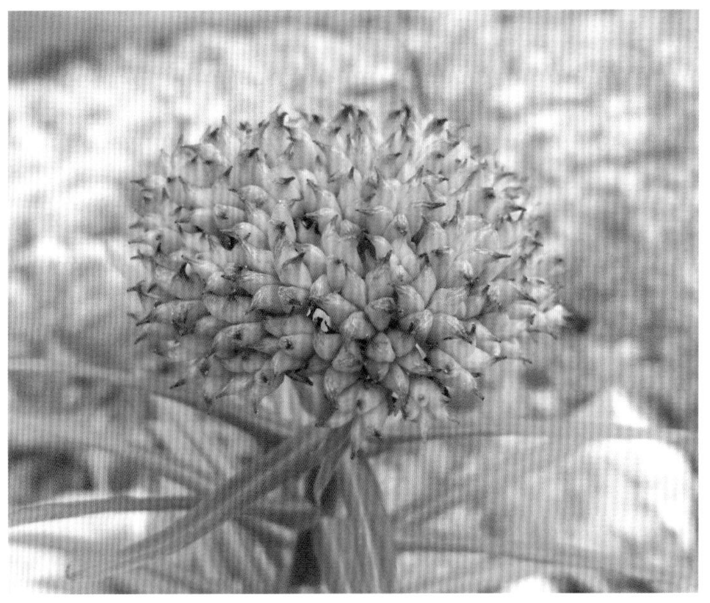

【形态特征】多年生草本。根粗，直立；根颈直径 1.5cm，先端被三角形鳞片。花茎少数，高 15~60cm，少数可达 90cm，直径 4~6mm，叶密生。叶互生，线形至线状披针形，长 4~6cm，宽 2~5mm，先端急尖，边缘有疏锯齿，或有时全缘，无柄。花序伞房状，有多花，宽 7~10cm；雌雄异株；萼片 4 或 5，三角形，长 2~2.5mm，先端急尖；花瓣 4 或 5 枚，绿黄色，倒披针形，长 3~4mm，宽 0.8mm；雄花中雄蕊 8 或 10，与花瓣同长或稍超出，花丝、花药黄色；鳞片 4 或 5，近正方形或长方形，长 0.8mm，先端钝或有微缺；心皮 4 或 5，直立。蓇葖果披针形，长 7~8mm，有短而外弯的喙。种子长圆状披针形，长 1.5mm。花期 6~7 月，果期 7~8 月。

【生境分布】在祁连山分布于冷龙岭海拔2600~2800m山地多石草地或石坡。西藏、云南、四川、新疆、青海、甘肃、陕西、山西、河北等地有分布。

中药 狮子七

【别　　名】红景天、土三七。

【入药部位】根及根状茎。

【采收加工】秋季采挖，除去残叶、须根，洗净，晒干。

【性味归经】味苦、涩，性温。归肺、心、肝、大肠经。

【功能主治】养心安神，活血化瘀，止血，清热解毒。主治气虚体弱，短气乏力，心悸失眠，头昏眩晕，胸闷疼痛，跌打损伤，月经不调，崩漏，吐血，痢疾，腹泻。

【用法用量】内服：9~12g。

藏药 索罗玛保

同“唐古红景天”条。

四裂红景天

四裂景天

Rhodiola quadrifida (Pall.) Fisch. et. Mey.

资源量：较常见

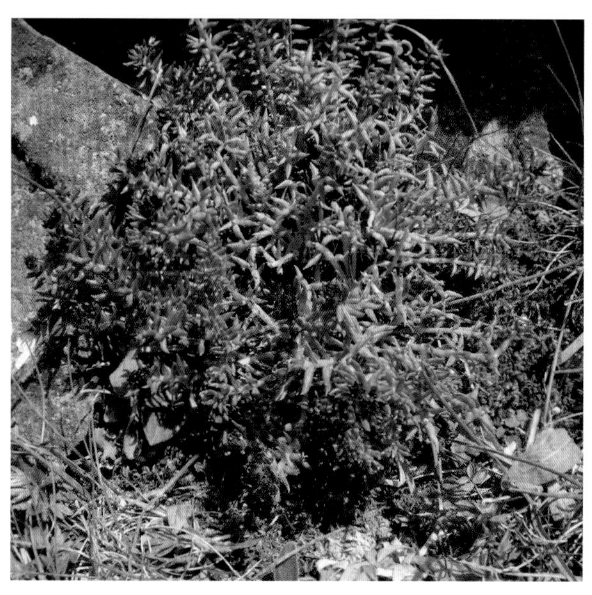

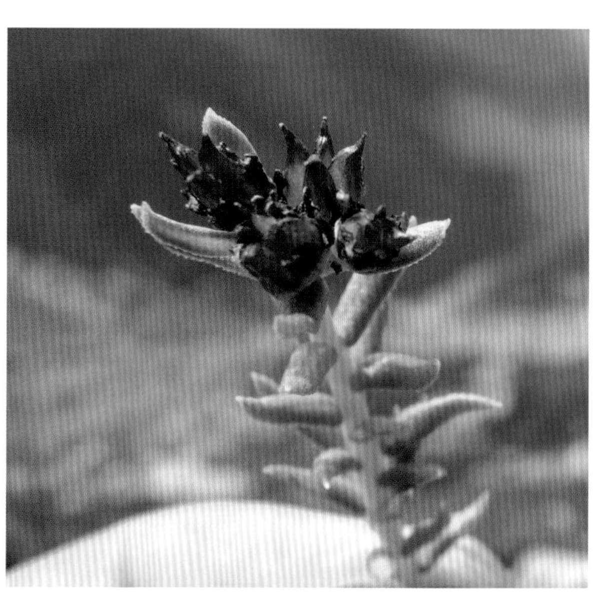

【形态特征】多年生草本，主根长达 18cm。根颈直径 1~3cm，分枝，黑褐色，先端被鳞片；老的枝茎宿存，常在 100 以上。花茎细，直径 0.5~1mm，高 4~10（~15）cm，稻秆色，直立，叶密生。叶互生，无柄，线形，长 4~8（~12）mm，宽 1mm。花序花少数，宽 1.2~1.5cm，花梗与花同长或较短；萼片 4，线状披针形，长 3mm，宽 0.7mm，钝；花瓣 4，紫红色，长圆状倒卵形，长 4mm，宽 1mm，钝；雄蕊 8，与花瓣同长或稍长，花丝与花药黄色；鳞片 4，近长方形，长 1.5~1.8mm，宽 0.7mm。蓇葖果 4，披针形，长 3~5mm，直立，有先端反折的短喙，成熟时暗红色。种子长圆形，褐色，有翅。花期 5~7 月，果期 7~8 月。

【生境分布】在祁连山分布于全山系海拔 2700~4800m 沟边、山坡石缝、碎石堆中。西藏、四川、新疆、青海、甘肃有分布。

中药　狭叶红景天

【入药部位】根及根状茎。

【采收加工】秋季采挖，洗净泥土，除去粗皮，晒干。

【性味归经】味苦、涩，性温。归心、肺、大肠经。

【功能主治】活血调经，清肺养胃，止血止痢。主治跌打损伤，身体虚弱，头晕目眩，月经不调，崩漏带下，吐血，泻痢。

【用法用量】内服：9~12g。

藏药　索罗玛保

同“唐古特红景天”条。

费　菜

六月淋、收丹皮、石菜兰

Phedimus aizoon (Linnaeus)'t Hart

资源量：常见

【形态特征】多年生草本。根状茎短，粗茎高 20~50cm，有 1~3 条茎，直立，无毛，不分枝。叶互生，狭披针形、椭圆状披针形至卵状倒披针形，长 3.5~8cm，宽 1.2~2cm，先端渐尖，基部楔形，边缘有不整齐的锯齿；叶坚实，近革质。聚伞花序有多花，水平分枝，平

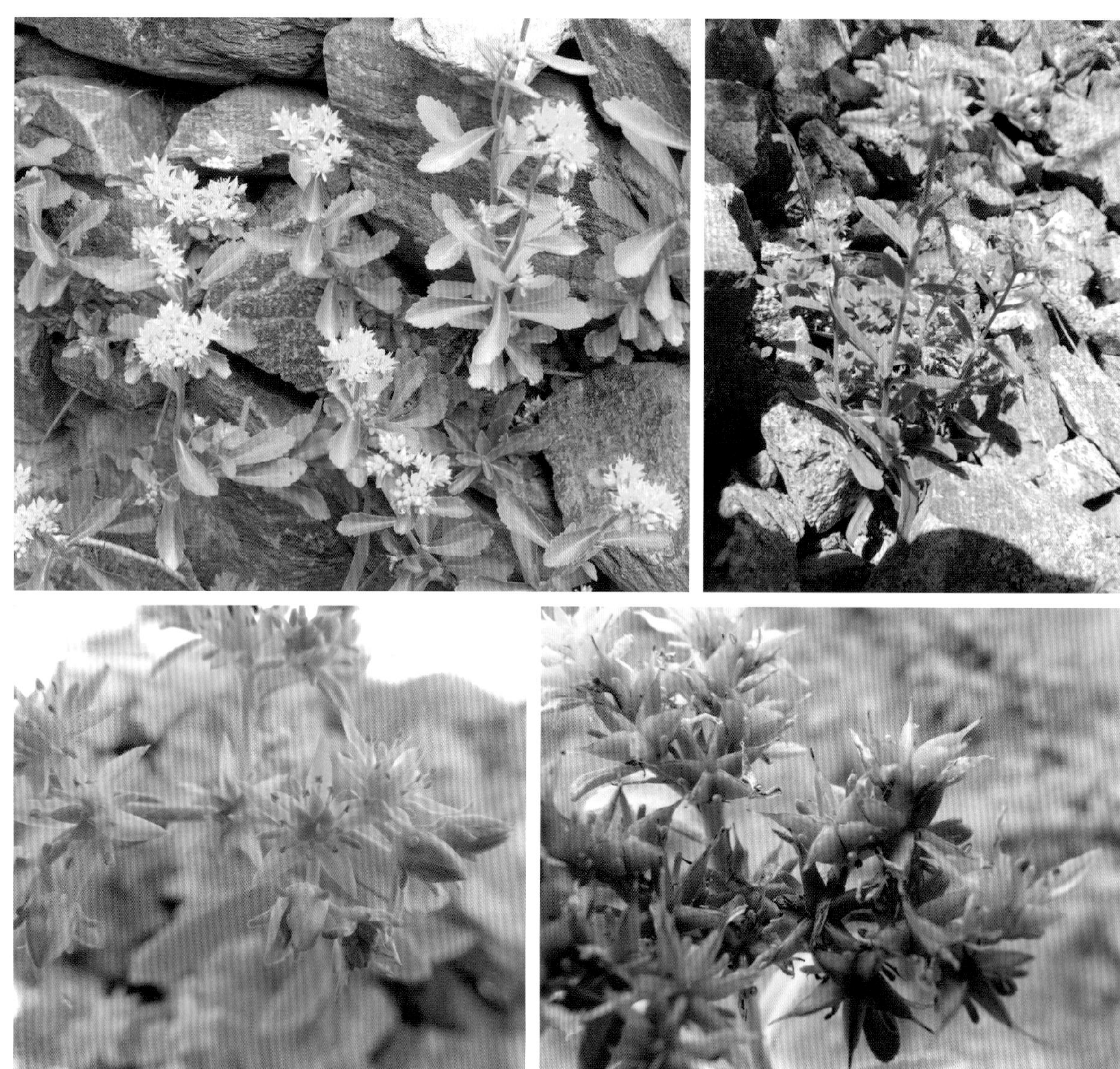

展，下托以苞叶；萼片5，线形，肉质，不等长，长3~5mm，先端钝；花瓣5，黄色，长圆形至椭圆状披针形，长6~10mm，有短尖；雄蕊10，较花瓣短；鳞片5，近正方形，长0.3mm，心皮5，卵状长圆形，基部合生，腹面凸出，花柱长钻形。蓇葖果星芒状排列，长7mm。种子椭圆形，长约1mm。花期5~7月，果期8~9月。

【生境分布】在祁连山分布于全山系海拔2200~2500m山坡、石缝。我国多数省区有分布。

中药　景天三七

【别　　名】费菜、土三七、八仙草。

【入药部位】根或全草。

【采收加工】春、秋季采挖根部，洗净晒干。全草随用随采，或秋季后晒干。

【性味归经】味甘、微酸，性平。归心、肝经。

【功能主治】散瘀，止血，宁心安神，解毒。主治吐血，衄血，便血，尿血，崩漏，紫斑，外伤出血，跌打损伤，心悸，失眠，疮疖痈肿，烫火伤，毒虫蜇伤。

【用法用量】内服：15~30g，或鲜品绞汁，30~60g。外用：适量，鲜品捣敷，或研末撒敷。

虎耳草科

长梗金腰

亚吉、腋花金腰子

Chrysosplenium axillare Maxim.

资源量：较常见

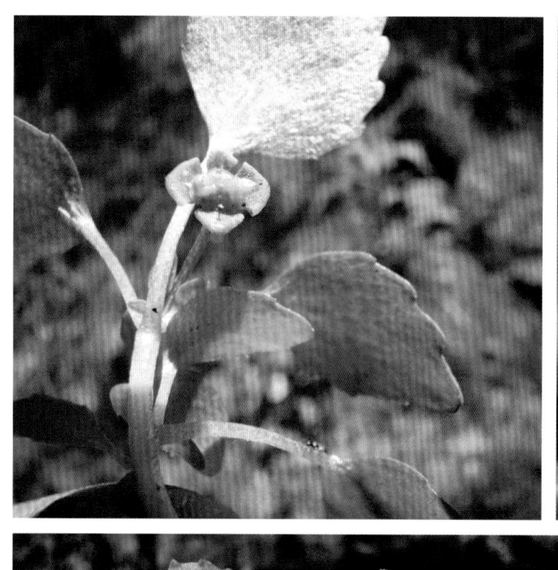
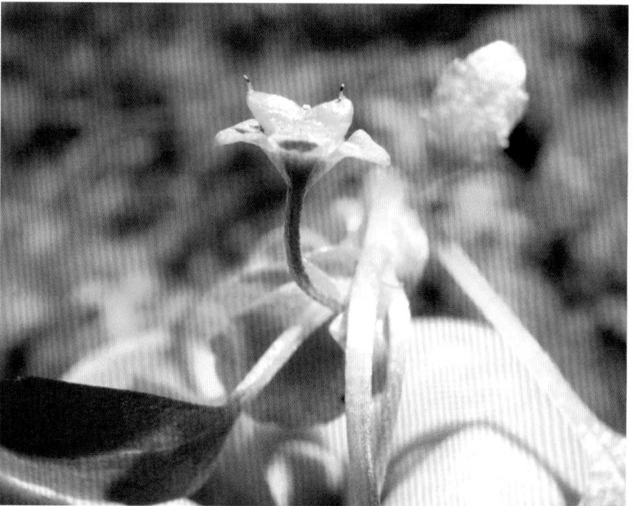
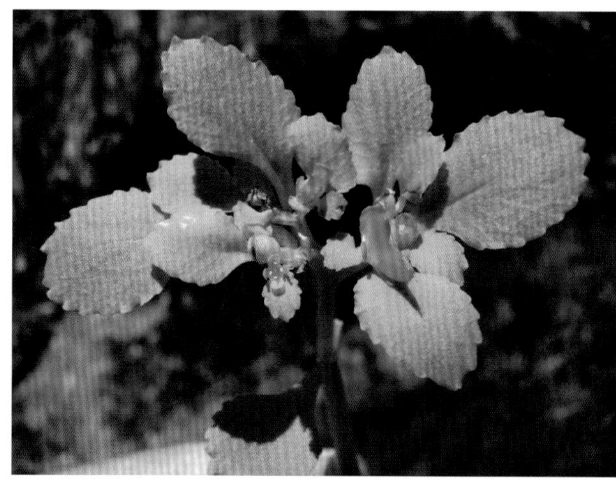
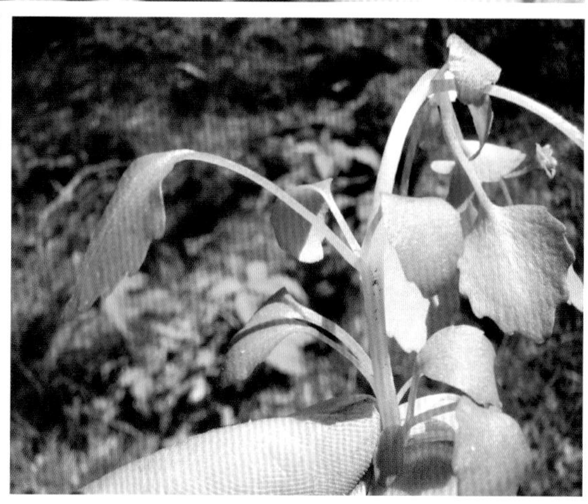

【形态特征】 多年生草本，高 18~30cm。花茎无毛。无基生叶；茎生叶数枚，互生，中上部者具柄，叶片阔卵形至卵形，边缘具 12 圆齿，基部圆状宽楔形，无毛。单花腋生，或疏聚伞花序；苞叶卵形至阔卵形，边缘具 10~12 圆齿（齿先端具 1 褐色疣点），基部宽楔形至圆形，无毛；花绿色，直径 7.2mm；萼片在花期开展，近扁菱形，先端钝或微凹，且具 1 褐色疣点，无毛：雄蕊长约 12mm；子房半下位，花柱长 0.5~0.9mm；花盘明显 8 裂。蒴果先端微凹，2 果瓣近等大，肿胀。种子黑棕色，近卵球形，光滑无毛，有光泽。花期 6~8 月，果期 7~9 月。

【生境分布】在祁连山分布于全山系海拔 2800m 上下林下、灌丛间、石隙。陕西、甘肃、青海、新疆有分布。

中药　裸茎金腰子

【别　　名】金腰草。

【入药部位】全草。

【采收加工】秋季采集，除去枯叶，洗净，晒干，置通风干燥处。

【性味归经】味微苦，性寒。

【功能主治】利胆，止呕。主治黄疸及多种疸病，吐黄水。

【用法用量】内服：5~15g。

藏药　亚吉玛

【别　　名】加保达司、冈吉拉茂、亚居。

【入药部位】全草。

【采收加工】6~7 月采收全草，洗净，晾干。

【药　　性】味极苦，性凉。效糙、干。

【功能主治】清热解毒。主治胆病引起的发热头痛，胆囊疾患，急性黄疸型肝炎，急性肝坏死等。

【用法用量】内服：常配方用，12~15g。

蒙药　阿拉坦—博日

【别　　名】雅吉玛、齐孙—达日雅干、呼和—嘎布日。

【入药部位】全草。

【采收加工】夏季花期采收，晒干。

【药　　性】味苦，性寒。效稀、糙、动、轻。

【功能主治】除协日，清热，镇刺痛。主治热性协日病，肝热，目肤黄染，血协日性头痛，亚玛性头痛。

【用法用量】内服：煮散剂，3~5g，或入丸、散。

裸茎金腰

裸茎金腰子

Chrysosplenium nudicaule Bunge

资源量：常见

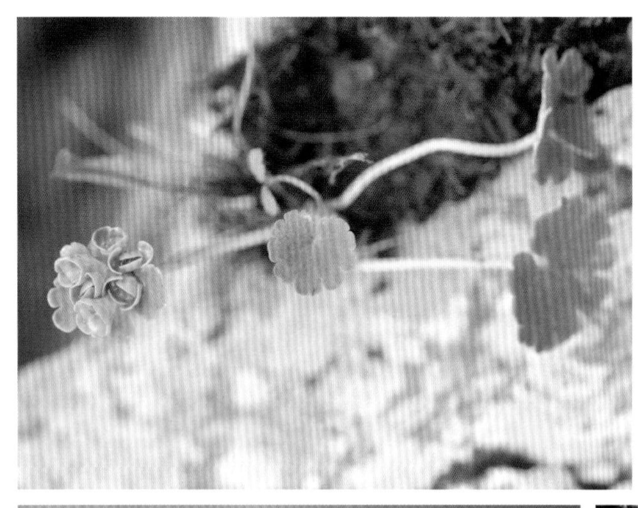
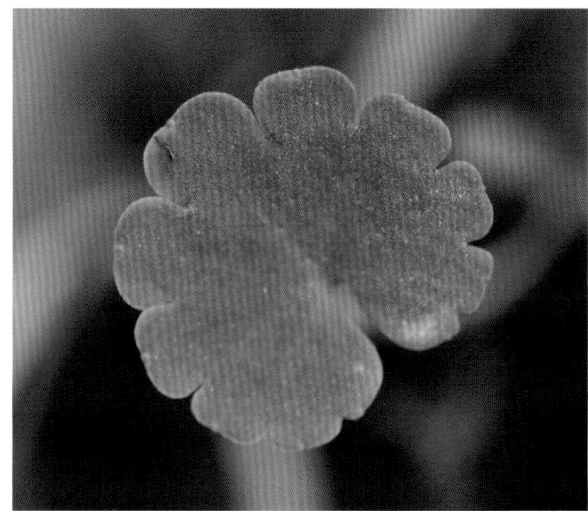
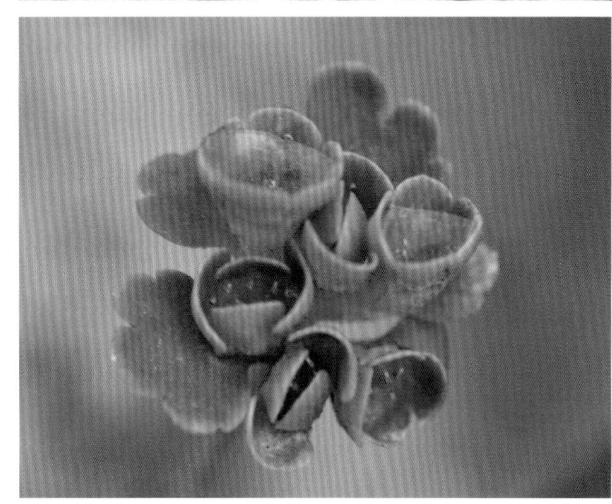
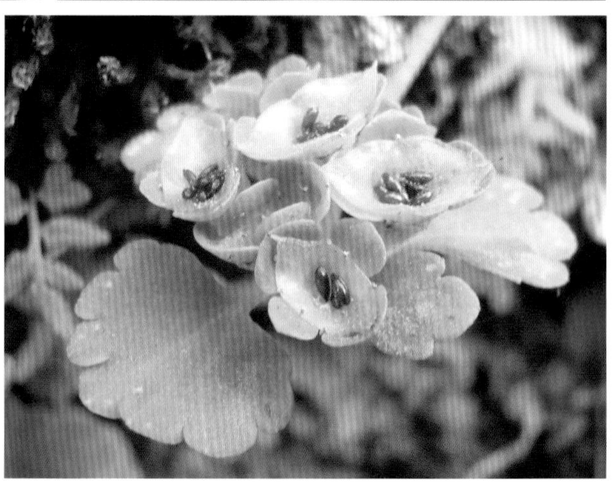

【形态特征】多年生草本，高 4.5~10cm。茎疏生褐色柔毛或乳头突起，通常无叶。基生叶具长柄，叶片革质，肾形，边缘具（7~）11~15 浅齿，先端凹陷且具 1 疣点，通常相互叠结，两面无毛，齿间弯缺处具褐色柔毛或乳头突起。聚伞花序密集呈半球形；苞叶革质，阔卵形至扇形，具 3~9 浅齿，腹面具极少褐色柔毛，背面无毛；萼片在花期直立，相互多少叠接，扁圆形，先端钝圆，弯缺处具褐色柔毛和乳头突起；雄蕊 8，长约 1.1mm；两心皮近等大，子房半下位，花柱长 0.6~0.8mm，斜上。蒴果先端凹缺，长约 3.4mm，2 果瓣近等大，喙长约 0.7mm。种子黑褐色，卵球形，长 1.3~1.6mm，光滑无毛，有光泽。花期 6~8 月，果期 7~9 月。

【生境分布】在祁连山分布于海拔 2800m 上下林下、阴湿处。甘肃、青海、新疆、云南西北部、西藏东部有分布。

中药　裸茎金腰子

同“长梗金腰子”条。

藏药　亚吉玛

同“长梗金腰子”条。

蒙药　阿拉坦—博日

同“长梗金腰子”条。

细叉梅花草 *Parnassia oreophila* Hance

资源量：较常见

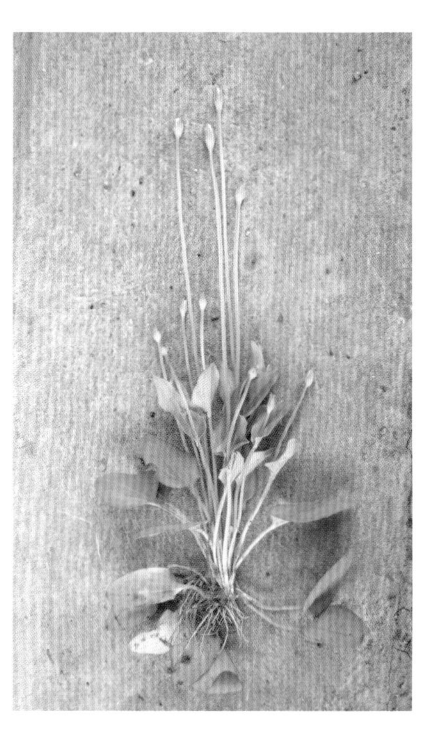

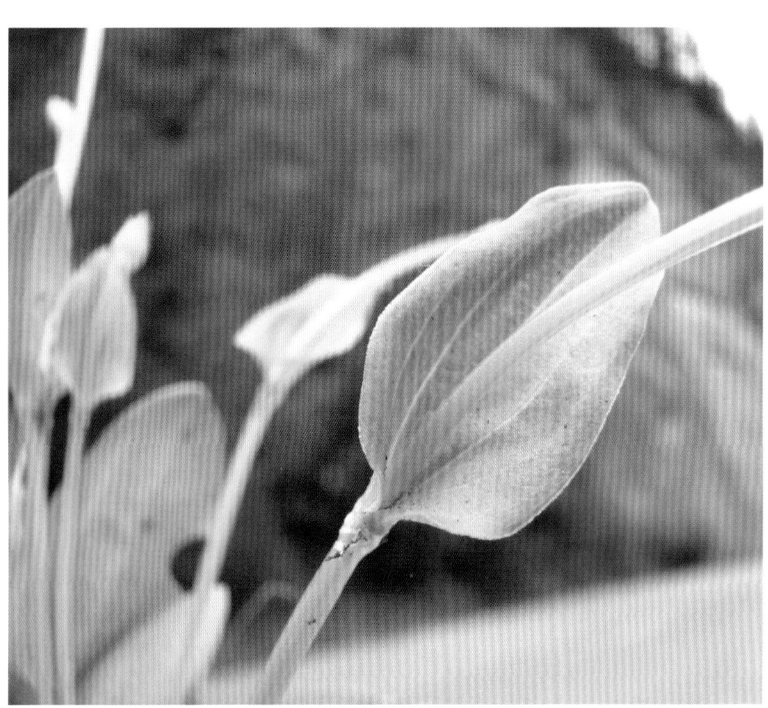

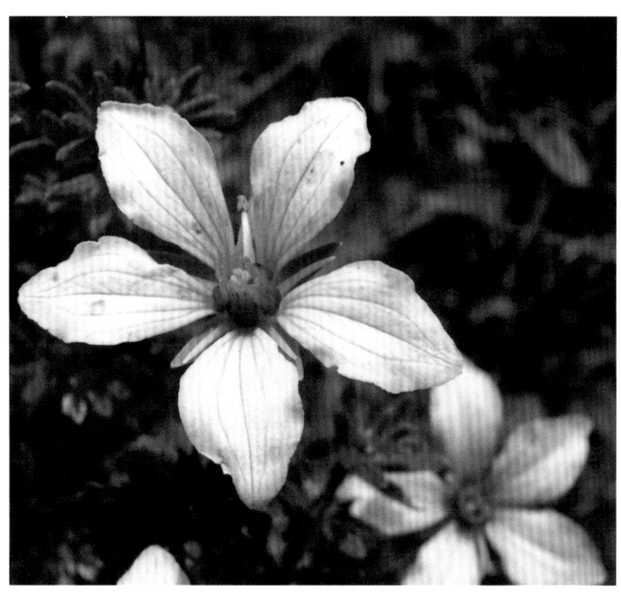
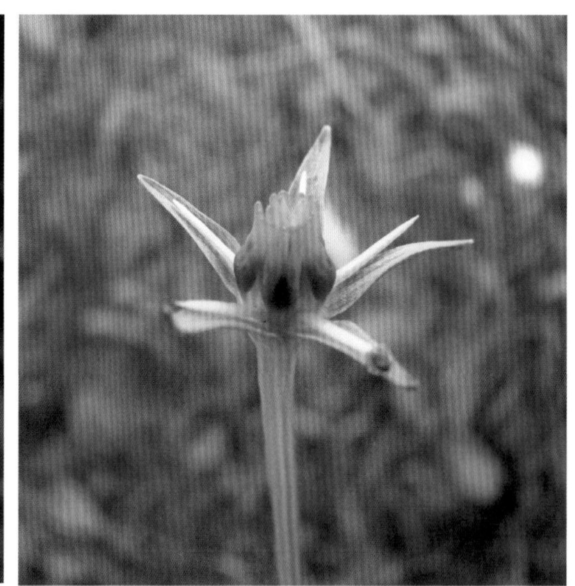

【形态特征】多年生草本，高 17~30cm。基生叶 2~8，具柄；叶片卵状长圆形或三角状卵形，先端圆，有时带短尖头，基部常截形或微心形，有时下延于叶柄，全缘；叶柄扁平，两侧均为窄膜质；托叶膜质，早落；茎生叶卵状长圆形，先端急尖，在基部常有数条锈褐色的附属物，较早脱落，无柄半抱茎。花单生于茎顶；萼筒钟状；萼片披针形，先端钝，全缘，具明显 3 条脉；花瓣白色，宽匙形或倒卵状长圆形；雄蕊 5；子房半下位，长卵球形，花柱短，柱头 3 裂。蒴果长卵球形。种子多数，沿整个缝线着生，褐色，有光泽。花期 7~8 月，果期 9 月。

【生境分布】在祁连山分布于全山系海拔 3500m 上下林下阴湿处。内蒙古、河北、山西、陕西、甘肃、宁夏、青海、四川等地有分布。

中药　细叉梅花草

【入药部位】全草。

【采收加工】秋季采集全草，晒干。

【性味归经】味苦，性寒。归胃、心经。

【功能主治】清热退热。主治高热。

【用法用量】内服：6~9g。

三脉梅花草 *Parnassia trinervis* Drude

资源量：常见

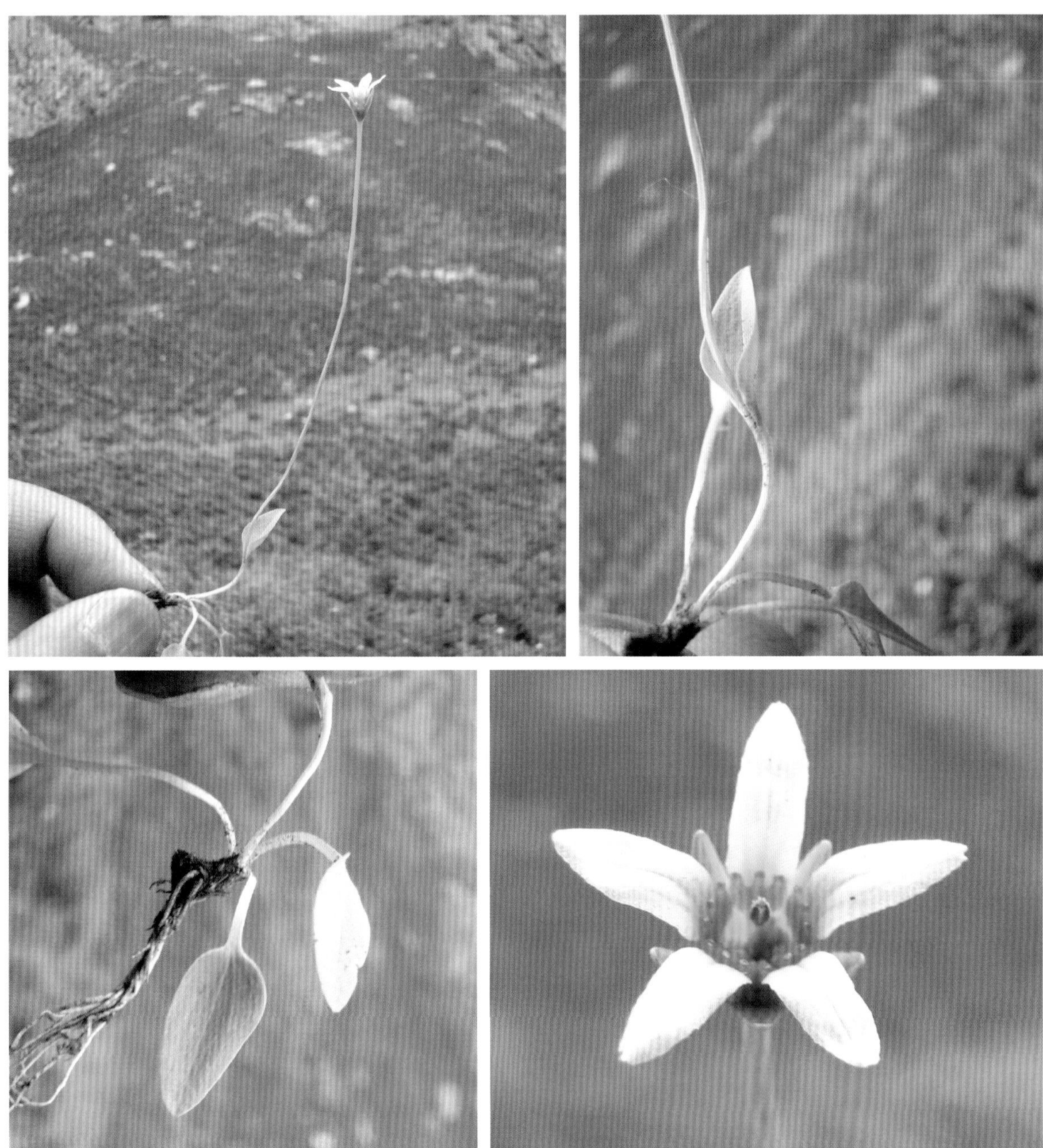

【形态特征】多年生草本。根状茎块状、圆锥状或呈不规则形状，其上有褐色膜质鳞片，周围长出发达纤维状之根。基生叶 4~9，具柄；叶片长圆形、长圆状披针形或卵状长圆形，长 8~15mm，宽 5~12mm，先端急尖，基部微心形、截形或下延而连于叶柄，上面深绿色，下面淡绿色，有突起 3~5 条弧形脉。花期 7~8 月，果期 8~9 月。

【生境分布】在祁连山分布于海拔 3000m 以上山谷潮湿地、沼泽草甸或河滩。甘肃、青海、四川、西藏有分布。

中药 三脉梅花草

【入药部位】全草。

【采收加工】秋季采集全草，晒干。

【性味归经】味苦，性凉。归胃、心经。

【功能主治】清热退热，止咳化痰。主治高热。

【用法用量】内服：6~9g。

长刺茶藨子

大刺茶藨

Ribes alpestre Wall. ex Decne.

资源量：常见

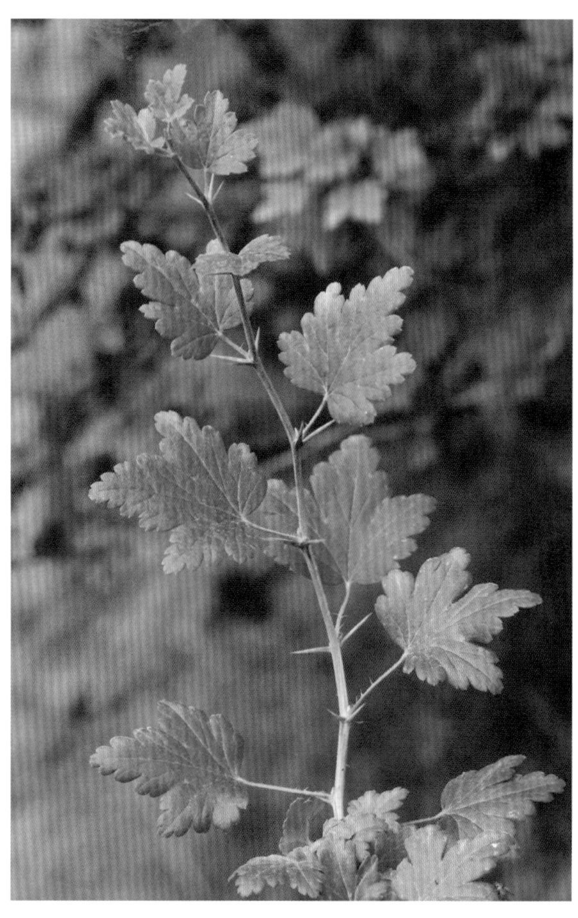

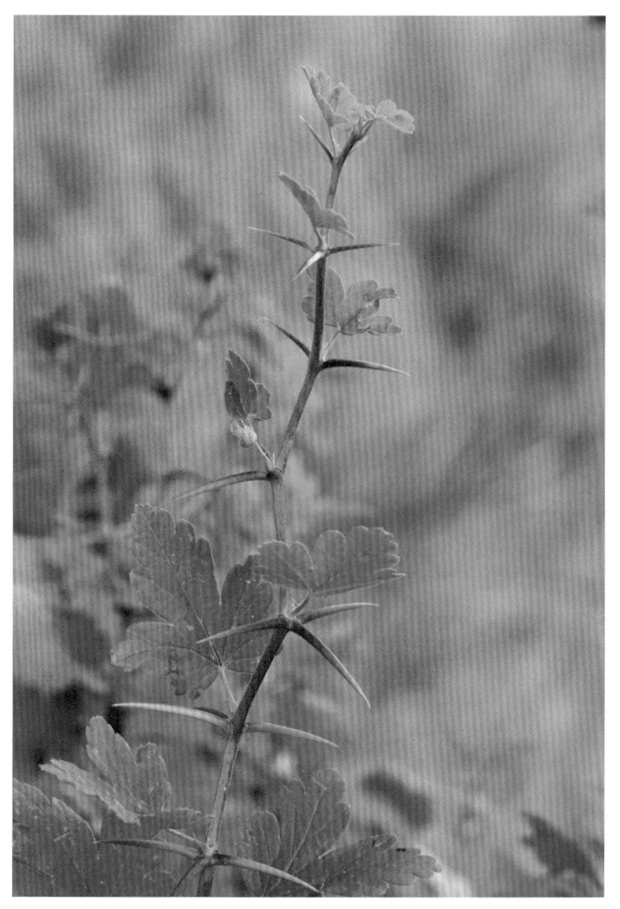

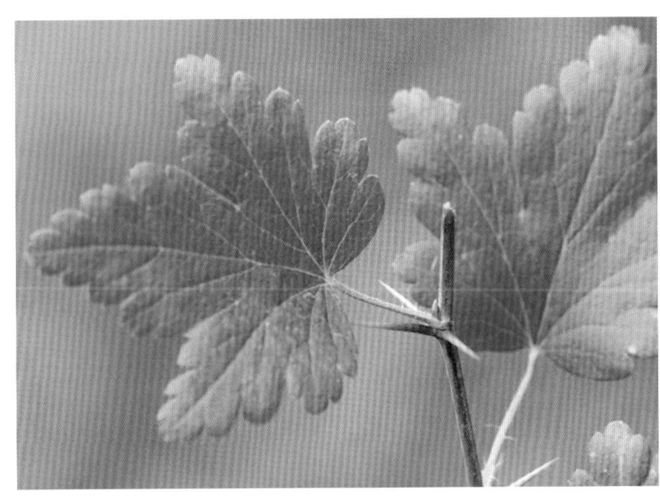

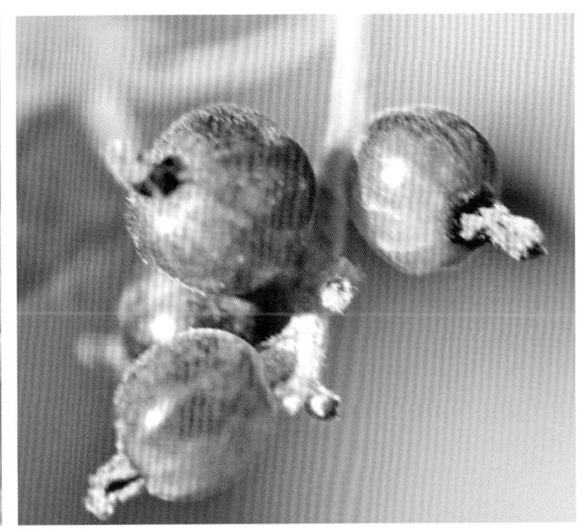

【形态特征】大落叶灌木，高 1~3m。枝节上有 3 枚针刺，刺长达 2cm，成三叉状，粗大；节间密生长刺毛或无刺毛。叶簇生；叶柄长 1.6~3cm，疏被柔毛或腺毛；叶片阔卵形至近圆形，长 2~2.5cm，宽 3~4cm，基部平截或稍心形，3 深裂，裂片先端钝，上面疏生短柔毛，脉腋处的毛较密，下面被柔毛和腺毛，边缘具齿牙。花 1~2 朵，通常腋生，绿色或带红色；花梗长约 1cm，密被柔毛；萼片长圆形，萼片及萼筒外面有腺柔毛，萼裂片反曲；花瓣白色，椭圆形，长为萼片的一半；雄蕊伸出花瓣外，先端有杯状腺体；子房下位，有腺质刺毛，花柱长于雄蕊，先端 2 裂。浆果无毛或具稀疏的腺刺毛，近球形或椭圆形，长达 1.6cm，紫红色。花期 5~7 月，果期 6~9 月。

【生境分布】在祁连山分布于全山系海拔 2800m 以下阴坡林缘、沟谷。陕西、甘肃、青海、湖北、四川、云南、西藏等地有分布。

中药　刺李

【别　　名】茶菇。

【入药部位】果实。

【采收加工】8~9 月采摘将成熟的果实，鲜用，或用白糖制成果脯。

【性味归经】味酸，性平。归肝经。

【功能主治】健胃。主治萎缩性胃炎，胆汁缺乏症。

【用法用量】内服：6~9g，或作茶点。

糖茶藨子

糖茶藨、西南茶藨子、滇藏醋栗

Ribes himalense Royle ex Decne.

资源量：常见

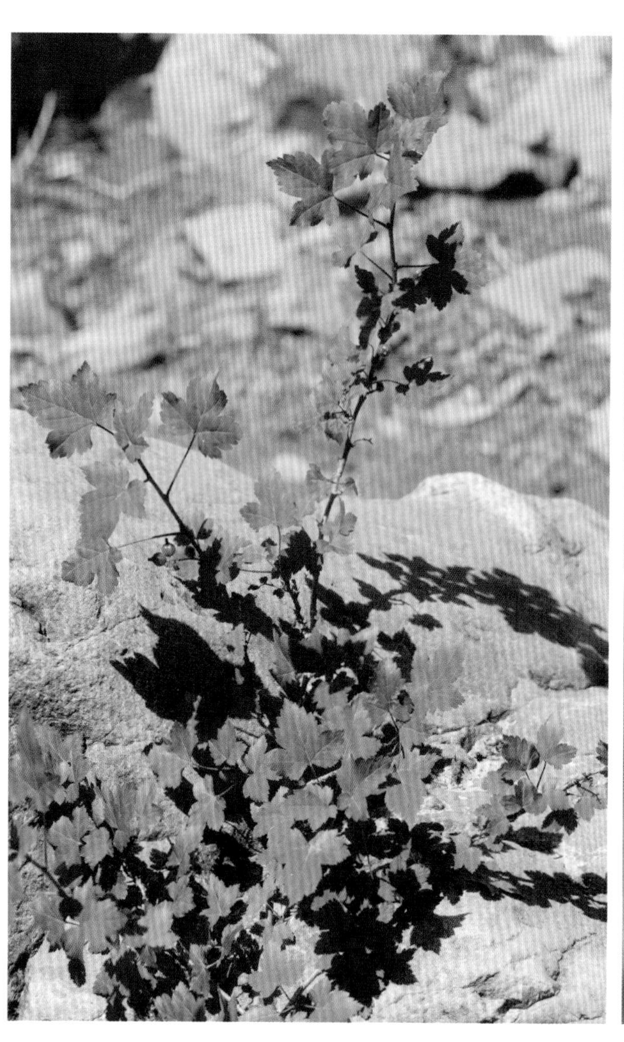

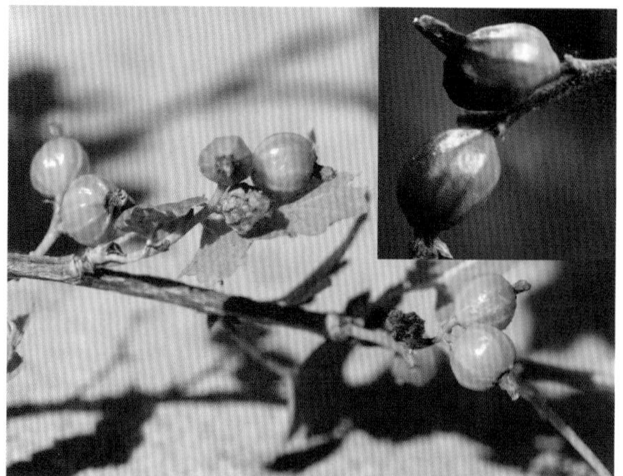

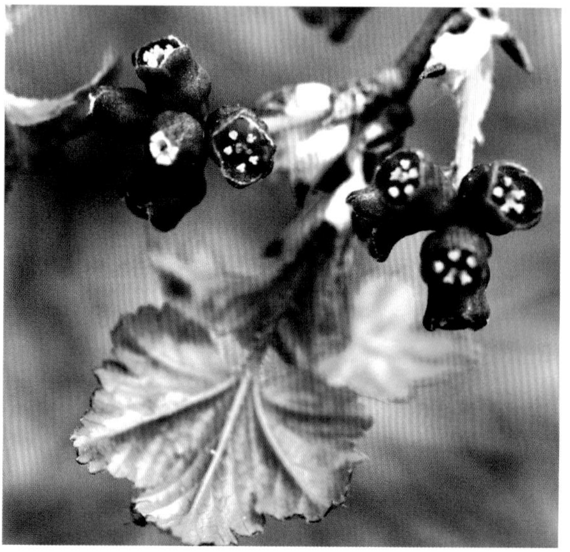

【形态特征】落叶灌木或小乔木，高 1~2m。小枝幼时无毛而红色。叶心形，宽 2~12cm，3~5 裂，中间裂片较两边大，基部较小，裂片顶端急尖，下面有腺体，有疏生的细毛，具黏性，有不整齐的深裂锯齿；叶柄长至 9.5cm，有腺点。总状花序长至 12cm，花绿色，阔钟形，有细毛或无毛，具香味；萼片阔倒卵形；花柱与雄蕊等长。果近球形，红色或黑色。花期 5~8 月，果期 7~8 月。

【生境分布】在祁连山分布于海拔 2950~3300m 山谷、阴湿山地、河边灌丛、针叶林下和林缘。山西、陕西、四川、云南、西藏等地有分布。

中药　糖茶藨

【入药部位】茎枝的内层皮或果实。

【采收加工】5~6 月割取茎枝，刮去外层皮，剥取内层皮，晒干。9~10 月采收成熟果实，晒干。

【性味归经】味甘、涩，性平。

【功能主治】清热解毒。主治肝炎。

【用法用量】内服：6~12g。

藏药　塞果

【别　　名】哈日察瓦、巴辣达嘎、塞尔辛。

【入药部位】茎内皮和果实。

【采收加工】5~6 月采集茎枝，刮去外皮，剥去内皮，晾干。9~10 月果熟后，采果，以纸遮蔽，晒干，备用。

【药　　性】果实：味甘，性寒。枝皮：味甘，性寒。

【功能主治】解毒，退热，敛黄水。主治中毒性发热，肝热，肾病，关节积黄水等。

【用法用量】内服：3~9g，或入丸、散。外用：适量，研末，撒或调敷。

狭果茶藨子

长果醋栗、五君树

Ribes stenocarpum Maxim.

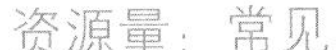

资源量：常见

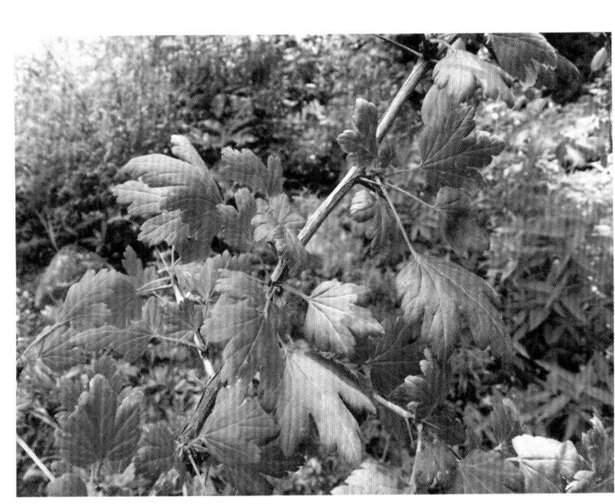

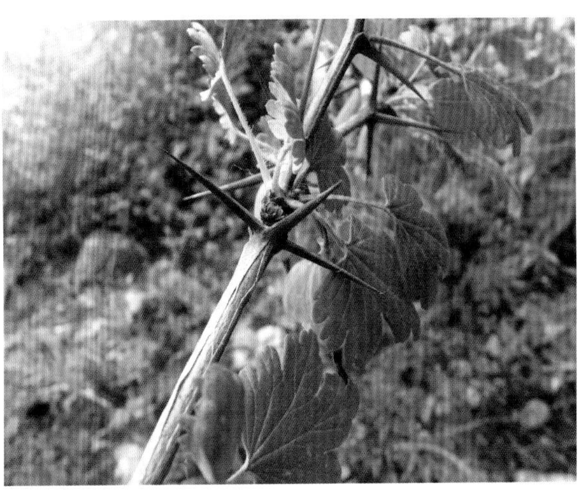

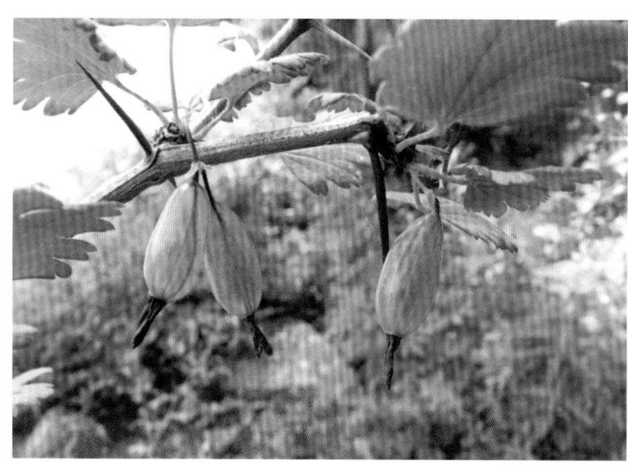 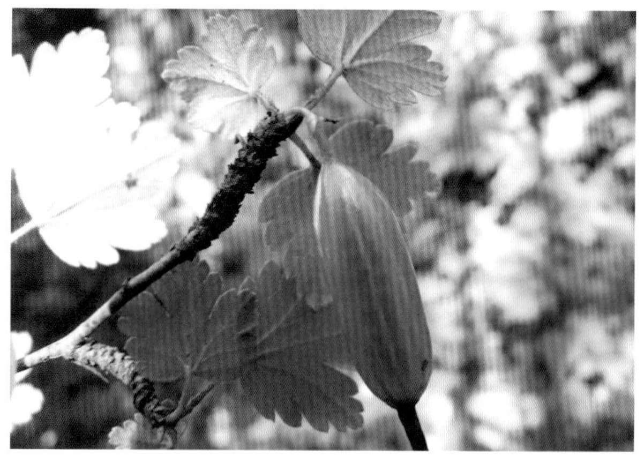

【形态特征】落叶灌木，高 1~2（~3）m。老枝灰色或灰褐色，小枝棕色，幼时具柔毛，老时脱落；芽卵圆形，小，具数枚干膜质鳞片。叶近圆形或宽卵圆形，长 2~3cm，宽 2.5~4cm。花两性，2~3 朵组成短总状花序或单生于叶腋；花序轴长 3~7mm，无毛或具疏腺毛。果实长圆形，长 2~2.5cm，直径约 1cm，浅绿色有红晕或红色，无毛。花期 5~6 月，果期 7~8 月。

【生境分布】在祁连山分布于全山系海拔 2300~3300m 山坡灌丛、云杉林、杂木林下或山沟。陕西、甘肃、青海、四川等地有分布。

中药 狭果茶藨

【入药部位】根或茎。

【采收加工】夏、秋季采收根、茎，洗净，切段，晒干。

【性味归经】味苦，性凉。归胆、胃经。

【功能主治】清热解毒。主治疮疖，湿疤，无名肿毒，湿疹瘙痒，黄疸型肝炎。

【用法用量】内服：9~15g。

【各家论述】茎和枝：有解毒的功能。主治肝炎。（《凉山州中草药资源普查名录》）

黑虎耳草

黑化虎耳草

Saxifraga atrata Engl.

资源量：常见

【形态特征】多年生草本，高 7~23cm。根状茎很短。叶基生；叶片卵形至阔卵形，长 1.2~2.5cm，宽 0.8~1.8cm，先端急尖或稍钝，边缘具圆齿状锯齿和睫毛，两面近无毛；叶柄长

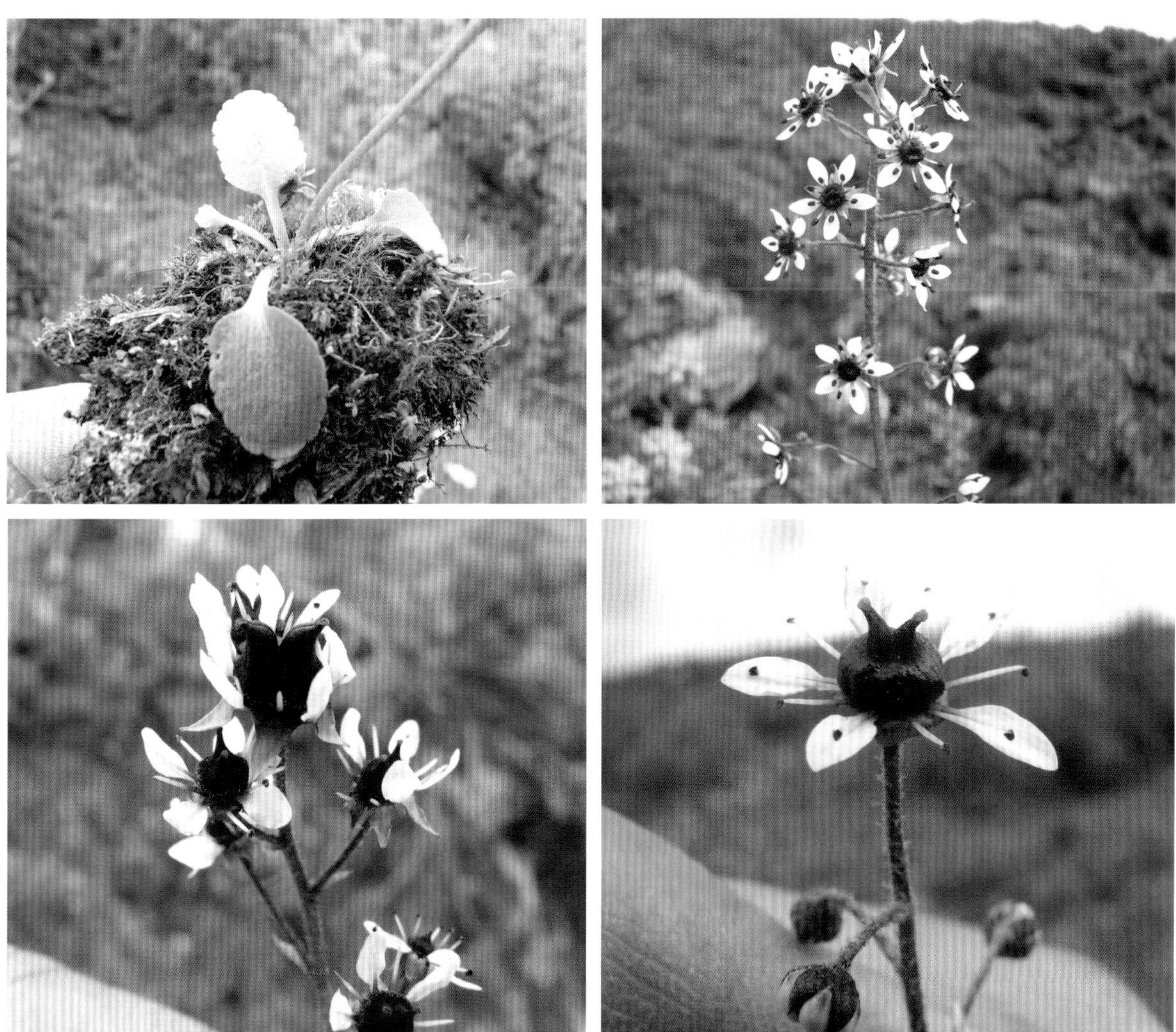

1~2cm。花葶单一，或数条丛生，疏生白色卷曲柔毛；聚伞花序圆锥状或总状，长3~9cm，具7~25花；花梗被柔毛；萼片在花期反曲，卵形或三角状卵形，长2.4~3.2mm，宽1.5~2mm，先端急尖或稍渐尖，无毛，3~7脉于先端汇合成一疣点；花瓣白色，卵形至椭圆形，长2.8~4mm，宽1.8~2.2mm，先端钝或微凹，基部狭缩成长0.8~1mm之爪，具5~7脉；雄蕊长3~5.9mm，花药黑紫色，花丝钻形；心皮2，黑紫色，大部合生；子房阔卵球形，长1~3.4mm，花柱2，长1~2.5mm。花期7~8月，果期8月。

【生境分布】在祁连山分布于海拔3000~3800m高山草甸、石隙。甘肃东南部和青海东北部有分布。

中药　黑虎耳草

【别　　名】黑化虎耳草。

【入药部位】花。

【采收加工】夏季花盛开时采收，除去杂质，晒干。

【性味归经】味微苦，性寒。归肺经。

【功能主治】清肺止咳。主治肺热喘咳，肺炎。

【用法用量】内服：3~6g。

藏药　都仔冈先巴

【别　　名】相连莫保。

【入药部位】全草。

【采收加工】7 月采集全草，除净枯叶、杂质，洗净，晾干。

【药　　性】味微苦、甘，性寒。

【功能主治】清热，利肺。主治肺病。

【用法用量】内服：配方用，稀单用，每次 6~9g。

山地虎耳草 *Saxifraga sinomontana* J. T. Pan & Gornall

资源量：常见

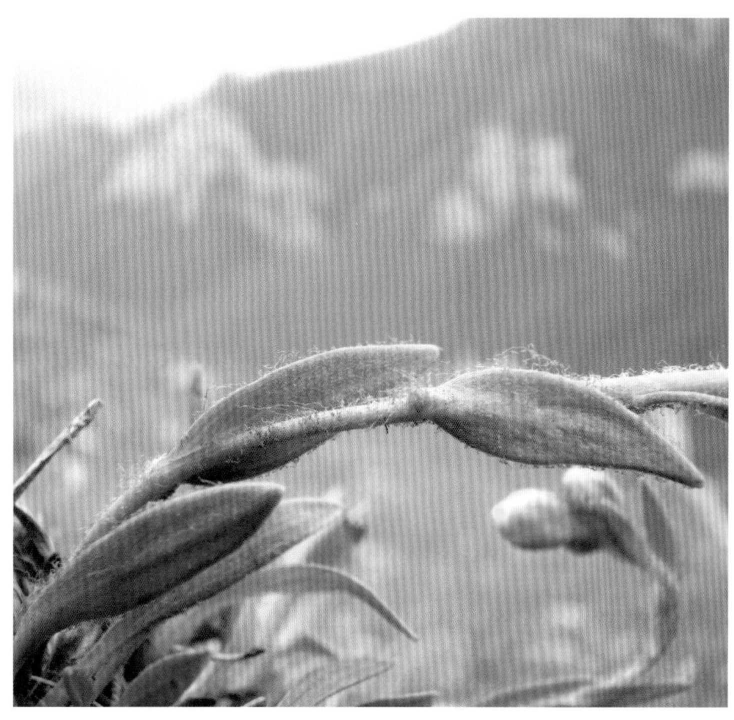

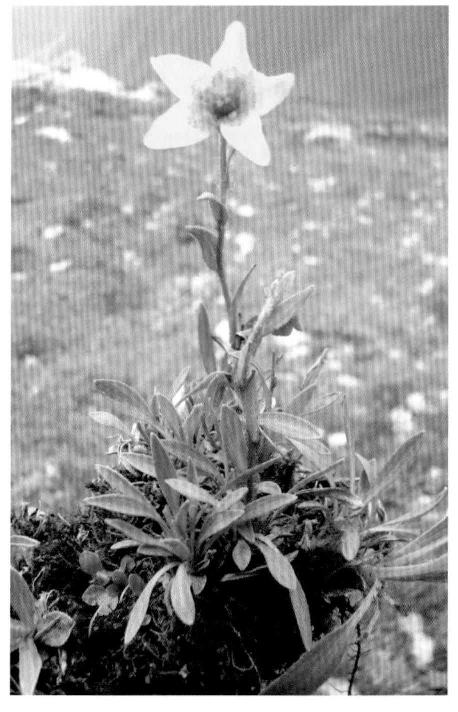

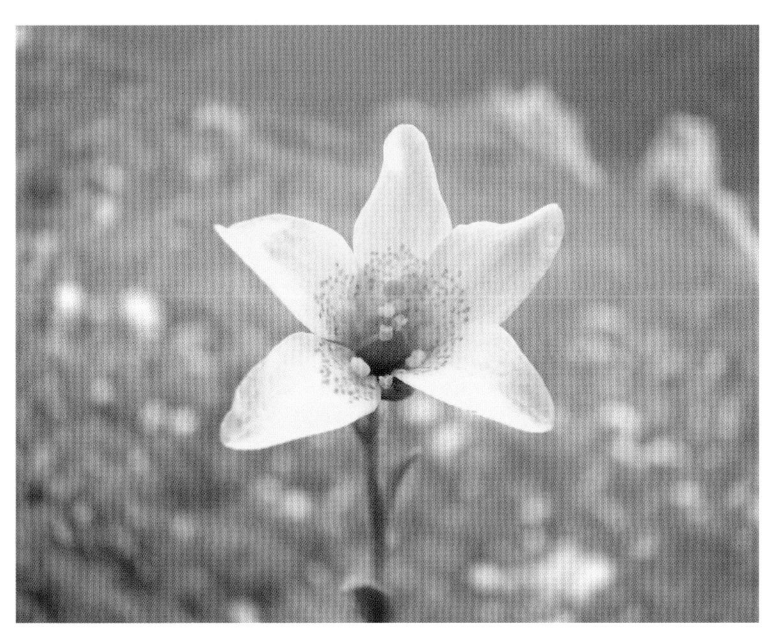 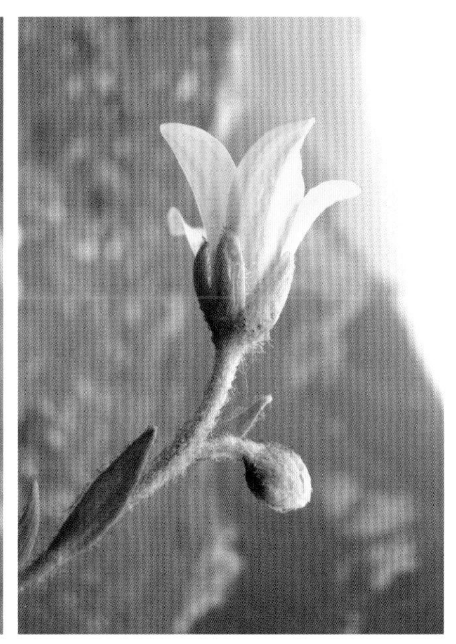

【形态特征】多年生草本，丛生，高 4.5~35cm。茎疏被褐色卷曲柔毛。基生叶发达，具柄，叶片椭圆形、长圆形至线状长圆形；茎生叶披针形至线形，两面无毛或背面和边缘疏生褐色长柔毛，下部者具柄，上部者变无柄。聚伞花序具 2~8 花，稀单花；花梗长 0.4~1.8cm，被褐色卷曲柔毛；萼片在花期直立，近卵形至近椭圆形，长 3.8~5mm，宽 2~3.3mm，先端钝圆，腹面无毛，背面有时疏生柔毛，边缘具卷曲长柔毛，5~8 脉于先端不汇合；花瓣黄色，倒卵形、椭圆形、长圆形、提琴形至狭倒卵形，长 8~12.5mm，宽 3.3~6.9mm，先端钝圆或急尖，基部具 0.2~0.9mm 之爪，5~15 脉，基部侧脉旁具 2 痂体；雄蕊长 4~6mm，花丝钻形；子房近上位，长 3.3~5mm，花柱 2，长 1.1~2.5mm。花期 5~9 月，果期 6~10 月。

【生境分布】在祁连山分布于海拔 3000m 以上灌丛、高山草甸、高山沼泽化草甸、高山碎石隙。陕西、甘肃、青海、四川、云南、西藏有分布。

中药　山地虎耳草

【入药部位】全草。

【采收加工】夏季采收，晾干，备用。

【性味归经】味苦，性寒。归肝经。

【功能主治】清热解毒，平肝潜阳。主治肝胆湿热，脾胃湿热，流行性感冒，消化不良。

藏药　赛迥色保

【别　　名】塞交赛保、赛蒂、松地。

【入药部位】花或全草。

【采收加工】夏、秋季采集花或全草，晾干，备用。

【药　　性】味苦，性凉。

【功能主治】清热解毒，平肝潜阳。主治头疼，头伤，胆囊炎，温病时疫。

唐古特虎耳草

甘青虎耳草

Saxifraga tangutica Engl.

资源量：常见

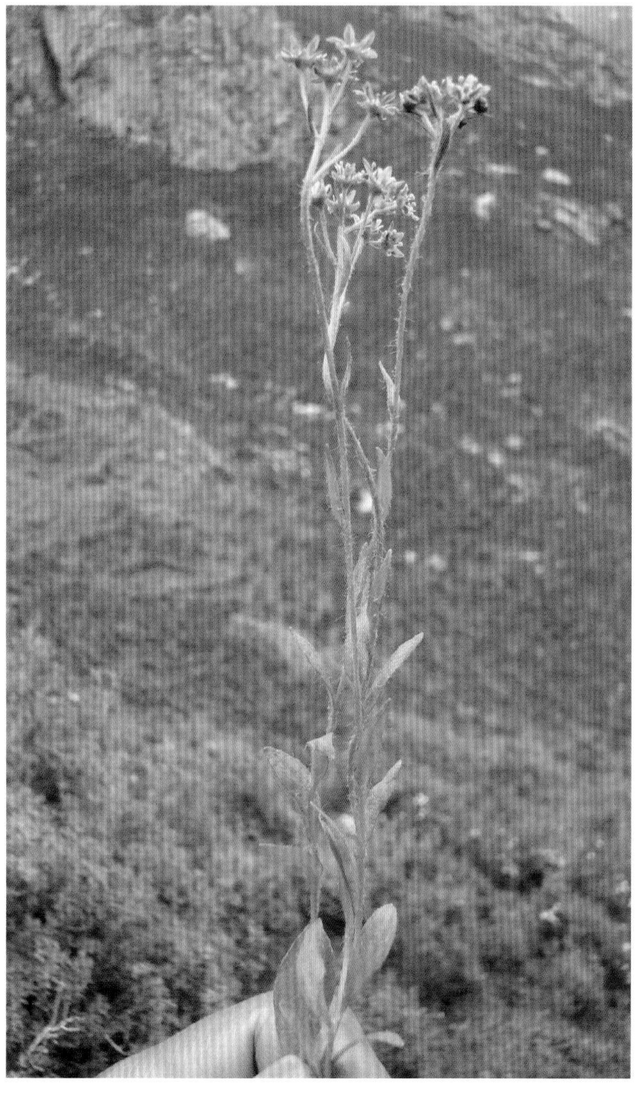

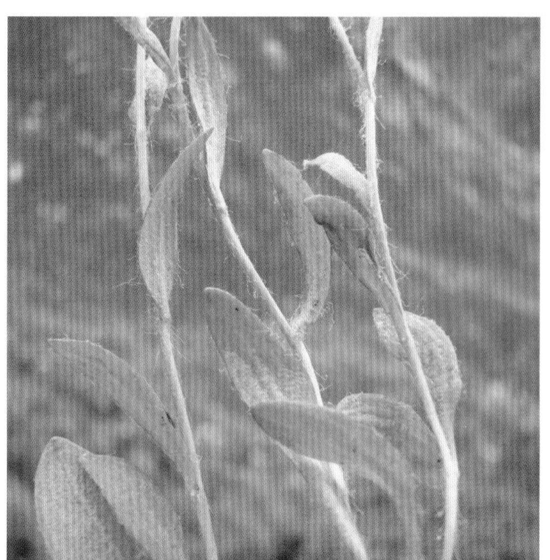

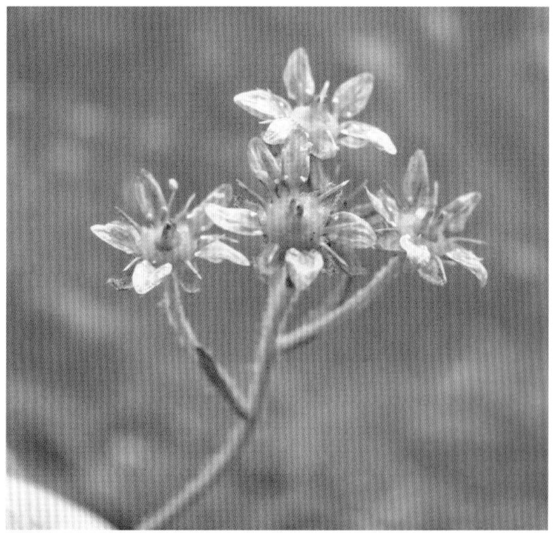

【形态特征】多年生草本，高 3.5~31cm，丛生。茎被褐色卷曲长柔毛。基生叶具柄，叶片卵形、披针形至长圆形，两面无毛，边缘具褐色卷曲长柔毛，叶柄边缘疏生褐色卷曲长柔毛；茎生叶，下部者具柄，上部者变无柄，叶片披针形、长圆形至狭长圆形，腹面无毛，背面下部和边缘具褐色卷曲柔毛。多歧聚伞花序具（2~）8~24 花；花梗密被褐色卷曲长柔毛；萼片在花期由直立变开展至反曲，卵形、椭圆形至狭卵形，两面通常无毛，有时背面下部被褐色卷曲柔毛，边缘具褐色卷曲柔毛，3~5 脉于先端不汇合；花瓣黄色，或腹面黄色而背面紫红色，卵形、椭圆形至狭卵形；雄蕊长 2~2.2mm，花丝钻形；子房近下位，周围具环状花盘，花柱长约 1mm。花期 6~8 月，果期 8~9 月。

【生境分布】在祁连山分布于海拔 2000m 以上林下、灌丛、高山草甸、高山碎石隙。甘肃、青海、四川、西藏有分布。

中药　唐古特虎耳草

【别　　名】松蒂、大通虎耳草。

【入药部位】全草。

【采收加工】夏季采收，晾干，备用。

【性味归经】味微苦、辛，性寒。归肝、胆、脾、胃、肺经。

【功能主治】清肝利胆，祛风解表。主治胆湿热证，流行性感冒发热，肝病，胆病等。

【用法用量】内服：15~30g。

藏药　松吉斗

【入药部位】全草。

【采收加工】开花盛期采集，除去枯叶、泥土、须根，晒干。

【药　　性】味苦，性凉。

【功能主治】清热，舒肝，利胆。主治培根病、赤巴病的合并症，肝病，胆病，温病时疫，疮疡热毒。

【用法用量】内服：配方或单用，每次 3~9g。

黑蕊虎耳草 黑心虎耳草、黑蕊虎耳草 *Saxifraga melanocentra* Franch.

资源量：常见

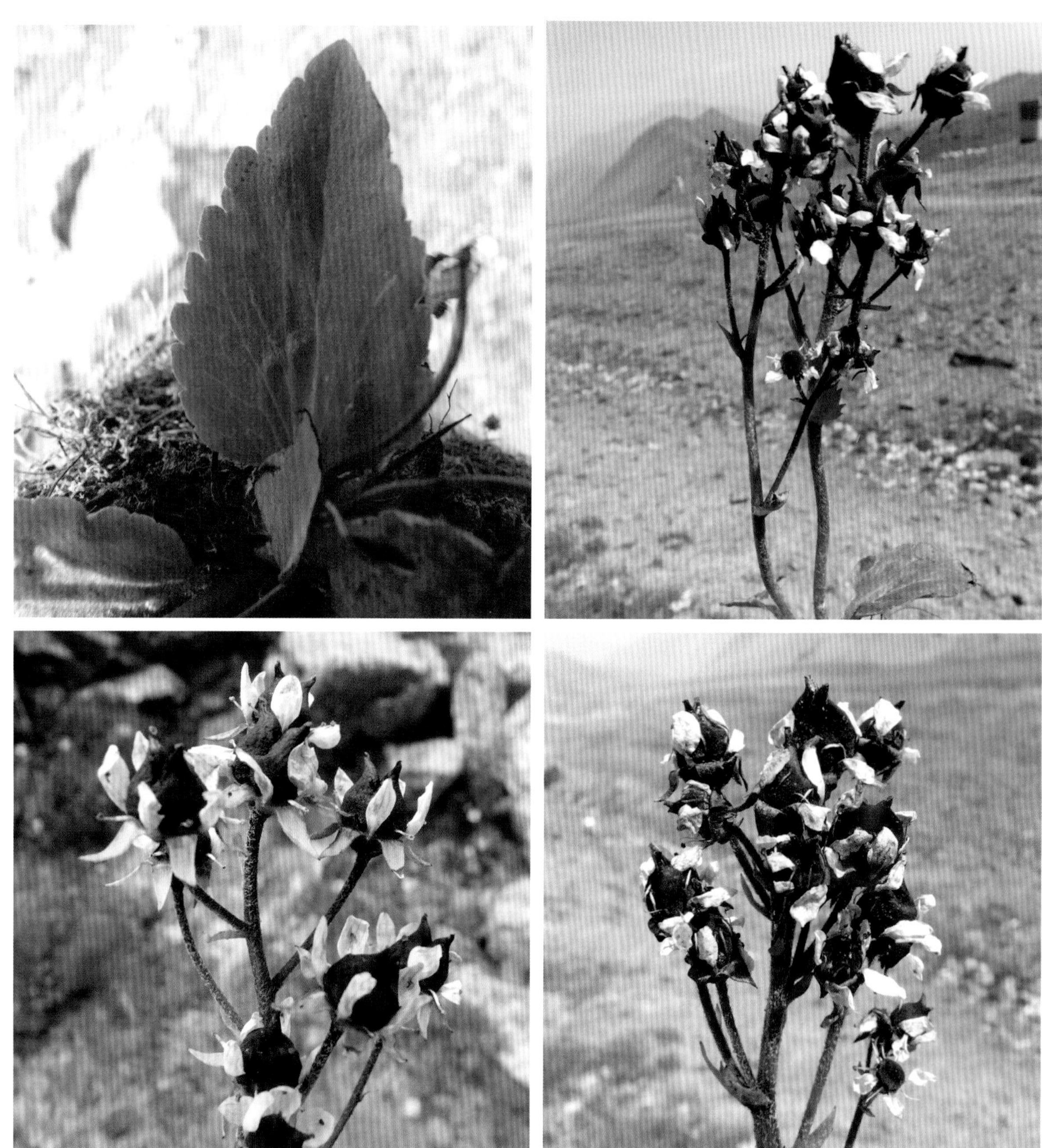

【形态特征】多年生草本，高 3.5~22cm。根状茎短。叶均基生，具柄，叶片卵形、菱状卵形、阔卵形、狭卵形至长圆形，先端急尖或稍钝，边缘具圆齿状锯齿和腺睫毛，或无毛，基部楔形，稀心形，两面疏生柔毛或无毛。花葶被卷曲腺柔毛；苞叶卵形、椭圆形至长圆形，两面无毛或疏生柔毛；聚伞花序伞房状，具 2~17 花，稀单花；萼片在花期开展或反曲，三角状卵形至狭卵形，具3~8脉，脉于先端汇合成1疣点；花瓣白色，稀红色至紫红色，基部具2黄色斑点，或基部红色至紫红色，阔卵形、卵形至椭圆形；雄蕊长2.2~5.5mm，花药黑色，花丝钻形；花盘环形；2心皮，黑紫色，中下部合生；子房阔卵球形，长2.8~4mm，花柱2，长0.5~3mm。花期7~9月，果期8~9月。

【生境分布】在祁连山分布于海拔3000~5300m高山灌丛、高山草甸、高山碎山隙。陕西、甘肃、青海、四川、云南有分布。

中药 黑心虎耳草

【别　　名】大柱头虎耳草。

【入药部位】全草。

【采收加工】夏季采收，阴干。

【性味归经】味甘、苦，性寒。

【功能主治】清热利湿，活血消肿。主治湿热黄疸，带下病，跌打损伤，咳嗽，目赤肿痛，痈肿疮毒。

【用法用量】内服：6~9g，或研末。

藏药 松吉斗

同“唐古特虎耳草”条。

蒙药 格日勒图—乌布斯

【别　　名】达格杜—乌、达格东瓦。

【入药部位】全草。

【采收加工】夏季采收，阴干。

【药　　性】味甘、微苦，性凉。

【功能主治】滋补明目，祛火。主治身体虚弱，精亏阳痿，视力减弱，耳鸣耳聋等。

【用法用量】内服：煮散剂，3~5g，或入丸、散。

爪瓣虎耳草 *Saxifraga unguiculata* Engl.

资源量：常见

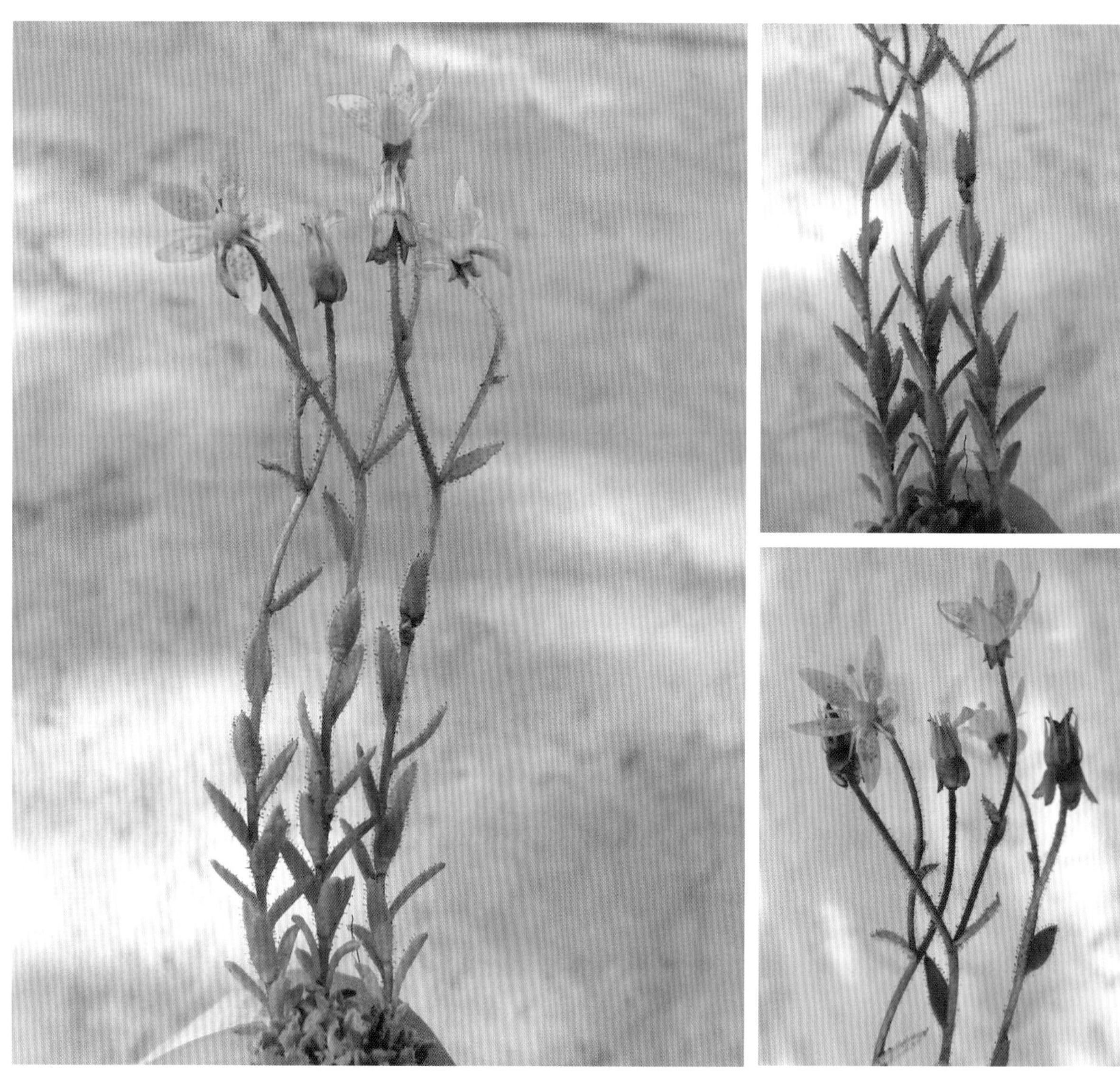

【形态特征】多年生草本，高 2.5~13.5cm，丛生。小主轴分枝，具莲座叶丛；花茎具叶，中下部无毛，上部被褐色柔毛。莲座叶匙形至近狭倒卵形，长 0.46~1.9cm，宽 1.5~6.8mm，先端具短尖头，通常两面无毛，边缘多少具刚毛状睫毛；茎生叶较疏，稍肉质，长圆形、披针形至剑形，长 4.4~8.8mm，宽 1~2.3mm，先端具短尖头，通常两面无毛，边缘具腺睫毛（有时腺头掉落），稀无毛或背面疏被腺毛。花单生于茎顶，或聚伞花序具 2~8 花，长 2~6cm，细弱；花梗长 0.3~2.5cm，被褐色腺毛；萼片起初直立，后变开展至反曲，肉质，通常卵形，长 1.5~3mm，宽 1~2.1mm，先端钝或急尖，腹面和边缘无毛，背面被褐色腺毛，3~5 脉于先端不汇合、半汇合至汇合；花瓣黄色，中下部具橙色斑点，狭卵形、近椭圆形、长圆形至披针形，长 4.6~7.5mm，宽 1.8~2.9mm，先端急尖或稍钝，基部具长 0.1~1mm 之爪，3~7 脉，具不明显之 2 痂体或无痂体；雄蕊长 2.8~4.3mm；子房近上位，阔卵球形，长 2.3~3.8mm，花柱长 0.5~1.4mm。花期 7~8 月，果期 8~9 月。

【生境分布】在祁连山分布于海拔 3000m 上下林下、高山草地、高山碎石隙。甘肃、青海、四川、云南、西藏有分布。

中药 爪虎耳草

【入药部位】全草。

【采收加工】7~8 月采收全草，洗净，晒干。

【性味归经】味苦、辛，性寒。归肺、肝经。

【功能主治】清热解毒。主治胆囊炎，肝炎，发热，痈毒。

【用法用量】内服：6~15g，或研末，1.5~3g。

藏药 塞尔滴

【别　　名】滴达塞保。

【入药部位】全草。

【采收加工】6~7 月采集全草，洗净后在阴处晾干。

【药　　性】味苦，性凉。效糙。

【功能主治】清疫热和腑热。主治培根，赤巴及时疫感冒等。

【用法用量】内服：3~5g，或入丸、散。

蒙药 格日勒图—乌布斯

同“黑蕊虎耳草”条。

青藏虎耳草

大通虎耳草、松吉斗、松吉蒂

Saxifraga przewalskii Engl.

资源量：常见

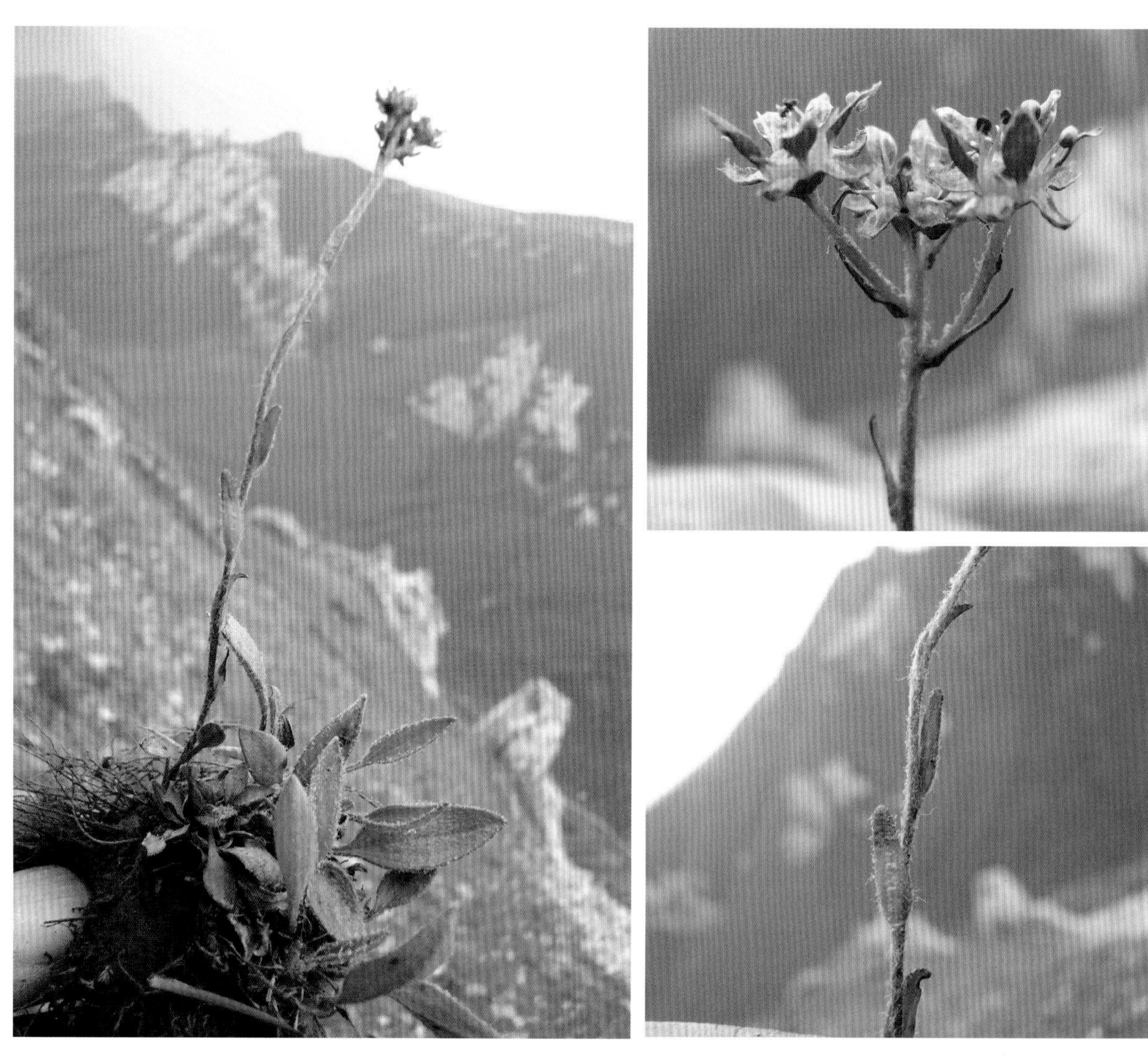

【形态特征】多年生草本，高 4~11.5cm，丛生。茎不分枝，具褐色卷曲柔毛。基生叶具柄，叶片卵形、椭圆形至长圆形，长 15~25mm，宽 4~8mm，腹面无毛，背面和边缘具褐色卷曲柔毛，叶柄长 1~3cm，基部扩大，边缘具褐色卷曲柔毛；茎生叶卵形至椭圆形，长 1.5~2cm，向上渐变小。聚伞花序伞房状，具 2~6 花；花梗长 5~19mm，密被褐色卷曲柔毛；萼片在花期反曲，卵形至狭卵形，长 2.5~4.2mm，宽 1.5~2mm，先端钝，两面无毛，边缘具褐色卷曲柔毛，3~5 脉于先端不汇合；花瓣腹面淡黄色且其中下部具红色斑点，背面紫红色，卵形、狭卵形至近长圆形，长 2.5~5.2mm，宽 1.5~2.1mm，先端钝，基部具长 0.5~1mm 之爪，3~5（~7）脉，具 2 痂体；雄蕊长 2~3.6mm，花丝钻形；子房半下位，周围具环状花盘，花柱长 1~1.5mm。花期 7~8 月，果期 8~9 月。

【生境分布】在祁连山分布于海拔 3700~4250m 林下、高山草甸、高山碎石隙。甘肃、青海、西藏有分布。

中药 青藏虎耳草

【别　　名】松吉斗、松吉蒂。

【入药部位】全草。

【采收加工】夏季采收，晾干，备用。

【性味归经】味苦、辛，性寒。归肝、胆、胃经。

【功能主治】清肝胆热，健胃。主治肝炎，胆囊炎，流行性感冒发热，消化不良。

【用法用量】内服：6~9g。

藏药 塞尔滴

同“爪瓣虎耳草”条。

蔷薇科

龙牙草

路边黄、仙鹤草、瓜香草
Agrimonia pilosa Ldb.

资源量：较常见

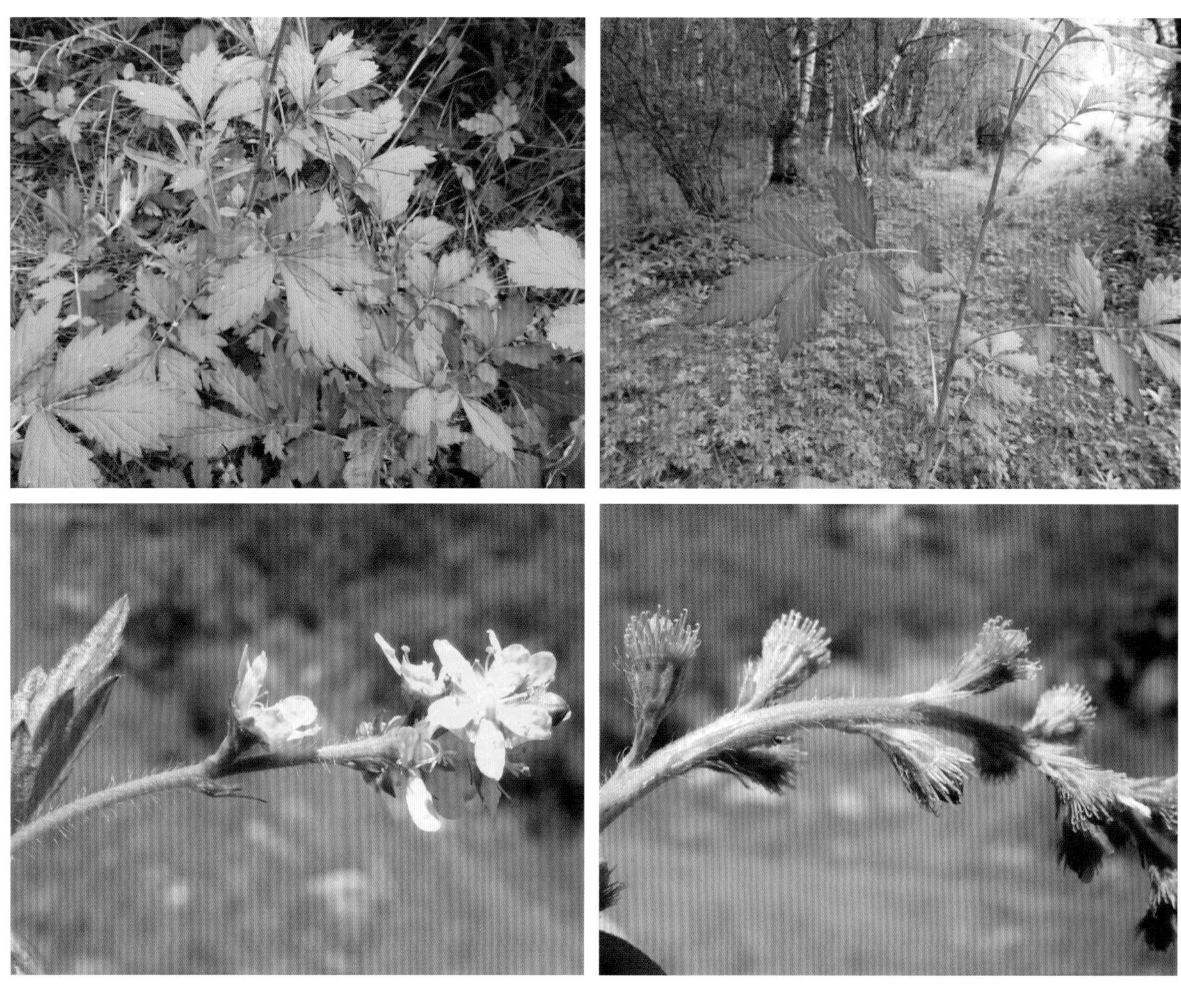

【形态特征】多年生草本。根多呈块茎状。茎高 30~120cm，被疏柔毛及短柔毛，稀下部被稀疏长硬毛。叶为间断奇数羽状复叶，通常有小叶 3~4 对，稀 2 对，向上减少至 3 小叶；小叶片无柄或有短柄，倒卵形、倒卵状椭圆形或倒卵状披针形；托叶草质，绿色，镰形，稀卵形，边缘有尖锐锯齿或裂片，茎下部托叶有时卵状披针形，常全缘。花序总状顶生；苞片通常深 3 裂，裂片带形，小苞片对生，卵形，全缘或边缘分裂；萼片 5，三角状卵形；花瓣黄色，长圆形；雄蕊 5~8（~15）枚；花柱 2，丝状，柱头头状。果实倒卵状圆锥形，外面有 10 条肋，顶端有数层钩刺。花期 5~8 月，果期 6~9 月。

【生境分布】在祁连山分布于冷龙岭以东海拔 2800m 上下溪边、路旁、草地、灌丛、林缘、疏林下。我国多数省区有分布。

中药　仙鹤草

【别　　名】狼牙草、龙头草、脱力草。

【入药部位】全草。

【采收加工】夏、秋季枝叶茂盛未开花时，割取全草，除净泥土，晒干。

【性味归经】味苦、涩，性平。归心、肝经。

【功能主治】收敛止血，止痢，杀虫。主治咯血，吐血，尿血，便血，赤白痢疾，崩漏下血，脱力劳伤，痈肿疮毒，创伤出血。

【用法用量】内服：10~15g，大剂量可用至 30g，或入散剂。外用：捣敷，或熬膏涂敷。

【各家论述】①叶：治疮癣。（《履巉岩本草》）②治妇人月经或前或后，赤白带下，面寒腹痛，日久赤白血痢。（《滇南本草》）③理跌打伤，止血，散疮毒。（《生草药性备要》）④下气活血，理百病，散痞满，跌扑吐血，崩痢，肠风下血。（《百草镜》）⑤治风痰、腰痛。（《植物名实图考》）

蒙古扁桃

山桃

Prunus mongolica (Maxim.) Ricker

资源量：较常见

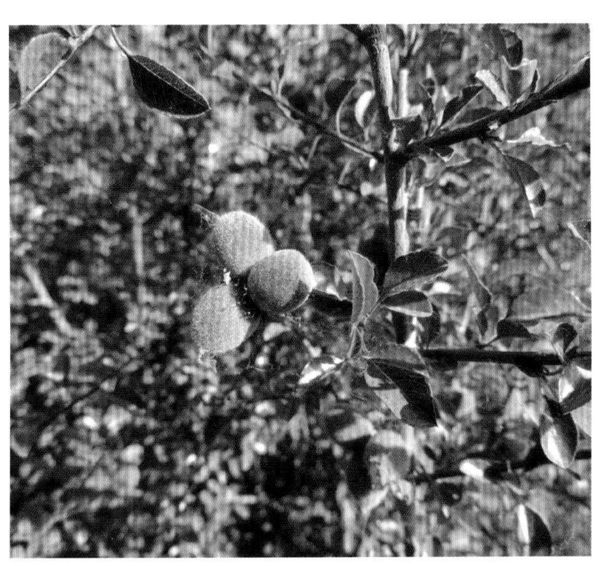

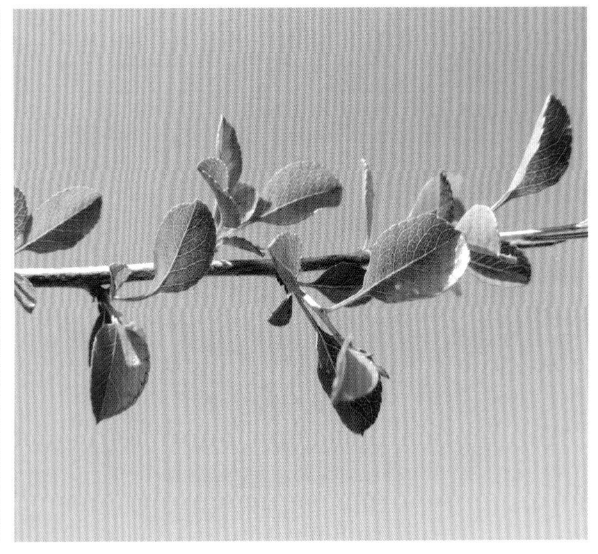

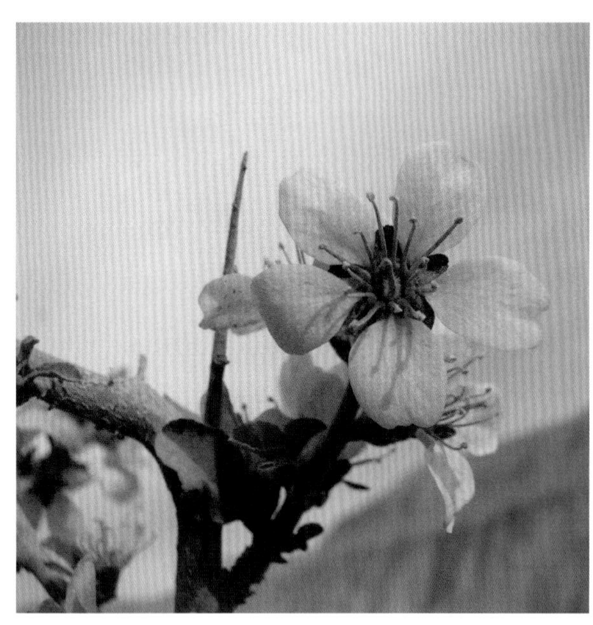
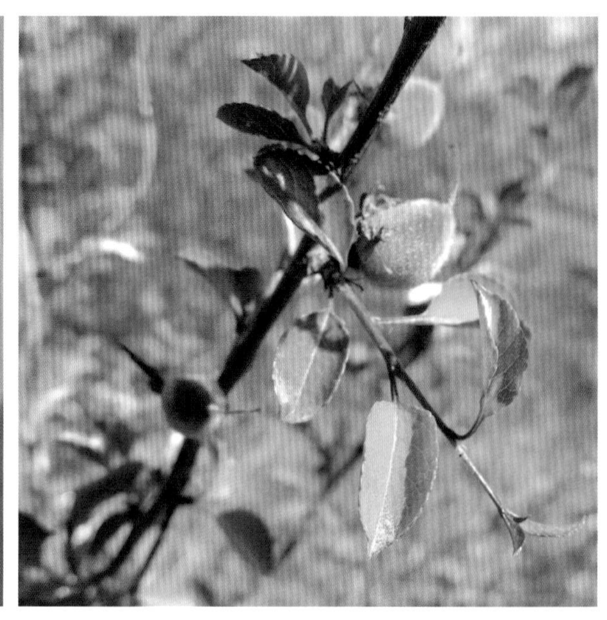

【形态特征】落叶灌木，高 1~2m。枝条开展，多分枝，小枝顶端成枝刺；嫩枝红褐色，被短柔毛，老时灰褐色。短枝上叶多簇生，长枝上叶常互生；叶片宽椭圆形、近圆形或倒卵形，叶边有浅钝锯齿；叶柄长 2~5mm，无毛。花单生，稀数朵簇生于短枝上；花梗极短；萼筒钟形；萼片长圆形，与萼筒近等长，顶端有小尖头，无毛；花瓣倒卵形，长 5~7mm，粉红色；雄蕊多数，长短不一致；子房被短柔毛；花柱细长，几与雄蕊等长，具短柔毛。果实宽卵球形，长 12~15mm，宽约 10mm，顶端具急尖头，外面密被柔毛；果梗短；果肉薄，成熟时开裂，离核；核卵形，长 8~13mm，顶端具小尖头，基部两侧不对称，腹缝压扁，背缝不压扁，表面光滑，具浅沟纹，无孔穴。种仁扁宽卵形，浅棕褐色。花期 5 月，果期 8 月。

【生境分布】在祁连山分布于海拔 2400~2700m 荒漠区和荒漠草原区的低山丘陵坡麓、石质坡地、干河床。内蒙古、甘肃、宁夏等地有分布。

中药 蒙古扁桃

【入药部位】种仁。

【采收加工】果成熟时采集果实，去净果肉及核壳，取出种仁，晾干。

【性味归经】味苦，性平。归肺、大肠经。

【功能主治】润肠通便，止咳化痰。主治咽喉干燥，干咳，支气管炎，阴虚便秘。

【用法用量】内服：3~9g。

山 杏 西伯利亚杏

Prunus armeniaca L. var. *ansu* Maxim.

资源量：栽培

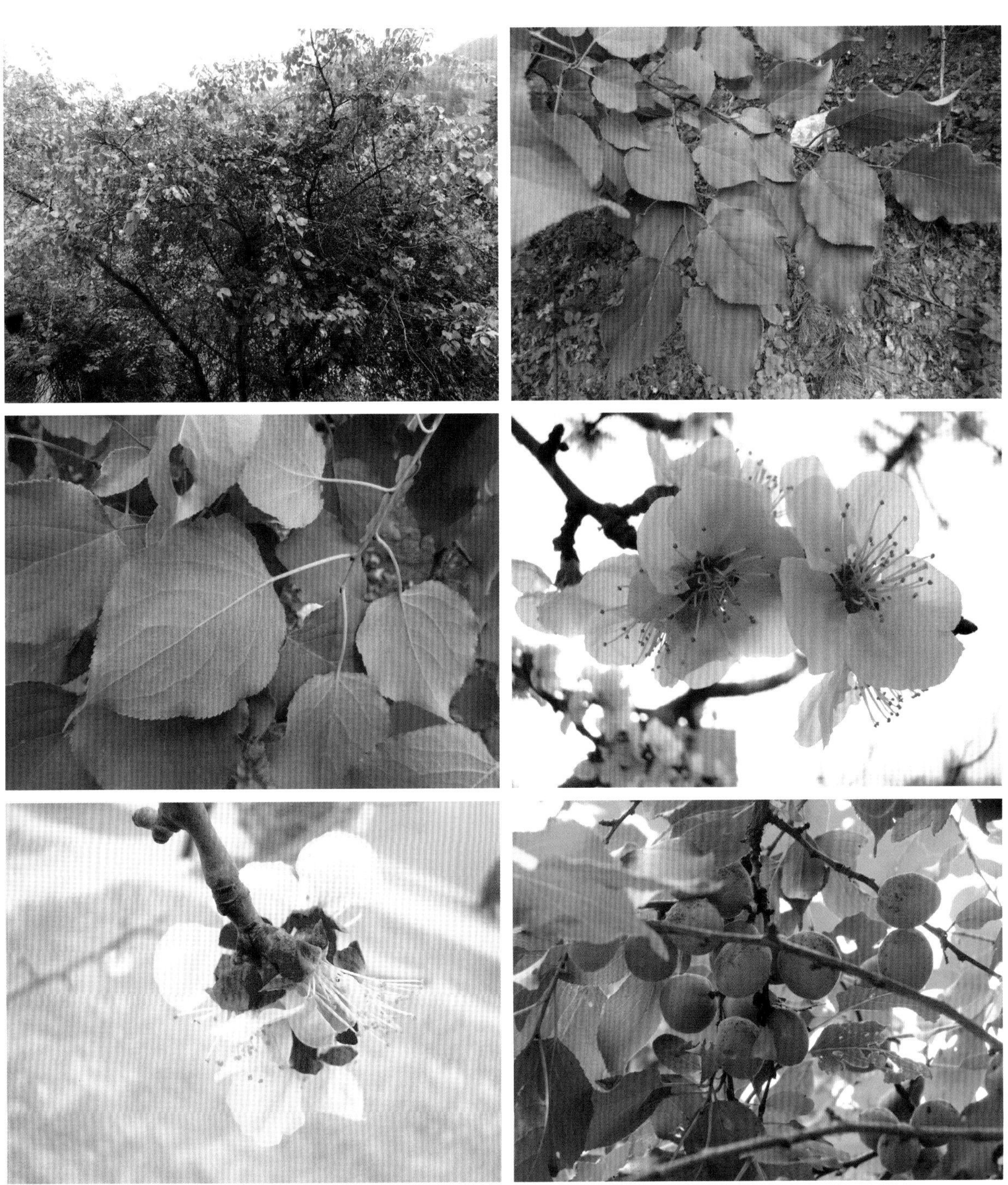

【形态特征】灌木或小乔木，高 2~5m。树皮暗灰色。小枝无毛，灰褐色或淡红褐色。叶片卵形或近圆形，先端长渐尖至尾尖，基部圆形至近心形，叶缘有细钝锯齿，两面无毛。花单生，直径 1.5~2cm，先于叶开放；花梗长 1~2mm；花萼紫红色；萼筒钟形，基部微被短柔毛或无毛；萼片长圆状椭圆形，先端尖，花后反折；花瓣近圆形或倒卵形，白色或粉红色；雄蕊几与花瓣近等长；子房被短柔毛。果实扁球形，直径 1.5~2.5cm，黄色或橘红色，有时具红晕，被短柔毛；果肉较薄而干燥，成熟时开裂，味酸涩，成熟时沿腹缝线开裂；核扁球形，易与果肉分离，两侧扁，顶端圆形，基部一侧偏斜，不对称，表面较平滑，腹面宽而锐利。种仁味苦。花期 3~4 月，果期 6~7 月。

【生境分布】在祁连山部分地区有栽培。黑龙江、吉林、辽宁、内蒙古、甘肃、河北、山西等地有分布。

中药　苦杏仁

【别　　名】杏核仁、木落子、甜梅。

【入药部位】种子。

【采收加工】夏季采收成熟果实，除去果肉和核壳，取出种子，晒干。

【性味归经】味苦，性微温。有小毒。归肺、大肠经。

【功能主治】降气止咳平喘，润肠通便。主治咳嗽气喘，胸满痰多，肠燥便秘。

【用法用量】内服：5~10g，生品入煎剂后下。

中药　杏子

【别　　名】杏实。

【入药部位】果实。

【采收加工】果熟时采收。

【性味归经】味酸、甘，性温。有毒。归肺、心经。

【功能主治】润肺定喘，生津止渴。主治肺燥咳嗽，津伤口渴。

【用法用量】内服：6~12g，或生食，或晒干为脯，适量。

【各家论述】①其中核犹未鞕者，采之暴干食之，甚止渴，去冷热毒。（《千金·食治》）②治心中冷热，止渴定喘，解瘟疫。（《滇南本草》）③润肺生津。（《随息居饮食谱》）

中药　杏花

【入药部位】花。

【采收加工】3~4 月采花。

【性味归经】味苦，性温。归脾、肾经。

【功能主治】活血补虚。主治不孕，肢体痹痛，手足逆冷。

【用法用量】内服：6~9g。

【各家论述】主补不足，女子伤中，寒热痹，厥逆。（《名医别录》）

中药　杏树根

【入药部位】根。

【采收加工】四季均可采收。

【性味归经】味苦，性温。归肝、肾经。

【功能主治】解毒。主治杏仁中毒。

【用法用量】内服：30~60g。

【各家论述】①主堕胎。（《本草蒙筌》）②治食杏仁多，致迷乱将死，杏树根切碎，煎汤服，即解。（《本草纲目》）

中药　杏叶

【别　　名】杏树叶。

【入药部位】叶。

【采收加工】夏、秋季叶长茂盛时采收。

【性味归经】味辛、苦，性微凉。归肝、脾经。

【功能主治】祛风利湿，明目。主治水肿，皮肤瘙痒，目疾多泪，痈疮瘰疬。

【用法用量】内服：3~10g。外用：煎水洗。

【各家论述】①敷大恶疮。（《滇南本草》）②煎汤洗眼止泪。（《本草蒙筌》）

中药 杏树皮

【入药部位】树皮。

【采收加工】春、秋季采收。

【性味归经】味甘，性寒。归心、肺经。

【功能主治】解毒。主治杏仁中毒。

【用法用量】内服：30~60g。

中药 杏枝

【入药部位】树枝。

【采收加工】夏、秋季采收。

【性味归经】味辛，性平。归肝经。

【功能主治】活血散瘀。主治跌打损伤，瘀血阻络。

【用法用量】内服：30~90g。

【各家论述】主堕伤。（《本草图经》）

蒙药 桂勒森—楚莫

【别　　名】堪布。

【入药部位】种子。

【采收加工】果实成熟时，去果肉种壳取果仁晒干，用沸水稍煮，去皮，晒干，炒黄。

【药　　性】味苦，性平。有小毒。

【功能主治】燥协日乌素，透疹，止咳，平喘，生发。主治麻疹，协日乌素病，肺热咳嗽，气喘，脱发。

【用法用量】内服：煮散剂，2~3g，或入丸、散。

毛樱桃

山樱桃、梅桃、梅李桃

Prunus tomentosa (Thunb.) Wall.

资源量：稀少

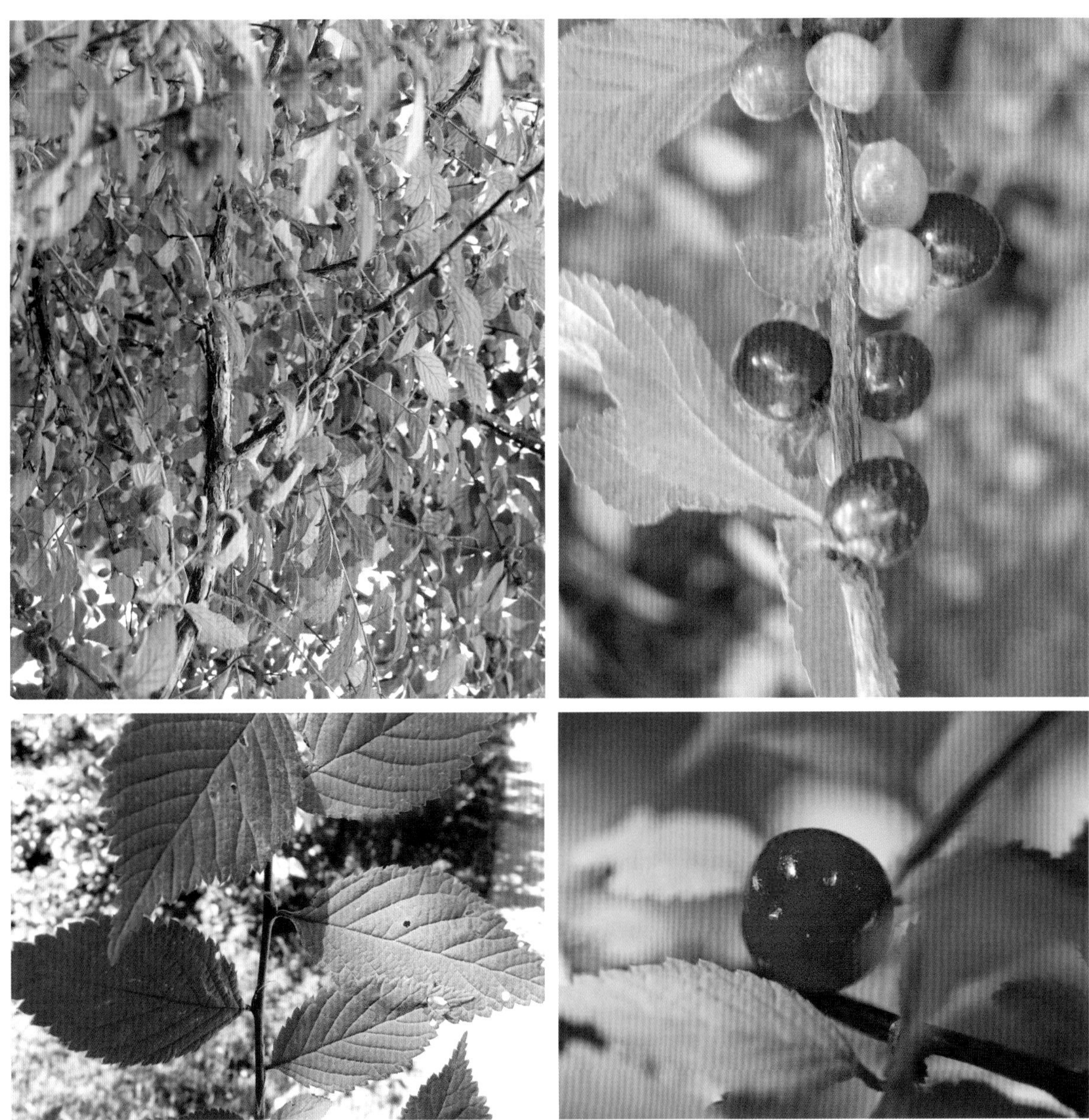

【形态特征】灌木，通常高 0.3~1m，稀呈小乔木状，高可达 2~3m。小枝紫褐色或灰褐色，嫩枝密被绒毛至无毛。冬芽卵形，疏被短柔毛或无毛。叶片卵状椭圆形或倒卵状椭圆形，先端急尖或渐尖，基部楔形，边有急尖或粗锐锯齿，侧脉 4~7 对；托叶线形，被长柔毛。花单生或 2 朵簇生，花叶同开；萼筒管状或杯状，外被短柔毛或无毛，萼片三角状卵形；花瓣白色或粉红色，倒卵形，先端圆钝；雄蕊 20~25 枚，短于花瓣；花柱伸出与雄蕊近等长或稍长；子房全部被毛或仅顶端或基部被毛。核果近球形，红色，直径 0.5~1.2cm；

核表面除棱脊两侧有纵沟外，无棱纹。花期 4~5 月，果期 6~9 月。

【生境分布】在祁连山分布于连城林区和冷龙岭以南海拔 2200~2900m 阳坡丛林、林缘、灌丛。我国多数省区有分布。

中药　山樱桃

【别　　名】朱桃、麦樱、牛桃。

【入药部位】果实。

【采收加工】果成熟时采集果实，去净果肉及核壳，取出种仁，晾干。

【性味归经】味辛、甘，性平。归脾、肾经。

【功能主治】健脾，益气，固精。主治食积泻痢，便秘，脚气，遗精滑泄。

【用法用量】内服：100~300g。

【各家论述】①主止泄肠澼，除热，调中，益脾气。（《名医别录》）②补中益气，主水谷痢，止泄精。（《食疗本草》）③补心气，调中。（《七卷食经》）

地蔷薇

追风蒿、茵陈狼牙

Chamaerhodos erecta (L.) Bge.

资源量：较常见

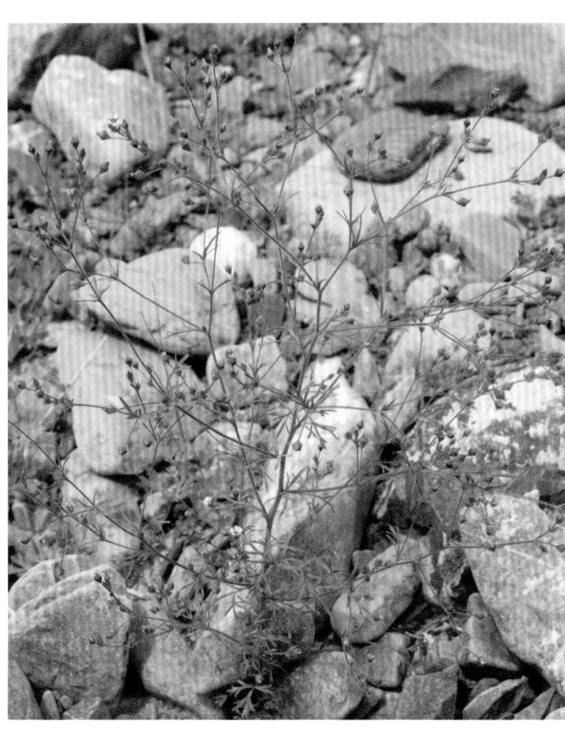

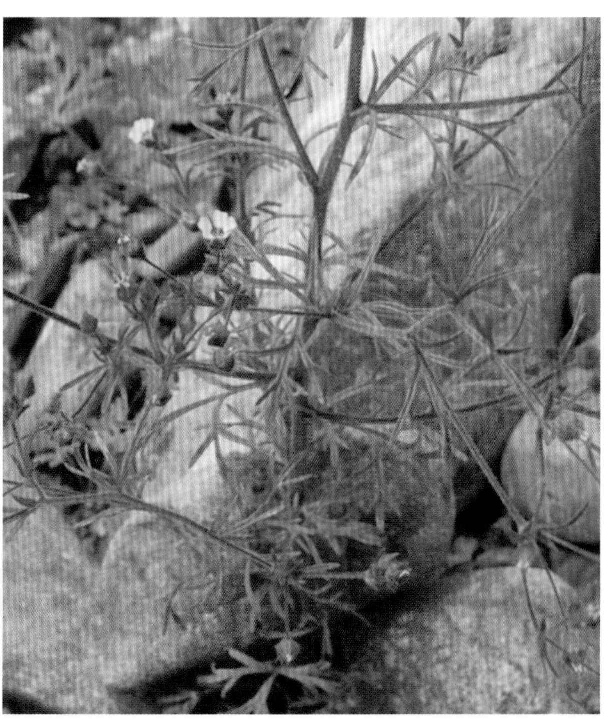

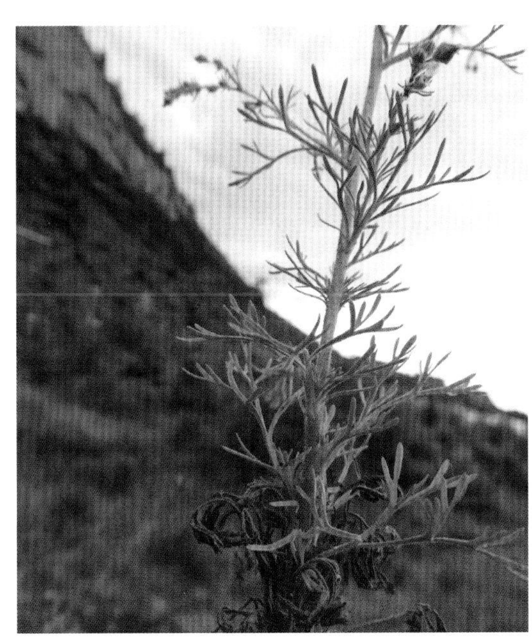
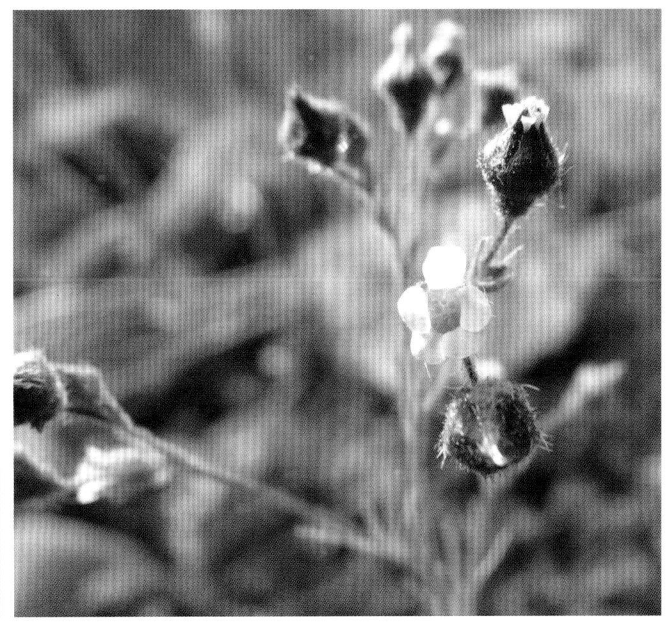

【形态特征】一年生或二年生草本，具长柔毛及腺毛。根木质。茎直立或弧曲上升，高20~50cm，单一，少有多茎丛生，基部稍木质化，常在上部分枝。基生叶密生，莲座状，二回羽状3深裂，侧裂片2深裂，中央裂片常3深裂，二回裂片具缺刻或3浅裂，小裂片条形，先端圆钝，基部楔形，全缘，果期枯萎；托叶形状似叶，三至多深裂；茎生叶似基生叶，3深裂，近无柄。聚伞花序顶生，具多花，二歧分枝形成圆锥花序；苞片及小苞片2~3裂，裂片条形；萼筒倒圆锥形或钟形，萼片卵状披针形；花瓣倒卵形；花丝比花瓣短；心皮10~15，离生，花柱侧基生，子房卵形或长圆形，长1~1.5mm，深褐色，无毛，平滑，先端具尖头。花期6~8月，果期7~9月。

【生境分布】在祁连山分布于海拔2300m上下山坡、丘陵、干旱河滩。黑龙江、吉林、辽宁、内蒙古、河北、山西、河南、陕西、甘肃、宁夏、青海、新疆有分布。

中药　追风蒿

【入药部位】全草。

【采收加工】夏、秋季采收，晒干，备用。

【性味归经】味苦、微辛，性温。归肝经。

【功能主治】祛风湿。主治风湿性关节炎。

【用法用量】外用：适量，煎水洗患处。

灰栒子

北京栒子、河北栒子

Cotoneaster acutifolius Turcz.

资源量：常见

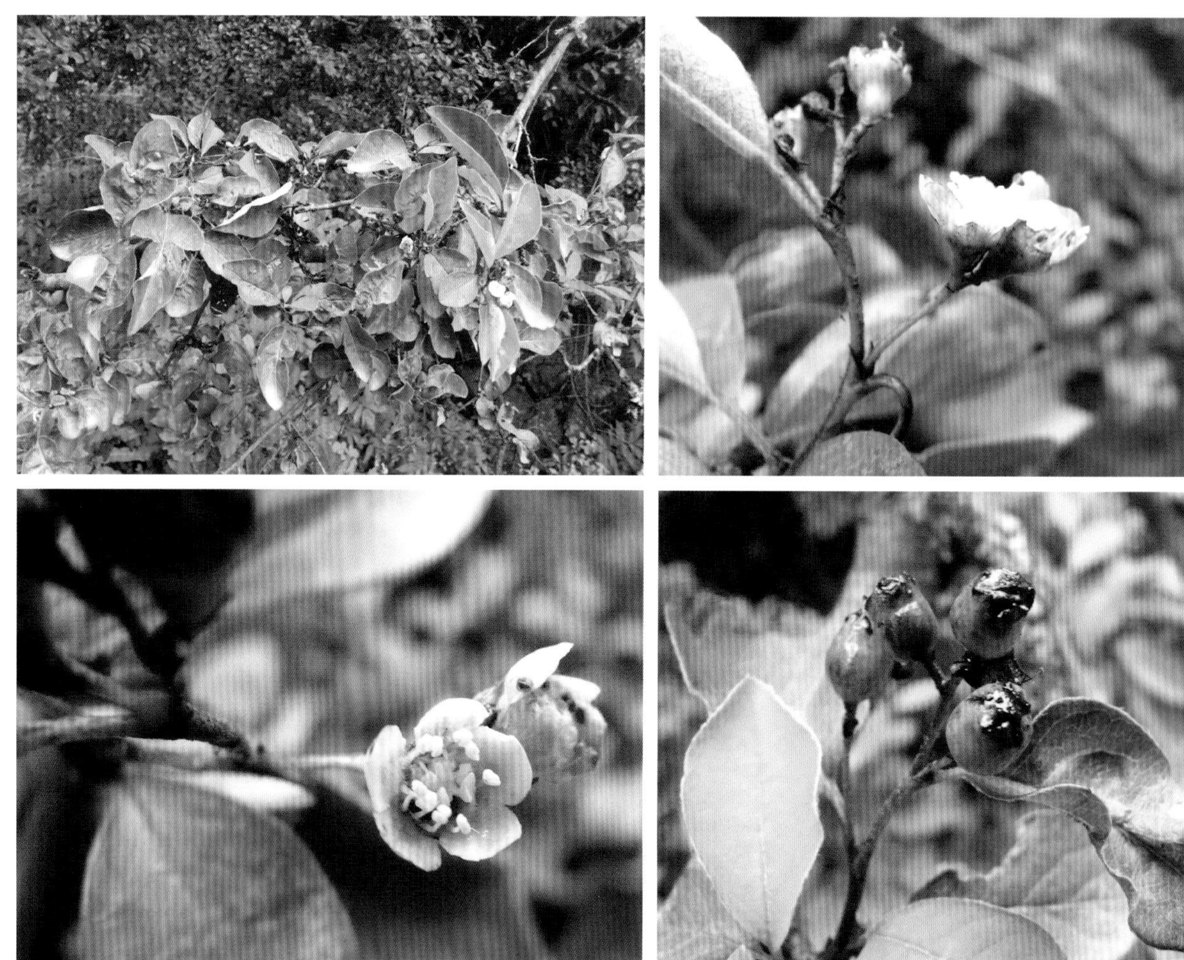

【形态特征】落叶灌木，高 2~4m。枝条开张，小枝细瘦，圆柱形，棕褐色或红褐色，幼时被长柔毛。叶片椭圆状卵形至长圆状卵形，全缘；叶柄长 2~5mm，具短柔毛；托叶线状披针形，脱落。花 2~5 朵成聚伞花序，总花梗和花梗被长柔毛；苞片线状披针形，微具柔毛；萼筒钟状或短筒状，外面被短柔毛，内面无毛；萼片三角形，先端急尖或稍钝，外面具短柔毛，内面先端微具柔毛；花瓣直立，宽倒卵形或长圆形，长约 4mm，宽 3mm，先端圆钝，白色外带红晕；雄蕊 10~15，比花瓣短；花柱通常 2，离生，短于雄蕊，子房先端密被短柔毛。果实椭圆形，稀倒卵形，直径 7~8mm，黑色，内有小核 2~3 个。花期 5~6 月，果期 9~10 月。

【生境分布】在祁连山分布于海拔 2600~3700m 山坡、山麓、山沟、丛林中。内蒙古、河北、山西、河南、湖北、陕西、甘肃、宁夏、青海、西藏等地有分布。

中药　灰栒子

【别　　名】栒子。

【入药部位】枝、叶及果实。

【采收加工】夏、秋季采收枝、叶，晒干，切段备用。秋季采收成熟果实，除去杂质，晒干备用。

【性味归经】味苦、涩，性凉。归肝经。

【功能主治】凉血止血，解毒敛疮。主治鼻衄，牙龈出血，月经过多。

【用法用量】内服：5~15g。

藏药　察巴兴

【入药部位】果实。

【采收加工】9~10月采收果实，晒干，备用。

【药　　性】味酸、甘，性温。

【功能主治】祛风除湿，健胃消食，降血压，化瘀滞。主治关节炎，关节积黄水，肝病，腹泻，肉食积滞，高血压，月经不调。

【用法用量】内服：常配方用。外用：适量。

蒙药　牙日钙

【别　　名】萨尔布如木。

【入药部位】果实。

【采收加工】秋季采收成熟果实，除去杂质，晒干。

【药　　性】味酸，性温。

【功能主治】止血，收敛扩散毒，燥希日乌素。主治鼻衄，吐血，月经过多，关节希日乌素症。

【用法用量】内服：配方或单用。

匍匐栒子

匍匐灰栒子、洮河栒子

Cotoneaster adpressus Bois

资源量：常见

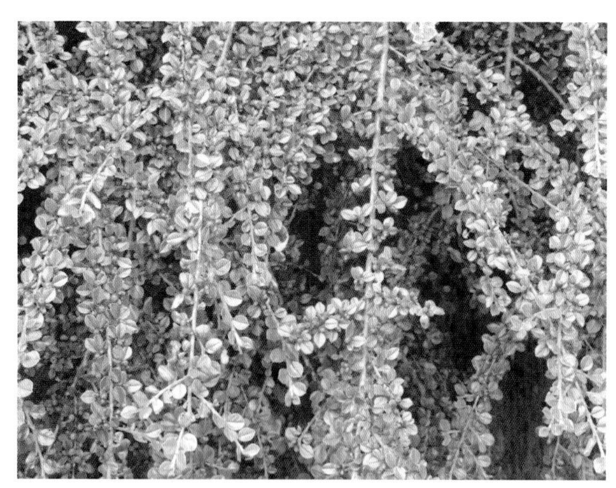
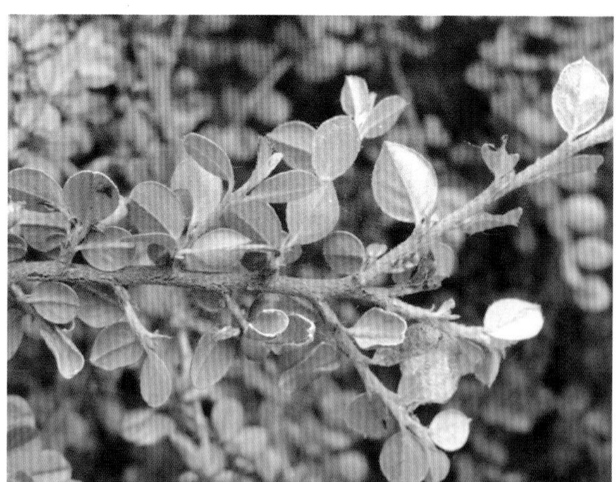
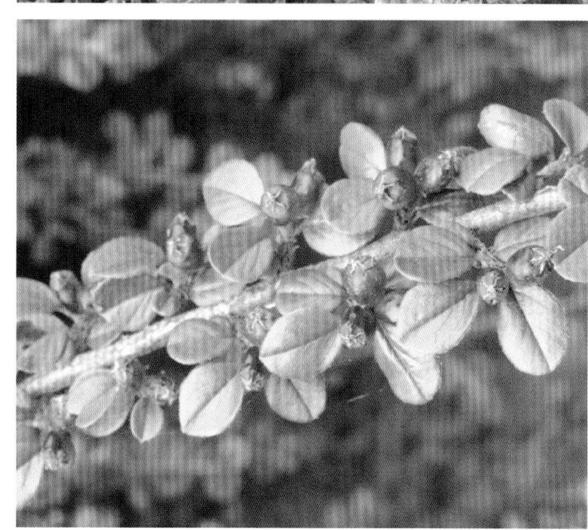
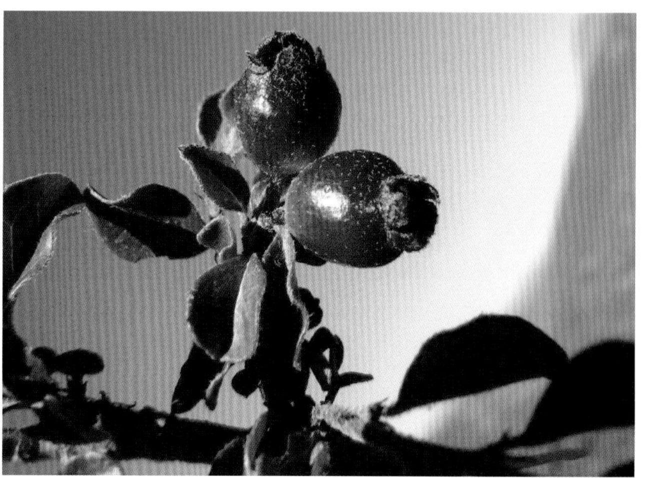

【形态特征】落叶匍匐灌木。茎不规则分枝，平铺地上。叶片宽卵形或倒卵形，稀椭圆形，上面无毛，下面具稀疏短柔毛或无毛；叶柄无毛；托叶钻形。花几无梗，萼筒钟状，萼片卵状三角形；花瓣直立，倒卵形，粉红色。果实近球形，红色，无毛。花期 5~6 月，果期 8~9 月。

【生境分布】在祁连山分布于海拔 2000~3500m 山坡杂木林、岩石山坡。陕西、甘肃、青海、湖北、四川、贵州、云南、西藏等地有分布。

中药　地红子根

【入药部位】根。

【采收加工】全年可采，除去茎枝及须根，洗净，切片，鲜用或晒干。

【性味归经】味酸、涩，性凉。归肝、胃经。

【功能主治】清热，除湿，止血，止痛。主治痢疾，白带异常，吐血，痛经。

【用法用量】内服：15~30g。外用：适量，鲜品捣敷。

藏药　察巴兴

同“灰栒子”条。

水栒子

香李、多花灰栒子、多花栒子

Cotoneaster multiflorus Bge.

资源量：常见

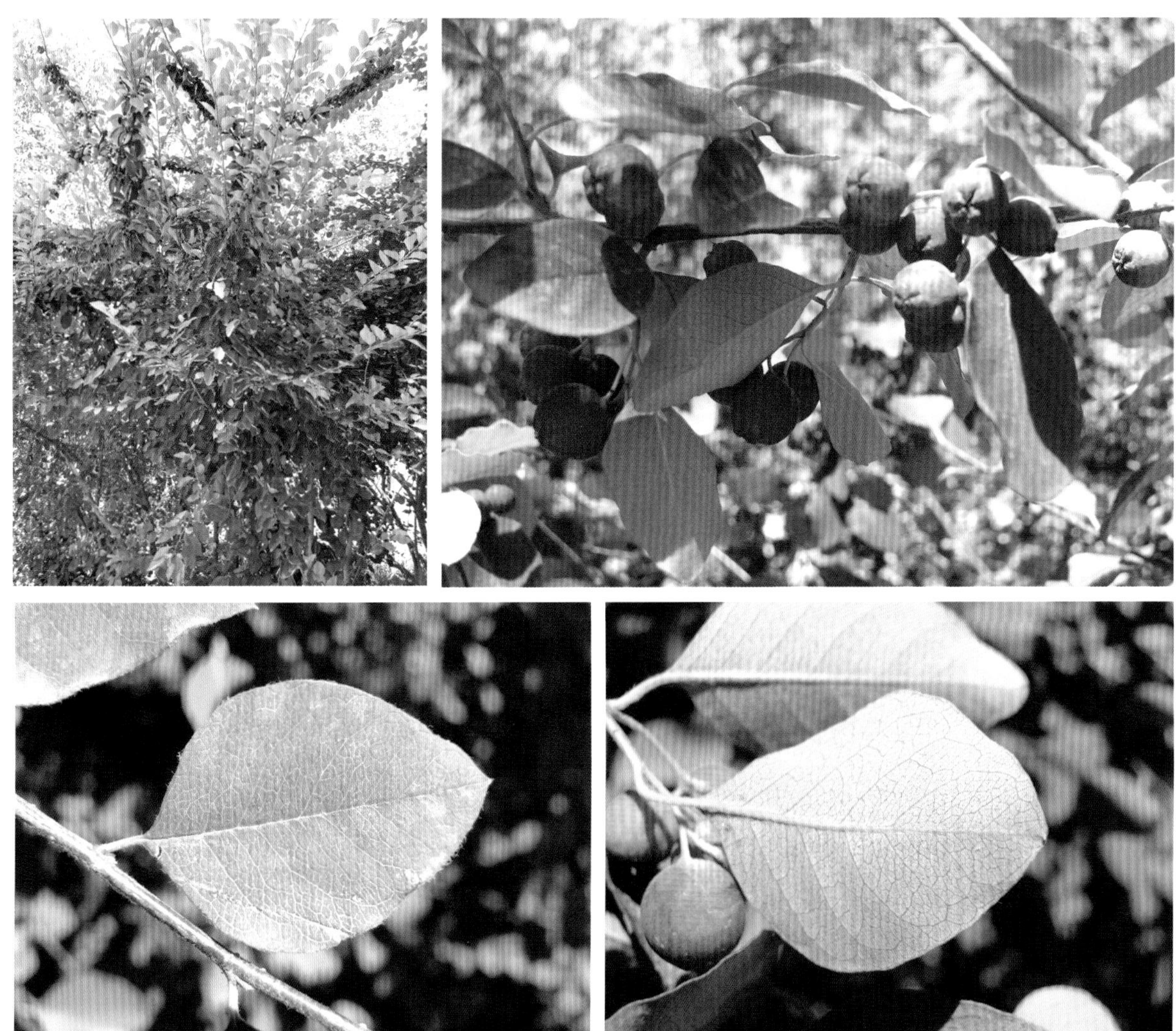

【形态特征】落叶灌木，高可达4m。枝条细瘦，小枝圆柱形，无毛。叶片卵形或宽卵形，上面无毛，下面幼时稍有绒毛，托叶线形，疏生柔毛。花多数，成疏松的聚伞花序；苞片线形，萼筒钟状，萼片三角形；花瓣平展，近圆形，白色；雄蕊稍短于花瓣。果实近球形或倒卵形，红色。花期5~6月，果期8~9月。

【生境分布】在祁连山分布于海拔2000~2350m沟谷或阳坡杂木林。黑龙江、辽宁、内蒙古、河北、山西、河南、陕西、甘肃、青海、新疆、四川、云南、西藏有分布。

中药　灰栒子

同“灰栒子”条。

藏药　察巴兴

同“灰栒子”条。

甘肃山楂

面旦子

Crataegus kansuensis Wils

资源量：稀少

【形态特征】灌木或乔木，高2.5~8m。枝刺多，锥形；小枝，圆柱形，绿带红色，二年生枝光亮，紫褐色；冬芽近圆形，先端钝，无毛，紫褐色。叶片宽卵形，先端急尖，基部截形或宽楔形，边缘有尖锐重锯齿和5~7对不规则羽状浅裂片，裂片三角状卵形，先端急尖或短渐尖；托叶膜质，卵状披针形，边缘有腺齿，早落。伞房花序，具花8~18朵；总花梗和花梗均无毛；苞片与小苞片膜质，披针形，边缘有腺齿，早落；萼筒钟状，外面无毛；萼片三角状卵形，长约萼筒之半，先端渐尖，全缘，内外两面均无毛；花瓣近圆形，直径3~4mm，白色；雄蕊15~20；花柱2~3，子房顶端被绒毛，柱头头状。果实近球形，红色或橘黄色，萼片宿存；小核2~3，内面两侧有凹痕。花期5~6月，果期7~9月。

【生境分布】在祁连山分布于中东部海拔2500~3000m杂木林、山坡阴处、山沟。甘肃、山西、河北、陕西、贵州、四川等地有分布。

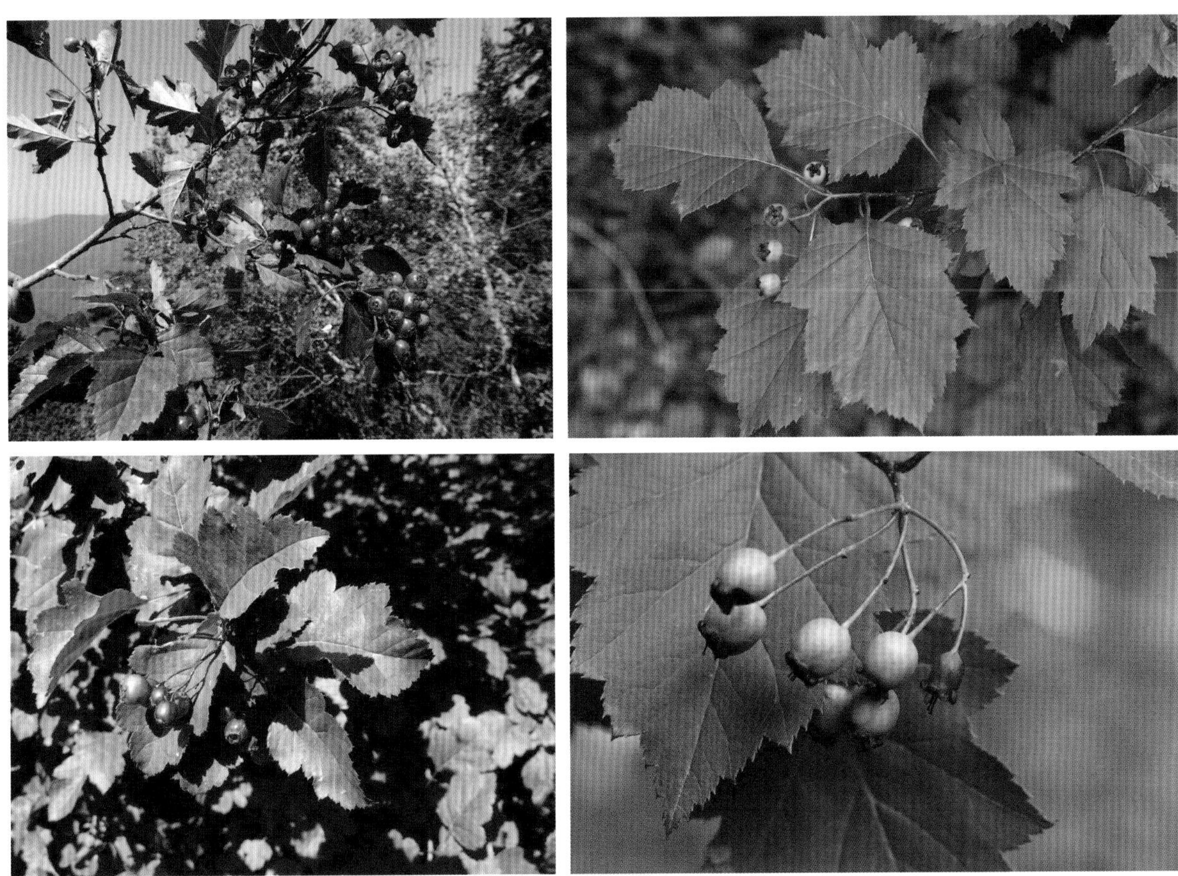

中药 山楂

【别　　名】杋、檕梅、鼠查。

【入药部位】果实。

【采收加工】秋季采收成熟果实，除去杂质，晒干，备用。

【性味归经】味酸、甘，性微温。归脾、胃、肝经。

【功能主治】消食化积，行气散瘀。主治肉食积滞，腹胀嗳腐，产后瘀滞腹痛，血瘀痛经，高脂血症。

【用法用量】内服：3~10g，或入丸、散。外用：适量，煎水洗，或捣敷。

【各家论述】①煮汁洗漆疮。（《本草经集注》）②汁服主水痢，沐头及洗身上疮痒。（《新修本草》）③治痢疾及腰疼。（《本草图经》）

藏药 阿尼合

【入药部位】果实。

【采收加工】秋、冬季果实成熟时采收，晒干或横切 4~5 片后晒干。

【药　　性】味酸、甘，性温。

【功能主治】消食，散瘀。主治食积，肉积，产后瘀阻腹痛。

【用法用量】内服：常配方用。

蛇　莓　野杨梅、地莓、蚕莓

Duchesnea indica (Andr.) Focke

资源量：常见

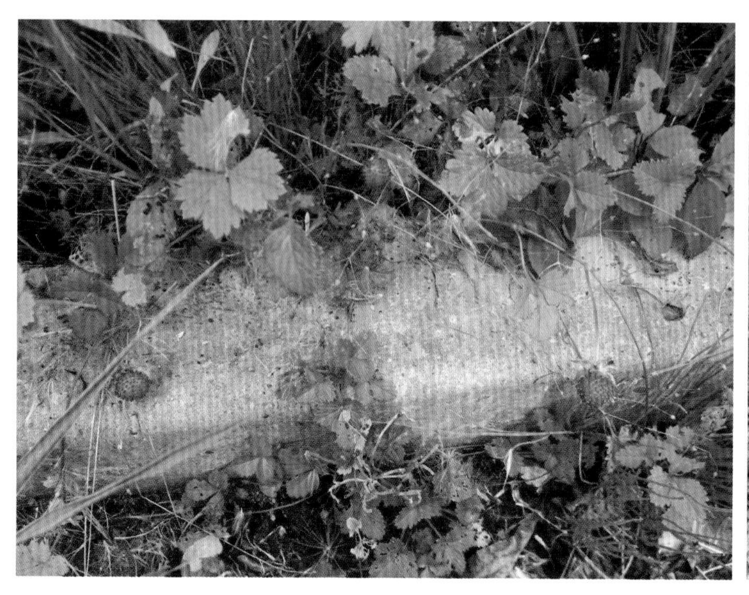

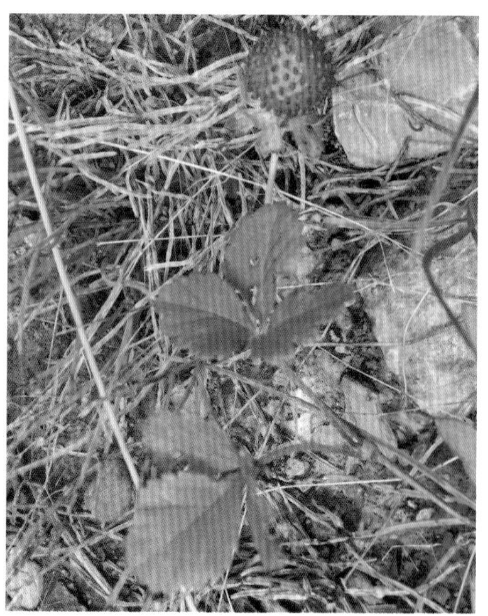

【形态特征】多年生草本。根茎短，粗壮；匍匐茎多数，长 30~100cm，有柔毛。小叶片倒卵形至菱状长圆形，长 2~3.5（~5）cm，宽 1~3cm，先端圆钝，边缘有钝锯齿，两面有柔毛，或上面无毛，具小叶柄；叶柄长 1~5cm，有柔毛；托叶窄卵形至宽披针形，长 5~8mm。花单生于叶腋，直径 1.5~2.5cm；花梗长 3~6cm，有柔毛；萼片卵形，长 4~6mm，先端锐尖，外面有散生柔毛；副萼片倒卵形，长 5~8mm，比萼片长，先端常具 3~5 锯齿；花瓣倒卵形，长 5~10mm，黄色，先端圆钝；雄蕊 20~30；心皮多数，离生；花托在果期膨大，海绵质，鲜红色，有光泽，直径 10~20mm，外面有长柔毛。瘦果卵形，长约 1.5mm，光滑或具不明显突起，鲜时有光泽。花期 6~8 月，果期 8~10 月。

【生境分布】在祁连山分布于东段海拔 2500m 上下山沟坡地、草地。我国多数省区有分布。

中药　蛇莓

【别　　名】鸡冠果、蛇藨、三点红。

【入药部位】全草。

【采收加工】6~11 月采收全草，晒干，备用。

【性味归经】味甘、苦，性寒。归肺、肝、大肠经。

【功能主治】清热解毒，散瘀消肿，凉血止血。主治热病，惊痫，咳嗽，吐血，咽喉肿痛，痢疾，痈肿，疔疮，蛇虫咬伤，烫火伤，感冒，黄疸，目赤，口疮，痄腮，疖肿，崩漏，月经不调，跌打肿痛。

【用法用量】内服：9~15g，鲜品 30~60g，或捣汁。外用：适量，捣敷或研末撒。

中药　蛇莓根

【别　　名】三皮风根、蛇泡草根。

【入药部位】根。

【采收加工】夏、秋季采收根。

【性味归经】味苦、微甘，性寒。归肺、肝、胃经。

【功能主治】清热泻火，解毒消肿。主治热病，小儿惊风，目赤红肿，痄腮，牙龈肿痛，咽喉肿痛，热毒疮疡。

【用法用量】内服：3~6g。外用：适量，捣敷。

东方草莓

红颜草莓、野草莓

Fragaria orientalis Lozinsk.

资源量：常见

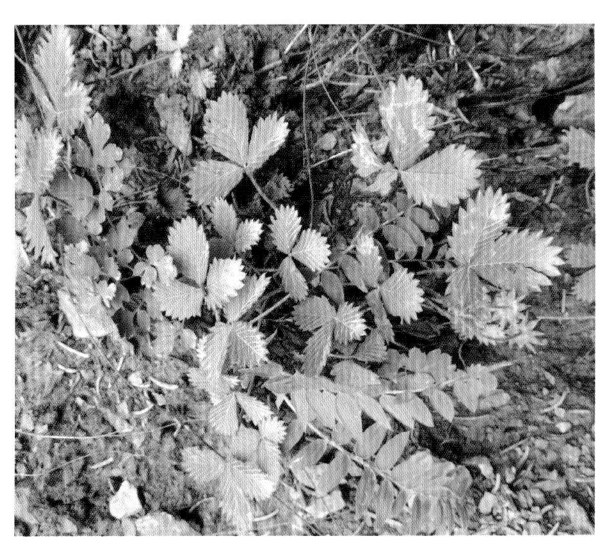

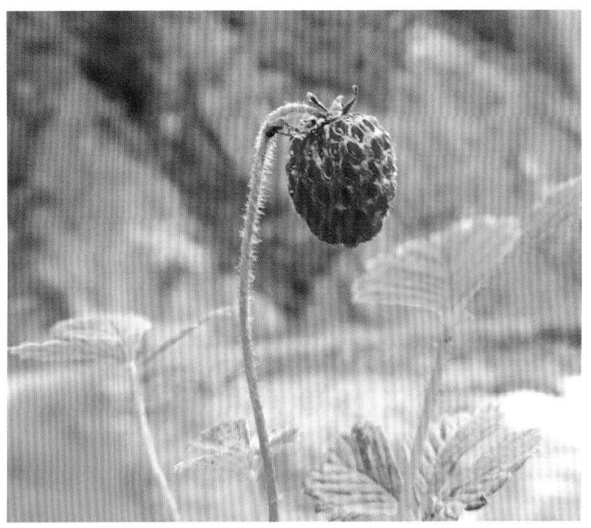

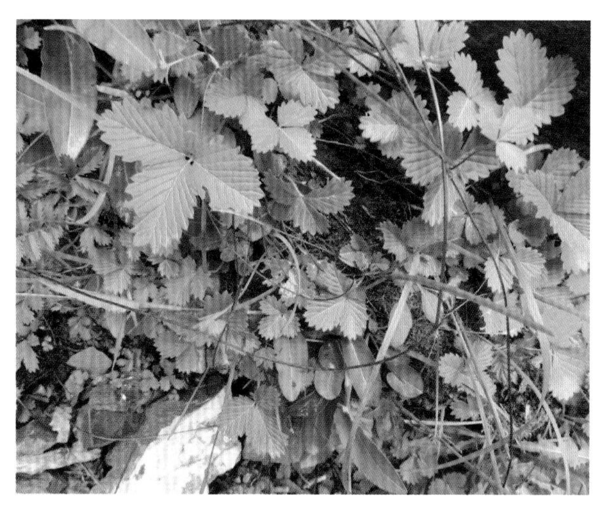
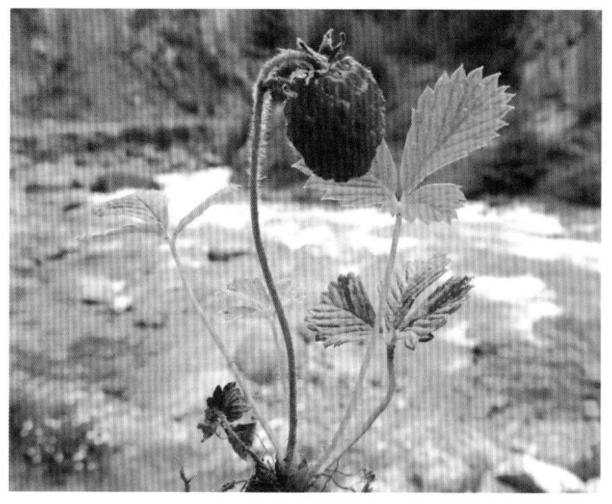

【形态特征】多年生草本，高 5~30cm。茎被开展柔毛，上部较密，下部有时脱落。三出复叶，小叶几无柄，倒卵形或菱状卵形，顶端圆钝或急尖，顶生小叶基部楔形，侧生小叶基部偏斜，边缘有缺刻状锯齿，上面绿色，散生疏柔毛，下面淡绿色，有疏柔毛，沿叶脉较密；叶柄被开展柔毛。花序聚伞状，有花（1~）2~5（~6）朵，基部苞片淡绿色或具一有柄之小叶，花梗长 0.5~1.5cm，被开展柔毛；花两性，稀单性，直径 1~1.5cm；萼片卵圆状披针形，顶端尾尖，副萼片线状披针形，偶有 2 裂；花瓣白色，几圆形，基部具短爪；雄蕊多数，近等长；雌蕊多数。聚合果半圆形，成熟后紫红色，宿存萼片开展或微反折；瘦果卵形，宽 0.5mm，表面脉纹明显或仅基部具皱纹。花期 5~7 月，果期 7~9 月。

【生境分布】在祁连山分布于海拔 2000~3000m 山坡草地、林下。黑龙江、吉林、辽宁、内蒙古、河北、山西、陕西、甘肃、青海有分布。

中药　东方草莓

【别　　名】野草莓。

【入药部位】果实。

【采收加工】7~9 月果期采收未成熟的果实，鲜用。

【性味归经】味微酸、甘，性平。

【功能主治】生津止渴，化石祛湿。主治口渴，肾结石，湿疹。

【用法用量】内服：适量，食之。外用：适量，捣汁涂。

藏药　孜孜萨增

【别　　名】扎洛嘎、孜玛局玛、呆玛达。

【入药部位】全草。

【采收加工】夏季花期采收，以茎最好，洗净泥土，除去枯枝残叶及根须，晾干。

【药　　性】味微甘，性温。

【功能主治】散瘀，排脓。主治大肠龙病，黄水病，血热性化脓症，肺胃瘀血。

【用法用量】内服：配方或单用。

蒙药　道日纳音—古哲勒哲根纳

【入药部位】全草。

【采收加工】夏、秋季采收全草，晒干。

【药　　性】味甘、酸，性平。

【功能主治】止血，祛痰，燥脓希日乌素，清巴达干、协日。主治子宫出血，咳痰不爽，肺脓肿，八达干，协日病。

【用法用量】内服：配方或单用。

路边青

水杨柳、水红桃、水荔枝

Geum aleppicum Jacq.

资源量：较常见

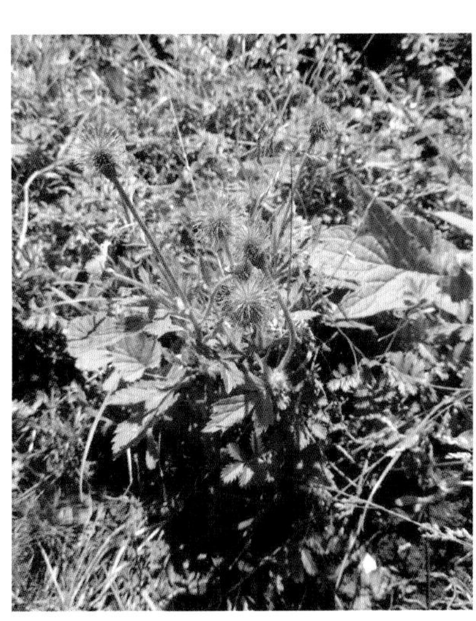

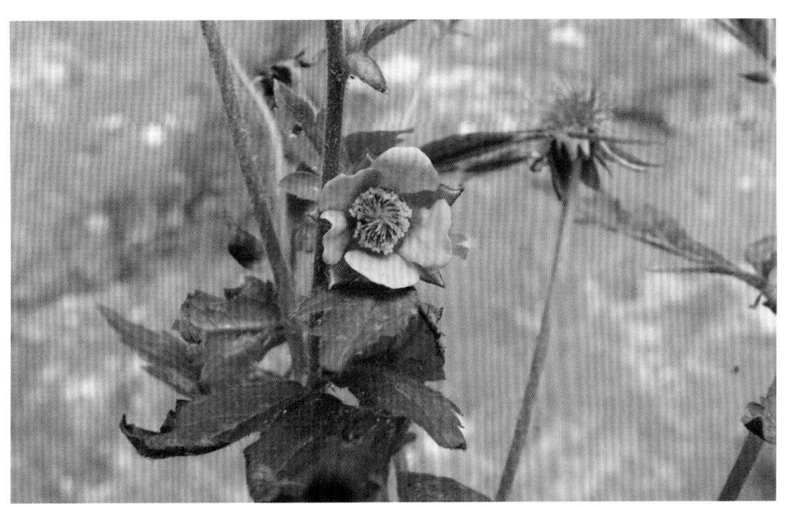

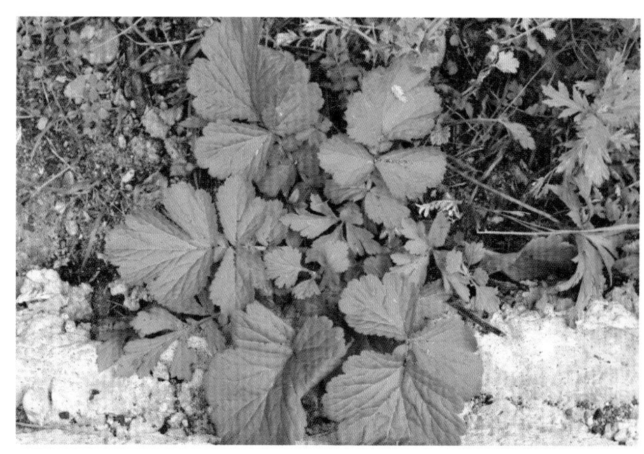
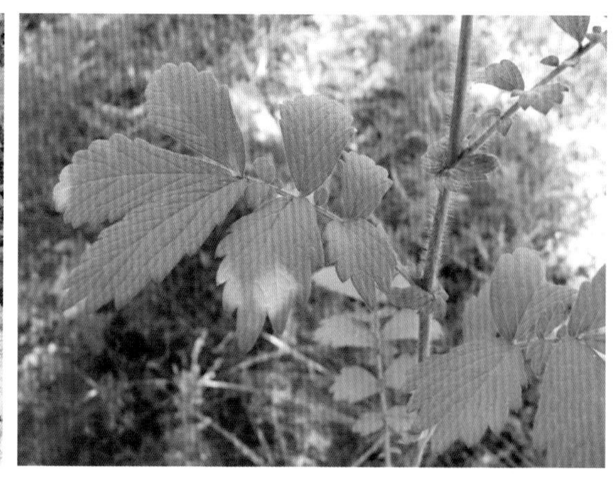

【形态特征】多年生草本，高 0.5~2m。多分枝，树皮纵向剥落。小枝红褐色，幼时被长柔毛。羽状复叶，有小叶 2 对，稀 3 小叶；叶柄被绢毛或疏柔毛；小叶片长圆形、倒卵状长圆形或卵状披针形，全缘，边缘平坦，顶端急尖或圆钝，基部楔形，两面绿色，疏被绢毛或柔毛或脱落近于无毛；托叶薄膜质，宽大，外面被长柔毛或脱落。单花或数朵生于枝顶，花梗密被长柔毛或绢毛；花直径 2.2~3cm；萼片卵圆形，顶端急尖至短渐尖，副萼片披针形至倒卵状披针形，顶端渐尖至急尖，与萼片近等长，外面疏被绢毛；花瓣黄色，宽倒卵形，顶端圆钝，比萼片长；花柱近基生，棒形，基部稍细，顶部缢缩，柱头扩大。瘦果近卵形，褐棕色，长 1.5mm，外被长柔毛。花期 6~9 月，果期 7~9 月。

【生境分布】在祁连山分布于冷龙岭以东海拔 2000~2500m 山坡草地、灌丛、林缘。江苏、安徽、浙江、江西、湖南、四川、福建、广东、广西、台湾、贵州、云南等地有分布。

中药　水杨梅

【别　　名】水石榴、水毕鸡、串鱼木。

【入药部位】地上部分。

【采收加工】春、秋季采茎叶，鲜用或晒干。8~11 月果实未成熟时采摘花果序，拣除杂质，鲜用或晒干。

【性味归经】味苦、涩，性凉。归肺、大肠经。

【功能主治】清热利湿，解毒消肿。主治湿热泄泻，痢疾，湿疹，疮疖肿毒，风火牙痛，跌打损伤，外伤出血。

【用法用量】内服：15~30g。外用：适量，捣敷，或煎水含漱。

【各家论述】清热解毒。治风火牙痛，痢疾，皮肤湿疹。（《广西中草药》）

中药 水杨梅根

【别　　名】头晕药根。

【入药部位】根。

【采收加工】夏、秋季采收根。

【性味归经】味苦、辛，性凉。归肝、肺、肾经。

【功能主治】清热解表，活血解毒。主治感冒发热，咳嗽，腮腺炎，咽喉肿痛，肝炎，风湿关节痛，创伤出血。

【用法用量】内服：15~30g。外用：适量，捣敷。

【各家论述】①治肺热咳嗽。（《广西中草药》）②抗菌消炎，散瘀活血。（《浙江民间常用草药》）

花叶海棠

细弱海棠、涩枣子、小白石枣

Malus transitoria (Batal.) Schneid.

资源量：稀少

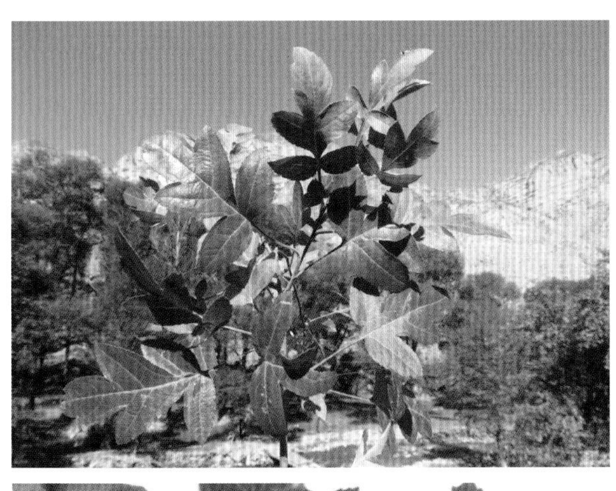

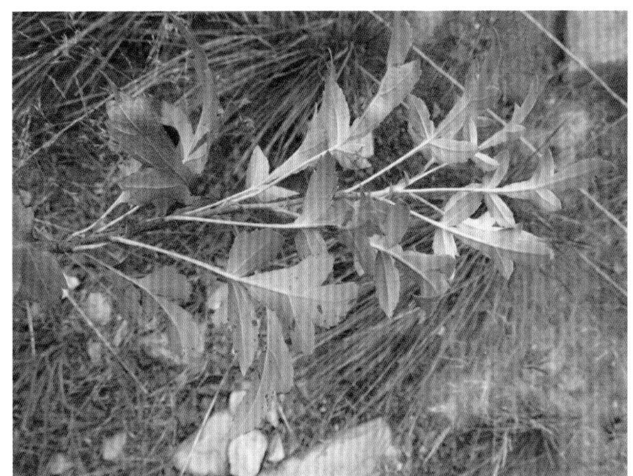

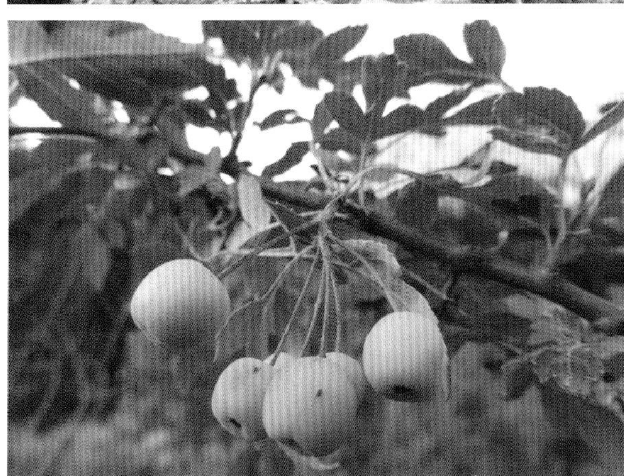

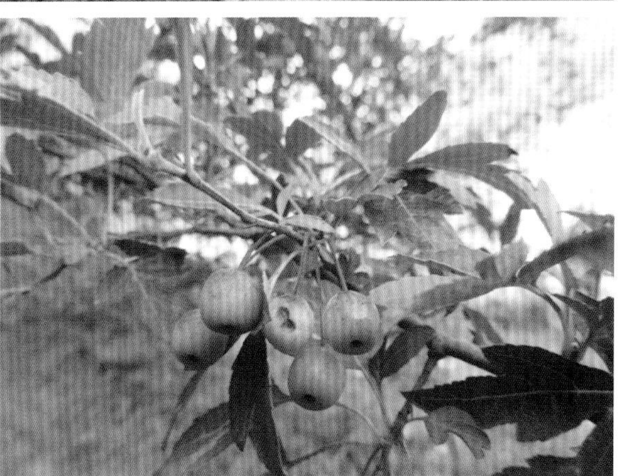

【形态特征】灌木至小乔木，高可达 8m。小枝细长，圆柱形。叶片卵形至广卵形，通常 3~5 不规则深裂，裂片长卵形至长椭圆形，托叶叶质，卵状披针形，全缘。花序近伞形，具花 3~6 朵；苞片膜质，线状披针形；萼筒钟状，萼片三角状卵形；花瓣卵形，粉色和白色；雄蕊 20~25。果实近球形。花期 5~6 月，果期 9 月。

【生境分布】在祁连山分布于冷龙岭以东海拔 2430m 上下山坡、沟旁。内蒙古、甘肃、青海、陕西、四川等地有分布。

中药　花叶海棠

【别　　名】马杜梨、花叶杜梨。

【入药部位】果实。

【性味归经】味甘、酸、涩，性微温。

【功能主治】理气健脾，消食导滞。主治食积停滞，胸腹胀满疼痛。

【用法用量】内服：10~20g。

藏药　奥色折吾

【别　　名】奥色。

【入药部位】果实。

【采收加工】8~9 月采收，晾干。

【药　　性】味甘。

【功能主治】化痰。主治肺病。

【用法用量】内服：配方或单用。

蕨　麻

鹅绒委陵菜、蕨麻委陵菜、延寿草

Potentilla anserina L.

资源量：常见

【形态特征】多年生草本。根向下延长，有时在根的下部长成纺锤形或椭圆形块根。茎匍匐，在节处生根，常着地长出新植株。基生叶为间断羽状复叶，有小叶 6~11 对，小叶对生或互生，无柄或顶生小叶有短柄，最上面一对小叶基部下延与叶轴汇合，基部小叶渐小呈附片状；小叶片通常椭圆形、倒卵状椭圆形或长椭圆形，茎生叶与基生叶相似，唯小叶对数较少；基生叶和下部茎生叶托叶膜质，褐色，和叶柄连成鞘状，上部茎生叶托叶草质，多分裂。单花腋生；花直径 1.5~2cm；萼片三角状卵形，顶端急尖或渐尖，副萼片椭圆形或椭圆状披针形，常 2~3 裂，稀不裂，与萼片近等长或稍短；花瓣黄色，倒卵形，顶端圆形，比萼片长 1 倍；花柱侧生，柱头稍扩大。花期 6~8 月，果期 8~9 月。

【生境分布】在祁连山广布于海拔 2900~3400m 河岸草甸、沙滩草地、湿碱性沙地或田边。分布几遍全国。

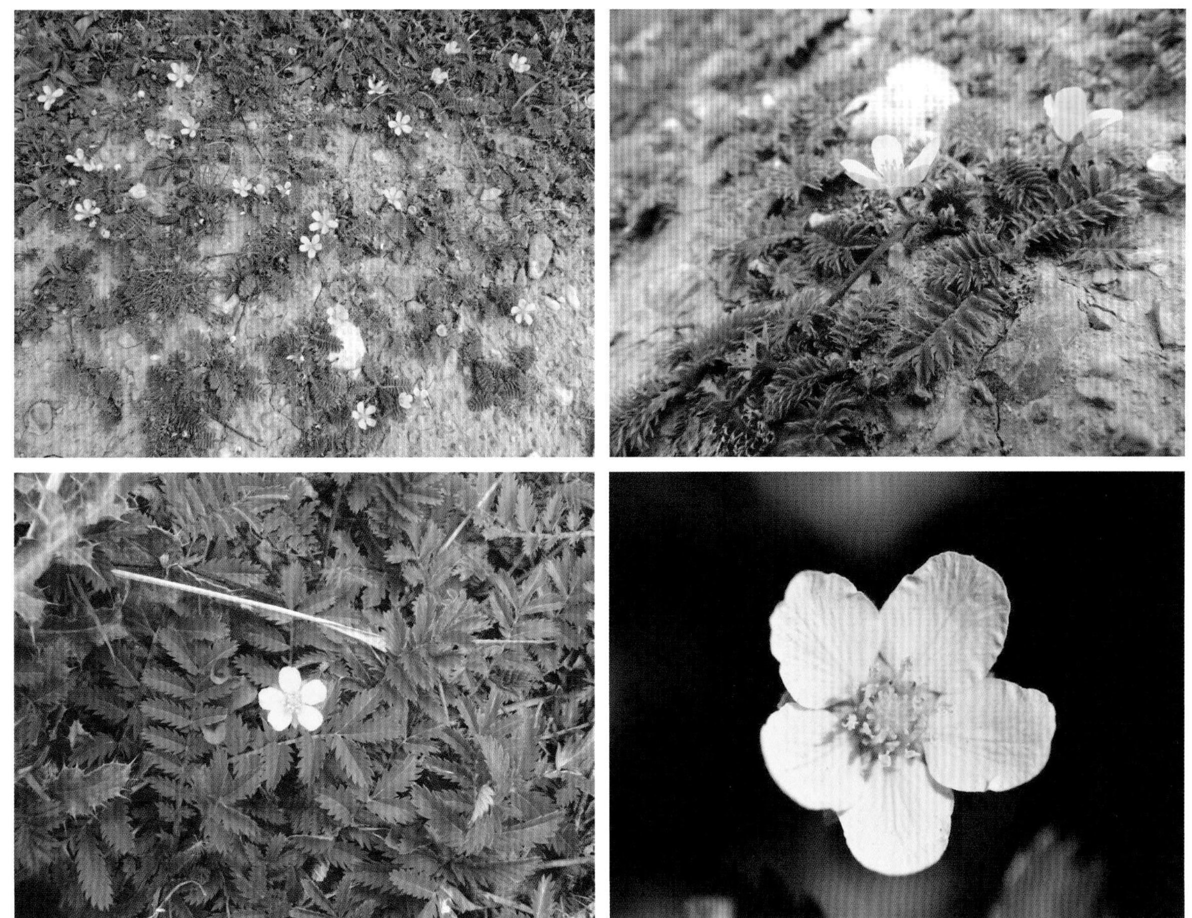

中药 蕨麻

【别　　名】延寿果、鹿跑草、人参果。

【入药部位】块根。

【采收加工】4 月或 9~10 月采挖块根，除去杂质，洗净，晒干。

【性味归经】味甘、微苦，性寒。归肺、脾、大肠经。

【功能主治】补气血，健脾胃，生津止渴。主治脾虚泄泻，病后贫血，营养不良，水肿，风湿痹痛。

【用法用量】内服：15~30g。

中药　蕨麻草

【入药部位】全草。

【采收加工】夏、秋季采挖全草，除去杂质，扎成把晒干。

【性味归经】味甘、苦，性凉。

【功能主治】凉血止血，解毒利湿。主治各种出血，痢疾，泄泻，疮疡疖肿。

【用法用量】内服：15~30g。

藏药　卓老酒曾

【别　　名】朱玛。

【入药部位】块根。

【采收加工】4月或9~10月采挖块根，洗净，晾干，备用。

【药　　性】味甘，性凉。

【功能主治】收敛止血，止咳利痰，滋补。主治诸血症及下利。

【用法用量】内服：单味用，每次15~30g。

【各家论述】①蕨麻甘、凉。止热痢。（《晶珠本草》）②块根状如羊粪，味甘，性凉，人畜皆食。秋天，性变温，故秋蕨麻质佳。春蕨麻性凉，功效止泻。（《青藏高原植物图鉴》）

蒙药　哲勒图—陶不定期—音—汤乃

【入药部位】块根。

【采收加工】9~10月采挖采收，晒干。

【药　　性】味甘、涩，性平。

【功能主治】凉血止血，解毒止痢，祛风湿。主治各种出血，细菌性痢疾，风湿性关节炎，偏头痛。

二裂委陵菜 地红花、痔疮草、二裂翻白草

Potentilla bifurca L.

资源量：常见

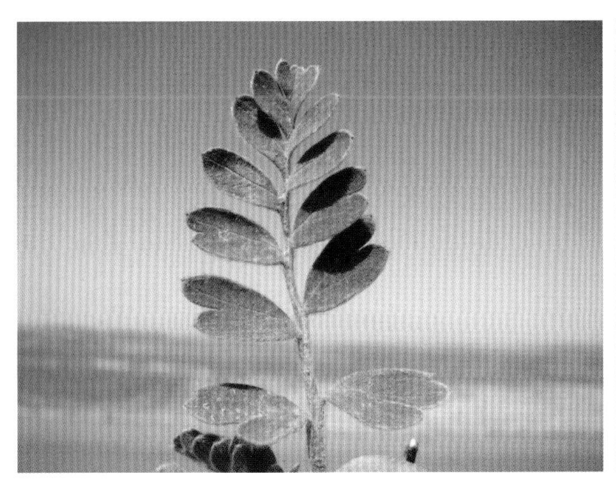
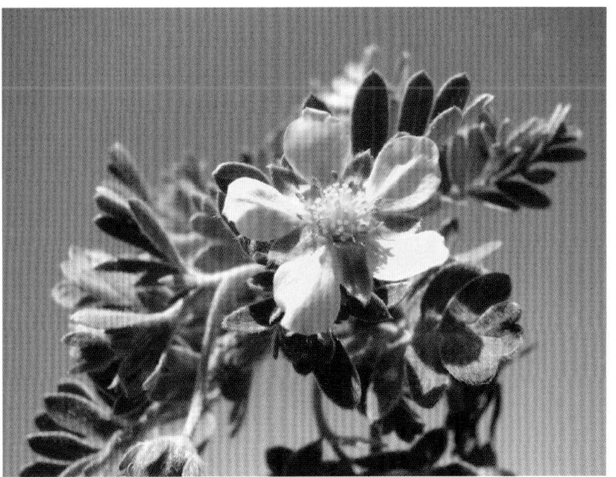

【形态特征】多年生草本。根圆柱形，纤细，木质。花茎直立或上升，高5~20cm，密被疏柔毛或微硬毛。羽状复叶，有小叶5~8对，最上面2~3对小叶基部下延与叶轴汇合；叶柄密被疏柔毛或微硬毛；小叶片无柄，对生，稀互生，椭圆形或倒卵状椭圆形，顶端常2裂，稀3裂，基部楔形或宽楔形；下部叶托叶膜质，褐色，上部茎生叶托叶草质，绿色，卵状椭圆形，常全缘稀有齿。近伞房状聚伞花序，顶生，疏散；花直径0.7~1cm；萼片卵圆形，顶端急尖，副萼片椭圆形，顶端急尖或钝，比萼片短或近等长，外面被疏柔毛；花瓣黄色，倒卵形，顶端圆钝，比萼片稍长；心皮沿腹部有稀疏柔毛；花柱侧生，棒形，基部较细，顶端缢缩，柱头扩大。瘦果表面光滑。花期5~9月，果期6~10月。

【生境分布】在祁连山分布于海拔2600~3200m山坡草地。黑龙江、内蒙古、河北、山西、陕西、甘肃、宁夏、青海、新疆、四川等地有分布。

中药 鸡冠草

【别　　名】黄瓜瓜苗、土地榆、花椒草。

【入药部位】因病态枝条缩短、叶片卷曲而变为紫红色，形如鸡冠花样疣状的红色全草。

【采收加工】夏、秋季采病态枝叶，扎成把晒干。

【性味归经】味甘、微苦，性微寒。归肝、大肠经。

【功能主治】凉血，止血，解毒。主治崩漏，产后出血，痔疮，痢疾。

【用法用量】内服：15~30g。外用：适量，鲜叶捣敷。

【各家论述】①凉血，止血。主治子宫出血。（《宁夏中草药手册》）②止痢，治痢疾。（《陕甘宁青中草药选》）

蒙药 阿查—陶来—音—汤乃

【入药部位】地上部分。

【采收加工】夏、秋季采收，去净泥土，晒干。

【药　　性】味辛、微苦而涩，性平。

【功能主治】止血。主治异常子宫出血，产后出血过多。

【用法用量】内服：配方或单用。

金露梅

棍儿茶、药王茶、金蜡梅

Potentilla fruticosa L.

资源量：常见

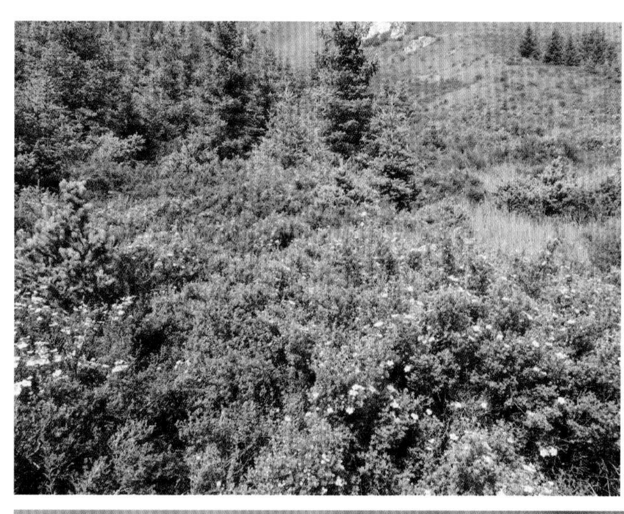

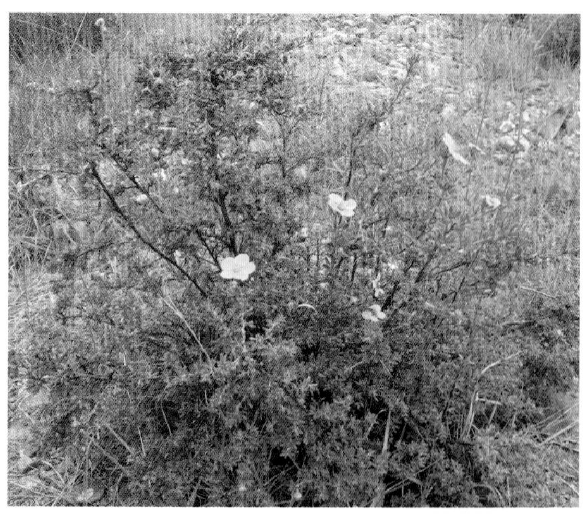

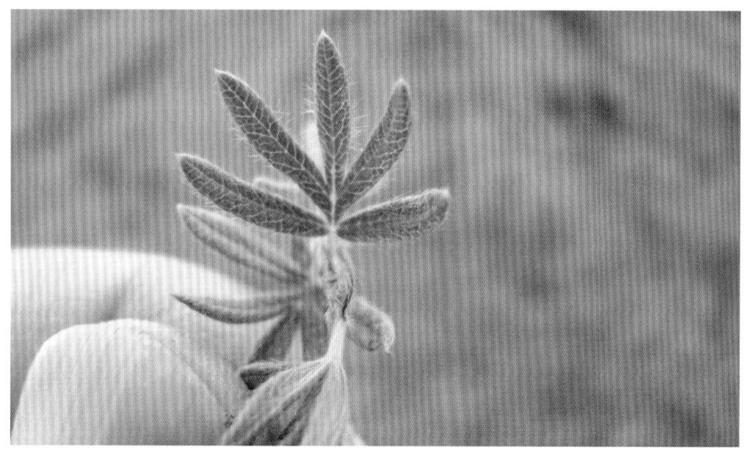

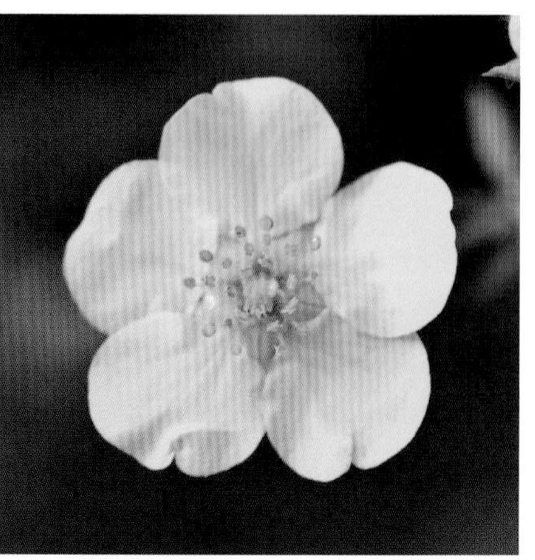

【形态特征】落叶灌木，高 0.5~2m，多分枝，树皮纵向剥落。小枝红褐色，幼时被长柔毛。羽状复叶，有小叶 2 对，稀 3 小叶；叶柄被绢毛或疏柔毛；小叶片长圆形、倒卵状长圆形或卵状披针形，全缘，边缘平坦，顶端急尖或圆钝，基部楔形，两面绿色，疏被绢毛或柔毛或脱落近于无毛；托叶薄膜质，宽大，外面被长柔毛或脱落。单花或数朵生于枝顶，花梗密被长柔毛或绢毛；花直径 2.2~3cm；萼片卵圆形，顶端急尖至短渐尖，副萼片披针形至倒卵状披针形，顶端渐尖至急尖，与萼片近等长，外面疏被绢毛；花瓣黄色，宽倒卵形，顶端圆钝，比萼片长；花柱近基生，棒形，基部稍细，顶部缢缩，柱头扩大。瘦果近卵形，棕褐色，长 1.5mm，外被长柔毛。花期 6~9 月，果期 7~10 月。

【生境分布】在祁连山分布于海拔 2800~3200m 山坡草地、砾石坡、灌丛、林缘。黑龙江、吉林、辽宁、内蒙古、河北、陕西、甘肃、新疆、四川、西藏等地有分布。

中药　金老梅叶

【入药部位】叶。

【采收加工】夏季采叶，晒干。

【性味归经】味微甘，性平。

【功能主治】清泄暑热，健胃消食，调经。主治暑热眩晕，两目不清，胃气不和，食滞纳呆，月经不调。

【用法用量】内服：6~9g，或长期代茶饮。

中药　金老梅根

【入药部位】根。

【采收加工】夏季采挖，切断，晒干，备用。

【性味归经】味微甘，性平。

【功能主治】止血，解毒利咽。主治崩漏，口疮，咽喉肿痛。

【用法用量】内服：6~9g，或研末，每次 0.5g。

中药　金老梅花

【别　　名】脉叶虎皮楠、海南虎皮楠。

【入药部位】花。

【采收加工】花盛开时采摘，晾干。

【性味归经】味苦，性凉。归脾经。

【功能主治】化湿健脾。主治湿阻脾胃，食欲不振，身面浮肿，赤白带下，乳腺炎。

【用法用量】内服：6~15g。外用：适量，鲜品捣敷。

藏药　班玛

【别　　名】班那。

【入药部位】花、叶。

【采收加工】7~8 月采花，随时采叶，阴干，备用。

【药　　性】味微苦，性寒。

【功能主治】理气，敛黄水。主治乳房肿痛，肺病，消化不良等。

【用法用量】内服：3~6g，或入丸、散。外用：适量，调敷。

蒙药　哈日—塔比拉右

【入药部位】花、叶。

【采收加工】夏季采收，阴干。

【药　　性】花：味苦，性凉。叶：味微甘，性平。

【功能主治】花：健脾化湿。主治消化不良，乳腺炎。叶：清暑，健胃，调经。主治中暑，食滞，月经不调。

【用法用量】内服：配方或单用。

银露梅 白花棍儿茶、银老梅

Potentilla glabra Lodd.

资源量：常见

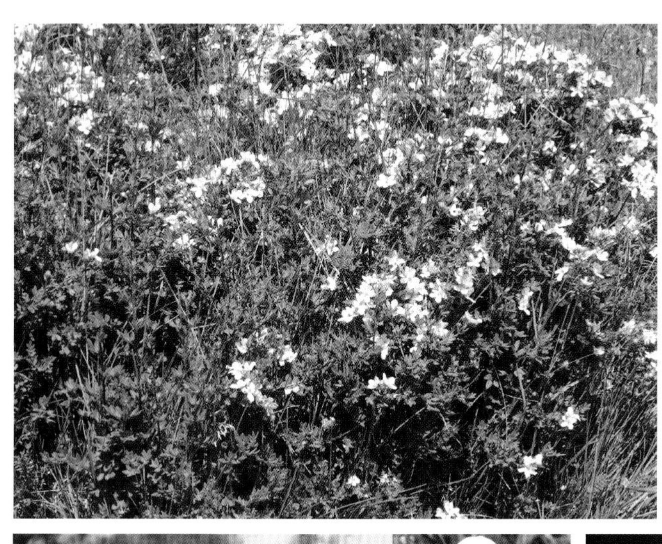

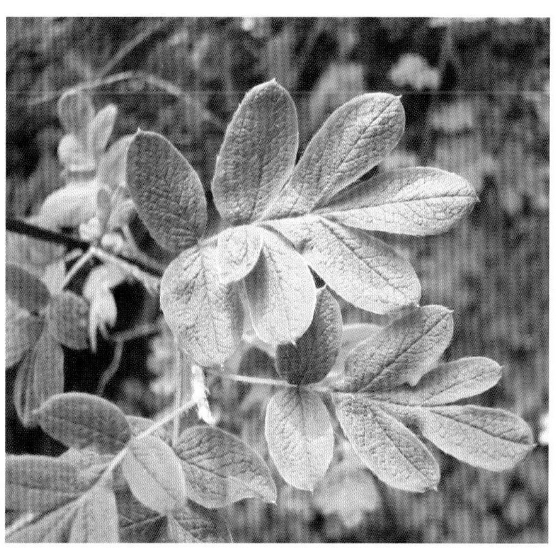

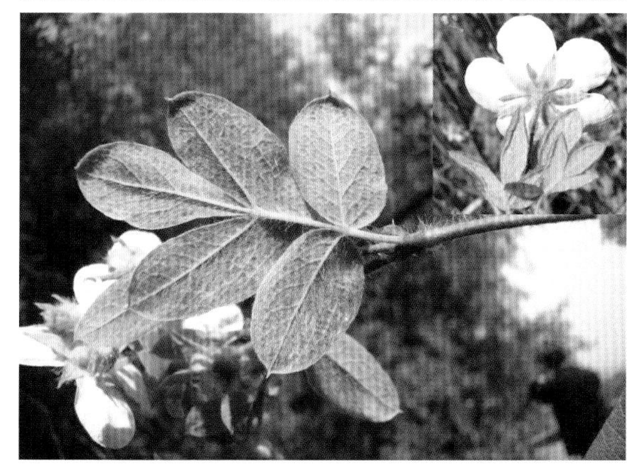

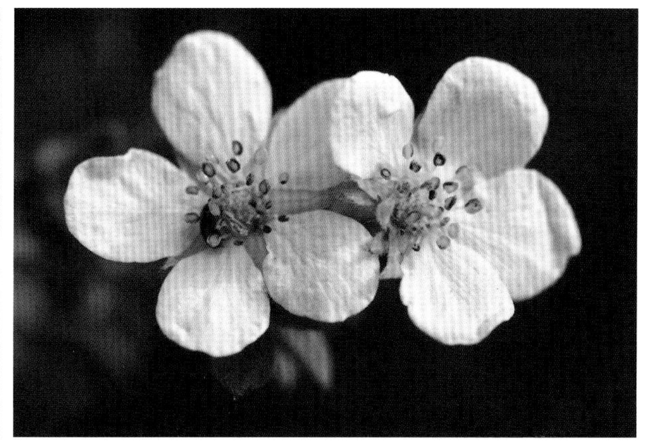

【形态特征】灌木，高 0.3~2m。茎皮纵向剥落。小枝灰褐色或紫褐色，被疏柔毛。叶为羽状复叶；托叶薄膜质，几无毛；小叶 3~5，稀 3 小叶，上面 1 对小叶基部下延与轴汇合，叶柄被疏柔毛；小叶片椭圆形、倒卵状椭圆形或卵状椭圆形，长 0.5~1.2cm，宽 4~8mm，先端圆钝或急尖，基部楔形或几圆形，全缘，两面绿色。花两性，顶生单花或数朵，花梗细长；花直径 1.5~2.5cm；萼片 5，卵形，副萼片披针形、倒卵状披针形，外面被疏柔毛；花瓣 5，白色，倒卵形，先端圆钝；花柱近基生，棒状，柱头扩大。瘦果表面被毛。花、果期 6~11 月。

【生境分布】在祁连山分布于全山系海拔 2000m 以上沟谷、山坡、草甸。我国华北，以及陕西、甘肃、青海、安徽、湖北、四川、云南等地有分布。

中药 银老梅

【别　　名】银露梅。

【入药部位】茎叶及花。

【采收加工】秋季采收，切段，晒干。

【性味归经】味甘，性温。归脾、肾、膀胱经。

【功能主治】行气止痛，利水消胀。主治风热牙痛，牙齿松动，胸腹胀满，水液停聚。

【用法用量】内服：6~9g。外用：适量，擦患处。

藏药 班嘎尔

【别　　名】班琼土冈。

【入药部位】花、叶。

【采收加工】开花盛期，采集花、叶，去除枯叶残枝，晒干。

【药　　性】味涩，性平。

【功能主治】固牙，洁齿，干黄水。主治牙病，黄水病。

【用法用量】内服：常配方或单用。外用：常配方或单用。

蒙药 班玛

同“金露梅”条。

多茎委陵菜

猫爪子

Potentilla multicaulis Bge.

资源量：常见

【形态特征】多年生草本。根粗壮，圆柱形。花茎多而密集丛生，上升或铺散。基生叶为羽状复叶，有小叶 4~6 对，稀达 8 对，间隔 0.3~0.8cm，叶柄暗红色，被白色长柔毛，小叶片对生，稀互生，无柄，椭圆形至倒卵形，上部小叶远比下部小叶大，边缘羽状深裂，裂片带形，排列较为整齐，顶端舌状，边缘平坦，或略微反卷，茎生叶与基生叶形状相似，唯小叶对数较少；基生叶托叶膜质，棕褐色；茎生叶托叶草质，绿色。聚伞花序顶生，多花；

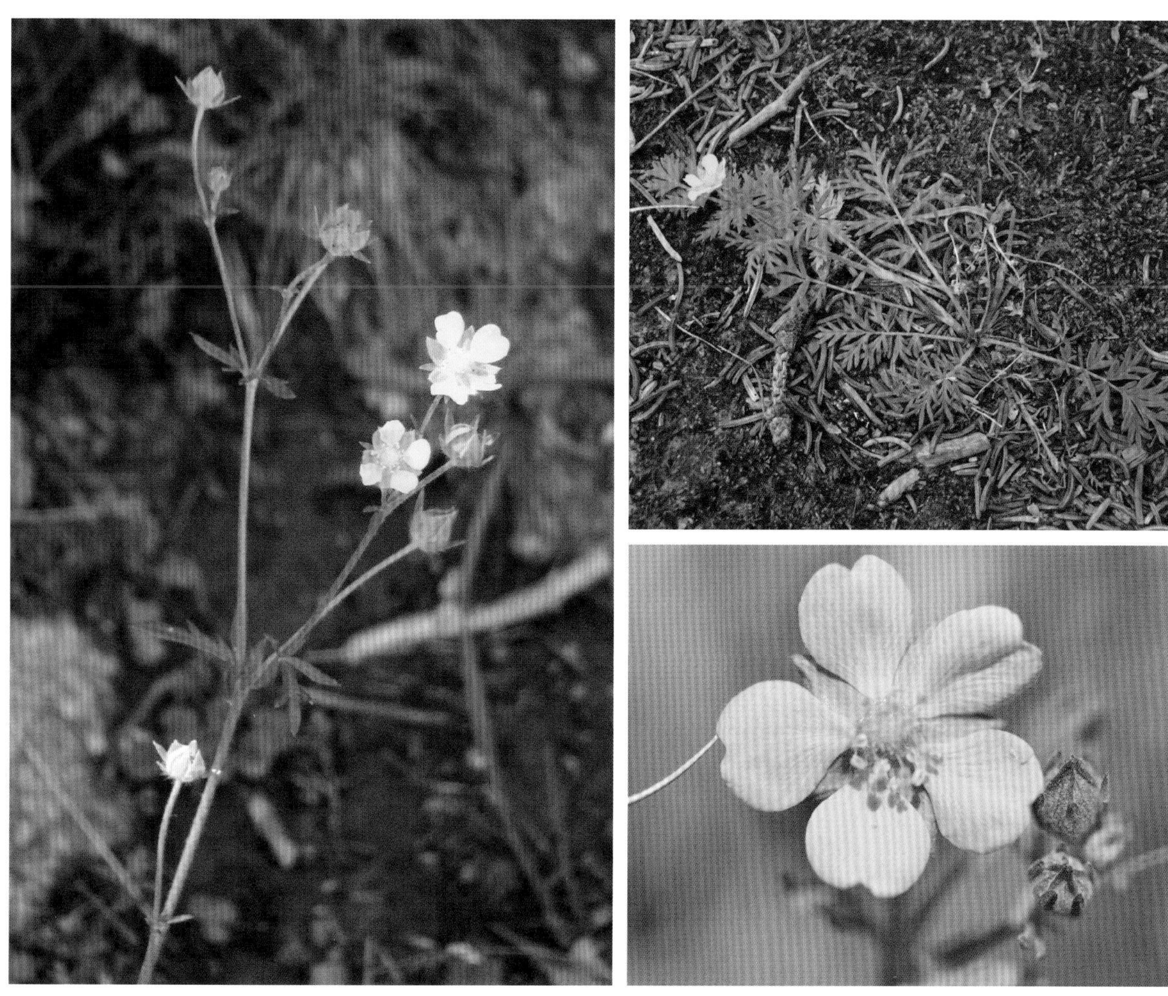

萼片三角状卵形，顶端急尖；副萼片狭披针形，顶端圆钝，比萼片短约一半；花瓣黄色，倒卵形或近圆形，顶端微凹，比萼片稍长或长达1倍；花柱近顶生，圆柱形，基部膨大。瘦果卵球形，有皱纹。花期5~9月，果期6~9月。

【生境分布】在祁连山分布于海拔1900~3000m耕地边、向阳砾石山坡、草地、疏林。辽宁、内蒙古、河北、河南、山西、陕西、甘肃、宁夏、青海、新疆、四川等地有分布。

中药 多茎委陵菜

【入药部位】全草。

【采收加工】秋季采挖，洗净，晒干。

【性味归经】味甘、微苦，性寒。

【功能主治】清热利湿，止血，杀虫。主治肝炎，蛲虫病，异常子宫出血，外伤出血。

【用法用量】内服：30~60g，炖鸡或炖肉服。

多裂委陵菜

白马肉、细叶委陵菜

Potentilla multifida L.

资源量：常见

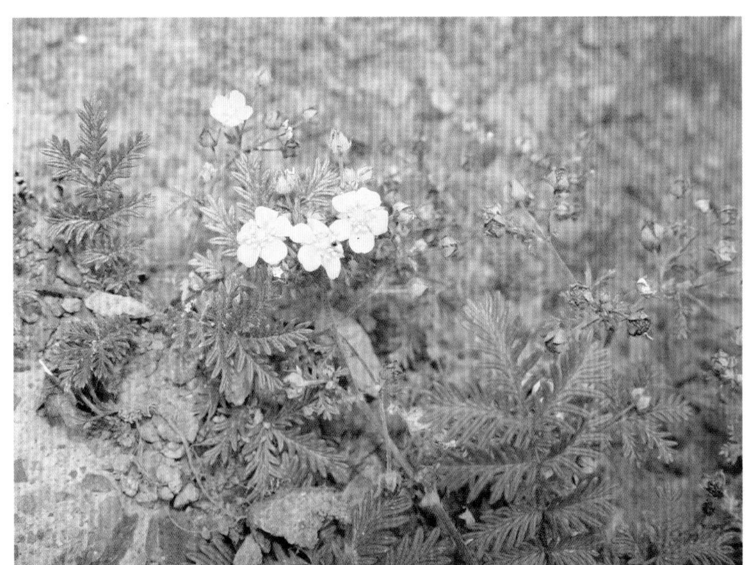
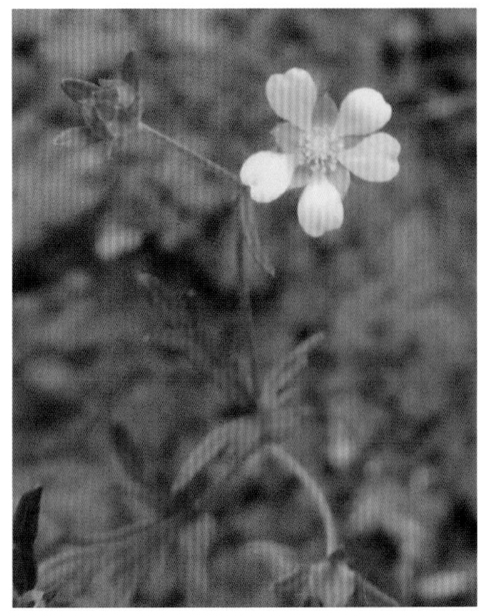
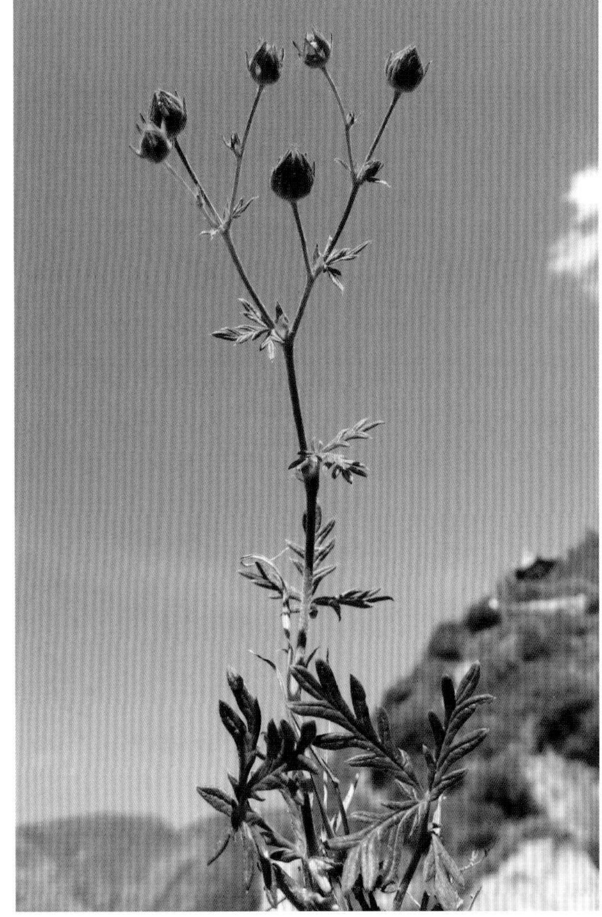
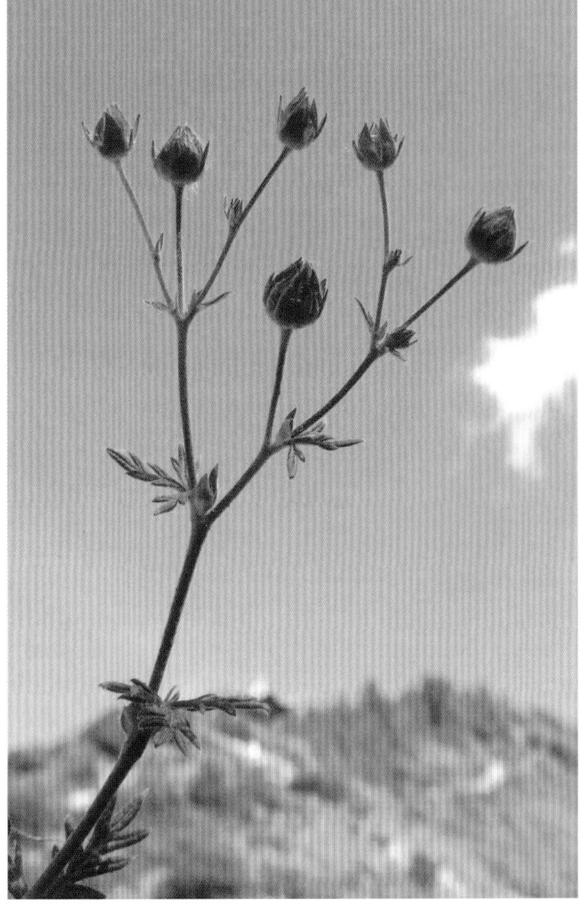

【形态特征】多年生草本，高 12~40cm。根圆柱形，稍木质化。花茎被紧贴或开展短柔毛或绢状柔毛。基生叶为羽状复叶，小叶 3~5 对，稀达 6 对；叶柄被紧贴或开展短柔毛；托叶膜质，褐色，外被疏柔毛；小叶片对生，稀互生，羽状深裂几达中脉，长椭圆形或宽卵形；茎生叶 2~3，形状与基生小叶相似，唯对数向上逐渐减少，托叶草质，先端急尖或渐尖，2 裂或全缘。花两性；伞房状聚伞花序，花梗被短柔毛，花直径 1.2~1.5cm；萼片 5，三角状卵形，先端急尖或渐尖，副萼片 5，披针形或椭圆状披针形，先端圆钝或急尖，比萼片略短或近等长，外面被伏生长柔毛；花瓣 5，倒卵形，先端微凹，长不超过萼片 1 倍，黄色；花柱近顶生。瘦果平滑或具皱纹。花期 5~8 月，果期 7~9 月。

【生境分布】在祁连山分布于海拔 2500m 上下山坡草地、沟谷及林缘。我国东北，以及内蒙古、河北、陕西、甘肃、青海、新疆、四川、云南、西藏等地有分布。

中药　多裂委陵菜

【入药部位】带根全草。

【采收加工】秋季采挖，洗净，晒干。

【性味归经】味甘、微苦，性寒。归肝经。

【功能主治】清热利湿，止血，杀虫。主治肝炎，蛲虫病，异常子宫出血，外伤出血。

【用法用量】内服：20~50g。外用：适量，研末外敷伤处。

小叶金露梅 *Potentilla parvifolia* Fisch.

资源量：常见

【形态特征】灌木，高 0.3~1.5m。分枝多，树皮纵向剥落，小枝灰色或灰褐色，幼时被灰白色柔毛或绢毛。叶为羽状复叶，有小叶 2 对，常混生有 3 对，基部两对小叶呈掌状或轮状排列；小叶小，披针形、带状披针形或倒卵状披针形；托叶膜质，褐色或淡褐色，全缘，外面被疏柔毛。顶生单花或数朵，花梗被灰白色柔毛或绢状柔毛；花直径 1.2~2.2cm；萼片卵形，顶端急尖，副萼片披针形、卵状披针形或倒卵状披针形，顶端渐尖或急尖，短于萼片或近等长，外面被绢状柔毛或疏柔毛；花瓣黄色，宽倒卵形，顶端微凹或圆钝，比萼片长 1~2 倍；花柱近基生，棒状，基部稍细，在柱头下缢缩，柱头扩大。瘦果表面被毛。花期 6~8 月，果期 7~9 月。

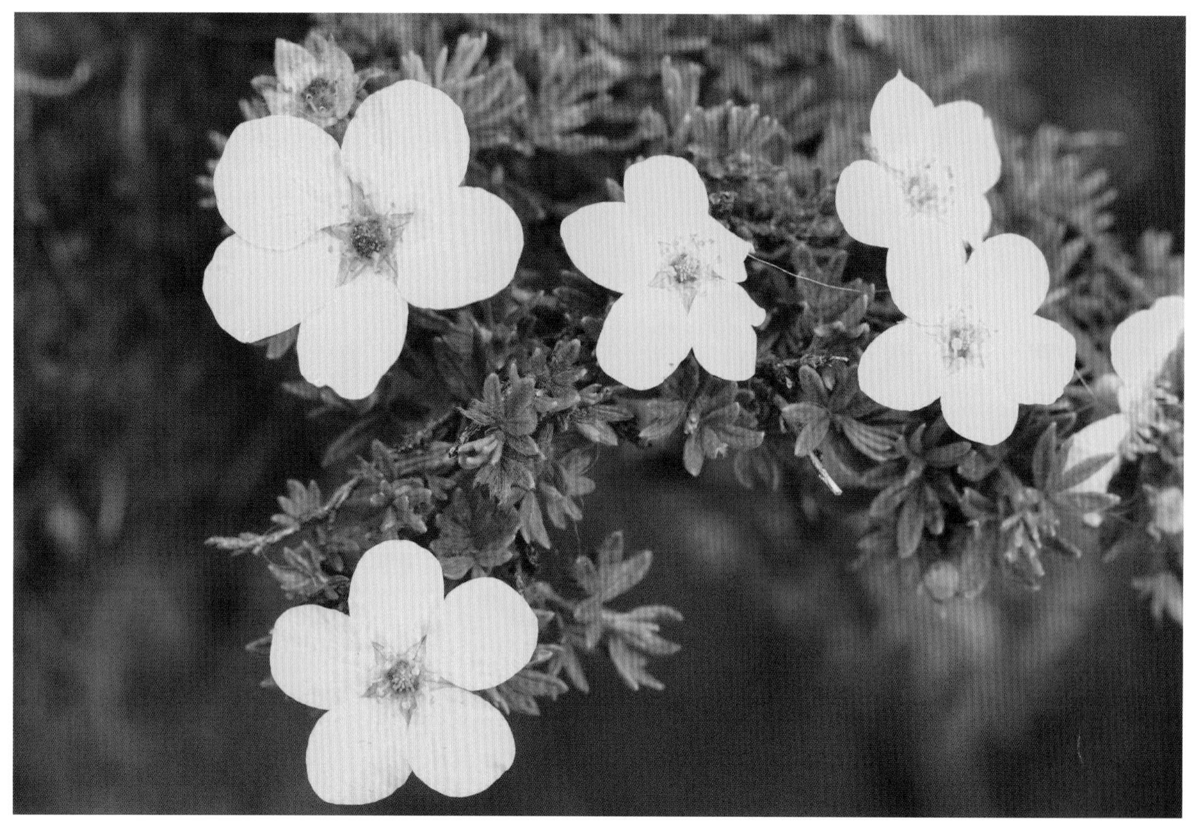

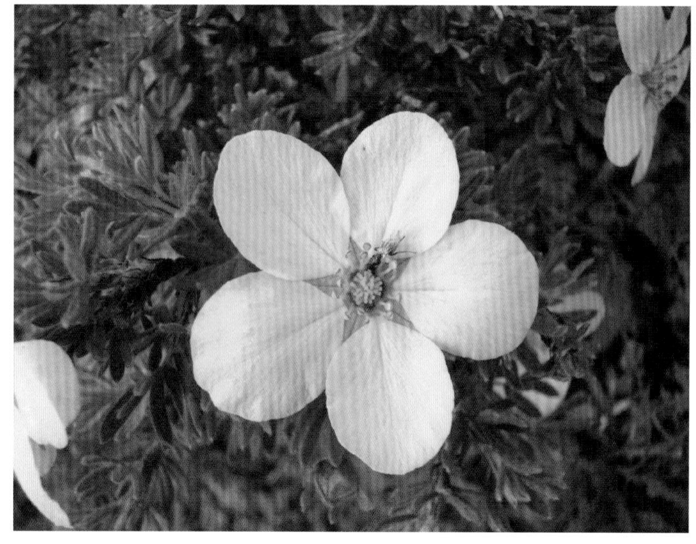

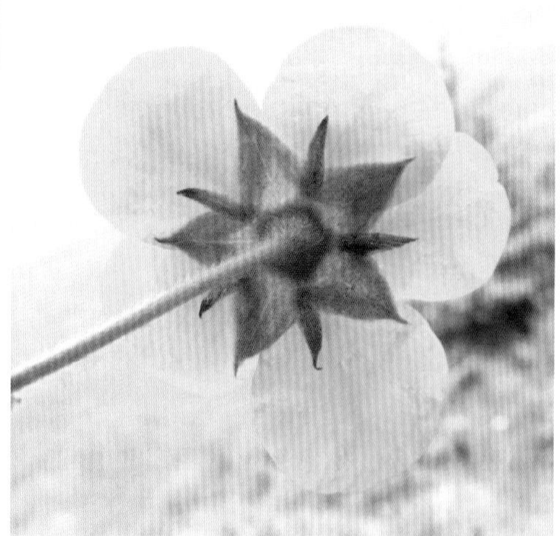

【生境分布】在祁连山分布于海拔 2000m 以上向阳山坡、岩石缝中及林缘。黑龙江、内蒙古、甘肃、青海、四川、西藏有分布。

中药　小叶金老梅

【别　　名】柏拉。

【入药部位】叶及花。

【采收加工】6~7 月采花，7~9 月采叶，鲜用或晒干。

【性味归经】味甘，性平。归肾、膀胱经。

【功能主治】利湿，止痒，解毒。主治寒湿脚气，痒疹，乳腺炎。

【用法用量】内服：6~15g。外用：适量，鲜品捣敷。

藏药　班玛

同“金露梅”条。

蒙药　哈日—塔比拉右

同“金露梅”条。

钉柱委陵菜 *Potentilla saundersiana* Royle

资源量：常见

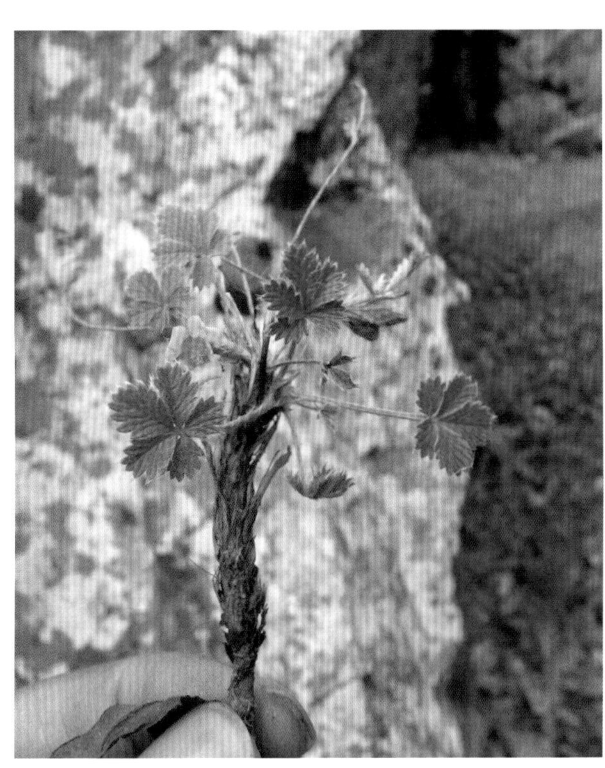

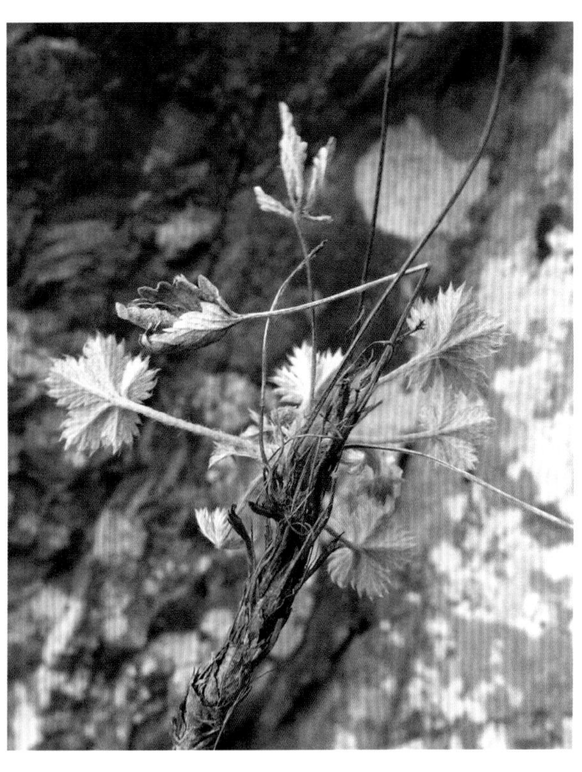

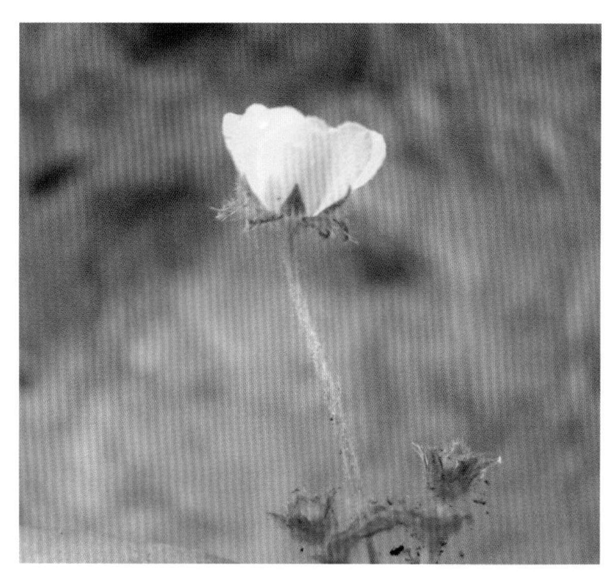
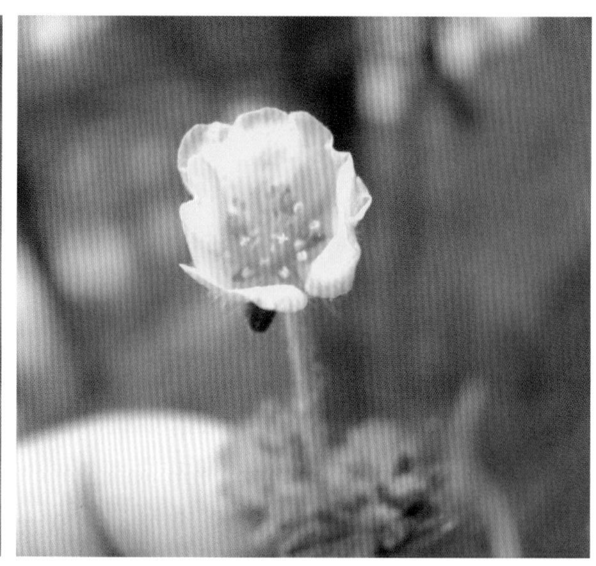

【形态特征】多年生草本。根粗壮，圆柱形。花茎直立或上升，高 10~20cm，被白色绒毛及疏柔毛。基生叶 3~5 掌状复叶，被白色绒毛及疏柔毛，小叶无柄；小叶片长圆状倒卵形；茎生叶 1~2，小叶 3~5，与基生叶小叶相似；基生叶托叶膜质，褐色，茎生叶托叶草质，绿色，卵形或卵状披针形，通常全缘。聚伞花序顶生，有花多朵，疏散，花梗长 1~3cm，外被白色绒毛；花直径 1~1.4cm；萼片三角状卵形或三角状披针形；副萼片披针形，比萼片短或几等长，外被白色绒毛及柔毛；花瓣黄色，倒卵形，顶端下凹，比萼片略长或长 1 倍；花柱近顶生，基部膨大不明显，柱头略扩大。瘦果光滑。花期 6~8 月，果期 7~9 月。

【生境分布】在祁连山分布于海拔 2500~5000m 山坡草地、多石山顶、高山灌丛及草甸。山西、陕西、甘肃、宁夏、新疆、青海、河北、四川、云南、西藏等地有分布。

中药 钉柱委陵菜

【入药部位】全草。

【采收加工】6~8 月采全草，洗净，除去枯枝残叶，晾干。

【性味归经】味甘、微苦，性寒。

【功能主治】清热利湿，止血。主治肝炎，高血压引起的发热，子宫出血，月经不调，疝痛，关节炎等。

【用法用量】内服：配方或单用。

藏药 热衮巴

【入药部位】根及地上部分。

【采收加工】6~8 月采全草，洗净，除去枯枝残叶及须根，晾干。

【药　　性】味淡、苦、辛，性寒。

【功能主治】主治肝炎，高血压引起的发热，神经性发热，子宫出血，月经不调，关节炎等。

【用法用量】内服：配方或单用。

山刺玫

刺玫果、刺玫蔷薇

Rosa davurica Pall.

资源量：常见

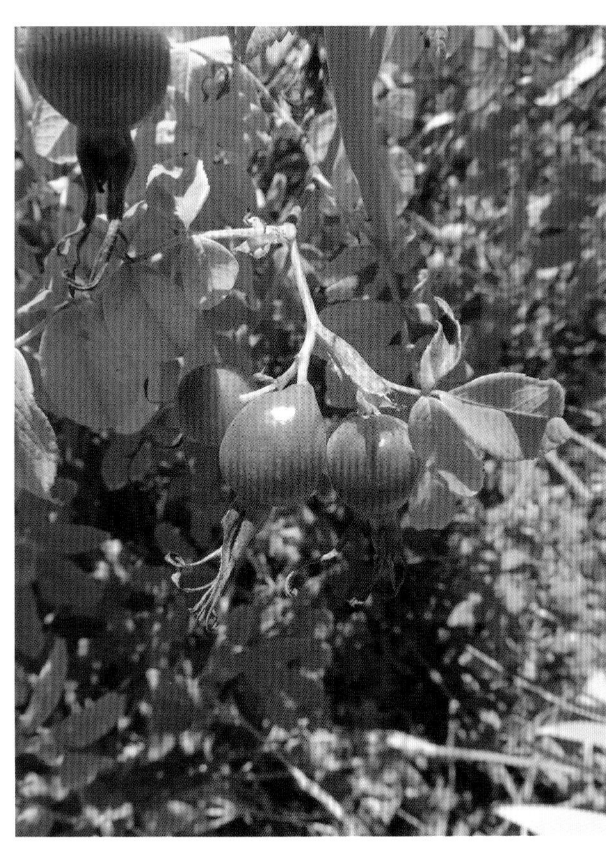

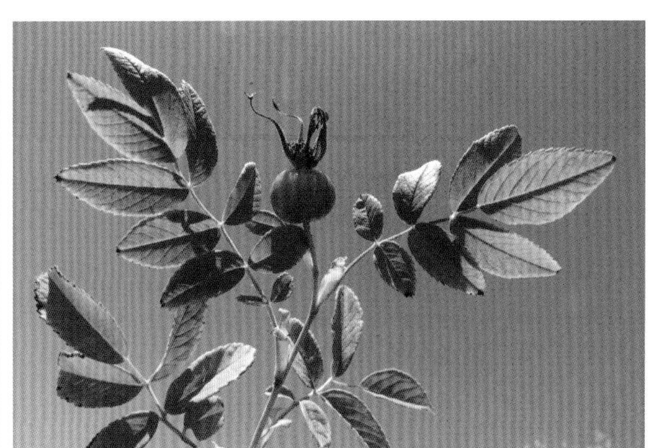

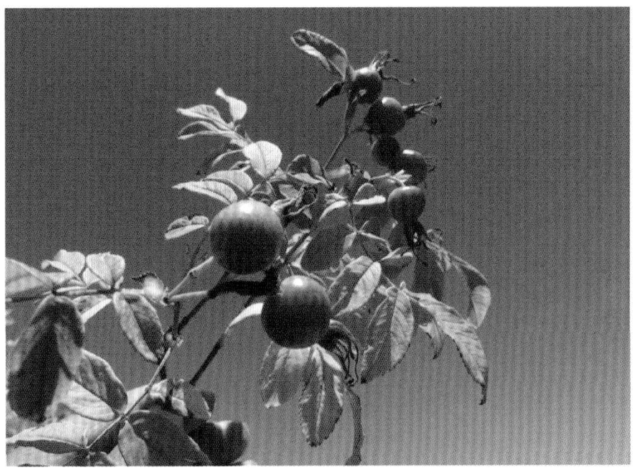

【形态特征】直立灌木，高 1~2m。枝无毛，小枝及叶柄基部有成对的黄色皮刺，刺弯曲，基部大。羽状复叶，小叶 7~9，连叶柄长 4~10cm；叶柄和叶轴有柔毛、腺毛和稀疏皮刺；托叶大部分贴生于叶柄，边缘有带腺（叶梗具腺毛）锯齿，下面被柔毛；小叶片长圆形或宽披针形，长 1.5~3cm，宽 0.8~1.5cm，先端急尖或圆钝，基部宽楔形，边缘近中部以上有锐锯齿，上面无毛，下灰绿色，有白霜、柔毛或腺点。花单生或数朵簇生；花瓣粉红色，直径约 4cm；花柱离生，柱头稍伸出花托口部。果球形或卵球形，直径 1~1.5cm，红色；萼片宿存，直立。花期 6~7 月，果期 8~9 月。

【生境分布】在祁连山分布于冷龙岭以东海拔 2300m 上下山坡阳处或杂木林边、丘陵草地。黑龙江、吉林、辽宁、内蒙古、河北、山西等地有分布。

中药 刺玫果

【别　　名】刺莓果、刺木果。

【入药部位】果实。

【采收加工】果实在将成熟时摘下，立刻晒干，干后除去花萼，或把新鲜果实切成两半，除去果核，再行干燥。

【性味归经】味酸、苦，性温。归肝、脾、肺经。

【功能主治】健脾消食，活血调经，敛肺止咳。主治消化不良，食欲不振，脘腹胀痛，腹泻，月经不调，痛经，动脉粥样硬化，肺结核咳嗽。

【用法用量】内服：6~10g。

【各家论述】①助消化。治小儿食积。（《黑龙江中药》）②健脾理气，养血调经。治消化不良，气滞腹泻，胃痛，月经不调。（《东北常用中草药手册》）

中药 刺玫花

【入药部位】花。

【采收加工】6~7 月花将开放时采摘，晾干或晒干。

【性味归经】味酸、甘、微苦，性温。归肝、脾经。

【功能主治】理气和胃，止咳。主治月经不调，痛经，崩漏，吐血，肋间神经痛，肺痨咳嗽。

【用法用量】内服：3~6g。

中药 刺玫根

【别　　名】野玫瑰根。

【入药部位】根。

【采收加工】春、秋季采根，洗净，切段，晒干。

【性味归经】味苦、涩，性平。

【功能主治】止咳祛痰，止痢，止血。主治慢性支气管炎，肠炎，细菌性痢疾，异常子宫出血，跌打损伤。

【用法用量】内服：15~25g。

蒙药　哲日利格—札木日—吉木斯

【别　　名】色高得巴来、色高得、敖海—浩树。

【入药部位】花、果。

【采收加工】夏季采花，果熟时采果，阴干。

【药　　性】花：味甘、酸、微苦，性温。果：味甘、涩，性平。

【功能主治】花：理气，活血，调经，消肿，健脾。主治消化不良，气滞腹痛，乳痈，月经不调，跌打损伤。果：燥协日乌素，解毒，活血。主治协日乌素病，毒性浮肿，肝热。

【用法用量】内服：配方或单用。

峨眉蔷薇

山石榴、刺石榴

Rosa omeiensis Rolfe

资源量：常见

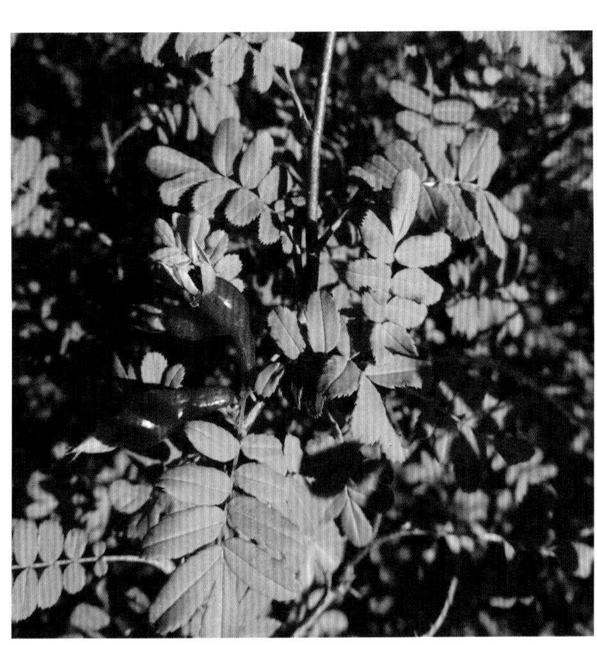

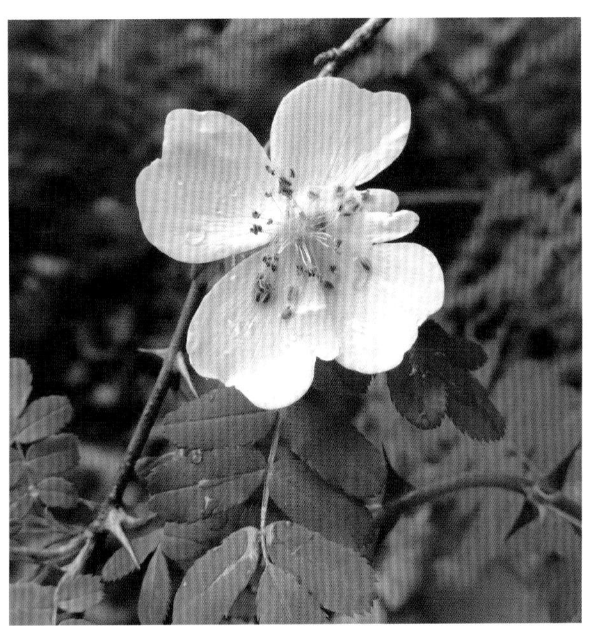

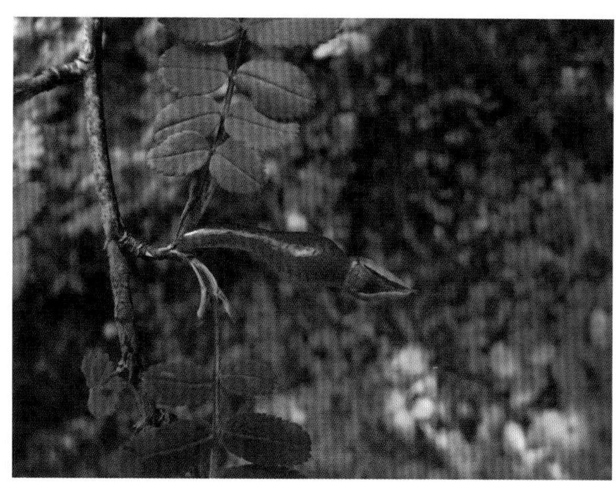
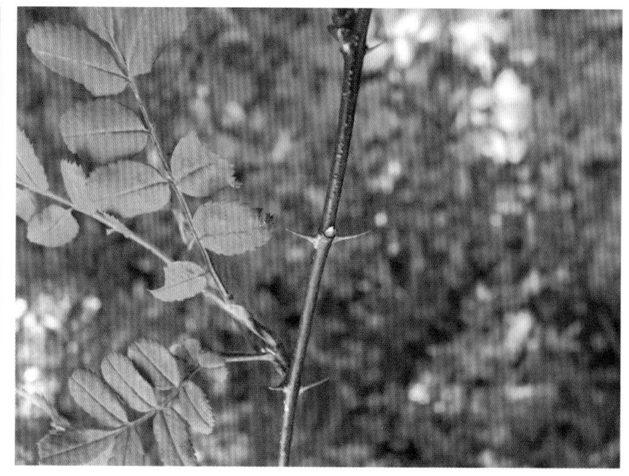

【形态特征】直立灌木，高3~4m。小枝细弱，无刺或有扁而基部膨大皮刺，幼嫩时常密被针刺或无针刺。小叶9~13（~17），小叶片长圆形或椭圆状长圆形，先端急尖或圆钝，基部圆钝或宽楔形，边缘有锐锯齿，上面无毛，中脉下陷，下面无毛或在中脉有疏柔毛，中脉突起；叶轴和叶柄有散生小皮刺；托叶大部分贴生于叶柄，顶端离生部分呈三角状卵形，边缘有齿或全缘，有时有腺。花单生于叶腋，无苞片；花梗长6~20mm，无毛；花直径2.5~3.5cm；萼片4，披针形，全缘，先端渐尖或长尾尖，外面近无毛，内面有稀疏柔毛；花瓣4，白色，倒三角状卵形，先端微凹，基部宽楔形；花柱离生，被长柔毛，比雄蕊短很多。果倒卵状球形或梨形，亮红色，果成熟时果梗肥大，萼片直立宿存。花期5~7月，果期7~9月。

【生境分布】在祁连山分布于海拔2000~3000m山坡、灌丛。云南、四川、湖北、陕西、宁夏、甘肃、青海、西藏等地有分布。

中药　刺石榴

【别　　名】山石榴。

【入药部位】果实、根。

【采收加工】果实：秋季采摘。根：全年可采，晒干。

【性味归经】味苦、涩，性平。

【功能主治】止血，止痢。主治吐血，衄血，崩漏，带下病，赤白痢疾。

【用法用量】内服：10~15g，或研末。

藏药　塞哇

【别　　名】布制日嘎、拉阿普姆、嘎尼嘎。

【入药部位】花和果。

【采收加工】5~7 月花盛开时，采花，阴干，备用。8~9 月采果，晒干，备用。

【药　　性】味苦，性寒。

【功能主治】降气清胆，活血，调经。主治肺热咳嗽，吐血，月经不调，脉管瘀痛，赤白带下，乳痈等。

【用法用量】内服：常配方用。

扁刺蔷薇　野刺玫、油瓶子、裂萼蔷薇

Rosa sweginzowii Koehne

资源量：常见

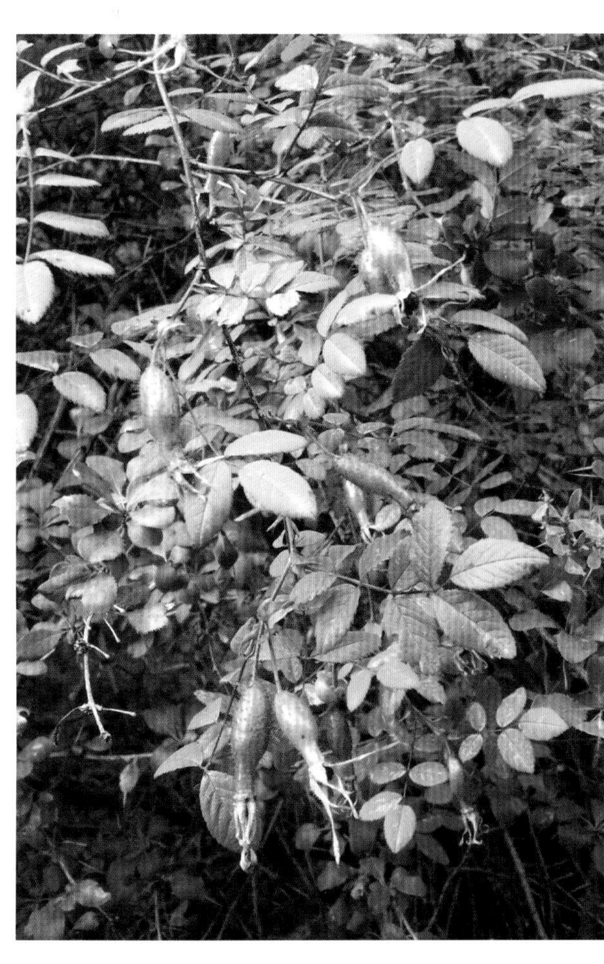

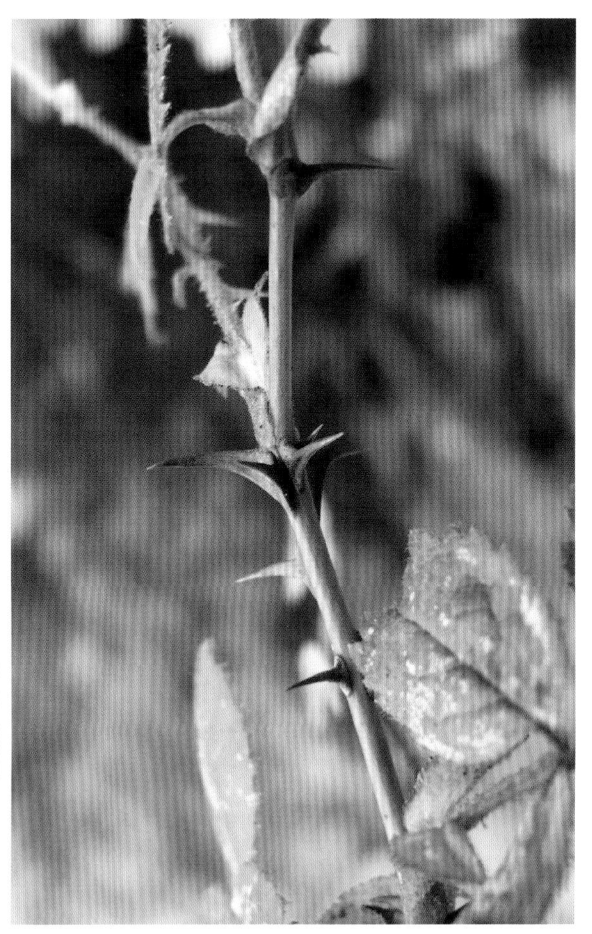

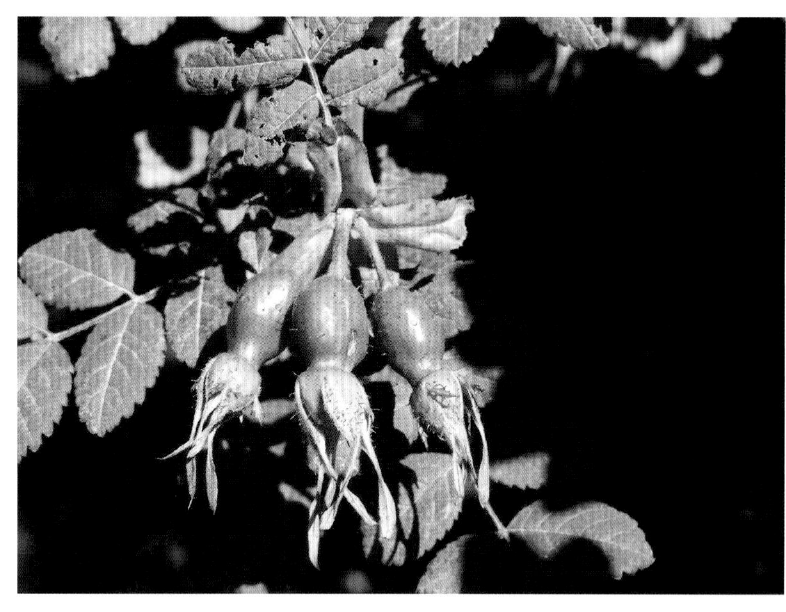

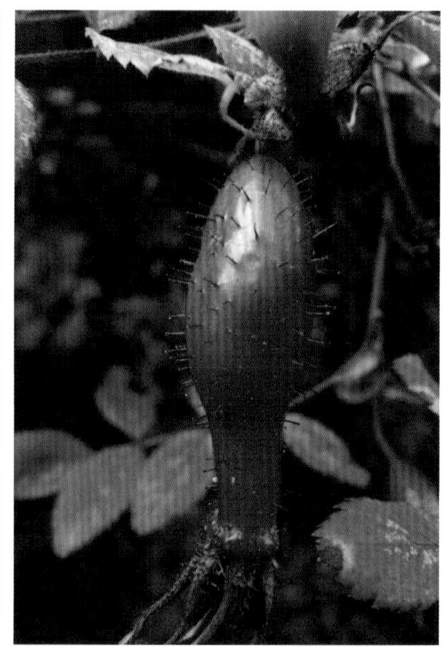

【形态特征】灌木，高 3~5m。小枝圆柱形，直立或稍弯曲，皮刺基部膨大扁平，有时老枝常混有针刺。小叶 7~11；小叶片椭圆形至卵状长圆形，边缘有重锯齿，上面无毛，下面有柔毛或至少沿脉有柔毛，中脉和侧脉均突起；小叶柄和叶轴有柔毛、腺毛和散生小皮刺；托叶大部分贴生于叶柄，离生部分卵状披针形，先端渐尖，边缘有腺齿。花单生，或 2~3 朵簇生，苞片 1~2，卵状披针形，边缘有带腺锯齿；花直径 3~5cm；萼片卵状披针形，先端浅裂扩展成叶状，或有时羽状分裂，外面近无毛，有腺或无腺，内面有短柔毛，边缘较密；花瓣粉红色，宽倒卵形，先端微凹，基部宽楔形；花柱离生，密被柔毛，比雄蕊短很多。果长圆形或倒卵状长圆形，先端有短颈，紫红色，外面常有腺毛，萼片直立宿存。花期 6~7 月，果期 8~11 月。

【生境分布】在祁连山分布于海拔 2000~3850m 阴坡沟谷、林缘、灌丛。云南、四川、湖北、陕西、甘肃、青海、西藏等地有分布。

中药　野刺玫

【入药部位】果实。

【采收加工】9~10 月果实成熟后采收，以纸遮蔽，晒干，备用。

【性味归经】味甘，性微寒。

【功能主治】解毒退热，滋补止泻。主治中毒性发热，肝炎，肾病，关节积水，腹泻等。

【用法用量】内服：配方或单用。

藏药 赛果

【别　　名】哈日察瓦、巴辣达嘎、塞尔辛。

【入药部位】果实和茎皮。

【采收加工】秋季采收果实，或砍下树枝，剥取枝皮，晒干。

【药　　性】味苦，性凉。

【功能主治】解毒，敛黄水。主治中毒症，黄水病。

【用法用量】内服：常配方用，3~9g。

秀丽莓

美丽悬钩子

Rubus amabilis Focke

资源量：较常见

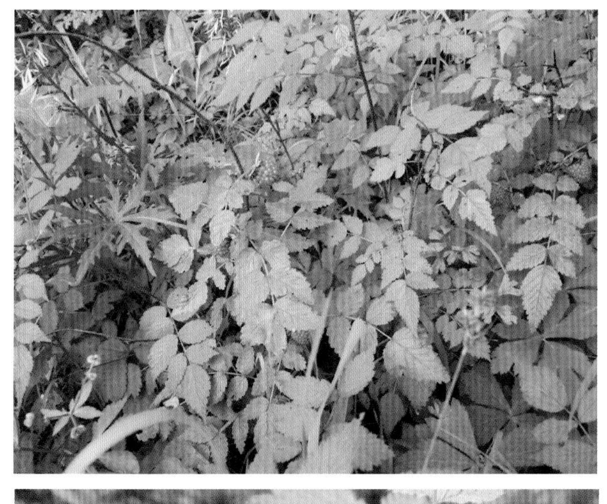

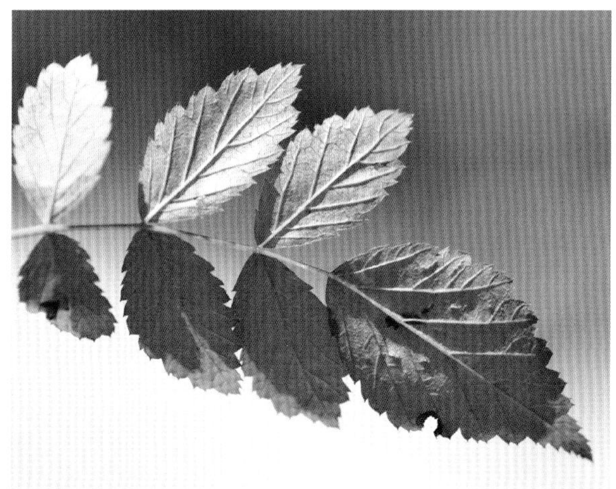

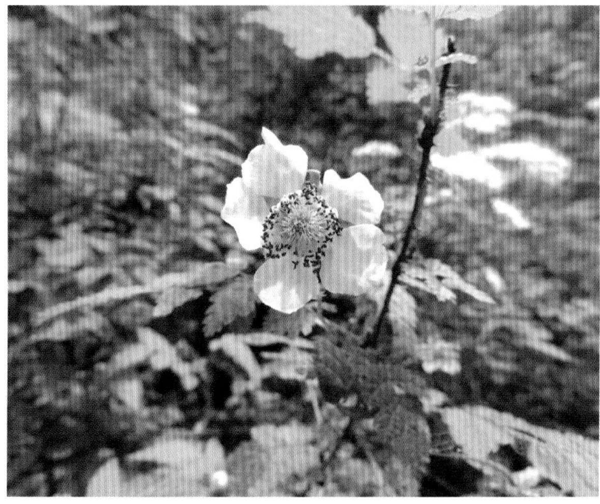

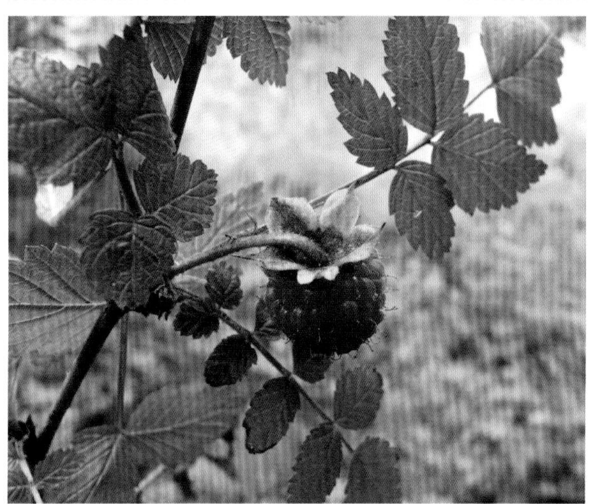

【形态特征】灌木，高 1~3m。枝无毛，具稀疏皮刺；花枝短，被柔毛和小皮刺。小叶 7~11，卵形或卵状披针形，下面沿叶脉具柔毛和小皮刺，具缺刻状重锯齿，有时浅裂或 3 裂；叶柄疏生小皮刺，托叶线状披针形，被柔毛。花单生，侧生小枝顶端，下垂，花直径 3~4cm；花萼绿带红色，密被柔毛，无刺或有时具稀疏针刺或腺毛，萼片宽卵形，花果时均开展；花瓣近圆形，白色；花丝基部稍宽，带白色；花柱无毛。果长圆形，稀椭圆形，成熟时红色；核肾形，稍有网纹。花期 5~6 月，果期 7~8 月。

【生境分布】在祁连山分布于冷龙岭以东海拔 2300~2900m 山麓、沟边、山谷丛林。陕西、甘肃、河南、山西、湖北、四川、青海有分布。

中药　倒扎龙

【别　　名】倒毒散。

【入药部位】根。

【采收加工】全年可采。

【性味归经】味辛、微苦，性凉。

【功能主治】清热解毒，活血止痛，止带，止汗。主治腰痛，白带异常，瘰疬，黄水疮，盗汗。

【用法用量】内服：15~30g。外用：适量，鲜品捣敷。

藏药　嘎扎

【入药部位】根、茎、叶、果。

【采收加工】夏、秋季分别采集带叶茎枝、根和果实，鲜用或晒干。

【药　　性】枝：味甘、苦、微辛。果实：味甘、酸，性平。

【功能主治】祛风清热。主治风热病，风湿病，浮肿和热性时疫。当与荜茇相佐时，对治疗肺病有特效。

【用法用量】内服：单用或配方，9~12g。

紫色悬钩子 *Rubus irritans* Focke

资源量：常见

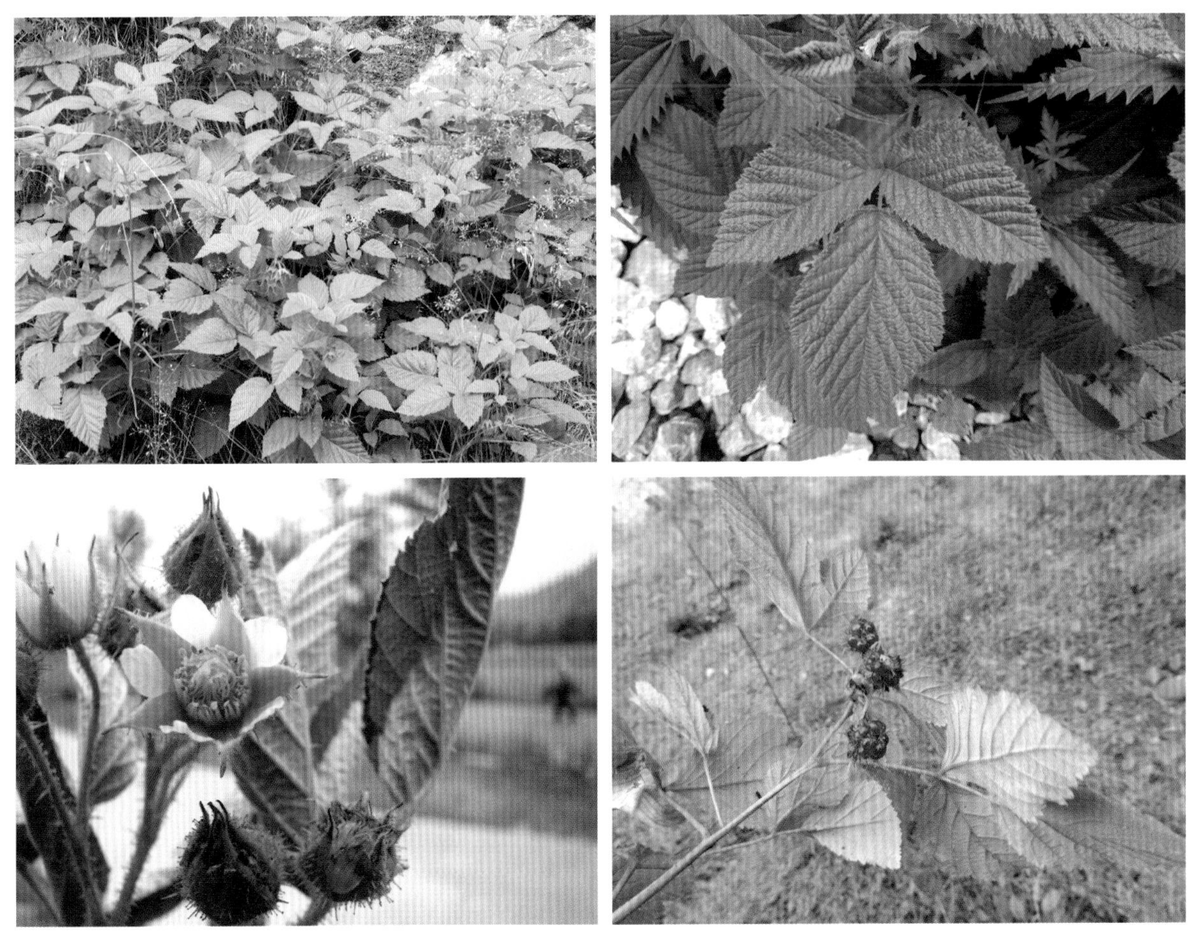

【形态特征】矮小半灌木或近草本状，高 10~60cm。枝被紫红色针刺、柔毛和腺毛。小叶 3 枚，稀 5 枚，卵形或椭圆形；托叶线形或线状披针形，具柔毛和腺毛。花下垂，常单生或 2~3 朵生于枝顶；苞片与托叶相似，稍小；花直径 1.5~2cm；花萼带紫红色；萼筒浅杯状；萼片长卵形或卵状披针形，顶端渐尖至尾尖，花后直立；花瓣宽椭圆形或匙形，白色，具柔毛，基部有短爪，短于萼片；雄蕊多数，花丝线形，几与花柱等长或稍长；雌蕊多数，子房具灰白色绒毛。果实近球形，直径 1~1.5cm，红色，被绒毛；核较平滑或稍有网纹。花期 6~7 月，果期 8~9 月。

【生境分布】在祁连山分布于海拔 2700~3800m 山坡林缘、灌丛。甘肃、四川、青海、西藏东南部有分布。

中药　紫色悬钩子

【入药部位】果实。

【采收加工】夏、秋季采收成熟果实，晒干，或置沸水中烫后，晒干，备用。

【性味归经】味甘，性微寒。

【功能主治】补肾固精，明目。主治阳痿，遗精，遗尿，小便频繁，目暗，目晕。

【用法用量】内服：配方或单用。

多腺悬钩子

树莓、雀不站

Rubus phoenicolasius Maxim.

资源量：常见

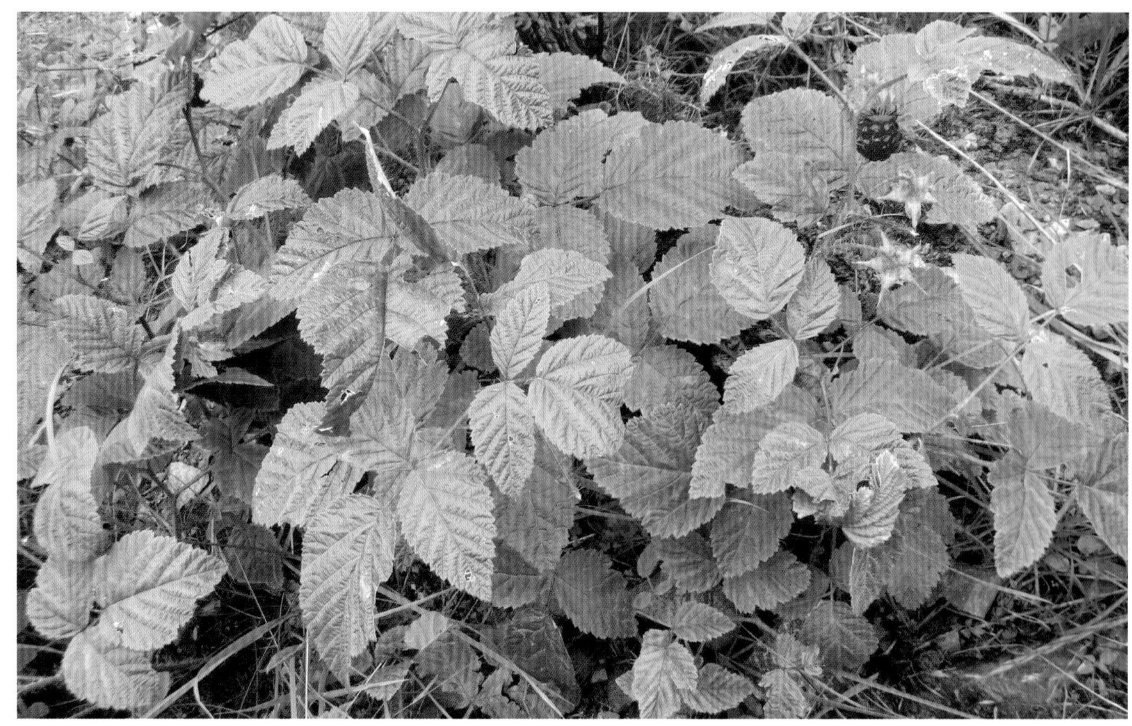

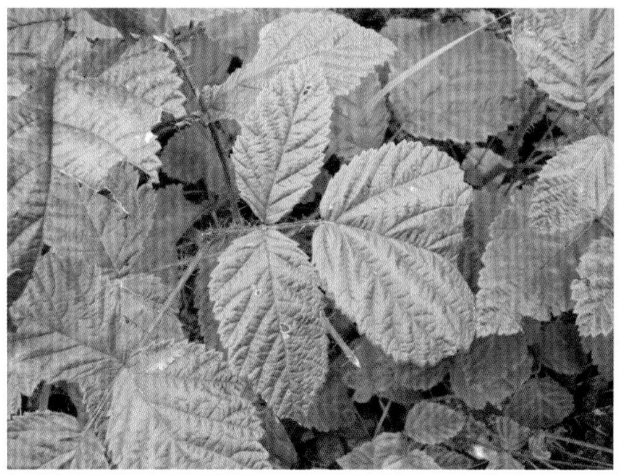

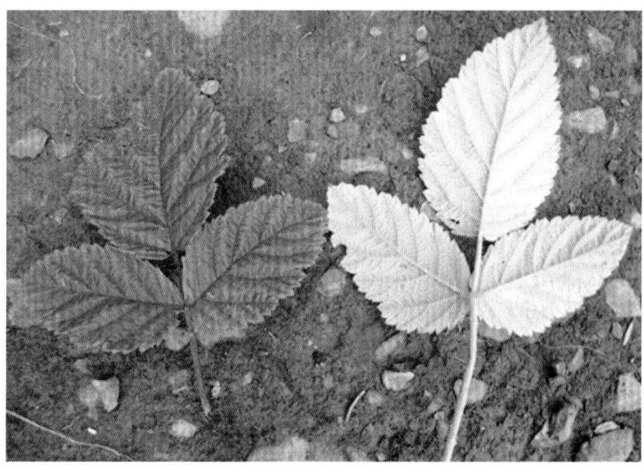

【形态特征】灌木，高 1~3m。枝初直立后蔓生，密生红褐色刺毛、腺毛和稀疏皮刺。小叶 3 枚，稀 5 枚，卵形、宽卵形或菱形，稀椭圆形；叶柄长 3~6cm，小叶柄长 2~3cm，侧生小叶近无柄，均被柔毛、红褐色刺毛、腺毛和稀疏皮刺；托叶线形，具柔毛和腺毛。花较少，形成短总状花序，顶生或部分腋生；总花梗和花梗密被柔毛、刺毛和腺毛；花梗长 5~15mm；苞片披针形，具柔毛和腺毛；花直径 6~10mm；花萼外面密被柔毛、刺毛和腺毛；萼片披针形，顶端尾尖，花、果期均直立开展；花瓣直立，倒卵状匙形或近圆形，紫红色，基部具爪并有柔毛；雄蕊稍短于花柱；花柱比雄蕊稍长，子房无毛或微具柔毛。果实半球形，红色，无毛，核有明显皱纹与洼穴。花期 5~6 月，果期 7~8 月。

【生境分布】在祁连山分布于连城林区海拔 2800m 以上林下、路旁、山沟谷底。山西、河南、陕西、甘肃、山东、湖北、四川有分布。

中药　空筒泡

【入药部位】根、叶。

【采收加工】全年可采，挖取根部，剥取根皮，晒干。

【性味归经】味甘、辛，性温。归肝、肾经。

【功能主治】祛风除湿，活血止痛。主治风湿骨痛，跌打损伤。

【用法用量】内服：20~50g。

藏药　堪扎嘎日

【别　　名】达刺、扎刺、刊玛。

【入药部位】茎枝。

【采收加工】全年均可采收，或于秋季割取地上部分，去其杂质，晒干，备用。

【药　　性】味甘、涩，性平。

【功能主治】清热，解毒。主治龙病，肺病，感冒及热病初起，恶寒发热，头及周身疼痛。

【用法用量】内服：配方或单用。

黄果悬钩子

泡儿刺、莓子刺、地莓子

Rubus xanthocarpus Bureau et Franch.

资源量：常见

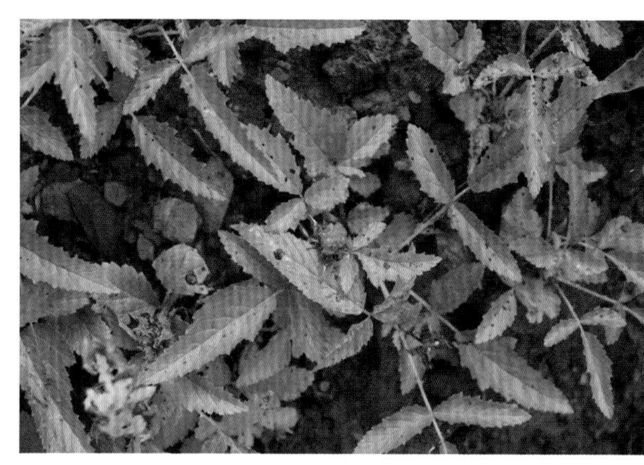

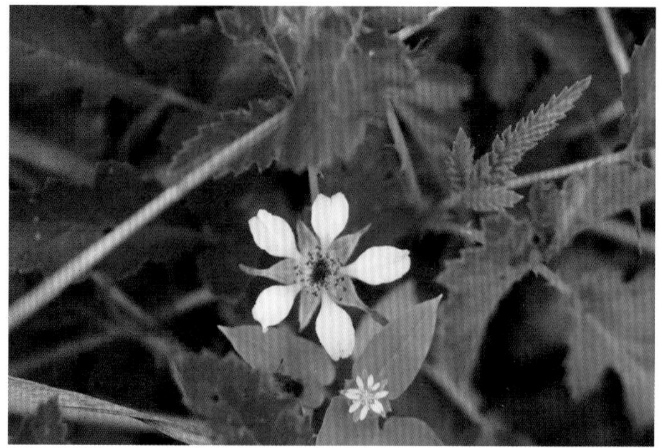

【形态特征】低矮半灌木，高15~50cm。根状茎匍匐，木质；地上茎草质，分枝或不分枝，通常直立，有钝棱，疏生较长直立针刺。小叶3枚，有时5枚，长圆形或椭圆状披针形，顶生小叶基部常有2浅裂片，侧生小叶长宽约为顶生小叶之半，下面沿脉有细刺，边缘具不整齐锯齿；叶柄被疏柔毛和直立针刺；托叶基部与叶柄合生，披针形或线状披针形，全缘或边缘浅条裂。花1~4朵成伞房状，顶生或腋生；花梗有柔毛和疏生针刺；花直径1~2.5cm；花萼外被较密直立针刺和柔毛；萼片长卵圆形至卵状披针形；花瓣倒卵圆形至匙形，白色；雄蕊多数，短于花瓣，花丝宽扁；雌蕊多数，子房近顶端有柔毛。果实扁球形，橘黄色，无毛；核具皱纹。花期5~6月，果期8月。

【生境分布】在祁连山分布于海拔2800m上下林缘、林中或山沟石砾滩地。陕西、甘肃、安徽、四川等地有分布。

中药　地莓子

【别　　名】黄莓子、黄帽子、黄刺儿根。

【入药部位】根。

【采收加工】春、秋季挖根，除去茎叶及细根，洗净，切片，晒干。

【性味归经】味酸，性微寒。归肝经。

【功能主治】清热解毒。主治风火烂眼，目赤肿痛，疮疡肿毒。

【用法用量】外用：适量，煎水熏洗，或捣烂敷。

地 榆 山枣子、黄爪香 *Sanguisorba officinalis* L.

资源量：较常见

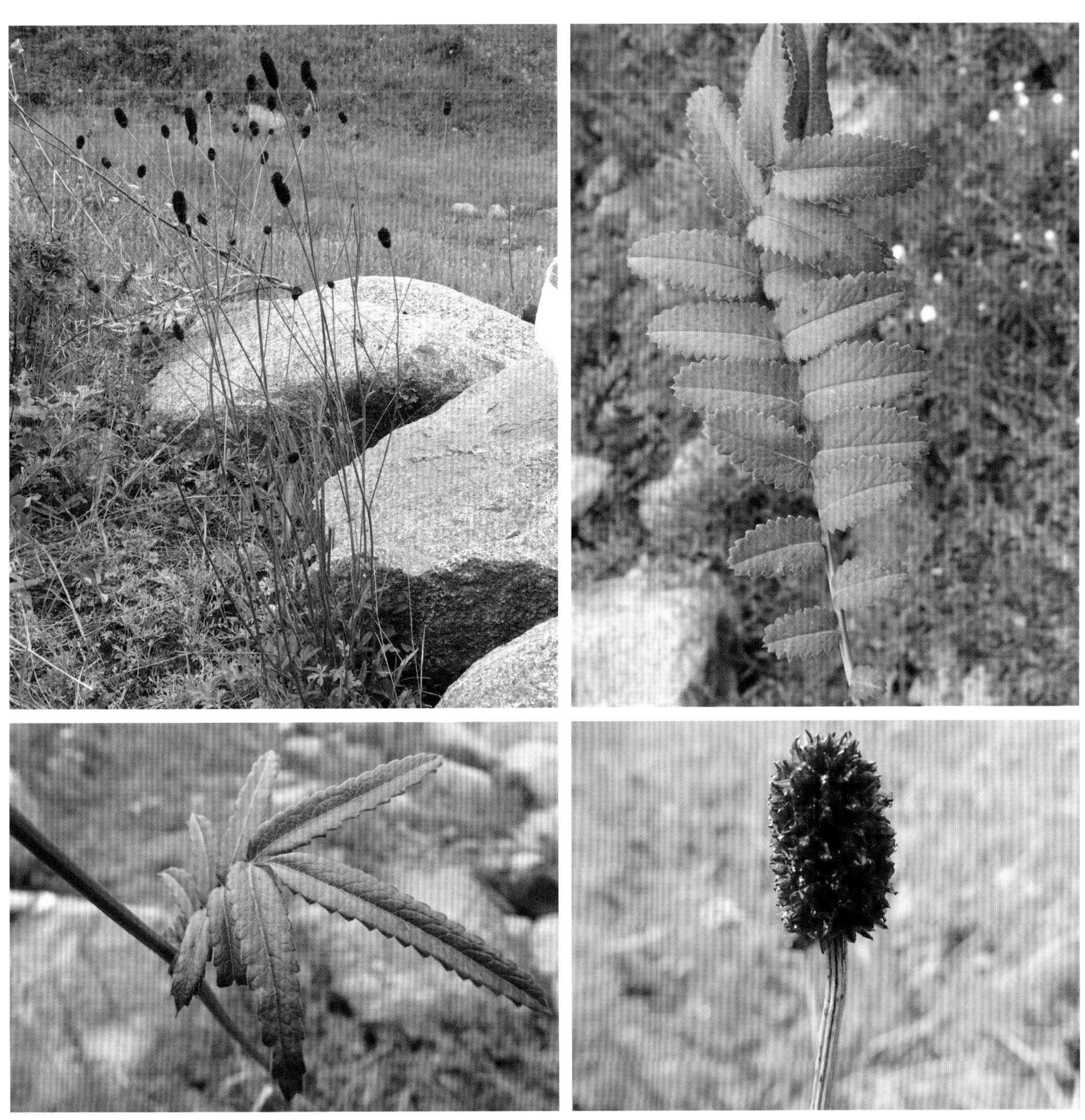

【形态特征】多年生草本，高 1~2m。根茎粗壮，生多数肥厚的纺锤形根。茎直立，有棱。单数羽状复叶，互生；根生叶较茎生叶大，具长柄，茎生叶近于无柄，有半圆形环抱状托叶，托叶边缘具三角状齿；小叶 5~19 片，椭圆形至长卵圆形，边缘具尖圆锯齿，小叶柄短或几无柄。花小，密集成倒卵形、短圆柱形或近球形的穗状花序，疏生于茎顶；花暗紫色，苞片 2，膜质，披针形，被细柔毛；花被 4 裂，裂片椭圆形或广卵形；雄蕊 4，花丝丝状，不扩大；花被筒的喉部，花药黑紫色；子房上位，卵形有毛，花柱细长，柱头乳头状。

瘦果椭圆形或卵形，褐色，有4纵棱，呈狭翅状。种子1枚。花期6~8月，果期7~9月。

【生境分布】在祁连山分布于东段海拔3000m上下草原、草甸、山坡草地、灌丛、疏林。我国多数省区有分布。

中药　地榆

【别　　名】酸赭、豚榆系、白地榆。

【入药部位】根。

【采收加工】春季将发芽时或秋季植株枯萎后采挖，除去须根，洗净，干燥，或趁鲜切片，干燥。

【性味归经】味苦、酸，性寒。归肝、肾、大肠经。

【功能主治】凉血止血，清热解毒，消肿敛疮。主治吐血，咯血，衄血，尿血，便血，痔血，血痢，崩漏，赤白带下，疮痈肿痛，湿疹，阴痒，水火烫伤，蛇虫咬伤。

【用法用量】内服：6~15g，鲜品30~120g，或入丸、散，亦可绞汁内服。外用：适量，煎水或捣汁外涂，也可研末掺，或捣烂外敷。

蒙药　呼仍—图如

【别　　名】楚冲瓦。

【入药部位】根及根茎。

【采收加工】春、秋季采挖，除去残茎及须根，洗净，晒干。

【药　　性】味苦，性凉。

【功能主治】清血热，止血，止泻。主治咯血，便血，尿血，赤痢，月经不调，外伤性出血。

【用法用量】内服：煮散剂，3~5g，或入丸、散。

窄叶鲜卑花 *Sibiraea angustata* (Rehd.) Hand. -Mazz.

资源量：常见

【形态特征】灌木，高可达2.5m。小枝圆柱形，暗紫色。叶在当年生枝条上互生，叶片窄披针形、倒披针形，上下两面均不具毛；叶柄很短，不具托叶。顶生穗状圆锥花序，雌雄异株；苞片披针形，萼筒浅钟状，萼片宽三角形，花瓣宽倒卵形，白色；花丝细长，药囊黄色。

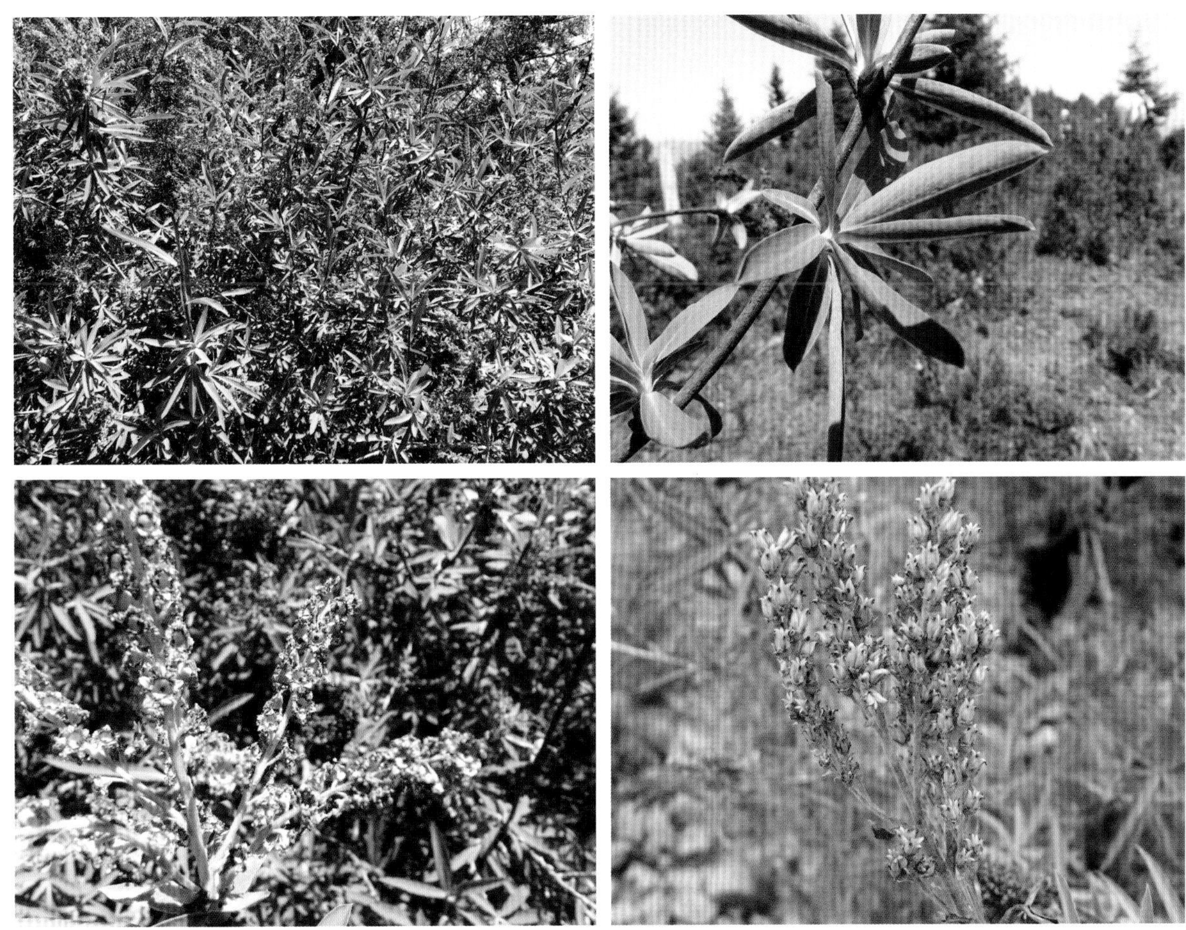

蓇葖果直立，果梗具柔毛。花期 6 月，果期 8~9 月。

【生境分布】在祁连山分布于海拔 2800~3300m 阴坡灌丛、疏林。青海、甘肃、云南、四川、西藏有分布。

中药　鲜卑木根

【入药部位】根。

【采收加工】春季将发芽时或秋季植株枯萎后采挖，除去须根，洗净，干燥，或趁鲜切片，干燥。

【性味归经】味苦、酸，性寒。归肝、肺、肾、大肠经。

【功能主治】凉血止血，清热解毒，消肿敛疮。主治吐血，咯血，衄血，尿血，便血，痔血，血痢，崩漏，赤白带下，疮痈肿痛，湿疹，阴痒，水火烫伤，蛇虫咬伤。

【用法用量】内服：配方或单用。

天山花楸

花楸

Sorbus tianschanica Rupr.

资源量：较常见

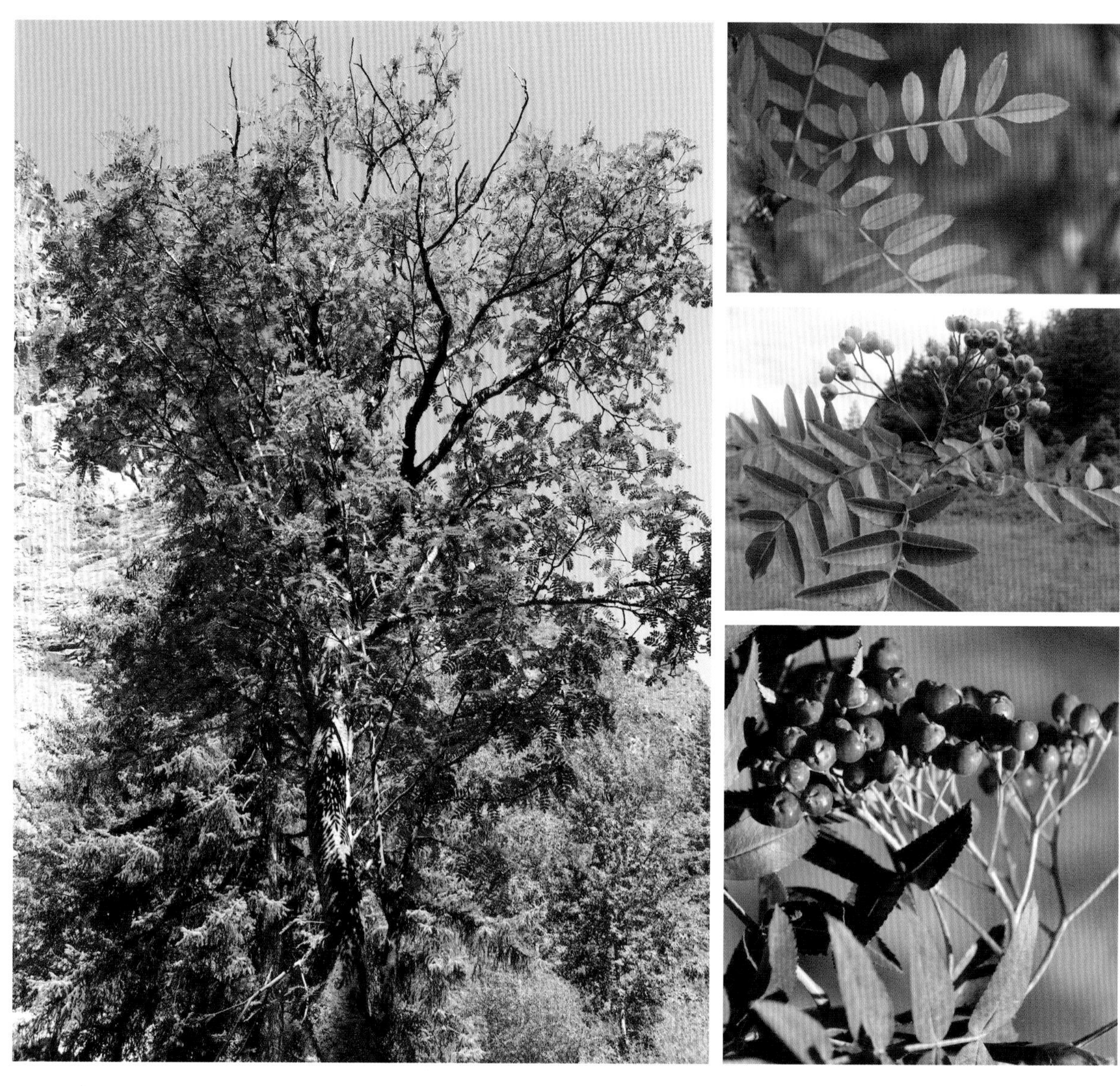

【形态特征】灌木或小乔木，高达 5m。小枝粗壮，圆柱形，褐色或灰褐色，有皮孔，嫩枝红褐色，微具短柔毛。奇数羽状复叶，小叶片（4~）6~7 对；顶端和基部的稍小，卵状披针形，边缘大部分有锐锯齿，仅基部全缘；托叶线状披针形，膜质，早落。复伞形花序大，有多数花朵，排列疏松，无毛；花梗长 4~8mm；花直径 15~18（~20）mm；萼筒钟状，内外两面均无毛；萼片三角形，先端钝，稍急尖，外面无毛，内面有白色柔毛；花瓣卵形或椭圆形，白色，内面微具白色柔毛；雄蕊 15~20，通常 20，长约为花瓣之一半或更短；花柱 3~5，通常 5，稍短于雄蕊或几乎等长，基部密被深色绒毛。果实球形，鲜红色，先端具宿存闭合萼片。花期 5~6 月，果期 9~10 月。

【生境分布】在祁连山分布于中东段海拔 2400~3000m 溪谷或云杉林边缘。新疆、青海、甘肃等地有分布。

中药　天山花楸

【别　　名】花楸。

【入药部位】嫩枝及果实。

【采收加工】春、夏季采收嫩枝。秋季果实成熟时采收果实，晒干。

【性味归经】味甘、苦，性凉。归肺、脾、胃经。

【功能主治】清肺止咳，补脾生津。主治肺痨，哮喘，咳嗽，胃痛，维生素缺乏症。

【用法用量】内服：果实 30~60g，嫩枝 9~15g。

【各家论述】清肺止咳，补脾生津。治肺结核，哮喘咳嗽，胃炎，胃痛，维生素甲、丙缺乏症。（《新疆中草药手册》）

高山绣线菊 *Spiraea alpina* Pall.

资源量：常见

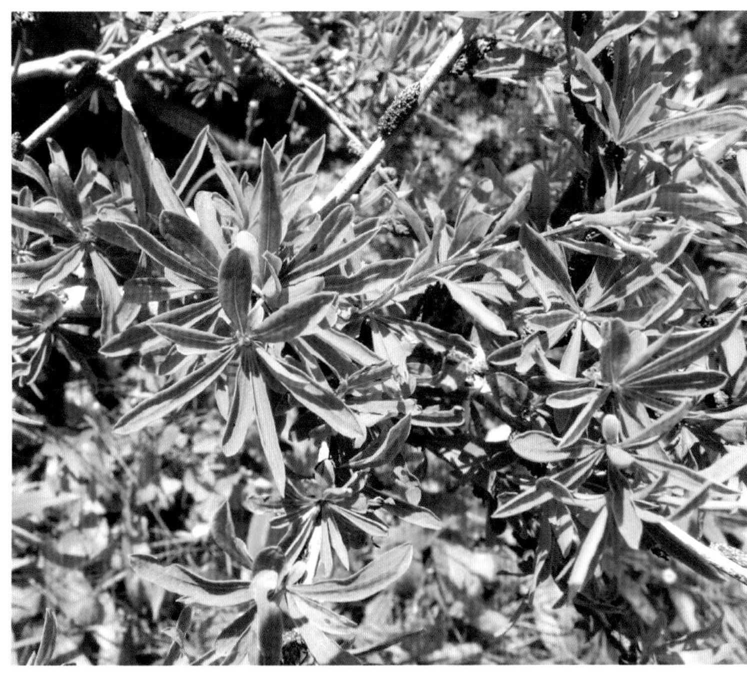

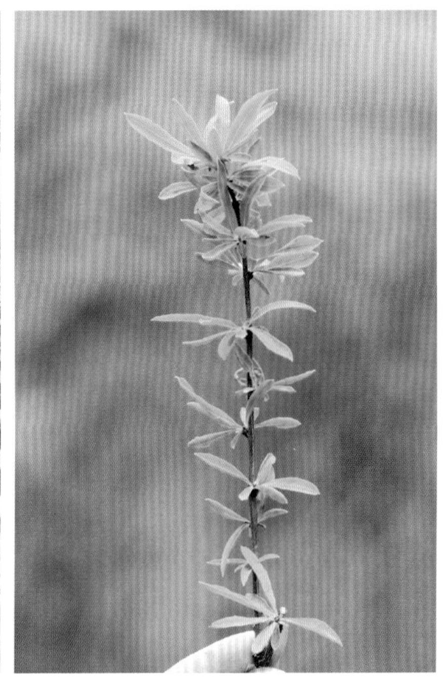

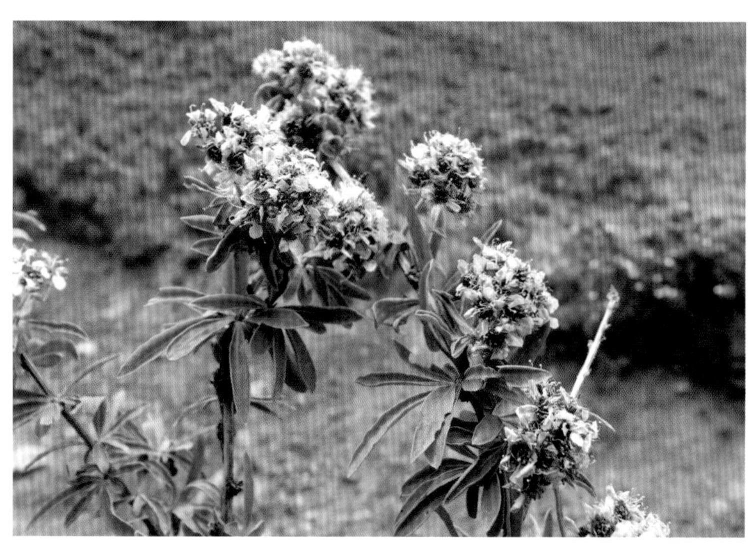
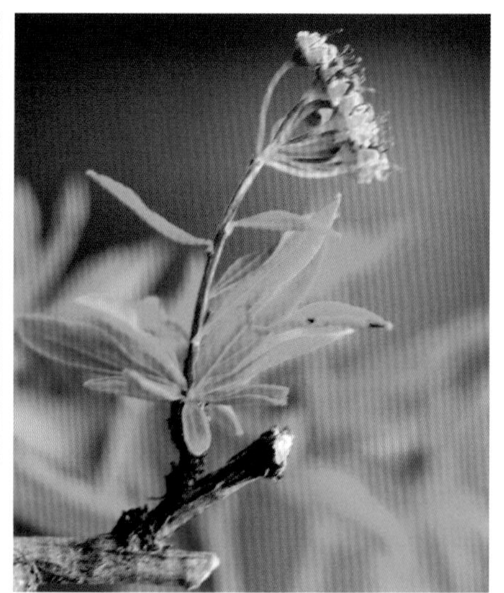

【形态特征】灌木，高 50~120cm。枝条直立或开张，小枝有明显棱角，幼时被短柔毛，红褐色，老时灰褐色，无毛。叶片多数簇生，线状披针形至长圆状倒卵形，全缘，叶脉不显著；叶柄甚短或几无柄。伞形总状花序具短总梗，有花 3~15 朵；苞片小，线形；花直径 5~7mm；萼筒钟状，内面具短柔毛；萼片三角形，内面被短柔毛；花瓣倒卵形或近圆形，先端圆钝或微凹，白色；雄蕊 20，几与花瓣等长或稍短于花瓣；花盘显著，圆环形，具 10 个发达的裂片；子房外被短柔毛，花柱短于雄蕊。蓇葖果开张，无毛或仅沿腹缝线具稀疏短柔毛，花柱近顶生，开展，常具直立或半开张萼片。花期 6~7 月，果期 8~9 月。

【生境分布】在祁连山分布于全山系海拔 2000~4000m 阴坡、灌丛。陕西、甘肃、青海、四川、西藏有分布。

藏药　玛嘿

【别　　名】爪嘎、酿协、酿嘎。

【入药部位】花、叶。

【采收加工】花期采花、叶，去其杂质，晾干，备用。

【药　　性】味苦，性凉。

【功能主治】清骨热，敛黄水。主治疮疡，黄水病。

【用法用量】内服：常配方用，6~9g。

蒙古绣线菊 *Spiraea mongolica* Maxim.

资源量：常见

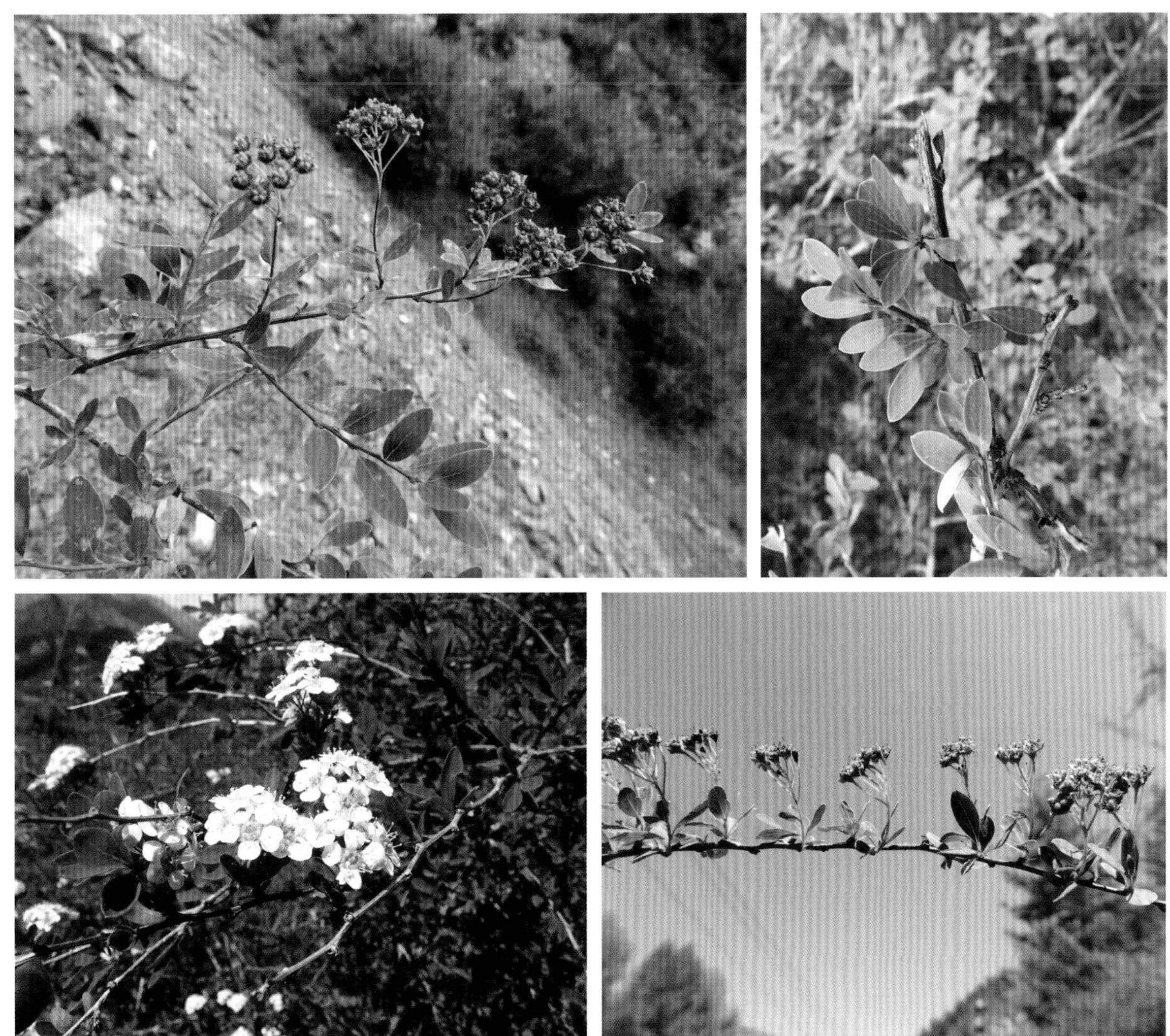

【形态特征】灌木，高达 3m。小枝细瘦，有棱角，幼时无毛，红褐色，老时灰褐色。叶片长圆形或椭圆形，全缘，稀先端有少数锯齿，有羽状脉；叶柄极短。伞形总状花序具总梗，有花 8~15 朵；苞片线形；花直径 5~7mm；萼筒近钟状，外面无毛，内面有短柔毛；萼片三角形，先端急尖，内面具短柔毛；花瓣近圆形，先端钝，稀微凹，白色；雄蕊 18~25，几与花瓣等长；花盘具有 10 个圆形裂片，排列成环形；子房具短柔毛，花柱短于雄蕊。蓇葖果直立开张，花柱位于背部先端，倾斜开张，具直立或反折萼片。花期 5~7 月，果期 7~9 月。

【生境分布】在祁连山分布于海拔 2600m 上下山坡灌丛中、山顶及山谷多石砾地。内蒙古、河北、河南、山西、陕西、甘肃、青海、四川、西藏有分布。

中药　蒙古绣线菊

【入药部位】花。

【采收加工】夏、秋季开花时采收，阴干。

【性味归经】味微甘，性温。

【功能主治】生津止渴。主治腹水等。

【用法用量】内服：配方或单用。

蒙药　塔比勒干纳

【别　　名】玛格沙得。

【入药部位】花。

【采收加工】夏、秋季开花时采收，阴干。

【药　　性】味苦，性凉。

【功能主治】治伤，燥希日乌素。主治疮疡，创伤，希日乌素症。

【用法用量】内服：多入丸、散剂。

豆 科

斜茎黄芪

沙打旺、直立黄芪、地丁

Astragalus Laxmannii Jacquin

资源量：常见

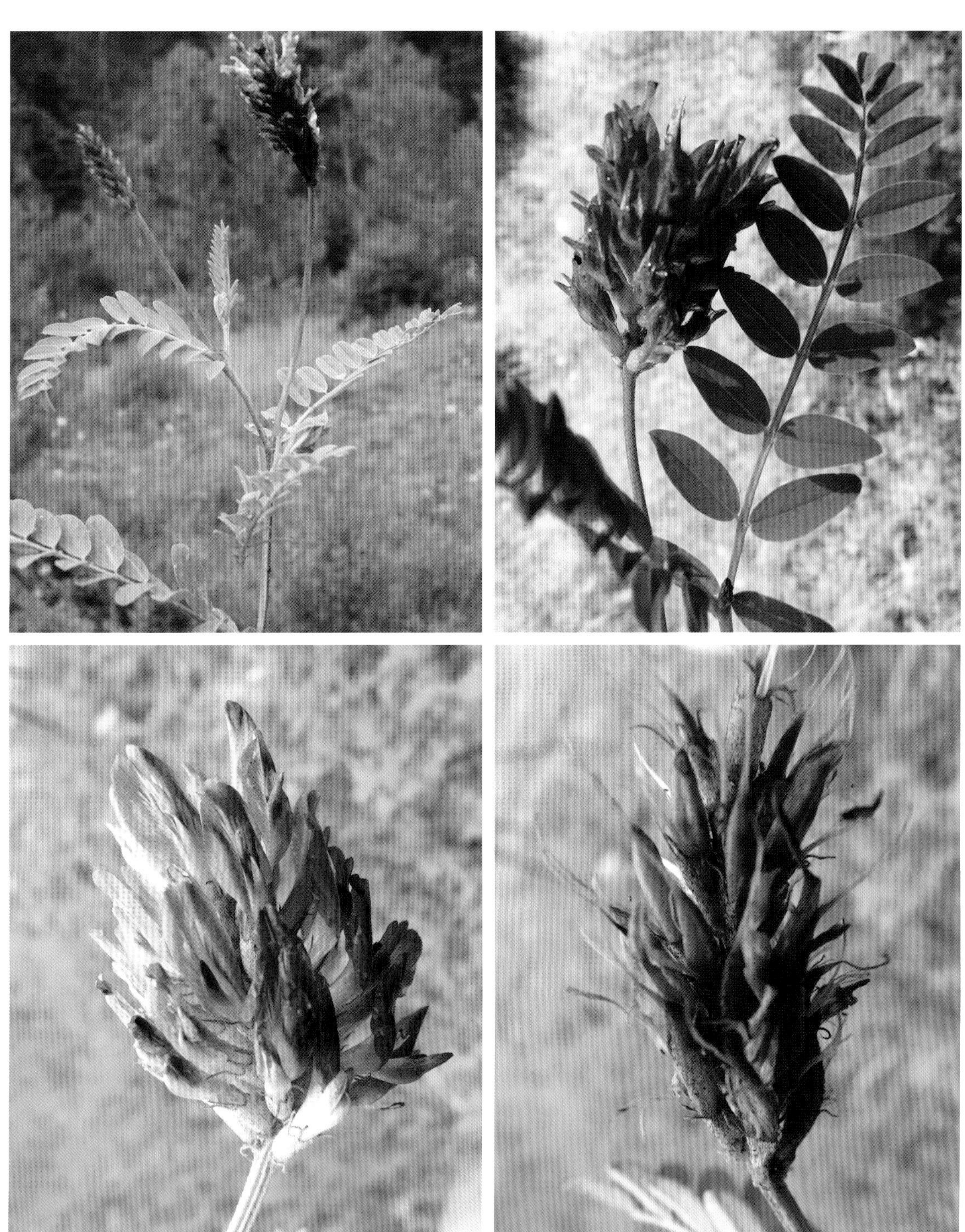

【形态特征】多年生草本植物，高可达100cm。根较粗壮，暗褐色。羽状复叶，叶柄较叶轴短；托叶三角形，渐尖，小叶片长圆形、近椭圆形或狭长圆形，上面疏被伏贴毛，下面较密。总状花序长圆柱状、穗状，稀近头状，多花，排列密集，总花梗生于茎的上部，花梗极短；苞片狭披针形至三角形；花萼管状钟形，萼齿狭披针形；花冠近蓝色或红紫色，旗瓣倒卵圆形，翼瓣较旗瓣短，瓣片长圆形；子房被密毛，有极短的柄。荚果长圆形。花期6~8月，果期8~10月。

【生境分布】在祁连山分布于沿山沙地、盐碱地、路旁、滩地。我国多数省区有分布。

中药　沙苑子

【别　　名】潼蒺藜、蔓黄芪、夏黄草。

【入药部位】种子。

【采收加工】秋末冬初果实成熟、尚未开裂时采割植株，晒干，打下种子，除去杂质，生用或盐水炒用。

【性味归经】味甘，性温。归肝、肾经。

【功能主治】温补肝肾，固精缩尿，明目。主治遗精滑精，尿频遗尿，肾虚带下，小便余沥，眩晕目昏。

【用法用量】内服：9~15g。

地八角

不丹黄芪、球花紫云英、地皂角

Astragalus bhotanensis Baker

资源量：较常见

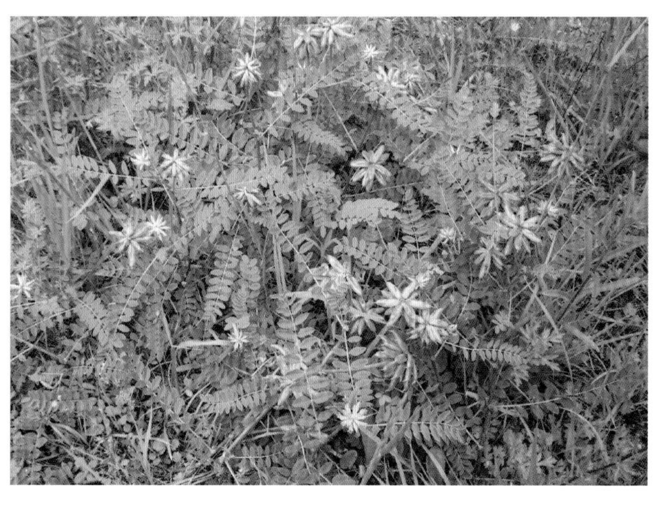

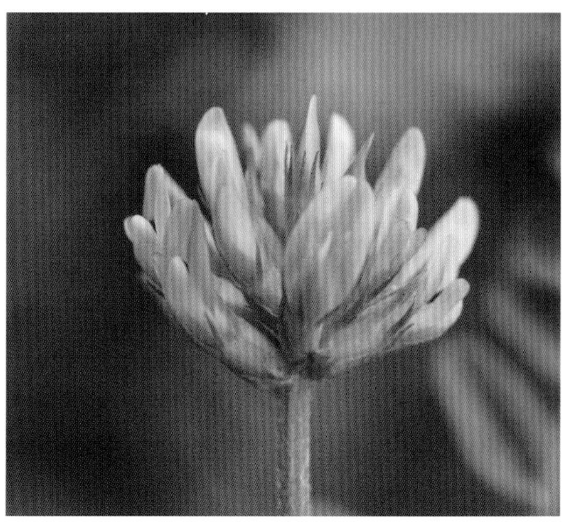

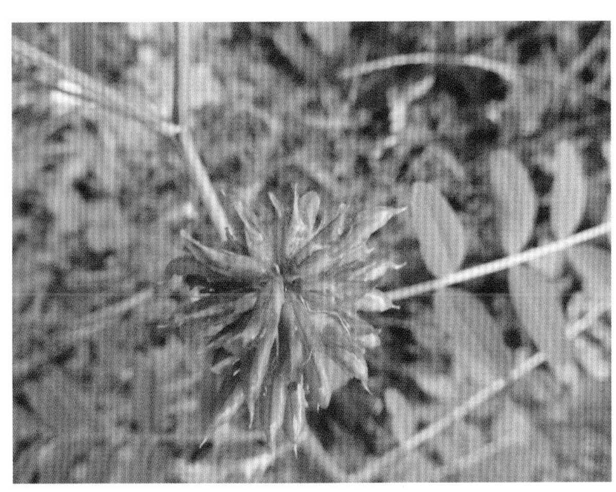 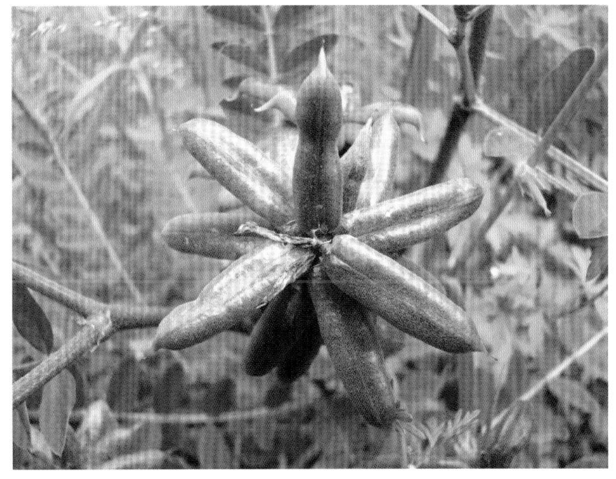

【形态特征】多年生草本。茎直立，匍匐或斜上，长 30~100cm，疏被白色毛或无毛。羽状复叶有 19~29 小叶；托叶卵状披针形，离生，基部与叶柄贴生；小叶对生，倒卵形或倒卵状椭圆形。总状花序头状，生多数花；苞片宽披针形；小苞片较苞片短，被白色短柔毛；花萼管状，萼齿与萼筒等长，疏被白色长柔毛；花冠红紫色、紫色、灰蓝色、白色或淡黄色，旗瓣倒披针形，翼瓣瓣片狭椭圆形，较瓣柄长，龙骨瓣瓣柄较瓣片短；子房无柄。荚果圆筒形，直立，背腹两面稍扁，黑色或褐色，假 2 室。种子多数，棕褐色。花期 5~8 月，果期 8~10 月。

【生境分布】在祁连山分布于海拔 2300m 上下高山灌丛、林缘、多石地。贵州、云南、西藏、四川、陕西、甘肃有分布。

中药 地八角

【别　　名】土牛膝、旱皂角、八角花。

【入药部位】全草。

【采收加工】夏、秋季采收，洗净，切碎，晒干。

【性味归经】味苦、涩，性凉。归肝、肾经。

【功能主治】清热解毒，利尿止泻。主治咽喉肿痛，咳嗽，麻疹，浮肿，泄泻，痢疾，牙痛，口鼻出血。

【用法用量】内服：10~15g。

金翼黄芪 金翼黄耆

Astragalus chrysopterus Bunge

资源量：较常见

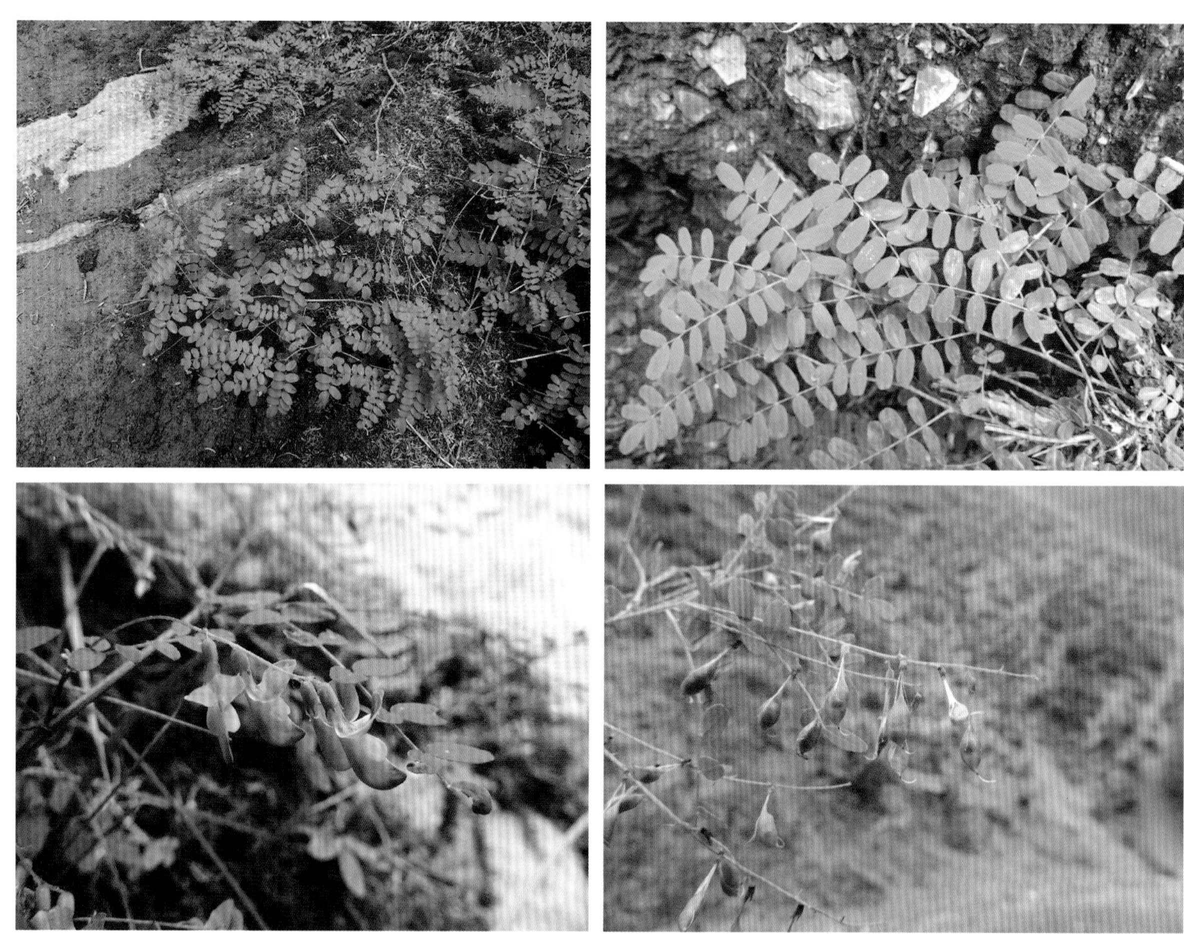

【形态特征】多年生草本，高 30~70cm。根茎粗壮，黄褐色。茎细弱，具条棱，多少被伏贴的柔毛。羽状复叶有 12~19 片小叶；托叶离生，狭披针形，下面疏被柔毛；小叶宽卵形或长圆形，顶端钝圆或微凹，具小凸尖，基部楔形，下面粉绿色，疏被白色伏贴柔毛。总状花序腋生， 3~13 花，排列疏松；苞片小，披针形，背面被白色柔毛；花萼钟状，被稀疏白色柔毛，萼齿狭披针形，毛稍密；花冠黄色，旗瓣倒卵形，先端微凹，基部渐狭成瓣柄，翼瓣与旗瓣近等长，瓣片长圆形，具与瓣柄近等长的耳，瓣柄较瓣片略短，龙骨瓣明显较旗瓣、翼瓣长，瓣片半卵形，具短耳；子房无毛，具长柄。荚果倒卵形，先端有尖喙，有网纹，果颈远较荚果长。种子 2~4 颗。花期 6~8 月，果期 7~9 月。

【生境分布】在祁连山分布于海拔 2860m 上下林缘、草地。四川、河北、山西、陕西、甘肃、宁夏、青海有分布。

中药　金翼黄芪

【入药部位】根。

【采收加工】春、秋季采挖，除去须根及根头，晒干。

【性味归经】味甘，性微温。

【功能主治】补气固表，托疮生肌。主治体虚自汗，久泻，脱肛，子宫脱垂，慢性肾炎，体虚浮肿，慢性溃疡，疮口久不愈合。

【用法用量】内服：5~25g，大剂量可用 50~100g。

多花黄芪

多花黄耆

Astragalus floridulus Podlech

资源量：较常见

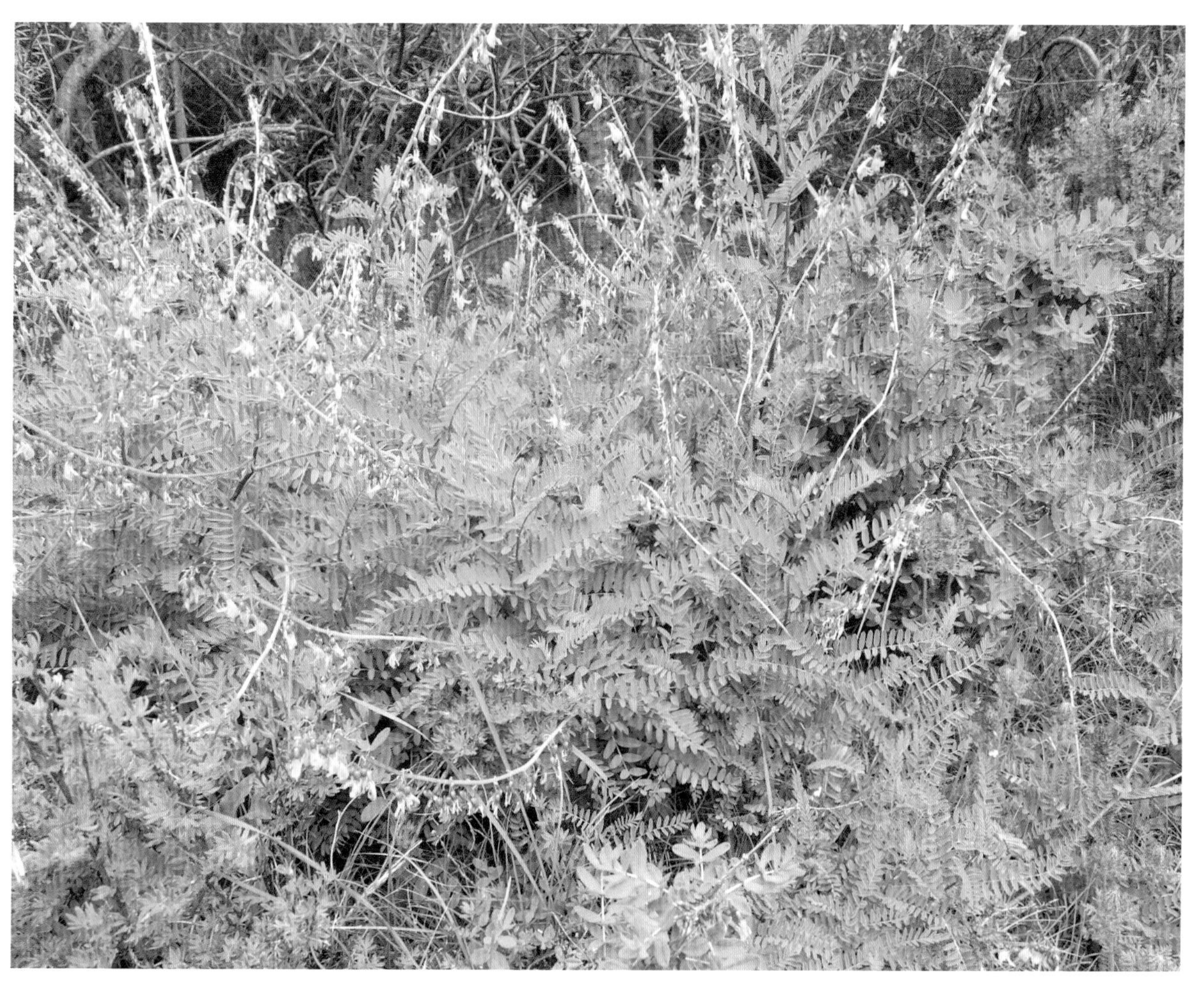

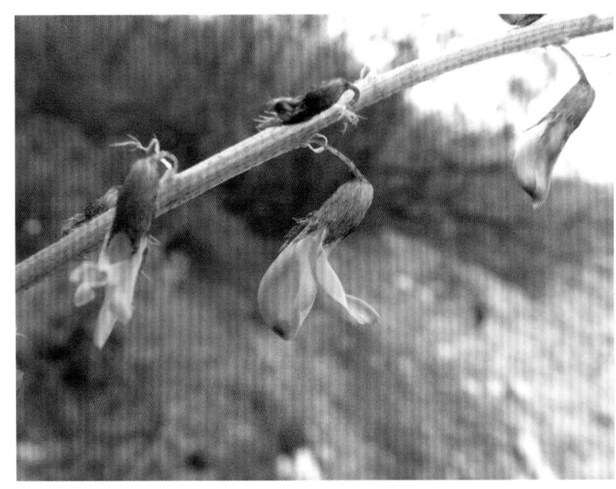

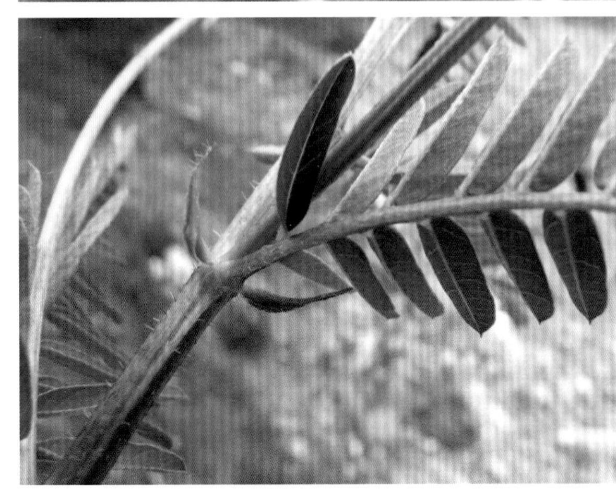

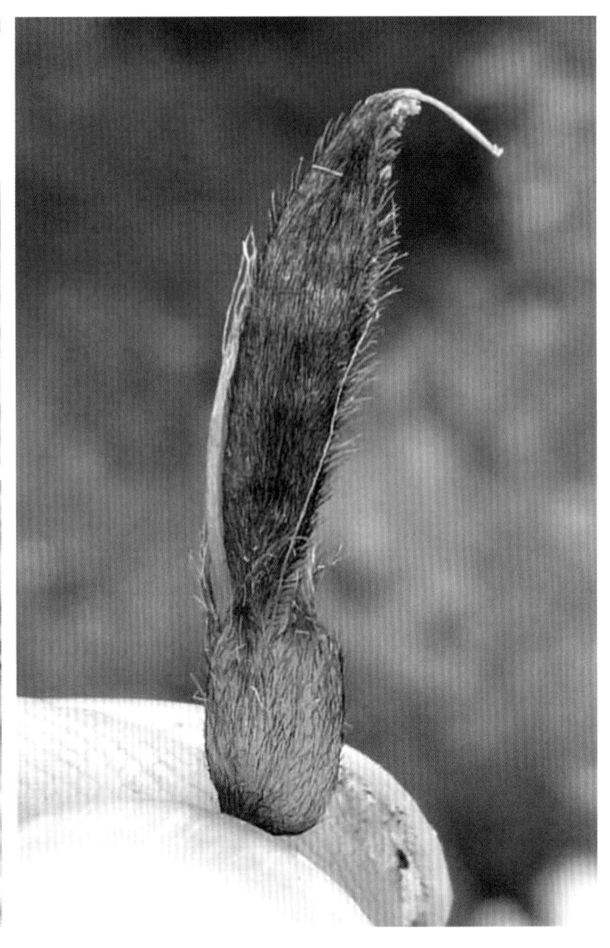

【形态特征】多年生草本，被黑色或白色长柔毛。根粗壮，直伸，暗褐色。茎直立，高 30~60cm，下部常无枝叶。羽状复叶有 13~14 片小叶；托叶离生，披针形或狭三角形，下面散生白色和黑色柔毛；小叶线状披针形或长圆形，下面被灰白色、多少伏贴的白色柔毛。总状花序腋生，生 13~40 花，偏向一边；总花梗比叶长；苞片膜质，披针形至钻形；花萼钟状，外面及萼齿里面均被黑色伏贴柔毛，萼齿钻形，较萼筒略短或近等长；花冠白色或淡黄色，旗瓣匙形，先端微凹，基部具短瓣柄，翼瓣比旗瓣略短，瓣片线形，具短耳，瓣柄与瓣片近等长，龙骨瓣与旗瓣近等长，瓣片半卵形，具短耳，瓣柄与瓣片近等长；子房线形，密被黑色或混生白色柔毛。荚果纺锤形；果颈与萼筒近等长，1 室。种子 3~5 颗。花期 7~8 月，果期 8~9 月。

【生境分布】在祁连山分布于海拔 2600~4300m 高山草坡、灌丛。甘肃、青海、四川、西藏有分布。

中药　多花黄芪

【入药部位】根或全草。

【采收加工】秋季挖根或采收全草，洗去泥土，除去残枝败叶，晾干。

【性味归经】味苦，性寒。

【功能主治】利尿，愈合血管，托毒排脓，敛疮生肌。主治气虚乏力，慢性肾炎，跌打损伤。

【用法用量】内服：5~25g，大剂量可用 50~100 g。

马衔山黄芪

马衔山黄耆

Astragalus mahoschanicus Hand. -Mazz.

资源量：稀少

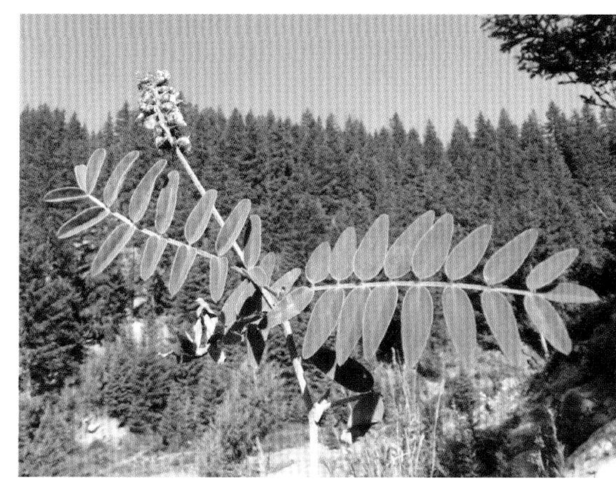

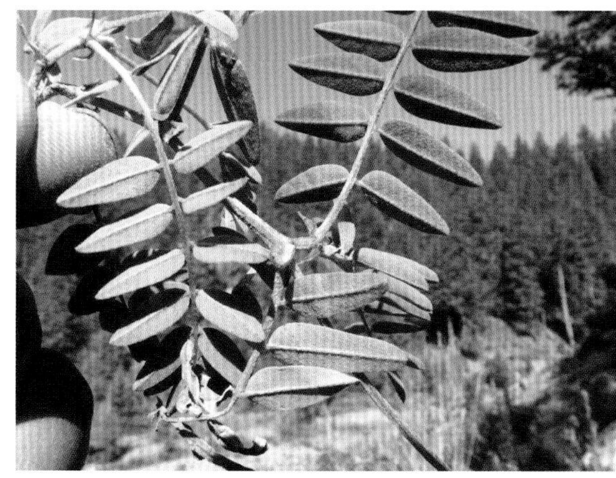

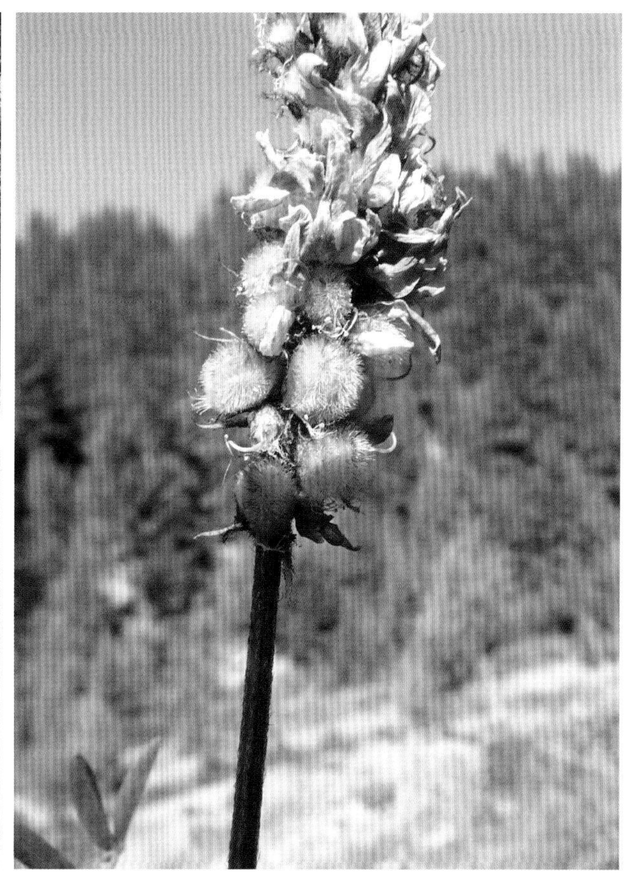

【形态特征】多年生草本。根粗壮，直伸，灰白色，根茎短缩，具分叉。茎细弱，具条棱，被白色和黑色伏贴柔毛。羽状复叶有 9~19 片小叶；托叶离生，宽三角形，下面被白色柔毛；小叶卵形至长圆状披针形，先端钝圆或短渐尖，基部近圆形，下面连同叶轴被白色伏贴柔毛。总状花序生 15~40 花，密集呈圆柱状；苞片披针形，膜质，下面有黑色柔毛；花萼钟状，被较密的黑色伏贴柔毛，萼齿钻状，与萼筒近等长；花冠黄色，旗瓣长圆形，翼瓣较旗瓣稍短，瓣片长圆形，先端有不等的 2 裂，基部具细瓣柄及短耳，龙骨瓣最短，瓣片半卵形，瓣柄细，与瓣片近等长；子房球形，密被白毛或混生黑色长柔毛，具短柄。

荚果球状，近假2室，每室具1颗种子。种子肾形，栗褐色。花期6~7月，果期7~8月。

【生境分布】在祁连山分布于海拔1800~4000m山顶、沟边。四川、内蒙古、甘肃、宁夏、青海、新疆等地有分布。

中药　马河山黄芪

【入药部位】根。

【采收加工】秋季采挖，除去杂质、泥沙，晒干。

【性味归经】味苦，性平。

【功能主治】利尿，安胎，生肌。主治水肿，胎动不安，创伤不愈。

【用法用量】内服：6~15g。外用：适量，捣敷。

草木樨状黄芪

紫云英、草木樨状黄耆

Astragalus melilotoides Pall.

资源量：常见

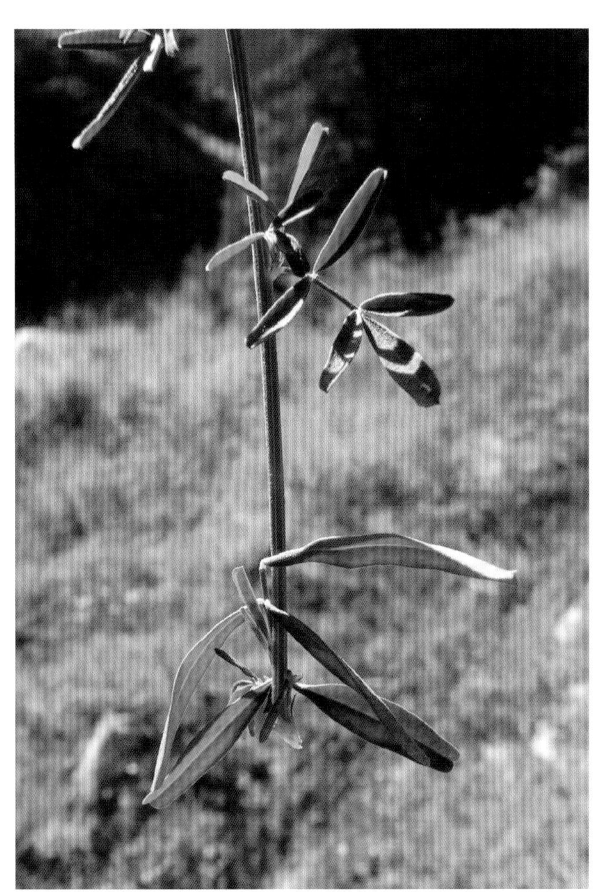

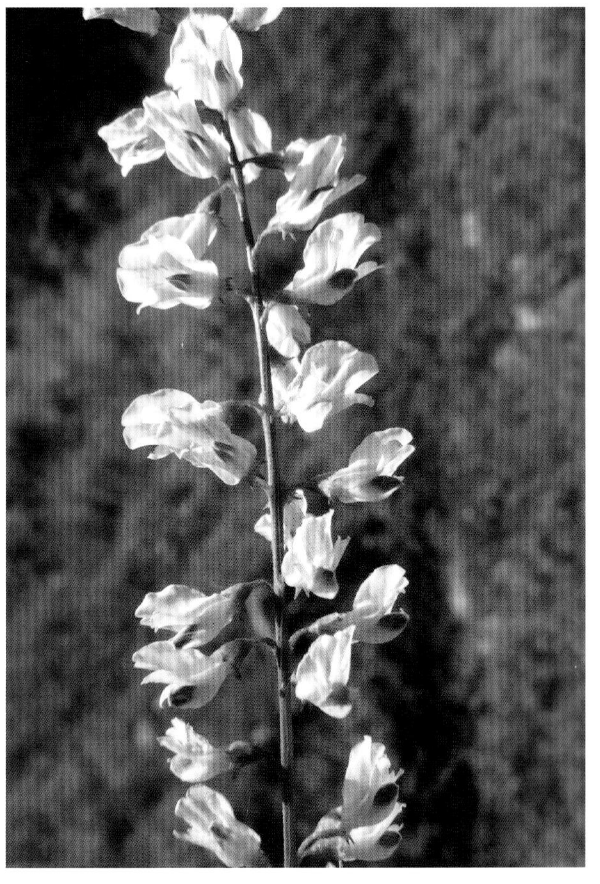

【形态特征】多年生草本。主根粗壮。茎直立或斜生，高 30~50cm，多分枝，具条棱，被白色短柔毛或近无毛。羽状复叶有 5~7 片小叶；托叶离生，三角形或披针形；小叶长圆状楔形或线状长圆形，两面均被白色细伏贴柔毛。总状花序生多数花，稀疏；总花梗远较叶长；花小；苞片小，披针形；花萼短钟状，被毛，萼齿三角形，较萼筒短；花冠白色或带粉红色，旗瓣近圆形或宽椭圆形，翼瓣较旗瓣稍短，先端有不等的 2 裂或微凹，基部具短耳，龙骨瓣较翼瓣短，瓣片半月形，先端带紫色，瓣柄长为瓣片的 1/2；子房近无柄，无毛。荚果宽倒卵状球形或椭圆形，先端微凹，具短喙。种子 4~5 颗，肾形，暗褐色。花期 7~8 月，果期 8~9 月。

【生境分布】在祁连山分布于冷龙岭以东海拔 2200m 上下山坡、草地、沟旁或河床沙地。我国多数省区有分布。

中药　秦头

【别　　名】苦豆根。

【入药部位】全草。

【采收加工】夏、秋季采收全草，切段，晒干。

【性味归经】味苦，性平。

【功能主治】祛风除湿，止咳。主治风湿性关节疼痛，四肢麻木，咳嗽。

【用法用量】内服：10~15g。

黄　芪

膜荚黄耆、一人挺、木黄芪

Astragalus membranaceus (Fisch.) Bunge

资源量：稀少

【形态特征】多年生草本，高 50~100cm。主根肥厚，木质，常分枝，灰白色。茎斜升，上部多分枝，有细棱，被白色柔毛。羽状复叶有 13~27 片小叶；托叶离生，卵形、披针形或线状披针形；小叶椭圆形或长圆状卵形，下面被伏贴白色柔毛。总状花序稍密，有 10~20 朵花；苞片线状披针形，背面被白色柔毛；小苞片 2；花萼钟状，三角形至钻形，长仅为萼筒的 1/5~1/4；花冠黄色或淡黄色，旗瓣倒卵形，顶端微凹，基部具短瓣柄，翼瓣较旗瓣稍短，瓣片长圆形，基部具短耳，瓣柄较瓣片长约 1.5 倍，龙骨瓣与翼瓣近等长，瓣片半卵形，瓣柄较瓣片稍长；子房有柄，被细柔毛。荚果薄膜质，稍膨胀，半椭圆形，

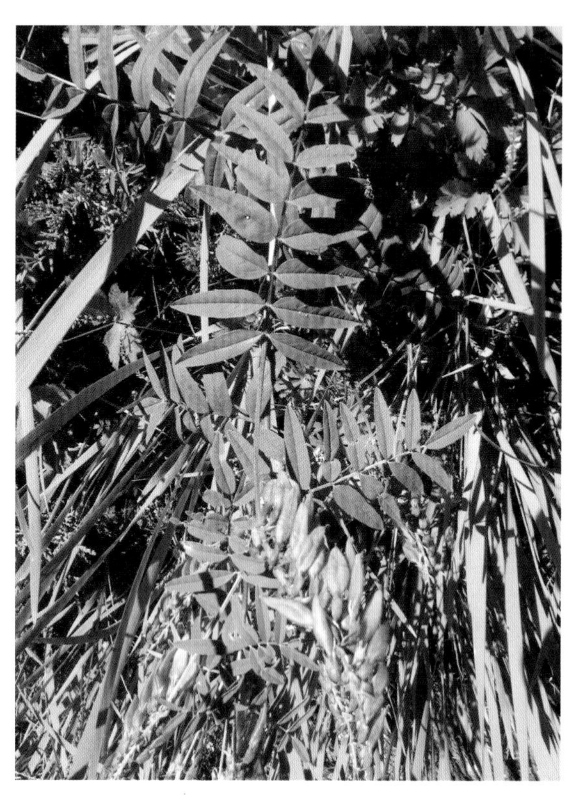
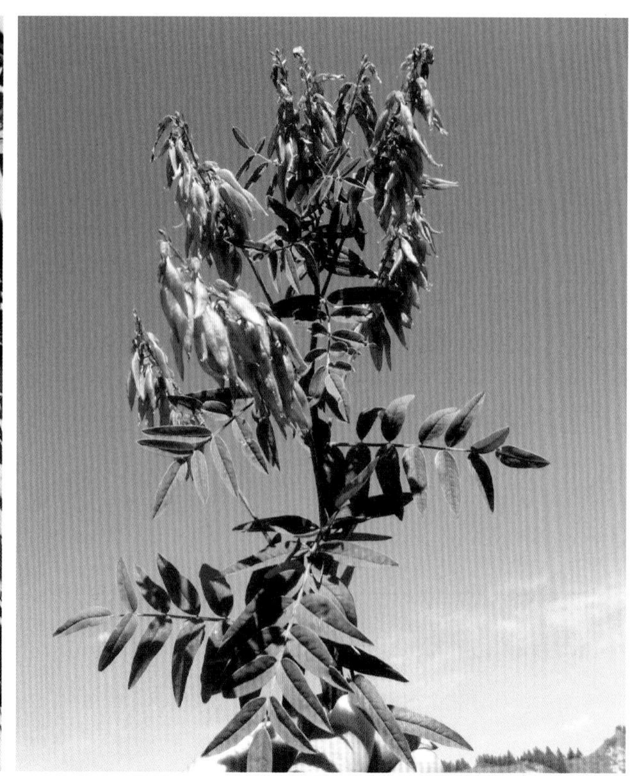

顶端具刺尖，两面被白色或黑色细短柔毛，果颈超出萼外。种子 3~8 颗。花期 6~8 月，果期 7~9 月。

【生境分布】在祁连山分布于海拔 2500~3000m 沟谷、林缘、灌丛、疏林、山坡草地或草甸。我国东北、华北、西北有分布。全国多地多有栽培。

中药　黄芪

【别　　名】黄耆、百本、百药绵。

【入药部位】根。

【采收加工】春、秋季采挖，去须根及根头，晒干，切片，生用或蜜炙用。

【性味归经】味甘，性微温。归肺、脾经。

【功能主治】补气升阳，固表止汗，利水消肿，生津养血，行滞通痹，托毒排脓，敛疮生肌。主治气虚乏力，食少便溏，中气下陷，久泻脱肛，便血崩漏，表虚自汗，气虚水肿，内热消渴，血虚萎黄，半身不遂，痹痛麻木，痈疽难溃，久溃不敛。

【用法用量】内服：9~30g。

蒙药 混其日

【别　　名】协日—萨日得马、布如拉那格—扎他召尔。

【入药部位】根。

【采收加工】秋季采收，除净泥土，切去根头部及支根，晒干后分别打捆，或晒至六七成干，捆成小捆，再晒干。

【药　　性】味甘，性凉。

【功能主治】清热，愈伤，止血，生肌。主治刀伤，内伤，子宫脱垂，跌打损伤，脉热症。

【用法用量】内服：配方或单用。

糙叶黄芪

春黄耆、粗糙紫云英、糙叶黄耆

Astragalus scaberrimus Bunge

资源量：常见

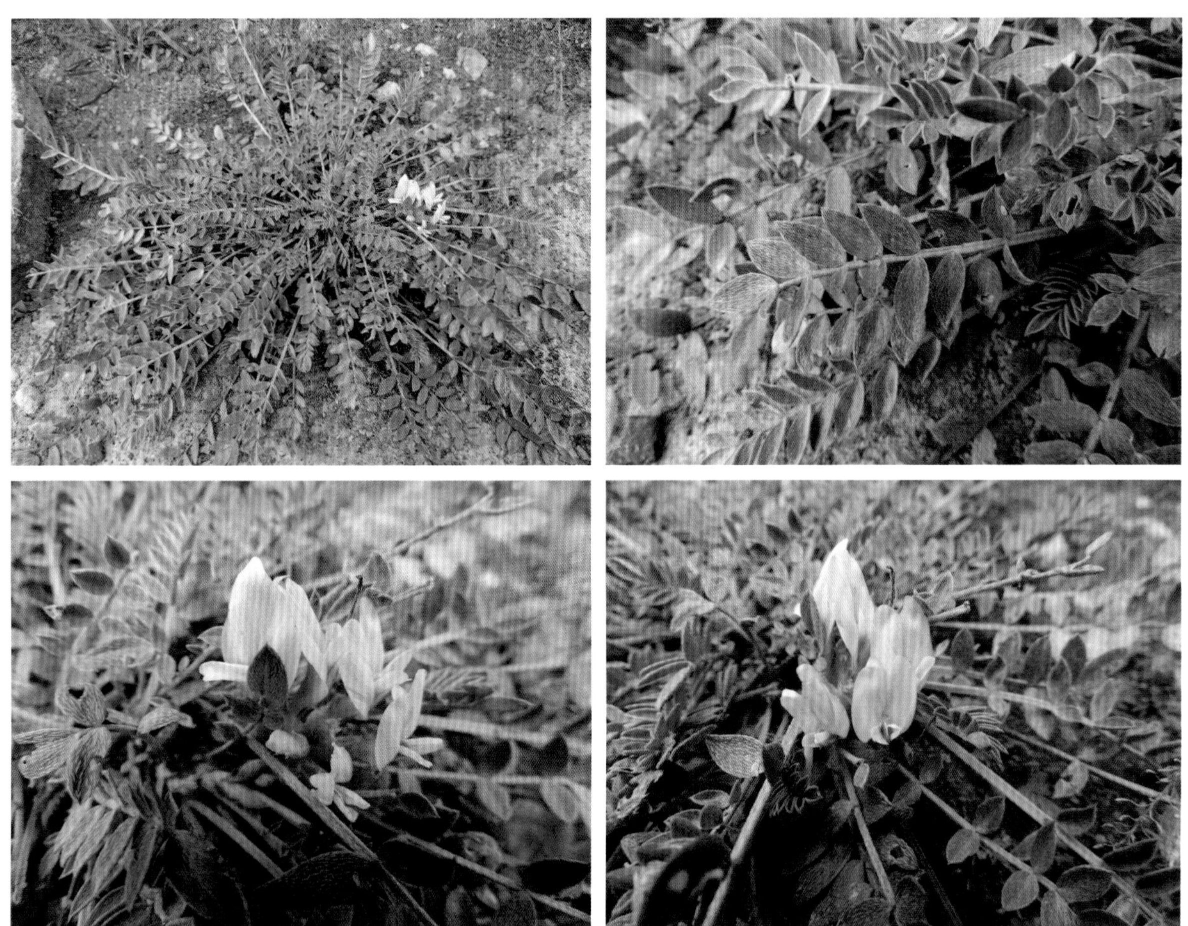

【形态特征】多年生草本，密被白色伏贴毛。根状茎短缩，多分枝，木质化。羽状复叶有7~15片小叶；叶柄与叶轴等长或稍长；托叶下部与叶柄贴生，上部呈三角形至披针形；小叶椭圆形或近圆形，有时披针形，两面密被伏贴毛。总状花序生3~5花；总花梗极短，腋生；花梗极短；苞片披针形；花萼管状，萼齿线状披针形，与萼筒等长或稍短；花冠淡黄色或白色，旗瓣倒卵状椭圆形，先端微凹，中部稍缢缩，下部稍狭成不明显的瓣柄，翼瓣较旗瓣短，瓣片长圆形，先端微凹，较瓣柄长，龙骨瓣较翼瓣短，瓣片半长圆形，与瓣柄等长或稍短；子房有短毛。荚果披针状长圆形，微弯，具短喙，背缝线凹入，革质，密被白色伏贴毛，假2室。花期4~8月，果期5~9月。

【生境分布】在祁连山分布于沿山阳坡草地、河滩路旁。我国东北、华北、西北各省区有分布。

中药　糙叶黄芪

【别　　名】糙叶黄耆。

【入药部位】根。

【采收加工】春、秋季采挖，洗净泥土，除去须根，晒干。

【性味归经】味微苦，性平。

【功能主治】健脾利水。主治水肿，胀满。

【用法用量】内服：9~30g。

红花山竹子

红花岩黄耆、红黄芪、豆花牛脖筋

Corethrodendron multijugum (Maximowicz) B. H. Choi & H. Ohashi

资源量：常见

【形态特征】半灌木，高可达1m。幼枝密被短柔毛。叶柄甚短，密被短柔毛；托叶卵状披针形；奇数羽状复叶，小叶21~41；叶片卵形、椭圆形或倒卵形，先端钝或微凹，基部近圆形，上面无毛，密布小斑点，下面密被平伏短柔毛。总状花序腋生；花9~25朵，疏生；苞片早落；花萼钟状，外面被短柔毛，萼齿5，三角状，短于萼筒；蝶形花冠紫红色，有黄色斑点，旗瓣和龙骨瓣近等长，翼瓣短；雄蕊10，二体，花柱丝状，弯曲。荚果扁平，2~3节，节荚斜圆形，具刺棘。花期6~7月，果期8~9月。

【生境分布】在祁连山分布于海拔2000~3000m沙砾质洪积扇、河滩、草原地区的砾石质山坡以及

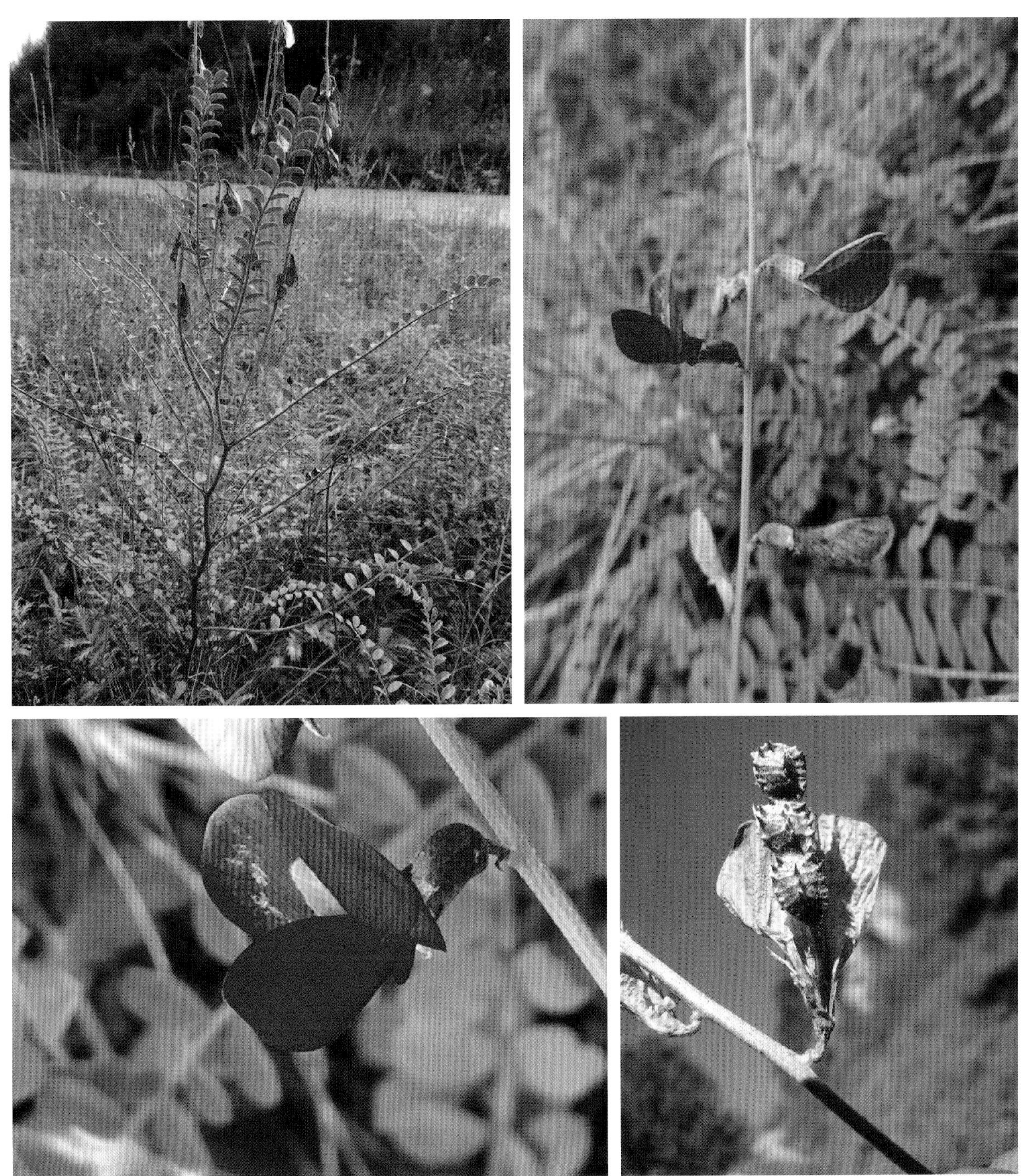

某些落叶阔叶林地区的干燥山坡和砾石河滩。四川、西藏、新疆、青海、甘肃、宁夏、陕西、山西、内蒙古、河南、湖北等地有分布。

中药　红花岩黄芪

【别　　名】红黄芪。

【入药部位】根。

【采收加工】秋末挖取根，除去根头部及支根，晒干，打把。

【性味归经】味甘，性温。归心、肺、脾、肾经。

【功能主治】补气固表，利尿，托毒排脓，生肌敛疮。主治气短心悸，倦怠，乏力，自汗，盗汗，久泻，脱肛，子宫脱垂，体虚浮肿，慢性肾炎，痈疽难溃或溃久不敛。

【用法用量】内服：6~15g，大剂量可用至30g。补虚宜炙用；止汗、利尿、托疮生肌宜生用。

藏药 塞玛玛保

【入药部位】根。

【采收加工】秋季挖取根，除去泥土、须根，洗净，晾干，备用。

【药　　性】味甘、苦，性温。

【功能主治】止痛，止血。主治培根木保病。

【用法用量】内服：常配方用，3~9g。

块茎岩黄芪 块茎岩黄耆

Hedysarum algidum L. Z. Shue

资源量：稀少

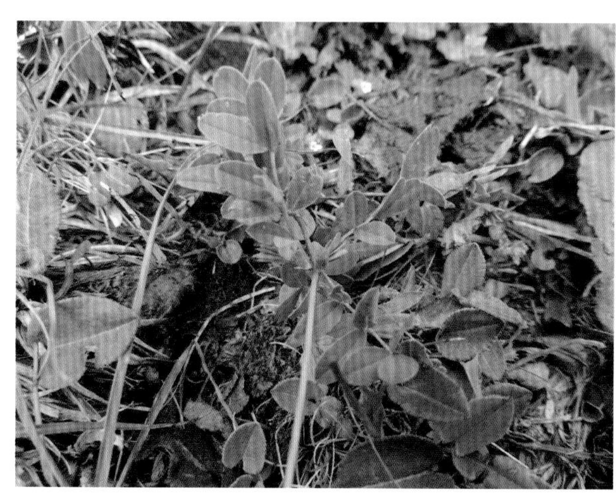

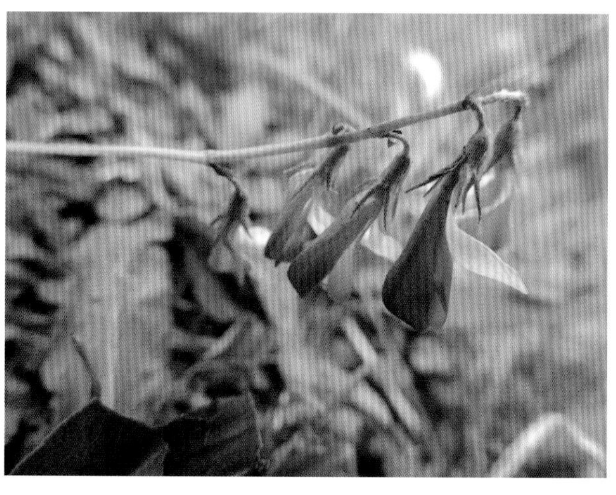

【形态特征】多年生草本，高5~10cm。根通常呈不同程度的圆锥状，根颈生出若干纤细的茎，其节间膨大，呈念珠状。茎细弱，仰卧，有1~2个分枝，被柔毛。托叶披针形，棕褐色干膜质；小叶5~11，近无柄，小叶片椭圆形或卵形，下面被贴伏短柔毛，先端圆形或截平状，基部四楔形。总状花序腋生，高于叶近1倍；花6~12朵；苞片披针形，棕褐色干膜质，稍长于花梗，被短柔毛；花萼钟状，萼筒淡污紫红色，萼齿三角状披针形，与萼筒约等长，被柔毛；花冠紫红色，下部色较淡或近白色，旗瓣倒卵形，翼瓣线形，与旗瓣近等长，龙骨瓣稍长于旗瓣；子房线形，腹缝线具柔毛，其余部分几无毛。花期7~8月，果期9~10月。

【生境分布】在祁连山分布于全山系海拔2500m以上亚高山草甸、林缘和森林阳坡的草甸草原。青海、甘肃、四川有分布。

中药　块茎岩黄芪

【入药部位】全草。

【采收加工】6~7月采收，除去枯枝残叶及须根，洗净，以棒略砸，用纸遮蔽晒干。

【性味归经】味甘，性温。

【功能主治】活血止痛，利尿，退热，催吐。主治溃疡，胃痉挛，水肿，外伤肿痛，创伤。

【用法用量】内服：6~15g。外用：适量，熬膏敷。

藏药　萨完

【入药部位】全草。

【采收加工】夏季采全草，洗净，除去枯枝残叶及须根，用木棒稍砸后，用纸遮盖，放通风干燥处晒干，防霉烂变质。

【药　　性】味甘，性温。

【功能主治】退热镇痛，催吐，利尿。主治胃痉挛，溃疡，水肿等。熬膏外用主治创伤。

【用法用量】内服：配方或单用。

短叶锦鸡儿

猪儿刺、猫儿刺

Caragana brevifolia Kom.

资源量：常见

【形态特征】灌木，高1~2m。树皮深灰褐色，稍有光泽，老时龟裂；小枝有棱。假掌状复叶有4片小叶，托叶硬化成针刺；短枝上叶柄极短；小叶披针形或倒卵状披针形。花梗单生于叶腋；

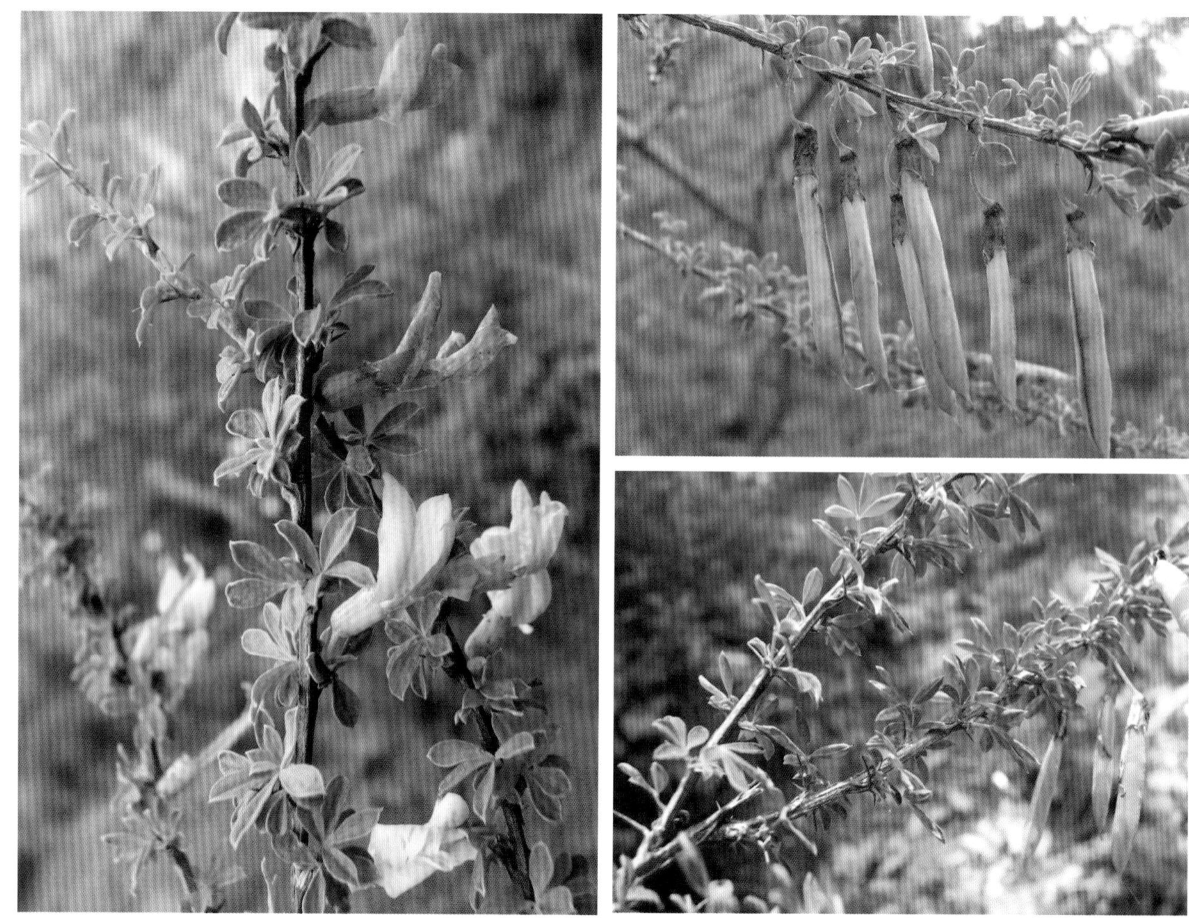

花萼管状钟形，带褐色，常被白粉，萼齿三角形；花冠黄色，旗瓣宽卵形，翼瓣较旗瓣稍长，瓣柄与瓣片近等长，耳短小，齿状，龙骨瓣的瓣柄与瓣片近等长，耳齿状，子房无毛。荚果圆筒状，成熟时黑褐色。花期 6~7 月，果期 8~9 月。

【生境分布】在祁连山分布于海拔 2500m 以上河岸、山谷、山坡杂木林间。四川、西藏、甘肃、青海有分布。

中药　短叶锦鸡儿根

【别　　名】短叶锦鸡儿。

【入药部位】根。

【采收加工】秋季采根，洗净泥土，切段，晾干，备用。

【性味归经】味辛、苦，性寒。

【功能主治】清热散肿，生肌止痛。主治痈疽，疮疖肿痛。

【用法用量】外用：适量，熬膏外敷患处。

藏药 扎美扎哇

【入药部位】根。

【采收加工】秋季采根，洗净泥土，切段，晾干，备用。

【药　　性】味苦，性凉。

【功能主治】清肌热，泻脉热。主治肌肉病，脉病。

【用法用量】内服：常配方用，6~9g。

鬼箭锦鸡儿

鬼箭愁、鬼见愁、狼麻

Caragana jubata (Pall.) Poir.

资源量：常见

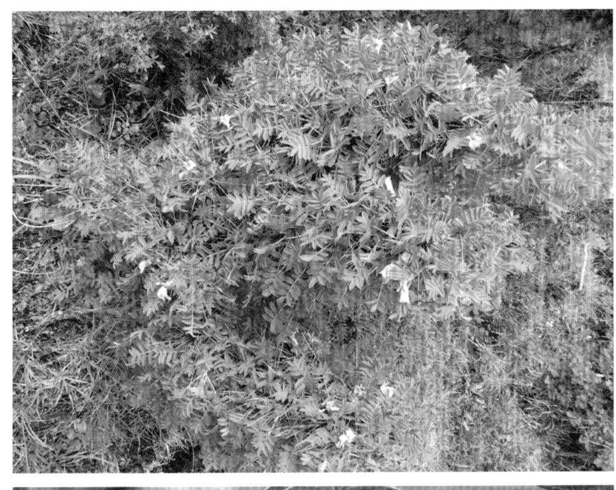

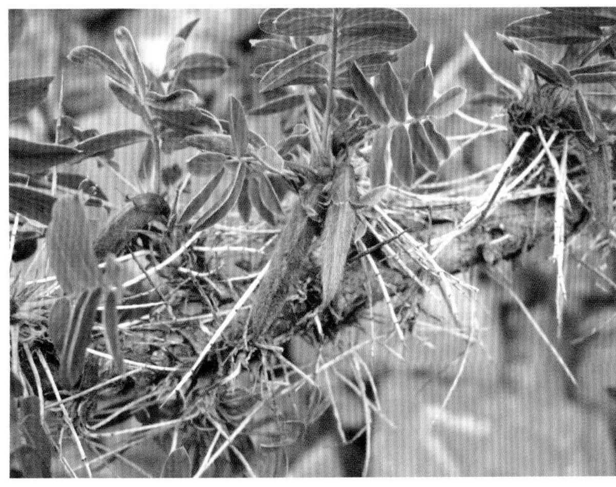

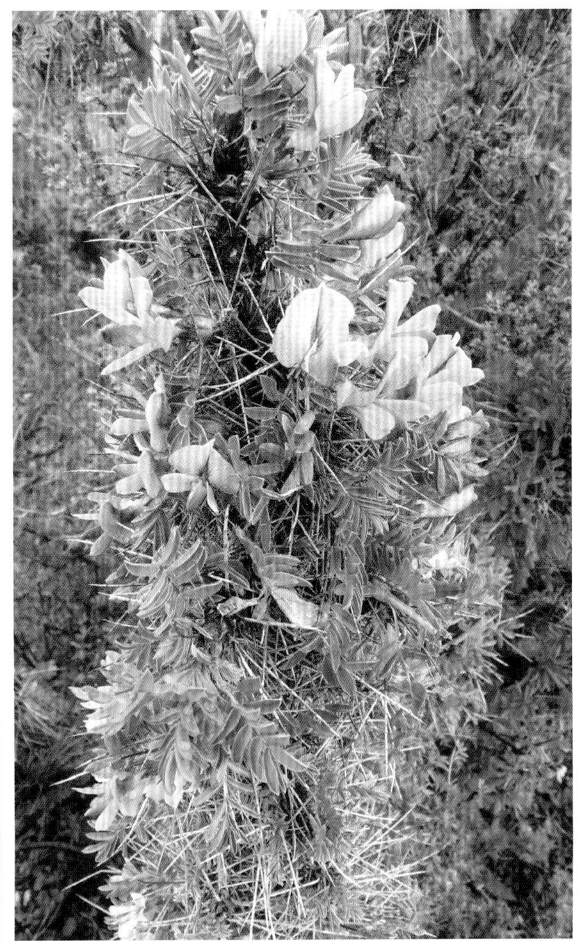

【形态特征】多刺矮灌木，高 1~2m。基部分枝，茎多刺，树皮深灰色至黑色。偶数羽状复叶，小叶 4~6 对；叶轴宿存并硬化成刺；叶密集于枝的上部，小叶长椭圆形至线状长椭圆形，两面疏生柔毛，网脉不明显；托叶与叶柄基部贴生，不硬化成刺。花单生，花梗极短，基部有关节；花萼筒状，密生长柔毛，基部偏斜，萼齿 5，披针形，长为萼筒的 1/2；花冠蝶形，淡红色或近白色；子房长椭圆形，密生长柔毛。荚果长椭圆形，密生丝状长柔毛。花期 5~7 月，果期 7~8 月。

【生境分布】在祁连山分布于海拔 2800~3400m 山坡、灌林、疏林。辽宁、内蒙古、河北、山西、甘肃、青海、四川、西藏等地有分布。

中药 鬼箭锦鸡儿

【别　　名】鬼见愁。

【入药部位】根及枝叶。

【采收加工】夏、秋季采收枝叶，晒干。秋季采挖根部，洗净，切片，晒干。

【性味归经】味辛、苦、涩，性微寒。归肝、脾、肾经。

【功能主治】清热解毒，降压。主治乳痈，疮疖肿痛，高血压。

【用法用量】内服：9~15g。外用：适量，熬膏敷。

藏药 佐模相

【别　　名】佐刺、佐木热、谱吉怎丹。

【入药部位】树干煎膏。

【采收加工】秋季采集树干，除去皮，晒干，以树干煎膏入药。

【药　　性】味苦，性凉。

【功能主治】清血热，破血。主治血病，妇科病。

【用法用量】内服：常配方用，3~9g。

柠条锦鸡儿

毛条、白柠条、柠条

Caragana korshinskii Kom.

资源量：栽培

【形态特征】灌木或小乔木状，高 1~4m。老枝金黄色，有光泽；嫩枝被白色柔毛。羽状复叶有 6~8 对小叶；托叶在长枝者硬化成针刺，宿存；叶轴长 3~5cm，脱落；小叶披针形或

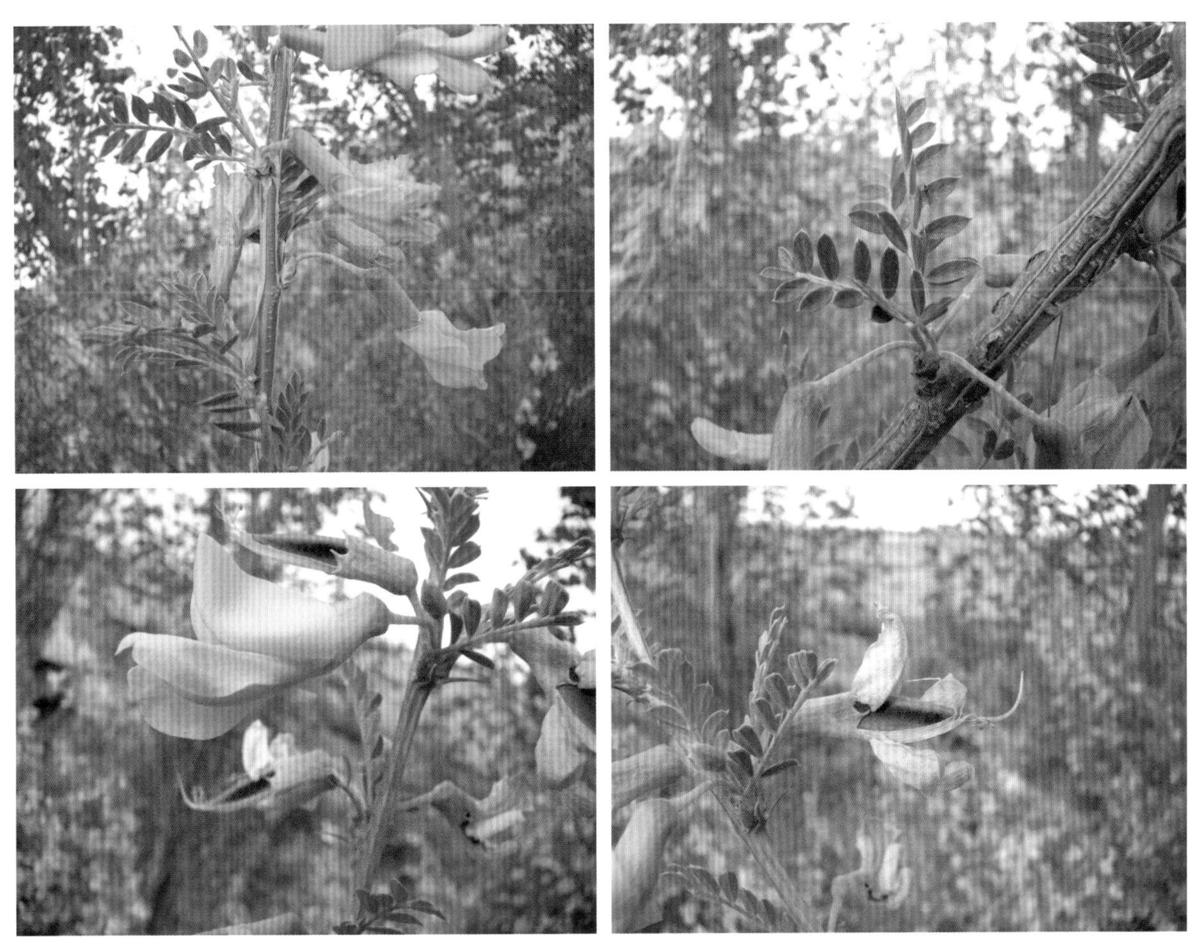

狭长圆形，先端锐尖或稍钝，有刺尖，基部宽楔形，灰绿色，两面密被白色伏贴柔毛。花萼管状钟形，密被伏贴短柔毛，萼齿三角形或披针状三角形；花冠长 20~23mm，旗瓣宽卵形或近圆形，先端截平而稍凹，宽约 16mm，具短瓣柄，翼瓣瓣柄细窄，稍短于瓣片，耳短小，齿状，龙骨瓣具长瓣柄，耳极短；子房披针形，无毛。荚果扁，披针形，长 2~2.5cm，宽 6~7mm，有时被疏柔毛。花期 5 月，果期 6 月。

【生境分布】在祁连山分布于半固定和固定沙地。内蒙古、宁夏、甘肃有分布。

中药 柠条锦鸡儿

【入药部位】根、花、种子。

【采收加工】夏季采收花及种子，阴干备用。秋季挖根，除去杂质，晒干，切片，备用。

【性味归经】根：味微辛，性温。花：味甘，性温。

【功能主治】滋阴养血，止痒，杀虫。主治高血压，头晕，心悸，气短乏力，月经不调，神经性皮炎，牛皮癣，黄水疮。

【用法用量】内服：配方或单用。

甘　草

甜根子、甜草、国老

Glycyrrhiza uralensis Fisch.

资源量：常见

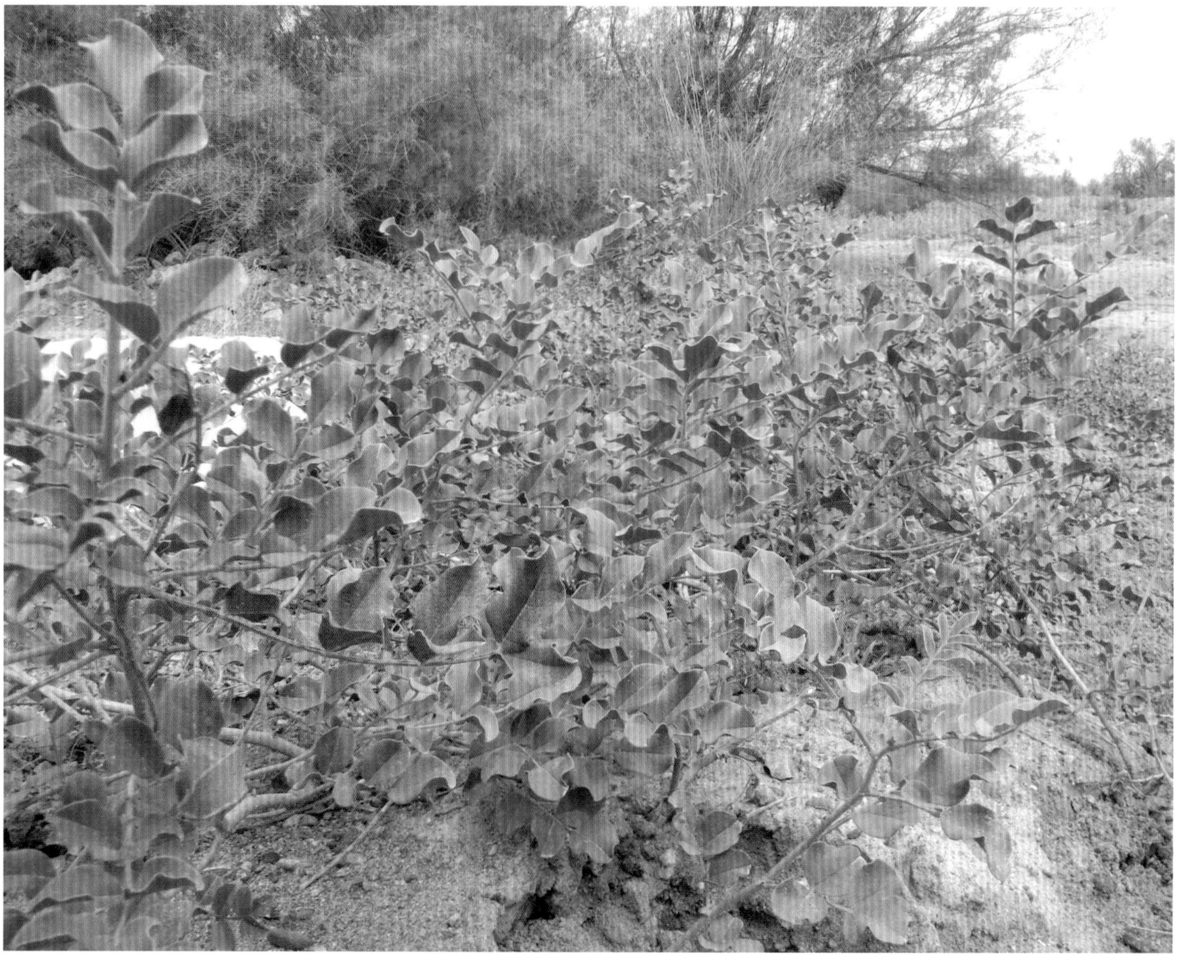

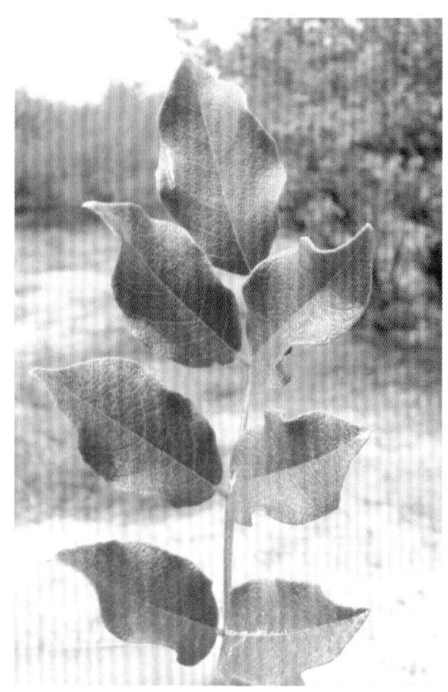

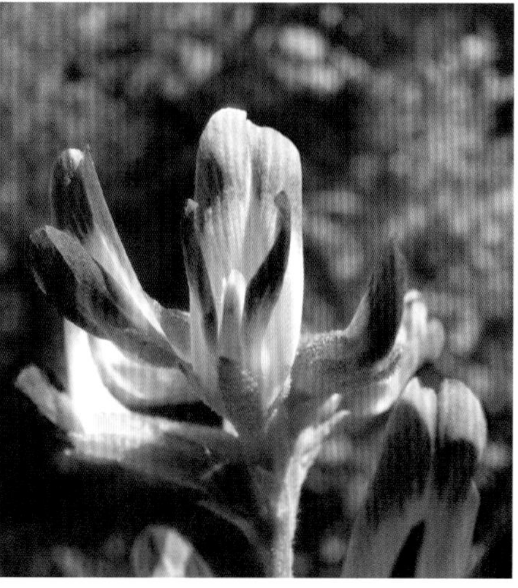

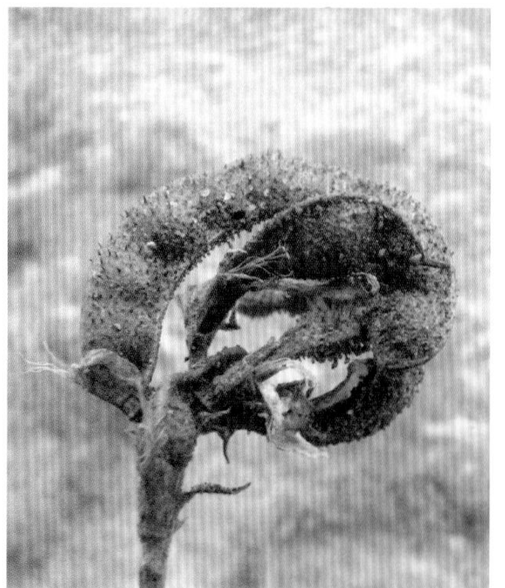

【形态特征】多年生草本。根与根状茎粗壮，外皮褐色，里面淡黄色，具甜味。茎直立，多分枝，高 30~120cm，密被鳞片状腺点、刺毛状腺体及白色或褐色的绒毛。叶长 5~20cm；托叶三角状披针形，两面密被白色短柔毛；小叶 5~17 枚，卵形、长卵形或近圆形。总状花序腋生，具多数花，总花梗短于叶，密生褐色的鳞片状腺点和短柔毛；苞片长圆状披针形，褐色，膜质，外面被黄色腺点和短柔毛；花萼钟状，密被黄色腺点及短柔毛，基部偏斜并膨大呈囊状，萼齿 5，与萼筒近等长，上部 2 齿大部分连合；花冠紫色、白色或黄色，旗瓣长圆形，顶端微凹，基部具短瓣柄，翼瓣短于旗瓣，龙骨瓣短于翼瓣；子房密被刺毛状腺体。荚果弯曲呈镰刀状或呈环状，密集成球，密生瘤状突起和刺毛状腺体。种子 3~11，暗绿色，圆形或肾形。花期 6~8 月，果期 7~10 月。

【生境分布】在祁连山分布于海拔 1800m 上下干旱沙地、河岸沙质地、山坡草地及盐渍化土壤。新疆、内蒙古、宁夏、甘肃、山西等地有分布。

中药　甘草

【别　　名】美草、蜜甘、蜜草。

【入药部位】根和根状茎。

【采收加工】春、秋季采挖，除去须根，晒干。

【性味归经】味甘，性平。归心、肺、脾、胃经。

【功能主治】补脾益气，清热解毒，祛痰止咳，缓急止痛，调和诸药。主治脾胃虚弱，倦怠乏力，心悸气短，咳嗽痰多，脘腹、四肢挛急疼痛，痈肿疮毒，缓和药物毒性、烈性。

【用法用量】内服：2~10g。

【各家论述】①甘草味甘，大缓诸火。下焦药少用，恐大缓不能直达。（《本草衍义补遗》）②甘草，甘平之品，独入脾胃，李时珍曰能通入十二经者，非也。稼穑作甘，土之正味，故甘草为中宫补剂。《别录》云，下气治满，甄权云，除腹胀满，盖脾得补则善于健运也。若脾土太过者，误服则转加胀满，故曰脾病人毋多食甘，甘能满中，此为土实者言也。世俗不辨虚实，每见胀满，便禁甘草，何不思之甚耶。（《本草通玄》）③甘草，味至甘，得中和之性，有调补之功，故毒药得之解其毒，刚药得之和其性，表药得之助其外，下药得之缓其速。助参、芪成气虚之功，人所知也，助熟地疗阴虚之危，谁其晓焉。祛邪热，坚筋骨，健脾胃，长肌肉。随气药入气，随血药入血，无往不可，故称国老。惟中满者勿加，恐其作胀；速下者勿入，恐其缓功，不可不知也。（《本草正》）④甘草，生用凉而泻火，主散表邪，消痈肿，利咽痛，解百药毒，除胃积热，去尿管痛，此甘凉除热之力也。炙用温而补中，主脾虚滑泻，胃虚口渴，寒热咳嗽，气短困倦，劳役虚损，此甘温助脾之功也。但味厚而太甜，补药中不宜多用，恐恋膈不思食也。（《药品化义》）

藏药 相额尔

【别　　名】卡都、热字、砸新。

【入药部位】根及根茎。

【采收加工】秋季采挖，除去茎基、枝杈、须根等，截成适当长短的段，晒至半干，打成小捆，再晒至全干。

【药　　性】味甘，性平。

【功能主治】清肺热。主治肺病，脉病。

【用法用量】内服：常配方用，6~9g。

蒙药 希和日—乌布斯

【别　　名】兴阿日、苏达勒杜—归格其、毛敦乃—希莫。

【入药部位】根及根状茎。

【采收加工】秋季采挖，除去茎基、枝杈、须根等，截成适当长短的段，晒至半干，打成小捆，再晒至全干。

【药　　性】味甘，性平。效稀、软、柔、轻。

【功能主治】止咳祛痰，止渴，滋补，清热，止吐，解毒。主治肺热，哮喘，咳嗽，肺脓肿，舌咽发干，口渴，咽喉干痛，恶心呕吐，白脉病，身体虚弱。

【用法用量】内服：煮散剂，3~5g，或入丸、散。

【各家论述】①祛肺病、脉病。（《论说医典》）②清热，祛肺病。（《医药月帝》）

胀果甘草 *Glycyrrhiza inflata* Batal.

资源量：偶见

【形态特征】多年生草本，高 0.5~1cm，有时基部粗壮而为木质。茎直立，被淡黄褐色鳞片腺体，

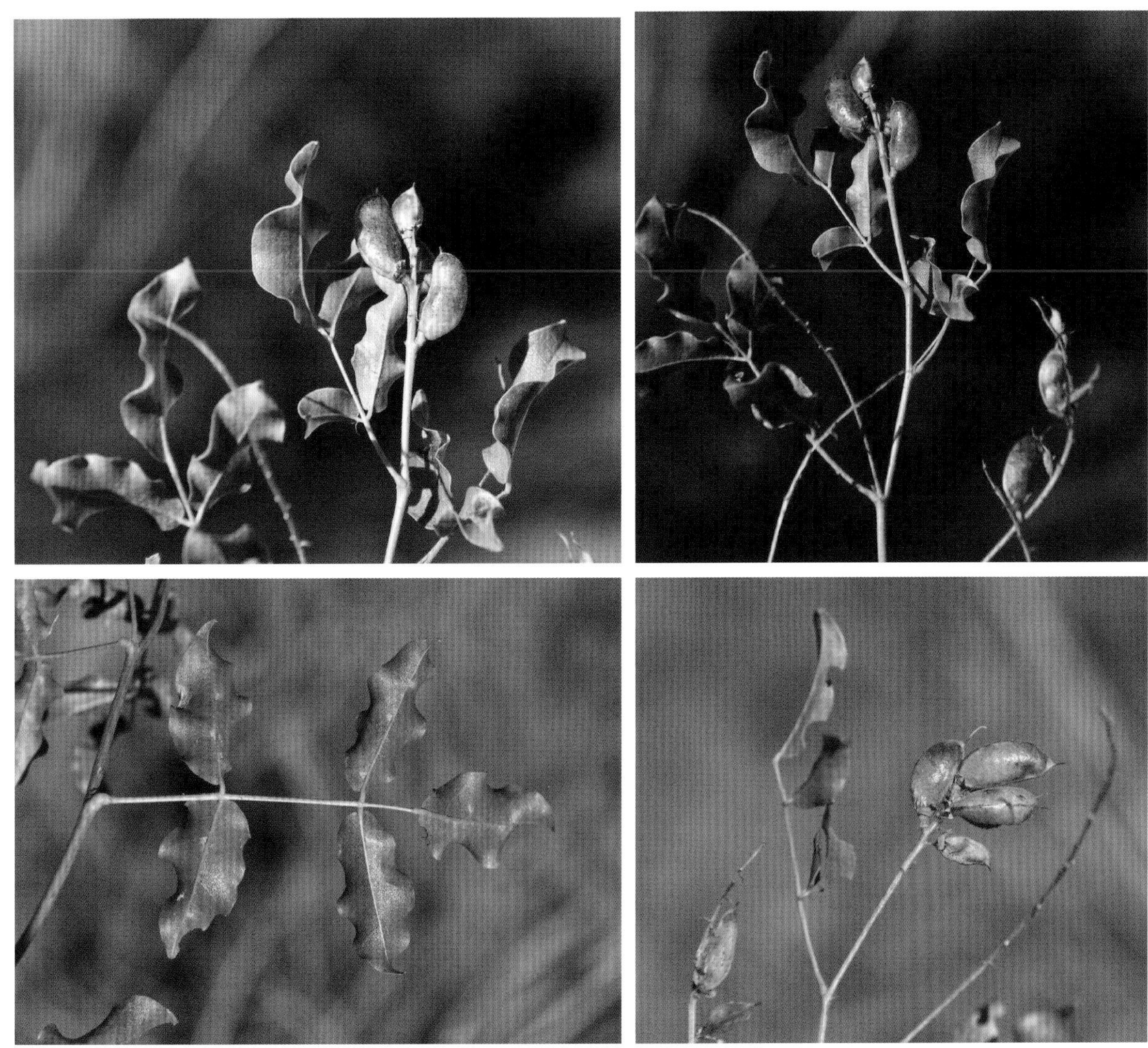

或无腺毛而有疏柔毛，或几无毛。奇数羽状复叶长3~16cm；小叶3~7枚，卵形、狭长卵形、长圆形至椭圆形，长1.5~5cm，宽0.6~2.8cm，先端急尖或钝，基部圆形，边缘微反卷，常明显为波卷状，上面暗绿色，具黄褐色腺点，下面亮绿色，具淡黄绿色腺点，幼时如涂胶状，有光泽，两面无毛或几无毛；小叶柄长1~4mm。总状花序；花小，紫红色，排列疏松。荚果长圆形，短小，长0.8~2cm，膨胀，无或略有凹窝，被微柔毛与少许不明显的腺瘤。种子小，1~7颗。花期6~8月，果期7~9月。

【生境分布】在祁连山分布于西段海拔1800m上下荒漠戈壁。甘肃、新疆等地有分布。

中药　甘草

同“甘草”条。

蒙药　希和日—乌布斯

同“甘草”条。

米口袋　地丁、多花米口袋、米布袋

Gueldenstaedtia multiflora Bunge

资源量：常见

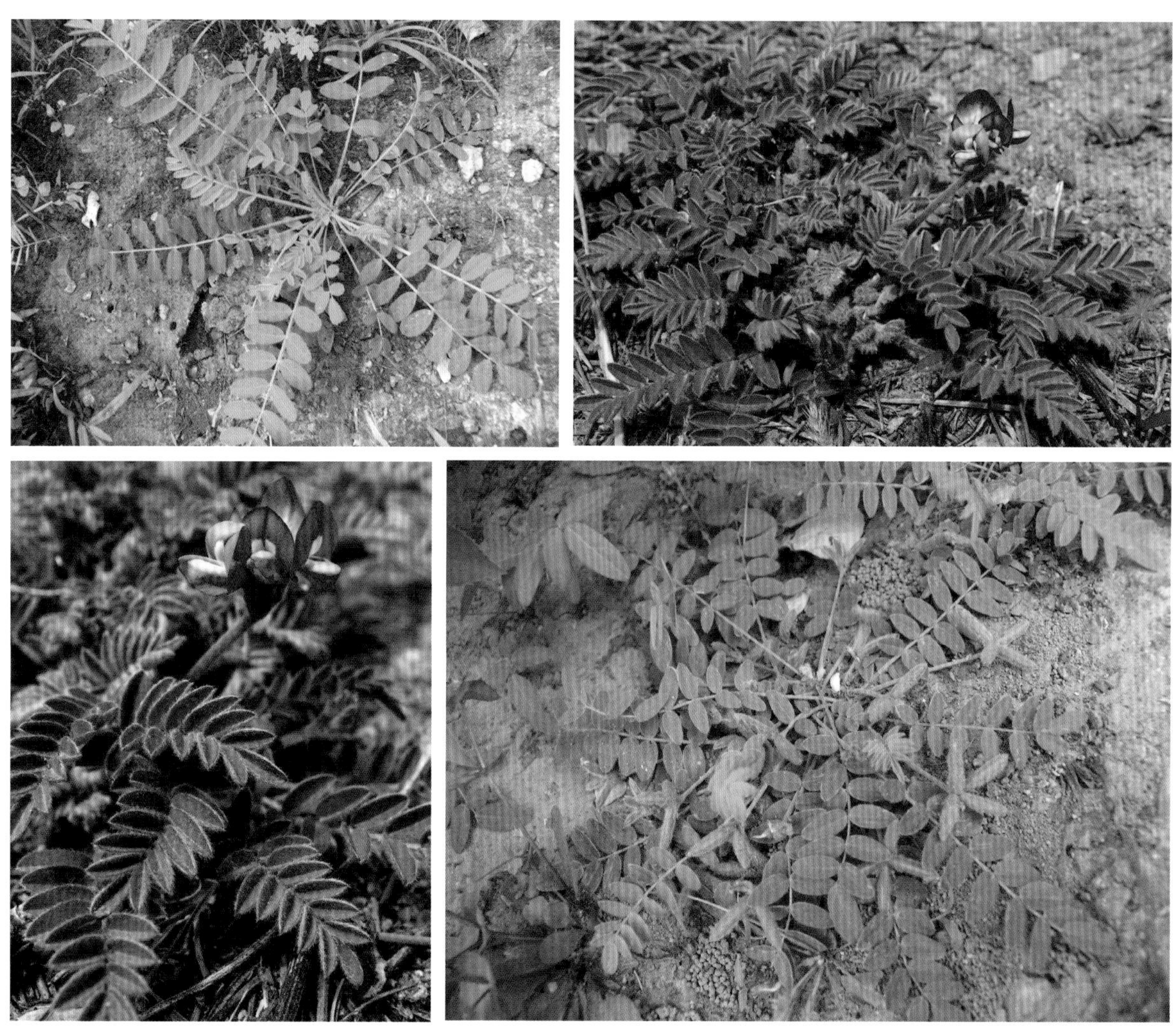

【形态特征】多年生草本，主根圆锥状。分茎极缩短，叶及总花梗于分茎上丛生。托叶宿存，下面的阔三角形，上面的狭三角形，基部合生，外面密被白色长柔毛；早生叶被长柔毛，后生叶毛稀疏，甚几至无毛；小叶 7~21 片，椭圆形到长圆形，卵形到长卵形，有时披针形，顶端小叶有时为倒卵形。伞形花序有 2~6 朵花；苞片三角状线形；花萼钟状，上 2 萼齿最大，与萼筒等长，下 3 萼齿较小，最下一片最小；花冠紫堇色，旗瓣长倒卵形，全缘，翼瓣斜长倒卵形，具短耳，龙骨瓣倒卵形；子房椭圆状，柱头圆形。荚果圆筒状，被长柔毛；种子三角状肾形，直径约 1.8mm，具凹点。花期 4~6 月，果期 5~8 月。

【生境分布】在祁连山分布于海拔 2000~2400m 山坡、路旁、田边。我国东北、华北、华东，以及陕西、甘肃等地有分布。

中药　甜地丁

【入药部位】带根全草。

【采收加工】春、夏季采收，除去杂质，洗净泥土，晒干，切段，备用。

【性味归经】味辛、苦，性寒。

【功能主治】清热解毒，消痈肿。主治化脓性炎症，痈疖疔疮，高热烦躁，黄疸，肠炎，痢疾，瘰疬。

【用法用量】内服：6~30g。外用：适量，鲜草捣烂敷患处，或煎水洗。

狭叶米口袋

甜地丁、紫花地丁、米布袋

Gueldenstaedtia stenophylla Bunge

资源量：较常见

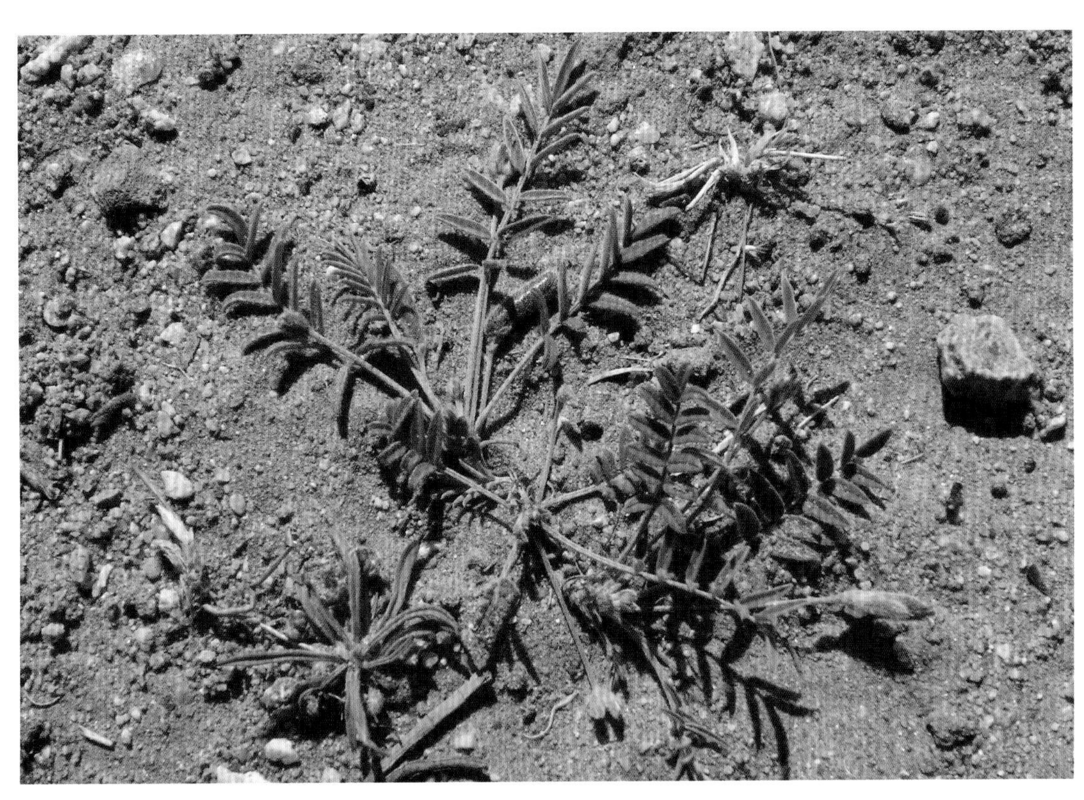

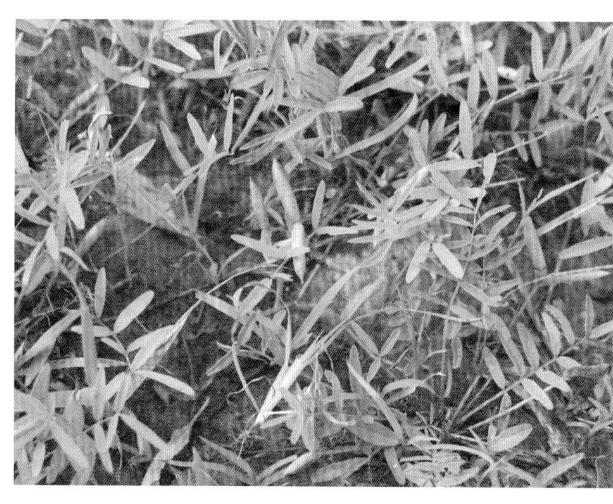

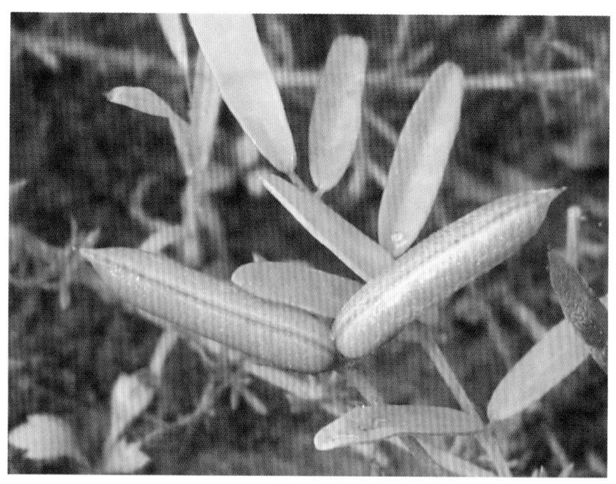

【形态特征】多年生草本，主根细长。分茎较缩短，具宿存托叶。羽状复叶，被疏柔毛；叶柄约为叶长的 2/5；托叶宽三角形至三角形，被稀疏长柔毛，基部合生；小叶 7~19，早春生的小叶卵形，夏、秋的线形或长圆形，先端急尖，钝头或截形，先端具细尖，两面被疏柔毛。伞形花序具 2~3（4）花；花序梗纤细，较叶为长，被白色疏柔毛；花梗极短或近无梗；苞片及小苞片披针形，密被长柔毛；花萼筒钟状，上方 2 萼齿较大，下方 3 萼齿较窄小；花冠粉红色，旗瓣椭圆形或近圆形，先端微缺，基部渐窄成瓣柄，翼瓣窄楔形，先端斜截，龙骨瓣长 4.5mm；子房被疏柔毛。荚果圆筒形，被疏柔毛。种子肾形，直径 1.5mm，具凹点。花期 4~6 月，果期 5~8 月。

【生境分布】在祁连山分布于海拔 2000~2500m 山坡、草地。内蒙古、河北、山西、陕西、甘肃、浙江、河南、江西等地有分布。

中药　甜地丁

同“米口袋”条。

高山豆

单花米口袋、异叶米口袋、喜马拉雅米口袋

Tibetia himalaica (Baker) Tsui

资源量：较常见

【形态特征】多年生草本。主根直下，上部增粗，分茎明显。叶长 2~7cm，叶柄被稀疏长柔毛；托叶大，卵形，密被贴伏长柔毛；小叶 9~13，圆形至椭圆形、宽倒卵形至卵形，被贴伏长柔毛。伞形花序具 1~3 朵花，稀 4 朵；总花梗与叶等长或较叶长，具稀疏长柔毛；苞片长三

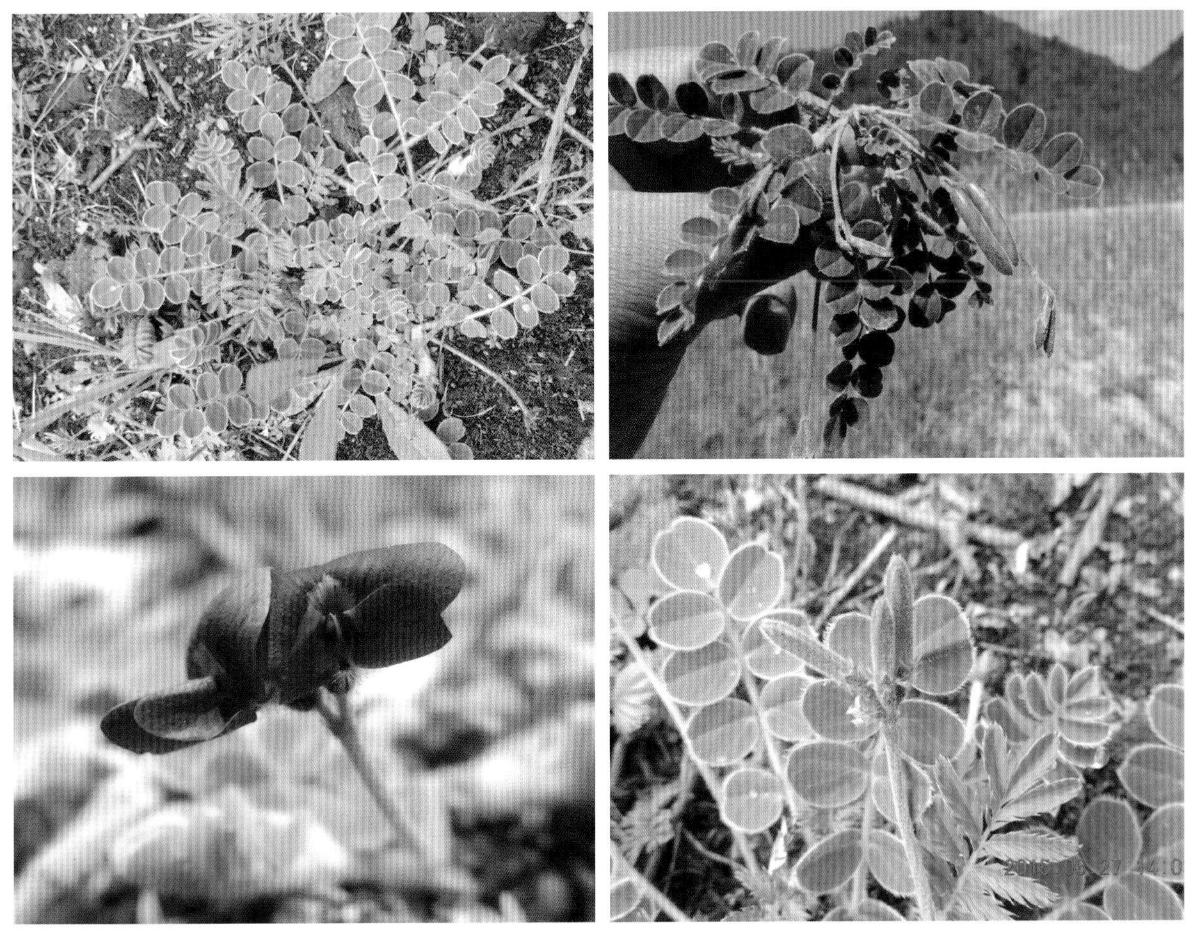

角形；花萼钟状，被长柔毛，上 2 萼齿较大，基部合生至 1/2 处，下 3 萼齿较狭而短；花冠深蓝紫色；旗瓣卵状扁圆形，顶端微缺至深缺；翼瓣宽楔形具斜截头，龙骨瓣近长方形；子房被长柔毛，花柱折曲成直角。荚果圆筒形或有时稍扁，被稀疏柔毛或近无毛。种子肾形，光滑。花期 5~6 月，果期 7~8 月。

【生境分布】在祁连山分布于海拔 2000m 以上山坡草地。青海、西藏、四川、甘肃、云南等地有分布。

中药 异叶米口袋

【别　　名】喜马拉雅米口袋。

【入药部位】全草。

【采收加工】秋季采收，切段，晒干。

【性味归经】味苦、涩，性寒。归肝、肾、膀胱经。

【功能主治】利尿消肿，解毒消痈。主治水肿，痈肿疔毒，瘰疬，狂犬咬伤，淋巴结结核。

【用法用量】内服：3~9g，或研末，每次 0.3~0.6g，每日 2 次。外用：适量，捣敷。

藏药 萨木

【别　　名】结巴曲托。

【入药部位】花。

【采收加工】6~7 月采花，洗净，晾干。

【药　　性】味微辛，性温。

【功能主治】利尿，消肿。主治各种水肿。

【用法用量】内服：配方或单用。

兴安胡枝子

毛果胡枝子、达呼尔胡枝子、达呼里胡枝子

Lespedeza davurica (Laxmann) Schindler

资源量：较常见

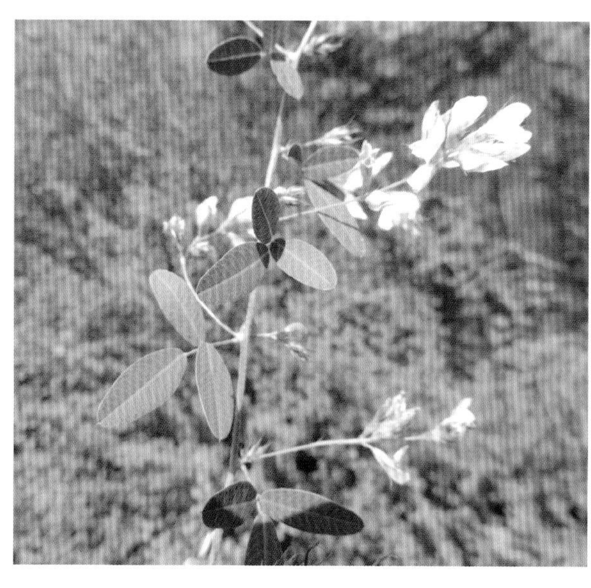

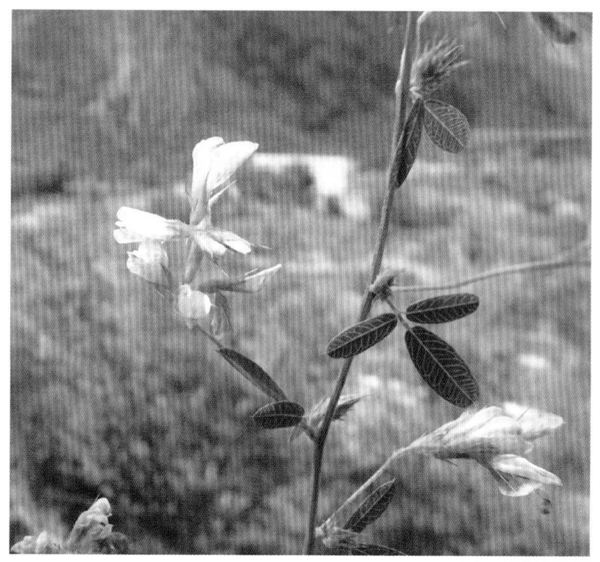

【形态特征】灌木，高达 1m。茎通常稍斜升，单一或数个簇生；老枝黄褐色或赤褐色，幼枝绿褐色，有细棱，被白色短柔毛。羽状复叶具 3 小叶；托叶线形；小叶长圆形或狭长圆形，先端圆形或微凹，有小刺尖，基部圆形，下面被贴伏的短柔毛；顶生小叶较大。总状花序腋生，较叶短或与叶等长；总花梗密生短柔毛；小苞片披针状线形，有毛；花萼 5 深裂，外面被白毛，萼裂片披针形，先端长渐尖，成刺芒状，与花冠近等长；花冠白色或黄白色，旗瓣长圆形，中央稍带紫色，具瓣柄，翼瓣长圆形，先端钝，较短，龙骨瓣比翼瓣长，先端圆形；闭锁花生于叶腋，结实。荚果小，倒卵形或长倒卵形，先端有刺尖，基部稍狭，两面凸起，有毛，包于宿存花萼内。花期 7~8 月，果期 9~10 月。

【生境分布】在祁连山分布于海拔 2000m 上下干山坡、草地、路旁、河滩。我国东北、华北经秦岭淮河以北至西南各省有分布。

中药 枝儿条

【别　　名】牡牛查、牛筋子、豆豆苗。

【入药部位】全草或根。

【采收加工】夏、秋季采挖，切段，晒干，备用。

【性味归经】味辛，性温。归肺经。

【功能主治】解表散寒。主治感冒发热，咳嗽。

【用法用量】内服：9~15g，鲜品 30~60g，或泡水代茶饮。

野苜蓿

黄花苜蓿、连花生

Medicago falcata L.

资源量：常见

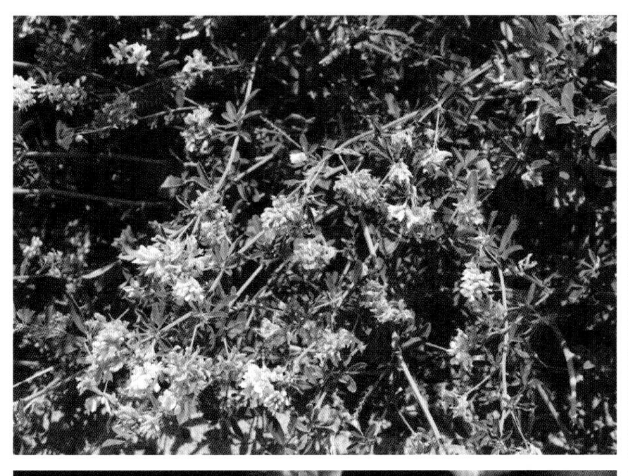

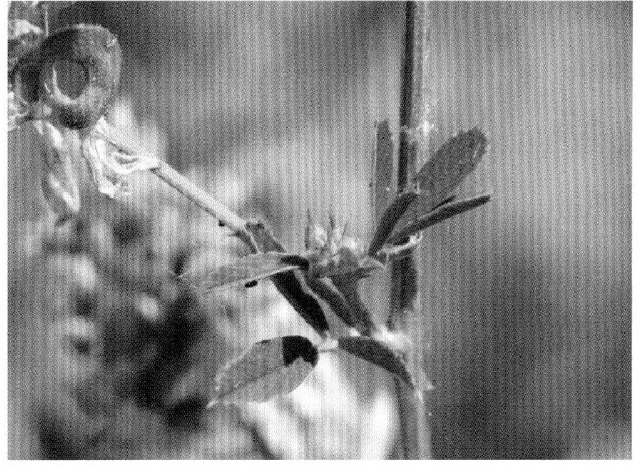

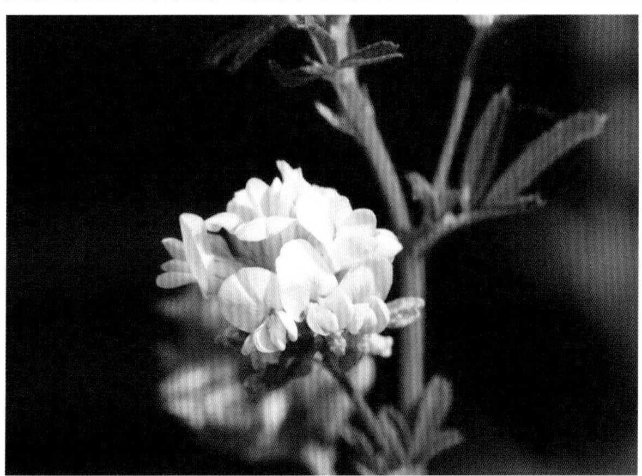

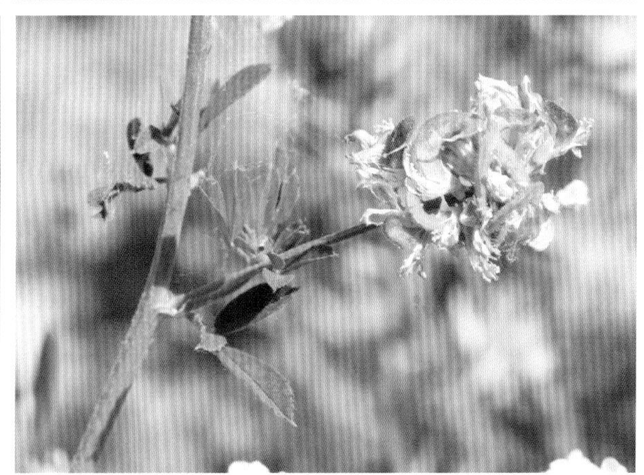

【形态特征】多年生草本，高 30~70cm。主根粗壮，木质，须根发达。茎平卧或上升，圆柱形，多分枝。羽状三出复叶；托叶披针形至线状披针形，全缘或稍具锯齿；小叶倒卵形至线状倒披针形，先端近圆形，具刺尖，基部楔形，边缘上部 1/4 具锐锯齿，下面被贴伏毛。花序短总状，具花 6~20（~25）朵，稠密，花期几不伸长；总花梗腋生，挺直，与叶等长或稍长；苞片针刺状；萼钟形，被贴伏毛，萼齿线状锥形，比萼筒长；花冠黄色，旗瓣长倒卵形，翼瓣和龙骨瓣等长，均比旗瓣短；子房线形，被柔毛，花柱短，略弯，胚珠 2~5 粒。荚果镰形，被贴伏毛；有种子 2~4 粒。种子卵状椭圆形，黄褐色，胚根处凸起。花期 6~8 月，果期 7~9 月。

【生境分布】在祁连山分布于海拔 2500~2900m 山坡草地。我国东北、华北、西北各地有分布。

中药 野苜蓿

【别　　名】镰荚苜蓿、豆豆苗。

【入药部位】全草。

【采收加工】夏、秋季采收全草，晒干，备用。

【性味归经】味甘、微苦，性平。归脾、胃、膀胱经。

【功能主治】健脾补虚，利尿退黄，舒筋活络。主治脾虚腹胀，消化不良，浮肿，黄疸，风湿痹痛。

【用法用量】内服：9~15g，或研末，3~4.5g。

天蓝苜蓿

天蓝、黄花马豆草、金花菜

Medicago lupulina L.

资源量：常见

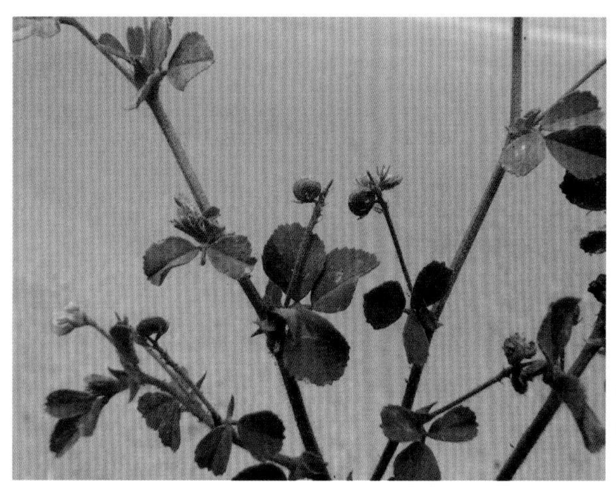

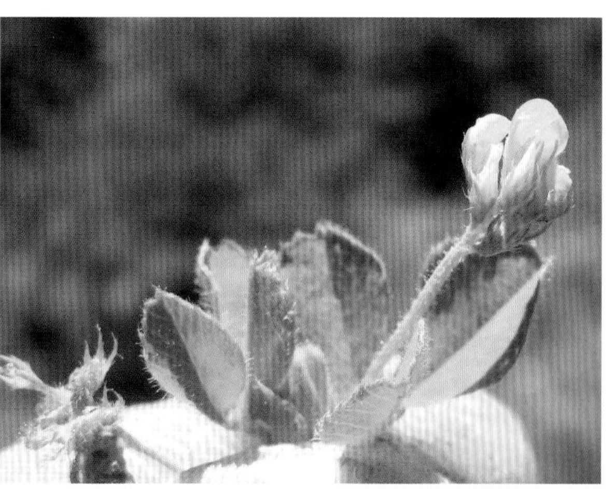

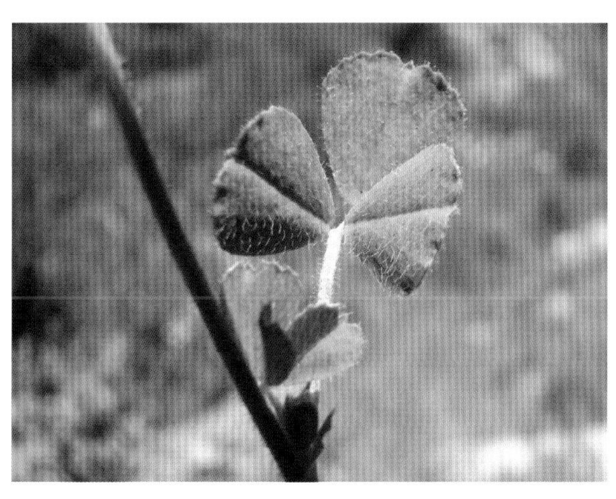
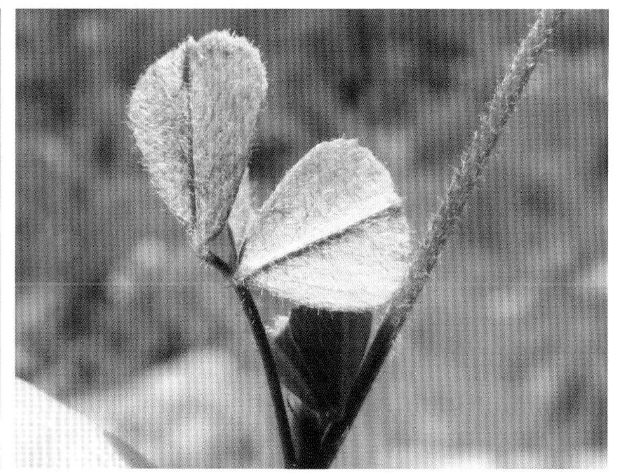

【形态特征】一年生、二年生或多年生草本，高 15~60cm，全株被柔毛或有腺毛。主根浅，须根发达。茎平卧或上升，多分枝。羽状三出复叶；托叶卵状披针形；下部叶柄较长，长 1~2cm，上部叶柄比小叶短；小叶倒卵形、阔倒卵形或倒心形。花序小头状，具花 10~20 朵；总花梗细，挺直，比叶长，密被贴伏柔毛；苞片刺毛状，甚小；萼钟形，萼齿线状披针形，稍不等长，比萼筒略长或等长；花冠黄色，旗瓣近圆形，顶端微凹，冀瓣和龙骨瓣近等长，均比旗瓣短；子房阔卵形，花柱弯曲，胚珠 1 粒。荚果肾形；有种子 1 粒。种子卵形，褐色，平滑。花期 7~9 月，果期 8~10 月。

【生境分布】在祁连山分布于海拔 1800m 上下河岸、路边、田野、林缘。我国多数省区有分布。

中药　老蜗生

【别　　名】接筋草、野花生。

【入药部位】全草。

【采收加工】夏季采挖全草，鲜用或切碎晒干。

【性味归经】味甘、苦、微涩，性凉。有小毒。归肺、肝、胆、肾经。

【功能主治】清热利湿，舒筋活络，止咳平喘，凉血解毒。主治湿热黄疸，热淋，石淋，风湿痹痛，咳喘，痔血，指头疔，毒蛇咬伤。

【用法用量】内服：9~30g。外用：适量，捣敷。

【各家论述】①治损伤。（《植物名实图考》）②清热利湿，凉血，止喘。治喘咳，痔血或大肠出血，黄疸。（《贵州草药》）③舒筋活络，清热利尿。（《昆明民间常用草药》）

南苜蓿

金花菜、黄花草子、草头

Medicago polymorpha L.

资源量：常见

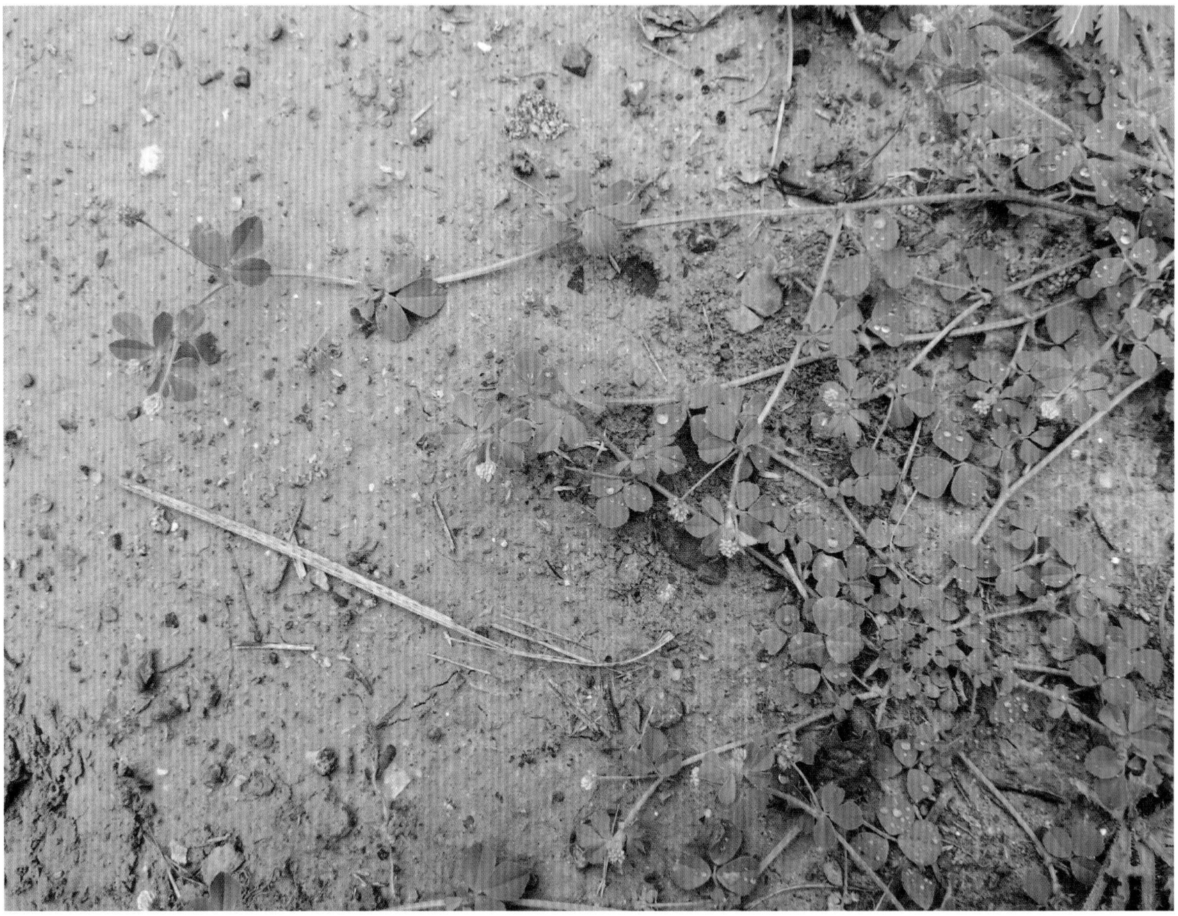

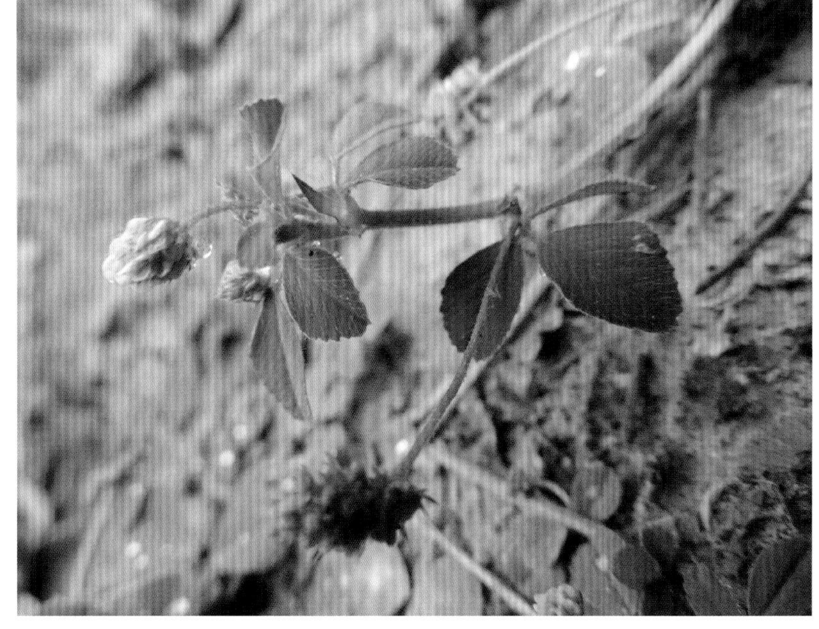

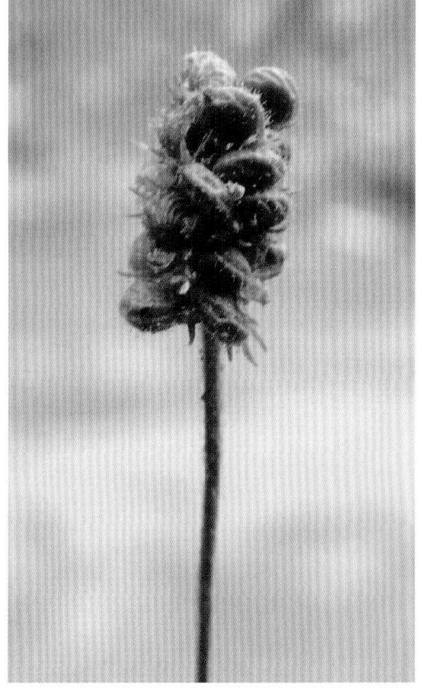

【形态特征】一年生或二年生草本，高 20~90cm。茎平卧、上升或直立，近四棱形，基部分枝。羽状三出复叶；托叶大，卵状长圆形；小叶倒卵形或三角状倒卵形，下面被疏柔毛。花序头状伞形，具花（1）2~10 朵；总花梗腋生，通常比叶短，花序轴先端不呈芒状尖；苞片甚小，尾尖；萼钟形，萼齿披针形，与萼筒近等长；花冠黄色，旗瓣倒卵形，先端凹缺，基部阔楔形，比冀瓣和龙骨瓣长，翼瓣长圆形，基部具耳和稍阔的瓣柄，齿突甚发达，龙骨瓣比翼瓣稍短，基部具小耳，成钩状；子房长圆形，镰状上弯，微被毛。荚果盘形，暗绿褐色，顺时针方向紧旋 1.5~2.5（~6）圈；种子每圈 1~2 粒。种子长肾形，棕褐色，平滑。花期 3~5 月，果期 5~6 月。

【生境分布】在祁连山分布于海拔 2000m 上下沟渠边、潮湿草地。我国多数省区有分布。

中药　苜蓿

【别　　名】牧蓿、木粟、怀风。

【入药部位】全草。

【采收加工】夏、秋季收割，鲜用或晒干。

【性味归经】味苦，性平。归脾、胃、肾经。

【功能主治】清热凉血，利湿退黄，通淋排石。主治尿路结石，膀胱结石，水肿，淋证，消渴，黄疸，肠炎，痢疾。

【用法用量】内服：捣汁，150~250g，或研末，10~15g。

【各家论述】①利五脏，轻身，洗去脾胃间邪气，诸恶热毒。（《食疗本草》）②去腹藏邪气，脾胃间热气，通小肠。（《日华子本草》）③利大小肠。（《本草衍义》）

中药　苜蓿根

【别　　名】土黄耆。

【入药部位】根。

【采收加工】夏季采挖，洗净，鲜用或晒干。

【性味归经】味苦，性寒。归肝、肾经。

【功能主治】清热利湿，通淋排石。主治热病烦满，黄疸，尿路结石。

【用法用量】内服：15~30g，或捣汁。

【各家论述】①主热病烦满，目黄赤，小便黄，酒疸，捣汁服一升，令人吐利即愈。（《新修本草》）②捣汁煎饮，治砂石淋痛。（《本草纲目》）

花苜蓿 扁蓿豆、苜蓿草、透骨草

Medicago ruthenica (L.) Trautv.

资源量：常见

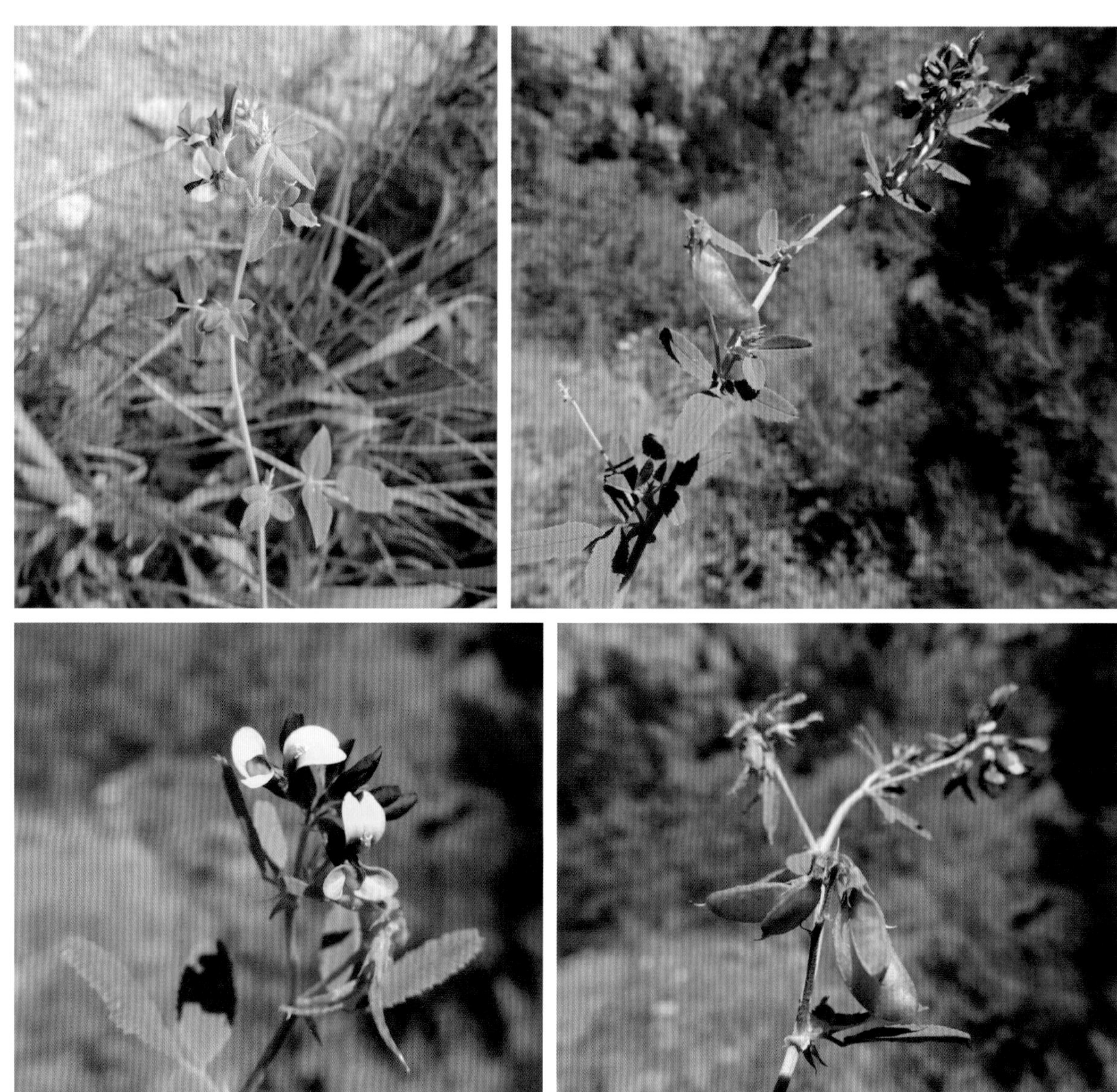

【形态特征】多年生草本，高 20~70 cm。主根深入土中，根系发达。茎直立或上升，四棱形，基部分枝，丛生。羽状三出复叶；托叶披针形，锥尖，先端稍上弯，基部阔圆，耳状，具 1~3 枚浅齿，脉纹清晰；小叶形状变化很大，长圆状倒披针形、楔形、线形以至卵状长圆形。花序伞形，具花 (4~) 6~9 (~15) 朵；总花梗腋生；苞片刺毛状；萼钟形；花冠黄褐色，中央深红色至具紫色条纹，旗瓣倒卵状长圆形、倒心形至匙形，先端凹头，翼瓣稍短，长圆形，龙骨瓣明显短，卵形，均具长瓣柄；子房线形，胚珠 4~8 粒。荚果长圆形或卵状长圆形，扁平；有种子 2~6 粒。种子椭圆状卵形，棕色，平滑；胚根发达。花期 6~9 月，果期 8~10 月。

【生境分布】在祁连山分布于海拔 2500m 上下草原、河岸及沙砾质土壤的山坡旷野。我国东北、华北各地，以及甘肃、山东、四川有分布。

中药　花苜蓿

【别　　名】扁豆子、野苜蓿。

【入药部位】全草。

【采收加工】6~7 月采收全草，洗净，除去残叶、须根，晾干。

【性味归经】味苦，性寒。归肝、肺、胃、大肠经。

【功能主治】清热解毒，止咳，止血。主治发热，咳嗽，痢疾，外伤出血。

【用法用量】内服：9~15g。外用：适量，熬膏涂。

藏药　布苏夯

【入药部位】全草。

【采收加工】6~7 月采集全草，洗净泥土，除去残叶、须根，晾干，备用。

【药　　性】味苦，性凉。

【功能主治】清肺热。主治疮疹。

【用法用量】内服：常配方用，3~6g。

蒙药　布苏夯

【别　　名】昭嘎扎得召尔、花齐日格。

【入药部位】全草。

【采收加工】6~7 月采收全草，洗净，除去残叶、须根，晾干。

【药　　性】味苦，性凉。效燥、轻、柔。

【功能主治】清肺热，愈伤，止血，解毒。主治肺脓肿，痰带脓血，刀伤，脉伤，毒症。

【用法用量】内服：煮散剂，3~5g，或入丸、散。

紫苜蓿 苜蓿
Medicago sativa L.

资源量：常见

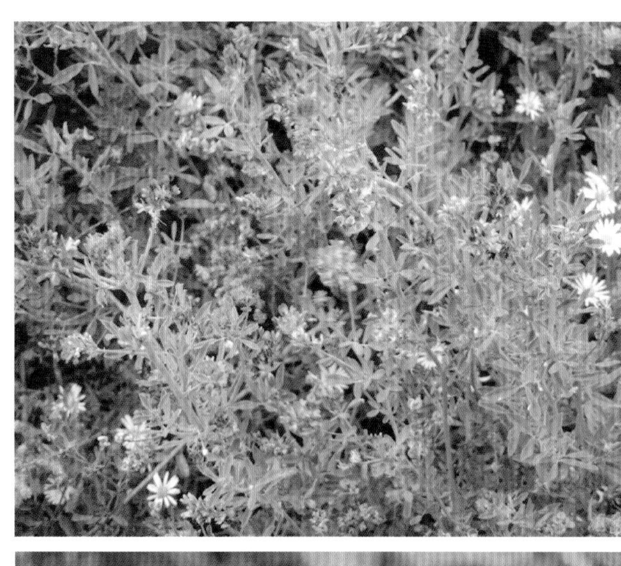
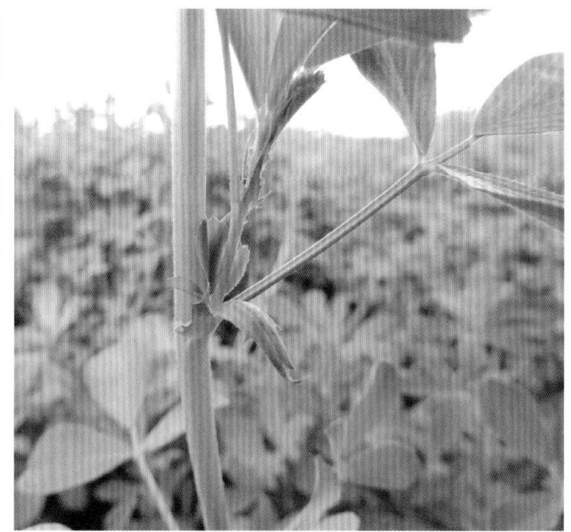
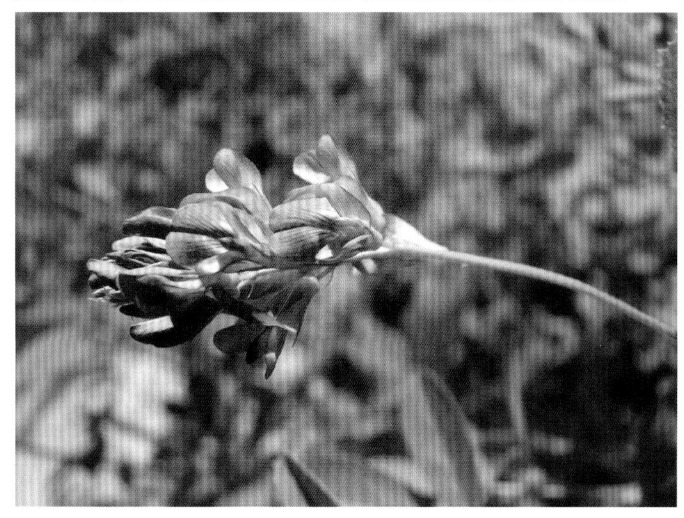
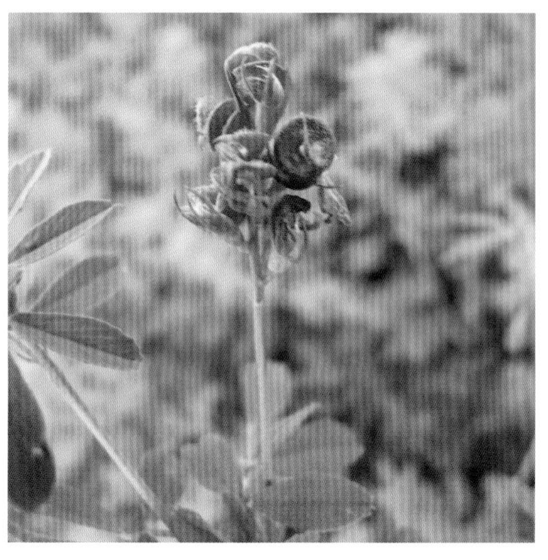

【形态特征】多年生草本，高30~100cm。根粗壮，根颈发达。茎直立，丛生以至平卧，四棱形，枝叶茂盛。羽状三出复叶；托叶大，卵状披针形，先端锐尖，基部全缘或具1~2齿裂，脉纹清晰；小叶长卵形、倒长卵形至线状卵形。花序总状或头状，具花5~30朵；苞片线状锥形；萼钟形，萼齿线状锥形，比萼筒长，被贴伏柔毛；花冠各色：淡黄、深蓝至暗紫色，花瓣均具长瓣柄，旗瓣长圆形，先端微凹，明显较翼瓣和龙骨瓣长，翼瓣较龙骨瓣稍长；子房线形，具柔毛。荚果螺旋状紧卷2~4(~6)圈；有种子10~20粒。种子卵形，平滑，黄色或棕色。花期5~7月，果期6~8月。

【生境分布】在祁连山分布于海拔1800~2000m路旁、旷野、草原、河岸及沟谷等地。全国各地都有栽培或呈半野生状态。

中药 苜蓿

同“南苜蓿”条。

中药 苜蓿根

同“南苜蓿”条。

白花草木犀

白香草木樨

Melilotus alba Desr.

资源量：常见

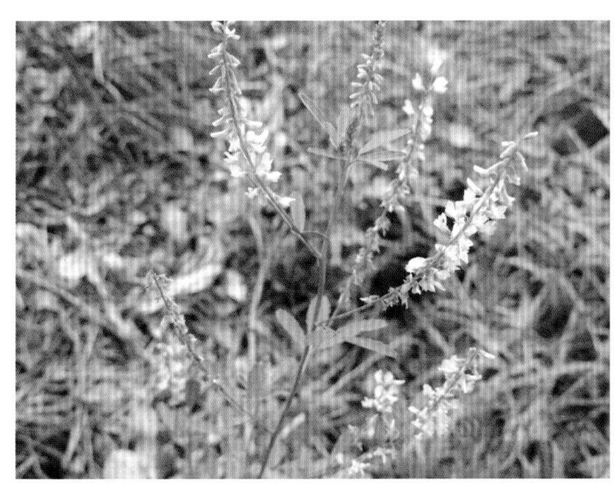

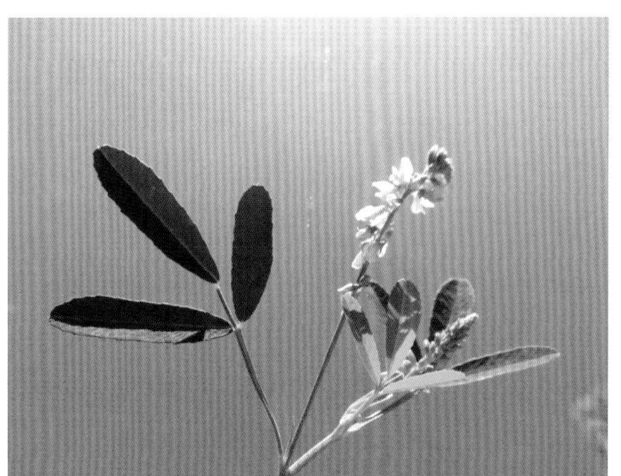

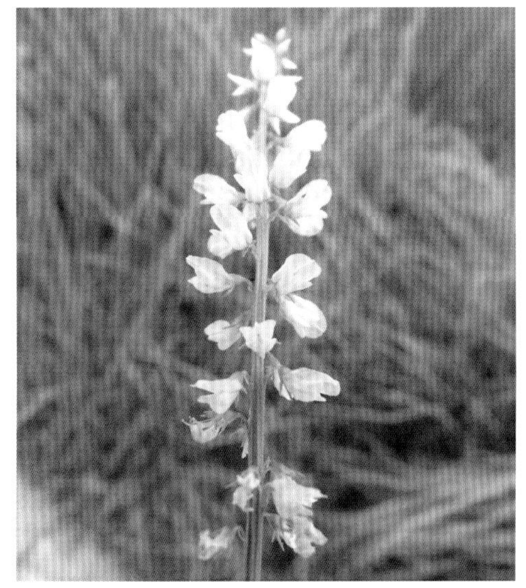

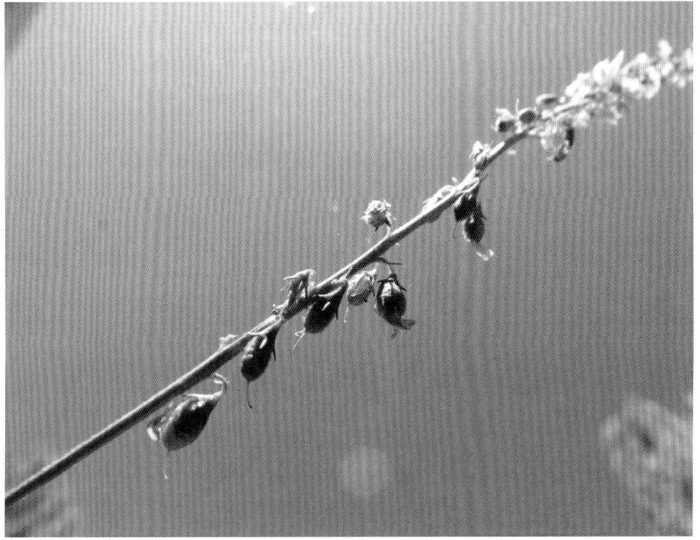

【形态特征】一年生或二年生草本，高 70~200cm。茎直立，圆柱形，中空，多分枝。羽状三出复叶；托叶尖刺状锥形，全缘；小叶长圆形或倒披针状长圆形，下面被细柔毛。总状花序腋生，具花 40~100 朵，排列疏松；苞片线形；花萼钟形，萼齿三角状披针形，短于萼筒；花冠白色，旗瓣椭圆形，稍长于翼瓣，龙骨瓣与冀瓣等长或稍短；子房卵状披针形，胚珠 3~4 粒。荚果椭圆形至长圆形；有种子 1~2 粒。种子卵形，棕色，表面具细瘤点。花期 5~7 月，果期 7~9 月。

【生境分布】在祁连山分布于海拔 2300m 上下田边、路旁荒地及湿润的河谷、河滩沙地。我国东北、华北、西北及西南各地有分布。

中药　白花辟汗草

【别　　名】金花草、白甜车轴草、白草木犀。

【入药部位】全草。

【采收加工】花期采集全草，阴干，备用。

【性味归经】味辛、苦，性凉。

【功能主治】清热解毒，和胃化湿。主治暑热胸闷，头痛，口臭，疟疾，痢疾，淋证，皮肤疮疡。

【用法用量】内服：9~15g。外用：适量，捣敷，或煎汤洗。

草木樨

黄香草木樨、辟汗草、黄花草木樨

Melilotus officinalis (L.) Pall.

资源量：常见

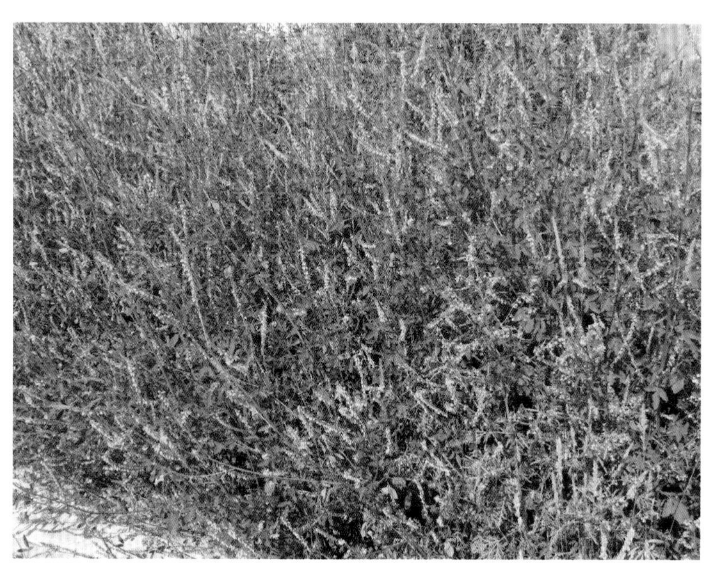

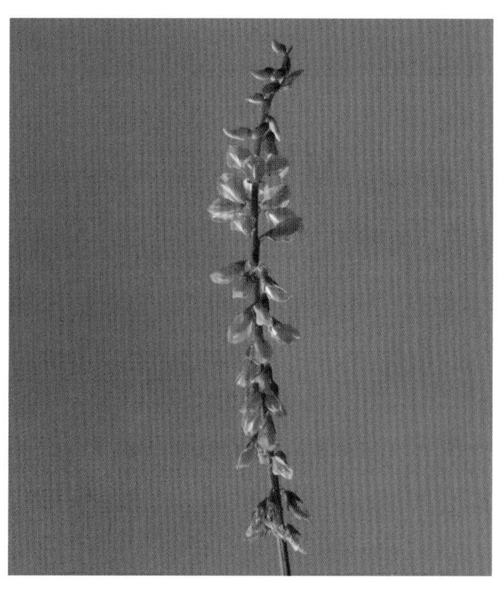

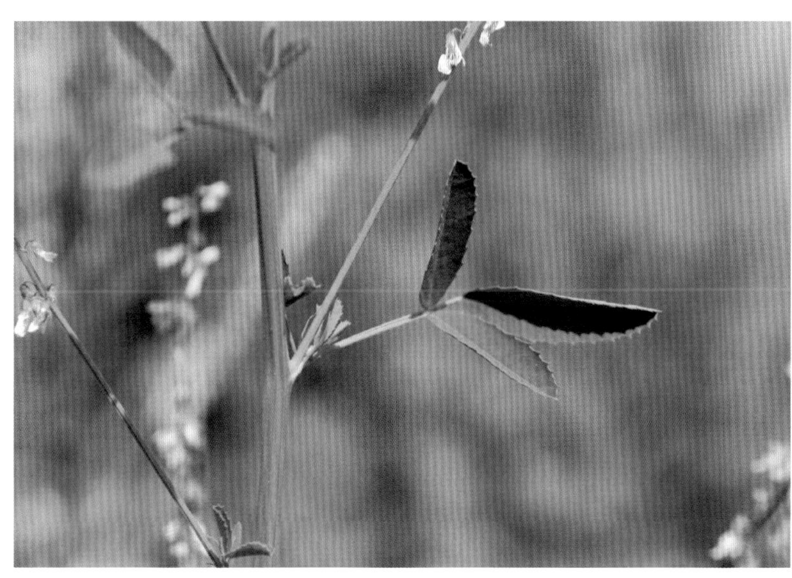
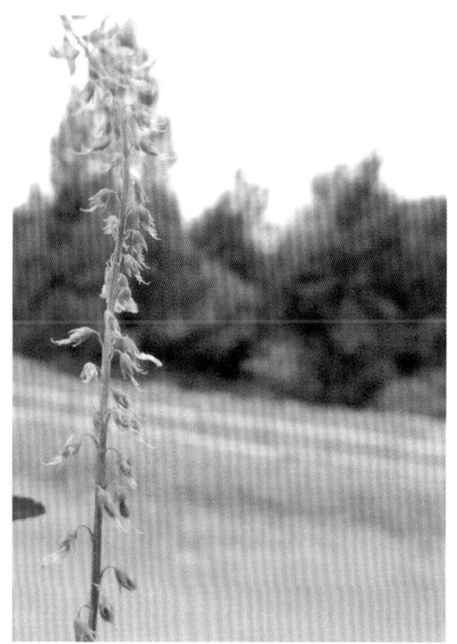

【形态特征】二年生草本，高 40~100 (~250) cm。茎直立，粗壮，多分枝，具纵棱，微被柔毛。羽状三出复叶；托叶镰状线形；小叶倒卵形、阔卵形、倒披针形至线形。总状花序腋生，具花 30~70 朵，初时稠密，花开后渐疏松；苞片刺毛状；萼钟形，萼齿三角状披针形，稍不等长，比萼筒短；花冠黄色，旗瓣倒卵形，与翼瓣近等长，龙骨瓣稍短或三者均近等长；雄蕊筒在花后常宿存包于果外；子房卵状披针形，胚珠 (4~) 6 (~8) 粒，花柱长于子房。荚果卵形；有种子 1~2 粒。种子卵形，黄褐色，平滑。花期 5~9 月，果期 6~10 月。

【生境分布】在祁连山分布于海拔 2200m 上下山坡、河岸、路旁、沙质草地及林缘。我国东北、华南、西南各地有分布，其余各地常见栽培。

中药 辟汗草

【别　　名】铁扫把、散血草、省头草。

【入药部位】全草。

【采收加工】开花期割取地上部分，鲜用或晒干，切段，备用。

【性味归经】味辛、甘、微苦，性凉。有小毒。归肝、脾、胃经。

【功能主治】清暑化湿，健胃和中。主治暑湿胸闷，头胀头痛，痢疾，疟疾，淋证，带下病，口疮，口臭，疮疡，湿疮，疥癣，淋巴结结核。

【用法用量】内服：9~15g，或浸酒。外用：适量，捣敷，或煎水洗，或烧烟熏。

【各家论述】①清热解毒，杀虫，利小便。治皮肤疮，风丹，赤白痢，淋病。（《四川中药志》）

②和中，健胃，化湿。治暑湿胸闷，口腻口臭，头胀头痛。（《上海常用中草药》）

③止痢截疟，健胃化湿。治痢疾，疟疾，口臭，头痛。（《陕西中草药》）

蒙药　札日图—呼吉

【别　　名】札宝伊、呼庆黑。

【入药部位】地上部分。

【采收加工】花期割取地上部分，除去杂质，阴干。

【药　　性】味苦，性凉。效轻、钝、稀、柔。

【功能主治】清陈热，杀黏，解毒。主治虫、蛇咬伤，食物中毒，咽喉肿痛，陈热症。

【用法用量】内服：煮散剂，3~5g，或入丸、散。

镰荚棘豆

镰形棘豆、九头草

Oxytropis falcata Bunge

资源量：较常见

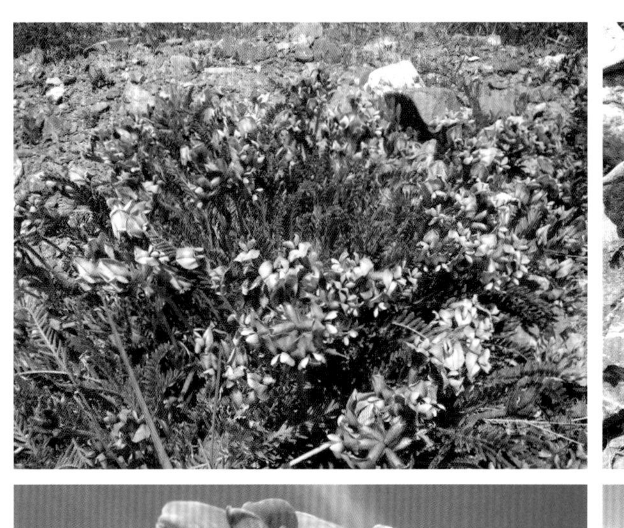

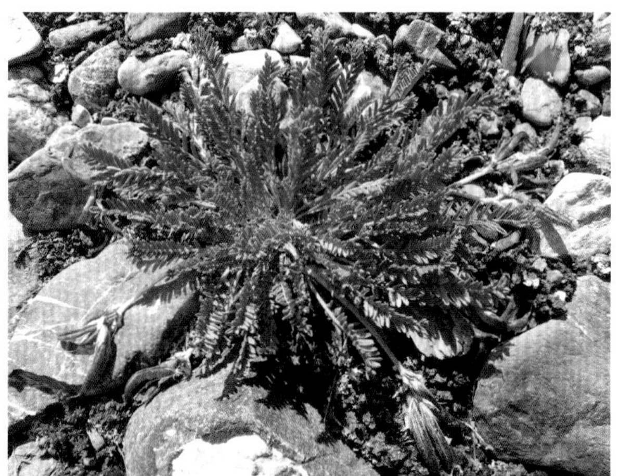

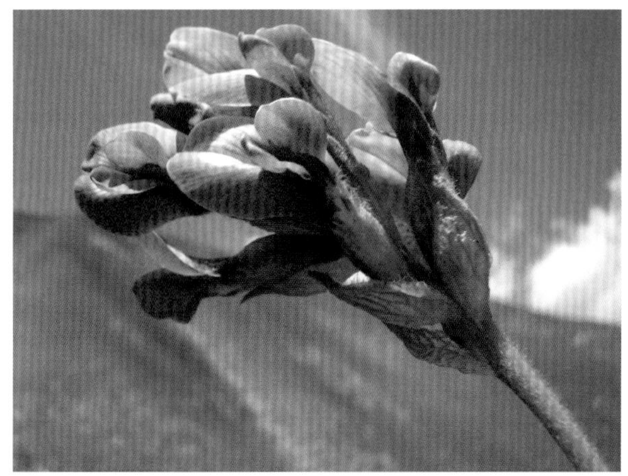

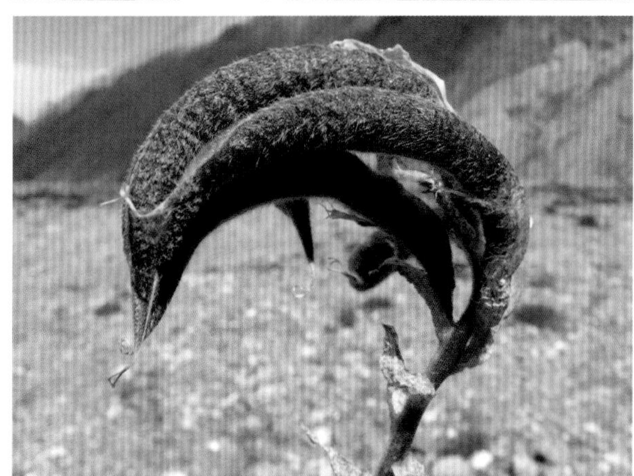

【形态特征】多年生草本，高 10~35cm，具黏性和特异气味。直根深，暗红色。茎缩短，木质而多分枝，丛生。羽状复叶；托叶膜质，长卵形，密被长柔毛和腺点；小叶 25~45，对生或互生，线状披针形或线形。6~10 花组成头形总状花序；苞片草质，长圆状披针形；花萼筒状，密被白色长柔毛和黑色柔毛，密生腺点，萼齿披针形、长圆状披针形；花冠蓝紫色或紫红色，旗瓣瓣片倒卵形，翼瓣瓣片斜倒卵状长圆形，先端斜，微凹 2 裂，背部圆形，龙骨瓣具喙；子房披针形，被贴伏白色短柔毛，含胚珠 38~46。荚果革质，宽线形，微蓝紫色，稍膨胀，略成镰刀状弯曲，不完全 2 室；果梗短。种子多数，肾形，棕色。花期 5~8 月，果期 7~9 月。

【生境分布】在祁连山分布于海拔 3100~3400m 山坡、沙丘、河谷、山间宽谷、河漫滩草甸、高山草甸和阴坡云杉林。甘肃、青海、新疆、四川、西藏等地有分布。

中药　镰形棘豆

【入药部位】全草。

【采收加工】7~8 月采挖全草，洗净，切段，晒干。

【性味归经】味苦，性寒。有毒。归肺、脾经。

【功能主治】清热解毒，生肌止痛。主治发热，流行性感冒，扁桃体炎，咽喉炎，急、慢性支气管炎，便血，痢疾，痈疽疮肿。

【用法用量】内服：5~15g。外用：研末撒。

【各家论述】①治流感，扁桃体炎，痈疽肿毒，麻风。（《高原中草药治疗手册》）②清热解毒，生肌疗疮。治高烧，便血，红白痢疾，炭疽。外用可治刀伤。（《陕甘宁青中草药选》）

藏药　达夏

【别　　名】曲达毛、得吉巴、堆孜巴多。

【入药部位】全草。

【采收加工】夏季采全草，除去枯叶、须根，洗净，略用棒砸，以纸遮蔽，晒干。

【药　　性】味微苦，性寒。有毒。

【功能主治】清热解毒，生肌愈疮。主治高热，喉炎，黄水疮，便血，红白痢，炭疽，疮伤流血。外敷可消肿止痛，祛腐生新，治刀伤。

【用法用量】内服：配方或单用。

小花棘豆

马绊肠、醉马草、绊肠草
Oxytropis glabra (Lam.) DC.

资源量：常见

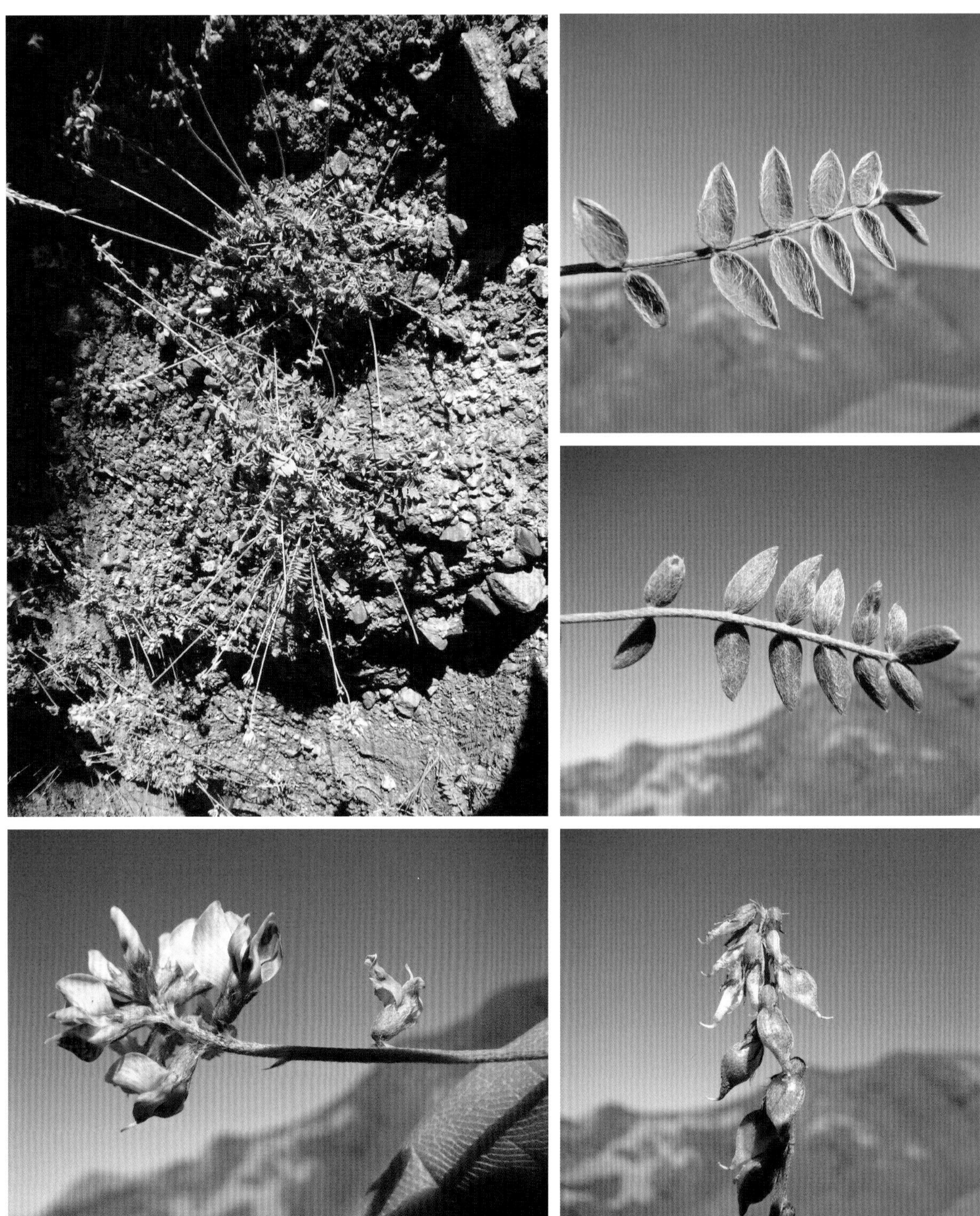

【形态特征】多年生草本，高 20 (~35) ~80cm。根细而直伸。茎分枝多，直立或铺散。羽状复叶；托叶草质，卵形或披针状卵形；小叶 11~19 (~27)，披针形或卵状披针形，下面微被贴伏柔毛。多花组成稀疏总状花序；苞片膜质，狭披针形，花萼钟形，被贴伏白色短柔毛，有时混生少量的黑色短柔毛，萼齿披针状锥形；花冠淡紫色或蓝紫色，旗瓣瓣片圆形，先端微缺，翼瓣先端全缘，龙骨瓣具喙；子房疏被长柔毛。荚果膜质，长圆形，膨胀，下垂，1 室。花期 6~9 月，果期 7~9 月。

【生境分布】在祁连山分布于海拔 1800~2700m 山坡草地、石质山坡、河谷阶地、冲积川地、草地、荒地、田边、渠旁。内蒙古、山西、陕西、甘肃、青海、新疆、西藏等地有分布。

中药 醉马草

【入药部位】全草。

【采收加工】夏季开花前采收，除去杂质，鲜用或晒干。

【性味归经】味苦，性凉。有毒。

【功能主治】麻醉，镇静，止痛。主治关节痛，牙痛，神经衰弱，皮肤瘙痒。

【用法用量】内服：1.5~3g，鲜品 3~6g。外用：适量，揉烂塞患牙，或煎水含漱。

甘肃棘豆

疯马豆、马绊肠

Oxytropis kansuensis Bunge

资源量：常见

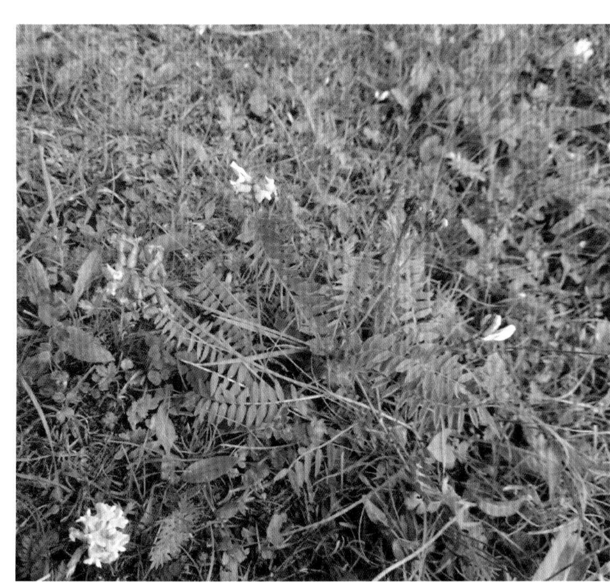

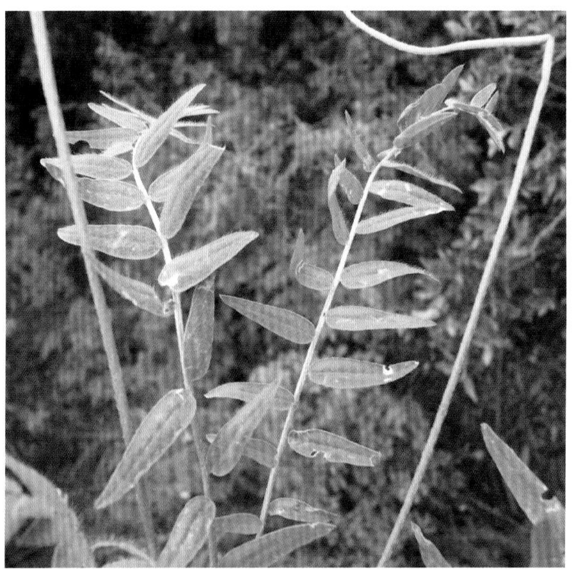

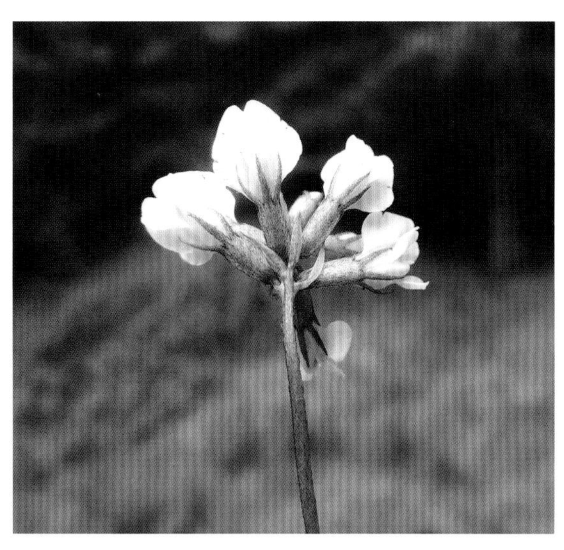
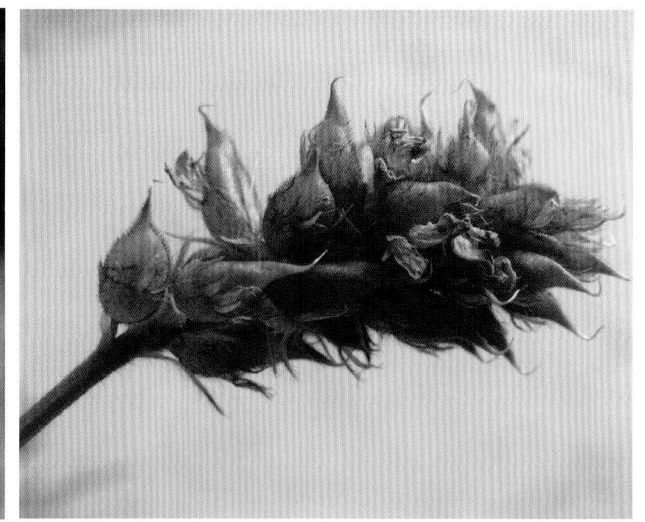

【形态特征】多年生草本，高（8~）10~20cm。茎细弱，铺散或直立，疏被黑色短毛和白色糙伏毛。羽状复叶；托叶草质，卵状披针形；小叶 17~23（~29），卵状长圆形、披针形。多花组成头形总状花序；花序下部密被卷曲黑色柔毛；苞片膜质，线形，疏被黑色的白色柔毛；花萼筒状，密被贴伏黑色间有白色长柔毛，萼齿线形，较萼筒短或与之等长；花冠黄色，旗瓣瓣片宽卵形，先端微缺或圆，基部下延成短瓣柄，翼瓣瓣片长圆形，龙骨瓣具三角形喙短；子房疏被黑色短柔毛，具短柄，胚珠 9~12。荚果纸质，长圆形或长圆状卵形，膨胀，1 室。种子 11~12 颗，淡褐色，扁圆肾形。花期 6~9 月，果期 8~10 月。

【生境分布】在祁连山分布于海拔 2600~3100m 路旁、林下、草原、山坡、高山灌丛。宁夏、甘肃、青海、四川、云南、西藏有分布。

中药 甘肃棘豆

【别　　名】色舍儿。

【入药部位】全草。

【采收加工】7~8 月采收全草，切段，晒干。

【性味归经】味微辛，性温。归心、肺、小肠经。

【功能主治】止血，利尿，解毒疗疮。主治各种内出血，水肿，疮疡。

【用法用量】内服：6~15g。

藏药 塞嘎尔

【别　　名】塞玛、其玛甲吉。

【入药部位】全草和根。

【采收加工】开花盛期采集全草，8~9 月挖根，除净枯叶、残茎，洗净泥土，切片，晒干。

【药　　性】全草：味甘、微苦，性温。根：味甘，性温。

【功能主治】全草：利水，泻浮肿，清肺热、脾热。主治腹水，肠痛。根：强壮补气，排脓生肌，利水止汗。主治久病衰弱，慢性肾炎浮肿，痈肿，疮疖，贫血等。

【用法用量】内服：配方或单用。饮片或熬膏，每次 9~12g。

黑萼棘豆 *Oxytropis melanocalyx* Bunge

资源量：常见

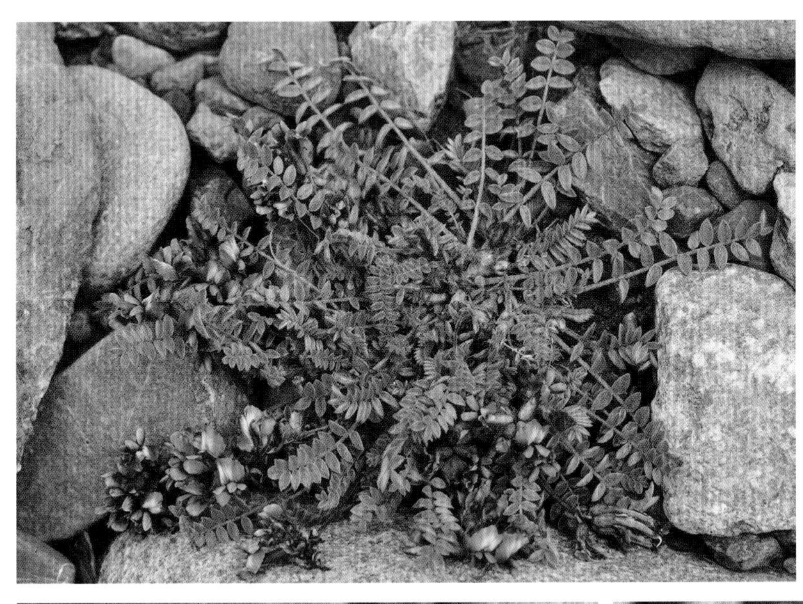

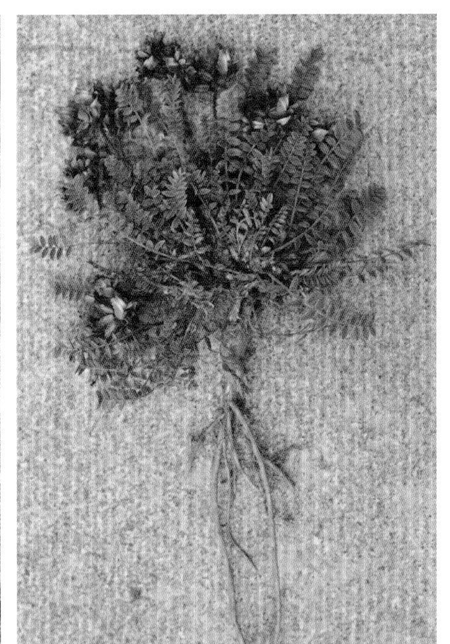

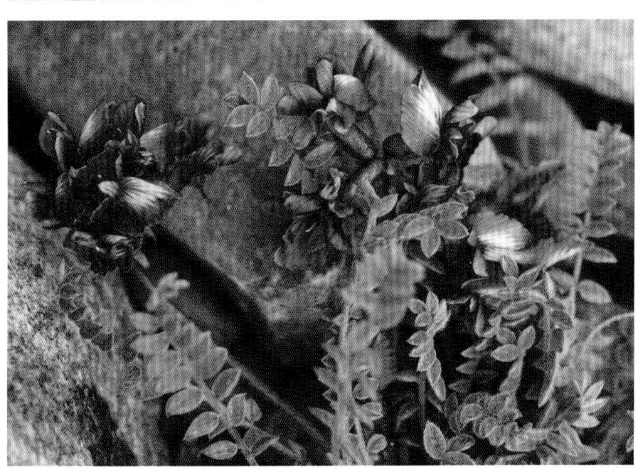

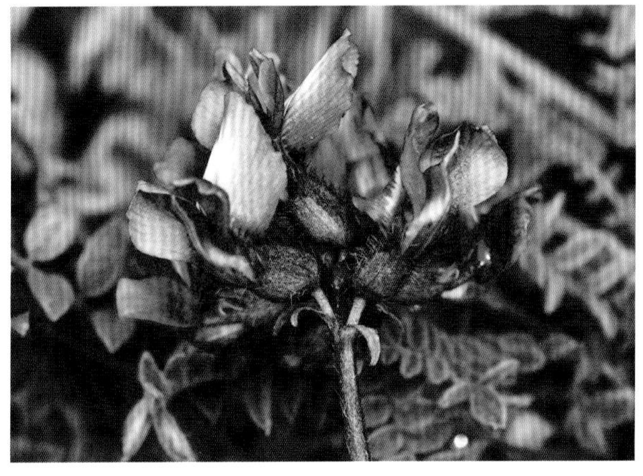

【形态特征】多年生草本，高 10~15cm，细弱，散生，被白色及黑色短硬毛。羽状复叶；托叶草质，卵状三角形；小叶 9~25，卵形至卵状披针形，先端急尖，基部圆形，两面疏被黄色长柔毛。3~10 花组成腋生伞形花序；苞片较花梗长，干膜质；花萼钟状，密被黑色短柔毛，并混有黄色或白色长柔毛，萼齿披针状线形，较萼筒短；花冠蓝色，旗瓣宽卵形，先端 2 浅裂，基部有长瓣柄，翼瓣先端微凹，近微缺，基部具极细瓣柄，龙骨瓣具喙。荚果纸质，宽长椭圆形，膨胀，下垂，1 室，无梗。花期 7~8 月，果期 8~9 月。

【生境分布】在祁连山分布于海拔 2600~3000m 山坡草地、灌丛。陕西、甘肃、青海、四川、云南、西藏等地有分布。

中药　黑萼棘豆

【入药部位】全草。

【采收加工】8~9 月采收，晒干。

【性味归经】味甘、淡，性温。归肾、脾、膀胱经。

【功能主治】排毒医疮，利尿消肿，退热镇痛。主治溃疡，胃痉挛，腹水，皮水，风疹，丹毒。

【用法用量】内服：12~18g。外用：熬膏敷。

【各家论述】①排毒医疮，利尿消肿。治腹水，皮水，风疹，丹毒。（《高原中草药治疗手册》）②退烧，镇痛，催吐，利尿。治溃疡病，胃痉挛，水肿。外用熬膏治创伤。（《青藏高原药物图鉴》）

藏药　塞哦

【入药部位】全草。

【采收加工】8~9 月采集全草，洗净，晒干。

【药　　性】味甘，性温。

【功能主治】清热，利水。主治水肿，腹水，培根病，肺热，脾热。

【用法用量】内服：配方，每次 10~15g。外用：单用，煎熬。

黄花棘豆

马绊肠、团巴草

Oxytropis ochrocephala Bunge

资源量：常见

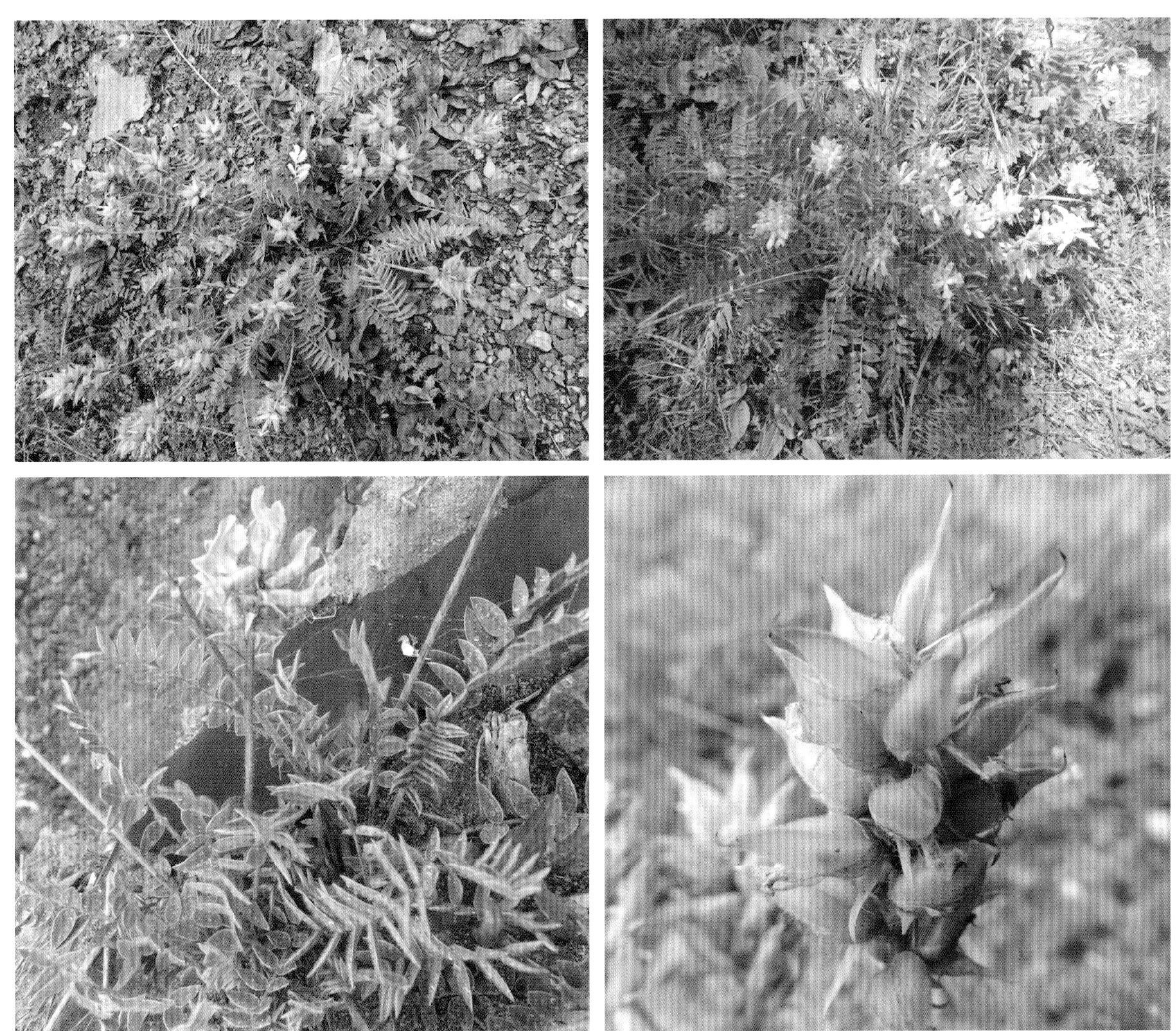

【形态特征】多年生草本，高 (10~) 40(~50) cm。根粗，圆柱状，淡褐色，侧根少。茎粗壮，直立，基部分枝多而开展，有棱及沟状纹，密被卷曲白色短柔毛和黄色长柔毛，绿色。羽状复叶，托叶草质，卵形，与叶柄离生，于基部彼此合生；小叶 17~29 (~31)，卵状披针形。多花组成密总状花序；花萼膜质，几透明，筒状，密被开展黄色和白色长柔毛并杂生黑色短柔毛，萼齿线状披针形；花冠黄色，瓣片宽倒卵形，外展，翼瓣瓣片长圆形，先端圆形，龙骨瓣具喙；子房密被贴伏黄色和白色柔毛，具短柄，胚珠 12~13。荚果革质，长圆形，膨胀，先端具弯曲的喙，密被黑色短柔毛，1 室。花期 6~8 月，果期 7~9 月。

【生境分布】在祁连山分布于海拔 2300~2700m 田埂、荒山、林下、山坡草地、河漫滩、干河谷阶地、山坡砾石草地及高山圆柏林。宁夏、甘肃、青海、四川、西藏有分布。

中药　泡泡草

【别　　名】山泡泡、尖叶棘豆、羚羊蛋。

【入药部位】全草。

【采收加工】夏、秋季采收全草，晒干。

【性味归经】味辛，性寒。归肝经。

【功能主治】清热解毒。主治感冒，咽喉痛，疮疖痈肿，瘰疬，急、慢性湿疹。

【用法用量】内服：3~6g，鲜品 15~30g，或研末。外用：适量，煎水洗，或研末调涂。

苦豆子

苦甘草

Sophora alopecuroides L.

资源量：常见

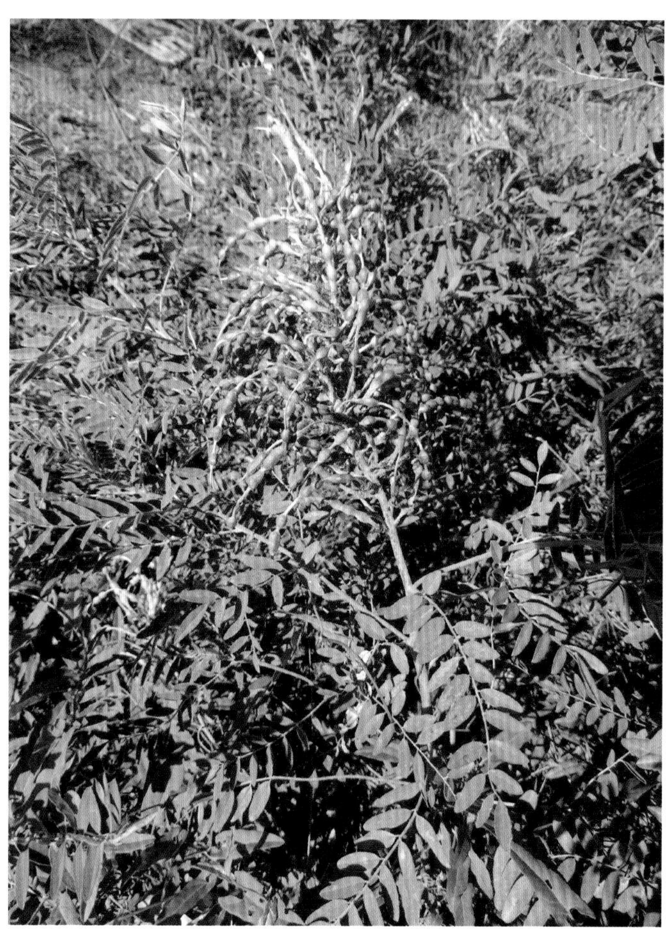

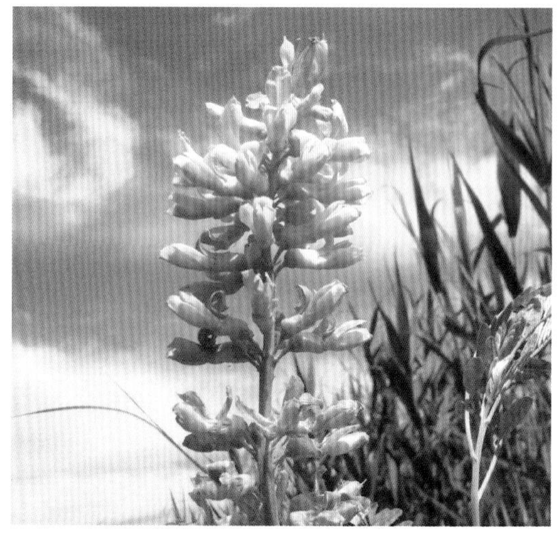

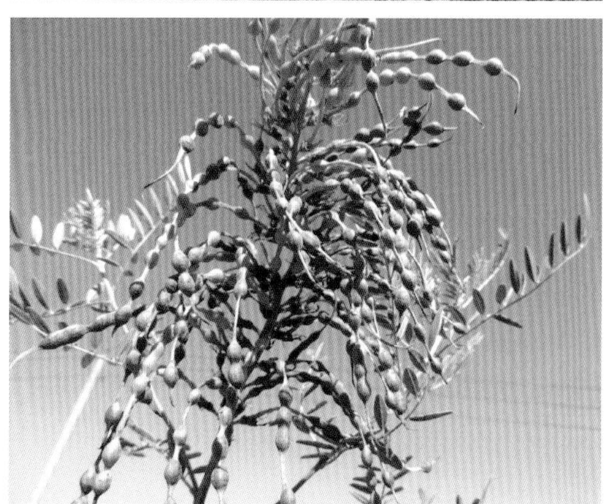

【形态特征】草本，或基部木质化成亚灌木状，高约 1m。枝被白色或淡灰白色长柔毛或贴伏柔毛。羽状复叶；托叶着生于小叶柄的侧面，钻状；小叶 7~13 对，对生或近互生，纸质，披针状长圆形或椭圆状长圆形。总状花序顶生；花多数，密生；苞片似托叶，脱落；花萼斜钟状，5 萼齿明显，不等大，三角状卵形；花冠白色或淡黄色，旗瓣形状多变，通常为长圆状倒披针形，翼瓣常单侧生，卵状长圆形，具三角形耳，褶皱明显，龙骨瓣与翼瓣相似，先端明显具突尖，背部明显呈龙骨状盖叠；雄蕊 10，花丝不同程度连合，有时近两体雄蕊，子房密被白色近贴伏柔毛，柱头圆点状，被稀少柔毛。荚果串珠状，具多数种子。种子卵球形，稍扁，褐色或黄褐色。花期 5~6 月，果期 8~10 月。

【生境分布】在祁连山分布于浅山区农田、田埂、草原边缘地带。内蒙古、山西、陕西、宁夏、甘肃、青海、新疆、河南、西藏等地有分布。

中药 苦豆子

【入药部位】全草、种子。

【采收加工】夏季采摘全草，秋季采收种子，鲜用或晒干。

【性味归经】味苦，性寒。有毒。归心、肺经。

【功能主治】清热燥湿，止痛，杀虫。主治痢疾，胃痛，白带过多，湿疹，疮疖，顽癣。

【用法用量】内服：炒黑研末，每次 5 粒。外用：适量，研末，煎水洗；或用其干馏油制成软膏搽。

【各家论述】①治湿疹、顽癣。（《新疆中草药手册》）②治滴虫性肠炎，治白带过多。（《中国沙漠地区药用植物》）

中药 苦豆根

【别　　名】西豆根、粉豆根。

【入药部位】根。

【采收加工】夏、秋季采挖，洗净，切片，晒干。

【性味归经】味苦，性寒。归肾经。

【功能主治】清肠燥湿，镇痛。主治湿热痢疾，肠炎泄泻，黄疸，湿疹，咽痛，牙痛，顽癣，烫伤。

【用法用量】内服：3~6g。外用：适量，煎水洗，或研末调敷。

蒙药　嘎顺—包日其格

【别　　名】胡兰—布亚。

【入药部位】根。

【采收加工】夏、秋季采挖，切片，晒干。

【药　　性】味苦，性寒。

【功能主治】清热解毒。主治痢疾，湿疹，牙痛，咳嗽。

【用法用量】内服：1.5~3g，种子炒黑研末，每次 5 粒。外用：适量，研末，煎水洗，或用其干馏油制成软膏搽，可入汤剂、散剂、胶囊、敷剂、洗剂、软膏等制剂。

苦马豆

羊吹泡、红花苦豆子、羊尿泡

Sphaerophysa salsula (Pall.) DC.

资源量：常见

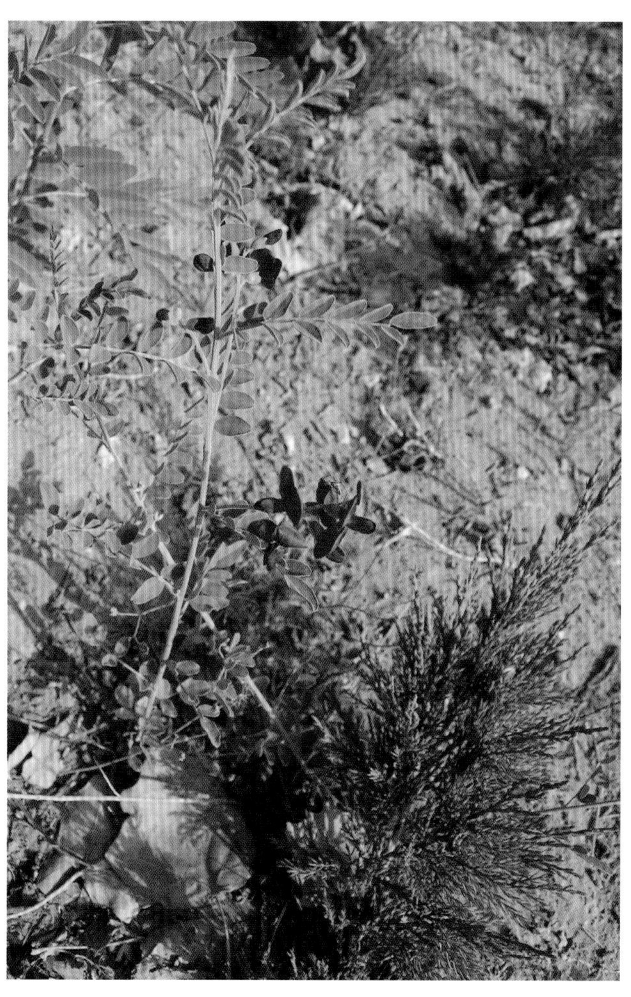

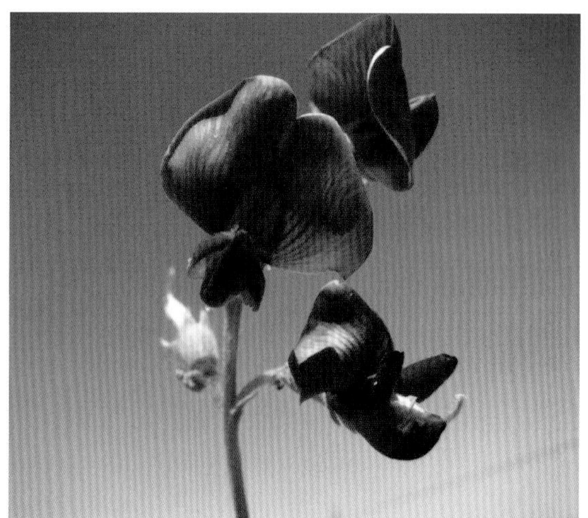

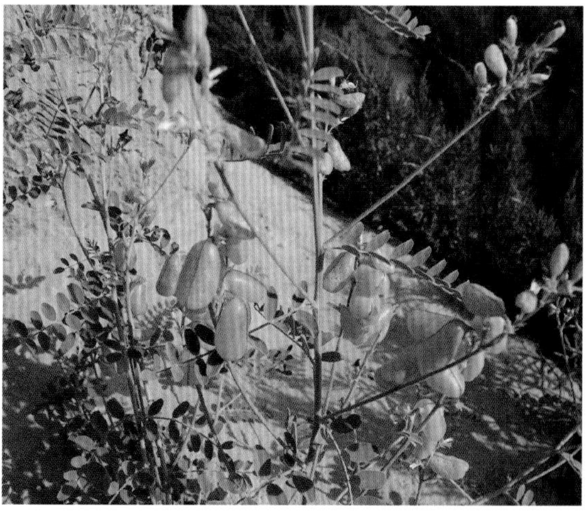

【形态特征】半灌木或多年生草本，茎直立或下部匍匐，高 0.3~0.6m，稀达 1.3m。枝开展，具纵棱脊，全株被疏至密的灰白色丁字毛；托叶线状披针形，三角形至钻形，自茎下部至上部渐变小。小叶 11~21，倒卵形至倒卵状长圆形，先端微凹至圆，具短尖头。总状花序；苞片卵状披针形；小苞片线形至钻形；花萼钟状，萼齿三角形；花冠初呈鲜红色，后变紫红色，旗瓣瓣片近圆形，向外反折，翼瓣较龙骨瓣短，龙骨瓣裂片近成直角，先端钝；子房近线形，花柱弯曲，柱头近球形。荚果椭圆形至卵圆形，膨胀。种子肾形至近半圆形，褐色，种脐圆形凹陷。花期 5~8 月，果期 6~9 月。

【生境分布】在祁连山分布于海拔 1800~2000m 阳坡、滩地、盐化草甸、河滩林下，以及农田、沟渠边缘，常与甘草、苦豆子混生。我国北方各省区有分布。

中药　苦马豆

【别　　名】马尿泡、羊卵泡、尿泡草。

【入药部位】草、根及果实。

【采收加工】秋季果实成熟后采果并挖取带根全草，切段，晒干。

【性味归经】味微苦，性平。有小毒。

【功能主治】利尿，消肿。主治肾炎水肿，慢性肝炎，肝硬化腹水，血管神经性水肿。

【用法用量】内服：15~20g。

高山野决明

高山黄华

Thermopsis alpina (Pall.) Ledeb.

资源量：常见

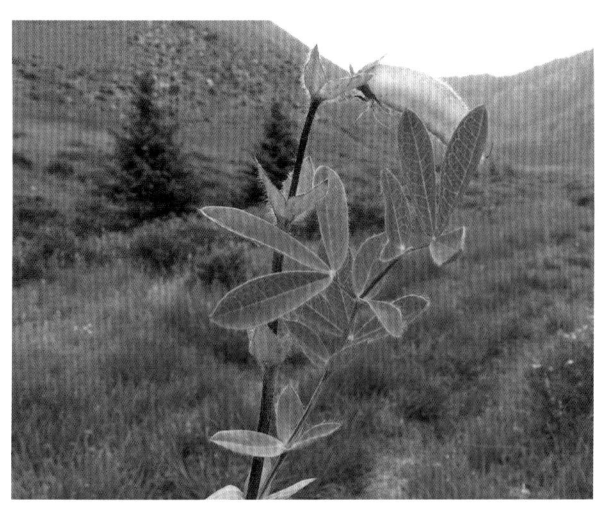

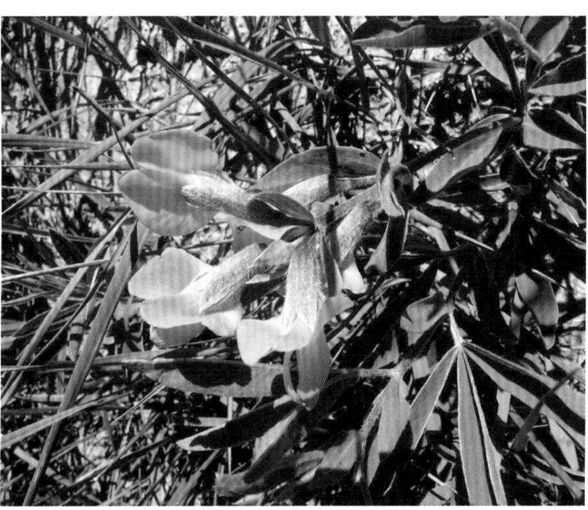

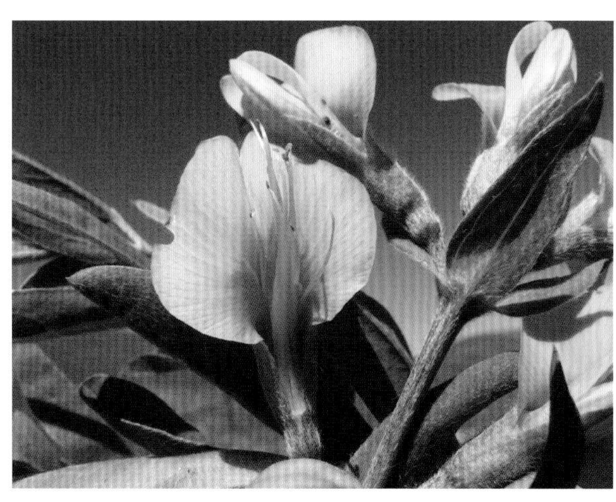
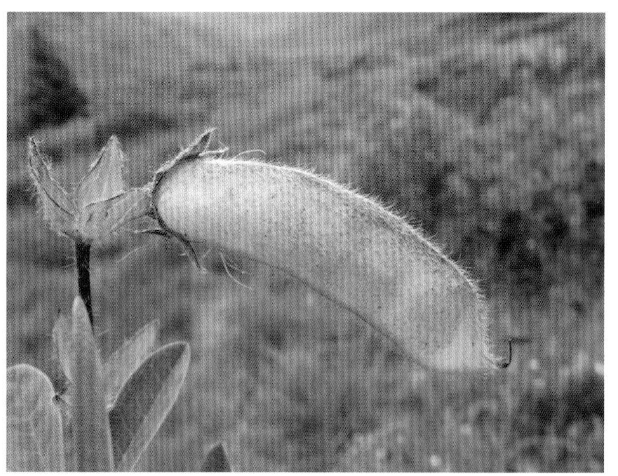

【形态特征】多年生草本，高 15~20cm，疏被长柔毛。茎直立，分枝。三出复叶互生；小叶片长椭圆形或长椭圆状卵形，长 2~4.5cm，宽 1~2cm，先端急尖或钝，基部宽楔形或近圆形，上面渐变无毛，背面密被长柔毛；托叶大，2 枚，长椭圆形或长卵形，基部联合。总状花序顶生；苞片 3 枚轮生，卵形或长卵形，基部联合，背面密生长柔毛；花 2~3 朵轮生，长 2~3cm；萼钟状，下部 3 萼齿披针状，上面 2 萼齿三角形，密被开展长柔毛；花冠黄色，旗瓣圆形，翼瓣狭，龙骨瓣长圆形。荚果扁平，长椭圆形，常作镰形弯曲或直，长 3~6cm，宽 1~2.5cm，被柔毛。种子 4~8 颗，卵状肾形，稍扁，褐色。花期 5~6 月，果期 7~9 月。

【生境分布】在祁连山分布于海拔 2600~2900m 林下、山坡草地、沟渠砾石地。我国华北、西北，以及云南、西藏有分布。

中药 高山黄华

【入药部位】花、果。

【采收加工】6~10 月采收，晒干。

【性味归经】味苦，性寒。有小毒。归膀胱经。

【功能主治】息惊镇定。主治狂犬病。

【用法用量】内服：3~9g。

中药 高山黄华根

【入药部位】根。

【采收加工】8~9 月采挖，除去泥土，洗净，晒干。

【性味归经】味苦，性寒。有小毒。归肺、肝、胆、三焦经。

【功能主治】截疟，降压。主治疟疾，高血压。

【用法用量】内服：3~9g。

披针叶野决明

披针叶黄华、黄华、牧马豆

Thermopsis lanceolata R. Br.

资源量：常见

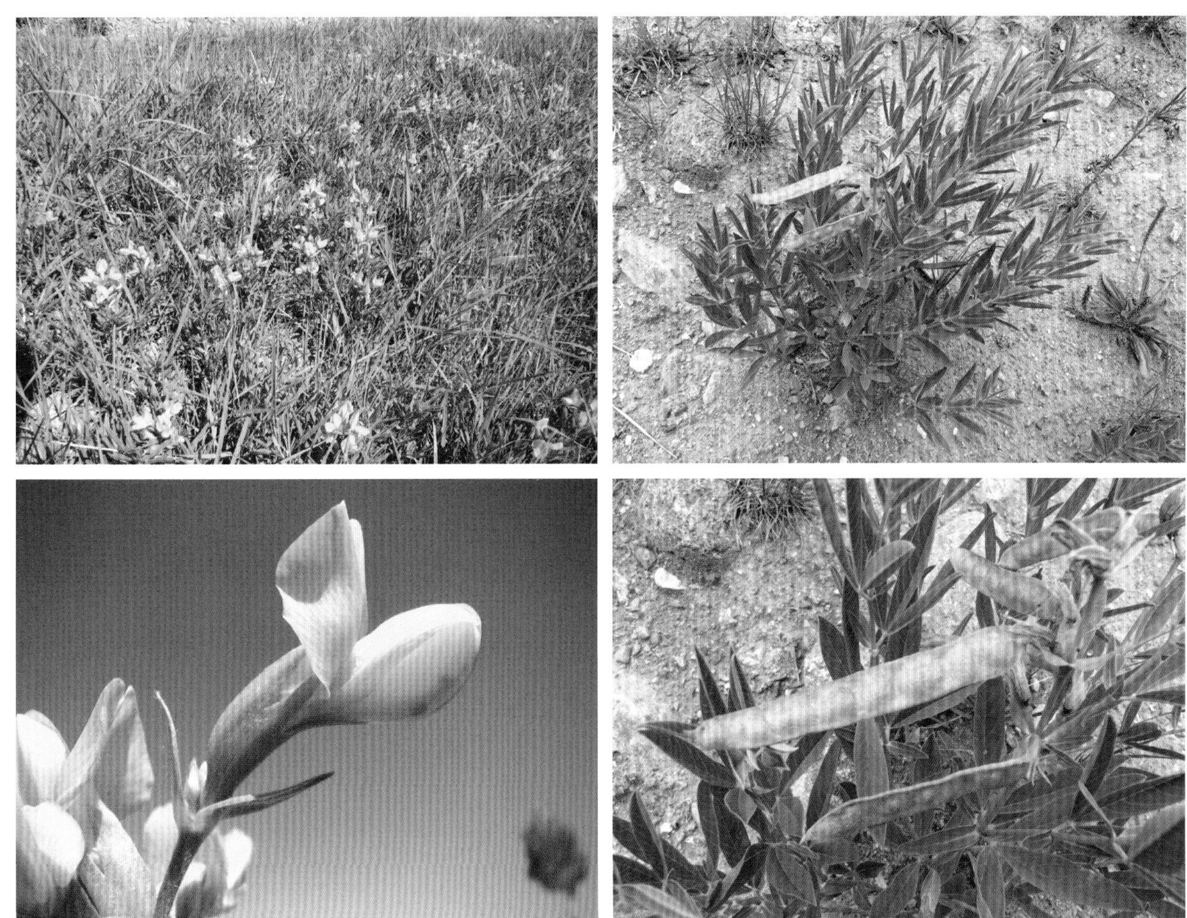

【形态特征】多年生草本，高 12~30 (~40) cm。茎直立，分枝或单一，具沟棱，被黄白色贴伏或伸展柔毛。3 小叶；托叶叶状，卵状披针形，下面被贴伏柔毛；小叶狭长圆形、倒披针形，下面多少被贴伏柔毛。总状花序顶生，具花 2~6 轮；苞片线状卵形或卵形，宿存；萼钟形；花冠黄色，旗瓣近圆形，先端微凹，基部渐狭成瓣柄，翼瓣先端有狭窄头，龙骨瓣宽为翼瓣的 1.5~2 倍；子房密被柔毛，胚珠 12~20 粒。荚果线形，黄褐色。种子 6~14 粒，圆肾形，黑褐色，有光泽。花期 5~7 月，果期 6~10 月。

【生境分布】在祁连山分布于海拔1800~2800m阳坡、沙丘、河岸、砾滩。内蒙古、河北、山西、陕西、宁夏、甘肃有分布。

中药 野决明

【入药部位】全草及种子。

【采收加工】夏季采收全草，晒干。秋季采收果实，打下种子，晒干。

【性味归经】味苦，性寒。有毒。归肺、胃经。

【功能主治】解毒消肿，祛痰催吐。主治恶疮，疥癣。

【用法用量】内服：3~6g。外用：适量，捣敷，或研末调敷。

藏药 拉豆

【入药部位】根茎。

【采收加工】果实成熟时采挖根，摘果。将根洗净，晒干。将果实晒干，打取种子，除净杂质。

【药　　性】味苦，性寒。

【功能主治】解毒，杀虫。主治虫病。

【用法用量】内服：配方或单用。

山野豌豆

落豆秧、山黑豆、透骨草

Vicia amoena Fisch. ex DC.

资源量：常见

【形态特征】多年生草本，高30~100cm，植株被疏柔毛，稀近无毛。茎具棱，多分枝，斜升或攀缘。偶数羽状复叶，顶端卷须有2~3分支；托叶半箭头形，边缘有3~4裂齿；小叶4~7对，互生或近对生，椭圆形至卵状披针形，上面被贴伏长柔毛，下面粉白色。总状花序通常长于叶；花10~20（~30）密集着生于花序轴上部；花冠红紫色、蓝紫色或蓝色，花期颜色多变；花萼斜钟状，萼齿近三角形；旗瓣倒卵圆形，先端微凹，瓣柄较宽，翼瓣与旗瓣近等长，瓣片斜倒卵形，龙骨瓣短于翼瓣；子房无毛，胚珠6，花柱上部四周被毛。荚果长圆形，两端渐尖，无毛。种子1~6，圆形；种皮革质，深褐色，具花斑；种脐内凹，黄褐色。花期4~6月，果期7~10月。

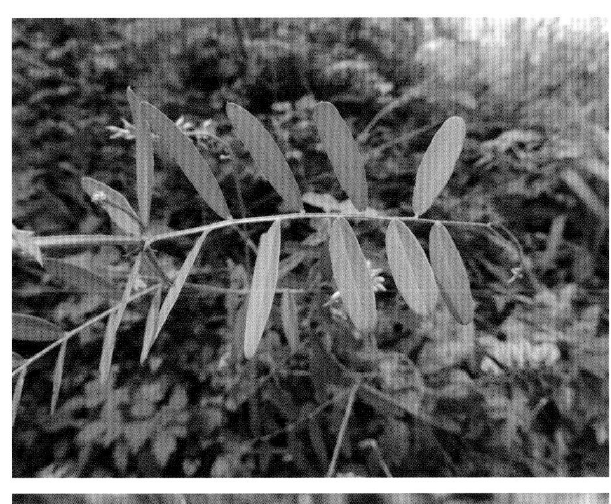
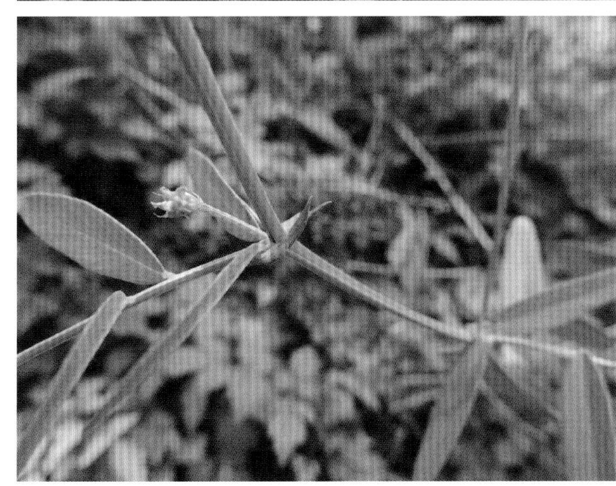
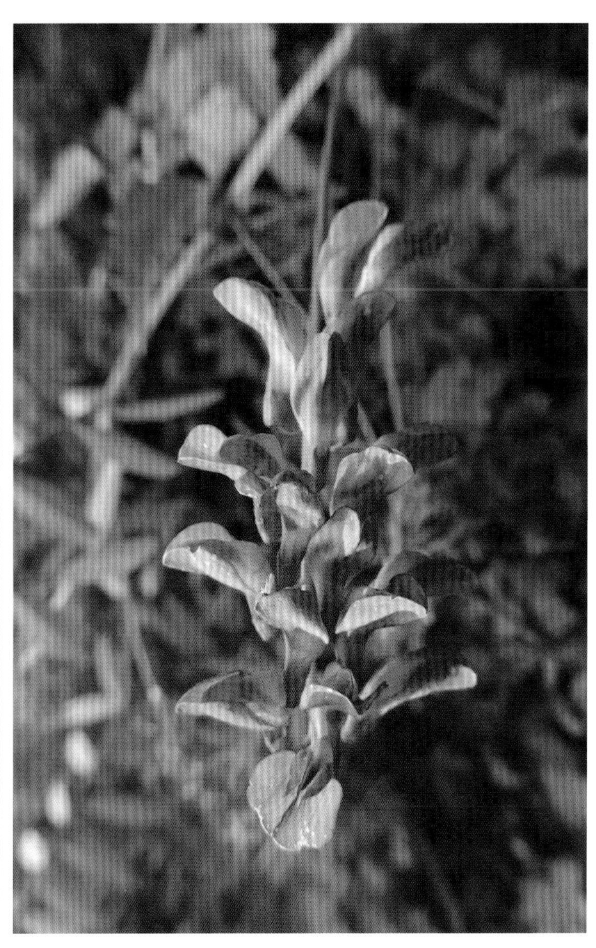

【生境分布】在祁连山分布于冷龙岭以东海拔 2000m 上下草甸、山坡、灌丛、山杨林。我国东北、华北，以及陕西、甘肃、宁夏、河南、湖北、山东、江苏、安徽等地有分布。

中药　山野豌豆

【别　　名】山豌豆、草藤、豆碗碗。

【入药部位】嫩茎叶。

【采收加工】7~9 月采收植株上部的嫩茎叶，晒干。

【性味归经】味甘，性平。归肝、膀胱经。

【功能主治】祛风除湿，活血止痛。主治风湿疼痛，闪挫伤，无名肿毒，阴囊湿疹。

【用法用量】内服：9~15g。外用：适量，煎水熏洗，或捣敷。

【各家论述】①疗热毒。软坚。外用洗风湿、风气疼痛、毒疮。（《东北药用植物志》）②活血止痛，败毒燥湿。（《吉林中草药》）③散风祛湿，活血止痛。治风湿疼痛，筋骨拘挛，阴囊湿疹，筋骨麻木，扭挫伤，闪腰岔气。（《东北常用中草药手册》）

救荒野豌豆

春巢菜、大巢菜、巢菜

Vicia sativa L.

资源量：较常见

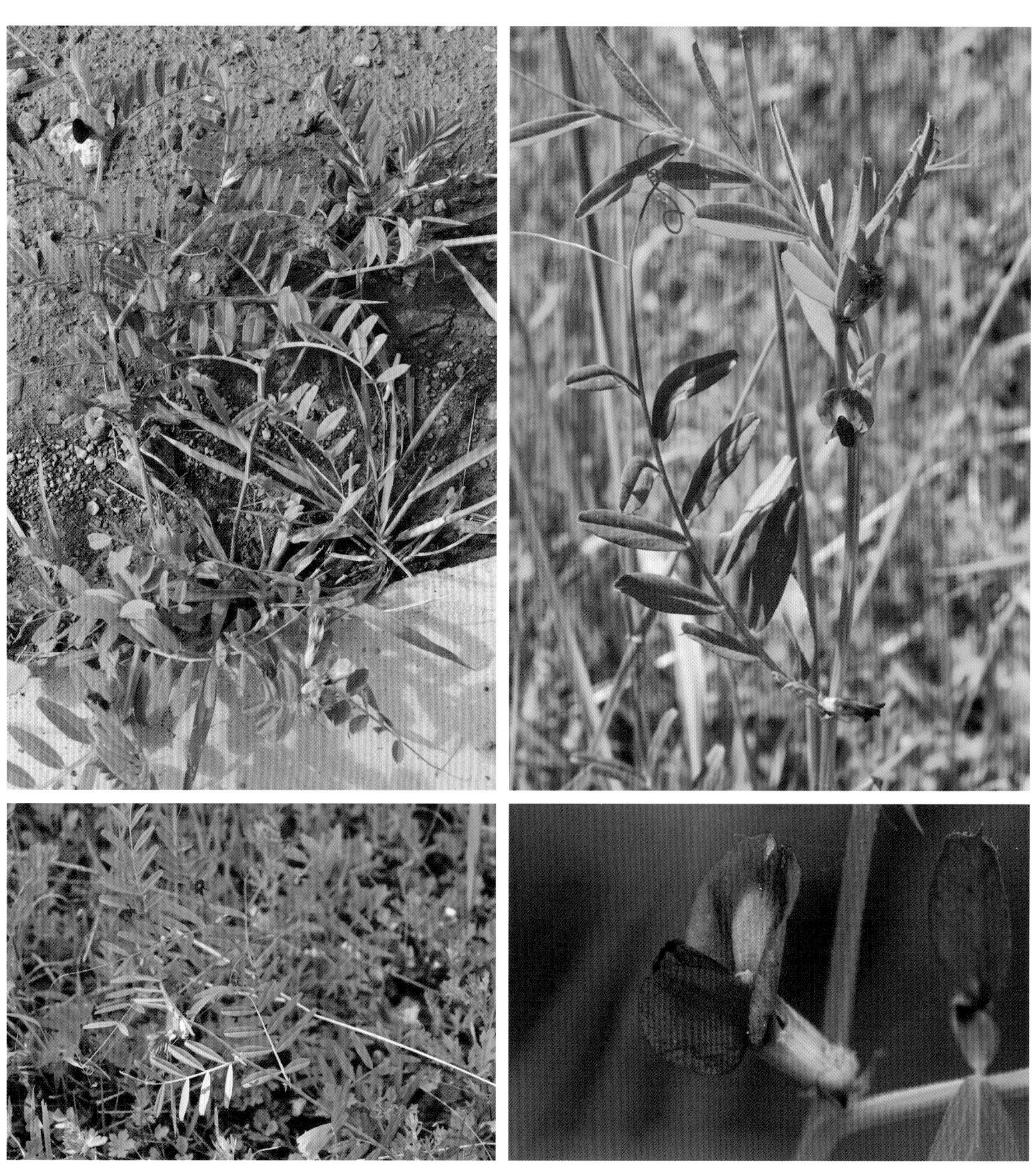

【形态特征】一年生或二年生草本，高 15~90 (~105) cm。茎斜升或攀缘，单一或多分枝，具棱，被微柔毛。偶数羽状复叶，长 2~10cm，叶轴顶端卷须有 2~3 分支；托叶戟形，通常 2~4 裂齿；小叶 2~7 对，长椭圆形或近心形，长 0.9~2.5cm，宽 0.3~1cm，先端圆或平截有凹，具短尖头，基部楔形，侧脉不甚明显，两面被贴伏黄柔毛。花 1~2 (~4) 腋生，近无梗；萼钟形，外面被柔毛，萼齿披针形或锥形；花冠紫红色或红色，旗瓣长倒卵圆形，先端圆，微凹，中部缢缩，翼瓣短于旗瓣，长于龙骨瓣；子房线形，微被柔毛，胚珠4~8，子房具柄短，花柱上部被淡黄白色髯毛。荚果线长圆形，表皮土黄色，种间缢缩，有毛，成熟时背腹开裂，果瓣扭曲。种子4~8，圆球形，棕色或黑褐色。花期4~7月，果期7~9月。

【生境分布】在祁连山分布于海拔1900~2300m河滩、农田、灌丛。我国各省区有分布。

中药　大巢菜

【别　　名】马豆草、肥田草、野麻豌。

【入药部位】全草或种子。

【采收加工】夏季采割，鲜用或晒干。

【性味归经】味甘、辛，性寒。归心、肝、脾经。

【功能主治】益肾，利水，止血，止咳。主治肾虚腰痛，遗精，黄疸，水肿，疟疾，鼻衄，心悸，咳嗽痰多，月经不调，疮疡肿毒。

【用法用量】内服：15~30g。外用：适量，捣敷，或煎水洗。

【各家论述】①调中，利大小肠。（《本草拾遗》）②主利水道，下浮肿，润大肠。（《海药本草》）③益气，润肌，清神，强志。（《品汇精要》）④活血，破血，止血，生肌。治五黄疸肿，利脏热，截疟，平胃，明耳目。（《草木便方》）⑤生血。治肾虚遗精，腰痛，湿热黄肿。（《四川中药志》）

蒙药　豌豆音—其其格

【别　　名】萨拉米—莫德格、宝日楚根—其其格。

【入药部位】花。

【采收加工】6~7月开花时采摘，阴干。

【药　　性】味甘、涩，性凉。

【功能主治】止血，止泻。主治吐血，月经淋漓，便血，肠刺痛，腹痛下泻，赤白带下。

【用法用量】内服：配方或单用。

歪头菜 两叶豆苗、偏头草、野豌豆

Vicia unijuga A. Br.

资源量：较常见

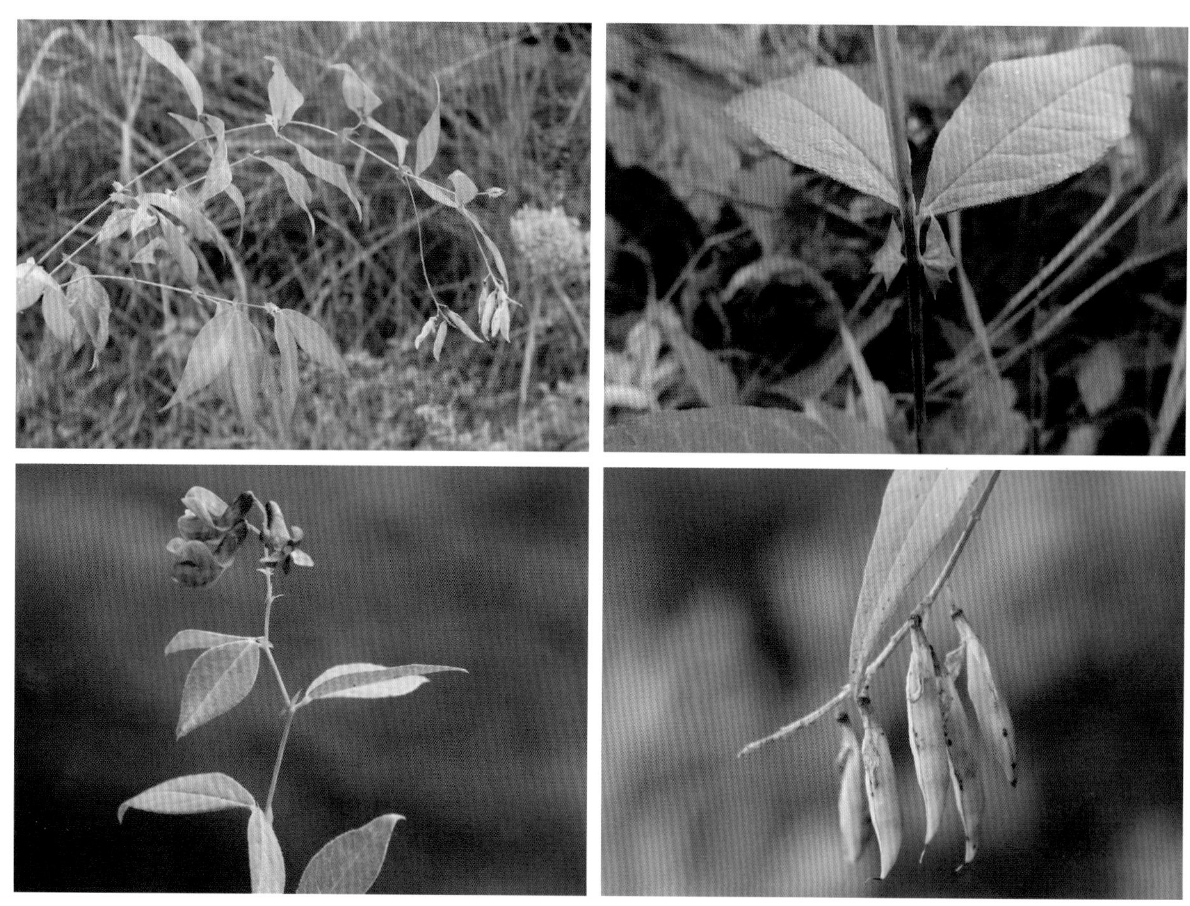

【形态特征】多年生草本，高 40~100cm。根茎粗壮近木质，须根发达，表皮黑褐色。通常数茎丛生，具棱，茎基部表皮红褐色或紫褐红色。叶轴末端为细刺尖头；偶见卷须，托叶戟形或近披针形，边缘有不规则齿蚀状；小叶一对，卵状披针形或近菱形，边缘具小齿状，两面均疏被微柔毛。总状花序单一，稀有分支呈圆锥状复总状花序，花 8~20 朵向一面密集于花序轴上部；花萼紫色，斜钟状或钟状，萼齿明显短于萼筒；花冠蓝紫色、紫红色或淡蓝色，旗瓣倒提琴形，翼瓣先端钝圆，龙骨瓣短于翼瓣；子房线形，无毛，胚珠 2~8，具子房柄，花柱上部四周被毛。荚果扁，长圆形，先端具喙。种子 3~7，扁圆球形。花期 6~8 月，果期 8~9 月。

【生境分布】在祁连山分布于东段海拔 2500m 上下山地、林缘、草地、沟边、灌丛。我国东北、华北、华东、西南有分布。

中药 歪头菜

【别　　名】山苦瓜、三铃子、豆菜。

【入药部位】全草。

【采收加工】夏、秋季采收，晒干。

【性味归经】味甘，性平。归肝、脾、肾经。

【功能主治】补虚调肝，理气止痛，清热利尿。主治头晕，体虚浮肿，胃痛。外用主治疔毒。

【用法用量】内服：15~25g。外用：适量，捣烂敷患处。

牻牛儿苗科

熏倒牛

臭婆娘、臭花椒

Biebersteinia heterostemon Maxim.

资源量：较常见

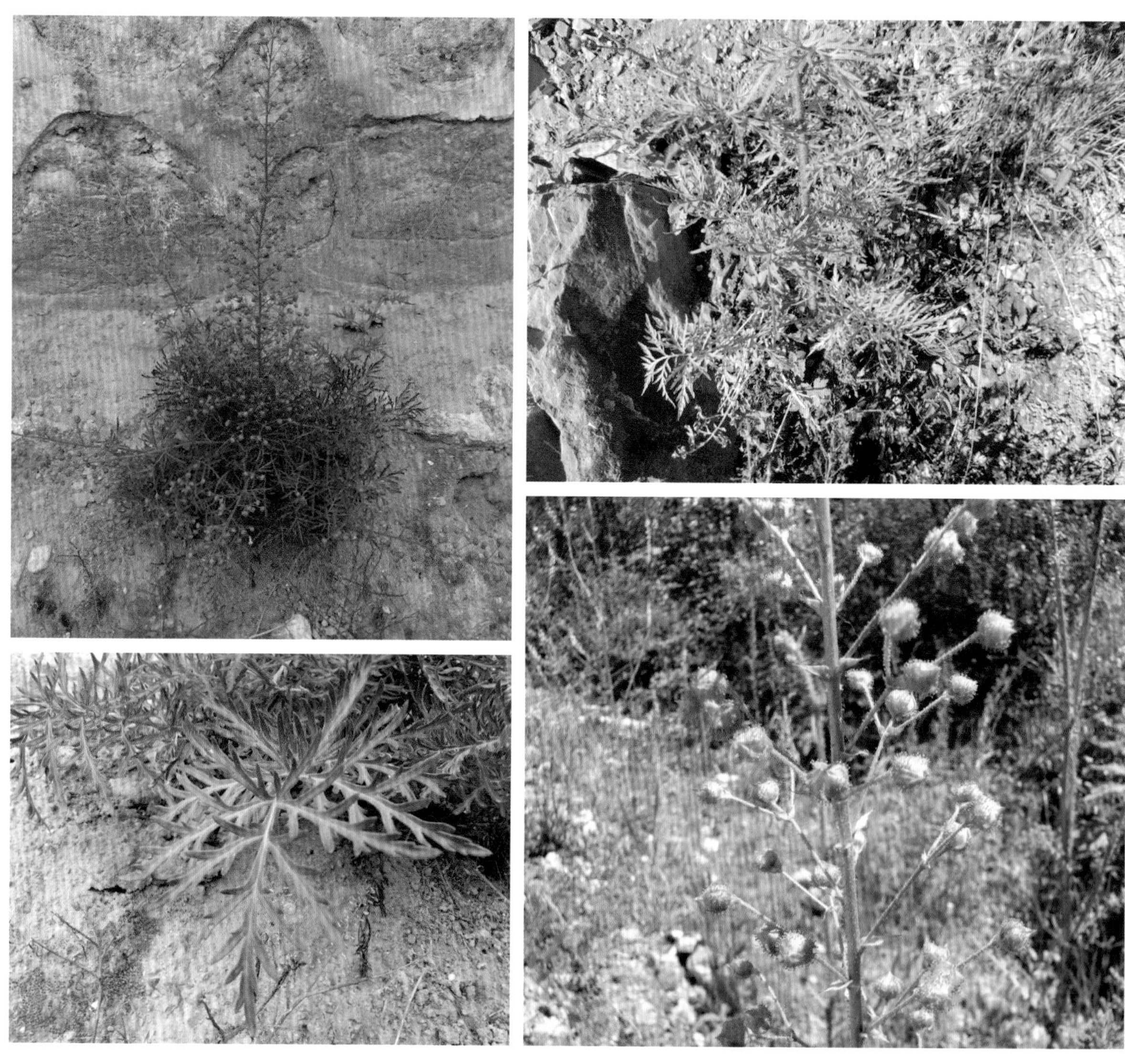

【形态特征】一年生草本，高 30~90cm，具浓烈腥臭味，全株被深褐色腺毛和白色糙毛。根为直根，粗壮。茎单一，直立，上部分枝。叶为三回羽状全裂，末回裂片长约 1cm，狭条形或齿状；基生叶和茎下部叶具长柄，柄长为叶片的 1.5~2 倍，上部叶柄渐短或无柄；托叶半卵形，长约 1cm，与叶柄合生，先端撕裂。花序为圆锥聚伞花序，长于叶，由 3 花构成的多数聚伞花序组成；苞片披针形，长 2~3mm，每花具 1 枚钻状小苞片；花梗长为苞片 5~6 倍；萼片宽卵形，长 6~7mm，先端急尖；花瓣黄色，倒卵形，稍短于萼片，边缘具波状浅裂。蒴果肾形，不开裂，无喙。种子肾形，长约 1.5mm，宽约 1mm，具皱纹。花期 7~8 月，果期 8~9 月。

【生境分布】在祁连山分布于海拔 2000~3100m 山坡、河滩地、杂草坡地。甘肃、宁夏、青海、四川等地有分布。

中药 熏倒牛

【别　　名】狼尾巴蒿。

【入药部位】果实。

【采收加工】果实成熟时采收。

【性味归经】味辛，性凉。

【功能主治】清热镇惊，祛风解毒。主治感冒发热，小儿高热惊厥，腹胀腹痛。

【用法用量】内服：3~10 枚。

牻牛儿苗

太阳花、五叶草、老鸹筋

Erodium stephanianum Willd.

资源量：常见

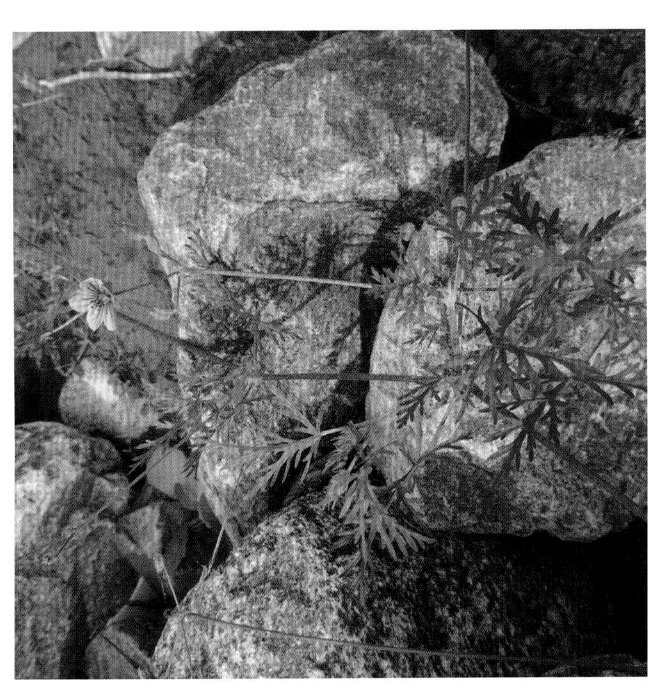

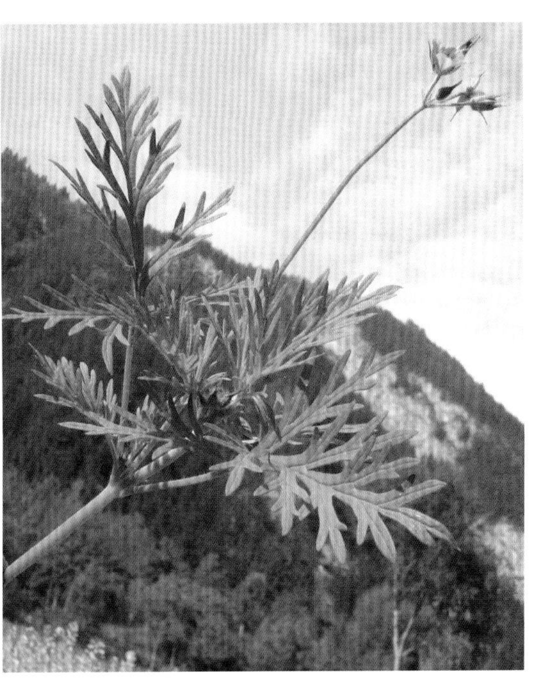

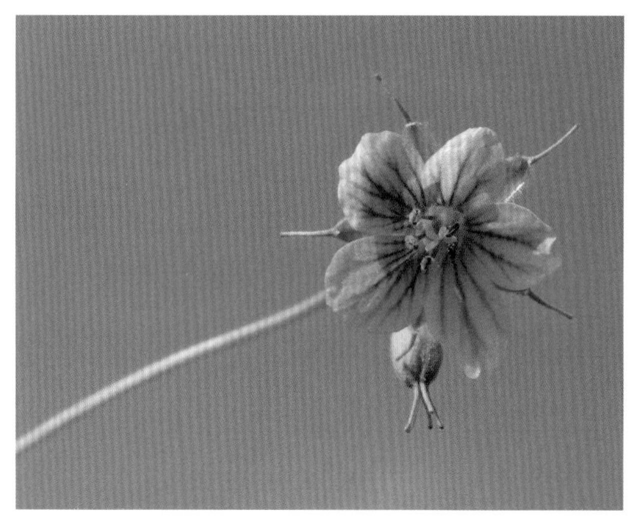

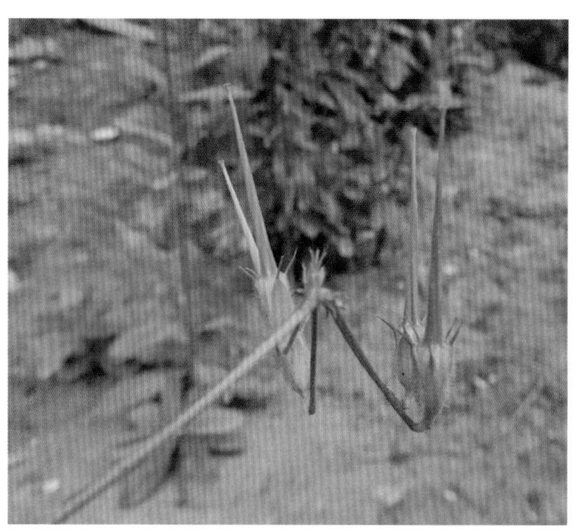

【形态特征】多年生草本，高通常15~50cm。根为直根，较粗壮。茎多数，仰卧或蔓生，具节，被柔毛。叶对生；托叶三角状披针形，分离，被疏柔毛，边缘具缘毛；基生叶和茎下部叶具长柄，被开展的长柔毛和倒向短柔毛；叶片轮廓卵形或三角状卵形，基部心形，二回羽状深裂，小裂片卵状条形，全缘或具疏齿，表面被疏伏毛，背面被疏柔毛，沿脉被毛较密。伞形花序腋生，明显长于叶，总花梗被开展长柔毛和倒向短柔毛，每梗具2~5花；苞片狭披针形，分离；萼片矩圆状卵形，先端具长芒，被长糙毛；花瓣紫红色，倒卵形，等于或稍长于萼片，先端圆形或微凹；雄蕊稍长于萼片，花丝紫色，中部以下扩展，被柔毛；雌蕊被糙毛，花柱紫红色。蒴果长约4cm，密被短糙毛。种子褐色，具斑点。花期6~8月，果期8~9月。

【生境分布】在祁连山分布于海拔2000m上下于山坡、农田边、沙质河滩地、草原凹地。我国长江中下游以北的华北、东北、西北，以及四川、西藏有分布。

中药 老鹳草

【别　　名】五叶草、老官草、五瓣花。

【入药部位】全草。

【采收加工】夏、秋季果实将成熟时，割取地上部分或将全株拔起，去净泥土和杂质，晒干。

【性味归经】味苦、微辛，性平。归肝、肾、脾经。

【功能主治】祛风通络，活血，清热利湿。主治风湿痹痛，肌肤麻木，筋骨酸楚，跌打损伤，泄泻，痢疾，疮毒。

【用法用量】内服：9~15g。

【各家论述】①祛诸风皮肤发痒，通行十二经络。治筋骨疼痛，风痰痿软，手足筋挛麻木，利小便，泻膀胱积热，攻散诸疮肿毒，退痨热发烧，治风火虫牙，疥癞痘疹等症。（《滇南本草》）②祛风，疏经活血，健筋骨，通络脉。治损伤，痹症，麻木，皮风，浸酒常饮。（《药性考》）③止久痢，厚肠胃，调中健脾。（《现代实用中药》）④治跌打损伤，止刀伤出血，又可止咳，益肺气。（《贵州民间方药集》）

藏药　兴梯米门桑杰

【别　　名】布许米门、米门秋杰、米门桑杰。

【入药部位】带根全草。

【采收加工】8 月采全草，洗净，晾干，备用。

【药　　性】味甘、苦，消化后味甘，性凉而润。

【功能主治】收敛，消炎，止痛。主治结膜炎，虹膜炎，角膜云翳，肉瘤等。

【用法用量】内服：2.5g，或入丸、散。

毛蕊老鹳草 *Geranium platyanthum* Duthie

资源量：常见

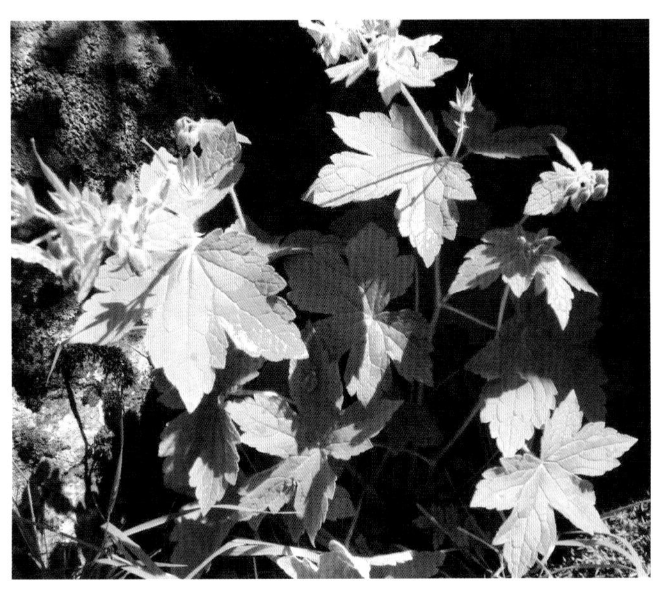

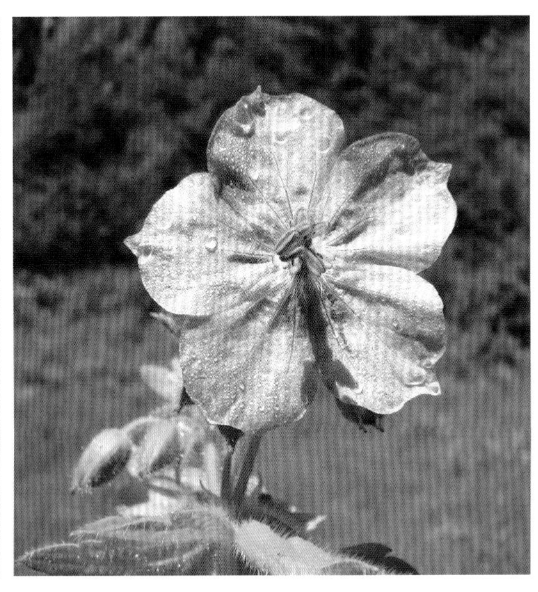

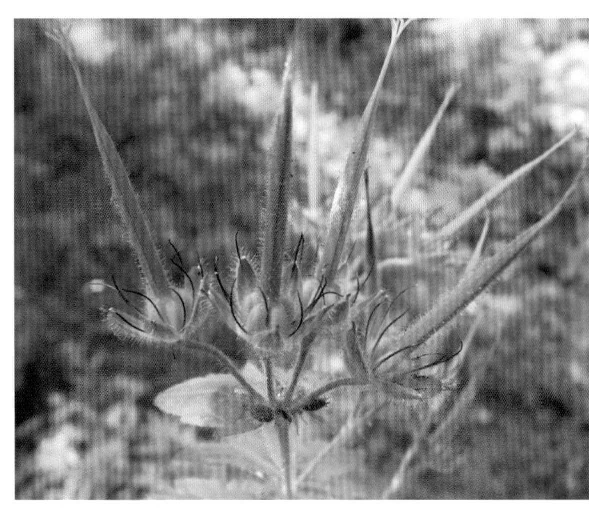
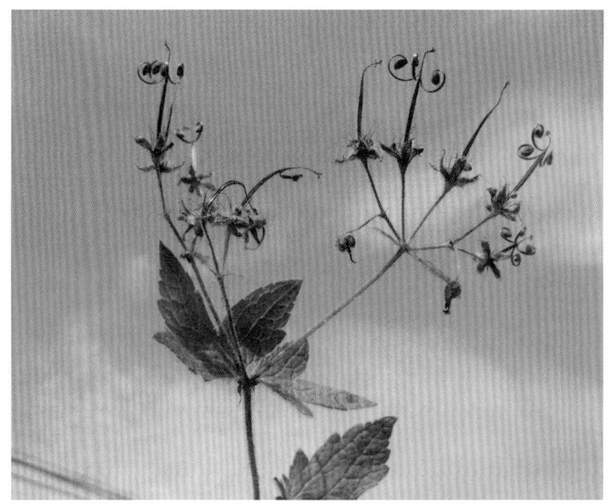

【形态特征】多年生草本，高 30~80cm。根茎短粗，直生或斜生，束生纤维状肥厚块根或肉质细长块根。茎直立，单一，假二叉状分枝或不分枝，被开展的长糙毛和腺毛或下部无明显腺毛。叶基生和茎上互生；托叶三角状披针形，外被疏糙毛；叶片五角状圆形，掌状 5 裂达叶片中部或稍过之，裂片菱状卵形或楔状倒卵形，下部全缘，上部边缘具不规则牙齿状缺刻。花序通常为伞形聚伞花序，顶生或有时腋生，长于叶，被开展的糙毛和腺毛，总花梗具 2~4 花；苞片钻状；萼片长卵形或椭圆状卵形；花瓣淡紫红色，宽倒卵形或近圆形，经常向上反折，具深紫色脉纹；雄蕊长为萼片的 1.5 倍，花药紫红色；雌蕊稍短于雄蕊，被糙毛，花柱上部紫红色。蒴果被开展的短糙毛和腺毛。种子肾圆形，灰褐色。花期 6~7 月，果期 8~9 月。

【生境分布】在祁连山分布于海拔 1800~2900m 山地、林缘、林下、灌丛、山谷湿润处。我国东北、华北、西北（除新疆），以及湖北、四川等地有分布。

中药　毛蕊老鹳草

【入药部位】全草。

【采收加工】8~9 月采收，洗去泥沙，晒干，备用。

【性味归经】味微辛，性微温。归肝、脾经。

【功能主治】疏风通络，强筋健骨。主治风寒湿痹，关节疼痛，肌肤麻木，肠炎，痢疾。

【用法用量】内服：25~50g，研末，或浸酒。

尼泊尔老鹳草

五叶草、少花老鹳草

Geranium nepalense Sweet

资源量：常见

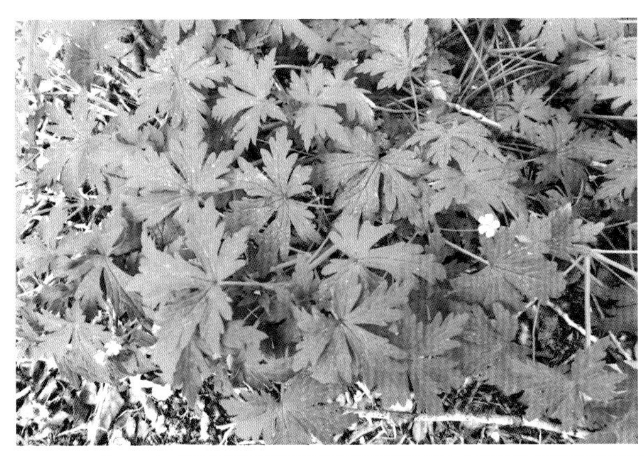
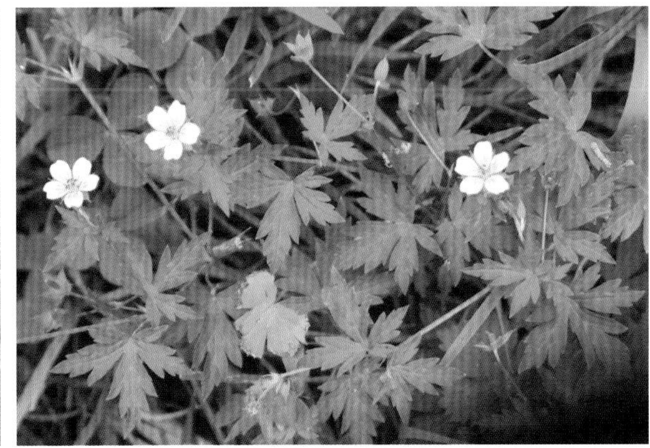
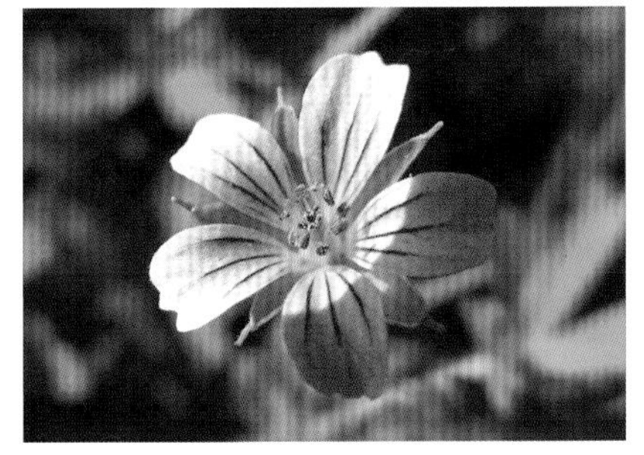
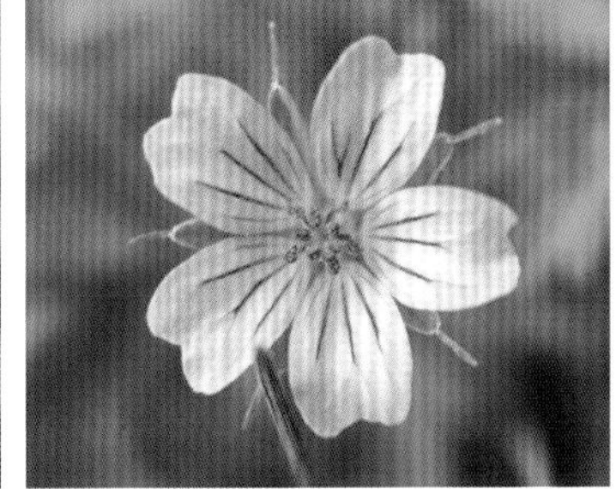
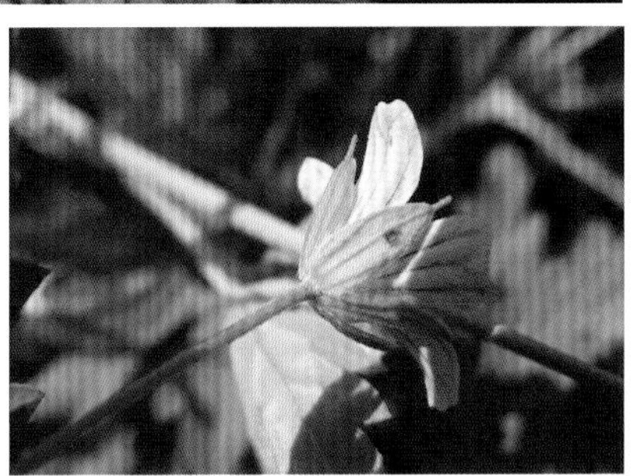

【形态特征】多年生草本，高30~50cm或更高，有时很矮小。根细长，斜生。茎细弱，蔓延于地面，斜上升，近方形，常有倒生疏柔毛。叶对生或偶为互生；下部茎生叶的柄长过叶片；托叶狭披针形至披针形，长0.4~1cm，先端渐尖；叶片肾状五角形，长2~5cm，宽3~5.5cm，3~5深裂不达基部，裂片宽卵形，边缘具齿状缺刻或浅裂，上面有疏伏毛，下面有疏柔毛。聚伞花序数个，腋生，各有2花，有时1花；花序梗长2~8cm；无苞片，有倒生柔毛，在果期向侧弯；萼片披针形，长约0.6cm，先端具芒尖，边缘膜质，背面有3脉，沿脉具白色长毛；花瓣小，紫红色，稍长于萼片；花丝下部卵形，花药近圆形，紫红色；子房绿色，柱头紫红色，均被白毛。蒴果长约1.7cm，有柔毛。花期6~7月，果期7~8月。

【生境分布】在祁连山分布于海拔2300~2500m潮湿山坡、沟渠、田野、河谷、阴坡。我国东北、华北、西北、华中、西南各省区有分布。

中药　老鹳草

同“牻牛儿苗”条。

草地老鹳草 草原老鹳草 *Geranium pratense* L.

资源量：常见

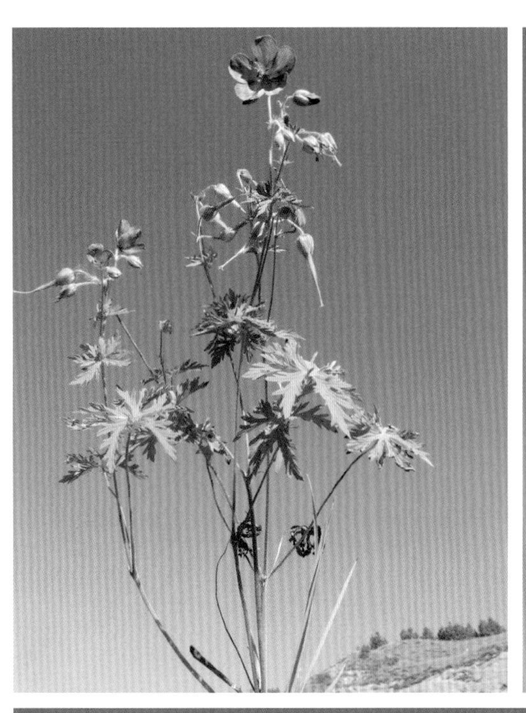

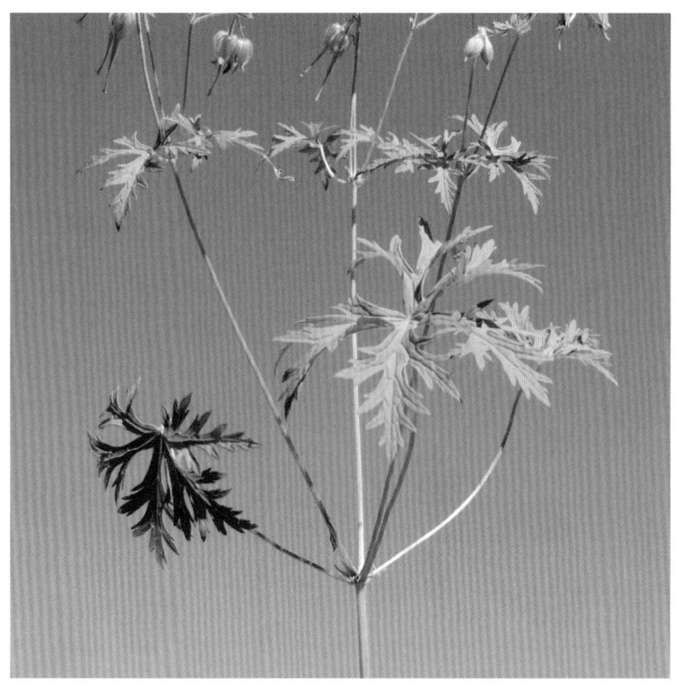

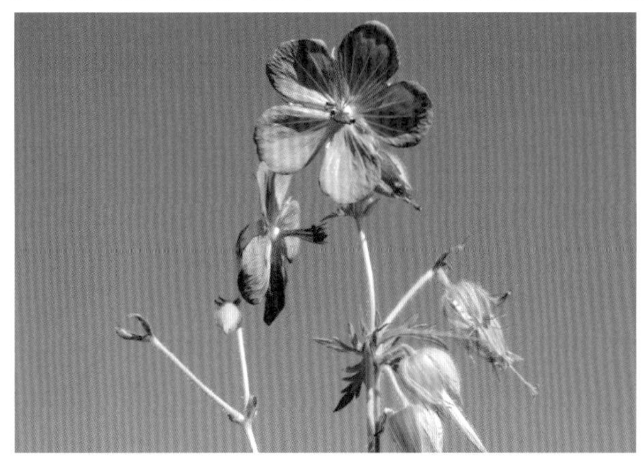

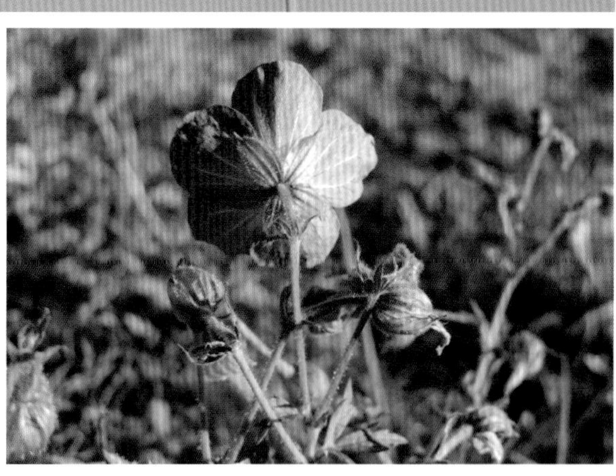

【形态特征】多年生草本，高 30~50cm。根茎粗壮，斜生，具多数纺锤形块根，上部被鳞片状残存基生托叶。茎单一或数个丛生，直立，假二叉状分枝，全株被倒向弯曲的柔毛和开展的腺毛。叶基生和茎上对生；托叶披针形或宽披针形；叶片肾圆形或上部叶五角状肾圆形，基部宽心形，掌状 7~9 深裂，裂片菱形或狭菱形，羽状深裂，小裂片条状卵形。总花梗腋生或于茎顶集为聚伞花序，长于叶，每梗具 2 花；苞片狭披针形；萼片卵状椭圆形或椭圆形，先端具尖头；花瓣紫红色，宽倒卵形；雄蕊稍短于萼片，花丝上部紫红色，花药紫红色；花柱分枝紫红色。蒴果长 2.5~3cm，被短柔毛和腺毛。花期 6~7 月，果期 7~9 月。

【生境分布】在祁连山分布于海拔 2910m 上下草坡、林缘。我国东北西部、西北，以及内蒙古、山西、四川、西藏有分布。

中药　老鹳草

同“牻牛儿苗”条。

藏药　幸木头勒曼巴

【别　　名】厘嘎都尔、波日尔、那卡地。

【入药部位】根。

【采收加工】7~8 月采挖，除去茎叶及泥沙，切段，阴干。

【药　　性】味涩，性寒。效锐。

【功能主治】清热解毒，消肿。主治瘟病时疫，肺热，脉热，中毒，水肿。

【用法用量】内服：常配方服。

甘青老鹳草 *Geranium pylzowianum* Maxim.

资源量：常见

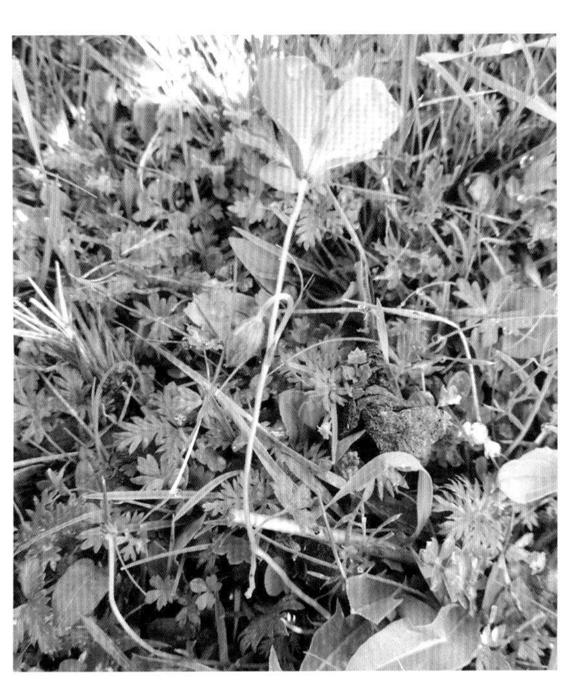

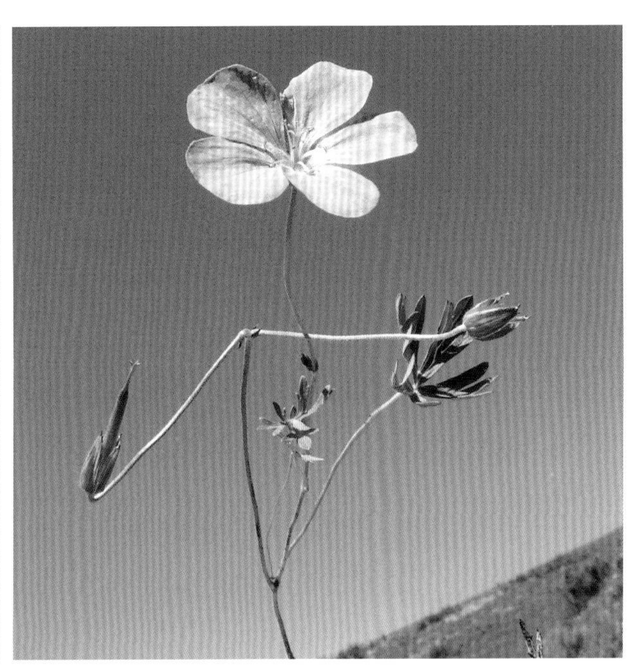

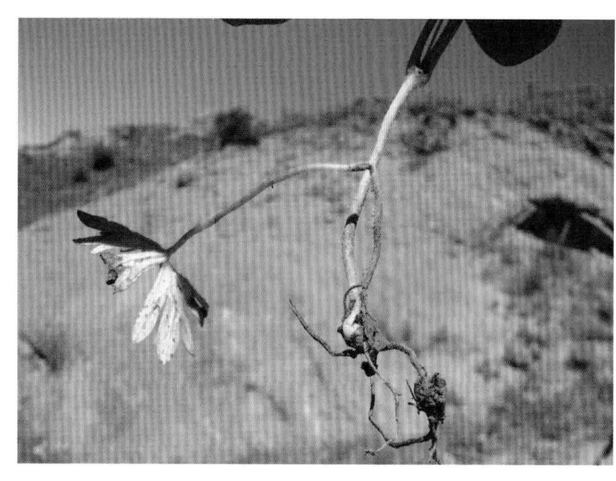
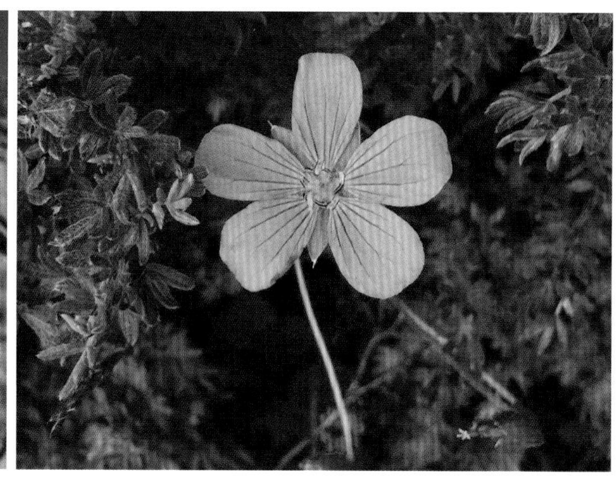

【形态特征】多年生草本，高 10~20cm。根茎细长，横生，节部常念珠状膨大，膨大处生有不定根和常发育有地上茎。茎直立，细弱，具 1~2 分枝，全株被倒向短柔毛。叶互生；托叶披针形，基部合生；基生叶和茎下部叶具长柄，柄长为叶片的 4~6 倍；叶片肾圆形，掌状 5~7 深裂，裂片倒卵形，一至二回羽状深裂，小裂片矩圆形或宽条形。花序腋生和顶生，明显长于叶，每梗具 2 花或为 4 花的二歧聚伞状；苞片披针形，边缘被长柔毛；花梗与总花梗相似，长为花的 1.5~2 倍，下垂；萼片披针形或披针状矩圆形；花瓣紫红色，倒卵圆形，长为萼片的 2 倍；雄蕊花丝淡棕色，下部扩展，花药深紫色；花柱分枝暗紫色。蒴果被疏短柔毛。花期 7~8 月，果期 9~10 月。

【生境分布】在祁连山分布于海拔 2300~2500m 沟渠、河谷及阴坡山地、针叶林缘、草地。陕西、甘肃、青海、四川、云南、西藏有分布。

中药　老鹳草

同“牻牛儿苗”条。

鼠掌老鹳草

西伯利亚老鹳草、鼠掌叶老鹳草

Geranium sibiricum L.

资源量：常见

【形态特征】多年生草本，高 20~100cm。根直立，分枝或不分枝，通常单一，稀 2~3。茎细长，伏卧或上部斜向上，多分枝，略有倒生毛。叶对生；基生叶和下部茎生叶有长柄，顶部的柄短，柄具倒生柔毛或伏毛；托叶披针形，长渐尖；基生叶早枯萎，与茎

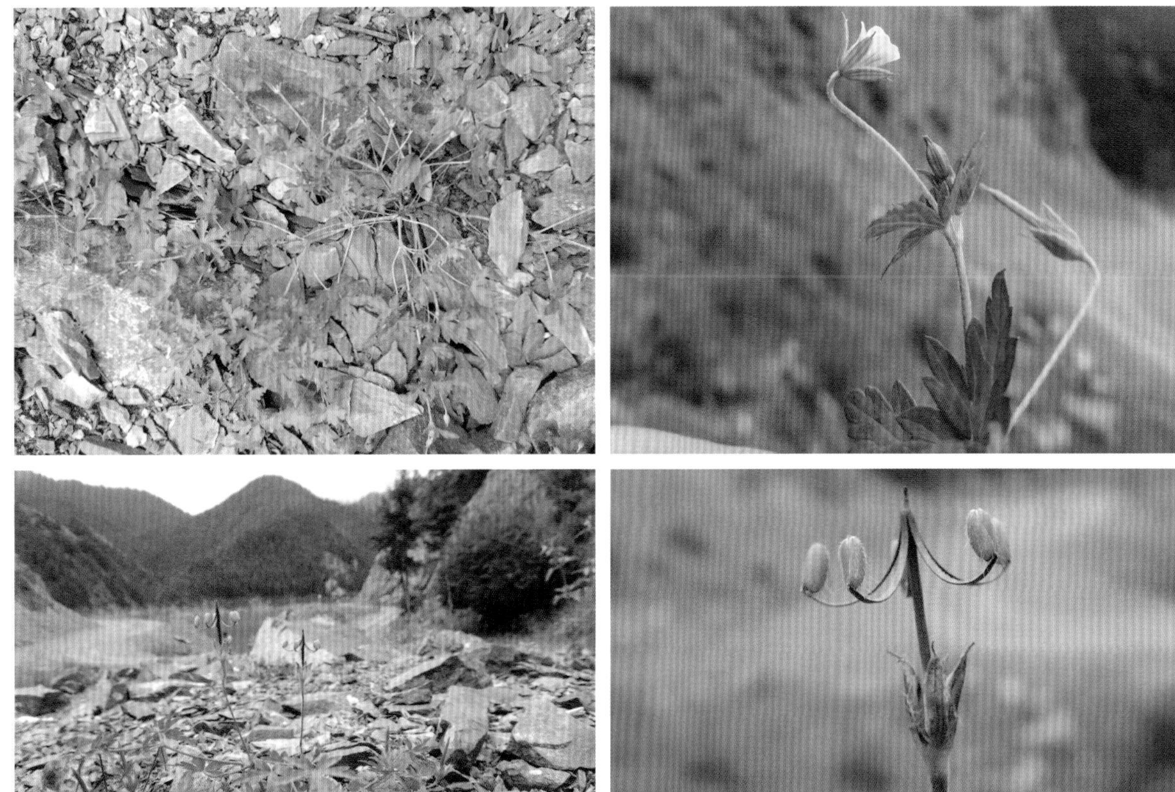

生叶同形，肾状五角形，基部宽心形，掌状5深裂，裂片倒卵形或狭倒卵形，基部楔形，上部羽状分裂或具齿状深缺刻，上部叶3深裂，上下两面有疏伏毛，下面沿脉毛较密。花通常单个腋生；花柄长4~5cm，丝状，具倒生柔毛或伏毛，近中部具2披针形苞片，有倒生微柔毛，在果期向侧弯；萼片长圆状披针形；花瓣淡红色或白色带紫色脉纹，长近于萼片。蒴果长1.5~2cm，具微柔毛。花期6~7月，果期7~9月。

【生境分布】在祁连山分布于河岸、湿地、山林下、林旁、路边、山地。我国东北、华北、西北，以及湖北、四川、西藏等地有分布。

中药 老鹳草

同"牻牛儿苗"条。

亚麻科

野亚麻 繁缕亚麻

Linum stelleroides Planch.

资源量：较常见

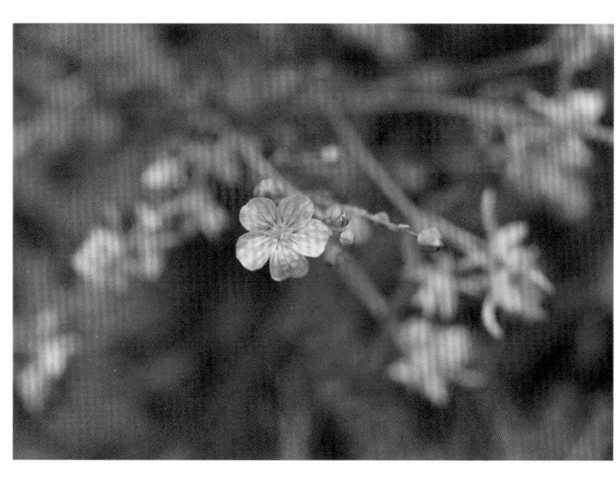

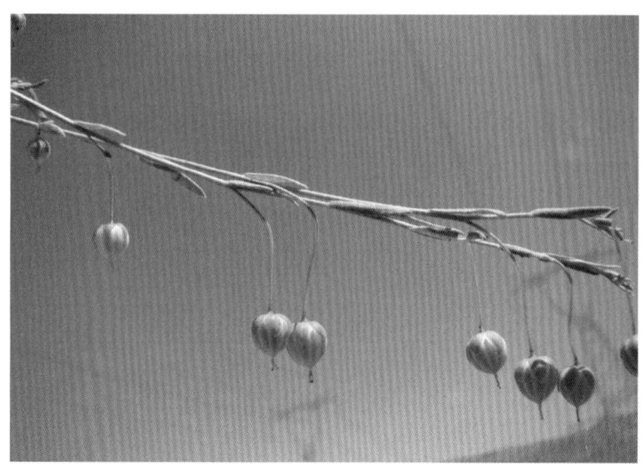

【形态特征】一年生或二年生草本，高 20~90cm。茎直立，圆柱形，基部木质化，不分枝或自中部以上多分枝，无毛。叶互生，线形、线状披针形或狭倒披针形，无柄，全缘，两面无毛。单花或多花组成聚伞花序；萼片 5，绿色，长椭圆形或阔卵形，顶部锐尖，基部有不明显的 3 脉，边缘稍为膜质并有易脱落的黑色头状带柄的腺点，宿存；花瓣 5，倒卵形，长达 9mm，顶端啮蚀状，基部渐狭，淡红色、淡紫色或蓝紫色；雄蕊 5 枚，基部合生，通常有退化雄蕊 5 枚；子房 5 室，有 5 棱；花柱 5，中下部结合或分离，柱头头状，干后黑褐色。蒴果球形或扁球形，直径 3~5mm，有纵沟 5 条，室间开裂。种子长圆形。花期 6~9 月，果期 8~10 月。

【生境分布】在祁连山分布于海拔 2300~2500m 阳坡、路旁、荒山地。江苏、广东、湖北、河南、河北、山东、吉林、辽宁、黑龙江、山西、陕西、甘肃、贵州、四川、青海、内蒙古有分布。

中药 野亚麻

【别　　名】亚麻、疔毒草。

【入药部位】地上部分及种子。

【采收加工】秋季果实成熟时，割取地上部分，晒干，打下种子，分别处理。

【性味归经】味甘，性平。

【功能主治】养血润燥，祛风解毒。主治血虚便秘，皮肤瘙痒，荨麻疹，疮疡肿毒。

【用法用量】内服：5~15g。外用：全草适量，捣烂敷患处。

宿根亚麻

豆麻、多年生亚麻、蓝亚麻

Linum perenne L.

资源量：常见

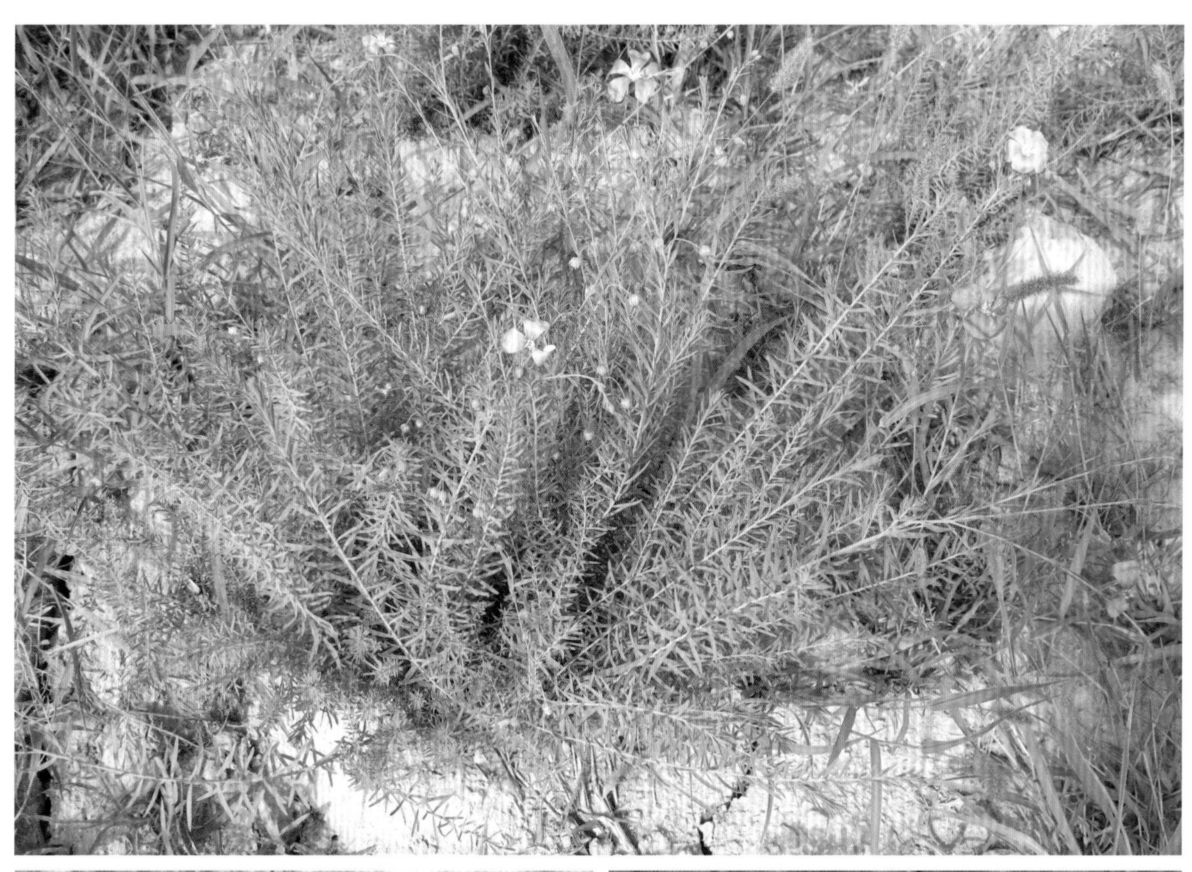

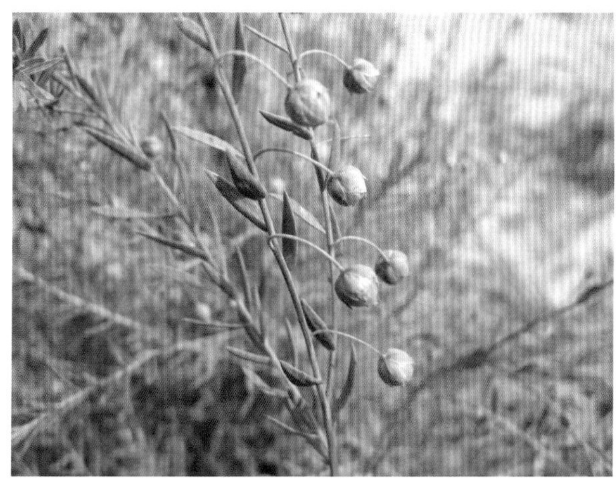

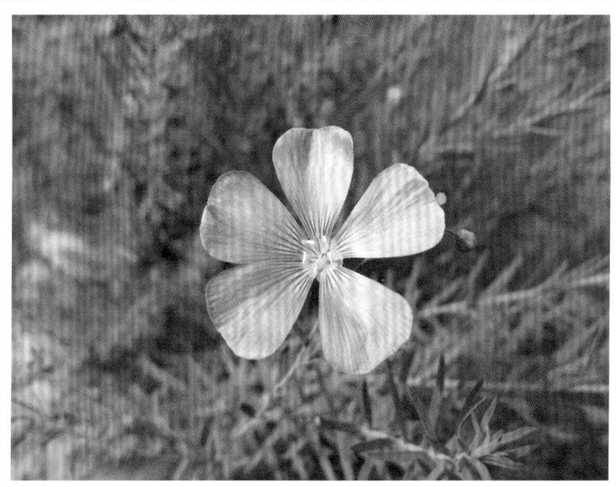

【形态特征】多年生草本，高20~90cm。根为直根，粗壮，根颈头木质化。茎多数，直立或仰卧，中部以上多分枝，基部木质化，具密集狭条形叶的不育枝。叶互生；叶片狭条形或条状披针形，全缘内卷，先端锐尖，基部渐狭，1~3脉。花多数，组成聚伞花序，蓝色、蓝紫色、淡蓝色；花梗细长，直立或稍向一侧弯曲；萼片5，卵形，外面3片先端急尖，内面2片先端钝，全缘，5~7脉；花瓣5，倒卵形，顶端圆形，基部楔形；雄蕊5，花丝中部以下稍宽，基部合生；退化雄蕊5，与雄蕊互生；子房5室，花柱5，分离，柱头头状。蒴果近球形，草黄色，开裂。种子椭圆形，褐色。花期6~7月，果期8~9月。

【生境分布】在祁连山分布于海拔2300~2500m干旱山地阳坡、疏灌丛、草地。我国西北、西南，以及河北、山西、内蒙古等地广布。

中药 宿根亚麻

【别　　名】豆麻、多年生亚麻。

【入药部位】花、果。

【采收加工】6~7月采花，7~8月采果，以纸遮蔽，晒干。

【性味归经】味淡，性平。

【功能主治】通络活血。主治血瘀经闭。

【用法用量】内服：研末，3~9g。

藏药 萨尔玛

【入药部位】种子。

【采收加工】秋季果实成熟时收割，打下种子，除去杂质，晒干，备用。

【药　　性】味涩、苦，性温。

【功能主治】主治神经性头痛。外敷主治伤口红肿。

【用法用量】内服：配方或单用。